LEHRBUCH

DER

PHYSIOLOGIE DES KREISLAUFES.

ACHTZEHN VORLESUNGEN

FÜR STUDIRENDE UND ÄRZTE.

Von

Dr. ROBERT TIGERSTEDT,

O. Ö. PROFESSOR DER PHYSIOLOGIE AM CAROLINISCHEN MEDICO-CHIRURGISCHEN INSTITUT IN STOCKHOLM.

MIT 129 ABBILDUNGEN IM TEXT.

LEIPZIG,

VERLAG VON VEIT & COMP.

1893.

Druck von Metzger & Wittig in Leipzig.

MEINEM LEHRER UND FREUNDE

HERRN PROFESSOR DR. CHRISTIAN LOVÉN.

Vorwort.

In dem vorliegenden Buche, welches aus meinen Vorlesungen am hiesigen Carolinischen medico-chirurgischen Institute hervorgegangen ist, habe ich versucht, die Lehre vom Kreislauf des Blutes nach dem gegenwärtigen Standpunkte der Wissenschaft darzustellen.

Ich habe es unterlassen, den geschichtlichen Entwickelungsgang eingehender zu erörtern, weil die ältere Literatur in den grossen Werken von Haller und Milne-Edwards in umfassender Weise berücksichtigt ist.

Dagegen habe ich mich bemüht, die Ergebnisse der Untersuchungen der letzten 50 Jahre so vollständig wie möglich mitzutheilen, da gerade in dieser Zeit durch die Erfindung und Ausbildung der graphischen Methode, sowie durch die Entdeckung der nervösen Einflüsse auf Herz und Blutgefässe unsere Kenntniss von der Physiologie des Blutumlaufes wesentlich an Tiefe und Umfang gewonnen hat.

Mit besonderer Sorgfalt habe ich die vielen noch streitigen Punkte in der Lehre von der Blutströmung im Körper behandelt. Ich war bestrebt, das vorhandene Versuchsmaterial so vollständig vorzulegen, dass der Leser im Stande ist, ein eigenes Urtheil zu gewinnen.

Die Literatur des Jahres 1892 habe ich nur zum Theil benutzen können, da mit dem Drucke im Spätsommer v. J. begonnen wurde.

Von den Versuchsmethoden sind nur solche aufgenommen, deren Kenntniss zur Beurtheilung der Versuchsresultate nothwendig ist, alles Eingehen auf Details aber ist vermieden, da diese in ein Lehrbuch der physiologischen Technik gehören.

Ich benutze noch die Gelegenheit, Herrn Julius Kamke an dieser Stelle für die Sorgfalt zu danken, mit welcher er die sprachlichen Correcturen ausgeführt hat.

Stockholm, 15. April 1893.

Robert Tigerstedt.

Inhalt.

Erste Vorlesung.

Seite

Allgemeine Übersicht des Kreislaufes. — Die vergleichende Physiologie des Kreislaufes 1
§ 1. **Allgemeine Übersicht des Kreislaufes** 1
Galenos' Lehre vom Kreislauf 2
Harvey's Lehre vom Kreislauf 3
§ 2. **Die vergleichende Physiologie des Kreislaufes bei den Wirbelthieren** 9
Amphioxus 9
Fische 10
Dipnoi 11
Urodela 14
Anura 16
Reptilien 19
Die warmblütigen Thiere 23
Der Portalkreislauf 24

Zweite Vorlesung:

Die Zahl der Herzschläge 25
§ 3. **Die Zahl der Herzschläge** 25
Einwirkung der äussern Temperatur. 26
„ der Speisen 26
„ der Jahreszeiten 28
„ der Körperbewegung 28
„ des Schlafes 30
„ der geistigen Arbeit 30
„ des Alters 30
„ der Körperlänge 32
„ des Geschlechtes 33
Pulsfrequenz im frühesten Kindesalter 34
Individuelle Schwankungen der Pulsfrequenz 35
Pulsfrequenz bei verschiedenen Thieren 35
Theoretische Betrachtungen 35

Dritte Vorlesung.

Seite

Die Herzklappen. — Die Herztöne 37
§ 4. **Die Herzklappen** 37
Der Bau der Atrioventricularklappen 37
Der Mechanismus der Atrioventricularklappen 39
Der Bau der Semilunarklappen 46
Der Mechanismus der Semilunarklappen 47
Die Selbststeuerung des Herzens 51
§ 5. **Die Herztöne** 55
Der erste Herzton 56
Der zweite Herzton 60
Die gegenseitige Stärke der Herztöne 62

Vierte Vorlesung.

Die Contraction des Herzens 63
§ 6. **Die Formveränderungen des Herzens bei der Systole** . . 63
Versuchstechnik 63
Der Bau der Kammerwand 65
Die linke Kammer 65
Die rechte Kammer 67
Die Veränderungen der äussern Form der Kammern bei der Systole 69
Die Veränderungen der Herzhöhlen bei der Systole . . . 75
Die Fortpflanzung der Erregung durch die Herzkammern 78
Kaltblütige Thiere 79
Säugethiere 81
§ 7. **Die Druckveränderungen im Herzen während seiner Thätigkeit** 82
Methodisches 83
Die Druckschwankungen in den Vorhöfen 89
Die Druckschwankungen in den Kammern 90
Die Form der intracardialen Druckcurve 91
Der Maximaldruck in den Kammern 96
Singuläre Punkte in den intracardialen Druckcurven . 99
Die Vorhofscontraction 99
Der Schluss der Atrioventricularklappen 100
Die Öffnung der Semilunarklappen 101
Der Schluss der Semilunarklappen 106
§ 8. **Der Herzstoss** 108
Theorie des Herzstosses 109
Die Herzstosscurve bei Thieren 112
Die Herzstosscurve beim Menschen 119
Öffnung der Semilunarklappen 120
Schluss der Semilunarklappen 121
Die Deutung der Herzstosscurve 126
§ 9. **Die zeitlichen Verhältnisse der Herzbewegung** 127
§ 10. **Die Füllung des Herzens während der Diastole** 131
Die Ansaugung durch die Lungen 132
Die Einwirkung eines positiven Druckes in der Pleurahöhle 134

Seite
Die Ansaugung durch die Herzsystole 136
Die Ansaugung durch die Herzdiastole 139
§ 11. **Die Kraft und Arbeit des Herzens** 146
Die Kraft des Herzens 146
Die Arbeit des Herzens 146
Das Schlagvolumen der Kammern 148

Fünfte Vorlesung.

Die allgemeinen physiologischen Eigenschaften des Herzmuskels und seine Ernährung 154
§ 12. **Die allgemeinen physiologischen Eigenschaften des Herzmuskels** 154
Methodisches 155
Abklemmung der Herzspitze 157
Reizung des Herzmuskels 158
Die rhythmische Fähigkeit des Herzmuskels 163
Die tonische Contraction des Herzmuskels 167
Die Einwirkung der Temperatur auf den Herzmuskel . . 168
Theoretische Betrachtungen über die Automatie des Herzmuskels 170
§ 13. **Die Natur der Herzcontraction** 176
Kaltblütige Thiere 177
Säugethiere 182
Die Fortpflanzung der Erregung durch die Herzkammern . 184
§ 14. **Die Ernährung des Herzmuskels** 185
Das Froschherz 186
Das Säugethierherz: die Bedeutung der Blutzufuhr . . . 190

Sechste Vorlesung.

Die intracardialen Centren des Herzens 193
§ 15. **Die intracardialen Centren der kaltblütigen Thiere** . . . 195
Nerven und Nervenzellen des Froschherzens 195
Die Stannius'schen Versuche am Froschherzen 196
Die Eigenschaften der Nervenzellen enthaltenden Theile des Froschherzens 197
Die intracardialen Centren des Fischherzens 209
Die intracardialen Centren des Schildkrötenherzens . . . 210
§ 16. **Die intracardialen Centren bei den warmblütigen Thieren** 212
Anatomie 212
Das vom centralen Nervensystem und von den Gefässen vollständig isolirte Herz 213
Die Trennung der Kammern von den Vorhöfen 215
Elektrische Reizung des Herzens 218
§ 17. **Die Fortpflanzung der Erregung durch das Herz** 221
Kaltblütige Thiere 222
Warmblütige Thiere 226

Siebente Vorlesung.

Seite

Die centrifugalen Herznerven 228
§ 18. **Die hemmenden Herznerven** 229
Die Entdeckung der hemmenden Nerven 229
Durchschneidung der Vagi 232
Verschiedene Ansichten über die hemmenden Nerven . . 234
Die hemmenden Nerven bei den wirbellosen Thieren . . 236
Die hemmenden Nerven bei den Wirbelthieren 236
Die Latenzdauer bei Vagusreizung 238
Die Wirkung der Stärke und der Frequenz der Reizung . 240
Quantitative Verschiedenheiten zwischen den beiden Vagi 241
Der Einfluss des einen Vagus auf den andern 242
Veränderungen in der Grösse der Herzschläge bei Vagusreizung 243
Kaltblütige Thiere 243
Warmblütige Thiere 246
Elektrische Erscheinungen im Herzmuskel bei Vagusreizung 251
Theorie der Vaguswirkung 252
Ursprung der hemmenden Herznerven 259
§ 19. **Die beschleunigenden Herznerven** 260
Die Entdeckung der beschleunigenden Herznerven . . . 260
Die beschleunigenden Herznerven bei den kaltblütigen Thieren 261
Die beschleunigenden Herznerven bei den warmblütigen Thieren 263
Die Latenzdauer bei Acceleransreizung 266
Die Dauer der Beschleunigung 267
Die Zunahme der Pulsfrequenz 267
Die Nachwirkung der Acceleransreizung 267
Veränderungen in der Grösse der Herzschläge bei Acceleransreizung 268
Die gegenseitigen Beziehungen zwischen den beschleunigenden und den hemmenden Herznerven 269
Theorie der beschleunigenden Herznerven 271
Abschwächende und verstärkende Herznerven 272

Achte Vorlesung.

Herzreflexe. — Die Centren der Herznerven 276
§ 20. **Die centripetalen Nerven des Herzens selbst** 276
Die centripetalen Kammernerven 276
N. depressor 277
Besitzt das Herz Nerven, welche bewusste Empfindungen vermitteln? 281
§ 21. **Herzreflexe von anderen centripetalen Nerven als denen des Herzens selbst** 282
Der Vagusstamm 282
Die Äste des Vagus 284
Der Halssympathicus 285

Seite

Der Bauchsympathicus 286
Sensible Nerven 287
Der Trigeminus 288

§ 22. **Die Centren der Herznerven** 289
Das Centrum der beschleunigenden Herznerven 289
Das Centrum der hemmenden Herznerven 289
Reizung verschiedener Hirntheile 291
Der Tonus der hemmenden Herznerven 293
Der Tonus der beschleunigenden Herznerven 294

§ 23. **Die Einwirkung des Blutdruckes auf die Schlagfolge des Herzens** 295
Das Herz, vom centralen Nervensystem und von den Gefässen vollständig isolirt 296
Das Herz, vom centralen Nervensystem isolirt, normal stattfindende Circulation 297
Nur die Vagi durchschnitten 300
Sämmtliche Herznerven beibehalten 301

Neunte Vorlesung.

Über die Strömung einer Flüssigkeit in Röhren 304

§ 24. **Die Strömung einer Flüssigkeit in starren Röhren** . . . 305
TORICELLI's Lehrsatz 306
Die Strömung in einer gleichweiten Röhre 308
Die Strömung in einem System von unter einander verbundenen, ungleichweiten Röhren 312
Die Strömung in verzweigten Röhren 314

§ 25. **Die Strömung einer Flüssigkeit in elastischen Röhren** . . 315

Zehnte Vorlesung.

Die Strömung des Blutes in den Arterien 317

§ 26. **Die Elasticität der Arterienwand** 317
§ 27. **Die Methoden zur Bestimmung des Blutdruckes** 321
§ 28. **Der Blutdruck bei verschiedenen Säugethieren** 327
§ 29. **Die Factoren, von welchen der Blutdruck abhängig ist** . 332
Die Energie des Herzens 332
Der Widerstand im Gefässsysteme 335
Die Blutmenge 343
§ 30. **Der Blutdruck in verschiedenen Arterien** 351
§ 31. **Die Geschwindigkeit des Blutes in den Arterien** 353
Die mittlere Geschwindigkeit des Blutes 353
Die bei jedem Herzschlage stattfindenden Variationen der Geschwindigkeit 356
Die plethysmographische Bestimmung der Stromgeschwindigkeit beim Menschen 361

Elfte Vorlesung.

Seite

Der Arterienpuls 364

§ 32. **Die Wellenbewegung in einer incompressiblen Flüssigkeit mit freier Oberfläche und in elastischen Röhren** . . . 364

Die Wellenbewegung in einer incompressiblen Flüssigkeit mit freier Oberfläche 365

Die Wellenbewegung in elastischen Röhren 368

Die Wellenreflexion 373

§ 33. **Die graphische Aufzeichnung des Arterienpulses (die Pulscurve)** 377

Die Pulsqualitäten 378

Der Sphygmograph 379

Die Geschwindigkeit der Pulswelle 384

Die Länge der Pulswelle 388

Die Pulscurve 388

Die dikrotische Erhebung 390

Die übrigen secundären Erhebungen der Pulscurve . . 403

Die klinische Verwerthung der Pulscurve 406

§ 34. **Allgemeine Übersicht über die Bewegung des Blutes in den Arterien** 410

Zwölfte Vorlesung.

Die Strömung des Blutes in den Capillaren 413

§ 35. **Die Strömung des Blutes in den Capillaren** 413

Der Bau der Capillaren 413

Die physiologische Bedeutung der Capillaren 414

Das mikroskopische Bild der Blutbewegung in den Capillaren 416

Die Strömung einer Flüssigkeit in capillaren Röhren . . 420

Die Stromgeschwindigkeit in den Capillaren 422

Der Blutdruck in den Capillaren 424

Die Eigenschaften der Capillarwand 427

Dreizehnte Vorlesung.

Die Strömung des Blutes in den Venen 428

§ 36. **Die Strömung des Blutes in den Venen** 428

Die Venenelasticität 429

Die Stromgeschwindigkeit in den Venen 430

Der Blutdruck in den Venen 431

Luft in den Venen 432

Einfluss einiger Variabeln auf die Blutströmung in den Venen 433

Die Venenklappen und ihre Bedeutung 437

Die Muskeln der Venenwand 441

Die Regulirung der Blutströmung zum rechten Herzen . 441

Der Venenpuls 442

Vierzehnte Vorlesung.

Seite

Der kleine Kreislauf. — Die respiratorischen Schwankungen des Blutdruckes. — Die Dauer eines Kreislaufes 443

§ 37. **Der kleine Kreislauf** 443
Der mittlere Druck in der Lungenarterie 444
Der Widerstand in den Lungengefässen 445
Die Arbeit der rechten Kammer 451

§ 38. **Die respiratorischen Schwankungen des Blutdruckes** . . 453
Variationen in der Weite der Lungengefässe 454
Der intrapleurale Druck 457
Die Pulsfrequenz während der verschiedenen Athmungsphasen 458
Respiratorische Schwankungen des Gefässtonus 459
Zusammenfassung 460

§ 39. **Die Dauer eines Kreislaufes** 463

Fünfzehnte Vorlesung.

Die gefässverengenden Nerven 469

§ 40. **Die Entdeckung der Gefässnerven** 469

§ 41. **Die allgemeinen Eigenschaften der gefässverengenden Nerven** 472
Durchschneidung der gefässverengenden Nerven 472
Reizung der gefässverengenden Nerven 476
Methoden, die gefässverengenden Nerven nachzuweisen . 476

§ 42. **Die gefässverengenden Nerven des Kopfes** 478
Der Halssympathicus 478
Andere gefässverengende Nerven für den Kopf 481

§ 43. **Die gefässverengenden Nerven der Extremitäten** 483
Die gefässverengenden Nerven der vordern Extremität . 484
Die gefässverengenden Nerven der hintern Extremität . . 485

§ 44. **Die gefässverengenden Nerven der Baucheingeweide** . . . 488

§ 45. **Die gefässverengenden Nerven der Lungen** 491

Sechzehnte Vorlesung.

Die gefässerweiternden Nerven 494

§ 46. **Die allgemeinen Eigenschaften der gefässerweiternden Nerven** 494

§ 47. **Der Verlauf der gefässerweiternden Nerven** 501
Die gefässerweiternden Nerven des Kopfes 501
Die gefässerweiternden Nerven der Extremitäten 505
Die gefässerweiternden Nerven der Brust- und Baucheingeweide 506
Die Nn. erigentes 507
Die gefässerweiternden Nerven der Muskeln 508

§ 48. **Hypothesen über die Wirkungsweise der gefässerweiternden Nerven** 511

Siebzehnte Vorlesung.

Seite

Gefässreflexe. — Die Centren der Gefässnerven 516

§ 49. **Gefässreflexe** 516

Gefässreflexe von den Gefässen selbst 516

Örtliche Gefässreflexe 518

Ausgebreitete Gefässreflexe 519

Reflectorische Einwirkungen auf den Blutdruck 522

Analyse der reflectorischen Drucksteigerungen 525

Analyse der reflectorischen Drucksenkungen 527

§ 50. **Die Centren der Gefässnerven** 529

Die Centren der gefässerweiternden Nerven 529

Das Centrum der gefässverengenden Nerven im Kopfmark 531

Gefässnervencentren im Rückenmark 532

Verlauf der Gefässnerven im Rückenmark 535

Die Einwirkung verschiedener Hirntheile auf die Gefässe 536

Periphere Gefässcentren 538

Spontane Variationen des Blutdruckes 540

Achtzehnte Vorlesung.

Allgemeine Betrachtungen über die physiologische Bedeutung der Gefässnerven und über die Blutvertheilung im Körper 542

§ 51. **Die Bedeutung der Gefässnerven für den Gefässtonus** . . 542

Der venöse Tonus 544

§ 52. **Der Einfluss mechanischer Bedingungen auf die Blutvertheilung im Körper** 546

§ 53. **Die Bedeutung der Gefässnerven für die Blutvertheilung im Körper** 549

Der Blutgehalt der Organe 549

Die Blutzufuhr zu den Muskeln 552

Die Blutzufuhr zu den Nieren 552

Die Wärmeregulation des Körpers 553

Die Blutströmung zum Gehirn 553

Berichtigungen 568

Die Physiologie des Kreislaufes.

Erste Vorlesung.

Allgemeine Übersicht des Kreislaufes. — Die vergleichende Physiologie des Kreislaufes.

Bei der Verbrennung, die überall im Körper stattfindet und die Quelle seiner gesammten Kraftentwickelung bildet, welcher Art dieselbe auch sein mag, werden sowohl das Verbrennungsmaterial als auch der für den normalen und vollständigen Verlauf der Verbrennung nothwendige Sauerstoff verbraucht und eine Anzahl Zersetzungsproducte gebildet, die den Organen des Körpers von keinem Nutzen mehr sind, sondern im Gegentheil durch ihr Vorhandensein schädlich auf sie einwirken. Wenn die sämmtlichen Theile des Körpers keine neue Zufuhr von brennbaren Stoffen und von Sauerstoff erhalten, und wenn die entstandenen Verbrennungsproducte aus denselben nicht entfernt werden, so gehen die Organe bald ihrem Untergange entgegen. Dies wird jedoch dadurch vermieden, dass durch alle Theile des Körpers in ununterbrochener Strömung eine Flüssigkeit hindurchgetrieben wird, welche diesen alles, was sie nöthig haben, zuführt und sie von den unnützen und schädlichen Producten ihrer eigenen Thätigkeit befreit.

Diese Flüssigkeit ist das Blut; es wird von dem Herzen in Bewegung gesetzt und strömt in den Blutgefässen durch alle Theile des Körpers.

Die Lehre von der Physiologie des Kreislaufes giebt Aufschluss über die Art und Weise, in welcher das Herz arbeitet, und über die Erscheinungen, welche bei der Strömung des Blutes in den Gefässen stattfinden.

§ 1. Allgemeine Übersicht des Kreislaufes.

Bis in die Neuzeit war Galenos' Lehre von dem Kreislauf die allein herrschende. Der Hauptsache nach enthält sie folgendes:

Sämmtliche Venen entstammen der Leber, sämmtliche Arterien dem Herzen. Die Venen enthalten das wirkliche Blut, d. h. die Nahrung, welche von dem Darm aus nach der Leber strömt, um dort in Blut verwandelt zu werden. Von der Leber wird das Blut durch die Venen in alle Theile des Körpers vertheilt. Die Bewegung des Blutes wird hauptsächlich von den attractiven und auswählenden Eigenschaften der Organe bedingt. Das in den Venen dahinströmende Blut wird in den Organen unaufhörlich verbraucht und ebenso unaufhörlich durch die Nahrung erneuert.

Die Arterien enthalten im Gegensatz zu den Venen nur wenig Blut, aber viel Luft. Ein Theil des Blutes, welches durch die *Vena cava inferior* zum rechten Vorhof und von dort zu der rechten Kammer gelangt, wird durch die Lungenarterie in die Lungen getrieben, geht in einer kleinen Menge in die Lungenvenen über, und zwar durch deren Wände, denn die Lungenvenen communiciren nicht direct mit der Lungenarterie, sondern mit der Luftröhre. Ein anderer Theil des Blutes geht durch Löcher in der Kammerscheidewand von der rechten Kammer in die linke über. In der linken Kammer wird also dieses Blut mit dem aus den Lungen entstammenden, mit Pneuma geschwängerten gemischt, von dort in die Aorta aufgenommen und in alle Theile des Körpers vertheilt. Unter gewissen Umständen kann eine geringe Menge Blut aus dem linken Herzen in die Lungenvenen zurückfliessen. Demnach würde in diesen Gefässen wie auch in den Darmvenen der Blutstrom in zwei entgegengesetzten Richtungen gehen können.

Die Arterien erhalten aber noch etwas Blut durch Anastomosen mit den Venen, welche ihrerseits dagegen Pneuma aus den Arterien erhalten.[1]

Diese Lehre wurde anderthalb Jahrtausende hindurch als unerschütterliche Wahrheit aufgefasst. Freilich wurde sie in wichtigen Einzelheiten berichtigt, als von Servet und Vesalius der Nachweis erbracht wurde, dass die Scheidewand zwischen den Herzkammern keine sichtbaren Löcher hat (1553, 1555),[2] und als

[1] Daremberg, *Histoire des sciences médicales.* 2, Paris 1870; S. 588—590.

[2] In der ersten Auflage seiner Anatomie (*De humani corporis fabrica,* Basel 1543) hat Vesalius noch keine Vorstellung von der Undurchdringlichkeit der Scheidewand, denn er spricht dort u. a. von dem Blute, „welches aus der rechten Herzkammer in die linke durch die mittlere Herzscheidewand reichlich hindurchschwitzt.“ Nun kam Servet und lehrte, dass die mittlere Herzscheidewand der Gefässe und Hülfsmittel entbehre, um das Blut aus der einen Herzkammer in die andere hinüberzuführen, und dass es deshalb genöthigt sei, einen langen Umweg durch die Lungen zu machen. Jetzt erst ändert auch Vesalius seine Ansicht (*De humani corporis fabrica,* 1555, fol. 746b), welche

Servet (1553)[1] und Colombo (1559)[2] den Kreislauf durch die Lungen kennen lehrten. Freilich hatte schon Fabrizio d'Aquapendente durch die Entdeckung der Venenklappen (1574) eine Thatsache ermittelt, welche die Forschung auf den richtigen Weg hätte leiten sollen — die Ehrfurcht vor Galenos und vor allem, was er gethan hatte, war jedoch zu gross, als dass man es wagte, seine Lehre selbständig zu beurtheilen. Statt dessen versuchte man, die neuen Entdeckungen so gut wie möglich mit der allgemein angenommenen Auffassung in Uebereinstimmung zu bringen.

Der kühne Muth, der Vesalius beseelte, als er behauptete, Galenos hätte bei seiner Darstellung des Körperbaues nicht Menschenleichen, sondern todte Affen benutzt, fand bei William Harvey Widerhall. Auf genau ausgeführte und mannigfach variirte Versuche und Beobachtungen über die Bewegung des Blutes im Körper

---

er aber nur mit der grössten Vorsicht ausspricht. „Recht genau freilich sollten die Studenten Acht geben auf jene Zwischenwand des Herzens und auf die Wand der linken Herzkammer selbst, welche ebenso dick und fest und dicht ist als der übrige Theil des Herzens, der die linke Herzkammer umfasst, so sehr, dass, was ich auch immer von den Gruben in diesem Sitze erdenken und wie sehr ich mich daran erinnern möge, dass die Pfortader aus dem Magen und den Eingeweiden Blut einsaugt, ich nicht einsehen kann, wie durch die Substanz des Septums aus der rechten Herzkammer in die linke auch nur irgend etwas Blut aufgenommen werden könne." Wir müssen also Tollin wenigstens das zugeben, dass es nicht gerade unwahrscheinlich ist, Vesalius habe die Undurchdringlichkeit der Herzscheidewand von Servet übernommen (Tollin, *Arch. f. die ges. Physiologie*, 33, S. 489—492; 1884; — *Biologisches Centralblatt*, 5, S. 474—480; 1885).

[1] Ich citire nach Willis (*William Harvey, A history of the discovery of the circulation of the blood*, London 1878, S. 94) die berühmte Stelle, wo Servet zum ersten Mal den kleinen Kreislauf beschreibt: „*Fit autem communicatio haec* (zwischen den beiden Hälften des Herzens) *non per parietem cordis medium, ut vulgo creditur, sed magno artificio a dextro cordis ventriculo, longo per pulmones ductu, agitatur sanguis subtilis; a pulmonibus praeparatur, flavus efficitur et a vena arteriosa* (die Lungenarterie) *in arteriam venosam* (die Lungenvene) *transfunditur.*"

[2] Columbus, *De re anatomica, libri XV.* Venedig 1559, S. 177: „*Inter hos ventriculos* (des Herzens) *septum adest, per quod fere omnes existimant sanguini a dextro ventriculo ad sinistrum aditum patefieri; id ut fiat facilius, in transitu ob vitalium spirituum generationen tenuem reddi; sed longa errant via. Nam sanguis per arteriosam venam ad pulmonem fertur, ibique attenuatur; deinde cum aere una per arteriam venalem ad sinistrum cordis ventriculum defertur: quod nemo hactenus aut animadvertit, aut scriptum reliquit.*" Tollin (*Arch. f. die ges. Physiologie*, 22, S. 277) und Willis (*William Harvey*, S. 92) sind zu dem Ergebniss gelangt, dass Colombo alles, was er über den Lungenkreislauf geschrieben hat, Servet verdankt.

gestützt, fand er, dass die bis dahin herrschende Lehre in keiner Weise mit der Natur übereinstimmte. Nachdem er jahrelang die Richtigkeit seiner Ansichten geprüft hatte, theilte er sie in einem kleinen Buche von 72 Seiten, welches im J. 1628 in Frankfurt a. M. gedruckt wurde,[1] der gelehrten Welt mit. An der Hand dieser Arbeit, welche Haller „opusculum aureum"[2] und Flourens „le plus beau livre de la physiologie"[3] genannt hat, werde ich zuerst den Kreislauf in seinen allgemeinen Zügen darstellen, denn die Lehre, die Harvey aussprach, wurde von ihm so fest begründet, dass sie in allem Wesentlichen noch jetzt ebenso gültig ist, wie sie war, als sie vor 260 Jahren zuerst veröffentlicht wurde, wie sehr auch die Forschungen der neueren Zeit sie erweitert und vervollständigt haben.

Nach Eröffnung der Brust und Durchschneidung der Herzbeutel an einem lebenden Thiere sieht man, wie das Herz zuweilen sich bewegt, zuweilen ruht. In der Ruhe liegt das Herz schlaff, welk, kraftlos, gleichsam niedergebeugt. Während der Bewegung richtet sich das Herz auf und hebt sich auf der Spitze in die Höhe, so dass es gegen die Brust schlägt und seine Pulsation aussen gefühlt werden kann. Es zieht sich überall zusammen, mehr aber von den Seiten her. Wenn man es zu dieser Zeit mit der Hand umfasst, so fühlt man, dass es härter wird, in ganz derselben Weise, wie die Skelettmuskeln bei ihrer Contraction härter werden. Bei den kaltblütigen Thieren ist dabei das Herz blasser; bei der Ruhe erhält es wieder eine rothere Farbe.

Daraus geht hervor, dass das Herz bei seiner Bewegung von allen Seiten her zusammengezogen wird, wobei die Herzkammern enger werden und das darin enthaltene Blut herausgetrieben wird. Dies erweist sich auch dadurch, dass dann, wenn dem Herzen eine Wunde beigebracht wird, bei jeder Bewegung das Blut mit Gewalt nach aussen hervorspritzt. Die active Phase der Herzperiode ist also die Volum-

---

[1] Der Titel des Originals lautet: „*Exercitatio anatomica de motu cordis et sanguinis in animalibus Guilielmi Harvei, Angli, Medici Regii et professoris anatomiae in Collegio medicorum Londinensi.*" Die Arbeit Harvey's ist in's Deutsche übertragen von Baas (*William Harvey, der Entdecker des Blutkreislaufes und dessen anatomisch-experimentelle Studie über die Herz- und Blutbewegung bei den Thieren.* Stuttgart 1878), in's Englische von R. Willis (*The works of William Harvey*, London, printed for the Sydenham Society, 1847), in's Französische von Ch. Richet (*Harvey. La circulation du Sang. Traduction française avec une introduction historique et des notes.* Paris 1879).

[2] Haller, *Bibliotheca anatomica*, 1, S. 363. Tiguri 1774.

[3] Flourens, *Histoire de la découverte de la circulation du sang.* Paris 1857, S. 43.

abnahme, die Systole; die Volumzunahme, die Diastole, dagegen ist nach Harvey völlig passiv.[1]

In Folge der Zusammenziehung des Herzens werden die Arterien, sowohl die Aorta und ihre Zweige als die Lungenarterie, erweitert. Wenn die linke Kammer aufhört zu schlagen, hört auch der Puls der Arterien auf. Wird irgend eine Arterie durchschnitten, so stürzt das Blut bei jeder Systole gewaltsam aus der Wunde hervor. Hieraus ergiebt sich, dass die Arterien ausgedehnt werden durch die Blutmenge, welche das Herz bei jeder Systole in sie hineintreibt; sie werden dadurch wie eine Blase gefüllt; sie werden nicht gefüllt, weil sie wie Blasbälge ausgedehnt werden.[2]

Dies Alles bezieht sich auf die Herzkammern. Es erübrigt die Thätigkeit der Vorhöfe zu studiren.

Wie die beiden Kammern ziehen sich auch die beiden Vorhöfe zu gleicher Zeit zusammen; es findet aber die Bewegung der letzteren früher statt, und erst darauf folgt die Zusammenziehung der Kammern. Bei dem absterbenden Herzen wird die Zeit zwischen den Zusammenziehungen der Vorhöfe und der Kammern länger, und endlich hört zuerst die linke Kammer und zuletzt der rechte Vorhof auf zu schlagen.[3]

Die Herzbewegung geht also auf folgende Art vor sich. Zuerst ziehen sich die Vorhöfe zusammen und treiben das in ihnen enthaltene Blut in die Herzkammern; nachdem diese gefüllt sind, richtet das Herz sich auf, spannt alle seine Fasern und zieht die Kammern zusammen: nun treibt die rechte Kammer das Blut in die Lungenarterie, die linke Kammer in die Aorta.[4]

Von der rechten Kammer kann das Blut nicht durch die Scheidewand in die linke gelangen, denn diese Scheidewand ist fest und undurchdringlich. Statt dessen wird es durch die Lungenarterie zu den Lungen getrieben und strömt von diesen durch die Lungenvenen zum linken Vorhof und zu der linken Kammer.

Schon durch frühere Arbeiten war dieser Übergang des Blutes von der rechten zu der linken Herzkammer bekannt. Um diese Thatsache noch zu stützen, führt Harvey eine Menge Beweise aus der vergleichenden Anatomie und aus der Entwickelungsgeschichte an, die wir hier übergehen müssen.[5]

Bis hierher ist die Auffassung Harvey's durchaus nicht neu, sondern nur eine Bestätigung der schon von seinen Vorgängern aus-

---

[1] Harvey, *De motu cordis*, Cap. II. Bei der Darstellung der Untersuchungen Harvey's habe ich in der Regel die jetzt gebräuchliche Terminologie benutzt.
[2] Harvey, a. a. O., Cap. III. [3] Harvey, a. a. O., Cap. IV.
[4] Harvey, a. a. O., Cap. V. [5] Harvey, a. a. O., Cap. VI und VII.

gesprochenen. Den Hauptpunkt seiner Arbeit bildet die Untersuchung des Schicksals des durch die Aorta herausgetriebenen Blutes. Er weist nach, dass es von den Arterien zu den Venen strömt und durch die Hohlvenen zum rechten Herzohr zurückkehrt, gleichwie es aus dem rechten Herzen durch die Lungenarterie und die Lungenvene zu dem linken Herzen getrieben wird.

Diese Bewegung möge man in demselben Sinne eine kreisförmige zu nennen gestatten, in welchem Aristoteles den Nebel und den Regen als eine Kreisbewegung der oberen Regionen bezeichnet. Denn wie die feuchte, von der Sonne erwärmte Erde ausdünstet, wie die in die Höhe geführten Dämpfe sich verdichten, als Regen niederfallen und die Erde wieder nass machen, und wie in diesem Sinne Erzeugung und Entstehung der Gewitter in einer von der Sonne bewirkten Kreisbewegung von statten gehen, so mag es wahrscheinlich auch im Körper der Fall sein, dass durch die Bewegung des Blutes alle Theile mit einem wärmeren, vollkommenen, dunstigen, spirituösen, nährkräftigen Blut ernährt, erwärmt und belebt werden. In den verschiedenen Theilen des Körpers wird das Blut dagegen abgekühlt und dicker; es kehrt dann nach dem Herzen gleichsam zur Quelle, der Wiedererlangung seiner Vollkommenheit wegen, wieder zurück: hier wird es durch die natürliche, kräftige, wallende Wärme, welche der Schatz des Lebens ist, von neuem flüssig, mit Lebensgeistern und Balsam geschwängert und aufs neue herausgetrieben. Das Alles hängt von der Bewegung und der Thätigkeit des Herzens ab.[1]

Den Beweis dafür, dass die gesammte Blutmenge von den Arterien zu den Venen und von diesen zum Herzen übergeht, liefert Harvey, indem er darlegt:

Erstens, dass durch den Herzschlag beständig und ununterbrochen aus der Hohlvene Blut in die Arterien übergeleitet wird, und zwar in solcher Menge, dass der Vorrath nicht von den aufgenommenen Nahrungsstoffen herrühren kann, und in solcher Weise, dass die ganze Blutmasse sehr schnell durch das Herz strömt;

Zweitens, dass gleichfalls beständig und ununterbrochen in jedes Glied und jeden Theil des Körpers durch die Arterien Blut in viel grösserer Menge eingetrieben wird, als für die Ernährung der betreffenden Körpertheile erforderlich ist, oder von der ganzen Blutmasse gedeckt werden könnte;

Drittens, dass die Venen aus jedem Theil des Körpers Blut beständig zu dem Herzen zurückführen.[2]

[1] Diese Darstellung ist fast wörtlich nach Harvey (a. a. O., Cap. VIII vgl. Baas, a. a. O., S. 73. 74). [2] Harvey, a. a. O., Cap. IX.

Den ersten Satz beweist Harvey durch eine Berechnung der von dem Herzen in einer halben Stunde herausgetriebenen Blutmenge. Auch wenn man das Pulsvolumen der linken Kammer sehr niedrig schätzt, so stellt sich diese halbstündliche Blutmenge so gross dar, dass sie unmöglich von der Einführung von Nahrungsmitteln herrühren kann oder überhaupt vorhanden sein könnte, wenn nicht eine Rückkehr durch die Venen stattfinden sollte. Ferner wird dies dadurch nachgewiesen, dass dann, wenn eine, und sei es die kleinste Arterie durchschnitten worden ist, beinahe innerhalb einer halben Stunde die ganze Blutmenge des Körpers herausgeschafft wird.[1] Endlich führt Harvey an, dass wenn die Hohlvene einer Schlange mit einer Pincette erfasst und die Blutströmung auf einer gewissen Strecke unterhalb des Herzens unterbrochen wird, fast augenblicklich jener Theil zwischen der Pincette und dem Herzen leer wird. Zugleich ist das Herz auch in seiner Diastole von viel blasserer Farbe und wegen Blutmangels kleiner; endlich schlägt es langsamer, so dass es zuletzt zu sterben scheint. Dagegen kehren, nachdem die Vene losgelassen, dem Herzen sofort Farbe und Grösse wieder; wenn dann statt der Hohlvene die Aorta eine Strecke weit vom Herzen unterbunden wird, so schwellt dieser Theil, und das Herz wird übermässig ausgedehnt, bis es endlich vom Blute überwältigt wird, so dass man glaubt, es werde erstickt werden. Nach der Lösung der Ligatur kehrt es aber zu seiner natürlichen Beschaffenheit in Bezug auf Farbe, Grösse und Puls zurück.[2]

Zum Beweis des zweiten Satzes zieht Harvey in erster Linie die folgenden Erfahrungen an. Legt man am Oberarme eines Menschen eine straffe Ligatur an, so hört die Pulsation der Arterien peripher von derselben auf. Unmittelbar oberhalb der Ligatur beginnt aber die Arterie höher und heftiger zu schlagen und ist übermässig gefüllt. Die Hand fängt nach Verlauf einiger Zeit an, ein wenig kalt zu werden. Wenn dann die Ligatur etwas gelockert wird wie beim Aderlasse, so färbt sich die ganze Hand plötzlich und füllt sich, ihre Venen werden strotzend und variсös. Bei der losen Ligatur schwellen die Venen unterhalb derselben an, oberhalb aber ganz und gar nicht. Hieraus folgt, dass das Blut durch die Arterien eintritt, denn bei der straffen Ligatur fliesst nichts ein; ferner dass es wieder durch die Venen austritt, denn bei der losen Ligatur wird die Entleerung der Venen nach den oberen Theilen gehemmt, während die Zuströmung durch die Arterien nur in einem verhältnissmässig unbedeutenden Grade be-

[1] Harvey, a. a. O., Cap. IX. [2] Harvey, a. a. O., Cap. X.

einträchtigt ist. Es fliesst also das Blut aus den Arterien in die Venen, nicht aus den Venen in die Arterien. Wird an einem Thiere ein regelrechter Aderlass gemacht, so kann sich das Thier vollständig verbluten.[1]

Um den dritten Satz zu beweisen, theilt Harvey zuerst einige Beobachtungen über die Venenklappen mit. Der Entdecker dieser Klappen erkannte den wahren Nutzen derselben nicht, sondern nahm an, dass sie bloss verhindern sollten, dass nicht alles Blut durch seine Schwere in die unteren Körpertheile herabfalle. Harvey hatte bei der Präparation der Venen sehr oft gefunden, dass von der Wurzel der Venen aus eine Sonde in Folge des Entgegentretens der Klappen nicht weiter gegen die dünnen Venenzweige vorgeschoben werden konnte; dass es dagegen sehr leicht war, die Sonde von den Zweigchen her nach der Wurzel hineinzuschieben. Daraus und aus der anatomischen Anordnung der Klappen folgerte er, dass sie die vom Herzen und den Hohlvenen ausgehende Bewegung des Blutes unterbrechen und an den meisten Stellen ganz und gar aufheben und unterdrücken; nirgends sind sie so gestellt, dass das Blut nach oben nach dem Kopfe zu oder nach unten, nach den Füssen hin, oder seitlich in den Arm wegfliessen konnte, sondern sie treten jeder Bewegung des Blutes, welche von den grösseren nach den kleineren Venen gerichtet ist, entgegen. Dagegen befördern sie die Bewegung, welche, von den kleinen Venen beginnend, nach den grösseren hin ausläuft. Jedoch begnügt sich Harvey nicht mit diesem anatomischen Nachweis allein, sondern er stellt auch directe Versuche darüber an.[2]

Endlich fasst Harvey seine gesammte Lehre in folgende Formulirung zusammen. „Da dies Alles durch Vernunftgründe sowohl als augenscheinliche Versuche bewiesen ist, dass das Blut in Folge des Herzpulses durch die Lungen und das Herz fliesst, und in den ganzen Körper eingetrieben wird, und dort in die Venen und die Porositäten des Fleisches eindringt, und durch die Venen selbst überall von der Peripherie nach dem Centrum, aus den kleinen in die grossen Venen zurückgeht, und von da in die Hohlvene, zuletzt in den Vorhof kommt, und zwar in so grosser Menge, in solchem Strome und Rückflusse, durch die Arterien von hier dorthin, und von dorther durch die Venen wieder hierhin zurück, dass es von der aufgenommenen Nahrung aus nicht vorhanden sein kann, und zwar in viel grösserer Menge, als zur Ernährung genügend ist: so ist zu schliessen nothwendig, dass das Blut bei den Thieren in einer Art Kreisbewegung

[1] Harvey, a. a. O., Cap. XI u. XII. [2] Harvey, a. a. O., Cap. XIII.

in Umlauf gebracht wird; und dass es in beständiger Bewegung ist; und dass Thätigkeit und Verrichtung des Herzens, welche es beim Pulse vollbringt, und die Bewegung und der Puls des Herzens ganz und gar eine Sache ist."[1]

Den Uebergang zwischen den Arterien und Venen sah Harvey nie. „Mit aller möglichen Sorgfalt habe ich nach einem solchen gesucht," sagt er, „jedoch ist es mir nie gelungen, zwei Gefässe, eine Arterie und eine Vene, zu finden, welche sich unmittelbar miteinander vereinigt hätten."[2]

Die Frage nach der Art und Weise, wie das Blut von den Arterien in die Venen strömt, blieb also von ihm unbeantwortet. Nur vier Jahre nach dem Tode Harvey's entdeckte Malpighi[3] (1661) die Haargefässe und konnte im Mesenterium und in den Lungen des Frosches die Strömung des Blutes von den Arterien durch die Haargefässe in die Venen seinen erstaunten Zeitgenossen demonstriren.

Es war also Malpighi, der den Schlussstein zu der Lehre Harvey's von dem Kreislauf des Blutes fügte. Diese Lehre war aber durch Harvey's Untersuchungen so entschieden bewiesen, dass ihre Gültigkeit nicht von dieser Entdeckung abhängig war. Es ist also vollkommen falsch, wie von gewissen Verfassern behauptet wird, dass Malpighi und nicht Harvey den Kreislauf des Blutes entdeckt habe.

§ 2. Die vergleichende Physiologie des Kreislaufes bei den Wirbelthieren.

Bevor wir weitergehen, ist es nothwendig, den Kreislauf in seinen Hauptzügen bei den verschiedenen Klassen der Wirbelthiere zu studiren, weil er, trotz der Uebereinstimmung in allem Wesentlichsten, dennoch mehrere beachtungswerthe Verschiedenheiten darbietet.

Das niedrigste der Wirbelthiere, Amphioxus, unterscheidet sich von den übrigen dadurch, dass ihm ein differenzirtes Herz abgeht. Dieser Mangel wird durch eine allerorts sich ausprägende Contractilität der Gefässwände ersetzt. Das Gefässsystem besteht aus einer direct unter der Chorda und über dem Kiemen-Darmschlauch verlaufende, anfangs paarige, hinter dem Kiemenschlauch aber zu einem unpaaren

[1] Harvey, a. a. O., Cap. XIV; vgl. Baas, a. a. O., S. 92.

[2] Harvey's erste Entgegnung an Riolan (s. *The works of William Harvey*, transl. by R. Willis, London 1847, S. 103).

[3] Malpighi, *De pulmonibus epistola* II, 1661; *Opera omnia*, Leiden 1687, 2, S. 227—231.

Gefäss zusammenfliessende Aorta (Fig. 1, *A*) und mehreren an der ventralen Darmseite liegenden Darmvenen, die nebeneinander verlaufen und sich erst am vordern Abschnitt des Darmes vereinen. Diese Vene setzt sich längs der Leber als *V. portae* fort und löst sich in Capillaren auf. Dazu kommt noch ein zweites, dem vorigen parallel verlaufendes, nach hinten gerichtetes venöses Gefäss (*Vena cava* oder *hepatica?*), welches schliesslich nach vorn umbiegt und sich in eine Kiemenarterie fortsetzt (*V C, K A*). Aus dieser entspringen in alternirender Weise die zwischen den geraden Kiemenstäben liegenden Bulbilli (*b*), wie auch ähnliche bauchige Gefässe in dichter Reihenfolge aus der Pfortader entspringen. Unmittelbar vor der ersten Kiemenspalte erweitert sich die Kiemenarterie sehr stark und bildet hier ein grosses, sinuöses aber plattes Gefäss (*, Herz, Langerhans), den weitesten Abschnitt des ganzen Gefässsystems. Von diesem gehen zwei Gefässe aus, welche

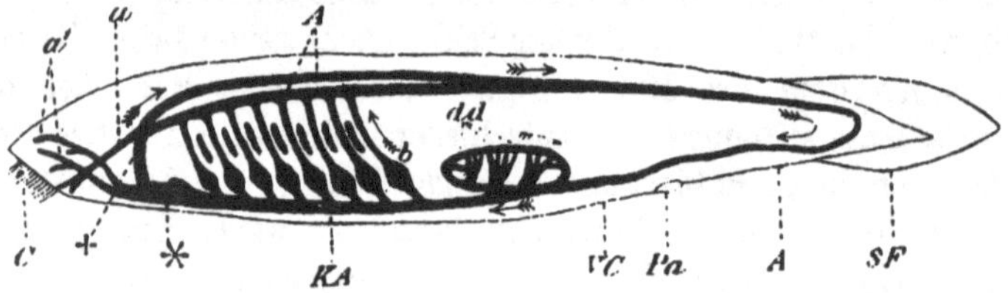

Fig. 1. Der Kreislauf beim Amphioxus. Schematisches Bild nach Wiedersheim.

zu dem Munde verlaufen (a^1); ferner setzt sich dies sog. Herz in einen sehr weiten rechts verlaufenden Aortenbogen (†) fort, welcher sich mit der rechten Aorta verbindet. Links ist das Herz geschlossen, und an der linken Seite setzt sich die linke Aorta bis zur Mitte der Mundhöhle als schmales Gefäss fort (*a*).[1]

Auch bei den eigentlichen Fischen ist der allgemeine Mechanismus des Kreislaufes sehr einfach. Das Blut wird durch den Körper von einem Herzen getrieben, dessen Form bei verschiedenen Arten mannigfach variirt; seinem allgemeinen Plan nach ist es aber bei allen Fischen nach demselben Grundtypus gebaut. Stets unterscheidet man zwei Hauptabtheilungen, eine Kammer und einen Vorhof. In den Vorhof münden, und zwar unter Vermittelung eines besondern Venensinus, die Venen, durch welche das Blut von allen Theilen des Körpers zum Herzen zurückgeführt wird. Von dem Vorhofe strömt das Blut in die Kammer, welche ihrerseits dasselbe in die

[1] Vgl. Wiedersheim, *Lehrbuch d. vergl. Anatomie der Wirbelthiere*, Jena 1883, S. 705—706. — Langerhans, *Arch. f. mikrosk. Anatomie*, 12, S. 336—339; 1876.

Arterien hineintreibt. Von der Kammer geht ein einziges Gefäss, Conus arteriosus, aus (Fig. 2, *c*), welches sich in einen langen Truncus arteriosus fortsetzt. Dieser löst sich in 3—7, meistens aber 4 Kiemenarterien (*a*) auf, welche das Blut zu den Kiemen (*b*) führen. Von den Kiemen sammelt sich das jetzt durchgeathmete Blut in die Kiemenvenen (*R*), welche jederseits in einen starken Stamm münden. Diese Stämme vereinigen sich nach vorn zu dem Circulus cephalicus (*ce*) und nach hinten zur Aorta (*A*).

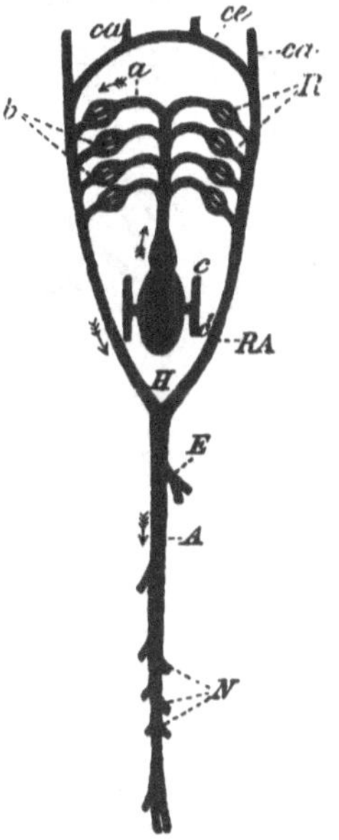

Fig. 2. Der Kreislauf bei den Fischen. Schematisches Bild nach Wiedersheim.

Das Blut, das zum Herzen strömt, ist also rein venös, ebenso wie das, welches in dem Bulbus arteriosus das Herz verlässt. Erst nachdem das Blut die Haargefässe der Kiemen durchströmt hat, wird es arteriell und setzt von diesen seinen Gang nach allen Theilen des Körpers fort.

Die Strömung des Blutes durch das Herz wird durch Klappen geregelt. Solche finden sich sowohl zwischen dem Vorhofe und der Kammer, wie auch innerhalb des Conus arteriosus. Letztere stehen bei verschiedenen Fischen in mehreren Längsreihen, wovon jede bis aus neun Klappen bestehen kann.[1]

Viel mehr verwickelt sind die Verhältnisse, denen wir bei den Dipnoï begegnen. Über den Kreislauf dieser Thiere besitzen wir eine ausgezeichnete Darstellung von Boas. Um nicht zuviel Zeit für diese vergleichend-physiologische Übersicht zu verwenden, werde ich unter den Dipnoï nur den Ceratodus berücksichtigen.

Ich fange mit der Gefässvertheilung an. Von einem spiralgedrehten und etwas zusammengedrückten Conus arteriosus geht ein äusserst kurzer Truncus arteriosus aus; aus diesem entspringen (Fig. 3) drei Paar Gefässe, von welchen das dritte sich gleich nachher beiderseits in zwei Gefässe spaltet. Wir bekommen also jederseits vier Gefässe, die als Kiemenarterien zu den vier Hauptkiemen jederseits verlaufen. Aus jeder Kieme geht wieder eine Kiemenvene hervor (Fig. 4). Die erste Kiemenvene theilt sich in zwei Aeste, die Carotis interna (Fig. 4, *ci*) und ein Gefäss, das sich nach hinten

[1] Nähere Angaben über die Klappen findet man u. a. bei Stöhr, *Morphol. Jahrbuch*, 2, S. 197—228; 1876.

wendet und mit der zweiten Kiemenvene (*2v*) verbindet. Das so gebildete Gefäss läuft nach hinten und vereinigt sich mit dem durch die Vereinigung der dritten und vierten Kiemenvene (*3v*, *4v*) entstandenen Gefäss zur Aortawurzel (*aw*); aus den beiden Aortawurzeln entsteht dann die Aorta (*ao*).

Aus der vierten Kiemenarterie entsteht jederseits eine Lungenarterie (p, p_1); von diesen ist die linke weit stärker als die rechte.

Das Blut, das durch die Kiemen gegangen ist und dann in der A. carotis und in der Aorta geströmt hat, kehrt durch den Venensinus zum Herzen zurück. Von der Lunge strömt das Blut zu einer separaten Abtheilung des Venensinus. Von diesem gelangt das Blut zum Vorhof. Dieser ist aber durch eine unvollständige Scheidewand in zwei Abtheilungen getrennt; in der rechten strömt rein venöses Blut, in der linken dagegen nebst diesem auch das von der Lunge kommende Blut. Das in der linken Abtheilung des Vorhofes befindliche Blut ist also eine Mischung von arteriellem und venösem Blute.

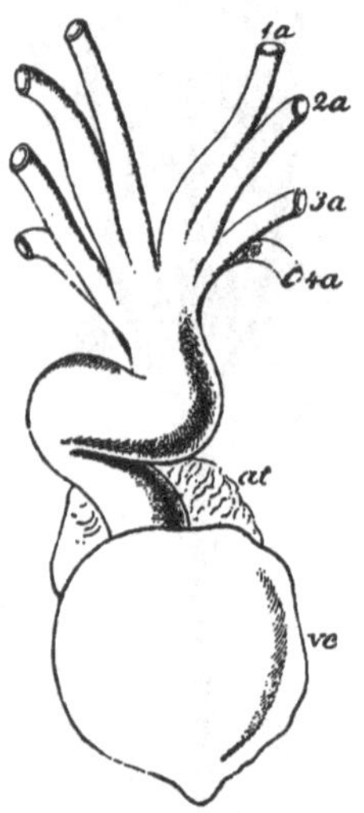

Fig. 3. Das Herz bei Ceratodus. Nach Boas.

Die eben erwähnte Scheidewand des Vorhofes erstreckt sich ziemlich weit in die Kammer hinein und theilt gewissermassen auch diese unvollkommen. Von der Kammer geht der Conus arteriosus aus. Wie schon gesagt, ist er spiralgedreht (Fig. 3). Längs der Achse, um welche diese Drehung stattgefunden hat, befindet sich eine aus 8 Klappen gebildete Falte, die Longitudinalfalte oder Spiralklappe, welche also auch spiralig gewunden ist. Dazu kommen noch mehrere andere Klappen, welche ich hier nur kurz erwähne, weil ihre physiologische Bedeutung mit derjenigen der Spiralklappe lange nicht zu vergleichen ist.

Diese Spiralklappe ist hinten in der Mittellinie an der ventralen Conuswand angeheftet, vorn dagegen seitlich, und zwar rechts. Der Blutstrom (mit gemischtem Blut), der hinten an der linken Seite der Spiralfalte hereinkommt, wird auf seinem Wege durch den Conus gewissermassen geschroben werden, so dass er vorn an der ventralen Seite der Spiralfalte ausläuft. Von da aus wird er in die erste und zweite Kiemenarterie getrieben. Diese erhalten also eine Blutmasse, die schon halb durchgeathmet ist.

Dagegen wird das in der rechten Abtheilung der Herzkammer

befindliche rein venöse Blut an der rechten Seite des hintern Theiles der Spiralklappe in den Conus einströmen und in die dritte und vierte Kiemenarterie gelangen. Diese empfangen dabei rein venöses Blut.

Das Blut, das durch die A. carotis interna zu dem Kopf strömt, ist also zweimal arterialisirt worden: erstens in der Lunge, zweitens in den Kiemen. Das Blut dagegen, das durch die Aorta zu den übrigen Theilen des Körpers fliesst, hat nur theilweise eine derartige doppelte Arterialisirung erlitten, denn nur die zweite Kiemenvene führt Blut, welches sowohl die Kiemen und die Lunge passirt hat, während das Blut der dritten und vierten Kiemenarterie nur in den Kiemen, nicht aber in der Lunge durchgeathmet ist.[1]

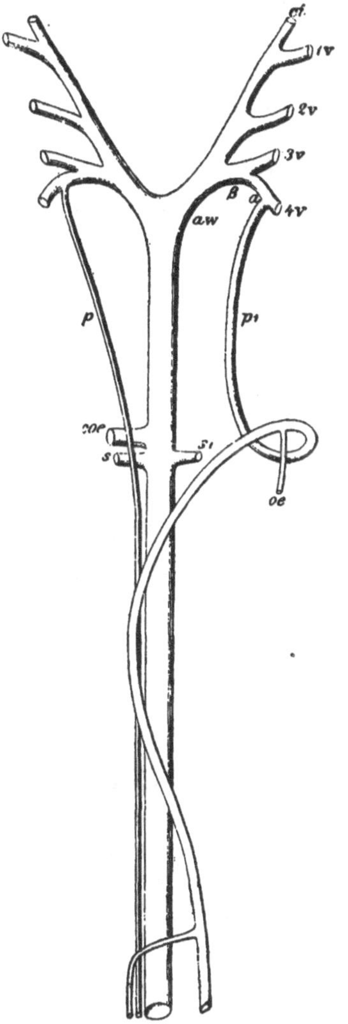

Fig. 4. Die Kiemenvenen bei Ceratodus. Nach Boas.

Wir begegnen hier einer Erscheinung, die nicht alleinstehend ist, denn wenigstens bei gewissen Reptilien, d. h. bei mit Lungen versehenen Thieren, wo die Blutmasse nicht in ihrer Gesammtheit durch die Lungen strömt, finden wir Vorrichtungen, welche es wahrscheinlich machen, dass der Kopf ein mehr durchgeathmetes Blut als die übrigen Körpertheile erhält. Man wird nicht umhin können, hierin einen Ausdruck zu finden für die grössere Bedeutung, die das Gehirn allmählich vor den übrigen Organen des Körpers erhält, je höher wir in der Reihe der Wirbelthiere hinaufsteigen.

Unter den **Amphibien** werden wir zwei Typen, **Salamandra** und **Rana**, als Vertreter der beiden grossen Abtheilungen, **Urodela** und **Anura**, in welche diese Thierklasse eingetheilt ist, auswählen.

---

[1] **Boas**, *Morphol. Jahrbuch*, 6, S. 325—332, 337—339; 1880.

Schon bei den Urodelen ist der Vorhof durch eine Scheidewand, die jedoch nicht absolut dicht, sondern mit einer grössern oder kleinern Zahl Löcher von verschiedener Grösse versehen ist, in zwei Abtheilungen getrennt. Die Kammer zeigt keine Spur von einer Scheidewand.

Wie bekannt, athmen die Amphibien während ihres Larvenstadiums mit Kiemen und werden erst später für die Lungenathmung eingerichtet. Es ist von Interesse zu untersuchen, wie sich die Blutvertheilung während dieser beiden Stadien gestaltet, und wie der Uebergang zwischen beiden stattfindet.

Bei der Salamanderlarve gehen von dem Truncus arteriosus nach jeder Seite vier Gefässe aus, die erste bis dritte Kiemenarterie und der

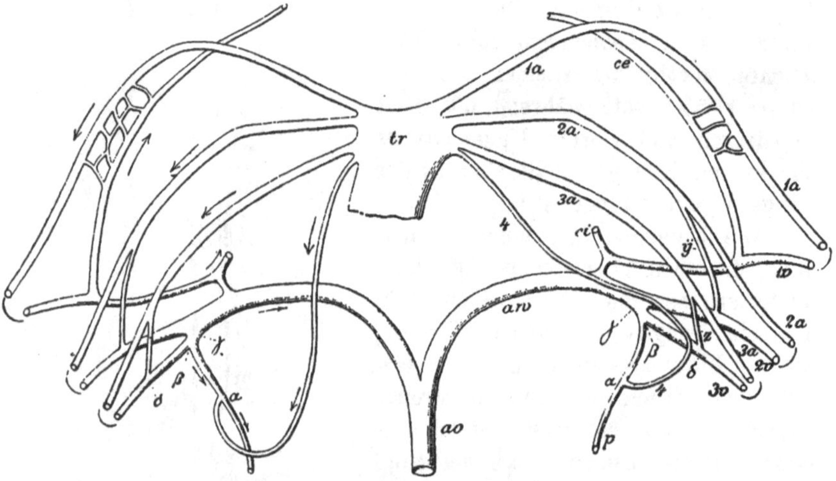

Fig. 5. Der Kreislauf bei der Salamanderlarve. Nach Boas.

vierte Arterienbogen (Fig. 5, *1a—3a, 4*). Die drei Kiemenarterien gehen zu den respectiven Kiemen und werden in ihr Capillarnetz aufgelöst, von welchem dann die Kiemenvenen ausgehen. Die erste Kiemenvene (Fig. 5, *1v*) theilt sich in zwei ziemlich gleich starke Aeste, Carotis externa (*ce*), welche mit der ersten Kiemenarterie durch feine Queranastomosen in Verbindung steht, und Carotis interna (*ci*), und setzt sich dann in einem von der zweiten und dritten Kiemenvene (*2v, 3v*) gebildeten Stamm (*aw*) fort, welcher medianwärts verläuft und mit seinem gegenüberliegenden Stamm zur Aorta (*ao*) verschmilzt.

Der vierte Arterienbogen (Fig. 5, *4*) verbindet sich schliesslich mit der von der dritten Kiemenvene abgehenden Lungenarterie (*p*). Es ist also nur ein sehr kleiner Theil der Blutmasse, der bei der Salamanderlarve durch die Lungen strömt.

Die Kiemenarterien und die Kiemenvenen stehen nicht nur durch das Capillarnetz in den Kiemen, sondern auch durch directe Anastomosen untereinander in Verbindung (Fig. 5, *y*, *x*). Bei der Schrumpfung und Zerstörung, welche die Kiemen beim Uebergang des Thieres zum erwachsenen Zustande erleiden, sind sie von grosser Bedeutung. Da die Haargefässe der Kiemen der Blutströmung nicht mehr durchgängig sind, fliesst das Blut durch die betreffenden Anastomosen direct in die entsprechenden Kiemenvenen, welche also unmittelbare Fortsetzungen der Äste des Truncus arteriosus darstellen.

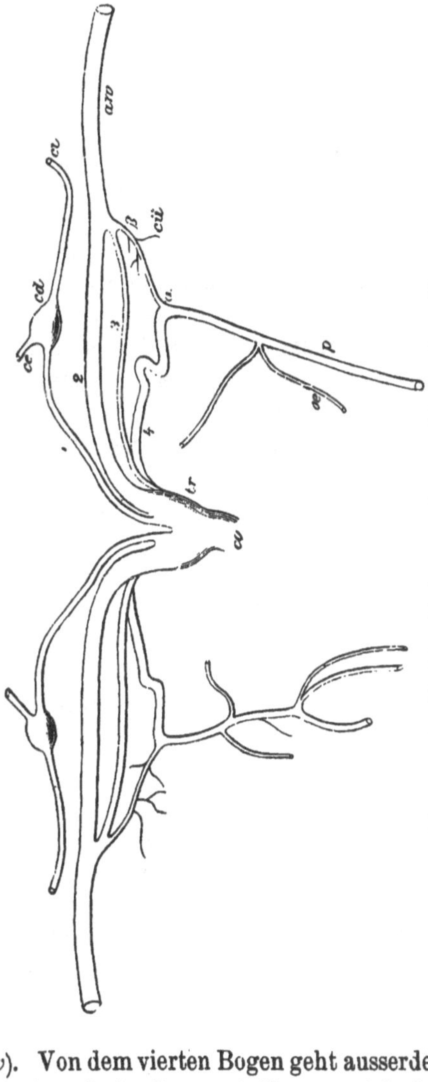

Fig. 6. Der Kreislauf beim erwachsenen Salamander. Nach Boas.

Zu gleicher Zeit wird auch die relative Grösse dieser Äste verändert, und wir finden bei dem erwachsenen Salamander folgende Gefässvertheilung (Fig. 6).

Von der ursprünglichen Gleichartigkeit der drei ersten Arterienbogen ist kaum eine Spur mehr vorhanden. Der erste Bogen sendet die Carotis externa (*ce*) und interna (*ci*) aus und scheint, in der Regel wenigstens, keine Anastomosen mit den übrigen Bogen einzugehen. Der zweite, dritte und vierte Arterienbogen (*2*, *3*, *4*), unter denen der zweite am grössten ist, vereinigen sich zur Aortawurzel (*aw*). Von dem vierten Bogen geht ausserdem die Lungenarterie (*p*) aus; ihr während des Larvenstadiums stattfindender enger Zusammenhang mit dem dritten Bogen hat jetzt aufgehört.[1]

[1] Die Arterienbogen bei dem Salamander sind nach Boas (*Morphol. Jahrbuch*, 7, S. 516—526; 1882) beschrieben.

Von allen Theilen des Körpers geht das Blut durch den Venensinus zum rechten Vorhofe und von den Lungen durch einen sehr kleinen Sinus zum linken Vorhof zurück. Die Löcher, die sich in der Scheidewand finden, erlauben jedoch schon hier eine Mischung der beiden Blutarten, und sie wird in der Kammer selbst noch vollkommener. Es ist freilich wahr, dass unter den vier am proximalen Ende des Conus arteriosus stehenden Taschenklappen eine stärker vorspringt, sich nach hinten auf die Conuswand fortsetzt und also eine Spiralklappe, analog derjenigen, die wir bei Ceratodus kennen gelernt haben, und derjenigen, der wir beim Frosch begegnen werden, darstellt.[1] Wenn auch durch diese Spiralklappe eine gewisse Trennung des von den verschiedenen Theilen der Kammer entstammenden Blutes zu Stande gebracht werden könnte, so würde diese jedoch nur eine sehr unbedeutende sein. Denn erstens hat die Spiralklappe hier lange nicht die Entwickelung wie beim Frosch und kann wohl kaum je mit ihrem Rand die Conuswand erreichen; zweitens ist die horizontale Scheidewand im Truncus nicht so weit nach hinten fortgesetzt wie beim Frosch, so dass im Anfangstheil wieder eine Mischung des Blutes, das zu den Lungenarterien, und desjenigen, welches zu den Carotiden und zur Aorta dirigirt wird, stattfinden muss (Boas).[2] Es ist daher aller Wahrscheinlichkeit nach in der Hauptsache richtig, wenn wir annehmen, dass bei dem Salamander und den ihm nahestehenden Amphibien das Blut in allen Ästen des Truncus arteriosus ungefähr von derselben Beschaffenheit ist. Ein Theil davon wird wegen der Sauerstoffaufnahme nach den Lungen getrieben, die übrige, weit grössere Blutmasse wird zu den übrigen Organen des Körpers geleitet. Dieses Blut ist also eine Mischung von einem Theil arteriellen Blutes mit mehreren Theilen venösen.

Hierbei dürfen wir aber nicht vergessen, dass die mangelhafte Arterialisirung in den Lungen von dem Gasaustausch, welcher bei der Blutströmung in der Haut zwischen dem Blute und dem umgebenden Medium stattfinden kann, bis zu einem gewissen Grade aufgewogen wird.

Bei den Anuren ist die Vorhofsscheidewand vollständig und ohne Löcher. Von der Kammer (Fig. 7), welche nie eine Spur einer Theilung in mehrere Abschnitte zeigt, geht der Conus arteriosus (*T*) aus. Dieser wird von einem sehr kurzen Truncus arteriosus fortgesetzt. Aus letzterem gehen jederseits drei grosse Arterien hervor (*I, II, III*), welche jedoch eine Strecke weit jederseits zu einem einzigen,

[1] Boas, *Morphol. Jahrbuch*, 7, S. 489—492; 1882.

[2] Boas, *Morphol. Jahrbuch*, 7, S. 515; 1882.

durch Scheidewände abgetrennten Stamm vereinigt sind. Der weitere Verlauf dieser Gefässe ist aus der Fig. 7 ersichtlich. Von dem ersten Arterienbogen (*I*) entspringen die Arterien des Kopfes; der zweite Arterienbogen (*II*) bildet die Aorta (*A*), indem er sich gegen die Medianebene des Körpers wendet und sich mit dem entsprechenden Bogen der andern Seite vereinigt. Der dritte Arterienbogen ist atrophirt. Aus dem vierten (*III*) entstehen die Lungenarterie (*P*) und eine grosse Arterie, die sich in der Haut verzweigt (*c*).[1]

Das Blut, welches von den Körpervenen zum Herzen zurückkehrt, sammelt sich im Venensinus und strömt von da zum rechten Vorhofe. Aus den Lungen strömt das arterialisirte Blut durch einen kleinen Venensinus[2] zum linken Vorhof, der hinsichtlich seiner Grösse viel kleiner als der rechte Vorhof ist.

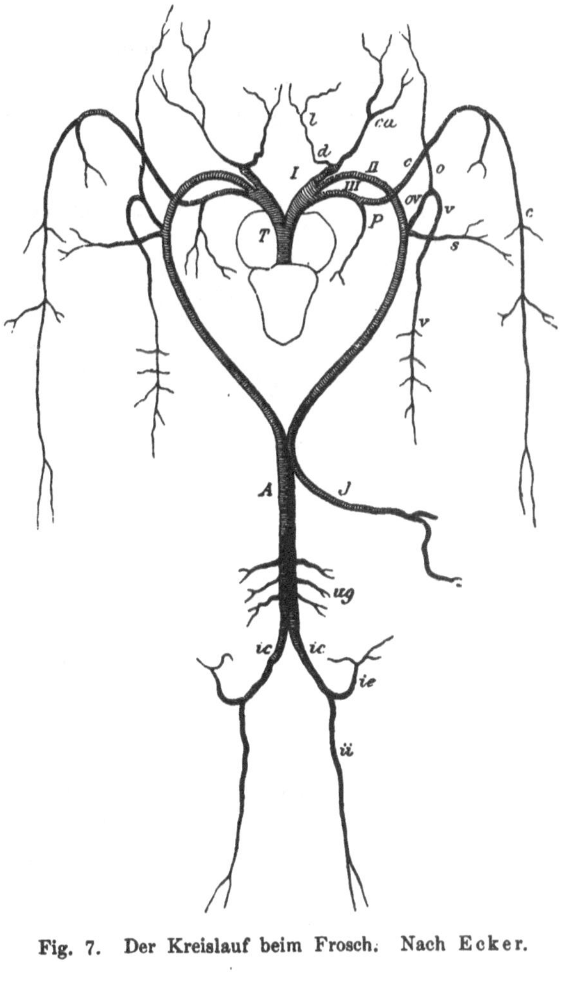

Fig. 7. Der Kreislauf beim Frosch. Nach Ecker.

Der Conus arteriosus beginnt an der rechten Seite der Herzkammer. Da nun von dem rechten Vorhof aus rein venöses und von dem linken rein arterielles

[1] Vgl. Ecker, *Die Anatomie des Frosches*, 2, S. 67 folg.; 1881.
[2] Boas, *Morphol. Jahrbuch*, 8, S. 183.

Blut in die Kammer hineinströmt, so ist es offenbar, dass, wenn auch die beiden Blutarten in einem gewissen Grade in der Kammer miteinander gemischt werden, dennoch im Beginn der Systole hauptsächlich rein venöses Blut in den Conus herausgetrieben wird.

Nun findet sich im Conus eine Spiralklappe, welche derjenigen bei Ceratodus analog ist. Diese Klappe ist beim Frosch viel stärker als bei dem Salamander ausgebildet und kann also in der That eine gewisse Bedeutung für die Trennung der beiden im Herzen befindlichen und bei dessen Systole herauszutreibenden Blutarten haben. Diese Spiralklappe breitet sich nach oben in einem mit der horizontalen Scheidewand des Truncus arteriosus zusammengewachsenen Häutchen aus (vgl. Fig. 8), welches den Eingang zu den Lungenarterien (*p*, *p*) schützt. Daraus folgt, dass das Blut auf der linken Seite der Klappe sowohl in die Lungenarterien wie in die übrigen Arterienstämme, auf der rechten Seite aber nur in die letzteren fliessen kann.[1]

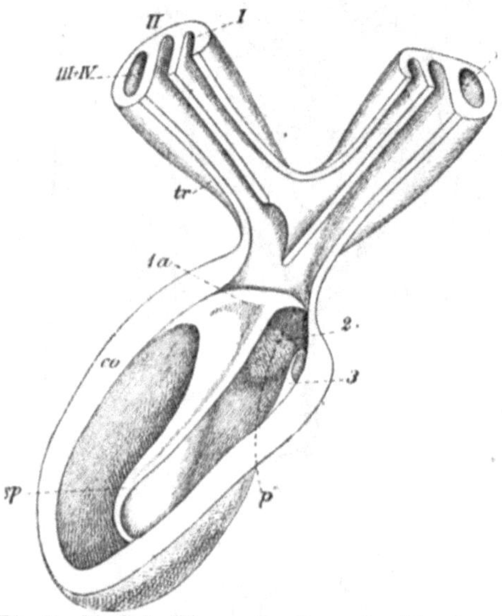

Fig. 8. Die Spiralklappe im Conus des Frosches. Nach Boas.

Brücke[2] und Sabatier[3] haben auf verschiedenem Wege nachzuweisen versucht, dass das im Anfang der Kammersystole von der rechten Seite der Kammer herausgetriebene, rein venöse Blut sowohl in die Lungenarterie als auch in die übrigen Arterien hineinströme, dass aber im weitern Verlauf der Systole die Spiralklappe das später einströmende, zum Theil arterialisirte Blut verhindere, in die Lungenarterie zu fliessen; dasselbe würde also ausschliesslich in die Körperarterien gelangen. Brücke und Sabatier haben noch hervorgehoben, dass unter den letzteren

[1] Vgl. Boas, *Morphol. Jahrbuch*, 7, S. 502—505; 1882. — Gompertz, *Archiv f. Anat. und Physiol.*, physiol. Abthg., 1884, S. 248.

[2] Brücke, *Denkschriften d. math.-naturwiss. Klasse der Kais. Akademie der Wiss.* (Wien) 3, S. 23—26; 1852.

[3] Sabatier, *Études sur le coeur dans la serie des vertébrés.* Montpellier, 1873, S. 16 folg.

die Carotis eine verhältnissmässig grössere Menge arterialisirten Blutes als die Aortawurzeln zugeführt erhalte; wir hätten also hier dieselbe Anordnung, die wir schon bei Ceratodus kennen gelernt haben.

Wir können es um so eher unterlassen, den hierbei thätigen Mechanismus näher zu analysiren, als Gompertz unter der Leitung Ludwig's nachgewiesen hat, dass die eben vorgetragene Auffassung wenigstens nicht in allen ihren Theilen unbedingt richtig ist. Es geht aber auch aus den Beobachtungen von Gompertz hervor, dass das Blut in der Herzkammer nicht vollständig gemischt wird, dass das in dem Conus strömende Blut im Beginn der Systole eine dunklere Farbe hat als in dem spätern Verlauf, sowie dass dies auch in dem mittlern Arterienbogen (der Aortawurzel) der Fall ist. Dagegen ergaben manometrische Versuche keine derartigen Differenzen, wie man sie nach Brücke's und Sabatier's Ansichten hätte erwarten müssen.[1]

Wir können also nicht behaupten, dass in die Lungenarterie rein venöses Blut hineinströmt, und dass das in den Lungen arterialisirte Blut ausschliesslich die übrigen Organe des Körpers berieselt, obwohl eine solche Auffassung sehr ansprechend ist und mit den Verhältnissen, denen wir bei den Reptilien begegnen, gute Uebereinstimmung zeigt.

Bei diesen begegnen wir stetig neuen Vollkommenheiten bei dem Kreislaufsapparate. Es ist daher von keinem geringen Interesse, bei den verschiedenen Ordnungen, die der Klasse der Reptilien angehören, den Kreislauf zu studiren.

Der Vorhof der Schildkröten ist durch eine Scheidewand in zwei Abtheilungen getrennt. Dagegen ist die Kammer einfach, obgleich dieselbe durch die von ihrer Wand nach innen ziehenden Muskelbündel bis zu einem gewissen Grade in zwei untereinander communicirende Abtheilungen getheilt wird.

Von der rechten Seite der Kammer gehen drei anfangs miteinander vereinigte Gefässe, die beiden Aortawurzeln, welche später zu einem gemeinsamen Stamm zusammenlaufen, und die Lungenarterie aus (Fig. 9 *A*, *A'*). Das Blut, das von den Lungen zu dem linken Vorhof strömt, wird aus diesem zu der linken Abtheilung der Kammer getrieben. Dass die Mischung des Blutes in der Kammer nicht vollständig ist, geht daraus hervor, dass der linke Theil der Kammer nach Brücke eine hellere rothe Farbe hat als der rechte.

---

[1] Gompertz, a. a. O., S. 253—260; vgl. auch Fritsch, *Arch. f. Anat., Physiol. u. wiss. Med.*, 1869, S. 750—753.

Die Contraction der Kammer beginnt, sagt Brücke, freilich in allen Theilen derselben zu gleicher Zeit, sie schreitet aber nicht in allen mit gleicher Energie vorwärts, indem sich zuerst vorzugsweise die rechte Hälfte, später vorzugsweise die linke zusammenzieht, so dass in dieser der Act der Contraction etwas länger währt als bei der rechten. Im Anfang der Systole wird also das venöse, am Ende derselben das arterielle Blut aus der Kammer herausgetrieben.

Bei ihrem Austritt aus der Kammer sind die Gefässe von einem Muskelstreifen (*H*) umgeben, welcher besonders an der Wurzel der Lungenschlagader stark entwickelt ist und das Analogon des Truncus arteriosus der niederen Wirbelthiere darstellt. Gegen die Mitte der Kammersystole zieht sich dieser Muskelstreifen so stark zusammen, dass dadurch eine tiefe Einschnürung gerade am Eingange in die Lungenarterie gebildet wird, während die Aortawurzeln dem Blute fortwährend offen stehen. Das bei der Kammersystole zuerst herausgetriebene venöse Blut gelangt also in die Lungenarterie, dagegen fliesst das später ausströmende arterielle Blut ausschliesslich in die Arterien des grossen Kreislaufes.[1]

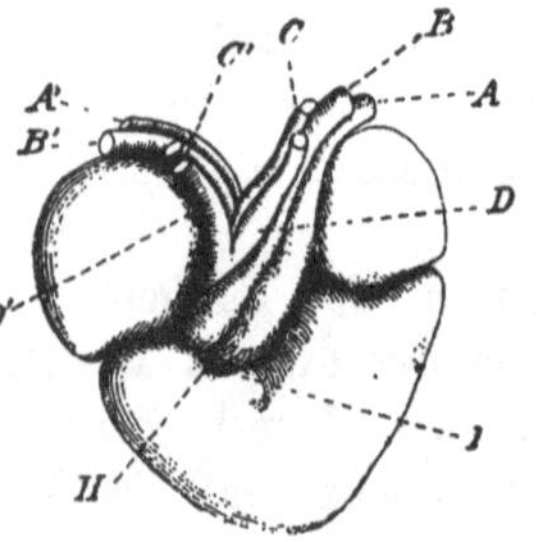

Fig. 9. Das Herz von Cistudo europaea. Nach Sabatier.

Sabatier stellt sich den Mechanismus in einer ganz andern Weise vor. Im Beginn der Kammersystole wird in die Lungenarterie rein venöses, in die Aortenwurzeln gemischtes Blut, und zwar in die linke ein etwas weniger arterialisirtes, hineingetrieben. Bei fortgesetzter Contraction wird die mit der Lungenarterie communicirende Abtheilung des Herzens (Conus arteriosus der Pulmonalis, Fritsch)[2] geschlossen, indem eine der vordern Kammerwand entspringende Muskelleiste gegen die hintere Wand angedrückt wird. Daher wird von der arteriellen Seite der Kammer aus kein Blut in die Lungenarterie gelangen können. Zu gleicher Zeit wird auch der Zugang zu der linken Aorta aufgehoben, hauptsächlich dadurch, dass der oben erwähnte Muskelring (*H*) den Knorpel, welcher zwischen dem Eingange in die linke Aorta und dem in die Lungenarterie liegt, nach vorn und links zieht und also die Mündung dieses Gefässes zusammendrückt. Während des spätern Abschnittes der Kammersystole kann also das arterielle Blut nur in die rechte Aortawurzel strömen. Zwischen den beiden Aortawurzeln findet sich aber eine kleine Oeffnung, durch welche Blut aus der rechten in die

[1] Brücke, a. a. O., S. 1—7. [2] Fritsch, a. a. O., S. 722.

linke Aortawurzel gelangen kann. Jedenfalls wird aber die rechte Aortawurzel ein vollständiger arterialisirtes und in grösserer Menge vorhandenes Blut erhalten. Da nun diese die Blutzufuhr zum Kopfe, zum Gehirn u. s. w. besorgt, finden wir, dass eben die Organe, welche für das Leben des Körpers am wichtigsten sind, das am vollständigsten arterialisirte Blut erhalten.[1]

Bei den Eidechsen ist die Trennung der Kammer in zwei Abtheilungen weiter fortgeschritten: zwischen dem linken und dem rechten Abschnitt findet sich nämlich eine wirkliche Scheidewand, welche bei einigen Arten nur an einem Orte durchbrochen ist. Durch diese Scheidewand wird bei der Rieseneidechse Psammosaurus griseus nach Brücke die Kammerhöhle in eine grössere untere rechte und eine kleinere, aber muskulösere obere linke Hälfte getrennt.

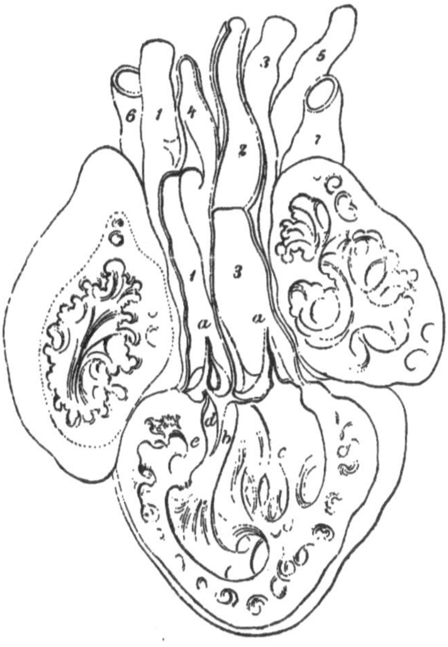

Fig. 10. Das Herz von Psammosaurus griseus. Nach Brücke.

Die Gefässe gehen von der rechten Abtheilung der Kammer aus; es sind ihrer wie bei den Schildkröten drei, nämlich zwei Aortawurzeln (*1*, *2*), welche sich später zur Aorta vereinigen, und eine Lungenarterie (*3*). Ebenso wie bei der Schildkröte, jedoch wegen der vollständigern Scheidewand in einem noch höhern Grade, werden in der Kammer die beiden Blutarten verhindert, sich miteinander zu mischen. Bei der Kammersystole wird zuerst rein venöses Blut herausgetrieben; im weitern Verlaufe der Systole entleert sich auch die arterielle Abtheilung der Kammer; hierbei legt sich aber die auch hier vorkommende Muskelleiste (*b*) gegen das an der entgegengesetzten Wand befindliche Fleischpolster (*e*) derart (Fig. 10), dass, ganz wie es nach Sabatier bei den Schildkröten der Fall ist, kein arterielles Blut in die Lungenarterie strömen kann.[2]

Sabatier fügt dieser Darstellung hinzu, dass bei den Eidechsen

[1] Sabatier, a. a. O., S. 39—72. [2] Brücke, a. a. O., S. 10—16.

die Mündung der rechten Aortawurzel in einem direkteren Zusammenhange mit der arteriellen Abtheilung der Kammer steht und also noch geeigneter wird, rein arterielles Blut zu empfangen.[1]

Der Kreislauf der Schlangen gestaltet sich in allem Wesentlichen ähnlich dem der Schildkröten und Eidechsen. Ich brauche daher denselben hier nicht näher zu besprechen.

Ein um so grösseres Interesse bieten die entsprechenden Verhältnisse bei den Krokodilen dar. Hier begegnen wir nämlich zum ersten Mal einer vollständigen Scheidewand zwischen den Kammern und also einer vollständigen Trennung des arteriellen und des venösen Blutes. Im Zusammenhang hiermit steht es auch, dass aus jeder Kammer besondere Gefässe austreten: von der rechten entspringen die Lungenarterie (Fig. 11, *Ap*) und die linke Aortawurzel, von der linken die rechte Aortawurzel. Beide Aortawurzeln vereinigen sich später zu einem gemeinsamen Stamm, der Aorta (*Ao*). Zwischen der Höhle der rechten und der linken Aortawurzel, nahe an dem Ursprunge dieser Gefässe fanden Hentz, Harlan, Panizza eine Communicationsöffnung, das Foramen Panizzae (Brücke). Das in die rechte Aortawurzel strömende Blut ist also rein arteriell; in die linke strömt rein venöses Blut. Bei der Systole der Kammern kann nach Bischoff,[2] Brücke[3] und Sabatier keine Mischung der beiden Blutarten stattfinden, weil das Foramen Panizzae von den gegen die Wand der Aortawurzel gedrückten Semilunarklappen auf beiden Seiten verschlossen wird. Das Blut der beiden Aortawurzeln kann also nur, nachdem die Kammersystole ihr Ende erreicht hat und die Semilunarklappen sich schliessen, von der einen Aorta in die andere fliessen.

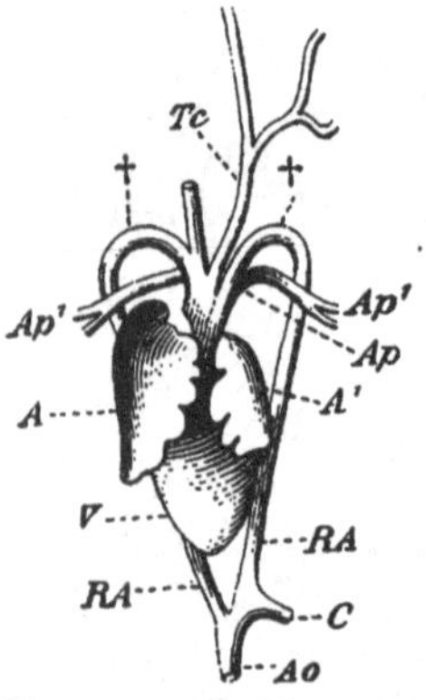

Fig. 11. Das Herz des Alligators. Nach Wiedersheim.

Nach Fritsch dürfte ein völliger Verschluss der Communication wegen der für Berührung der Gefässwand unzureichenden Ausgiebigkeit der Klappen niemals stattfinden. Jedoch findet auch nach ihm der Hauptverkehr durch das Loch jedenfalls erst nach dem Ablauf der Kammersystole statt.[4]

Panizza nahm an, dass durch das betreffende Loch nur Blut aus der rechten Aorta in die linke fliesse, Bischoff umgekehrt nur aus der linken in die rechte. Brücke schliesst sich der Meinung

[1] Sabatier, a. a. O., S. 74—77.
[2] Bischoff, *Arch. f. Anat. u. Physiol.*, 1836, S. 1.
[3] Brücke, a. a. O., S. 16. [4] Fritsch, a. a. O., S. 740 folg.

Panizza's an und stützt seine Ansicht auf folgende Betrachtung. Die linke Kammer des Krokodilherzens ist kleiner, aber viel stärker als die rechte. Hieraus ist es erlaubt zu schliessen, dass am Ende der Kammersystole der Druck in der linken Kammer und der aus ihr entspringenden rechten Aortawurzel grösser ist als der, unter welchem gleichzeitig die Wände der rechten Herzkammer und der aus ihr entspringenden linken Aortawurzel stehen. Daraus folgt nothwendig, dass in dem Momente, wo sich die Semilunarklappen schliessen und das Foramen Panizzae wegsam wird, zunächst Blut aus der rechten Aortawurzel in die linke fliessen muss. Während der ganzen Zeit der Kammerdiastole ist kein Moment gegeben, vermöge dessen der Druck in der linken Aortawurzel über den in der rechten steigen sollte. Also kann kein Blut aus der linken Aortawurzel in die rechte fliessen.

Diese enthält demnach rein arterielles Blut, wenigstens bis sie sich durch die vor der Wirbelsäule liegende Anastomose mit der linken Aorta verbindet. Nach Panizza würde das Blut durch diese Anastomose aus der rechten Aortawurzel in die linke, nach Bischoff und Brücke dagegen umgekehrt aus der linken in die rechte strömen. Da aber diese Anastomose erst nach dem Abgange der Arterien, welche die Blutzufuhr zu dem Kopf und den vorderen Extremitäten besorgen, stattfindet, so erhält jedenfalls der vordere Theil des Körpers mit seinen für den Bestand des Lebens so überaus wichtigen Organen ein vollständig arterialisirtes Blut. Dies wäre nach Panizza's Ansicht auch hinsichtlich der hinteren Extremitäten der Fall, während der Verdauungskanal ein gemischtes Blut erhalten sollte. Nach Bischoff und Brücke würden dagegen sowohl die hinteren Gliedmassen wie die Darmwand mit gemischtem Blut versorgt werden.[1]

Der Hauptsache nach mit Brücke übereinstimmend, fügt Sabatier auf Grund der anatomischen Lage der Mündung der linken Aorta in die rechte Kammer hinzu, dass dieses Gefäss überhaupt nur wenig Blut aus der rechten Kammer erhält, und dass es daher fast ausschliesslich von dem arteriellen Blute, das aus der rechten Aortenwurzel dahin hinüberströmt, gespeist wird.[2]

Erst bei den warmblütigen Thieren finden wir die Vorrichtung, dass die ganze Blutmasse, welche zu der Ernährung des Körpers bestimmt ist, arterialisirt wird. Bei ihnen sind nicht nur die Kammern, sondern auch die Gefässe, welche daraus entspringen, voneinander vollständig getrennt. Die rechte Kammer treibt das Blut durch die Lungenarterie ausschliesslich zu den Lungen, die linke treibt das in

[1] Brücke, a. a. O., S. 16—20. [2] Sabatier, a. a. O., S. 102—123.

den Lungen arterialisirte Blut durch die Aorta nach allen Theilen des Körpers, von welchen aus es durch die Hohlvenen wieder zum rechten Vorhof zurückströmt. Fig. 12 giebt eine schematische Darstellung des Kreislaufes bei den warmblütigen Thieren.

Bei der Darstellung des Kreislaufes bei den verschiedenen Klassen der Wirbelthiere habe ich stillschweigend angenommen, dass das von dem Herzen in die Körperarterien getriebene Blut in den Organen nur durch ein einziges Capillarsystem geströmt ist, bevor es durch die Hohlvenen zum Herzen zurückkommt, wenn es nämlich bei diesem seinen Lauf um den Körper nicht, wie es bei Fischen, Dipnoï und Amphibienlarven der Fall ist, noch ein zur Arterialisirung des Blutes bestimmtes Capillarsystem in den Kiemen passirt hat.

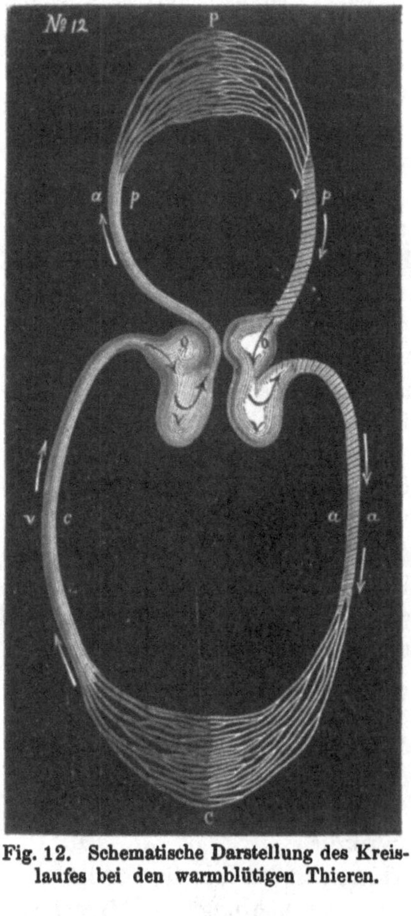

Fig. 12. Schematische Darstellung des Kreislaufes bei den warmblütigen Thieren.

Diese Annahme ist jedoch nicht richtig. Bei allen Wirbelthieren wenigstens findet sich nämlich eine Ausnahme von dieser Regel: das Blut, welches die Capillaren des Magens, der Därme, der Bauchspeicheldrüse und der Milz durchsetzt, strömt von diesen durch die Pfortader zu der Leber. Hier löst sich die Pfortader in ein neues Capillarsystem auf, von welchem die Lebervenen entspringen, die das Blut zum Herzen leiten. Dieses Blut hat also in dem grossen Kreislaufe zwei Capillarnetze durchlaufen.

Bei Fischen, Amphibien und Reptilien entdeckte Jacobson[1] im Jahre 1821 einen analogen Portalkreislauf in den Nieren. Das Blut,

---

[1] Vgl. Milne Edwards, *Leçons sur la physiologie et l'anatomie comparée*, 3, S. 355; 1858.

welches in den Venen der hinteren Gliedmassen strömt, tritt zum grössern oder kleinern Theil durch die Venae renales advehentes in die Capillaren der Nieren ein und sammelt sich wieder in den davon entspringenden Venae renales efferentes. Bei den übrigen Wirbelthieren durchläuft das Blut in der Niere selbst zwei Capillarsysteme, nämlich erstens dasjenige, welches den malpighischen Gefässknäuel bildet, und dann die Capillarnetze, von welchen die Nierenkanäle umsponnen werden.

Im Folgenden werden wir unsere Betrachtungen hauptsächlich auf die warmblütigen Thiere, und unter diesen speciell auf die Säugethiere beschränken. Nur bei Fragen, welche zu ihrer nähern Erörterung einen Vergleich mit den kaltblütigen Thieren nöthig haben, werden wir uns mit diesen beschäftigen.

Zweite Vorlesung.

Die Zahl der Herzschläge.

§ 3. Die Zahl der Herzschläge.

Für den praktischen Arzt ist die Kenntniss der Zahl der Herzschläge bei verschiedenem Alter und bei verschiedenem Geschlecht, sowie bei verschiedenen Verhältnissen von keiner geringen Bedeutung, da ja, wie bekannt, die Pulsfrequenz ein Symptom darstellt, das stets die Aufmerksamkeit der Aerzte erweckt hat.

Erst gegen die Mitte dieses Jahrhunderts wies man durch den physiologischen Versuch diejenigen Nerven nach, welche die Zahl der Herzschläge direct beeinflussen. Wir werden später diese Nerven im Zusammenhang mit den übrigen, auf die Innervation des Herzens sich beziehenden Fragen näher studiren, und betrachten hier nur die Zahl der Herzschläge an und für sich, um zu untersuchen, welche allgemeine Regeln in dieser Hinsicht aufgestellt werden können.

Um die Zahl der Herzschläge zu bestimmen, kann man verschiedene Methoden anwenden. Bei jeder Systole giebt das Herz dem Blute einen Stoss, welcher sich durch das arterielle System fortpflanzt und den Puls ausmacht. Wenn man mit dem Finger an eine oberflächlich verlaufende Arterie, z. B. A. radialis oder A. temporalis, drückt, so fühlt man bei jedem Herzschlag diesen Stoss. — Jede Systole giebt sich ausserdem durch den sog. Herzstoss zu erkennen, welcher in der Regel in dem fünften linken Intercostalraum beobachtet wird. — Vom Herzen hört man, wenn man das Ohr an die

Brustwand legt, zwei Töne, die Herztöne, den einen während der Kammersystole, den zweiten unmittelbar nach deren Ende. Um die Zahl der Herzschläge zu bestimmen, braucht man nur während einer gewissen Zeit, $^1/_2$ oder 1 Minute, den Puls oder den Herzstoss oder einen der Herztöne zu zählen. Die verwickelteren Methoden, durch welche man die Herzschläge graphisch aufzeichnen und die hierher gehörigen Verhältnisse näher untersuchen kann, werden wir später kennen lernen.

In erster Linie gilt es, die Schwankungen der Zahl der Herzschläge, welche bei einem gesunden Menschen während der einzelnen Stunden des Tages auftreten, sowie die Abhängigkeit dieser Schwankungen von den Mahlzeiten, von der geistigen und körperlichen Arbeit, von dem Schlafe u. dgl. festzustellen.

Wenn alle störenden Einflüsse soweit als möglich beseitigt werden und also das Versuchsindividuum nüchtern und in ruhiger Bettlage sich befindet, so erscheinen im Laufe des Tages nur sehr unbedeutende Schwankungen der Pulsfrequenz, wie dies durch folgenden, von Bleuler und Lehmann mitgetheilten Versuch bezeugt wird. Der Versuch dauerte von Morgens 8 Uhr 25 Min. bis Abends 8 Uhr 12 Min., und der Puls wurde fast alle 5—10 Minuten gezählt. Dabei schwankte die Pulsfrequenz pro Minute nur zwischen 49—54, und auch diese Schwankungen rührten von einer genau bestimmbaren Einwirkung her, nämlich von der durch leichtes Variiren der Bedeckung willkürlich hervorgerufenen Veränderung der Hautwärme.[1]

Diese grosse Constanz wird aber durch die verschiedensten Eingriffe aufgehoben. Starke Bedeckung erhöht unter Vermehrung des Wärmegefühls die Pulsfrequenz beträchtlich; exponirt man den nackten Körper einer niedern Lufttemperatur, so wird auch die Pulsfrequenz sehr herabgesetzt. Die Differenz der Pulsfrequenz kann nach beiden Seiten zehn Schläge pro Minute betragen.[2]

Wenn die äussere Temperatur eine sehr hohe ist, so steigt die Pulsfrequenz in einem viel erheblicheren Grade. So fand Delaroche, dass seine Pulsfrequenz 160 pro Minute betrug, wenn er sich einige Minuten in einer Luft von 65° C. aufhielt.[3] Man giebt auch an, dass in den tropischen Ländern die Pulsfrequenz im allgemeinen frequenter als in der gemässigten Zone ist, und dass in den Polargegenden die Zahl der Herzschläge noch weiter abnimmt.

In derselben Richtung wie die äussere Temperatur wirken auch warme oder kalte Getränke. Das Trinken von mässigen Mengen heissen

[1] Bleuler und K. B. Lehmann, *Arch. f. Hygiene*, 3, S. 228—231; 1885.
[2] Bleuler und K. B. Lehmann, a. a. O., S. 224—227.
[3] S. bei Milne Edwards, *Leçons sur la physiol. comp.*, 4, S. 77.

Wassers beschleunigt den Puls, das von grösseren Quantitäten kalten Wassers verlangsamt ihn.[1]

Ferner beschleunigt jedes Gefühl von Brennen, Druck oder auch von leichter Uebelkeit im Magen den Puls, ebenso spannende Gefühle im Darm, besonders im Rectum.[2]

Unter solchen Umständen ist es selbstverständlich, dass die Mahlzeiten einen nicht zu verkennenden Einfluss auf die Pulsfrequenz ausüben können. Wenn die Mahlzeit nur aus kalten Speisen besteht, das dabei getrunkene Wasser zimmerwarm ist und sonst alle Vorsichtsmassregeln sorgfältig beobachtet werden, so erhöht in der Regel die Mahlzeit den Puls nicht nachweisbar, vorausgesetzt, dass nicht die schon erwähnten Magendarmgefühle dadurch angeregt werden.[3]

Anders, wenn warme Speisen genossen werden. Dann steigt die Pulsfrequenz nach jeder Mahlzeit, um darauf wieder abzunehmen. Die Differenzen betragen bis zu zehn Pulsschlägen und mehr; sie sind die gleichen wie diejenigen, welche beim Trinken warmen Wassers allein hervortreten. Das Wesentliche hier scheint also jedenfalls die Zufuhr von Wärme zu sein.

Als Beleg theile ich nach Lichtenfels und Fröhlich folgende tabellarische Zusammenstellung der Mittelwerthe einer ziemlich grossen Zahl an einer und derselben Person angestellten Beobachtungen hier mit:

Zeit	Pulsfrequenz	Bemerkungen
7—8 Vorm.	69	Vor dem Morgenkaffee
8—8½ „	79	Morgenkaffee um 8 Uhr
8½—9 „	75	
9—10 „	77	
10—11 „	73	
11—12 Mittag	73	
12—1 Nachm.	67	
1—2 „	69	
2—3 „	73	Mittagessen um 2 Uhr
3—4 „	74	
4—5 „	72	
5—6 „	67	
6—7 Nachm.	68	
7—8 „	68	Abendkaffee um 7 Uhr
8—9 „	72	
9—10 „	67	
10—11 „	63	Nachtessen mit Bier um 10 Uhr.
11—12 Mitternacht	70	

Zum Vergleich möge der folgende, von denselben Verfassern und nach derselben Methode ausgeführte Versuch über die Pulsfrequenz bei Hunger

[1] Bleuler und K. B. Lehmann, a. a. O., S. 219—224.
[2] Bleuler und K. B. Lehmann, a. a. O., S. 239—247.
[3] Bleuler und K. B. Lehmann, a. a. O., S. 247—248.

dienen. Das Versuchsindividuum, dasselbe wie bei dem eben mitgetheilten Versuch, fastete von 10 Uhr Abends bis zu 6 Uhr Abends am folgenden Tage und beobachtete die ganze Zeit hindurch Bettruhe. Dabei fand sich folgende Pulsfrequenz:

Zeit	Pulsfrequenz	Zeit	Pulsfrequenz
7—8 Vorm.	77	1—2 Nachm.	58
8—9 „	?	2—3 „	59
9—10 „	?	3—4 „	59
10—11 „	76	4—5 „	60
11—12 Mittag	71	5—6 „	61
12—1 Nachm.	62		

Im Laufe des Tages nimmt die Pulsfrequenz bis 2 Uhr Nachmittags ab; danach beginnt sie, obgleich in keinem beträchtlichen Grade, zu steigen. Ein Vergleich dieser Reihe mit der frühern zeigt den Einfluss, welchen die Aufnahme von Nahrung auf die Pulsfrequenz ausübt.[1]

Angesichts der von Bleuler und Lehmann ermittelten Umstände liegt es nahe, anzunehmen, dass die verhältnissmässig grossen Schwankungen in der Hungerreihe von Lichtenfels und Fröhlich von irgend einem störenden Einflusse herrühren.

Coste hat während fünf Jahren jeden Abend an sich selbst den Puls gezählt, um die von der Jahreszeit bedingten Variationen der Pulsfrequenz festzustellen. Bei der Berechnung seiner Beobachtungen hat er diejenigen ausgeschlossen, bei welchen er anzugeben vermochte, dass sie in einem fieberischen Zustand oder in Aufregung oder in Anstrengung ihre Ursache hatten. Die so erhaltenen monatlichen Mittelwerthe sind in der folgenden Tabelle zusammengestellt:

Monat	Pulsfrequenz Mittel aus 5 Jahren	Monat	Pulsfrequenz Mittel aus 5 Jahren
Januar	68·9	Juli	65·2 (? 64·6)
Februar	68·6	August	64·0
März	66·9	September	66·0
April	66·9	October	67·1
Mai	64·9	November	69·8
Juni	64·0	December	69·8

Das Jahresmittel beträgt 66·8. Das Maximum der Pulsfrequenz fällt also auf den Beginn des Winters, das Minimum auf den Beginn des Sommers.[2]

Einen sehr grossen Einfluss üben die Körperbewegungen auf die Pulsfrequenz aus. Schon 1732 beobachtete Bryan Robinson, dass die Frequenz bei einer und derselben Person bezw. 64, 68 und 72 betrug, je nachdem sie lag, sass oder stand. Als Durchschnitt von 21 Beobachtungen fand Falconer, dass die Differenz der Häufigkeit des Pulses beim Stehen und Sitzen $6\frac{1}{3}$ betrug. Guy erhielt als Mittel seiner Beob-

[1] Lichtenfels und Fröhlich, *Denkschriften d. kaiserl. Acad. d. Wiss.*, math.-naturw. Kl., 3, 2, S. 121, 144; 1852.

[2] Coste, *Nature*, 14. Mai 1891; Cit. nach *Wiener klin. Wochenschr.*, 1891, S. 437. Die Berechnung der mittleren Werthe ist von Hann ausgeführt.

achtungen an 100 Männern in dem Alter von etwa 27 Jahren, welche bei den Versuchen von Essen und von körperlicher Anstrengung unbeeinflusst waren, beim Stehen 78·9, beim Sitzen 70·1, beim Liegen 66·6 Herzschläge pro Minute. Ferner fand er, dass bei derselben Pulsfrequenz beim Stehen die Veränderung beim Uebergang zum Sitzen oder Liegen bei dem Manne grösser ist als bei dem Weibe. Endlich stellte es sich bei Selbstversuchen von Guy heraus, dass die von der Lageveränderung bedingte Veränderung der Pulsfrequenz, *ceteris paribus,* vor dem Frühstück am grössten (zehn Herzschläge), kleiner des Nachmittags und Abends am kleinsten ist.

Die Ursache der Veränderung der Pulsfrequenz bei der Lageveränderung des Körpers liegt nach den Versuchen Guy's nur zu einem geringen Grade in der dabei stattfindenden Muskelanstrengung, denn die Veränderung ist fast von derselben Grösse, wenn die Lageveränderung passiv stattfindet. Dagegen zeigten andere Versuche desselben Verfassers, dass man die Ursache in der Muskelaction zu suchen hat, welche nothwendig ist, um den Körper in der neuen Lage zu erhalten.[1]

Noch grösseren Veränderungen der Pulsfrequenz begegnen wir bei stärkeren Körperbewegungen. Bryan Robinson fand die Pulsfrequenz bei langsamem Gang 100, bei schnellerem Gang 140; wenn der Mann lief, so schnell es ihm möglich war, erreichte sie den hohen Werth von 150 und mehr.[2] Lichtenfels und Fröhlich erwähnen, dass die Pulsfrequenz sich von 82 bis auf 156 Schläge erhob, wenn die Versuchsperson mit dem von zwei Pfund belasteten rechten Arm 30 Secunden lang eine Pendelbewegung ausführte.[3] Die Grösse der Steigerung ist selbstverständlich von mehreren Ursachen, wie z. B. von der Geschwindigkeit und Dauer der Bewegung, abhängig.

Die Einwirkung der körperlichen Arbeit auf die Pulsfrequenz geht innerhalb einer verhältnissmässig kurzen Zeit, 5—10 Minuten, vorüber, wenn die Bewegung nur etwa 1 Minute dauert. Ganz anders bei lange dauernden Bewegungen, auch wenn sie an und für sich mässig sind, aber bis zur Ermüdung fortgesetzt werden. Ihr Einfluss auf die Pulsfrequenz währt sehr lange, oft stundenlang. Hierher gehört vor allem das Gehen. Angenommen, dass wir eine Bestimmung der normalen Pulsfrequenz machen; wenn die Versuchsperson nur ein paar Kilometer in gewöhnlichem, langsamem Gang zurückgelegt hat, so müssen wir mindestens $^1/_2$ Stunde und nicht selten eine ganze Stunde warten, bis die Pulsfrequenz ihren normalen Werth wieder erreicht hat.

---

[1] Guy, Art. *Pulse* in Tood's *Cyclopaedia of anatomy and physiology,* 4, S. 185—189; 1852. [2] Guy, a. a. O., S. 189.

[3] Lichtenfels und Fröhlich, a. a. O., S. 149, 152.

30—40 Minuten nach körperlichen Anstrengungen von langer Dauer ist die Pulsfrequenz noch eine sehr hohe.

Auch mehr oder weniger passive Bewegungen, wie Reiten oder Fahren, üben einen deutlichen Einfluss auf die Pulsfrequenz aus. Dieser Einfluss ist zum Theil von der dabei erforderlichen Muskelaction, zum Theil möglicher Weise auch von anderen Umständen bedingt.[1]

Mit einem Worte, jede Muskelarbeit steigert die Pulsfrequenz, und wir können, ohne uns einer eigentlichen Uebertreibung schuldig zu machen, sagen, dass dieselbe direkt in Proportion zu dem Umfang, der anstrengenden Beschaffenheit und der Stärke der Bewegung zunimmt.

Auf der andern Seite hat die Pulsfrequenz im Schlafe ihr Minimum. Als Mittel dieser Abnahme giebt Nick für Erwachsene nur drei Herzschläge an. Bei Kindern ist die Abnahme bedeutender. Bei einem Mädchen von 3—4 Jahren fand Quetelet eine Differenz von 10 Schlägen; bei einem 4—5 jährigen Knaben war die Differenz 16 Schläge. Bei Neugeborenen beobachtete Hohl Differenzen von 20 bis 40 Herzschlägen.[2]

Wie die geistige Arbeit die Pulsfrequenz beeinflusst, ist noch nicht vollständig entschieden. Einige Forscher, wie Mosso,[3] Gley,[4] haben dabei eine, jedenfalls nicht grosse, Beschleunigung beobachtet. Dagegen fanden Bleuler und Lehmann, dass bei jenem eine leichte wissenschaftliche oder belletristische Lectüre keine erkennbare Wirkung hatte, während sie bei diesem die Pulsfrequenz stets herabsetzte.[5]

Daraus geht hervor, wie nothwendig es bei der Bestimmung der Pulsfrequenz eines Kranken ist, soviel wie möglich alle solche Umstände auszuschliessen, welche derselben einen zu hohen Werth geben können, sowie die Pulszählung jeden Tag zu derselben Zeit zu wiederholen. Sonst ist es nicht möglich, untereinander vergleichbare Werthe zu erhalten.

Unter diesen Umständen ist es natürlich mit sehr grossen Schwierigkeiten verbunden, einen normalen Mittelwerth der Pulsfrequenz bei verschiedenem Lebensalter und verschiedenem Geschlecht genau zu bestimmen. Die Sache wird noch verwickelter, weil auch die individuellen Schwankungen bei demselben Alter und Geschlecht sehr beträchtlich sind. Um einen irgend einigermaassen annehmbaren Mittelwerth zu erhalten, müssen wir daher unsere Beobachtungen über eine grosse Zahl Individuen erstrecken. Wenn dies nicht nothwendig wäre,

[1] Guy, a. a. O., S. 189. [2] Guy, a. a. O., S. 189—190.
[3] Mosso, *Die Diagnostik des Pulses*, Leipzig, 1879, S. 9 folg.
[4] Gley, *Archives de physiologie*, 1881, S. 750.
[5] Bleuler und Lehmann, a. a. O., S. 231—239.

so würde man sich auf eine kleine Zahl Menschen beschränken können und deren Pulsfrequenz unter den eben besprochenen Umständen untersuchen, um damit für jede Altersklasse Normalwerthe der Pulsfrequenz beim Liegen, Sitzen, Stehen u. s. w. zu erhalten.

Wenn es aber gilt, ein grosses Beobachtungsmaterial zu erhalten, so ist man gezwungen, das Problem so viel als möglich zu vereinfachen. Wir setzen daher voraus, dass das Individuum sich in Ruhe befindet, dass es kurz vorher keine Nahrung genossen und keine stärkere Arbeit ausgeführt hat. Jedenfalls ist es aber vor der Beobachtung nicht absolut ruhig gewesen, und seine Pulsfrequenz ist daher zweifelsohne höher als bei liegender Stellung.

Die Werthe, die ich jetzt mittheilen werde, sind von Volkmann[1] nach Beobachtungen von ihm selbst, von Guy[2] und Nitsch zusammengestellt. Sämmtliche Beobachtungen, mit alleiniger Ausnahme derjenigen, welche sich auf ganz kleine Kinder beziehen, sind kurz vor dem Mittagessen an gesunden, körperlich nicht angestrengten Menschen in sitzender Stellung gemacht. Ich gebe hier nicht nur die Mittelwerthe, sondern auch die Maxima und Minima, sowie die Zahl der Beobachtungen an, um eine Vorstellung von den individuellen Variationen der Pulsfrequenz zu erhalten:

Lebensjahr	Pulsfrequenz Maximum	Minimum	Mittel	Zahl der Beobachtungen
0—1	160	101	134	59
1—2	136	84	111	33
2—3	134	84	108	48
3—4	124	80	108	63
4—5	133	80	103	94
5—6	128	70	98	56
6—7	128	72	93	42
7—8	112	72	94	39
8—9	114	72	89	48
9—10	120	68	91	47
10—11	106	56	87	73
11—12	120	60	89	75
12—13	112	67	88	107
13—14	114	66	87	80
14—15	112	60	82	71
15—16	112	66	83	77
16—17	108	54	80	54
17—18	104	54	76	67
18—19	108	60	77	48

[1] A. W. Volkmann, *Die Hämodynamik nach Versuchen.* Leipzig 1850, S. 425 folg.

[2] Guy, a. a. O., S. 182 folg.

Lebensjahr	Pulsfrequenz Maximum	Minimum	Mittel	Zahl der Beobachtungen
19—20	106	52	74	57
20—21	99	59	71	67
21—22	96	41	71	54
22—23	100	56	70	63
23—24	96	50	71	60
24—25	96	50	72	44
25—30	102	52	72	180
30—35	104	58	70	125
35—40	100	56	72	144
40—45	104	50	72	105
45—50	100	49	72	102
50—55	94	52	72	42
55—60	108	48	75	58
60—65	100	54	73	60
65—70	96	52	75	51
70—75	104	54	75	44
75—80	94	50	72	44
80 u. mehr	98	63	79	31

In dieser Tabelle ist kein Unterschied zwischen männlichen und weiblichen Individuen gemacht. Trotz der in jeder Altersklasse stattfindenden sehr beträchtlichen individuellen Schwankungen geht jedoch aus derselben deutlich hervor, dass die Pulsfrequenz von dem ersten Lebensjahre an bis zum 21. abnimmt, dass sie sich bis zum 65. Lebensjahre ziemlich constant erhält und alsdann wieder etwas steigt.

Wenn man innerhalb der verschiedenen Altersklassen die Individuen nach ihrer Körperlänge in zwei Abtheilungen ordnet, deren eine die kleineren, die andere die grösseren Individuen umfasst, so findet man, dass bei gleichem Alter die grösseren Individuen in der Regel die kleinere Pulsfrequenz haben. Für einige Altersklassen sind die Differenzen nur unbedeutend, für andere dagegen ziemlich beträchtlich und betragen bis zu 23 Pulsschlägen (im ersten Lebensjahr). Dies darf aber nicht so aufgefasst werden, als ob jedes grössere Individuum eine geringere Pulsfrequenz als ein kleineres hätte — nur als Mittel von grossen Beobachtungsreihen tritt eine derartige Regelmässigkeit hervor.[1]

Rameaux[2] glaubte das Verhältniss der Pulsfrequenz zur Körperlänge nach einer Formel berechnen zu können, und zwar sollten sich die Pulsfrequenzen verschiedener Individuen im Mittel umgekehrt wie die

[1] Volkmann, a. a. O., 428—432.

[2] Rameaux, *Mém. couron. et Mémoires des savants étrangers de l'acad. de Belgique*, 29, S. 17 folg.; 1858. — Vgl. auch Landois, *Die Lehre vom Arterienpuls*. Berlin 1872, S. 231 folg.

Quadratwurzeln der Körperlängen verhalten. Sein Material war jedoch ein sehr kleines. Volkmann erkennt dies Gesetz nicht an, denn nach seinen Erfahrungen haben alle Individuen, deren Körper unter der Mittelgrösse der Erwachsenen bleibt, einen häufigeren Puls, als ihn die Formel ausweist. Der Wahrheit näher kommt Volkmann mit der Annahme, dass sich die Pulsfrequenzen umgekehrt wie die $^5/_9$ Potenzen der Körperlänge verhalten. Die von dem genannten Autor zum Beleg entworfene Tabelle zeigt mehrfach eine gute Übereinstimmung zwischen den berechneten und den gefundenen Werthen. Jedoch basirt sie, wie Vierordt bemerkt, auf zu wenig Einzelfällen, als dass man darauf die Abhängigkeit der Pulsfrequenz von der Körpergrösse durch ein allgemeines Gesetz formuliren könne. Daher begnügt sich Vierordt mit dem approximativen Endresultate, dass mit Zunahme der Körperlänge um 0·1 ^{m} die Dauer eines Pulses um etwa 0·03 Secunde, d. h. etwa um $^1/_{20}$ einer mittlern Pulsdauer, zunimmt.[1]

Man könnte sich leicht vorstellen, dass die grössere Pulsfrequenz bei dem frühern Lebensalter ausschliesslich von der geringeren Körperlänge bedingt wäre. Dies ist jedoch nicht der Fall. Volkmann hat eine Zusammenstellung der Pulsfrequenz bei Individuen verschiedenen Alters, aber derselben Körperlänge, gemacht und dabei gefunden, dass jüngere Individuen, trotz derselben Körperlänge, dennoch im Mittel eine grössere Pulsfrequenz als ältere haben.[2]

Bisher haben wir den Einfluss des Geschlechtes nicht berücksichtigt. Es ist jedoch nothwendig, in dieser Beziehung zwischen den beiden Geschlechtern einen Unterschied zu machen, denn es ist schon von vornherein wahrscheinlich, dass auch in Bezug auf die Pulsfrequenz, wie in so vielen anderen Hinsichten, eine mehr oder weniger ausgeprägte Differenz zwischen Männern und Frauen stattfindet.

Guy hat eine Anzahl derartiger Beobachtungen an gesunden, nüchternen, ruhenden, sitzenden Individuen in der Mitte des Tages angestellt. Seine Mittelwerthe, welche sich auf je 25 einzelne Beobachtungen stützen, sind in der folgenden Tabelle zusammengestellt:[3]

Alter	Mittlere Pulsfrequenz		Alter	Mittlere Pulsfrequenz	
	Männer	Frauen		Männer	Frauen
2—7	97	98	42—49	70	77
8—14	84	94	49—56	67	76
14—21	76	82	56—63	68	77
21—28	73	86	63—70	70	78
28—35	70	78	70—77	67	81
35—42	68	78	77—84	71	82

[1] Vierordt, *Die Lehre vom Arterienpuls.* Braunschweig 1855, S. 60, 61.
[2] Volkmann, a. a. O., S. 432—434. [3] Guy, a. a. O., S. 184.

In jedem Alter von dem zweiten Lebensjahre an ist also die Pulsfrequenz bei der Frau grösser als beim Manne. Ferner lehrt diese Tabelle, dass das S. 32 hervorgehobene allgemeine Ergebniss hinsichtlich der Veränderung der Pulsfrequenz im Laufe der Jahre auch gültig ist, wenn die beiden Geschlechter jedes für sich berücksichtigt werden.

Auch wenn wir die Tabellen in der Weise aufstellen, dass wir männliche und weibliche Individuen von derselben Körperlänge mit einander vergleichen, so finden wir, wie Volkmann gezeigt hat, dasselbe Ergebniss, obgleich wir zugeben müssen, dass die Differenzen jetzt viel geringer sind, als wenn männliche und weibliche Individuen desselben Alters, unabhängig von der Körperlänge, mit einander verglichen wurden. Als Beispiel diene die folgende Zusammenstellung nach Volkmann.[1]

Körperlänge mm	Mittlere Pulsfrequenz Männer	Frauen	Körperlänge mm	Mittlere Pulsfrequenz Männer	Frauen
525	158	144	1275	88	95
875	110	107	1375	87	87
975	101	106	1475	85	84
1075	97	98	1575	75	77
1175	91	94			

Wenn also das Geschlecht an und für sich es macht, dass die Pulsfrequenz bei der Frau etwas grösser ist als beim Manne, so spielt jedoch die geringere Körperlänge der Frau hierbei die wesentlichste Rolle.

Bevor wir die Frage von dem Einfluss des Alters auf die Pulsfrequenz verlassen, müssen wir noch untersuchen, wie sich die Pulsfrequenz im frühesten Kindesalter und noch früher, im intrauterinen Leben verhält.

Von der Zeit an, als Kergaradec (1822) zuerst die Herztöne der Frucht als diagnostisches Zeichen der Schwangerschaft anzuwenden lehrte, hat man die Pulsfrequenz der Frucht mit grosser Sorgfalt studirt. Als mittlerer Werth werden 135—140 Herzschläge pro Minute angegeben. Die Schwankungen sind jedoch sehr erheblich; so giebt Nägele als Extreme aus einer Anzahl von 600 Beobachtungen (Mittel 135 Schläge) 90, bezw. 180 Schläge an.[2]

Während des ersten Monats des extrauterinen Lebens beträgt die Pulsfrequenz etwa 130 Schläge pro Minute; wenn aber das Kind anfängt, längere Zeit wach zu sein und seine Muskeln mehr zu benutzen, steigt die Pulsfrequenz und erreicht am Ende des dritten Monats den Werth von 140.[3]

[1] Volkmann, a. a. O., S. 436, 437.
[2] H. F. Nägele, *Die geburtshülfliche Auscultation.* Mainz 1838, S. 35.
[3] Vgl. Milne-Edwards, *Leçons sur la physiologie comp.*, 4, S. 57; 1859.

Die individuellen Schwankungen der Zahl der Herzschläge sind, wie aus der Tabelle S. 31 hervorgeht, nicht unbeträchtlich, und dennoch stellen die dort aufgenommenen Maxima und Minima jedenfalls nicht die überhaupt zu beobachtenden Extreme dar. Die niedrigsten mir bekannten Werthe der Pulsfrequenz bei gesunden Menschen betragen 26, 24, 20 pro Minute; sie sind von Heberden, Fordyce und Falconer mitgetheilt.[1] Napoleon I. hatte eine Pulsfrequenz von 40.[2] Freilich findet man auch Angaben von 16 oder 14 Herzschlägen pro Minute, es ist aber nicht sicher, dass die betreffenden Menschen gesund gewesen sind. Auf der andern Seite sind auch Fälle bekannt, wo die Pulsfrequenz bei Gesunden einen sehr hohen Werth erreicht hat; so beobachtete Whest bei einer gesunden Frau 120 Herzschläge pro 1 Minute.[3]

Bei Thieren verschiedener Art zeigt die Pulsfrequenz sehr erhebliche Schwankungen. In dieser Hinsicht kann als allgemeine Regel aufgestellt werden, dass grosse Thiere einen seltenen, kleine Thiere aber einen häufigen Puls haben. Man hat also z. B. beim Elephanten 25—28 Pulsschläge pro 1 Minute gefunden, beim Kamel 25—32, beim Pferd und Ochsen 36—40—50, beim Esel 50, beim Schaf 60—80, beim Hunde 100—120, beim Kaninchen 150, bei kleinen Nagern 175 und mehr.[4] Diese Angaben beziehen sich auf ruhende Thiere. Als ein Curiosum erwähne ich, dass die Pulsfrequenz bei den Walen sehr hoch zu sein scheint, wenigstens giebt Eschricht für den Delphin eine Pulsfrequenz von 150 Schlägen pro 1 Minute an.

Aus den vorliegenden Zusammenstellungen geht hervor:

dass die Zahl der Herzschläge pro 1 Minute bei kleineren Thieren grösser ist als bei grösseren;

dass sie bei jungen Thieren grösser ist als bei älteren;

dass sie durch den Genuss von warmen Getränken oder Speisen, durch körperliche Arbeit, durch eine hohe umgebende Temperatur gesteigert wird;

dass sie beim erwachsenen Manne etwa 72 und bei der erwachsenen Frau etwa 80 pro 1 Minute beträgt.

Es erübrigt zu untersuchen, wie wir diese Erscheinungen in irgend einer Weise erklären können.

Was erstens die grössere Häufigkeit der Herzschläge bei kleinen Thieren betrifft, so steht diese ohne Zweifel in einem nahen Zusammen-

[1] Guy, a. a. O., S. 185. [2] Milne-Edwards, a. a. O., S. 89.

[3] Milne-Edwards, a. a. O., S. 89.

[4] Vgl. Milne-Edwards, a. a. O., S. 63; Colin, *Traité de physiologie comparée,* Ed. 3, 2, S. 476; 1888.

hange mit ihrem, im Verhältniss zur Körpergrösse stärkern Wärmeverlust und mit dem davon bedingten umfangreichern Stoffwechsel und schnellern Blutumlauf. Wenn der Körper mehr Wärme verliert, so muss zur unveränderten Beibehaltung seiner Temperatur eine grössere Wärmebildung, d. h. ein stärkerer Stoffwechsel stattfinden. Derselbe bedingt aber seinerseits eine verhältnissmässig schnellere Blutcirculation und diese wieder eine kräftigere Herzthätigkeit. Durch diese Überlegung ist das vorliegende Problem jedoch nicht gelöst; sie zeigt nur, dass die schnellere Herzthätigkeit bei kleinen Thieren mit sämmtlichen in deren Körper stattfindenden vegetativen Processen im nächsten Zusammenhange steht. Die mechanische Erklärung, die wir von jeder wirklichen Theorie fordern, ist selbstverständlich hierdurch nicht gegeben.

Warum beschleunigt die Muskelarbeit die Herzschläge? Vom teleologischen Gesichtspunkte kann diese Frage in derselben Weise wie die oben discutirte beantwortet werden: die gesteigerte Muskelthätigkeit ruft einen stärkern Stoffwechsel hervor, und dieser bedingt eine schnellere Circulation und einen häufigern Puls. Hiermit ist aber die Erklärung ebenso wenig wie in dem frühern Falle gewonnen.

Es ist aber selbstverständlich, dass die Ursache der schnellern Herzthätigkeit bei der Muskelarbeit viel leichter festzustellen sein muss, als dies hinsichtlich der verschieden grossen Pulsfrequenz bei Thieren von ungleicher Körpergrösse der Fall ist. Hier handelt es sich nämlich um verschiedene Zustände bei einem und demselben Individuum, welche immer experimentell untersucht werden können, während wir dort mehr verwickelten Erscheinungen begegnen, die sich auf die allgemeinen Lebensbedingungen der Thiere beziehen.

Meines Wissens hat diese Frage bisher keine nähere experimentelle Prüfung gefunden. Die Ursache der schnellern Herzthätigkeit könnte in einer Erregung der beschleunigenden Herznerven, oder in einer Abnahme des Tonus der hemmenden Herznerven, oder endlich in einer direkten Einwirkung auf die eigenen nervösen Bildungen des Herzens selbst gesucht werden. Es ist natürlich von keinem Nutzen, diese Möglichkeiten näher zu discutiren, da das zu diesem Zwecke nothwendige Material uns vollständig mangelt.

Dritte Vorlesung.

Die Herzklappen. — Die Herztöne.

§ 4. Die Herzklappen.

Die normale Strömung des Blutes durch das Herz wird durch dessen Klappen geregelt, welche das Blut verhindern, in falscher Richtung zu fliessen.

Die Atrioventricularklappen. Zwischen dem Vorhofe und der Kammer haben wir in dem rechten Herzen die Valvula tricuspidalis, in dem linken die Valvula mitralis.

Die Tricuspidalisklappe wird von einer röhrenförmigen Haut gebildet, welche an dem Atrioventricularring seinem ganzen Umfange nach befestigt ist. Durch tiefe Einschnitte ist sie in drei grosse und ein oder zwei kleine Segel getheilt. Ein grosses Segel kommt von der Scheidewand (Scheidewandsegel) her, ein zweites grosses, das grösste von allen, vom Eingang zum Conus arteriosus (Conussegel); die Ansatzlinie des dritten grossen Segels (das hintere Segel) geht von der hintern Grenze der Scheidewand zu der Stelle der Aussenwand, an der sich der äussere Theil des Conussegels ansetzt. Von den beiden kleinen Segeln steht das eine am hintern Winkel der Herzhöhle, eingeschoben zwischen dem Scheidewand- und dem hintern Segel, während das andere, welches häufig fehlt, sich zwischen diesem und dem Conussegel befindet.[1]

Die Klappen sind durch Sehnenfäden an die Papillarmuskeln oder an die Kammerwand befestigt. Die Muskeln sowohl wie die Sehnenfäden zeigen zahlreiche Varietäten in Form und Stellung, welche sich aus dem Zerfallen einer ursprünglich gesetzmässigen Zahl von drei Hauptpapillarmuskeln ableiten lassen. Nach Henle unterscheidet man einen medialen, kleinen, schräg rückwärts geneigten Papillarmuskel aus dem Boden des Conus arteriosus; einen vordern lateralen Papillarmuskel, welcher etwa in der Mitte der äussern Herzwand entspringt; und einen hintern lateralen Papillarmuskel, welcher den Winkel zwischen der hintern Wand der Kammer und der Scheidewand einnimmt. Ferner finden sich auch einzelne aus der Scheidewand mit oder ohne Papillarmuskeln entspringende Sehnenfäden, und dazu kommt

[1] Vgl. Marc Sée, *Recherches sur l'anatomie et la physiologie du coeur*, Paris 1875, S. 58, 59. — Krehl, *Arch. f. Anat. u. Physiol.*, physiol. Abth., 1889, S. 288.

noch, dass die Zahl der Papillarmuskeln sich durch Zerfallen des einen oder andern häufig vermehrt.[1]

Marc Sée hebt hervor, dass man unter den unzähligen Varietäten immer einen vordern Papillarmuskel, welcher von der vordern Wand der Kammer in der Nähe des vordern Winkels, etwa in der Mitte der Kammerhöhle entspringt, und einen oder mehrere dem hintern Winkel der Kammer entstammende Papillarmuskeln unterscheiden kann, sowie dass, ausser den aus der Scheidewand kommenden Sehnenfäden mit ihren mehr oder weniger deutlich hervortretenden Papillaren, ein kleiner Papillarmuskel sehr oft gegen die Mitte der Scheidewand beobachtet wird.[2]

Krehl, der jüngst die Tricuspidalklappe beschrieben hat, zählt drei einzeln stehende Papillarmuskeln. Einer steht am vordern, ein zweiter am hintern Ende der Scheidewand in dieser selbst, beide ragen nur wenig aus ihr hervor. Der dritte steht an der Aussenwand, an verschiedenen Herzen verschieden hoch über der tiefsten Stelle der Kammer und ragt weit aus ihr hervor, oder er geht von den Muskelbalken aus, die am untern Ende der rechten Kammer liegen.[3]

Die diesen Muskeln entstammenden Sehnenfäden gehen theils zu den freien Rändern der Klappensegel, theils zu ihrer freien Ventrikelfläche, wo sie das Endothel durchbrechen und sich breit an das Bindegewebegerüst der Segel ansetzen. Als eine dritte Reihe von Sehnenfäden können die kurzen, platten Sehnen bezeichnet werden, welche aus den Papillarmuskeln hervorgehen, die unter dem Anheftungsrande der Segel versteckt sind.[4] Häufig gehen die Sehnenfäden zweier Klappensegeln durch kunstvolle Bögen in einander über.[5]

Die Sehnenfäden sind nach der Beschreibung Henle's[6] mit den Papillarmuskeln in folgender Weise verbunden. Das Conussegel wird einerseits von dem medialen, andererseits von dem vordern Papillarmuskel in Spannung versetzt. Das hintere Segel steht lateralwärts mit dem vordern lateralen Papillarmuskel und nach innen mit dem hintern lateralen im Zusammenhang. Von dem Scheidewandsegel gehen die hinteren Sehnenfäden zu dem hintern lateralen Papillarmuskel; der übrige Theil dieses Segels wird durch einzelne, der Scheidewand mit oder ohne Papillarmuskeln entspringende Sehnenfäden gestützt.

Die Mitralklappe ist in allem Wesentlichen der eben beschriebenen ähnlich, jedoch mit dem Unterschiede, dass sie in allen

[1] Henle, *Handbuch d. syst. Anat.*, 3, 1, S. 26, 27; 1876.

[2] Marc Sée, a. a. O., S. 56, 57.

[3] Krehl, *Arch. f. Anat. u. Physiol.*, physiolog. Abth., 1889, S. 290.

[4] Henle, a. a. O., S. 22.

[5] Eine nähere Beschreibung dieser Bögen findet sich bei Marc Sée, a. a. O., S. 48 folg.

[6] Henle, a. a. O., S. 26, 27.

ihren Theilen fester gebaut ist und nur aus zwei Segeln besteht.[1] Von diesen steht das vordere, welches zugleich das längere ist, schief nach rechts und vorn, das zweite kleinere, schief nach links und hinten. Die Sehnenfäden, deren allgemeine Anordnung mit derjenigen der Tricuspidalklappe übereinstimmt, verbinden sich hauptsächlich mit zwei Papillarmuskeln. Diese stehen unter den Einschnitten der Klappe einander schräg gegenüber, der rechte oder mediale in dem Winkel, den der hintere Rand der Scheidewand mit der äussern Wand der Kammer bildet, der linke oder laterale in dem vordern Theile der äussern Wand, und zwar gehen von jedem Papillarmuskel Sehnenfäden nach den beiden Segeln, zwischen welche er gestellt ist.[2]

In Bezug auf den feinern Bau der Atrioventricularklappen brauchen wir hier nur zu erwähnen, dass die Klappen, wie Kürschner zuerst nachgewiesen,[3] mit Muskelfasern versehen sind. Diese Muskelfasern, welche an den angehefteten Rand der Klappen treten oder von demselben entspringen, erstrecken sich in einzelnen Fällen etwas weiter über den Rand hinaus, als in anderen. Nach Gussenbauer[4] sind es Längs- und Querbündel, die unter dem vom Vorhofe kommenden Endocardium liegen, in der Regel, allmählich an Mächtigkeit abnehmend, den dritten Theil der Klappenlänge erreichen, häufig aber auch überschreiten und im Bindegewebe endigen; dazu kommen noch schwache längs laufende Muskeln, welche sich von der Kammer auf die Klappe fortsetzen.[5]

Auch in den grösseren Sehnenfäden der linken (nicht der rechten) Atrioventricularklappe beobachtete Oehl[6] öfters Bündel gestreifter Muskelfasern, welche nur ausnahmsweise mit den Papillarmuskeln zusammenhängen, in der Regel aber einen selbständigen spindelförmigen Muskel bilden.

Bei der Systole der Kammern wird durch das Zusammenschlagen der Klappen das Blut daran verhindert, zum Vorhof zurückzuströmen, und ist also gezwungen, den Weg durch die grossen Arterien zu

---

[1] Hier wird von den zwei kleinen, intermediären Segeln, die fast rudimentär sind, abgesehen.

[2] Henle, a. a. O., S. 25, 26.

[3] Kürschner in Froriep's *Notizen*, 15, S. 116; 1840.

[4] Gussenbauer, *Sitzber. d. kais. Akad. d. Wiss.*, math.-naturw. Kl., 57 (2); 1868. Cit. nach Henle's Jahresbericht. 1868, S. 135.

[5] Paladino, *Contribuzione all' anatomia, istologia e fisiologia del cuore.* Napoli 1876. Cit. nach Jahresber. d. Anat. u. Physiol., 1876, 1, S. 250.

[6] Oehl, *Mem. della accad. delle scienze di Torino*, 20, 1861. Cit. nach Henle's Jahresbericht. 1861, S. 139.

nehmen.[1] Ohne die Klappen würde natürlich kein Tropfen Blut in die Arterien strömen, denn in diesen ist ja der Widerstand bedeutend grösser als in den Vorhöfen und in den darein mündenden grossen Venen.

In Bezug auf die Lage der Klappen während der Diastole geben zwar einige Verfasser an, dass dieselben dicht an der Kammerwand anliegen. Jedoch weisen mehrere Thatsachen darauf hin, dass dies nicht der Fall ist, sondern dass sie frei herabhängen. Schon das Dubliner Comité der British Association hob hervor, dass die centrale Lage der Papillarmuskeln der grösseren Segel und die Kürze ihrer Sehnenfasern, sowie andere anatomische Verhältnisse darauf hindeuten.[2] Baumgarten, der unter der Leitung Ludwig's arbeitete, beobachtete, dass sie einen Trichter bilden, dessen Spitze in die Mitte der Kammerhöhle ragt, wenn ein ausgeschnittenes Herz mit einer Flüssigkeit gefüllt wird, die ungefähr gleiches specifisches Gewicht mit dem Blute hat; auch bemerkte er, dass bei der Vorhofsystole das in der Kammer befindliche Blut überall, auch zwischen den Kammerwänden und den Klappen, dieselbe Spannung hat, und dass also dabei die Klappe unmöglich gegen die Kammerwand geworfen werden kann.[3]

Kürzlich hat Krehl in einer dem Laboratorium Ludwig's entstammenden Arbeit hervorgehoben, dass infolge der anatomischen Anordnung der Klappen und ihrer Befestigungspunkte in der linken Kammer das grosse Mitralissegel durch das hereinströmende Blut fortwährend einen Trieb nach oben und nach der Mitte der Atrioventricularöffnung erhält, und dass die unteren Enden der Klappensegel immer der Mittellinie der linken Kammer mehr genähert werden als die oberen. Auch in der rechten Kammer ist durch die anatomischen Verhältnisse dafür gesorgt, dass die Ansatzpunkte der Sehnenfäden und damit die unteren Ränder der Segel stets nach der Mitte der Kammer hin gehalten werden.[4]

Am Ende der Vorhofsystole hat Paladino an noch pulsirenden Hundeherzen zu finden geglaubt, dass die Klappen durch ihre von den Vorhöfen kommenden Muskelfasern gehoben würden.[5]

[1] Über die Art und Weise das Klappenspiel zu demonstriren, vgl. Gad, *Arch. f. Anat. u. Physiol.*, physiol. Abth., 1886, S. 380.

[2] Sixth report of the British Association, 1836, S. 279.

[3] Baumgarten, *Arch. f. Anat. u. Physiol.*, 1843, S. 464, 466.

[4] Krehl, *Abhandl. d. math.-physisch. Klasse d. sächs. Gesellsch. d. Wiss.*, 17, S. 358—360; 1891. Andere Verfasser sind der Meinung gewesen, dass die Klappen durch die Papillarmuskeln eben vor dem Beginn der eigentlichen Kammersystole von der Wand gezogen werden.

[5] Paladino, a. a. O. Cit. nach Jahresbericht. d. Anat. u. Physiol., 1876, 2, S. 47.

Aus diesem allen geht hervor, dass die Klappensegel der Atrioventricularklappen während der Kammerdiastole mehr oder weniger einander genähert sind, und dass zwischen ihnen und der Kammerwand sich überall Blut findet. Es ist sonach leicht zu begreifen, wie bei der Kammersystole infolge des dabei von den Kammerwänden auf das Blut ausgeübten Druckes die Klappen gegen einander schlagen und dadurch den Zusammenhang der Kammer mit dem Vorhofe abschneiden müssen.

Weil der Druck des Blutes im Vorhofe bei der Systole der Kammer im Verhältniss zu demjenigen in der Kammer selbst verschwindend klein ist, so müssen sich die Klappensegel so schnell schliessen, dass jedenfalls nur eine sehr unbedeutende Blutmenge vor dem vollständigen Schluss nach dem Vorhofe zurückkommen kann.

Die Klappen wirken aber noch schneller, so schnell, dass gar keine Regurgitation in den Vorhof stattfindet. Bei einer eventuellen Regurgitation würde das mit aller Gewalt in den Vorhof gestossene Blut in ihm eine Anschwellung und in den Venen einen Puls erzeugen. Es hat aber, wie Baumgarten bemerkt, kein Beobachter bei der Kammercontraction in den Venen auch nur etwas entfernt Ähnliches gesehen,[1] und Krehl hat dies durch manometrische Untersuchung des Druckablaufes in den Vorhöfen bestätigt.[2]

Der hierbei wirkende Mechanismus wurde zuerst von Baumgarten aufgeklärt.[3] Bei der Contraction des Vorhofes wird wegen der Nachgiebigkeit der schlaffen Kammerwände die Kammer etwas ausgedehnt und ihr Inhalt in eine gewisse Spannung versetzt. In dem Moment, wo die Bewegung des Vorhofes etwas an Stärke nachlässt oder gänzlich aufhört, wird der Druck in der Kammer grösser als im Vorhofe sein, und hierdurch werden die Klappensegel, schon bevor die Kammersystole anfängt, an einander gelegt. Ein von Baumgarten zuerst beschriebener Versuch zeigt diese Wirkung der gespannten, nicht contrahirten Kammerwände in sehr schöner Weise. An einem ausgeschnittenen Herzen, dessen Vorhöfe theilweise entfernt und dessen arterielle Mündungen durch Ausfüllung der Arterien mit Wachs verschlossen sind, lässt man momentan einen Strahl einer etwa fusshohen Wassersäule auf eine der Klappen oder in den ganzen Umfang der Atrioventricularöffnung stossen: im Moment, wo der Strahl aufhört zu

---

[1] Baumgarten, a. a. O., S. 469.

[2] Krehl, *Arch. f. Anat. u. Physiol.*, physiol. Abth., 1889, S. 289.

[3] Baumgarten, a. a. O., S. 465, 466; vgl. auch E. H. Weber, Brief an Hamernjk, *Vierteljahrschr. f. d. prakt. Heilkunde.* Prag, 20, S. 105; 1848. — Krehl, a. a. O., S. 291.

wirken, schliesst sich die Klappe durch Aneinanderlegen der Ränder so fest, dass man das Herz umkehren kann, ohne dass ein Tropfen herausfliesst.

Der starke Druck, der während der Kammersystole auf die Klappe ausgeübt wird, könnte die Klappe in den Vorhof umschlagen und derart bedenkliche Störungen des Kreislaufes bedingen, wenn dies nicht durch die Sehnenfäden und die Papillarmuskeln verhindert werden würde. Wie oben erwähnt, sind jene nicht nur an den freien Rändern, sondern auch an den Seitenflächen der Klappen befestigt. Hierdurch wird nicht nur das Umschlagen der freien Ränder verhindert, sondern auch ein Aufblähen der Klappensegel nach dem Vorhofe zu vermieden.

Durch die Papillarmuskeln und die Sehnenfäden wird der geschlossenen Klappe immer eine ganz bestimmte Lage ertheilt. Da jedes Segel zwei Papillarmuskeln besitzt, welche einander gegenüberstehen, so muss der aus beiden Zügen resultirende Weg der Segel in die Ebene dieser beiden Muskeln fallen. Wenn z. B. in Fig. 13 *A A* einen freien Klappenrand der linken venösen Herzmündung darstellt, so werden sich die beiden Papillarmuskeln mit zwei einander entsprechenden Sehnen nach dem Schema *a b* und *c d* an ihm festsetzen. Ziehen sich die Papillarmuskeln zusammen, derart, dass sie ihren Sehnen in der Richtung von *b* nach *a* und *d* nach *c* einen Zug ertheilen, so wird die Klappe in der Richtung des Pfeiles *p* gehen. Dasselbe gilt auch für alle übrigen Papillarmuskeln (Ludwig).[1]

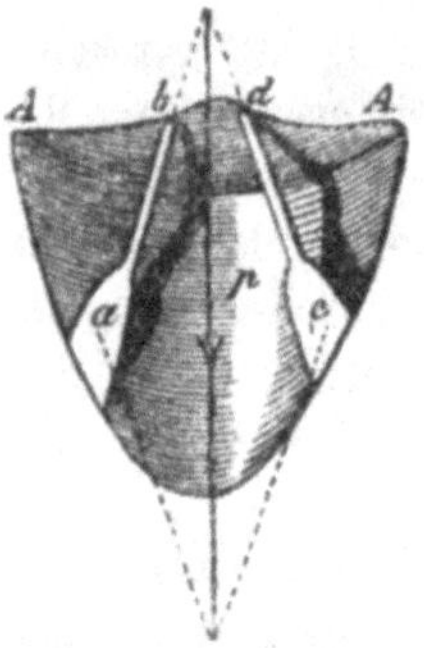

Fig. 13. Schema der Wirkung der Papillarmuskeln. Nach Ludwig.

Welche Form nehmen die geschlossenen Klappen bei der Kammersystole ein?

Die von den meisten Autoren vertretene Lehre ist wohl noch jetzt die von Purkinje[2] und Kürschner[3] aufgestellte, dass die Klappe dabei einen mit seiner Spitze nach unten gerichteten Conus bildet. Bei der Kammersystole ziehen sich die Papillarmuskeln immer mehr zusammen und die einzelnen Papillen kommen einander näher; bei diesem Vorgange muss die Klappe während der Systole immer tiefer

[1] Ludwig, *Lehrbuch d. Physiol.*, II, S. 81; 1861.

[2] Purkinje, *Jahresber. d. schles. Gesellschaft*, 1843. Cit. nach Rollett, *Handbuch d. Physiol.*, 4, 1, S. 163.

[3] Kürschner, Art. *Herzthätigkeit* in Wagner's *Handwörterbuch d. Physiol.*, 2, S. 61, 62; 1844.

in den Ventrikel herabgezogen werden, bis sie gegen das Ende derselben als eine ziemlich tiefe kegelförmige Aushöhlung erscheint.

Wir können jedoch dieser Auffassung nicht unbedingt zustimmen. Beobachtungen an lebenden Pferdeherzen lehrten Chauveau und Faivre, dass die Segel der Atrioventricularklappen mit ihren Rändern an einander liegen und derart gespannt werden, dass sie nach oben convex werden.[1] Etwa derselben Ansicht ist Rüdinger, welcher an todten Herzen experimentirte.[2] Gestützt auf Versuche an herausgeschnittenen Ochsenherzen, bei welchen die Todtenstarre schon gelöst war, behaupteten Sandborg und Worm-Müller, dass die beiden Atrioventricularklappen in der Weise zugeschlossen sind, dass die centralen Theile gegen das Niveau der Ostia hinaufgehoben werden und sich mit um- und nach unten gebogenen Rändern zusammenlegen. Hierdurch wird der Verschluss in einer grössern Ausdehnung hergestellt und dadurch auch gesichert, dass die umgebogenen Randpartien zahnförmig in einander greifen, so dass diese Klappen einen starken Druck aushalten können.[3]

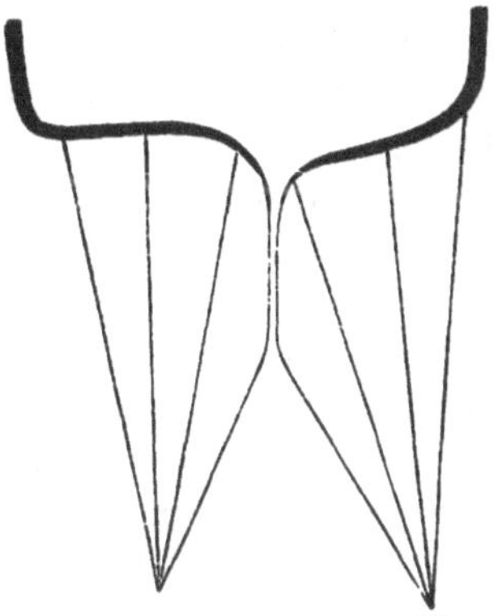

Fig. 14. Die Lage der gestellten Klappe. Schema nach Krehl.

Zu demselben Ergebniss ist auch Krehl gekommen. Er bemerkt, wie vor ihm Bayer,[4] dass die Längen der einzelnen Sehnenfäden offenbar in ganz bestimmtem Verhältniss zu einander stehen, und zwar so, dass, wenn sie alle gespannt sind, die Klappe gestellt ist. Die Sehnenfäden, die an die freien Ränder der Klappen gehen, sind beträchtlich kürzer als die, welche sich an der Unterfläche der Segel ansetzen; die Klappe muss also die in Fig. 14 schematisch dargestellte Lage einnehmen.[5]

Als ein mitwirkender Mechanismus kommt noch hinzu, dass, wie u. A. Chauveau und Faivre[6] wie Hesse[7] hervorgehoben haben,

[1] Chauveau und Faivre, *Gazette méd. de Paris*, 1856, S. 410. Vgl. auch Colin, *Bull. de l'acad. de Médecine*, Paris, 1874, S. 348.

[2] Rüdinger, *Ein Beitrag zur Mechanik der Aorten- und Herzklappen.* Erlangen 1857, S. 15.

[3] Sandborg u. Worm-Müller, *Arch. f. d. ges. Physiol.*, 22, S. 412, 413; 1880.

[4] Bayer, *Arch. d. Heilkunde*, 11, S. 171; 1870.

[5] Krehl, *Arch. f. Anat u. Physiol.*, physiol. Abth., 1889, S. 290.

[6] Chauveau und Faivre, a. a. O., S. 410.

[7] Hesse, *Arch. f. Anat. u. Physiol.*, anat. Abth., 1880, S. 344; vgl. auch Krehl, *Abhandl. d. sächs. Gesellsch.*, 17, S. 359; 1891.

bei der Kammersystole der Umfang der Herzbasis und zugleich auch der der Atrioventricularöffnungen in hohem Masse schmäler wird; den die letzteren umschliessenden Muskeln müssen wir also einen eigenen, wesentlichen Antheil an der Schliessung zuerkennen.

Die Rolle der Papillarmuskeln bei dem Schluss der Atrioventricularklappen ist nach der Anschauung Kürschner's vollständig einleuchtend und schon erwähnt. Bei der Auffassung, die ich zuletzt besprochen habe und als die wahrscheinlichere halte, ist die Betheiligung dieser Muskeln lange nicht so einfach festzustellen. Sandborg und Worm-Müller stellen jede selbständige Betheiligung der Papillarmuskeln in Abrede und heben hervor, dass die freien Partien dieser Muskeln den übrigen Theilen des Verschlussmechanismus beigegeben sind, um die elastischen Eigenschaften derselben zu vervollkommnen und vermittelst der Muskelcontractilität eine Regulirung einzuführen.[1]

So einfach scheint die Sache doch nicht zu sein. Wenn wir bedenken, dass im linken Herzen die Papillarmuskeln durchaus nicht alle Fasern aus den inneren Längsschichten beziehen, sondern dass ein nicht unbeträchtlicher Theil ihrer Fibrillen aus der Mittelschicht der linken Kammer stammt, dass die freistehenden Papillarmuskeln der rechten Kammer ebenfalls fest und gleichmässig nach allen Seiten befestigt sind,[2] dass also für eine sehr feste Unterstützung dieser Muskeln gesorgt ist, so ist es nicht zu umgehen, diesen Muskeln eine viel wichtigere Function zuzuschreiben.

Für die linke Kammer hat Hesse[3] durch Versuche an dilatirten und dann zur Contraction gebrachten Herzen gefunden, dass die Spitzen der Papillarmuskeln sich bei der Contraction des Herzens dem Aortenostium in horizontaler Richtung sehr bedeutend nähern, während ihr senkrechter Abstand von der Ebene der Atrioventricularöffnung unverändert ist, öfter aber auch um einige Millimeter abgenommen hat. Diese Annäherung an das Aortenostium ist nach Hesse offenbar so gross, dass die Klappensegel zu weit in den Vorhof hineingetrieben würden, wenn nicht die systolische Verkürzung der Papillarmuskeln den Fehler compensirte. Für die rechte Kammer ist diese Compensation noch nothwendiger, denn sie wenigstens verkürzt sich bei der Systole auch in der Längsrichtung.

Die Papillarmuskeln hätten also die Aufgabe, unter Vermittelung der Sehnenfäden das Hineintreiben der Klappen-

---

[1] Sandborg und Worm-Müller, a. a. O., S. 429.
[2] Krehl, *Abhandl. d. sächs. Gesellsch.*, 17, S. 346, 353.
[3] Hesse, a. a. O., S. 347.

segel in den Vorhof bei der Systole zu verhindern und die Klappen fest zu stützen.[1]

In der rechten Kammer ziehen die Papillarmuskeln die Klappensegel nach innen gegen die Scheidewand, in der linken Kammer gegen die freie Wand, wie dies mehr oder weniger kräftig von Surmay,[2] Marc Sée,[3] Hesse[4] u. A. betont worden ist. Hierdurch wird der Vortheil gewonnen, dass die in Verbindung mit der heraustretenden Arterie stehende Abtheilung der Kammer so gross wie möglich wird. Damit ist aber nicht gesagt, dass, wie Sée meint, die geschlossenen Klappen sich dicht an die entsprechende Wand legen, denn dies wird von den Furchen, welche durch die Faltung der Kammerwand unterhalb des Klappensegels entstehen, sowie von der unebenen Beschaffenheit der Kammerfläche eben dieser Segel verhindert. Hierdurch wird das Blut während der Systole auch zwischen das Wandsegel und die Kammerwand getrieben, und die geschlossenen Klappen werden also in den Kammern frei herabhängen. In Bezug auf den Schluss der Tricuspidalklappe hebt Marc Sée noch hervor, dass ein, dem im rechten Vogelherzen die fehlende Tricuspidalklappe ersetzenden Semiphincter analoges dickes Muskelbündel von der Gegend unterhalb der Pulmonalisklappen in schiefer Richtung nach rechts auf die äussere Kammerwand übergeht und dort an der Spitze der vordern Papillarmuskel endet. Bei der Systole würde dieses Bündel die Klappensegel comprimiren.[5]

Übrigens gehen die Ansichten über den Verschlussmechanismus der Atrioventricularklappen sehr beträchtlich auseinander. Während mehrere Verfasser, z. B. Lower,[6] Haller,[7] Rüdinger,[8] Wundt,[9] Colin,[10] Spring,[11] annehmen, dass der Schluss selbst vollständig passiv, ohne jede thätige Mitwirkung der Papillarmuskeln stattfinden soll, stellen sich diese und andere Verfasser die Wirkungsweise der Papillarmuskeln verschiedenartig vor. Zu dem in dieser Hinsicht schon Angeführten füge ich noch hinzu, dass nach Meckel[12]

---

[1] Haller, *Elementa physiol. corp. hum.*, 1, S. 405; Lausanne 1757.
[2] Surmay, *Journal de l'anatomie et de la physiologie*, 1876, S. 458.
[3] Marc Sée, a. a. O., S. 53, 59.
[4] Hesse, a. a. O., S. 345.
[5] Marc Sée, a. a. O., S. 62, 63.
[6] Lower, *Tractatus de Corde*, Ed. V. Leiden 1722, S. 42 folg.
[7] Haller, *Elementa physiol. corp. hum.*, 1. Lausanne 1757, S. 405, 413.
[8] Rüdinger, *Ein Beitrag zur Mechanik der Aorten und Herzklappen.* Erlangen 1857, S. 14—16.
[9] Wundt, *Physiol. des Menschen.* Erlangen 1873, S. 298.
[10] Colin, *Bull. de l'acad. de médecine*, 1874, S. 348.
[11] Spring, *Mémoires de l'académie de Belgique*, 33, S. 116; 1861.
[12] Meckel, *Handbuch d. menschl. Anat.*, 3, 1817, S. 23.

und Burdach[1] die Papillarmuskeln bei ihrer Contraction die verschiedenen Abschnitte der Klappen einander entgegenziehen; dass nach Parchappe[2] die Klappen sich schliessen unter dem Einfluss der Annäherung und der Ziehung der sich contrahirenden Papillarmuskeln, welche sich bis zur Berührung und „engrènement“ nähern; dass nach Spring die genannten Muskeln unmittelbar vor der Kammersystole die Klappen herabziehen;[3] dass nach Wundt[4] diese Muskeln die Atrioventricularklappen öffnen, weil sie nach abgelaufener Kammersystole noch contrahirt sind und ihr Zug nicht mehr an dem in den Kammern vorhandenen Blutdruck einen Widerstand findet.

Was die Einzelheiten dieser verschiedenen Anschauungen übrigens betrifft, so verweise ich auf die ausführliche geschichtliche Darstellung von Marc Sée.

Die Semilunarklappen. Da das Blut bei der Kammersystole nicht in die Vorhöfe zurückströmen kann, muss es seinen Weg in die grossen Arterien nehmen. Deren Mündungen sind durch je eine, aus drei taschenförmigen Segeln bestehende Klappe geschlossen.

Diese Segel sind halbkreisförmige Membranen, welche mit dem bogenförmigen Rand, die Concavität nach oben, an der Wand des Gefässes befestigt sind und mit dem geraden, zuweilen leicht eingebogenen Rand von der Gefässwand abstehen. So werden Taschen gebildet, in welchen die zurückgestaute Flüssigkeit sich fängt, während sie zugleich die dem Gefässlumen zugekehrte Wand der Tasche anspannt. Die Taschen sind regelmässig so angeordnet, dass in der Aorta an der hintern, in der Lungenarterie an der vordern Wand eine Klappe frontal steht und die beiden anderen dort gegen die vordere, hier gegen die hintere Mittellinie convergiren. Die Segel sind aus fibrösem Bindegewebe gebildet; ihre Dicke ist an verschiedenen Stellen verschieden gross. Stärkere Balken durchziehen die Platte in querer Richtung, indem sie einander gegenüber aus der Wand des Gefässes in die Klappe eintreten, sich spitzwinkelig verästeln und in langgestreckt rhombischen Maschen anastomosiren. Fast immer genau in der Mitte des freien Randes ragt ein plattes Knötchen, Nodulus Arantii, in der Regel über den Rand hervor. Sowohl die Aorta wie die Lungenarterie bauschen sich über die angewachsenen Ränder der Klappe nach aussen und erzeugen derart wieder je drei Erweiterungen, die Sinus Valsalvae. In der Aorta liegt ein Sinus nach hinten, zwei nach vorn, rechts und links. Aus den beiden letzten entspringen die rechte und die linke Kranzarterie.[5]

---

[1] Burdach, *Ber. v. d. anat. Anstalt zu Königsberg*, 3. Leipzig 1820, S. 45.
[2] Parchappe, *Du coeur.* Paris 1848, S. V.
[3] Spring, a. a. O., S. 116 folg.
[4] Wundt, *Physiol. des Menschen.* Erlangen 1873, S. 298.
[5] Vgl. Henle, *Anat. des Menschen*, 3, 1, S. 31 folg., 85.

Wenn der Druck in der Kammer niedriger als in der entsprechenden Arterie ist, so sind die Semilunarklappen mit ihren Rändern dicht aneinander geschlossen. Wenn der Druck bei der Contraction der Kammern so weit steigt, dass er den Druck in der Aorta, bezw. der Lungenarterie übertrifft, werden die Klappen geöffnet, und das Blut strömt heraus. Wenn dann die Kammer aufs neue in die Diastole übergeht, wird die Klappe wieder geschlossen. Sind die Klappen durch einen passenden Druck vollkommen entfaltet, und drückt man dabei eine derselben mit einem Häkchen sanft nach ihrer Insertion, so sieht man sofort die beiden anderen nachstürzen und sich stärker ausdehnen. Die Klappen drücken sich also gegenseitig zurück.[1]

So einfach der Mechanismus dieser Klappen auch ist, wenn man denselben nur oberflächlich betrachtet, ebenso complicirt stellt er sich dar, wenn man ihn näher feststellen will.

Der grössten Schwierigkeit begegnen wir bei der Entscheidung, wie die Klappen nach abgelaufener Systole wieder geschlossen werden.

In dieser Hinsicht haben wir wenigstens vier verschiedene Theorien.

Burdach stellte sich vor, dass die Klappen zufolge ihrer eigenen Elasticität nach beendigter Systole wieder zurückschnellen.[2] Dass diese Ansicht ganz unrichtig ist, hat Ceradini bewiesen.[3] Er untersuchte nämlich die Gleichgewichtslage der Halbmondklappen, d. h. die Stellung, welche dieselben einnehmen, wenn der Arterienstamm, an dessen Mündung sie sich befinden, in gleicher Weise wie die Kammer mit einer Flüssigkeit angefüllt ist, welche dieselbe specifische Schwere wie das Blut hat und auf die Wände des Gefässes den mittlern physiologischen Blutdruck ausübt. Unter diesen Bedingungen fand Ceradini, dass die Klappen nicht zusammenfallen, sondern dass ihre freien Ränder sich wie *a z c*, *c y b*, *b x a* (Fig. 15) stellen, d. h. etwa wie Sehnen der Sinusprofile.

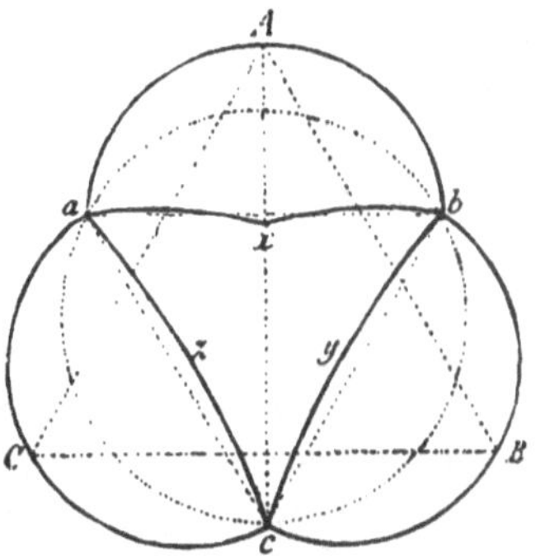

Fig. 15. Schema nach Ceradini.

Dagegen sprach E. H. Weber die Ansicht aus, dass, indem die Zusammenziehung der Kammern nachlässt, endlich der Blutdruck in

[1] Luchsinger, *Arch. f. d. ges. Physiol.*, 34, S. 291—292; 1884. Die Versuche sind an der ausgeschnittenen Aorta oder Pulmonalis eines eben getödteten kleinern Säugethieres ausgeführt.

[2] Burdach, *Berichte von der anat. Anstalt zu Königsberg*, 3. Leipzig 1820, S. 25.

[3] Ceradini, *Der Mechanismus der halbmondförmigen Klappen.* Leipzig 1872, S. 34—45.

den Arterien grösser als der in den Kammern wird, was die Schliessung der Klappen zur Folge hat.[1] Wir hätten also hier im grossen Ganzen denselben Mechanismus wie bei dem Schluss der Atrioventricularklappen, und hierbei brauchte keine Regurgitation von den Arterien aus in die Kammern stattzufinden.

Derselben Auffassung nähern sich bis zu einem gewissen Grade Sandborg und Worm-Müller,[2] sowie Collier.[3]

Nach Hesse[4] und Krehl[5] stellt sich das Ostium arteriosum der linken Kammer am systolischen Herzen ganz anders als am diastolischen dar: es ist spaltförmig geworden, und zwar durch Muskelwülste, welche fast allseitig in das Ostium vorspringen und nur an der vordern Hälfte der linken Aortenklappe fehlen. Oberhalb dieses engen Muskelspaltes liegt der weite Raum der Aortenwurzel. Auch an dem Ostium der rechten Kammer bilden nach Krehl[6] die zusammengezogenen Längswülste genau eben solche Polster für die Pulmonalklappen.

Infolge dieser Einrichtung wird das Blut bei der Systole durch einen engen Muskelspalt in den weiten Raum oberhalb der Klappen gepresst. Hierdurch müssen immer Wirbelbewegungen und Kreisströme entstehen, welche die Klappensegel fortwährend einander zu nähern streben und nur deswegen nicht nähern können, weil das unter hohem Druck stehende durchfliessende Blut sie aus einander drängt; hört der Blutstrom auf, so müssen die Klappen, wie durch Federkraft getrieben, sich an einander legen, und zwar ausserordentlich schnell und ohne alle Regurgitation. Der Verschluss wird dann durch die Differenz zwischen Aorten- und Kammerdruck aufrecht erhalten, und diese Differenz genügt, nachdem die Klappen einmal geschlossen sind, offenbar auch dann, wenn die Muskeln der Kammer erschlaffen und die musculären Unterstützungen der Klappen wegfallen. Wenn die für den schnellen Verschluss des Ostiums nothwendigen Muskelwülste am Boden der Semilunarklappen ungenügend ausgebildet sind, so wird eine Aortensufficienz, trotz vollkommen normaler Klappen, auftreten können.[7]

Am allgemeinsten angenommen ist jedoch eine von Ceradini entwickelte Theorie, nach welcher die Halbmondklappen vor dem

---

[1] E. H. Weber, Brief an Hamernjk, *Vierteljahrschr. f. d. prakt. Heilkunde.* Prag, 20, S. 106; 1848.

[2] Sandborg und Worm-Müller, *Arch. f. d. ges. Physiol.*, 22, S. 415—416; 1880.

[3] Collier, *On the physiology of the vascular system.* London 1889, S. 20.

[4] Hesse, *Arch. f. Anat. u. Physiol.*, anat. Abth., 1880, S. 338.

[5] Krehl, *Abhandl. d. sächs. Gesellsch. d. Wiss.*, 17, S. 348; 1891.

[6] Krehl, a. a. O., S. 353.

[7] Krehl, a. a. O., S. 360, 361.

Beginn der Diastole, unmittelbar nachdem alles Blut aus dem Herzen herausgetrieben worden ist, geschlossen werden.[1] Hierin stimmt Ceradini mit E. H. Weber und Krehl ziemlich überein. Der physikalische Vorgang ist aber nach ihm ein ganz anderer.

Wird in einer einige Centimeter weiten Glasröhre bei senkrechter Stellung eine auf einem Stempel ruhende und mit Bärlappsamen versehene cylindrische Wassersäule von mässiger Höhe in Bewegung gesetzt, so ist die Geschwindigkeit der Wassertheilchen in der Achse beinahe doppelt so gross, als die Gesammtgeschwindigkeit der ganzen Säule; sie nimmt nach den Wänden zu ab, und die kaum sichtbaren, dicht an den Wänden befindlichen Bärlappsamen bewegen sich nur äusserst langsam, so dass ihr Abstand von dem Stempel allmählich sich verringert, bis sie von diesem selbst erreicht werden. In dem Augenblick aber, wo dies geschieht, sieht man dieselben sich sofort von den Wänden losmachen, indem sie von einem centripetalen Wirbel ergriffen werden, welcher an diesem Stempel stattfindet und die Bärlappsamen ringsherum nach der Achse hin fortreisst. Sie durchlaufen nun mit der grössten Geschwindigkeit die ganze Länge der Säule bis zu ihrer freien Oberfläche und gerathen hier in einen centrifugalen Wirbel, der sie wiederum nach den Wänden hinwirft; und indem die Körperchen dann dort bald wieder von dem Stempel erreicht werden, wiederholt sich die ganze Erscheinung von neuem (Inversionsbewegung, Ceradini). Diese beiden gleich mit dem Beginn der Fortbewegung der Säule an den Basen derselben eintretenden Wirbel haben die Form eines mit der Spitze in die Wassersäule hineingerichteten Kegels.

Ganz dieselben Erscheinungen zeigen sich auch, wenn man, anstatt die Wassersäule mit dem Stempel in Bewegung zu setzen, diesen festhält und die Röhre längs des Stempels und der Wassersäule bewegt.

Wenn man plötzlich mit der Bewegung des Stempels oder der Röhre einhält, hört die Inversionsbewegung der Flüssigkeit nicht auf, sondern modificirt sich nur, indem die von dem Centrifugalwirbel nach den Wänden der Röhre hin geworfenen Axialmolecüle sich dort nun zurückwenden gegen die mit geringerer Geschwindigkeit vorgerückten Wassertheilchen, welche dadurch in ihrem Laufe plötzlich gehemmt und bei ihrer geringern lebendigen Kraft auch noch genöthigt werden, nach dem Centripetalwirbel zurückzuweichen. Und seinerseits übt der Centripetalwirbel, dem plötzlich der Zufluss von den Wänden entzogen wird, auf die diesen zunächst liegenden Conaxialschichten eine anziehende Wirkung aus, welche danach ihre Bewegung in die umgekehrte zu verwandeln strebt. So kommt es, dass in dem Augenblick, in welchem die Bewegung des Stempels aufhört, die flüssige Säule sich in zwei Theile spaltet, in einen innern Cylinder, der die Vorwärtsbewegung mit nach der Achse hin zunehmender Geschwindigkeit beibehält, und in einen äussern Mantel, welcher die entgegengesetzte Bewegung annimmt.

Nun findet Ceradini in Bezug auf die Blutströmung in den grossen Arterien ganz entsprechende Verhältnisse. Das Blut wird durch die Contraction der Herzkammer in sie hineingetrieben, und dabei werden Aorta und die Lungenarterie noch gegen die Richtung des einströmenden Blutes herabgezogen. „Man muss deshalb annehmen,“ sagt Ceradini,[2] „dass das plötzliche Aufhören der Systole in den zu jenen Gefässen zugeströmten Blutsäulen eine so-

[1] Ceradini, a. a. O., S. 46 folg. [2] Ceradini, a. a. O., S. 53.

fortige Scheidung in zwei der Richtung nach entgegengesetzte, durch einen heftigen Centripetalwirbel miteinander verbundene Strömungen hervorruft, nämlich in eine axiale, die wir die rechtläufige nennen wollen, und in eine längs der Wände nach dem Valsalva'schen Sinus hin laufende, die rückläufige.“ Die letztere würde ein augenblickliches Zusammenschlagen der Semilunarklappen bewirken.

Durch Versuche an einer ausgeschnittenen Lungenarterie wollte Ceradini die Richtigkeit dieser Auffassung direkt beweisen. Es zeigte sich dabei in dem Augenblick, wo die Strömung aus der Mündung der Lungenarterie aufhörte, „jedesmal ohne Ausnahme eine blitzschnelle, in der Ebene des Sinusquerschnittes stattfindende gegenseitige Annäherungsbewegung der freien Klappenränder.“ Jedoch konnte Ceradini nicht behaupten, dass unter allen Verhältnissen diese systolische Schliessung des Ostium arteriosum eine vollständige war. Sie wird aber beim lebenden Organismus immer eine vollständige sein, da hier der Centripetalwirbel nicht allein durch das plötzliche Stillstehen der Blutsäule, sondern auch durch das plötzliche Aufhören der bei der Kammersystole stattfindenden Verlängerung der Arterienstämme bewirkt wird.[1] Und jedenfalls wird die Schliessung im Beginn der Diastole durch den dabei in den Arterien stattfindenden Ueberdruck vervollkommnet. Also würde keine Spur des einmal herausgetriebenen Blutes zu den Herzkammern zurückkommen.

Diese Theorie ist unzweifelhaft sehr ansprechend und auch allgemein als die richtige angenommen worden. Dennoch ist sie nicht frei von berechtigten Einwendungen. So sind z. B. die physikalischen Voraussetzungen, von welchen Ceradini ausgeht, nicht absolut sicher, ferner vergleicht er das Verhalten bei der Bewegung des Blutes in den Arterien mit der Strömung einer Flüssigkeit in einer starren Röhre, und endlich weicht seine Versuchsanordnung in einem sehr beträchtlichen Grade von den Verhältnissen im Körper ab. Er experimentirte nämlich an einer von dem Herzen ausgeschnittenen Lungenarterie mit dem nächstliegenden Theil der rechten Kammer und befestigte dieselbe an eine Glasröhre, also eine Röhre mit starren Wänden. Auch war die Flüssigkeitsbewegung keine in sich zurücklaufende. In einer derartigen Röhre wird sich aber die Strömung ganz anders gestalten können als in einem elastischen, viel verzweigten und in sich zurücklaufenden Systeme, wie es das Gefässsystem des Körpers ist.[2]

Ich muss noch erwähnen, dass Moens die Schliessung der Semilunarklappen in einer vierten Weise erklärt.[3] Nach ihm giebt die Kammer bei ihrer Systole dem Blute einen so starken Stoss, dass dasselbe infolge seiner Trägheit schneller aus dem Herzen fliesst, als die Kammerwände nachfolgen können. Hierdurch entsteht in der Kammer während der Systole selbst, gegen das Ende derselben, eine Ansaugung, und infolgedessen eine zurückgehende Bewegung im Blute: hierdurch würden die Semilunarklappen geschlossen werden. Diese Ansicht ist aber an und für sich wenig haltbar, denn es ist schwierig, sich vorzustellen, dass bei dem im Gefässsysteme stattfindenden Verhältnissen eine so kräftige Acceleration der aus dem Herzen getriebenen Blutmasse auftreten könnte. Übrigens wird sie durch die Untersuchungen über den intracardialen Druck vollständig widerlegt (vgl. die folgende Vorlesung).

---

[1] Ceradini, a. a. O., S. 61.

[2] Vgl. auch Sandborg und Worm-Müller, a. a. O., S. 416—419.

[3] Moens, *Arch. f. d. ges. Physiol.*, 20, S. 531, 532; 1879.

In Bezug auf die Semilunarklappen ist noch die Frage zu erörtern, welche Lage ihre freien Ränder bei der Systole einnehmen, und wie sie sich verhalten zu den Mündungen der Kranzarterien in den Sinus Valsalvae.

Im letzten Jahrhundert wurde diese Frage lebhaft discutirt, und diese Discussion fing auf's neue an, als Brücke 1854 die Theorie von Thebesius wiederaufnahm und lehrte, dass die Semilunarklappen bei der Kammersystole in der Weise gegen die Sinuswandungen gestellt werden, dass sie die Mündungen der Kranzarterien zuschliessen.[1] Es ist ganz selbstverständlich, dass, wenn die Kammerwände sich contrahiren und also einen starken Druck auf das im Herzen eingeschlossene Blut ausüben, die inneren Schichten der Herzmuskelfasern einem Druck ausgesetzt werden, der höher als der Aortendruck ist; gegen die äusseren Schichten nimmt dieser Druck ab, und zwar um so mehr, je näher sie der Kammeroberfläche liegen. Unter diesen Umständen muss natürlich, wenigstens nachdem die Systole bis zu einem gewissen Grade fortgeschritten ist, die Blutströmung in die tiefer liegenden Gefässe der Kammern unmöglich sein. Brücke stellte sich vor, dass bei der Systole gar kein Blut in die Kranzarterien gelangt, und dass also diese nur bei der Diastole mit Blut gespeist würden. Er fand in diesem Umstande einen wichtigen regulatorischen Mechanismus („Selbststeuerung des Herzens"): wenn das Blut während der Systole in die Kranzarterien hineinkommen könnte, so würde dadurch die Contraction der Kammern behindert werden; dagegen würde die Ausdehnung der Kammern bei der Diastole durch das Blut, das jetzt unter einem starken Druck in die Kranzarterien und deren Verästelungen hineinströmt, wesentlich erleichtert werden.

Diese Auffassung veranlasste einen lebhaften Streit zwischen Brücke,[2] v. Wittich[3] u. A. einerseits und Hyrtl,[4] Endemann,[5] Rüdinger,[6]

---

[1] Brücke, *Sitzber. d. kais. Acad. d. Wissensch.*, math.-naturw. Kl., 14, S. 345; 1855.

[2] Brücke, *Der Verschluss der Kranzschlagadern durch die Aortenklappen.* Wien 1855.

[3] v. Wittich, *Allgemeine med. Centralzeitung*, 1857, Nr. 5. Cit. nach Meissner's Jahresber., 1858, S. 550.

[4] Hyrtl, *Sitzber. d. kais. Acad. d. Wissensch.*, math.-naturw. Kl., 14, S. 373; 1855. — *Über die Selbststeuerung des Herzens.* Wien 1855.

[5] Endemann, *Beitrag zur Mechanik des Kreislaufes im Herzen.* Marburg 1856. Cit. nach Meissner's Jahresber., 1856, S. 432.

[6] Rüdinger, *Ein Beitrag zur Mechanik der Aorten- und Herzklappen.* Erlangen 1859.

Mierswa,[1] Kleefeld,[2] Perls[3] andererseits.[4] Die anatomische Untersuchung der Frage, ob es den Semilunarklappen überhaupt möglich war, die Mündungen der Kranzarterien zuzuschliessen, gab keine übereinstimmenden Ergebnisse. Bei 117 menschlichen Leichen fand Hyrtl, dass in den meisten Fällen die Mündungen der beiden Kranzarterien oder wenigstens der einen höher als der freie Rand der Klappen lag; Rüdinger fand in der Mehrzahl der Fälle, dass die Klappe die Öffnung der Kranzarterie nicht erreicht, während Brücke seinerseits angiebt, dass unter 100 Kranzarterien nur vier sich oberhalb des Sinus öffnen, und v. Wittich behauptet, unter einer sehr grossen Zahl von Herzen nur ein einziges gesehen zu haben, dessen eine Kranzarterie oberhalb des Sinus Valsalvae entsprang.[5] Ferner hob Brücke hervor, dass man am hintern rechten Sinus Valsalvae an seiner obern Grenze nicht selten sehr deutlich einen flachen Eindruck in der Substanz der Aorta bemerkt, welche nach Brücke ohne Zweifel eine Klappenspur ist und also bezeugt, dass die entsprechende Aortenklappe im Leben bis hier hinauf gereicht hat. Bei geeigneten Subjecten werden auch die Klappenspuren an den beiden anderen Sinus oberhalb des Einganges in die Kranzarterien nicht vermisst.[6] Dies wurde aber von Hyrtl ganz entschieden bestritten.[7]

Die Ursache zu dieser Verschiedenheit der Ergebnisse dürfte wohl zum Theil in der Art der Präparation liegen, denn wenn die grossen Arterien aufgeschnitten und ausgebreitet worden, ist es gar nicht abgemacht, dass die Mündungen der Kranzarterien sich in derselben Weise wie unter normalen Verhältnissen verhalten werden. Dazu kommt noch, dass, wie Brücke bemerkt, die unter den Klappen liegenden Muskelpolster bei der Kammercontraction die Klappen nicht nach abwärts ziehen, sondern nur nach aufwärts heben und drängen.[8]

Auch Durchströmungsversuche an herausgeschnittenen Herzen ergaben widersprechende Ergebnisse. Einen positiven Beweis gegen die Lehre Brücke's glaubte man jedoch darin gefunden zu haben, dass

[1] Mierswa, *De mechanismo valvularum semilunarum.* Greifswald 1858. Cit. nach Meissner's Jahresber. 1858, S. 551.

[2] Kleefeld, *Arch. f. path. Anat.,* 23, S. 190; 1862.

[3] Perls, ib., 39, S. 188; 1867.

[4] Eine ausführliche geschichtliche Darstellung dieses Streites, sowie der Anschauungen über die Semilunarklappen überhaupt findet sich bei Ceradini, a. a. O., S. 1—31.

[5] v. Wittich, a. a. O. Cit. nach Henle's Jahresber. 1858, S. 172.

[6] Brücke, *Der Verschluss der Kranzschlagadern,* S. 19, 20.

[7] Hyrtl, *Über die Selbststeuerung des Herzens,* S. 65.

[8] Brücke, a. a. O., S. 12 folg.

beim Durchschneiden einer Kranzarterie bei einem lebenden Thiere aus dem centralen Ende der Arterie ein Blutstrahl im Beginn der Kammersystole hervorspritzte.[1] Jedoch konnten auch gegen die beweisende Kraft dieser Versuche Einwendungen gemacht werden. Nur direkte Beobachtungen über die Strömungsgeschwindigkeit des Blutes in einer Kranzarterie konnten hier entscheiden. Derartige Beobachtungen wurden von Chauveau und Rebatel an Pferden angestellt.

Wenn man die Geschwindigkeit des Blutes in einer Kranzarterie während der verschiedenen Phasen des Herzschlages bestimmen kann, so hat man zu gleicher Zeit auch die vorliegende Frage beantwortet. Werden die Mündungen der Kranzarterien bei der Systole zugedeckt, so muss die Geschwindigkeit des Blutes in diesen Arterien negativ sein, d. h. das Blut muss in der Richtung gegen ihre Mündungen

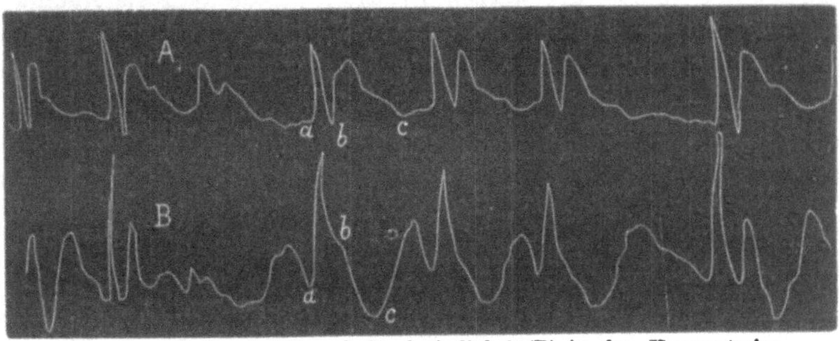

Fig. 16. Blutdruck (A) und Geschwindigkeit (B) in den Kranzarterien. Nach Chauveau und Rebatel.

strömen. Drängt dagegen während der Systole Blut in diese hinein, so muss die Geschwindigkeit eine positive sein, d. h. eine Blutströmung in der Richtung von den Mündungen gegen die Capillaren stattfinden.

Ich werde später in einem andern Zusammenhange die Methoden Chauveau's darstellen und hier nur seine Ergebnisse vorlegen. Diese zeigen (Fig. 16), dass im Beginn der Systole (*a*) sowohl die Geschwindigkeit wie der Blutdruck in den Kranzarterien zunehmen: im Beginn der Systole strömt also Blut in die Kranzarterien hinein. Dann finden wir eine neue Drucksteigerung, bei welcher aber die Geschwindigkeit so tief herabsinkt, dass ihre Curve sich unterhalb der Abscisse senkt (*b*). Hier begegnen wir also dem Augenblicke, wo die Contraction der Kammer so stark geworden ist, dass dadurch die Gefässe zusammen-

[1] Hyrtl, *Über die Selbststeuerung des Herzens,* S. 9.

gepresst werden: dabei steigt natürlich der Druck, das Blut aber strömt in entgegengesetzter Richtung als vorher. Endlich tritt eine neue, von keiner Druckzunahme begleitete Steigerung der Geschwindigkeit auf (*c*): die Diastole hat angefangen, die Gefässe sind wieder offen, neues Blut strömt durch die Kranzarterien.[1]

Dasselbe fanden Martin und Sedgwick bei manometrischen Versuchen an Hunden, bei welchen der Druck in der Carotis und einer Kranzarterie gleichzeitig registrirt wurde.[2]

Aus diesen Thatsachen geht hervor, dass die Mündungen der Kranzarterien bei der Systole von den Halbmondklappen nicht zugedeckt werden, dass also im Beginn der Systole Blut in diese wie in die übrigen Arterien hineinströmt, dass aber im weitern Verlaufe der Systole wenigstens ein grosser Theil von den Verästelungen der Kranzarterien zufolge des starken Druckes, welcher auf die Kammerwände ausgeübt wird, undurchdringlich wird; nach beendigter Systole strömt das Blut wieder in diese Gefässe. Dies geht auch aus einer Beobachtung von Klug hervor: er band das vollständige lebende Herz einmal während der Systole, ein anderes Mal während der Diastole ab; im erstern Falle fand er wohl die oberflächlichen Herzgefässe natürlich injicirt, in den etwas tiefer gelegenen aber kaum Spuren von Blut, wogegen im letztern Falle die Gefässe in allen Schichten der Musculatur mit Blut gefüllt waren.[3]

Soviel ist also jedenfalls ausgemacht, dass bei der Diastole des Herzens das für die Erweiterung der Kammern günstige Moment, das Brücke in der Füllung der Arterien mit Blut erkannte, thatsächlich existirt. Dies bezeugte Donders durch direkte Versuche. Als er nämlich unter einem hohen Drucke eine Flüssigkeit durch die Kranzarterien eines todten Herzens leitete, fand er in der Kammer eine deutliche Ansaugung.[4]

Welche Stellung die Halbmondklappen bei der Systole einnehmen, ist nicht entschieden. Bei seinen Versuchen an isolirten Lungenarterien beobachtete Ceradini, dass, wenn Wasser durch das Ostium plötzlich eingetrieben wird und die Klappen sich dabei öffnen, die Klappe des vordern Sinus nach der Sinuswand hin zurückweicht, ohne jemals die Sinuswand zu erreichen, während die Seitenklappen nicht über ihre

---

[1] Rebatel, *Recherches expérimentales sur la circulation dans les artères coronaires, Thèse.* Paris 1872.

[2] Martin und Sedgwick, *Journal of physiology*, 3, S. 165—174; 1882.

[3] Klug, *Centralbl. f. d. med. Wiss.* 1876, S. 133—134.

[4] Donders, *Physiol. des Menschen*, 1, S. 42; 1859.

Sehnenlage zur Sinusausbuchtung zurückweichen, sondern schwingend in derselben verharren.[1]

Für diese Auffassung sprechen entschieden Krehl's schon erwähnte Beobachtungen, und durch eine derartige Stellung der Semilunarklappen wird ihr prompter Schluss in der That sehr begünstigt Die physiologische Bedeutung der valsalvaschen Sinus würde dann eben darin liegen, dass sie das Pressen der Klappen gegen die Gefässwand noch unmöglicher machen.[2]

§ 5. **Die Herztöne.**

Schon Harvey[3] kannte die Herztöne; erst zweihundert Jahre später aber lehrte Laënnec[4] ihre Bedeutung für diagnostische Zwecke kennen.

Wenn man das Ohr an die Brustwand legt, hört man bei jedem Herzschlag einen dumpfen und gedehnten Ton und nach diesem einen kürzern und hellen; darnach folgt eine Pause, und dann hört man wieder den langen Ton u. s. w. Der lange Ton heisst erster Herzton, der darauffolgende zweiter Herzton.

Laënnec glaubte, dass der erste Herzton mit der Systole der Kammern, der zweite mit derjenigen der Vorhöfe zusammenfiel.

Das ist jedoch nicht der Fall. Zuerst Turner (1829) und dann Hope, Williams, Carlile, Magendie u. a. wiesen nach, dass der erste Herzton während der ganzen Dauer der Kammersystole, und nur dann gehört wurde. — Im Betreff des zweiten Herztones bemerkte Turner, dass dieser unmittelbar nach dem ersten, d. h. sofort nach dem Ende der Kammersystole folgt, und dass nach ihm die Herzpause eintritt. Da nun die Systole der Vorhöfe derjenigen der Kammern vorhergeht, so kann erstere die Ursache eines Tones, der nur nach dem Ende der Kammercontraction gehört wird, nicht darstellen.[5]

Noch heute gilt vollständig das, was Kürschner im Jahre 1844 von der Theorie der Herztöne äusserte: Kaum möchte in der Physiologie noch ein Kapitel zu finden sein, welches mehr bearbeitet, ohne grossen Erfolg, und reicher an Controversen mit wenig Aussicht zur

---

[1] Ceradini, a. a. O., S. 60. Vgl. auch Rüdinger, a. a. O., S. 5 folg., sowie Rosenbach, *Berl. klin. Wochenschr.*, 1889, S. 26.

[2] Vgl. Collier, *On the physiology of the vascular system.* London 1889, S. 25.

[3] Harvey, *De motu cordis*, Cap. V. S. Baas, a. a. O., S. 61.

[4] Laënnec, *De l'auscultation médiate*, 2, S. 210—227. Paris 1819.

[5] Vgl. Reid, Art. *Heart* in Todd's *Cyclopaedia of Anatomy and Physiology*, II. London 1839, S. 614 folg.

endlichen Lösung sein möchte.[1] Sandborg zählte im Jahre 1881 nicht weniger als etwa vierzig Theorien, welche während der letzten fünfzig Jahre zur Deutung der Herztöne aufgestellt worden sind.[2]

Meines Erachtens liegt die Ursache dieser grossen Divergenz der Ansichten in einem wesentlichen Grade darin, dass viele Forscher sich an ein einziges Erklärungsprincip zu exclusiv gehalten und dabei übersehen haben, dass mehrere Ursachen zusammenwirken können. Als z. B. Magendie den ersten Herzton durch das Prallen des Herzens gegen die Brustwand erklären wollte,[3] hatte er ohne Zweifel Unrecht, denn auch bei eröffnetem Brustkasten und sogar bei dem ausgeschnittenen, noch pulsirenden Herzen hört man den ersten Herzton. Damit ist aber keineswegs bewiesen, dass nicht die Erschütterung der Brustwand beim Herzstoss bei der Erscheinung mitwirkend sein kann. So giebt das Dubliner Comité der British Scientific Association 1835 an, dass der erste Herzton in einem erheblichen Grade verstärkt wird, wenn man das entblösste Herz gegen ein kleines Brettchen schlagen lässt.[4]

Wir müssen daher bei unseren Schlussfolgerungen sehr vorsichtig sein und von den vorliegenden Beobachtungen nur die positiven Resultate, die sie ergeben, ziehen, und uns nicht vorstellen, dass eine Ursache, die wir ausfindig machen können, alle anderen Ursachen nothwendig ausschliessen muss.

Beim Studium des ersten Herztones müssen wir festhalten, dass er genau in demselben Augenblicke, wo der Herzstoss stattfindet, auftritt, und dass er etwa bis zu dem Zeitpunkte dauert, da der zweite Herzton gehört wird. Dies zeigt, dass alle diejenigen Theorien, die den ersten Herzton durch die Füllung der Kammern während der Diastole zu deuten gesucht haben, ganz und gar unmöglich sind.[5]

Wir haben also nur die übrigen Erklärungsprincipien zu analysiren.

Im Jahre 1810 wies Wollaston nach, dass der Skelettmuskel bei seiner Contraction einen Ton, den sog. Muskelton, hervorbringt. Die Ursachen des Muskeltones wollen wir hier nicht näher erörtern. Zum vorliegenden Zwecke genügt die Bemerkung, dass, wie Ludwig und Dogiel[6]

---

[1] Kürschner, *Wagner's Handwörterbuch*, 2, S. 95; 1844.

[2] C. P. Sandborg, *Résumé des études sur les bruits du coeur.* Christiania 1881, S. 6.

[3] Magendie, *The Lancet*, 1834—1835, I, S. 638, 666; 1835.

[4] *Report of the fifth meeting of the British Association.* 1835, S. 246.

[5] Vgl. Reid, a. a. O., S. 615.

[6] Ludwig und Dogiel, *Ber. über die Verhandl. der sächs. Gesellsch. der Wissensch.*, math.-phys. Kl., 1868, S. 96.

hervorheben, die Muskelbündel der Kammern so mannigfaltig unter einander verflochten sind, dass sie bei einer plötzlichen Anspannung wohl einen Ton oder Geräusch verursachen können, sowie dass nach Herroun und Yeo dieser Ton auch bei der einfachen, von einer einzelnen Reizung hervorgerufenen Muskelzuckung auftritt.[1]

In diesem Muskelton fanden C. J. B. Williams sowie die Mitglieder des Londoner Comités der British Association, Williams, Todd und Clendinning, zu einem wesentlichen Grade die Ursache des ersten Herztones.[2] Sie beobachteten nämlich diesen Ton, auch wenn die Entfaltung der Atrioventricularklappen durch Einführung eines Fingers in die Atrioventricularöffnung verhindert wurde, sowie an den herausgeschnittenen Herzen grosser Säugethiere. Spätere Untersuchungen haben die Richtigkeit dieser Beobachtung vollständig bestätigt. Unter diesen werde ich hier nur eine von Ludwig und Dogiel ausgeführte näher besprechen, weil sie sich durch die Genauigkeit der Methode und die Sorgfalt der Arbeit vor allen anderen unbedingt auszeichnet.[3]

Es galt nachzuweisen, dass der erste Ton noch deutlich hörbar war an einem Herzen, das 1) eine weit geringere Blutmenge enthielt als nöthig war, um die venösen Klappen derselben zu entwickeln oder zu spannen, das 2) bei seinen Bewegungen keine Luft aufnehmen konnte, und das 3) in dem schallleitenden Apparat so aufgehängt war, dass durch die Kammercontraction kein geräuscherzeugender Stoss bedingt wurde. Zu diesem Zwecke wurden an einem lebenden Hund um sämmtliche aus dem Herzen hervorkommende Venen und Arterienstämme an ihrem Austritt Fäden geschlungen. Darnach geschah die Unterbindung in folgender Ordnung: V. cava superior — V. cava inferior — A. pulmonalis — V. V. pulmonalis — und endlich, nachdem durch einen sanften Druck das linke Herz möglichst vollständig entleert war, die Aorta. Darauf wurde das fast blutleere Herz rasch herausgenommen und in einen mit defibrinirtem Blute gefüllten Apparat gehängt, und zwar in solcher Weise, dass das Herz die Wände des Gefässes nirgends berührte. Das so präparirte Herz fuhr eine Zeit lang fort zu schlagen und brachte während der Zusammenziehung seiner Kammern einen Ton hervor, welcher „nicht wesentlich von dem verschieden war, den die Kammersystole des lebenden Hundeherzens erzeugt". Dasselbe war auch der Fall, wenn das durch Unterbindung der Gefässe in der oben

[1] Herroun und Yeo, *Journal of physiology*, 6, S. 290; 1885.

[2] *Sixth Report of the British Association*, 1836, S. 265, 269.

[3] Ludwig und Dogiel, a. a. O., S. 89—96; vgl. auch Quincke, *Berl. klin. Wochenschr.*, 1870, S. 263.

erwähnten Reihenfolge blutarme Herz bei seiner natürlichen Lage im Körper auscultirt wurde.

Es ist aus diesem Versuche ersichtlich, dass der erste Herzton wesentlich einen Muskelton darstellt, denn in einem fast blut- und luftleeren Herzen können die Klappen nicht gespannt und also auch nicht in Schwingungen versetzt werden, und es findet sich keine andere Möglichkeit, den Ton bei einem in der oben beschriebenen Weise präparirten Herzen zu erklären.

Freilich machte Guttmann gegen diese Versuche die Einwendung, dass selbst bei der vollkommensten Blutleere des Herzens die Spannung der Atrioventricularklappen nicht gänzlich aufgehoben wird, denn es contrahiren sich auch im blutleeren Herzen die Papillarmuskeln und können also die Klappensegel spannen.[1]

Diese an und für sich nicht sehr wahrscheinliche Möglichkeit[2] wurde aber durch einen schon von Williams ausgeführten Versuch, den Krehl und Kasem-Beck neuerdings in vervollkommneter Weise wiederholt haben, als nicht stattfindend erwiesen. Durch ein dazu geeignetes, in die Atrioventricularöffnungen eingeführtes Werkzeug verhinderten sie gänzlich die Bewegungen der Atrioventricularklappen: dabei wurde zwar der erste Herzton gehört, doch konnte man aus der Art des Tones allein nicht sicher entscheiden, ob die Klappen functionirten oder nicht.[3]

Aber auch andere Umstände können möglicher Weise hierbei mitbetheiligt sein. Einen solchen hat man seit Rouanet in der plötzlichen Schliessung der Atrioventricularklappen im Anfang der Systole und in ihren dabei hervorgerufenen Schwingungen gesehen. Als Grund einer derartigen Ansicht mag angeführt werden, dass das englische Comité, wenn das Zusammenschlagen der Atrioventricularklappen verhindert wurde, den ersten Herzton freilich hörte, jedoch mit dem Unterschied gegen den normalen Ton, dass sein Anfang jetzt weniger deutlich und schwächer war als sonst. Ferner haben Bayer und Giese gefunden, dass die plötzliche Spannung der Atrioventricularklappen bei künstlicher Circulation an einem todten Herzen einen Ton hervorruft, obgleich sie alle beide zu dem Schlusse kommen, dass der erste Herzton sein Entstehen ausschliesslich oder hauptsächlich dem Muskelton

[1] Guttmann, *Arch. f. pathol. Anat.*, 46, S. 226; 1869. Vgl. auch Barrett *Journal of Anat. and Physiol.*, 18, S. 271—272; 1884.

[2] Vgl. die Kritik von Bayer, *Arch. d. Heilkunde*, 11, S. 170—174; 1870.

[3] Krehl, *Arch. f. Anat. u. Physiol.*, physiol. Abth., 1889, S. 253—257. — Kasem-Beck, *Arch. f. d. ges. Physiol.*, 47, S. 56—66; 1890.

verdankt.[1] Endlich ist es Wintrich[2] gelungen, durch Resonatoren nachzuweisen, dass der erste Herzton normal aus zwei Tönen, einem tiefen, den er als Muskelton auffasst, und einem höhern, dessen Ursache er in den Schwingungen der Atrioventricularklappen sieht, zusammengesetzt ist.[3]

Dass die Spannung der Klappen oder die dadurch verursachten Schwingungen im Blute in der That für den ersten Herzton von Bedeutung sind, geht auch aus den Beobachtungen Haycraft's hervor, bei welchen es sich nämlich herausstellte, dass der erste Herzton bei einem blutleeren Kaninchenherzen beträchtlich tiefer als bei normaler Circulation ist.[4]

Cruveilhier,[5] Ceradini[6] und Sandborg[7] sind der Ansicht, dass der erste Herzton mehr oder weniger ausschliesslich von den Schwingungen der Semilunarklappen, wenn sie während der Systole geöffnet werden, bedingt ist, und Sandborg hat an einem todten Herzen bei künstlicher Circulation einen entsprechenden Ton gehört, auch nachdem er die Atrioventricularklappen zerstört hatte. Wir können daher nicht bestimmt behaupten, dass nicht in dem Öffnen der Semilunarklappen ein Moment liege, das in einem gewissen Grade zur Erzeugung des ersten Herztones beiträgt, obwohl auf der andern Seite festgestellt ist, dass dies Moment nicht dessen einzige Ursache sein kann, denn der erste Herzton fängt unbedingt früher an, als die Semilunarklappen geöffnet werden.

Vom physikalischen Gesichtspunkte hat Talma Einwendungen gegen die Auffassung gemacht, dass die Klappen durch ihre Schwingungen an und für sich einen Ton erzeugen sollten. Er hat hervorgehoben, dass die Klappen in eine Flüssigkeit eingesenkt sind, deren specifische Schwere nur unbedeutend geringer als die ihrige ist, und dass daher ihre Schwingungen in einem sehr bedeutenden Grade gedämpft werden müssen. Und er hat noch durch direkte Versuche, welche ich beim Studium des zweiten Herztones näher besprechen werde, nachzuweisen gesucht, dass der Ton, welcher bei plötzlicher Schliessung der Klappen gehört wird, nur in Flüssigkeitsschwingungen seinen Grund haben kann. Wir werden jedoch sehen, dass Beobachtungen vorliegen, die ziemlich deutlich nachweisen, dass auch die Spannung der Klappen an und für sich einen Ton hervorbringen kann, obschon Talma darin Recht hat, dass auch die eigenen Schwingungen der Flüssigkeit dabei eine Rolle spielen.[8]

---

[1] Bayer, *Arch. d. Heilkunde,* 10, S. 1; 1869; — 11, S. 168; 1870. — Giese, *Deutsche Klinik,* 1871, S. 393—394.

[2] Wintrich, *Sitzber. d. physikal.-med. Societät in Erlangen,* 7, S. 51 bis 59; 1875.

[3] Vgl. auch die Einwendungen Ludwig's gegen die Klappentheorie (Ludwig, *Über den Stoss und den ersten Ton des Herzens.* Programm. Leipzig).

[4] Haycraft, *Journal of physiology,* 11, S. 486; 1890. — *Centralbl. f. Physiol.,* 14. Febr. 1891.

[5] Cruveilhier, *Gazette médicale de Paris,* 1841, S. 499.

[6] Ceradini, a. a. O., S. 60.

[7] Sandborg, a. a. O., S. 6—8.

[8] Talma, *Arch. f. d. ges. Physiol.,* 23, S. 275—278; 1880.

Aus diesem allem geht hervor, dass der erste Herzton einen sehr complicirten Ton darstellt. In erster Reihe ist er ein Muskelton; zu diesem kommen aber noch andere Töne, welche entweder durch Schwingungen der Atrioventricularklappen oder der Semilunarklappen oder durch Schwingungen im Blute erzeugt werden.

Dass die Ursache des zweiten Herztones in irgend einer Weise mit der Schliessung der Semilunarklappen zusammenhängt, machten Carswell und Rouanet 1832[1] dadurch wahrscheinlich, dass bei einer ausgeschnittenen Aorta eine plötzliche Spannung dieser Klappen einen Ton erzeugte, der seinem Charakter nach mit dem zweiten Herzton eine vollständige Übereinstimmung darbot. Einige Jahre später fand Williams, dass der zweite Herzton über dem Ursprung der grossen Arterien deutlicher als über der Kammer gehört wurde, während das Gegentheil mit dem ersten Herzton stattfand; ferner, dass ein Zusammendrücken der Aorta und der Lungenarterie den zweiten Herzton aufhebt und endlich, dass er auch verschwindet und von einem Blasegeräusch ersetzt wird, wenn man das Zusammenschlagen der Semilunarklappen verhindert.[2] Als einen weitern Beweis für die Bedeutung der Semilunarklappen in dieser Hinsicht führt das Londoner Comité der British Scientific Association noch an, dass der zweite Herzton nicht mehr hervortrat, wenn die grossen Arterien ganz nahe den Semilunarklappen abgeschnitten wurden.[3] Das Dubliner Comité derselben Gesellschaft fand dasselbe, wenn die Herzspitze an einem Kalbsherzen abgeschnitten wurde und also das Blut direkt aus den Kammern hervorströmte, ohne in die grossen Arterien zu fliessen.[4]

Wie eben erwähnt, trat Talma aus physikalischen Gründen gegen die Annahme auf, dass die Schliessung der Klappen an und für sich einen Ton erzeugen könnte. Der zweite Herzton tönt freilich gleichzeitig mit der Schliessung der Semilunarklappen, die Ursache davon liegt aber in den Schwingungen im Blute, nicht in denen der Klappen.

Er nimmt zwei lange Glasröhren von gleicher Weite und z. B. von 2 und 4 m Länge. An dem einen Ende werden sie geschlossen mit einer Lungenarterie und ihren Klappen. Darauf werden sie mit einer Flüssigkeit ganz oder zum Theil gefüllt und vertical gestellt. Werden die gespannten Klappen mit der Hand nach oben gedrückt und also abgespannt, und nimmt man nun die

---

[1] Milne-Edwards, a. a. O., 4, S. 43.

[2] *Bericht der Dubliner Commission der British Association,* fifth report, 1835, S. 246 folg. — *Londoner Commission der British Association,* sixth report, 1836, S. 264. Vgl. auch Reid, a. a. O., S. 618.

[3] *Sixth Report of the British Association,* 1836, S. 267, 273.

[4] Ebenda. S. 281. Die Mitglieder des Dubliner Comités waren Macartney, Adams, Kennedy, Greene, Hart, Joy, Nolan, Law und Carlile.

Hand fort, so werden sie infolge der Schwere der Flüssigkeitssäulen plötzlich gespannt. Hierbei hört man nun wirklich einen Ton. Wenn man aber die Höhe des Schalles in den beiden Röhren vergleicht, so hört man, dass der Schall ceteris paribus um so niedriger ist, je höher die Flüssigkeitssäule. Der bei der Spannung der Klappen erzeugte Ton ist also nicht von ihren Schwingungen, sondern von denen der Flüssigkeitssäule bedingt.[1]

Talma übersah aber einen Umstand, nämlich den, dass bei derartigen Versuchen nicht ein, sondern zwei Töne gehört werden. Dies wurde von Webster nachgewiesen.[2] Er stellte seine Versuche in derselben Weise wie Talma an, benutzte aber statt der Pulmonalisklappen ein Stückchen frischer Harnblase. Er füllte das Rohr allmählich mit Wasser und auscultirte den Ton, welcher bei der Spannung der Haut bei verschiedener Höhe der Wassersäule entstand. Er fand dabei, dass bei einer und derselben Haut zwei Töne gehört wurden; der eine von diesen war bei dem ganzen Versuch constant, der zweite variirte aber mit der Höhe der Wassersäule. Bei verschieden dicken Häuten fand er, dass der constante Ton mit der benutzten Haut variirte.

Infolgedessen fasst Webster den zweiten Herzton als von verschiedenen Tönen zusammengesetzt auf, welche theils von den Schwingungen der Semilunarklappen, theils von denjenigen der Blutmasse herrühren. Dazu kommt nach Webster noch, dass die Arterien mit ihren zahlreichen Verästelungen nicht, wie die Wassersäule in der Glasröhre, einen einzigen, sondern mehrere Töne geben, dass jede der Semilunarklappen ihren eigenen Ton hat, sowie dass auch die Schwingungen der Arterienwände in einem untergeordneten Grade mitwirken können.

Wenn also nachgewiesen ist, dass der zweite Herzton mit der Spannung der Semilunarklappen und anderen gleichzeitig erfolgenden Schwingungen im Blute u. s. w. zusammenhängt, so ist damit nicht entschieden, dass er eben beim Schluss der genannten Klappen tönt. Im Gegentheil scheint aus allem, was wir über den Schluss der Semilunarklappen wissen, hervorzugehen, dass dieser tonlos stattfindet; erst einen Augenblick später werden die Klappen gespannt und der zweite Herzton erzeugt.[3]

Aus dem, was ich über die Natur der Herztöne hier bemerkt habe, geht hervor, dass wir eigentlich nicht zwei, sondern vier Herztöne haben, unter welchen jedoch je zwei gleichzeitig oder fast gleichzeitig tönen. Die linke Herzkammer hat ihren Muskelton, die rechte den ihrigen. Die linke Atrioventricularklappe macht ihre Schwingungen für sich, ebenso die rechte. Und dasselbe gilt von den Semilunarklappen der beiden Herzhälften, sowie von den Schwingungen der Blutmasse. Die Momente, welche den ersten Herzton bedingen, machen sich also in den beiden Herzhälften geltend, ebenso die, welche

---

[1] Talma, a. a. O., S. 277—278.

[2] Webster, *Journal of physiology,* 3, S. 294—295; 1882.

[3] Vgl. Rosenbach, *Berl. klin. Wochenschr.,* 1889, S. 26. — Collier, *On the physiology of the vascular system.* London 1889, S. 35.

den zweiten Ton hervorrufen. Wir haben daher zwei erste und zwei zweite Herztöne.

Die Erfahrung zeigt jedoch, dass die beiden ersten und die beiden zweiten Herztöne in der Regel gleichzeitig tönen. Dies zeigt, dass in der Regel die beiden Kammern gleichzeitig ihre Contraction anfangen, und dass in der Regel die Semilunarklappen an beiden Seiten gleichzeitig gespannt werden. Oder genauer ausgedrückt, dass die zeitliche Differenz, die sich zwischen dem Auftreten der entsprechenden Processe in den beiden Herzhälften möglicherweise vorfindet, so klein ist, dass sie unter normalen Verhältnissen durch das Ohr nicht aufgefasst werden kann.

Zufolge des Lageverhältnisses des Herzens zu den Lungen werden die einzelnen Herztöne am lautesten an folgenden Stellen gehört: der erste Herzton des rechten Herzens nahe dem rechten Sternalrand, wo die Grenze zwischen dem vierten Intercostalraum und der fünften Rippe auf jenen trifft; der erste Ton des linken Herzens im fünften linken Intercostalraum, wo die Herzspitze an die Brustwand anliegt oder in gerader Richtung nach aufwärts im vierten Intercostalraum; der zweite Ton des rechten Herzens neben dem Sternalrand im zweiten linken Intercostalraum; der zweite Ton des linken Herzens am rechten Sternalrande an der Grenze von der ersten Rippe und dem zweiten Intercostalraum.[1]

In der letzten Zeit haben mehrere Forscher, vor allem H. Vierordt, die gegenseitige Stärke der Herztöne zu bestimmen gesucht.

Vierordt[2] stellt zwischen dem Ohr und der Brustwand eine Säule von Kautschukpfropfen, welche den Schall nur schlecht leiten, und nimmt dieser Pfropfen so viele, bis der zu untersuchende Herzton auf den Punkt der Ebenmerklichkeit abgeschwächt wird. Je länger die Säule gemacht werden muss, bevor dies erreicht wird, um so lauter ist natürlich der Ton. Durch besondere Versuche, welche ich hier nicht aufführen kann, wurde die schallschwächende Wirkung der einzelnen zur Verwendung kommenden Pfropfen festgestellt und so die Vorrichtung calibrirt. Die Mittelwerthe der Messungen Vierordt's, insofern sie sich auf Gesunde beziehen, sind in der folgenden Tabelle zusammengestellt.[3]

	Die relative Stärke der Herztöne			
	4—10 Jahre	11—20 Jahre	21—39 Jahre	40—50 Jahre
Der erste Herzton:				
Die linke Kammer	751	758	768	637
Die rechte Kammer	491	577	602	516
Der zweite Herzton:				
Aorta	626	492	481	546
Lungenarterie	778	660	568	539

[1] Vgl. Rollett, a. a. O., S. 198.
[2] H. Vierordt, *Die Messung der Intensität der Herztöne.* Tübingen 1885.
[3] Vierordt, a. a. O., S. 88.

Ein näherer Aufschluss in Bezug auf die Mechanik des Herzens dürfte aus diesen Werthen nicht erhalten werden können.

Die bei krankhaften Veränderungen des Herzens auftretenden Veränderungen der Herztöne können wir hier nicht besprechen. Ich will blos an den Ausspruch Skoda's erinnern, dass für eine vollkommen genügende Theorie der Herztöne Beobachtungen an Gesunden und Kranken und sorgfältige Vergleichungen der während des Lebens beobachteten Erscheinungen mit Sectionsbefunden erforderlich sind.[1] Und soviel ist sicher, dass unsere Theorie der normalen Herztöne und in Zusammenhang damit unsere Deutung der Bedeutung der Herzgeräusche für die feinere Diagnose organischer Herzfehler noch in vielen wesentlichen Punkten unentschieden und unsicher ist.

Auch von den Tönen und Geräuschen, welche an den Arterien wahrgenommen werden, wollen wir hier absehen, weil ihre Theorie noch weniger als die der Herztöne sichergestellt ist und also eine Behandlung derselben vom physiologischem Gesichtspunkte aus keine wesentlicheren Aufklärungen ergeben kann.

Vierte Vorlesung.

Die Contraction des Herzens.

§ 6. Die Formveränderungen des Herzens bei der Systole.

Um zu beobachten, wie die verschiedenen Abtheilungen des Herzens arbeiten, ist es nothwendig, den Brustkasten zu öffnen. Dies ist bei den kaltblütigen Thieren sehr einfach. Man tödtet das Thier und zerstört mit einer Sonde das Rückenmark; dann schneidet man die vordere Brustwand vorsichtig weg, wobei man sich sorgfältig davor hüten muss, das Herz aus seiner Lage zu entfernen, und öffnet endlich das Pericard. Dann liegt das Herz bloss und kann lange beobachtet werden, weil nämlich die Organe der Kaltblüter noch lange Zeit, nachdem das Thier selbst getödtet ist, lebendig bleiben.

Bei den warmblütigen Thieren ist die Versuchstechnik complicirter. Sobald die Brusthöhle geöffnet wird, fallen die Lungen zusammen, die Athmung hört auf, und das Thier stirbt an Erstickung. Es ist daher nothwendig, hier künstliche Athmung einzuleiten, was dadurch geschieht, dass man mit einem Blasebalg durch eine in die Trachea eingeführte Canüle Luft in genügender Menge und in zweckmässigem Rhythmus einbläst.[2] Dazu

---

[1] Skoda, *Abhandl. üb. Percussion u. Auscultation.* Zweite Aufl. Wien 1842, S. 172.

[2] Der erste, der die künstliche Athmung bei physiologischen Versuchen benutzte, war Andreas Vesalius.

muss das Thier betäubt, sowie, um Reflexbewegungen zu vermeiden, welche den Versuch sonst erschweren, mit Curare vergiftet sein, welches Gift, wie bekannt, die Endapparate der motorischen Nerven in den Muskeln lähmt und also alle, sowohl willkürliche wie reflectorische Einwirkungen auf diese aufhebt, zu gleicher Zeit aber, wenigstens bei nicht zu grossen Dosen, das Herz und die Herznerven unberührt lässt.

Beim Öffnen der Brusthöhle müssen die Aa. mammariae internae, die Intercostalgefässe und die Mammarvenen gebunden werden. Danach wird das Pericardium in der Mittellinie durchgeschnitten und an die Wände des geöffneten Brustkastens genäht; dabei liegt das Herz wie auf einem Präsentirteller auf dem ausgebreiteten Pericardium, und seine Bewegungen können jetzt sehr genau beobachtet werden. Je mehr man von der Brustwand fortnimmt, um so vollständiger wird man die Bewegungen der Kammern und der Vorhöfe überblicken können.

Bei den kaltblütigen Thieren fängt die Contraction bei den grossen Venen an, die in den Venensinus münden. Danach contrahirt sich der Sinus, dann die Vorhöfe und endlich die Kammer; im Verlaufe der Kammercontraction contrahirt sich auch der Bulbus arteriosus. Für den Venensinus, die Vorhöfe und die Kammer gilt, dass die verschiedenen Herzabtheilungen nicht zu gleicher Zeit thätig sind: erst nachdem der Sinus sein Contractionsmaximum überschritten hat, fängt die Systole der Vorhöfe an; erst nachdem diese zum Maximum contrahirt sind, beginnt die Kammersystole.

In allem Wesentlichen gilt dies auch für das Säugethierherz. Hier fängt die Contraction bei den Mündungen der grossen Venen an, welche von circular verlaufenden Muskelfasern umgeben sind, und schreitet von hier auf die Vorhöfe fort. Beide Vorhöfe contrahiren sich gleichzeitig und entleeren sich nicht vollständig.[1] Dagegen sollen, nach Collier,[2] die Herzohren dies thun und also die Füllung der Kammern vollbringen. Erst nach beendigter Vorhofssystole beginnt die der Kammern. Hierbei ist es von grossem Interesse, dass, wie dies zuerst von Donders nachgewiesen worden ist,[3] die Musculatur der Vorhöfe mit derjenigen der Kammern nirgends unmittelbar zusammenhängt.

Viel verwickelter sind die Bewegungen der Kammern. Dies ist auch zu einem gewissen Grade selbstverständlich, wenn wir bedenken, dass die ganze Aufgabe der Vorhöfe darin besteht, theils eine Art von Reservoir für das zu dem Herzen zurückströmende Blut darzustellen

---

[1] Über die Formveränderungen der Vorhöfe beim Pferd und Schaf s. Colin, *Bull. de l'acad. de méd.* Paris 1874, S. 491.

[2] Collier, *On the physiology of the vascular system.* London 1889, S. 28.

[3] Donders, Onderzoekingen, ged. in het physiol. Laborat. der Utrecht'sche Hoogeschool, Jaar III—IV, 1, S. 244; 1852.

— weshalb sie auch lange Zeit gar nicht als zum Herzen gehörig aufgefasst wurden — theils eine gleichmässige Anfüllung der Kammern zu bewirken, ohne eine übermässige Füllung herbeizuführen; denn das Übermaass kann nach den Venen zurückweichen (E. H. Weber).[1]

Um die bei der Systole der Kammern stattfindenden Eigenthümlichkeiten besser verstehen zu können, ist es nothwendig, die sehr verwickelte Anordnung der Muskelmassen, welche die Kammerwände bilden, näher ins Auge zu fassen. Ich folge hierbei den Darstellungen von Ludwig,[2] Schäfer[3] und Krehl.[4]

Jedes Stückchen Kammer, insofern es nur eine ganze Wanddicke darstellt, zeigt beim Zerklüften an der äussern Fläche eine Faserung, welche mit der der innern Fläche in kreuzender Richtung geht; zwischen diesen beiden Faserungen liegen in regelmässiger Reihenfolge alle Übergänge einer Richtung in die andere eingeschlossen. Die einzigen vorkommenden Unterschiede sind: 1) ein Fehlen einzelner Übergangsstufen, während die steile Kreuzung der Fasern der Grenzflächen vorhanden ist; 2) die Fasern der einen Grundfläche bilden mit der horizontalen nicht denselben Winkel wie die Faserzüge der andern Grenzfläche, oder mit anderen Worten, es ist der Übergang von einer Richtung in die andere vorhanden, die eine Richtung aber ist nicht bis zur Endstufe — zur steilen Kreuzung — gelangt (Ludwig[2]).

Unter solchen Umständen wird die genaue Verfolgung der einzelnen Fasersysteme ausserordentlich schwierig; wir finden auch, dass verschiedene Beobachter die Faserung der Herzkammern sehr verschieden darstellen, und wir müssen mit Testut[5] zugeben, dass jede Darstellung dieses Gegenstandes mehr oder weniger schematisirend ist.

Die linke Kammer. Von den fibro-tendinösen Ringen an der Kammerbasis und von der musculösen Seite der Aortenwurzel gehen oberflächliche Muskelfasern ab, welche in schiefer Richtung längs der Kammern laufen und, an der Spitze des Herzens angelangt, zum grössten Theil in den Wirbel der linken Kammer gehen; nur die Fasern, welche dem hintersten Theil des Ringes entspringen, werden zu den später zu erwähnenden äusseren Fasern der rechten Kammer. Die zum Herzwirbel gehörigen Fasern biegen in das Innere der linken Kammer

[1] E. H. Weber, Brief an Hamernjk, *Vierteljahrschr. f. d. prakt. Heilk.* Prag, 20, S. 106; 1848.
[2] Ludwig, *Zeitschr. f. rat. Med.*, 7, S. 191—200; 1848.
[3] Schäfer in Quain's *Anatomy.*
[4] Krehl, *Abhandl. d. math.-phys. Klasse d. sächs. Gesellsch. d. Wiss.*, 17, S. 339—362; 1891.
[5] Testut, *Traité d'anatomie humaine.* Paris 1890, 2, S. 25.

um, laufen als innerste Schicht fast senkrecht nach oben, wo sie entweder in Papillarmuskeln und Chordae tendineae oder am Atrioventricularring inseriren.

Die in dieser Weise gebildeten äusseren und inneren Lagen sind durch eine zwischenliegende Lage voneinander getrennt. Hinsichtlich dieser Lage hat die Untersuchung von Krehl sehr bemerkenswerthe Aufklärungen geliefert. Wenn man nämlich die inneren und äusseren Fasern der linken Kammer an einem mit Salpetersäure behandelten und nachher gequollenen Herzen von ihren Ursprüngen an der Kammerbasis losschneidet, so kann man sie von den mittleren Schichten, die im allgemeinen horizontal verlaufen, ohne grössere Mühe trennen. Man hat dann diese letzteren in Gestalt eines Muskelkegels vor sich (Fig. 17), welcher eine obere und eine untere Öffnung zeigt; diese ist kleiner als jene und stellt den Ort dar, an dem die äusseren Kammerschichten in die inneren umwenden. Der Muskelkegel ist, wie Fig. 17 zeigt, natürlich beträchtlich niedriger als die ganze linke Kammer, denn es fehlt oben der Atrioventricularring mit den Ansatzstellen der äusseren und inneren Längsfasern, nach unten der Umdrehungswirbel jener in diese.

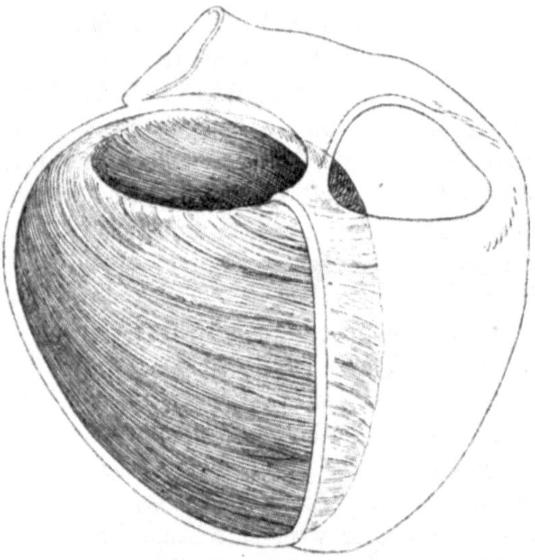

Fig. 17. Die mittlere Muskellage der linken Herzkammer. Nach Krehl.

Man darf sich aber nicht vorstellen, dass die mittleren Schichten von den inneren durch eine Bindegewebsplatte getrennt seien. Es gehen vielmehr nicht wenige Fasern aus den äusseren Lagen in die mittleren, und aus diesen in die inneren über; alle diese Fasern müssen natürlich bei der Herausschälung des Mittelstückes durchrissen werden, so speciell die Muskelzüge, welche in die Papillarmuskeln umbiegen.

Die Muskelfasern dieses Mittelstückes laufen aussen vorn, von rechts oben nach links unten, doch wenig steil, der Horizontalen stark angenähert, an der Seite und hinten unten in entsprechender Richtung;

auf der Innenseite gerade umgekehrt, also z. B. an der seitlichen Wand innen von hinten oben nach vorn unten. Auf der Aussenfläche der Scheidewand gehen sie in derselben Richtung, an der linken Kammerfläche der Scheidewand umgekehrt. Man muss sich die Vorstellung bilden, dass die Fasern des Mittelstückes Schlingen darstellen, welche zu ihrem Ausgangspunkte zurückkehren, weil sie nicht sehnig enden. In ihrem Verlauf biegen sie theils ein-, theils zweimal um. Dabei gehen die Schlingen in allen möglichen Winkeln zur Längsachse der linken Kammer, doch entschieden so, dass die stumpfen Winkel vorherrschen. Und dann wechselt die einzelne Schlinge in ihrem Verlauf häufig ihren Abstand von der idealen Mitte der linken Kammer.[1]

Ausser den, der linken Kammer eigenen Fasern, kommen auch solche vor, welche den beiden Kammern angehören. Die oberflächlichen Fasern der rechten Kammer stehen mit der linken Kammer und ihren Papillarmuskeln in Verbindung; auch deren tiefere Fasern hängen zum grössten Theil mit denen der linken Kammer zusammen. Die hinteren gehen durch die Scheidewand nach der vordern Wand der linken Kammer, die vorderen verlaufen, sich mit den obengenannten kreuzend, nach der hintern Wand der linken Kammer; während eine Lage von Fasern, welche zum grössten Theil der äussern Wand der rechten Kammer entstammen, in den untern Theil der Scheidewand eintritt und dort nach oben geht. Endlich geht eine nicht unbeträchtliche Zahl von Fasern um die Kammern herum, ohne an der Bildung der Scheidewand theilzunehmen.[2]

Was den Bau der rechten Kammer an und für sich betrifft, so hat man einen Einströmungs- und einen Ausströmungstheil zu unterscheiden; ersterer hat die Form einer Tasche und ist medial begrenzt von der Scheidewand, lateral von der bogenförmig gekrümmten Aussenwand der rechten Kammer. Der Ausströmungstheil setzt sich röhrenförmig an das vordere Ende der Tasche an; beide Abschnitte sind von einander durch den schon früher erwähnten, stark vorspringenden Muskelwulst getrennt.

Die Aussenwand des taschenförmigen Theils besteht aus zwei Schichten, einer äussern continuirlichen dünnen und einer innern netzförmig angeordneten dickern. Am stark erweiterten Herzen kann man zwischen den dicken Balken der letzteren fast überall das Licht durch die zarte Aussenschicht durchschimmern sehen. Diese ist zum grössten Theil aus Fasern gebildet, welche von der linken Kammer kommen;

[1] Krehl, *Abhandl. d. math.-phys. Kl. d. sächs. Gesellsch. d. Wiss.*, 17, S. 346—348; 1891.

[2] Schäfer in Quain's *Anatomy.*

sie laufen im wesentlichen von links hinten oben nach rechts vorn unten und gehen zum grössten Theil in den besondern Wirbel der rechten Kammer, welcher kleiner als der der linken ist. In der Aussenschicht laufen aber auch horizontale Fasern und solche, welche von rechts hinten unten nach links vorn oben gehen. Von den Fasern, welche die Hauptrichtung verfolgen, kommt nur ein Theil aus der linken Kammer, ein anderer entspringt vom rechten Atrioventricularring.

Die innere Schicht der Aussenwand des taschenförmigen Theiles wird fast ganz von kurzen Fasern gebildet, die ihrem Verlauf nach der Tasche allein angehören. Sie entspringen am obern Rand der Scheidewand in dessen ganzer Ausdehnung und gehen zunächst senkrecht nach abwärts, stellen somit eine besondere Schicht der Scheidewand dar. In verschiedener Höhe wenden sie sich nach dem Lumen der rechten Kammer, durchziehen dieses in wechselnden Höhen und steigen in getrennten Balken theils als Trabekeln, theils als Papillarmuskeln an der Aussenwand der Tasche in die Höhe, um sich entweder mittels Sehnenfäden am Segel oder mit mehr weniger kurzen Sehnen an den Atrioventricularring anzusetzen. Auch die Aussenwand des Conus arteriosus lässt zwei Schichten erkennen: eine innere, für ihn längs verlaufende und eine äussere Ringschicht. Am systolischen Herzen bildet erstere dort, wo die Semilunarklappen sich ansetzen, genau eben solche Polster für die Lungenarterie, wie sie an der Aorta oben (S. 48) beschrieben worden sind. Die äusseren Querschichten gehören theils dem Conus allein an, theils setzen sie sich von ihm auf die linke Kammer fort. Sie entspringen von der Scheidewand dort an der Stelle, wo sie zugleich Aortenwand wird. Die Fasern schlagen sich um den Conus herum und gehen theils in die Aussenschichten der linken Kammer, theils in die Scheidewand, theils bleiben sie auf den Conus beschränkt und setzen sich an verschiedenen Stellen des Lungenarterienrandes an. Die äusseren Fasern des Conus sind von denen der Tasche nicht principiell getrennt; an der Grenze beider geht ein Theil der äusseren langen Taschenfasern noch um den Kegel herum.[1]

Die eben besprochene Anordnung der Muskelfasern des Herzens macht, dass die Wand der linken Kammer viel dicker als die der rechten ist, wie aus der Fig. 18, welche einen von Ludwig gezeichneten Querschnitt eines todtenstarren Herzens darstellt,[2] ersichtlich ist. Diese stärkere Entwicklung der Wand der linken Kammer hängt offenbar mit der stärkern Arbeit dieser Kammer zusammen; die rechte Kammer

[1] Krehl, *Abhandl. d. math.-phys. Kl. d. sächs. Gesellsch. d. Wiss.*, 17, S. 351—354; 1891.

[2] Ludwig, *Zeitschr. f. rat. Med.*, 7, Taf. II, Fig. 3; 1848.

hat nur das Blut durch die Lungen zu treiben, während die linke das Blut durch alle Theile des Körpers treiben muss. Weiter unten werde ich numerische Angaben zur Kenntniss der verschieden grossen Kraft und Arbeit der beiden Kammern mittheilen.

Während der Diastole der Kammern ist deren Form wesentlich von der Art bedingt, in welcher sie auf der Unterlage ruhen. Legt man das ausgeschnittene Herz eines Frosches auf eine Glasscheibe, so liegt es dort platt wie ein Kuchen. Dasselbe gilt im wesentlichen auch für das Herz der warmblütigen Thiere; auch bei diesen kann das weiche und schlaffe Herz je nach seiner Lagerung verschiedene Formen annehmen.[1]

Ganz anders bei der Systole. Dann spannt das Herz, wie Harvey sagt, alle seine Fasern und erhält eine vollkommen bestimmte Form. Legt man ein Froschherz mit seiner Basis auf eine Glasplatte, so wird diese während der Systole kleiner, und die Spitze steigt aus der Masse des Herzens empor; legt man es mit der hintern Fläche auf die Platte, so wird bei der Contraction die Basis rund, und die Spitze hebt sich von der Glasplatte ab. Hängt man nun das Herz an den Vorhöfen auf, so hängt es während der Diastole wie ein schlaffer Beutel herunter; während der Systole wird die Basis wieder rund, die herabhängende Herzspitze nähert sie der Basis.[2]

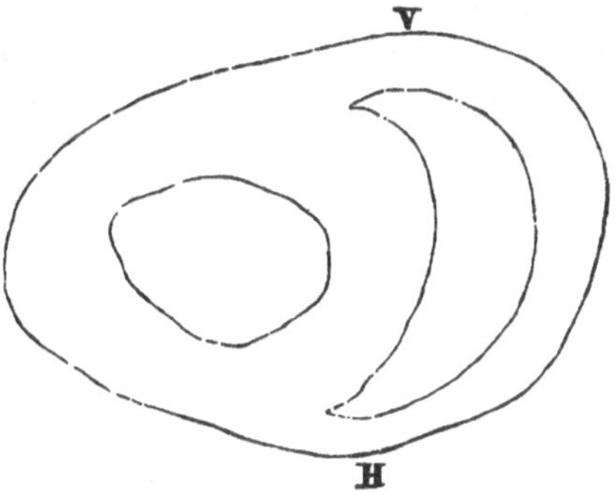

Fig. 18. Durchschnitt eines todtenstarren Herzens. Nach Ludwig.

Diese Erscheinungen sind am Froschherzen sehr leicht zu beobachten; sie treten auch am Säugethierherzen hervor, obgleich sie, wegen des grössern Umfanges des Herzens, der Geschwindigkeit seiner Bewegungen und der kurzen Zeit, wo es, aus dem Körper herausgeschnitten, noch leistungsfähig ist, etwas schwieriger zu controliren sind.

Durch genaue Messungen an Katzenherzen in situ fand Ludwig,[3] dass das Herz sich in horizontaler Lage bei seiner Systole in der Weise verändert, dass der Durchmesser von vorn nach hinten zunimmt, der

[1] Ludwig, *Zeitschr. f. rat. Med.*, 7, S. 207; 1848. — Chauveau und Faivre, *Gazette méd. de Paris*, 1856, S. 407.

[2] Vgl. Rollett, *Handb. d. Physiol.*, 4, 1, S. 185.

[3] Ludwig, a. a. O., S. 203 folg.

quere Durchmesser abnimmt, während das Herz sich in der Richtung von der Basis nach der Spitze verkürzt. Während der Diastole stellt die Herzbasis eine mit der kürzern Achse von vorn nach hinten gerichtete Ellipse dar; bei der Systole nähert sich die Basis dem Kreise.

Als Belege theile ich die folgenden von Ludwig ermittelten Werthe mit:

Querdurchmesser	Diastole	28·0 mm
	Systole	22·5 „
Durchmesser von vorn nach hinten	Diastole	16·5 „
	Systole	20·6 „

(Mittel aus vier Beobachtungen).

Auch beim Menschen ist die Herzbasis während der Diastole (d. h. bei einem schlaffen Leichenherzen) eine Ellipse.

Wird das Herz aufrecht gestellt, so dass seine Längenachse vertical steht, und wird die Herzspitze mit einem Bleigewicht beschwert, so nimmt bei der Systole sein Durchmesser von vorn nach hinten, sowie der Querdurchmesser ab, wogegen die Längenachse grösser wird, wie dies aus den folgenden Werthen Ludwig's hervorgeht.

Längenachse	Diastole	22·0 mm
	Systole	25·0 „
Durchmesser von vorn nach hinten	Diastole	26·0 „
	Systole	24·5 „

Auch an vom Körper ausgeschnittenen, blutleeren Herzen beobachtete Ludwig ähnliche Erscheinungen. Beim Pferde, wo das diastolische Herz in dem Querdurchmesser abgeplattet ist, beobachteten Chauveau und Faivre, dass das Herz sich bei der Systole in seinem sagittalen Durchmesser und in seiner Längenachse verkürzte, während der Querdurchmesser zunahm.[1]

Aus diesem allen geht hervor, dass die Lage des Herzens und die Weise, in welcher dasselbe unterstützt ist, einen bestimmenden Einfluss auf dessen Form während der Diastole ausüben, und dass es bei seiner Systole dahin strebt, eine bestimmte Form anzunehmen. Wenn das Herz während der Diastole in einem seiner Durchmesser verlängert ist, so verkürzt es sich während der Systole besonders in diesem und umgekehrt.

Hierin finden wir auch die Erklärung des Hervortretens der Herzspitze, das wir sowohl bei dem Frosch- wie bei dem Säugethierherzen beobachtet haben. Wenn man nämlich das Herz so legt, dass die Basis der Kammer gegen die Unterlage senkrecht steht, so hebt sich

[1] Chauveau und Faivre, *Gazette méd. de Paris*, 1856, S. 572—573. — Chauveau und Marey, *Mémoires de l'académie de médecine*, 26, S. 292; 1863.

die Spitze bei der Systole bis zu einer gewissen Höhe empor. Wenn aber die Basis schief steht, so dass sie mit der Unterlage einen nach den Vorhöfen zu offenen, spitzen Winkel bildet, so wird die Spitze höher emporgehoben, und dies um so mehr, je kleiner dieser Winkel ist.[1]

Es fragt sich aber, ob diese Beobachtungen erlauben, irgend welche Schlüsse hinsichtlich der Formveränderungen des Herzens bei normaler Lage und uneröffnetem Brustkasten zu ziehen, und diese Frage ist um so weniger zu umgehen, als gerade die hier besprochenen Ergebnisse deutlich zeigen, dass das Herz bei seiner Diastole in Bezug auf seine Form von der jeweiligen Lagerung ausserordentlich abhängig ist.

Im lebenden Körper und bei uneröffnetem Brustkasten liegt das Herz, zum grössten Theil von den Lungen bedeckt, in den Herzbeutel eingeschlossen. Es ist an den grossen Arterien aufgehängt und, soweit der Herzbeutel es erlaubt, nach verschiedenen Richtungen beweglich.

Wenn man, wie dies bei Versuchen an Säugethieren in der Regel der Fall ist, das Thier in die Rückenlage bringt, um das Herz zu beobachten, und in der oben angegebenen Weise das Pericard als eine Unterlage des Herzens an die Wände des Brustkastens annäht, so muss sich das diastolische Herz dabei etwas von vorn nach hinten abplatten und sein Querdurchmesser zunehmen. Bei der natürlichen Stellung des Thieres wird aber das Herz zum grössten Theil von den Lungen getragen; diese sind aber als Luftkissen aufzufassen und werden also nur in einem unbedeutenden Grade die Form des diastolischen Herzens beeinflussen. Es muss also meines Erachtens bei der natürlichen Lage des Thieres die Herzbasis mehr kreisrund sein als bei Rückenlage und geöffnetem Brustkasten. Dagegen kann ich mir nicht vorstellen, dass die Längenachse des diastolischen Herzens in diesen beiden Lagen irgend welchen nennenswerthen Unterschied darbietet.

Beim Menschen wird ebenso wie bei den übrigen Säugethieren das von den grossen Gefässen getragene Herz zum grössten Theil von den Lungen gestützt. Bei aufrechter Körperstellung werden daher nur die Herzspitze und der Theil des Herzens, welcher am Zwerchfell ruht, in ihrer Form von den umgebenden Theilen beeinflusst. Im grossen ganzen scheint also beim Menschen die Form des diastolischen Herzens nicht so sehr von derjenigen bei den Thieren abzuweichen.

Auf der andern Seite ist aber die Form des systolisch contrahirten Herzens nicht von der Form des diastolischen, sondern nur von der Gesammtwirkung der Herzmuskelfasern abhängig. Die vielfach ge-

[1] Ludwig, a. a. O., S. 209.

kreuzten Fasern der Kammerwände spannen einander gegenseitig, und nur durch diese Anordnung können sie, wie es E. H. Weber[1] und Ludwig[2] hervorgehoben haben, thatsächlich eine in allen Richtungen gleichmässige Wirkung ausüben.

Die in den Messungen Ludwig's bei der Katze gefundene Zunahme des sagittalen und Abnahme des transversalen Durchmessers scheinen also für die normale Lage des Herzens im Brustkasten etwas zu gross zu sein; dagegen ist die Abnahme des ganzen Herzens in der Längenachse aller Wahrscheinlichkeit nach durchaus normal.

Dies wird durch die neulich veröffentlichten Erfahrungen von Haycraft bezeugt.

Am uneröffneten Brustkasten untersuchte er bei Katzen und Kaninchen mittelst durch die Brustwand in das Herz eingeführter Nadeln die Richtung, in welcher sich die verschiedenen Kammerabschnitte bei der Systole verschieben. Bei dieser zuerst von Jung (1836)[3] eingeführten Methode stellt die Nadel einen zweiarmigen Hebel dar, der seinen Drehpunkt in der Brustwand hat. Wenn das äussere Ende der Nadel sich nach oben bewegt, so bewegt sich das im Herzen eingestochene innere Ende nach unten u. s. w.

Nun fand Haycraft, dass dann, wenn die Nadel in die Herzbasis eingeführt war, ihr inneres Ende und also die Herzbasis sich nach unten bewegte. Dasselbe fand auch statt, wenn die Nadel mehr nach der Spitze zu angebracht ward; dabei wurden aber die Oscillationen immer kleiner, je mehr man sich der Spitze näherte, und bei Einführung in die Spitze selbst war die Bewegung sehr klein. Hieraus ergiebt sich, was man übrigens durch die direkte Inspection des blossgelegten Herzens leicht constatiren kann, dass bei der Systole die Basis sich der Spitze nähert, und dass die letztere den unbeweglichsten Punkt des Herzens darstellt.

Ferner fand Haycraft nach derselben Methode, dass das Herz sich von der einen Seite zur andern contrahirt, sowie endlich, dass auch der Durchmesser von vorn nach hinten abnimmt.[4] Hier begegnen wir dem einzigen Unterschied in Bezug auf die Messungen Ludwig's, und wir haben schon dessen wahrscheinliche Ursache erwähnt.

---

[1] E. H. Weber, *Hildebrand's Anatomie*, 3. Aufl., 3, S. 151.

[2] Ludwig, a. a. O., S. 209.

[3] Jung, *Ber. d. naturf. Gesellsch.* in Basel, II, S. 19; 1836.

[4] Haycraft, *Journ. of physiol.*, 12, S. 452—455; 1891. — Vgl. auch die ähnlichen Beobachtungen Brücke's über die Abnahme der Längenachse des Herzens bei der Systole. *Sitzber. d. kais. Acad. d. Wiss.*, 14, S. 348; 1855.

Bevor ich die Frage betreffs der Veränderungen der äussern Form des Herzens verlasse, muss ich noch eine Untersuchung von Hesse besprechen, weil die dabei gewonnenen Ergebnisse nicht unerheblich von den jetzt dargestellten abweichen.[1] Hesse machte von den unter dem Druck einer etwa 150 ^{mm} hohen Blutsäule gefüllten Kammern eines eben aus dem Körper herausgeschnittenen noch reizbaren Hundeherzens einen Gypsabguss. Dann rief er durch Eintauchen des entleerten Herzens in eine auf 50° C. erwärmte gesättigte Lösung von doppeltchromsaurem Kali eine maximale Contraction (Wärmestarre) hervor, und zwar zogen sich die Muskeln dabei ohne irgend einen Widerstand (S. 333) zusammen. Vorher hatte er durch zweckentsprechende Marken die verschiedenen Theile der Kammern erkenntlich gemacht.

Es ergab sich, dass die so behandelten Kammern in der Diastole eine Gestalt hatten, welche sich im grossen ganzen einer Halbkugel nähert. In dem contrahirten Zustande hatten sie etwa die Form eines Kegels. Für beide Kammern stellte sich eine Abnahme des sagittalen und des transversalen Diameters heraus. Dagegen verkürzte sich nur die rechte Kammer der Länge nach, während die linke Kammer und mit ihr das ganze Herz, für deren Form diese vorzugsweise massgebend ist, keine Verminderung ihrer Länge darboten.

Diese, allen übrigen widerstreitenden Beobachtungen sind jedoch, insofern ich die Frage zu beurtheilen vermag, auf das in situ, bei ungestörter Circulation thätige Herz nicht übertragbar. Denn erstens waren die Herzkammern nahezu auf das Maximum ihrer Füllung gebracht, was wohl im Leben kaum als Regel stattfindet. Dies ist aber von geringerer Bedeutung. Das wichtigere ist, dass die Kammern sich widerstandslos zusammenzogen, und zwar bis zum grössten erreichbaren Maximum. Nun ist es ziemlich sicher, dass eine so starke Contraction bei normalem Kreislauf selten, wenn überhaupt jemals, vorkommt; ferner wird die Füllung der Kammern und deren Contraction gegen einen hohen Druck in den grossen Arterien für ihre Contractionsweise nicht belanglos sein. Alles in allem glaube ich also, dass die von Ludwig u. a. beobachtete Verkürzung der Längenachse der beiden Kammern als normal aufzufassen ist.[2]

Dies wird übrigens durch eine neuerdings von Roy und Adami ausgeführte Untersuchung bestätigt. Mittelst einer geeigneten Vorrichtung, deren Construction im Original nachzulesen ist, registrirten diese Autoren die Variationen der Entfernung zwischen zwei Punkten der Kammeroberfläche am blossgelegten Hundeherzen. Sowohl bei der rechten als bei der linken Kammer stellte es sich heraus, dass zwei in einer der interventricularen Furche parallelen Linie liegende Punkte sich bei der Kammersystole näherten, dass also die beiden Kammern sich in der Längsrichtung verkürzten. Dasselbe war auch der Fall in Bezug auf zwei in einer der atrioventricularen Furche parallelen Linie liegende Punkte, wodurch wieder die Contraction der Herzkammern in dem Querdurchmesser nachgewiesen wird.[3]

---

[1] Hesse, *Arch. f. Anat. u. Physiol.*, anat. Abth., 1880, S. 328—336.

[2] Über ähnliche Messungen am menschlichen Herzen vgl. v. Frey, *Verh. d. X. internat. med. Congresses in Berlin 1890*, Physiologie, S. 35 folg.

[3] Roy und Adami, *The Practitioner*, 1890, I, S. 82—88.

Da ja die Spitze des Herzens dessen freister Theil ist, sollte man glauben, dass, wenn überhaupt eine Veränderung der Längenachse bei der Kammersystole stattfindet, dieselbe sich der Basis nähern sollte und nicht umgekehrt. Wie schon erwähnt, findet dies aber nicht statt; im Gegentheil kann man sich sowohl an kaltblütigen, wie an warmblütigen Thieren davon überzeugen, dass die Basis sich bei der Systole der Spitze nähert. Diese Bewegung kann wenigstens theilweise durch den Rückstoss des Blutes, wenn es durch die arteriellen Ostien herausströmt, erklärt werden. Wenn nämlich eine Flüssigkeit durch die Mündung eines Gefässes herausströmt, findet an der ganzen Oberfläche der Mündung kein Druck von innen nach aussen statt, da ja die Wand dort fehlt. Die horizontale Composante des Druckes an dem gegenüber liegenden Oberflächenelement wird also nicht compensirt, wie dies bei geschlossener Mündung der Fall ist. Diese Composante wird daher das Gefäss in eine der Ausströmung entgegengesetzte Richtung zu treiben suchen. Ist das Gefäss beweglich, so kann es hierdurch in der That in Bewegung versetzt werden. Dies ist das Princip des Wasserrades von Segner.

Ein ähnlicher Rückstoss muss sich auch beim Herzen geltend machen, und viele Autoren haben aus diesem Gesichtspunkte den Herzstoss erklären wollen, obgleich es jedoch mit voller Bestimmtheit nachgewiesen werden kann, dass dieser Umstand nicht die einzige und sogar nicht die wichtigste Ursache desselben darstellen kann. Auf der andern Seite ist es, wie meines Wissens zuerst Chauveau und Faivre[1] und dann Scheiber[2] hervorgehoben haben, nicht gerade unwahrscheinlich, dass, wenn die Kammern bei ihrer Systole das Blut in die grossen Arterien heraustreiben, die Spitze wegen des Rückstosses daran verhindert wird, sich gegen die Basis zu bewegen, und statt dessen den verhältnissmässig festen Punkt darstellt, gegen den die Basis herabgezogen wird. Jedoch scheint auch die eigenthümliche Anordnung der Muskeln im Herzen hierbei mitbetheiligt zu sein, denn auch bei einem blutleeren Froschherzen, das sich in normaler Lage befindet, wird die Basis gegen die Spitze gezogen, wenn auch nicht so stark wie bei ungestörter Circulation. Für das Säugethierherz geben Guttmann,[3] Jahn[4] u. a. an, dass bei gebundenen Venen die Basis gegen die Spitze nicht bewegt wird, was leicht zu erklären ist, da das Herz wegen

[1] Chauveau und Faivre, *Gazette méd. de Paris*, 1856, S. 411.

[2] Scheiber, *Arch. f. pathol. Anat.*, 24, S. 127; 1862. *Deutsches Arch. f. klin. Med.*, 47, S. 368; 1891.

[3] Guttmann, *Arch. f. pathol. Anat.*, 65, S. 540, 541; 1875.

[4] Jahn, *Deutsches Arch. f. klin. Med.*, 16, S. 220; 1875.

mangelnder Blutzufuhr kein Blut mehr austreiben kann und also die Bedingungen des Rückstosses wegfallen.

Ferner ist es möglich, dass die Streckung der grossen Arterien bei der Einströmung des Blutes hierbei von Bedeutung sein kann, denn die anatomischen Verhältnisse erlauben nicht, dass sie sich, wenn sie bei der Kammersystole mit Blut gefüllt und erweitert werden, nach oben verlängern; dies muss also nach unten stattfinden, und daher wird die Basis der Herzkammern gegen die Spitze verschoben werden (Giraud-Teulon).[1]

Endlich muss noch hinsichtlich der Veränderungen der äussern Form des Herzens bei der Systole hervorgehoben werden, dass die Spitze des Herzens dabei spiralförmig von links nach rechts gedreht wird, wie dies von Chauveau und Faivre[2] sowie von Hesse[3] beim Hunde, von Bamberger,[4] Jahn,[5] Filehne und Penzoldt[6] beim Kaninchen und von François Franck,[7] Wilkens[8] und Ziemssen[9] bei Menschen, bei welchen infolge einer congenitalen Missbildung oder durch eine chirurgische Operation das Herz in kleinerer oder grösserer Ausdehnung von dem Sternum und den Rippen unbedeckt gewesen, beobachtet worden ist.[10] Die hierbei wirkende Ursache ist aller Wahrscheinlichkeit nach in der eigenthümlichen Anordnung der Herzmuskelfasern zu suchen.

In einem von Cruveilhier mitgetheilten Falle soll die Spitze sich von rechts nach links gedreht haben. Nach der Beschreibung Cruveilhier's scheint es mir aber nicht ganz sicher, dass er nicht Systole und Diastole verwechselt hat.[11]

Die Veränderungen der Herzhöhlen bei der Systole sind schwieriger ausfindig zu machen, weil wir zu diesem Zwecke nur Beobachtungen

---

[1] Giraud-Teulon, *Gazette méd. de Paris*, 1856, S. 557—558.

[2] Chauveau und Faivre, ib., S. 408.

[3] Hesse, a. a. O., S. 336.

[4] Bamberger, *Arch. f. pathol. Anat.*, 9, S. 343; 1856.

[5] Jahn, *Deutsches Arch. f. klin. Med.*, 16, S. 219; 1875.

[6] Filehne und Penzoldt, *Centralbl. f. d. med. Wiss.*, 1879, S. 482, 483.

[7] François Franck, *Travaux du laborat. de Marey*, 3, S. 313; 1877.

[8] Wilkens, *Deutsches Arch. f. klin. Med.*, 12, S. 237 folg.; 1873.

[9] Ziemssen und Ter Gregorianz, *Deutsches Arch. f. klin. Med.*, 30, S. 274; 1882.

[10] Dagegen soll, nach Colin, beim Pferde die Herzspitze nach links gedreht werden, s. *Physiol. comp.*, Ed. 3, 1. Paris 1888, S. 429.

[11] Cruveilhier, *Gazette méd. de Paris*, 1841, S. 498: „*La dilatation ou diastole du coeur se fait d'une manière brusque instantanée; il semblerait au premier abord, qu'elle constitue le mouvement actif du coeur, tant elle est rapide et energique. L'on ne se fait pas une idée de la force avec laquelle la dilatation triomphe de la pression exercée sur cet organe. La main serrée sur lui est ouverte avec violence.*“

an wärme- oder todtenstarren Herzen machen können, bei welchen die Contraction der Herzmusculatur soweit gegangen ist, wie dies im Leben wohl niemals stattfindet. Jedenfalls aber lassen sich aus diesen Beobachtungen vielerlei wichtige Thatsachen herleiten.

Die Höhle der linken Kammer stellt während der Diastole einen kurzen und weiten Schlauch dar; die Atrioventricularöffnung ist von dem Aortenostium durch das vordere Mitralissegel getrennt. Die Innenwand der Kammer ist mit Kämmen und Leisten besetzt, welche durch schmale Rinnen von einander getrennt und sämmtlich parallel zur Längenachse der Kammer gestellt sind, so dass die Furchen und Rinnen alle gegen die Öffnungen der Basis hinführen. Von solchen Kämmen frei bleibt nur der in den Aortenanfang führende obere Theil der Scheidewand; auch die entsprechende Oberfläche des vordern Mitralissegels ist verhältnissmässig glatt.

Die Höhle der maximal contrahirten Kammer erscheint beim Hundeherzen in dem ganzen Abschnitt, welcher die Papillarmuskeln enthält, als eine enge, sternförmige Spalte. Über den Spitzen der Papillarmuskeln bleibt aber auch hier ein merklicher Hohlraum zurück, in welchen die sternförmige Spalte ganz allmählich übergeht (Hesse).[1] Am leichenstarren Ochsenherzen stellt sich nach Sandborg und Worm-Müller[2] die tiefste Stelle der Höhle vollkommen geschlossen dar, erweitert sich nach oben zuerst sehr langsam, dann immer mehr, so dass die ganze Höhle annähernd einen, freilich sehr unregelmässigen Conus mit der Spitze nach unten bildet.

Also auch bei der möglichst starken Contraction der linken Kammer vermag sie sich nicht vollständig zu entleeren.

Bei dieser Contraction muss die mittlere, vorwiegend aus querlaufenden Fasern gebildete Schicht wegen ihrer starken Entwicklung eine ganz hervorragende Rolle spielen und wird daher auch von Krehl als das Treibwerkzeug bezeichnet. Wären seine Fasern allein da, so müsste sich die linke Kammer bei der Systole verlängern. Diese Verlängerung wird aber verhindert einmal durch die vielen schrägen Fasern, die im Triebwerkzeuge verlaufen, und dann durch die inneren und äusseren Fasern, welche es klammerartig umgeben (vgl. auch oben S. 66). Bei der Zusammenziehung müssen die inneren Schichten der linken Kammer stark gedrückt werden, und zwar nicht nur die inneren Längs-, sondern auch die inneren Querschichten. Dabei springt eine Anzahl Wülste stark in das Lumen der linken Kammer vor, und diese

[1] Hesse, a. a. O., S. 336—339.

[2] Sandborg und Worm-Müller, *Arch. f. d. ges. Physiologie*, 22, S. 424 folg.; 1880.

legen sich aneinander. Hierbei wird aber die Aortenmündung dadurch freigehalten, dass an der Scheidewand Wülste fehlen und das grosse Segel der Mitralis durch den Blutstrom von der Aortenmündung weggedrängt wird (Krehl).[1]

Die Höhle der diastolischen rechten Kammer zeigt an seiner äussern Fläche dieselbe Convexität wie die Oberfläche der Aussenwand. An der Innenfläche ist sie, entsprechend der Krümmung der Scheidewand, in der einen Richtung ausgehöhlt, während sie in der Längsrichtung des Herzens platt, im obern Theile sogar leicht convex ist. Die geöffnete Höhle lässt ein hinteres Einfluss- und ein vorderes Ausflussgebiet unterscheiden, deren Grenze durch den vordern Rand der Atrioventricularöffnung gegeben ist.

An Trabekeln und Kammmuskeln ist die rechte Kammer viel reicher als die linke. Namentlich sind die Verwachsungsstellen mit der linken Kammer (beide Längsfurchen) ganz von Muskelbälkchen ausgefüllt. Nicht minder reich an vorspringenden Bälkchen ist der obere Winkel, den die Aussenwand mit der Atrioventricularöffnung bildet. Als glatte Flächen finden wir aber auch hier die Abschnitte, an denen der Inhalt der Kammer in der Systole hinzugleiten hat.

Im maximal contrahirten Zustande ist die Höhle der rechten Kammer beim Hundeherzen in eine schmale Spalte verwandelt, deren Krümmung entsprechend der stärkern systolischen Krümmung der Scheidewand zugenommen, während ihre Länge durch die Verkürzung derselben von vorn nach hinten abgenommen hat. Im untern Theile der Höhle haben sich die beiden Wände ganz aufeinander gelegt, während sie im obern Abschnitte unterhalb der Atrioventricularöffnung und namentlich im Gebiete des Conus noch durch einen nennenswerthen Abstand voneinander getrennt sind.[2] Beim Ochsenherzen hat der bei maximaler Contraction (Leichenstarre) noch offene Raum ein halbmondförmiges Aussehen. Die Höhle ist hier schmäler, nimmt aber andererseits eine grössere Ausdehnung an als die der linken Kammer.[3] Also kann auch die rechte Kammer sich bei der Systole nicht vollständig entleeren.

Die Formveränderung der rechten Kammer wird, nach den anatomischen Verhältnissen zu urtheilen, in der Weise zu Stande gebracht, dass die Fasern der Aussenschicht, welche der rechten und linken Kammer gemeinsam sind, bei ihrer Verkürzung jene an letztere heran-

[1] Krehl, *Abhandl. d. math.-phys. Kl. d. sächs. Gesellsch. d. Wiss.*, 17, S. 349—350; 1891.

[2] Hesse, a. a. O., S. 347—348.

[3] Sandborg und Worm-Müller, a. a. O., S. 425.

ziehen und also den sagittalen und transversalen Durchmesser verkleinern. Die Trabekeln verkürzen durch ihre Zusammenziehung die Spitzen-Basis-Achse der Kammer, legen sich durch die Contraction ihrer Querleisten aneinander und verdicken die äussere Wand. Der Conus arteriosus muss durch die Zusammenziehung seiner Längsfasern verkürzt, durch die der Querfasern aber verengt werden. In der That sieht man am lebenden Herzen die diastolische Wölbung des Kegels bei jeder Systole verschwinden und seine Längenachse sich beträchtlich verkleinern (Krehl).[1]

Die zahlreichen Muskelbalken, welche quer durch die Kammerhöhle hindurchgehen, werden, sobald sie sich bei wachsender Füllung spannen, die fortschreitende Entfernung der Aussenwand von der Scheidewand wirksam verhindern. Für die linke Kammer, an der schon die dicken Wände allein bei wachsender Spannung grossen Widerstand bieten, dürfte eine solche besondere Einrichtung nicht nothwendig sein (Krehl).[2]

Wie die beiden Vorhöfe ziehen sich auch die beiden Kammern gleichzeitig zusammen. Diese sich schon ohne weiteres darstellende Thatsache wurde durch gleichzeitige Registrirung des Druckablaufes in der linken Kammer, dem rechten Vorhof und der rechten Kammer von Chauveau und Marey am Pferde zu voller Evidenz nachgewiesen.[3] Später hat François-Franck in einem Fall von Ectopia dasselbe für den Menschen nachgewiesen.[4] Dieser in normalen Fällen vollständige Synchronismus der entsprechenden Herzabtheilungen hängt natürlich davon ab, dass die Muskelfasern den beiden Kammern zum Theil gemeinsam sind.

Jedoch zeigen verschiedene Erfahrungen, dass der betreffende Synchronismus kein absoluter ist, und dass also jede Kammer eine gewisse Selbständigkeit hinsichtlich ihrer Thätigkeit besitzt. Diese Thatsache, die von Seite der Kliniker mehrfach hervorgehoben worden ist, ist von Knoll neuerdings experimentell untersucht worden.[5]

Beim blossen Anblick erscheint es, als ob die Muskeln der Kammern in ihrer ganzen Ausdehnung mit einem Mal in Thätigkeit versetzt werden sollten. Inwiefern dies vollständig richtig ist, kann nur durch eine eingehende Untersuchung entschieden werden.

---

[1] Krehl, *Abhandl. d. math.-phys. Kl. d. sächs. Gesellsch. d. Wiss.*, 17, S. 354.
[2] Krehl, ib., S. 357, 358.
[3] Chauveau und Marey, *Mém. de l'académie de médecine*, 26, S. 302; 1863.
[4] François-Franck, *Travaux du laboratoire de Marey*, 3, S. 316; 1877.
[5] Knoll, *Sitz.-Ber. d. Wiener Akad. d. Wiss.*, math.-naturwiss. Kl., 99, Abth. 3, S. 31—54; 1890.

Zuerst müssen wir uns daran erinnern, dass die Länge der Herzkammer bei den gewöhnlichen Versuchsthieren nur gering ist. Wenn wir vorläufig annehmen, dass bei. der Kammersystole die Erregung sich von Zelle zu Zelle fortpflanzt — eine Annahme, die später näher erörtert werden soll —, so brauchte die Fortpflanzungsgeschwindigkeit dieser Erregung nicht sehr gross zu sein, damit es dem unbewaffneten Auge erscheinen sollte, als ob die Contraction der Kammer an allen Stellen gleichzeitig stattfände. Bei einem Kaninchenherzen sind die Kammern etwa 20 ^{mm} lang; unter der Annahme, dass die Erregung nur mit einer Geschwindigkeit von 1 ^{m} pro Secunde die Kammer durchläuft, würde die Zeit, innerhalb welcher die Kammern in ihrer ganzen Ausdehnung contrahirt sein würden, nicht mehr als 0·02 Sec. betragen — eine Zeit, die dem Auge kaum merkbar ist.

Wir sind aber nicht gezwungen, uns an diese allgemeinen Betrachtungen zu halten, denn wir besitzen über diese Frage directe Beobachtungen, welche wir Marchand, Engelmann, Burdon-Sanderson und Page, Klug, Roy und Adami u. a. verdanken.

Engelmann theilte durch Schnitte mit einer scharfen Schere die Herzkammer (beim Frosch) in vier bis sechs, nur durch schmale Brücken von Muskelsubstanz miteinander zusammenhängende Theile. Die erste Zeit nach der Operation vermochten diese 0·5 ^{qmm} breiten Brücken keine Erregung zu leiten; nachdem das Präparat aber eine genügend lange Zeit geruht hatte, zeigte es sich, dass eine Reizung, die einem dieser Stücke zugeführt war, nach allen übrigen fortgepflanzt wurde. Bei sehr kräftigen Herzen fand diese Leitung so schnell statt, dass hier, wie beim unversehrten Herzen, alle Stücke sich auf einmal zusammenzuziehen schienen. In anderen Fällen aber, und im Verlaufe des Versuches auch bei den eben erwähnten kräftigen Herzen, brauchte die Erregung eine gewisse Zeit, um sich durch das ganze beschädigte Herz fortzupflanzen. Dies geschah mit einer Geschwindigkeit von im Maximum 30 ^{mm} pro Secunde.[1]

Dies beweist, dass, wenigstens unter gewissen Verhältnissen, die gesammte Muskelmasse des Herzens sich nicht in allen ihren Theilen auf einmal zusammenzieht, und macht es in einem gewissen Grade wahrscheinlich, dass dies auch beim normalen Herz der Fall ist. Der Werth, den Engelmann als Maximum beobachtete, ist jedoch für normale Verhältnisse gar zu klein; wenn er für ein Kaninchenherz gültig wäre, so würde es etwa 0·6 Sec. dauern, bevor die Kammern in ihrer Gesammtheit contrahirt wären; dies ist aber unmöglich, da

[1] Engelmann, *Arch. f. d. ges. Physiol.*, 11, S. 465—480; 1875.

ja beim Kaninchen die Frequenz der Herzschläge 180 und mehr pro Minute beträgt.

Wir können aber der Frage in einer andern Weise näher kommen. Beim Herzen tritt, ebenso wie bei den Skelettmuskeln, bei dessen Erregung eine elektrische Schwankung, der Actionsstrom, auf, welcher für die Auffassung der Natur der Herzcontraction von einer sehr grossen Bedeutung ist und später näher betrachtet werden soll. Marchand, Engelmann, Burdon-Sanderson und Page haben die Geschwindigkeit gemessen, mit welcher diese Stromesschwankung sich durch das Herz fortpflanzt. Da wir durch andere Untersuchungen wissen, dass die Fortpflanzungsgeschwindigkeit des Actionsstromes gleich derjenigen der Erregung ist, finden wir in diesen Bestimmungen die Antwort unserer Frage.

Engelmann fand, dass beim Froschherzen bei einer Temperatur von 12—16° C. die Fortpflanzungsgeschwindigkeit des Actionsstromes im Verlauf des Versuches ununterbrochen abnimmt, was mit den Erfahrungen Aeby's über die Fortpflanzungsgeschwindigkeit der Erregung in den Skelettmuskeln des Frosches übereinstimmt. Um Werthe, die für normale Verhältnisse annäherungsweise gültig sind, zu erhalten, darf man also nur diejenigen Bestimmungen berücksichtigen, die eben im Beginn des Versuches gemacht worden sind. Nach diesen variirt die Fortpflanzungsgeschwindigkeit bei der Herzkammer des Frosches zwischen 29 und 49 ^{mm} pro Secunde.[1]

Doch sind auch diese Werthe zu klein, um als normal gelten zu können; auch schätzt Engelmann die normale Fortpflanzungsgeschwindigkeit der Erregung auf etwa 50 ^{mm}. Burdon-Sanderson und Page geben die durch den Actionsstrom bestimmte Fortpflanzungs-Geschwindigkeit für das Froschherz zu 125 ^{mm} pro Secunde an,[2] und vor ihnen hatte Marchand gefunden, dass diese Geschwindigkeit 100 ^{mm} pro Secunde übersteigt.[3]

Wir können also ziemlich bestimmt annehmen, dass bei dem Froschherzen die Muskelfasern sich bei der Kammersystole nicht auf einmal in ihrer ganzen Länge verkürzen; im Gegentheil gilt hier dasselbe wie bei den Skelettmuskeln, dass die Erregung von der primär gereizten Stelle sie mit einer gewissen Geschwindigkeit durchläuft.

Gegen diese Resultate könnte geltend gemacht werden, dass sie an Herzen gewonnen sind, welche sich nicht spontan contrahirten, sondern durch eine künstliche Reizung zur Zusammenziehung gebracht

[1] Engelmann, *Arch. f. d. ges. Physiol.*, 17, S. 88—92; 1878.
[2] Burdon-Sanderson und Page, *Journ. of Physiol.*, 2, S. 425; 1880.
[3] Marchand, *Arch. f. d. ges. Physiol.*, 15, S. 520; 1877.

wurden. Und von vornherein können wir nicht behaupten, dass die spontanen Contractionen des Herzens sich den artificiell hervorgerufenen vollständig ähnlich verhalten sollen.

Waller und Reid haben aber durch zwei auf die Kammer gelegte Schreibhebel nachgewiesen, dass auch bei dem spontan schlagenden Froschherzen die an der Basis beginnende Erregung mit einer messbaren Geschwindigkeit über die Kammer fortschreitet. Diese Geschwindigkeit betrug bei einem Versuche bei + 9° C. etwa 100 ^{mm} pro Secunde.[1]

In Bezug auf das Säugethierherz lehren die an ausgeschnittenen Herzen von Waller und Reid angestellten Versuche, dass eine künstliche Erregung von der primär gereizten Stelle die Kammer mit einer Geschwindigkeit von 1 bis zu 1·2 ^{m} pro Secunde durchläuft. Bei ausgeschnittenen spontan pulsirenden Herzen begegneten sie der merkwürdigen Thatsache, dass die Contraction in der Regel bei der Spitze beginnt; in einigen Fällen konnten sie keine zeitliche Differenz zwischen der Basis und der Spitze wahrnehmen, und nur bei zwei Fällen von 25 zog sich die Basis zuerst zusammen. Das Maximum der Fortpflanzungsgeschwindigkeit ist hier viel grösser als bei künstlicher Reizung. Bei einem Schafsherzen betrug sie bis zu 8 ^{m} pro Secunde.[2] Beim Hundeherzen in situ und bei normalem Kreislauf fanden Bayliss und Starling die Fortpflanzungsgeschwindigkeit gleich etwa 3 ^{m} pro Secunde.[3] Für das menschliche Herz berechnet Waller nach dem Verlauf des Actionsstromes die Fortpflanzungsgeschwindigkeit zu etwa 5 ^{m} pro Secunde.[4]

Aus den Beobachtungen Waller's zu schliessen, dass unter vollständig normalen Verhältnissen die Contraction der Kammern von der Spitze an beginnt, scheint jedoch kaum erlaubt, denn die Ernährungsbedingungen eines solchen ausgeschnittenen Herzens sind ja so schlecht wie irgend möglich, und unter solchen Verhältnissen ist es nicht gerade unwahrscheinlich, dass auch die Contraction die Kammern in einer abnormen Weise durchläuft.

Dass dies bei den Versuchen von Waller und Reid in der That der Fall gewesen, scheint aus einer von Bayliss und Starling mitgetheilten Versuchsreihe hervorzugehen. Das Herz befand sich in normaler Lage, und die künstliche Athmung wurde mit erwärmter Luft ausgeführt. Dabei begann die Contraction in der That an der Basis.

---

[1] Waller und Reid, *Philosophical Transactions*, 1887, B, S. 230.
[2] Waller und Reid, a. a. O., S. 230, 248, 249.
[3] Bayliss und Starling, *Proceedings of the Royal Society*, 50, S. 213; 1891.
[4] Waller, *Philosophical Transactions*, 180, B, S. 189; 1889.

Dagegen zeigte sich die von Waller und Reid beobachtete Erscheinung, wenn das Thier mit künstlich erkälteter Luft geathmet wurde.[1]

In der letzten Zeit ist es Roy und Adami gelungen, die Bewegungen der Herzwand und der Papillarmuskeln gleichzeitig aufzuschreiben. Letzteres geschah mittelst eines durch den Vorhof in die Kammer eingeführten Drahtes, welcher in ein Segel der Atrioventricularklappe festgesetzt wurde. Es ergab sich, dass die Contraction der Papillarmuskeln später beginnt und früher aufhört als die der Herzwand; hierdurch wird die Contractionsdauer dieser Muskeln viel kleiner als die der Kammerwand, und zwar etwa im Verhältniss 5 : 8. Nach denselben Verfassern verläuft die Contraction der Papillarmuskeln zuerst schnell (bei *c*), dann langsam bis zum Maximum (*d*); dieses dauert jedoch nur eine kurze Zeit (*d*—*d'*), denn bald darauf folgt ein plötzlicher Abfall (*d'*—*f*), vgl. Fig. 19.[2] Am ausgeschnittenen Kaninchenherzen fanden Fenwick und Owerend ebenfalls, dass die Papillarmuskeln sich später ($^1/_{20}''$) als die Herzspitze contrahirten.[3]

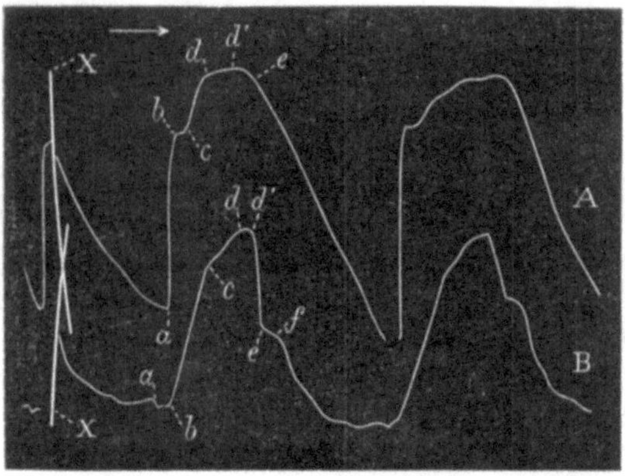

Fig. 19. Verkürzungscurven der Kammerwand (*A*) und der Papillarmuskeln (*B*). Nach Roy und Adami.

Wie es sich auch mit den Einzelheiten verhalten mag, so ergiebt sich doch aus den hier erwähnten Thatsachen vollkommen deutlich, dass die Erregung sich mit einer messbaren Geschwindigkeit durch die Herzkammer fortpflanzt.

§ 7. Die Druckveränderungen im Herzen während seiner Thätigkeit.

Für die Kenntniss der Herzthätigkeit ist das Studium der dabei stattfindenden Druckschwankungen in den Herzhöhlen von der grössten

---

[1] Bayliss und Starling, *Proceedings of the Royal Society*, 50, S. 211 bis 214; 1891. — *Int. Monatsschr. f. Anat.*, 9, S. 260 folg.; 1892.

[2] Roy und Adami, *The Practitioner*, 1890, I, S. 88—94.

[3] Fenwick und Owerend, *British med. Journ.*, 1891, I, S. 1117.

Bedeutung. Dieses Studium wurde von Chauveau und Marey durch Untersuchungen am Pferdeherzen inaugurirt. Die von ihnen zu diesem Zwecke benutzte Methode ist eine consequente Ausbildung der Registrirung durch Lufttransmission.

Wenn man mittelst eines Kautschukschlauches mit ziemlich unnachgiebiger Wand zwei Kautschukballons verbindet und auf den einen einen Druck ausübt, so wird der andere infolge des vermehrten Luftdruckes, der jetzt in dem System waltet, erweitert. Wenn man den einen Ballon mit einem Hebel in Verbindung setzt und diesen Hebel an einer rotirenden Fläche schreiben lässt, so kann man hierdurch alle im Systeme stattfindenden Druckschwankuugen aufschreiben.

Der erste, der die Luftübertragung für physiologische Zwecke benutzte, war Upham, welcher dadurch bei einem Fall von *Fissura sterni congenita* die Herzbewegungen auf einen elektrischen Unterbrecher einwirken liess.[1] Bald nachher zeigte Buisson die Anwendbarkeit dieser Methode zur graphischen Registrirung von Bewegungen[2] und in den Händen Chauveau's und

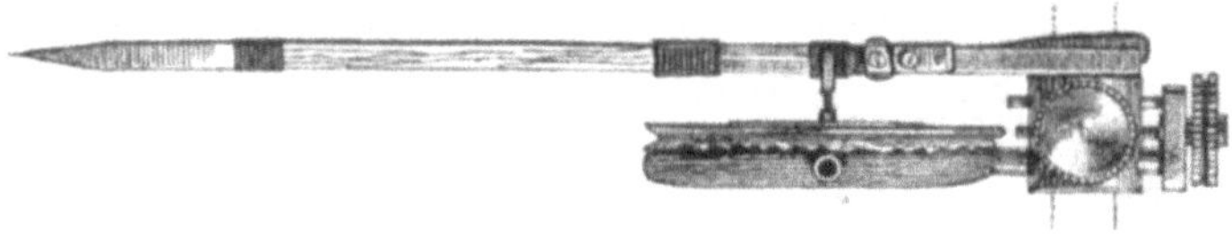

Fig. 20. Marey's Registrirtrommel.

Marey's wurde sie dann zur graphischen Wiedergabe der Druckschwankungen im Herzen ausgebildet.[3]

Die zur Registrirung durch Luftübertragung benutzten Vorrichtungen bestehen immer aus zwei Theilen, dem aufnehmenden Apparat und dem schreibenden Apparat. Der letztere, welcher allgemein als die Registrirtrommel Marey's (*tambour à levier*) bezeichnet wird, ist folgendermassen construirt.

Eine flache Metallkapsel ist mit einem kleinen Tubulus versehen; dieser dient zur Befestigung des Kautschukschlauches, welcher die beiden Theile verbindet. Die Kapsel ist mit einer dünnen Kautschukmembran überspannt; an diese wird eine kleine Aluminiumscheibe geklebt, und diese steht ihrerseits mit dem Schreibhebel in Verbindung. Die Achse dieses Hebels bewegt sich in einem Lager, welches am Rande der Kapsel befestigt ist (Fig. 20).

Jedesmal wenn die Kautschukmembran hervorgewölbt wird, hebt sich der Hebel empor; wenn die Membran nach innen gezogen wird, geht der Hebel nach unten. Der Punkt des Hebels, in welchem die Bewegungen der Membran auf denselben einwirken, liegt der Hebelachse viel näher als die Spitze, mit welcher der Hebel an der rotirenden Fläche schreibt. Die Bewegungen der Membran werden also stark vergrössert. Mittelst einer besonderen Vorrichtung kann die Lage des Angriffspunktes der Membran am Hebel verschoben, und also die Vergrösserung innerhalb weiter Grenzen variirt werden.

[1] Vgl. E. Groux, *Fissura sterni congenita.* Hamburg 1859, S. 8.

[2] Buisson, *Gazette méd. de Paris*, 1861, S. 320.

[3] Chauveau und Marey, ib., 1861, S. 675. — *Mémoires de l'académie de médecine*, 26, S. 272; 1863.

Der zweite Theil des Apparates besteht aus der zum Aufnehmen der zu registrirenden Bewegung bestimmten Vorrichtung, d. h. einem Kautschukballon oder einer mit Kautschuk überzogenen Kapsel, die geeignet ist, in irgend einer Weise von der betreffenden Bewegung beeinflusst zu werden. Bei jeder Anwendung der Methode ist also der schreibende Theil des Apparates derselbe; nur die aufnehmenden Apparate müssen nach den darzustellenden Bewegungen variirt werden.

Um die Bewegungen der Kammern und der Vorhöfe aufzuzeichnen, construirten Chauveau und Marey eine Art von Sonden, cardiographische Sonden, welche sie durch die grossen Gefässe in die Herzhöhlen einführten.[1] Eine derartige Sonde besteht aus einem Rohr von 3—4 ^{mm} äusserem Durchmesser, dessen Spitze, die in das Herz eingeführt wird, eine Ampulle aus Kautschuk trägt. Diese wird durch ein stählernes Gerüst unterstützt, so dass sie nicht vollständig comprimirt werden kann. Das freie Ende der Sonde ist mit einer Registrirtrommel verbunden. Durch die rechte A. carotis wird eine derartige Sonde in die linke Kammer geführt; bei jeder Systole übt die Kammer

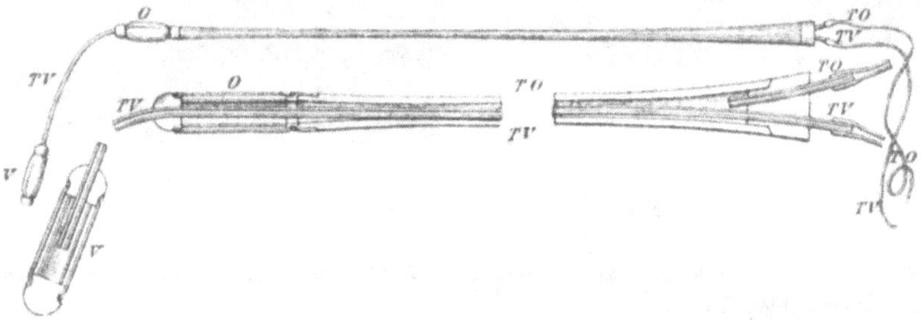

Fig. 21. Doppelte cardiographische Sonde. Nach Chauveau und Marey.
***V* die Ampulle für die rechte Kammer; *O* die für den rechten Vorhof.**

auf die Ampulle einen Druck aus, der von der Trommel registrirt wird. Ebenso kann durch die V. jugularis dextra eine ähnliche Sonde in den rechten Vorhof oder in die rechte Kammer eingeführt werden. Endlich kann man zwei Ampullen mit von einander isolirten Röhren zu einer einzigen Sonde vereinigen, und zwar in der Weise, dass die eine Ampulle in den Vorhof und die zweite in die Kammer zu liegen kommt (Fig. 21). Hat man noch dazu eine Sonde in die linke Kammer eingeführt und alle drei mit Registrirtrommeln verbunden, so kann man, ohne den Brustkasten zu öffnen, die Druckschwankungen der beiden Herzkammern und des rechten Vorhofes gleichzeitig registriren.

Um die durch diese Sonden ermittelten Druckwerthe in absolutem Masse zu bestimmen, verfährt man folgender Weise. Die Ampullen, welche, wie gewöhnlich, in Verbindung mit den Registrirtrommeln stehen, werden in ein mit Wasser gefülltes und wohl zugeschlossenes Gefäss eingeschlossen (Fig. 22); das Gefäss steht ferner in Communication mit einem Hg-Manometer (*M*), welches den im Wasser stattfindenden Druck anzeigt. Mittelst einer Spritze ruft man nun einen verschieden grossen Flüssigkeitsdruck in dem Wasser hervor. Dabei

[1] Chauveau und Marey, a. a. O., S. 282, 300.

machen die Registrirtrommeln Ausschläge von einer gewissen Grösse, und die entsprechenden Druckwerthe werden am Hg-Manometer abgelesen. Solcher Art erhält man einen Massstab, welcher es erlaubt, mit den cardiographischen Sonden absolute Bestimmungen zu machen (vgl. Fig. 23). In entsprechender Weise sind auch die später zu beschreibenden elastischen Manometer geaicht worden.[1]

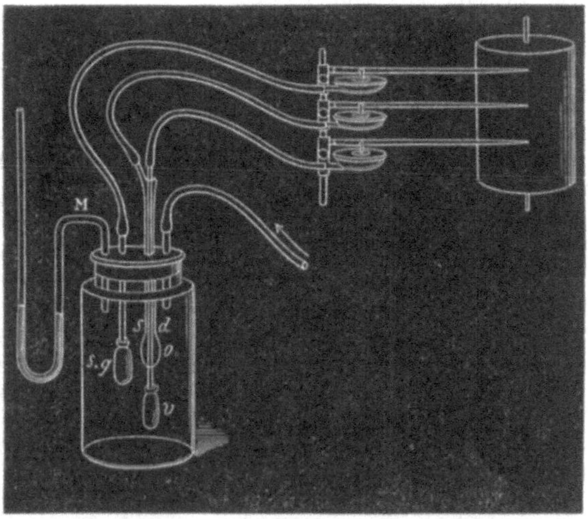

Fig. 22. Methode für die Aichung der cardiographischen Sonden.

Nach Chauveau und Marey haben mehrere andere Forscher den Druckablauf in den Herzhöhlen untersucht. Wie die französischen Forscher haben Goltz und Gaule,[2] Fredericq,[3] Rolleston,[4] Hürthle,[5] v. Frey und Krehl,[6] ohne den Brustkasten zu öffnen, Sonden durch die rechte A. carotis in die linke Kammer, und durch die rechte V. jugularis in den rechten Vorhof und in die rechte Kammer eingeführt.

Gleichfalls bei ungeöffnetem Brustkasten haben Magini[7] und nach ihm Rolleston[8] die Herzhöhle mit dem Manometer in Verbindung gesetzt, indem sie das Herz durch die Brustwand hindurch mit einem Troicart angebohrt haben; sobald der Innenraum des Herzens erreicht war, wurde der Troicart mit einem Manometer verbunden.

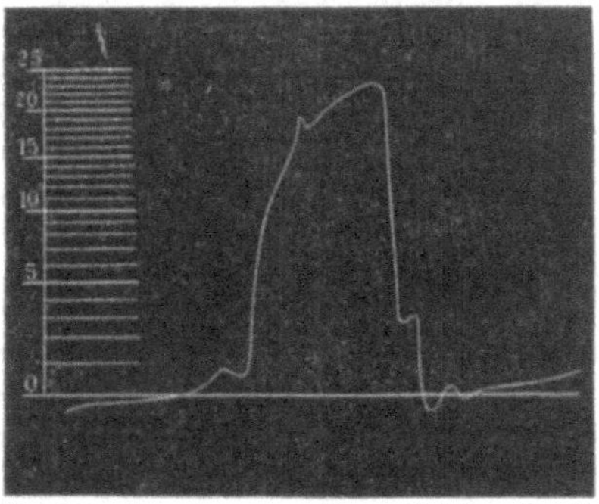

Fig. 23. Druckcurve mit zugehöriger Scala in absolutem Mass. Nach Marey.

Bei geöffnetem Brustkasten haben Rolleston,[8] sowie Roy und Adami[9] dieselbe Methode benutzt.

[1] Vgl. Marey, *La circulation du sang.* Paris 1881, S. 111.
[2] Goltz und Gaule, *Arch. f. d. ges. Physiol.,* 17, S. 103; 1878.
[3] Fredericq, *Travaux du laboratoire,* 2, S. 73, 74; 1888.
[4] Rolleston, *Journal of physiology,* 8, S. 238; 1887.
[5] Hürthle, *Arch. f. d. ges. Physiol.,* 49, S. 54; 1891.
[6] v. Frey u. Krehl, *Arch. f. Anat. u. Physiol.,* physiol. Abth., 1890, S. 37, 38.
[7] Magini, *Archives italiennes de biologie,* 8, S. 125; 1887.
[8] Rolleston, a. a. O., S. 238 folg.; 1887.
[9] Roy und Adami, *Practitioner,* 1889, S. 162.

Ferner haben Fredericq,[1] v. Frey und Krehl,[2] Rolleston,[3] sowie Roy und Adami[4] bei geöffnetem Brustkasten die Kammerhöhle von dem Vorhofe aus mit der Canüle erreicht.

Merkwürdiger Weise scheinen diese tiefen Eingriffe den Kreislauf und die Herzthätigkeit nicht in einem nennenswerthen Grade zu beeinflussen. Bei den Versuchen von Chauveau und Marey waren die Herztöne vollkommen normal.[5] Hürthle hat die Herzstosscurve vor und nach der Einführung der Sonde aufgeschrieben: beide zeigen eine vollständige Uebereinstimmung.[6] Es gelingt sogar, die Sonde von der Carotis aus in die linke Kammer hineinzuführen, ohne eine Klappe anzubohren. Und auch wenn dies geschieht, thut es keinen Schaden, d. h. es ruft keine Aenderung der Curvenformen zu beiden Seiten der Klappe hervor: das Rohr verstopft selbst den Riss, den es verursacht hat.[7]

Die zu derartigen Versuchen benutzten Sonden sind zweierlei Art: entweder ampullenartig erweitert und mit einer elastischen Membran überzogen, wie bei Chauveau und Marey, oder offen. Im ersteren Falle werden die durch die Kammercontractionen hervorgerufenen Druckschwankungen durch eine mit der Sonde verbundene Registrirtrommel aufgeschrieben.

Die offenen Sonden müssen mit irgend einem Manometer verbunden werden, denn hier wird ja die Kammerhöhle mit dem schreibenden Apparate in unmittelbare Verbindung gesetzt.

Die Treue der nach der ersten Methode gewonnenen Curven hängt in erster Linie von der Genauigkeit ab, mit welcher die Registrirtrommel arbeitet. Die Prüfung, die Donders damit vorgenommen hat, zeigt, dass unter günstigen Bedingungen in Bezug auf die Empfindlichkeit der Trommel und die Schnelligkeit der zu registrirenden Bewegungen, mit dieser Trommel in der That befriedigende Ergebnisse erhalten werden können, und dass, was speciell die Druckcurven der Herzkammern betrifft, die allgemeine Form der Bewegung richtig wiedergegeben ist, obgleich, nach Donders, die Undulationen auf der Höhe der Curven wahrscheinlich von Eigenschwingungen herrühren.[8] Jedenfalls ist es bei jeder nach dieser Methode ausgeführten Untersuchung nothwendig zu prüfen, inwieweit die Apparate den zu stellenden Anforderungen zu entsprechen vermögen. Leider ist dies meistens, auch von Chauveau und Marey, unterlassen worden.

Vielleicht noch schwieriger ist es, zu den offenen Sonden ein Manometer zu erhalten, das die schnellen Druckschwankungen in den Herzkammern treu wiedergiebt. Um den Anforderungen Genüge zu leisten, muss es sich für die betreffenden Druckschwankungen schnell einstellen und dabei dennoch in einem sehr hohen Grade aperiodisch sein. Wenn verschiedene Beobachter sehr verschieden aussehende Druckcurven der Kammern mittheilen, so liegt dies vor allem in der verschiedenen Leistungsfähigkeit ihrer Mano-

[1] Fredericq, *Travaux du laboratoire*, 2, S. 73, 74; 1888.
[2] v. Frey u. Krehl, *Arch. f. Anat. u. Physiol.*, phys. Abth., 1890, S. 37, 38.
[3] Rolleston, *Journal of physiology*, 8, S. 238 folg.; 1887.
[4] Roy und Adami, *Practitioner*, 1889, S. 162.
[5] Chauveau und Marey, a. a. O., S. 301.
[6] Hürthle, *Arch. f. d. ges. Physiol.*, 49 S. 92, 93; 1891.
[7] v. Frey und Krehl, a. a. O., S. 37.
[8] Donders, Onderzoekingen ged. in het physiologisch Laboratorium der Utrecht'sche Hoogeschool. Tweede Reeks, I, S. 11—18; 1867.

meter. Es ist daher nothwendig, die betreffenden Instrumente kurz zu besprechen.

Dass ein Hg-Manometer hierbei ganz untauglich ist, braucht kaum gesagt zu werden, denn infolge seiner Trägheit vermag es ja lange nicht die viel geringeren Druckschwankungen in den Arterien exact wiederzugeben. Bei solchen Untersuchungen, wie hier, dürfen also nur Manometer mit sehr geringer Masse verwendet werden, d. h. Manometer, bei welchen der Widerstand durch einen elastischen Gegendruck geleistet wird.

Die bei den jetzt zu besprechenden Untersuchungen benutzten Manometer sind von Fick, Roy, Hürthle, v. Frey und Krehl construirt.

Das Manometer von Fick[1] ist in Fig. 24 abgebildet. Es besteht aus einem engen Rohr *a a*, welches sich nach unten hin zu einem offenen, sehr flachen, tellerförmigen Grübchen *b* erweitert, dessen Öffnung mit einer dünnen Kautschuklamelle *c* überbunden ist. Auf die Mitte derselben ist ein Elfenbeinknöpfchen *d* aufgeleimt. Die abgerundete Kuppe drückt auf einen federharten starken Stahlstreif. Wenn im Raume *b* der Druck steigt, so wölbt sich die Kautschuklamelle vor und dementsprechend wird die Feder *f* niedergebogen. Da aber die Grundfläche des Elfenbeinknopfes, auf welche der Druck

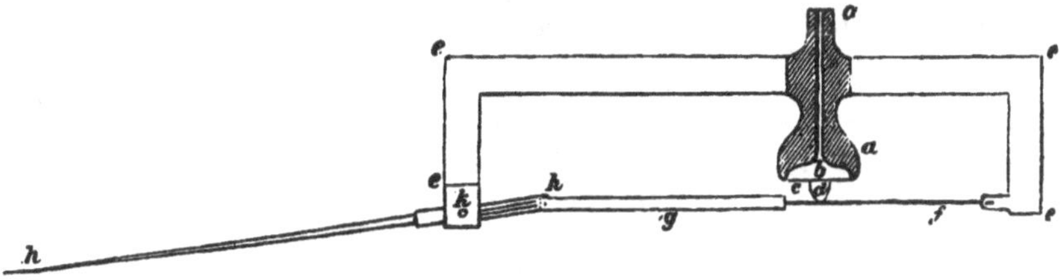

Fig. 24. Elastisches Manometer. Nach Fick.

in *b* einwirkt, sehr klein ist, so werden sehr bedeutende Druckschwankungen nur sehr kleinen Bewegungen der Feder *f* entsprechen. Diese Bewegungen werden von dem Zeichenhebel (*h*) in vergrössertem Massstabe graphisch wiedergegeben. Zum Gebrauch wird bloss das tellerförmige Grübchen *b* mit ein paar Tropfen Wasser angefeuchtet, um die Dichtung des Kautschukverschlusses zu sichern. Der Kanal *a a* bleibt mit Luft gefüllt und ebenso die Verbindungsstücke desselben mit der in die Herzkammer eingeführten Sonde.

Zum Beweis der Leistungsfähigkeit dieses Apparates führt Fick an, dass, wenn man mittelst desselben zuerst den Druckverlauf in der linken Kammer und unmittelbar nachher denjenigen der Aorta schreibt, die Gipfel der Aortawellen nur wenig niedriger sind als die der Kammersystolen, sowie dass der Apparat Druckschwankungen von 160 ^{mm} Hg in weniger als 0·1 Secunde, also von 1600 ^{mm} Hg in 1 Secunde, folgt, ohne zurückzubleiben oder weit über das Ziel hinaus zu schiessen.[2]

Das Manometer von v. Frey und Krehl ist dem von Fick nachgebildet und weicht nur in Einzelheiten der Ausführung von dessen Instrumente ab.

[1] Fick, *Arch. f. d. ges. Physiol.*, 30, S. 597—601; 1883.

[2] Über eine Modification dieses Manometers vgl. Fick, *Verhandl. d. Congr. f. innere Medicin*, 5, S. 92—98.

Über die Leistungsfähigkeit desselben mag folgendes hier angeführt werden. Die Einstellung des Manometers erfolgt so schnell, dass es innerhalb 1 Secunde eine Druckschwankung von 500 ^{mm} Hg darzustellen vermag. Die Eigenschwankungen sind sehr unbedeutend, das Manometer muss als vollkommen aperiodisch bezeichnet werden.[1]

Das Manometer von Hürthle besteht aus einer kleinen Metalltrommel, auf welche bei dem ursprünglichen Modell eine Gummimembran von 7 mm Durchmesser aufgeschraubt ist. Die Bewegungen der Membran werden, durch einen Strohhebel vergrössert, auf berusstes Papier aufgezeichnet. Dieses Manometer leidet aber an dem Übelstand, dass die Elasticität der Membran häufig wechselt, und dass die Membran im ganzen wohl nicht über zwei Monate zu gebrauchen ist. Der Versuch, die Gummimembran durch dünnes gewelltes Blech zu ersetzen, führte nicht zum Ziele,[2] und daher construirte Hürthle ein zweites Manometer, bei welchem eine Stahlfeder benutzt wurde, um dem Blutdrucke Widerstand zu leisten.

Das Neue bei Hürthle's Manometern, wodurch sie ein entschiedener Fortschritt in der Technik der Blutdruckuntersuchungen sind, liegt in dem Princip, die Flüssigkeitsverschiebung möglichst zu reduciren. Eine wie kleine Masse ein Manometer auch haben mag, so ist doch seine Fähigkeit, die Schwankungen des Blutdruckes wiederzugeben, von der Flüssigkeitsmenge, welche zur Ausgleichung einer bestimmten Druckdifferenz in das Manometer ein- bezw. aus ihm auszutreten hat, abhängig. Wenn diese Flüssigkeitsmenge gross ist, kann das Manometer schnelle Druckschwankungen nicht richtig darstellen, weil die Flüssigkeit während der kurzen Dauer der Druckschwankung nicht Zeit hat, ein- bezw. aus dem Manometer zu strömen. Damit in ein mit Blut gefülltes Rohr von 3 mm lichtem Durchmesser eine Druckschwankung um 100 mm Hg stattfinden soll, muss dort eintreten

$$1 \cdot 5^2 \times 3 \cdot 14 \times 11 \cdot 7^3 \times 100 \,^{cmm} = 8295 \,^{cmm};$$

damit der Druck in einem Hg-Manometer von demselben Durchmesser von 0 bis 100 ^{mm} Hg steigen soll, muss 353 ^{cmm} dorthin einströmen u. s. w. Ceteris paribus ist also dasjenige Manometer das beste, welches zur Erzeugung eines bestimmten hydrostatischen Druckes die geringste Flüssigkeitsverschiebung erfordert. Ebendaher hat Hürthle die Membran seines Manometers sehr klein gewählt.[4]

Bei grossen und schnellen Druckschwankungen ist aber auch dieses Manometer nicht ganz zuverlässig, denn unter solchen Verhältnissen entsteht durch die Bewegung der zur Ausgleichung der Druckdifferenz nothwendigen Flüssigkeit ein Stoss, infolgedessen der von dem Manometer angegebene Druck den thatsächlichen wesentlich überragen kann. Dieser Übelstand kann dadurch vermieden werden, dass zwischen das Manometer und die Druckquelle ein Widerstand, z. B. durch Zudrehung eines am Manometer befindlichen Hahnes,

---

[1] v. Frey und Krehl, *Arch. f. Anat. u. Physiol.*, phys. Abth., 1890, S. 31—37. Vgl. auch v. Frey, *Die Untersuchung des Pulses*, S. 47—50.

[2] Später ist es Gad gelungen, gewellte Metallmembranen zu dem vorliegenden Zwecke herzustellen. Vgl. *Centralbl. f. Physiol.*, 1889, S. 318.

[3] Wenn das specifische Gewicht des Blutes = 1 ist, so ist das des Quecksilbers 11·7.

[4] Hürthle, *Arch. f. d. ges. Physiol.*, 43, S. 399—427; 1888.

eingeschaltet wird. Ein so zugerichtetes Manometer stellt sich auf sehr hohe, plötzlich einwirkende Druckwerthe ein, ohne sie auch nur eine Spur zu überschreiten, und dennoch ist die Trägheit des Instrumentes nicht grösser, als dass es zur Einstellung vom Druckwerthe 0 auf einen solchen von mehr als 300 ^{mm} Hg nur 0·05 Secunde braucht. Übrigens hat Hürthle dadurch, dass er den Durchmesser der Membran von 7 auf 5·5 ^{mm} verkleinerte, beim ungedämpften Manometer die Einstellungszeit für eine Druckschwankung um 200 ^{mm} Hg auf 0·02 Secunde reducirt; dabei überschritt es den Endwerth nur mit einer unbedeutenden Zacke.[1]

Die Druckschwankungen, für welche die jetzt besprochenen Manometer sich in 1 Secunde einstellen können, sind also: Fick $\left(\frac{160\,^{mm}\text{ Hg}}{0\cdot 1\text{ Sec.}}=\right)$ 1600 ^{mm} Hg; v. Frey und Krehl 500 ^{mm} Hg; Hürthle, grosse Membran, gedämpft $\left(\frac{300\,^{mm}\text{ Hg}}{0\cdot 05\text{ Sec.}}=\right)$ 6000 ^{mm} Hg; Hürthle, kleine Membran, ungedämpft $\left(\frac{200\,^{mm}\text{ Hg}}{0\cdot 02\text{ Sec.}}=\right)$ 10000 ^{mm} Hg.

Über das Manometer von Roy[2] liegt meines Wissens keine Prüfung der Einstellungszeit vor.

Wir können jetzt zu der Darstellung der Ergebnisse übergehen.

Wie schon erwähnt contrahiren sich bei der Herzaction zuerst die Vorhöfe. Die Dauer ihrer Systole beträgt beim Pferde nach Chauveau und Marey bis zum Druckmaximum 0·1 Secunde. Die der Kammer

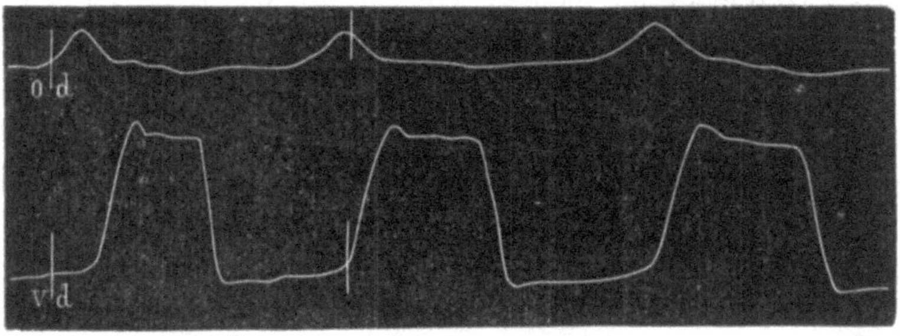

Fig. 25. Curven aus dem rechten Vorhof (*Vd*) und der rechten Kammer (*Od*) beim Menschen. Nach Franck.

bis zum Beginn des steilen Druckabfalles ist beträchtlich länger, nämlich 0·4 Secunde.[3]

Die kürzere Schlagdauer der Vorhöfe wird von allen folgenden Autoren bestätigt und zwar sowohl für kaltblütige, als für warmblütige Thiere.

Auch an Menschen mit angeborenem oder erworbenem Defect der

---

[1] Hürthle, *Arch. f. d. ges. Physiol.*, 47, S. 5—17; 1890.
[2] S. bei Rolleston, *Journ. of Physiology*, 8, S. 234—240; 1887.
[3] Chauveau und Marey, a. a. O., S. 289.

knöchernen Brustwand oder mit Dislocation des Herzens in die Bauchhöhle hat man dies nachweisen können, indem man mit geeigneten Instrumenten die Bewegungen der zugänglichen Herzabtheilungen registrirt hat. Als Belege theile ich nach Franck[1] in Fig. 25 die Curven von dem rechten Vorhofe und der rechten Kammer bei einer Patientin mit, an welcher das Herz in die Bauchhöhle dislocirt war.[2]

Als Maximaldruck in dem rechten Vorhof finden wir folgende Werthe: beim Pferd 2·5 mm Hg (Chauveau und Marey),[3] beim Hund 20 mm Hg (Goltz und Gaule),[4] 22—20 mm Hg (Magini)[5].

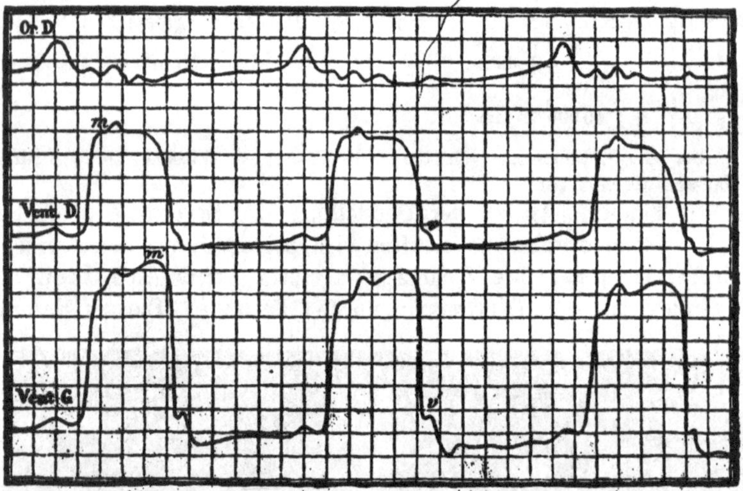

Fig. 26. Intracardiale Druckcurven vom Pferde. Nach Chauveau und Marey. *Or D*, **rechter Vorhof;** *Vent. D*, **rechte Kammer;** *Vent. G*, **linke Kammer.**

Der Werth von Chauveau und Marey ist jedoch ohne Zweifel abnorm niedrig.

Von viel grösserem Interesse sind die Druckschwankungen in den Herzkammern.

---

[1] François Franck, *Travaux du laboratoire de* Marey, 3, S. 311 bis 327; 1877. Vgl. auch die Untersuchungen an derselben Kranken von Marey, *Bull. de l'académie de médecine.* Paris 1883, S. 1208 folg. und François Franck, *Archives de physiologie*, 1889, S. 70 folg.

[2] Ausserdem verweise ich auf die analogen Beobachtungen von Ziemssen und Ter Gregorianz, *Deutsch. Arch. f. klin. Med.*, 30, S. 270 folg.; 1882. Ziemssen und v. Maximowitsch, ib., 45, 1889.

[3] S. bei Marey, *La circulation du sang*, S. 115.

[4] Goltz und Gaule, *Arch. f. d. ges. Physiol.*, 17, S. 106; 1878.

[5] Magini, *Arch. ital. de biologie*, 8, S. 127; 1887.

In Bezug auf den in der intracardialen Druckcurve dargestellten Verlauf der Druckschwankungen in den Herzkammern können wir die Resultate in zwei Hauptgruppen eintheilen.

Den Typus der ersten Gruppe stellen die Curven von Chauveau und Marey dar (Fig. 26). Von Einzelheiten, welche nur von einer

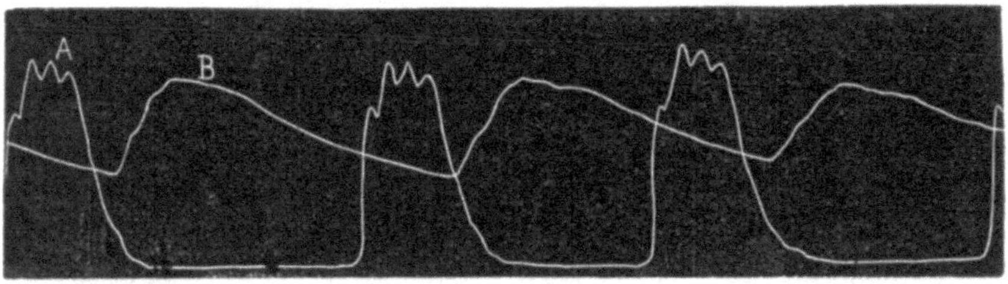

Fig. 27. Druckcurven aus der linken Kammer (*A*) und der Aorta (*B*), Hund. Nach Fick.

verhältnissmässig untergeordneten Bedeutung sind, abgesehen, begegnen wir hier 1) einer sehr steilen Steigung, 2) einer darauf folgenden viel langsameren Steigung oder einem mit der Abscisse fast parallel verlaufenden oder sehr langsam abfallenden Plateau, 3) einem von diesem Maximum sehr schnell stattfindenden Herabsinken.

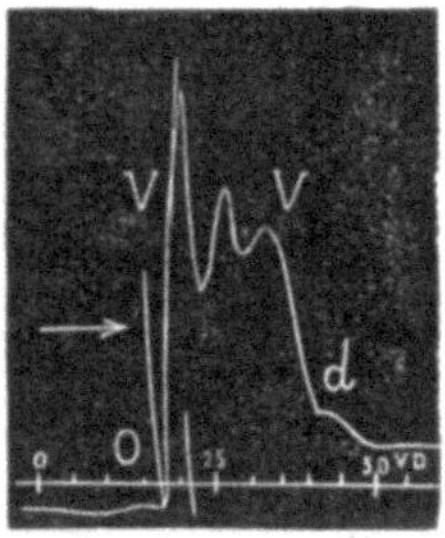

Fig. 28. Intracardiale Druckcurve, linke Kammer, Hund. Nach Fredericq.

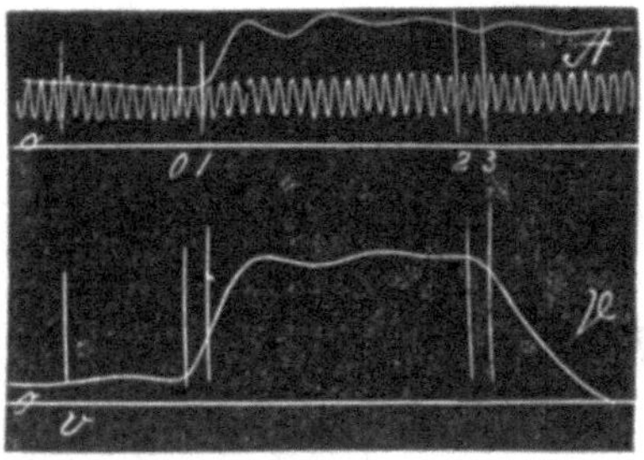

Fig. 29. Druckcurven aus der Aorta (*A*) und der linken Kammer (*V*), Hund. Nach Hürthle.

Dieselbe Form haben der Hauptsache nach auch die von Fick in seiner ersten Mittheilung,[1] von Fredericq[2] und von Hürthle[3] dargestellten Druckcurven (vgl. Fig. 27—29).

Der zweiten Gruppe der intracardialen Druckcurven gehören vor

[1] Fick, *Arch. f. d. ges. Physiol.*, 30, S. 600.
[2] Fredericq, *Travaux du laboratoire*, 2, S. 73, 74; 1888.
[3] Hürthle, *Arch. f. d. ges. Physiol.*, 49, S. 29 folg.; 1891.

allem die von v. Frey und Krehl mitgetheilten (vgl. Fig. 30) an.[1] Mit jeder Contraction des Herzens beginnt der Druck von einem Werthe, der nicht weit von Null abweicht, zu steigen, zuerst so allmählich,

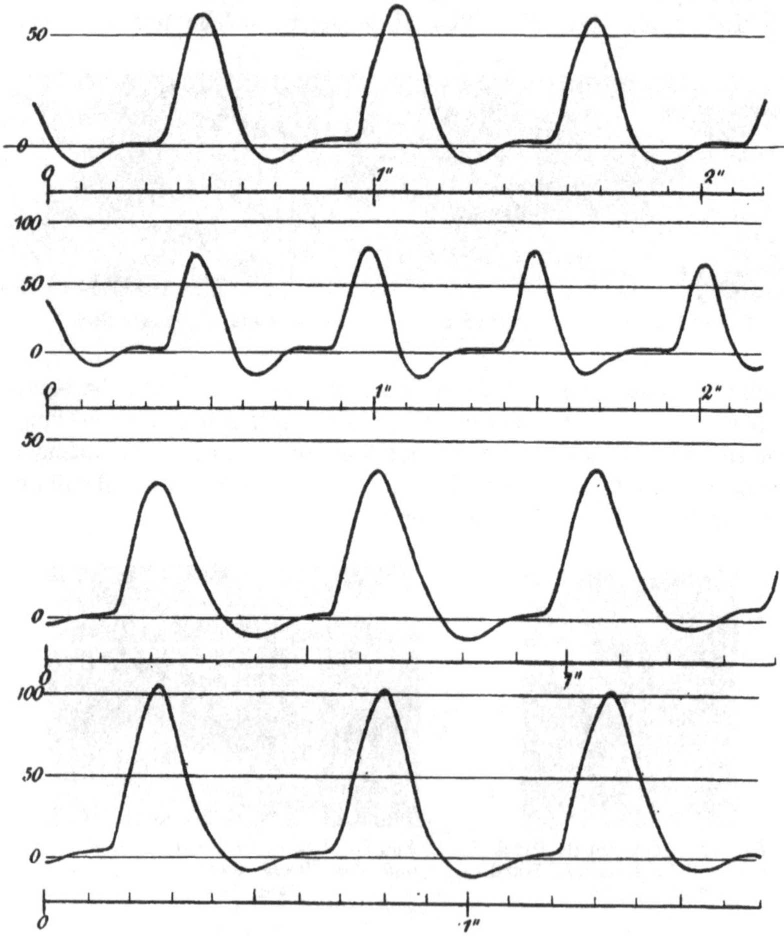

Fig. 30. Curve 1 und 3 stammen vom rechten, 2 und 4 vom linken Ventrikel; 1 und 2 bei offenem, 3 und 4 bei geschlossenem Thorax. Künstliche Respiration.

dass der Beginn der Erhebung nicht scharf zu bestimmen ist, sodann aber sehr bald mit grosser Steilheit. Gegen den Gipfel nimmt dann die Schnelligkeit des Anstieges wieder ab. Ist die Maximalhöhe erreicht,

[1] v. Frey und Krehl, *Arch. f. Anat. u. Physiol.*, phys. Abth., 1890, S. 37—42. — v. Frey, *Die Untersuchung des Pulses*, S. 83—91.

so beginnt der Druck ohne Verzug wieder zu sinken, zuerst mit zunehmender, dann mit abnehmender Geschwindigkeit, bis der Werth Null erreicht ist. Wie die Abbildung zeigt, vermissen wir hier das systolische Plateau, das den Curven des ersten Typus so charakteristisch ist, vollständig.

Die von Fick in seiner zweiten Mittheilung mitgetheilten Curven, welche mittelst des etwas modificirten Manometers gewonnen sind, zeigen mit denjenigen von v. Frey und Krehl eine auffallende Uebereinstimmung.[1]

Die von Rolleston[2] und von Roy und Adami[3] veröffentlichten Curven stellen gewissermassen einen intermediären Typus dar. Bei diesen (vgl. Fig. 31) steigt der Druck zuerst schnell, dann langsamer zum Maximum, sinkt dann schneller oder langsamer bis zu einem Punkt *D*, von welchem an er sehr steil

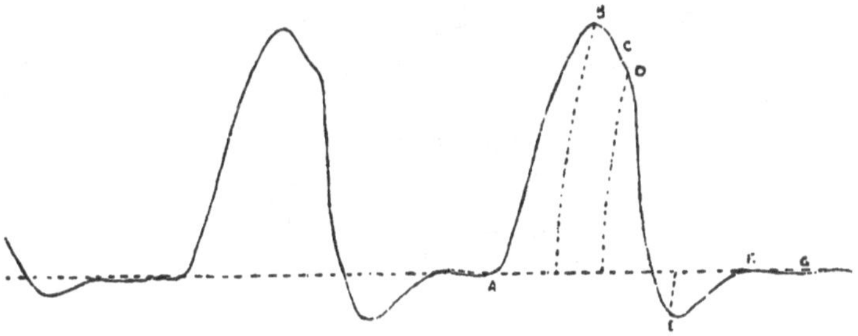

Fig. 31. Intracardiale Druckcurven, linke Kammer, Hund. Nach Rolleston.

gegen die Abscisse herabsinkt. Wir haben hier also nicht den ziemlich symmetrischen Verlauf der beiden Aeste, der die Curven von v. Frey und Krehl charakterisirt, sondern eine Art Plateau, welches aber hier im Gegensatze zu den Curven von Chauveau und Marey öfters abgerundet ist und gegen die Abscisse ziemlich schnell herabsinkt.

Diese Variationen der von verschiedenen Autoren erhaltenen Curven sind nicht von den verschiedenen bei den Versuchen benutzten Thiergattungen bedingt, denn mit alleiniger Ausnahme der Versuche von Chauveau und Marey sind alle die hier erwähnten Untersuchungen an Hunden ausgeführt. Die Verschiedenheiten müssen also von den Versuchsmethoden bedingt sein.

Eine nähere Prüfung eben der Apparate, welche Chauveau und Marey bei ihren Versuchen benutzten, liegt, wie schon bemerkt, meines Wissens nicht vor. Was wir aber sonst über die Registrirung mit der Lufttrommel wissen, scheint jedoch darauf hinzudeuten, dass, obgleich

[1] Fick, *Verhandl. d. V. Congr. f. innere Medicin*, S. 96—98.
[2] Rolleston, *Journ. of Physiology*, 8, S. 241—250; 1888.
[3] Roy und Adami, *The Practitioner*, 1890, I, S. 161—171.

diese durch Eigenschwingungen die Einzelheiten der Curve verunstalten mag, der allgemeine Verlauf der Druckschwankungen im grossen ganzen richtig wiedergegeben sein dürfte.[1] Auch dürften, besonders bei den von Chauveau und Marey als Typen dargestellten Curven, die Eigenschwingungen des Hebels, nach den Undulationen auf das Plateau zu urtheilen, ziemlich gering gewesen sein.

In Bezug auf die mit elastischen Manometern gewonnenen Ergebnisse können wir nur diejenigen von Fick (erste Abhandlung), v. Frey und Krehl sowie Hürthle näher erörtern, weil bei den übrigen keine genauere Prüfung der Leistungsfähigkeit des benutzten Instrumentes vorliegt.

Die genaue Registrirung der Druckschwankungen in den Kammern und besonders in der linken Kammer stellt keine geringen Anforderungen an das Manometer. Es scheint mir daher, dass die Manometer, welche die kürzeste Einstellungszeit haben, sofern ihre Eigenschwingungen nicht zu gross sind, die zuverlässigsten Resultate in Bezug auf die allgemeine Form der Druckschwankungen ergeben werden. Die der Hauptsache nach miteinander übereinstimmenden Curven von Fick und Hürthle, welche übrigens auch mit denjenigen von Chauveau und Marey eine auffallende Ähnlichkeit haben, würden also das zutreffendste Bild der Druckschwankungen in den Kammern geben.

Was die davon sehr abweichenden Curven von v. Frey und Krehl betrifft, so erscheinen sie mir als von einer zu grossen Trägheit des von ihnen benutzten Instrumentes bedingt, denn die Einstellungsfähigkeit desselben beträgt nur 500 ^{mm} Hg in der Secunde, während nach den Messungen Hürthle's der Druck bei der Contraction der linken Kammer viel schneller ansteigt (in einem Falle um 130 ^{mm} Hg in 0·06 Secunde, d. h. 2170 ^{mm} Hg in der Secunde).[2]

v. Frey und Krehl heben indessen hervor, dass der Typus mit dem systolischen Plateau durch eine fehlerhafte Lage der Sonde in der Herzkammer bedingt sei. Curven dieser Form werden nach ihnen nämlich nur dann erhalten, wenn die Sonde so weit gegen die Herzspitze hin vorgeschoben ist, dass ihr offenes Ende in den Raum zwischen den Papillarmuskeln geräth und von diesen zugeschlossen wird; dann ist es natürlich dem Manometer unmöglich, weitere Druckschwankungen zu verzeichnen. In Fig. 32 stelle ich nach den genannten Verfassern

[1] Vgl. die Äusserung von Fick, *Arch. f. d. ges. Physiol.*, 30, S. 597.

[2] Hürthle, *Arch. f. d. ges. Physiol.*, 49, S. 34. Vgl. auch die näheren Erörterungen Hürthle's, a. a. O., S. 32—42 und die Darstellung v. Frey's, *Die Untersuchung des Pulses*, S. 51 u. 85.

eine Reihe von Curven dar, welche den Einfluss dieses Umstandes auf den vom Manometer angezeigten Druckverlauf demonstriren.[1]

Hierdurch scheint jedoch die Differenz zwischen v. Frey und Krehl einerseits und Chauveau und Marey, Fick, Hürthle andrerseits nicht erklärt werden zu können. Erstens benutzten nämlich Chauveau und Marey keine offene Sonde, sondern eine Ampulle, welche,

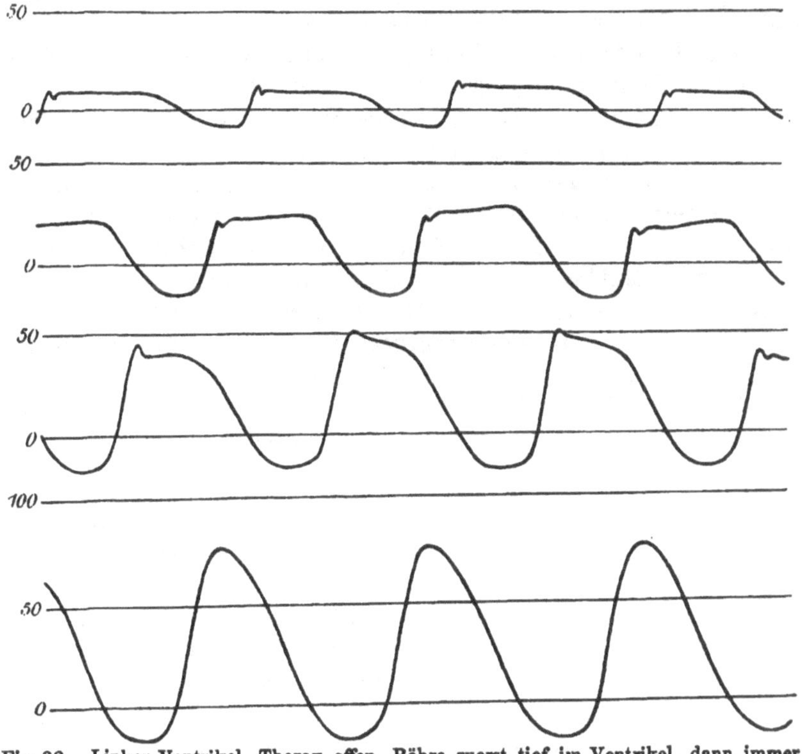

Fig. 32. Linker Ventrikel, Thorax offen, Röhre zuerst tief im Ventrikel, dann immer mehr herausgezogen. Nach v. Frey und Krehl.

soweit ich die Sachlage zu beurtheilen vermag, bei den betreffenden Versuchen nie vollständig zusammengepresst werden konnte. Ferner sind die Druckwerthe, welche von den letzterwähnten Autoren erhalten worden sind, viel grösser als diejenigen, welche die abgekappten Curven v. Frey's und Krehl's zeigen. Bei diesen finden wir nach dem hier mitgetheilten Beispiel den Druck im Maximum nur etwa 50 ^{mm}, während

[1] v. Frey und Krehl, a. a. O., S. 40 folg. — v. Frey, *Die Untersuchung des Pulses*, S. 86—88.

jene Curven bedeutend höhere Druckmaxima aufweisen. Wären in der That die genannten Curven durch eine etwaige Verschliessung der offenen Spitze der Sonde hervorgebracht, so würden auch die beobachteten Druckwerthe viel geringer gewesen sein. Endlich lehrt auch der Vergleich des Druckes in der linken Kammer und in der Aorta, dass von einer derartigen Verschliessung keine Rede sein kann, denn sowohl bei den von Chauveau und Marey,[1] wie bei den von Fick[2] und von Hürthle[3] mitgetheilten Parallelcurven des Druckes in diesen beiden Abtheilungen des Gefässsystemes finden wir, dass der Druck in der linken Kammer denjenigen in der Aorta überragt.

Wir können also, so weit unsere Erfahrungen bis jetzt reichen, annehmen, dass der in den Curven von Chauveau und Marey, Fick, Hürthle u. a. dargestellte Verlauf der Druckschwankungen in den Herzkammern mit der Wirklichkeit am meisten übereinstimmt, dass also bei der Systole der Druck zuerst schnell ansteigt, dann etwa parallel mit der Abscisse oder mit einer verhältnissmässig kleinen Steigung oder Senkung verläuft, um schliesslich wieder schnell abzunehmen.

Wir werden jetzt den absoluten Druck, der in den Kammern bei ihrer Systole stattfindet, untersuchen.

Als Maximaldruck des Blutes in den verschiedenen Abtheilungen des Herzens fanden Chauveau und Marey bei drei verschiedenen Versuchen am Pferde:

	I.	II.	III.	
Rechter Vorhof	2·5	—	—	mm Hg
Rechte Kammer	24·0	30·0	29·0	„ „
Linke Kammer	128·0	95·0	140·0	„ „[4]

Diese Werthe müssen jedoch als sehr niedrig bezeichnet werden, denn die grosse Zahl Bestimmungen, die wir über den Blutdruck in der Aorta besitzen, zeigt uns, dass der Blutdruck in der linken Kammer beim normalen Kreislauf in der Regel viel höhere Werthe als diese erreicht. Die Untersuchungen über den Maximaldruck in der rechten und in der linken Kammer, welche seitdem von Goltz und Gaule, Magini, de Jager, Fick ausgeführt worden sind, haben auch Werthe ergeben, welche die von Chauveau und Marey mitgetheilten in keinem geringen Grade übertreffen.

Wie schon erwähnt, führten auch Goltz und Gaule Sonden in die rechte und in die linke Kammer durch die V. jugularis, bezw. die A. carotis. Diese Sonden endeten aber offen und der in den Kammern stattfindende Druck

[1] Chauveau und Marey, a. a. O., S. 305.
[2] Fick, *Arch. f. d. ges. Physiol.*, 30, S. 600.
[3] Hürthle, ib., 49, Taf. III, Fig. 14.
[4] S. bei Marey, *La circulation du sang*, S. 115, 116.

wurde mittelst eines Hg-Manometers bestimmt. Bei den schnellen Druckschwankungen, die in den Kammern stattfinden, ist aber, wie schon erwähnt, das Hg-Manometer viel zu träge und giebt nur einen mittleren Druck an, der viel kleiner als der thatsächlich stattgefundene maximale ist.

Um diese Fehlerquellen zu vermeiden, schalteten Goltz und Gaule in die Manometerleitung ein Kegelventil ein, das sich bei jeder Drucksteigerung in der Kammer öffnete, bei der Drucksenkung aber die Zurückströmung des Blutes verhinderte. Das Manometer verzeichnete also nicht die in der Kammer stattfindenden Druckschwankungen, sondern nur den dabei erreichten maximalen Druck. Wenn man das Ventil in umgekehrter Richtung einschaltete, würde natürlich das Instrument zu einem Minimum-Manometer verändert, welches bei jeder Druckabnahme in der Kammer die Zurückströmung erlaubte, während es von den Drucksteigerungen gar nicht beeinflusst würde.

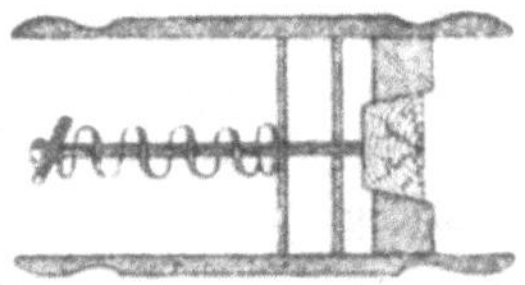
Fig. 33. Goltz' und Gaule's Ventil.

Die Construction dieses Ventils ist aus der Fig. 33 ersichtlich. Wenn es in der Richtung von links nach rechts in die Leitung eingeschaltet ist, so wirkt es als Maximum-Manometer, im entgegengesetzten Falle als Minimum-Manometer.

In dieser Weise ermittelten Goltz und Gaule den Maximaldruck in der rechten Kammer und in der Aorta[1] bei drei grossen chloroformirten Hunden:

	I.	II.	III.
Rechte Kammer	62	61	35 mm Hg
Aorta	135	142	114 „ „

Für den rechten Vorhof fanden sie den systolischen Maximaldruck etwa gleich 20 mm Hg.[2]

Unter Anwendung von Sonden mit so grossem lichtem Durchmesser, dass ihr Widerstand dem Blutdruck kein Hinderniss bereitete, sich am Manometer vollständig geltend zu machen, fand de Jager nach derselben Methode wie Goltz und Gaule bei grossen Hunden die folgenden Werthe für den Maximaldruck in der linken Kammer und unmittelbar nachher in der Aorta:

	I.	II.	III.
Linke Kammer	234	174	176
Aorta	212	162	158

An anderen Hunden bestimmte er den Maximaldruck in der rechten Kammer und erhielt dabei bei drei verschiedenen Individuen

[1] Da die Druckdifferenz zwischen der Aorta an den Semilunarklappen und der linken Kammer bei geöffneten Klappen im allgemeinen sehr unbedeutend ist, begnügten sich Goltz und Gaule damit, den Druck in der Aorta zu bestimmen.

[2] Goltz und Gaule, *Arch. f. d. ges. Physiol.*, 17, S. 100—107; 1878.

die folgenden mittleren Werthe: 27, 38, 59 mm Hg (die Maxima sind resp. 28, 44 und 72 mm Hg).[1]

In einem von Fick nach der oben angegebenen Methode mittelst einer durch die A. carotis in die linke Kammer eingeführten offenen Sonde ausgeführten Versuch betrug das systolische Druckmaximum in der linken Kammer etwa 160 mm Hg.[2]

Mit Ausnahme der Werthe de Jager's und Fick's sind diese späteren Druckangaben offenbar zu niedrig, um als Normalwerthe zu gelten; die Autoren, welche in der neuesten Zeit den Druckablauf in den Kammern studirt haben, haben sich im allgemeinen über diese Frage nicht ausgesprochen. Ein Grund dafür ist wahrscheinlich der, dass die in die Kammern eingeführten Sonden, wie die Einführung auch stattfinden mag, in einem grösseren und geringeren Grade die Leistungsfähigkeit der Kammern dadurch verringern müssen, dass entweder bei Einführung von der Aorta aus die arterielle Strombahn verengt wird oder, bei Einführung von dem Vorhofe aus, dieser in seiner Thätigkeit beeinträchtigt und die Atrioventricularöffnung verengt wird. Um diese Übelstände zu vermeiden, haben Magini und nach ihm Rolleston das heroische Verfahren benutzt, durch die Brustwand hindurch mit einem Troicart das Herz anzubohren. Magini giebt an, dass er bei gelungenen Versuchen viel höhere Druckwerthe als seine Vorgänger gefunden habe, theilt aber keine absoluten Zahlen mit. In zwei Beobachtungen fand er in dem rechten Vorhofe einen Druck von 22 bezw. 20 mm Hg, also Werthe derselben Ordnung wie die früher angeführten.[3]

Aus dem vorliegenden Material können wir also keine bestimmten Angaben über den normalen Maximaldruck in der Kammer herleiten; die Werthe, welche durch manometrische Messungen des arteriellen Blutdruckes gewonnen sind, erlauben uns jedoch, diesem Mangel in ziemlich befriedigender Weise abzuhelfen, denn wir können ohne jeden Zweifel annehmen, dass der Druck in der linken Kammer von etwa derselben Grösse oder richtiger etwas grösser ist, als der Druck in der Aorta. Wir werden die hierher gehörigen Untersuchungen später näher besprechen und wollen uns vorläufig mit den von de Jager gefundenen Werthen begnügen.

Auch über das gegenseitige Verhältniss zwischen dem Druck in der rechten und linken Kammer haben wir keine bestimmten Angaben erhalten. Bei den drei Versuchen von Chauveau und Marey am

[1] de Jager, *Arch. f. d. ges. Physiol.*, 30, S. 504—507; 1883.
[2] Fick, *ib.*, 30, S. 601.
[3] Magini, *Arch. italiennes de biologie*, 8, S. 127; 1887.

Pferde ist dies Verhältniss etwa wie 1:5·31, 1:3·2, 1:4·8, durchschnittlich 1:4·4 oder 2:9. Nach Goltz und Gaule beträgt dies Verhältniss 1:2·2, 1:2·3, 1:3·3, durchschnittlich 1:2·6 oder 2:5. Bei gleichzeitigen Bestimmungen des mittlern Druckes in der Lungenarterie[1] und der A. carotis stellte sich bei Versuchen von Beutner das Verhältniss dieser Druckwerthe bei zwei kleinen Hunden im Durchschnitt wie 1:3·0, bei fünf Katzen im Durchschnitt wie 1:5·3, bei vier Kaninchen im Durchschnitt wie 1:4·2.[2] Nach Colin ist beim Pferde der Druck in der A. pulmonalis etwa $^1/_4$—$^1/_8$ des Druckes in der Aorta.[3] Beutner bemerkt, dass sich im Laufe des Versuches die Leistungsfähigkeit der rechten Kammer bedeutend abschwächt. Es ist daher nicht unmöglich, dass die Druckwerthe für diese Kammer resp. die Lungenarterie im Allgemeinen zu gering sind, und dass also vielleicht die von Goltz und Gaule ermittelte Verhältnisszahl der Wirklichkeit am nächsten kommt.[4]

Wie aus den mitgetheilten Druckcurven (Fig. 26—31) hervorgeht, finden sich bei ihnen verschiedene singuläre Punkte, die bald mehr, bald weniger deutlich ausgeprägt sind. Man hat nun zu untersuchen, inwiefern sie von Mängeln der Instrumente herrühren, oder ob sie ein Ausdruck bestimmter Vorgänge im Herzen sind.

Bei Beginn der Druckcurve, vor der Erhebung, welche der starken Drucksteigerung bei der Kammersystole entspricht, markirt sich zuweilen eine kleine Erhebung sehr schön, welche nach Chauveau und Marey von der Zusammenziehung des Vorhofes und der dadurch bewirkten Druckzunahme in der Kammer bedingt ist.[5] Derselben Auffassung schliessen sich auch Fredericq,[6] Hürthle[7] u. a. an. Dagegen hat Rolleston[8] diese Erhebung nur ausnahmsweise beobachtet, und auch bei den meisten Curven von v. Frey und Krehl[9] wird sie vermisst.

Dass die betreffende Erhebung in der That von der Vorhofscon-

---

[1] Die Canüle wurde in den linken Ast der Lungenarterie eingeführt, und zwar so, dass entweder die ganze linke Lunge oder (beim Hunde) der grösste Theil derselben vom Kreislauf ausgeschaltet wurde.

[2] Beutner, *Zeitschr. f. rat. Med.*, N. F., 2, S. 106, 107; 1852.

[3] Colin, *Bull. de l'acad. de médecine*, Paris 1874, S. 398.

[4] Vgl. auch die 14. Vorlesung.

[5] Chauveau und Marey, a. a. O., S. 296.

[6] Fredericq, *Travaux du laborat.*, 2, S. 73.

[7] Hürthle, *Arch. f. d. ges. Physiol.*, 49, S. 55.

[8] Rolleston, *Journ. of physiology*, 8, S. 242 folg.; vgl. auch Roy und Adami, *The practitioner*, 1890, 1, S. 160 folg.

[9] v. Frey und Krehl, a. a. O., S. 61.

traction herrührt, lehrt uns ein Blick auf die Curven von Chauveau und Marey, bei welchen der Druck in der rechten Kammer und dem rechten Vorhof synchronisch geschrieben wurde. Und dass sie nicht immer hervortritt, ist auch nicht schwer zu erklären. Erstens mag dies von der Empfindlichkeit der benutzten Apparate bedingt sein, denn wenn das Manometer zu träge ist und dem Drucke grossen Widerstand leistet, so wird es natürlich die verhältnissmässig geringe Drucksteigerung, welche die Contraction des Vorhofes hervorbringt, nicht anzeigen können. Und bei den Versuchen von Chauveau und Marey, bei welchen die betreffende Erhebung sehr schön ausgeprägt ist, war das benutzte Instrument bei den geringsten Druckwerthen viel empfindlicher als bei den höheren. Ferner wird das gesonderte Auftreten der Vorhofscontraction davon abhängen, wie schnell nach derselben die Kammersystole einsetzt. Findet dies sehr bald statt, so kann sich die durch die Vorhofscontraction hervorgerufene Drucksteigerung nicht durch eine besondere Erhebung erkennbar machen, sondern wird unmerklich in die steilere Contraction der Kammer selbst übergehen. Endlich ist ihr Hervortreten auch von dem Grade der durch die Vorhofscontraction bedingten Drucksteigerung abhängig.

Auch an der Druckcurve der grossen Arterien hat man beim Menschen und beim Pferde zuweilen eine, der grossen Drucksteigerung vorhergehende Erhebung beobachtet. François-Franck ist es aber nicht gelungen, dieselbe an Hunden nachzuweisen, trotzdem er die Bedingungen für ihr Hervortreten so günstig wie möglich gewählt hatte. Er deutet die betreffende am Menschen und Pferde zuweilen beobachtete Erhebung, bei jenem als von der Einwirkung der pulsirenden V. jugularis int. auf die ihr naheliegende A. carotis bedingt, und bei diesem als von einem directen mechanischen Stoss des linken Vorhofes gegen die Aorta veranlasst.[1] Dagegen bemerkte Hürthle auch am Hunde bei einem sehr niedrigen Aortendruck die Wirkung der Vorhofssystole auf den Aorteninhalt, was nach ihm beweist, dass dabei die durch die Vorhofssystole hervorgerufene Drucksteigerung sich in der That durch die Kammer hindurch auf die Aorta fortpflanzen kann.[2]

Es wäre in mehreren Beziehungen von grossem Interesse, an den Druckcurven der Kammern die Zeit der Öffnung und der Schliessung der Herzklappen festzustellen. Dass die Atrioventricularklappen sich gleich beim Beginn der Kammersystole oder sogar vor derselben schliessen, scheint ziemlich sicher aus den früher erwähnten Untersuchungen hervorzugehen.

Die Wellen, welche in den Druckcurven von Chauveau und Marey auftreten (S. 90 Fig. 26), wurden von den genannten Autoren

---

[1] François-Franck, *Archives de physiol.*, 1890, S. 405—410.
[2] Hürthle, *Arch. f. d. ges. Physiol.*, 49, S. 56; 1891.

mit der Spannung dieser Klappen in Verbindung gebracht, indem sie nämlich Schwingungen derselben darstellen sollten.[1] Gegen diese Deutung ist aber später von Marey selbst ausgeführt worden, dass die in den gleichzeitig geschriebenen Vorhofscurven auftretenden Wellen desselben Zeichens sind, während sie in dem betreffenden Falle in entgegengesetzter Richtung hätten verlaufen müssen. Er erklärt daher jetzt die betreffenden Wellen als solche, welche sich aus den grossen Arterien in die Herzkammer fortpflanzen und von dorther unter Vermittlung der Atrioventricularklappen auf den Vorhof übergehen.[2] d'Espine,[3] Fredericq[4] und Stefani[5] finden in diesen Wellen den Ausdruck dafür, dass die Kammercontraction aus drei einzelnen Muskelzuckungen zusammengesetzt ist. Dies wird aber durch andere Erfahrungen betreffs der Natur der Herzcontraction ziemlich bestimmt widerlegt. Meines Erachtens sind diese Wellen nichts anderes als Eigenschwingungen der schreibenden Apparate.

Nachdem die Kammersystole begonnen hat, dauert es eine gewisse Zeit, bevor die Kraft der Contraction gross genug wird, um den von den Gefässen aus auf die Semilunarklappen wirkenden Druck zu überwinden.

Die thatsächliche Existenz einer solchen Anspannungszeit wurde zuerst von Chauveau und Marey nachgewiesen, und zwar indem sie zeigten, dass der Druckanstieg in der Aorta beim Pferde etwa 0·1 Sec. nach dem Beginn der Kammersystole anfängt (vgl. Fig. 34, wo 1 die Druckcurve der linken Kammer und 2 die unmittelbar darauf durch Ausziehen der cardiographischen Sonde erhaltene Druckcurve der Aorta bezeichnet[6]).

Es ist selbstverständlich, dass sich die Semilunarklappen in dem Momente öffnen müssen, wenn der Druck in der Kammer den in der Aorta gerade übersteigt. Wie aus der Fig. 34 ersichtlich ist, macht sich dies Moment an der Druckcurve der Kammer nicht durch eine besondere Unstätigkeit bemerkbar. Hierin herrscht eine erfreuliche Übereinstimmung zwischen allen Forschern, wie weit ihre Ergebnisse auch sonst von einander abweichen mögen. Als Belege theile

---

[1] Chauveau und Marey, a. a. O., S. 298.
[2] Marey, *Circulation du sang*, S. 247, 248.
[3] d'Espine, *Revue de médecine*, 1882, S. 7, 17.
[4] Fredericq, *Travaux du laboratoire*, 2, S. 91—105; 1888.
[5] Stefani, *Cardiovolume, pressione pericardica etc. Memoria letta all' accademia med. chir. di Ferrara il 5 agosto* 1891, S. 69.
[6] Chauveau und Marey, a. a. O., S. 305, 306.

ich noch die folgenden Curven nach v. Frey[1] und Hürthle[2] hier mit (Fig. 35—36).

Die als zeitlicher Unterschied zwischen dem Anfang des Druckanstieges in der linken Kammer und in der Aorta gemessene Anspannungszeit beträgt, nach den Messungen Hürthle's, beim Hunde im Durchschnitt 0·02—0·04 Sec., ist also erheblich geringer als beim Pferd, nach Chauveau und Marey. Bei ganz niederem Blutdruck nähert sie sich dem Werthe 0, und es ist einleuchtend, dass sie in solchen Fällen bei einer nicht ganz genauen Messung sogar übersehen werden kann.

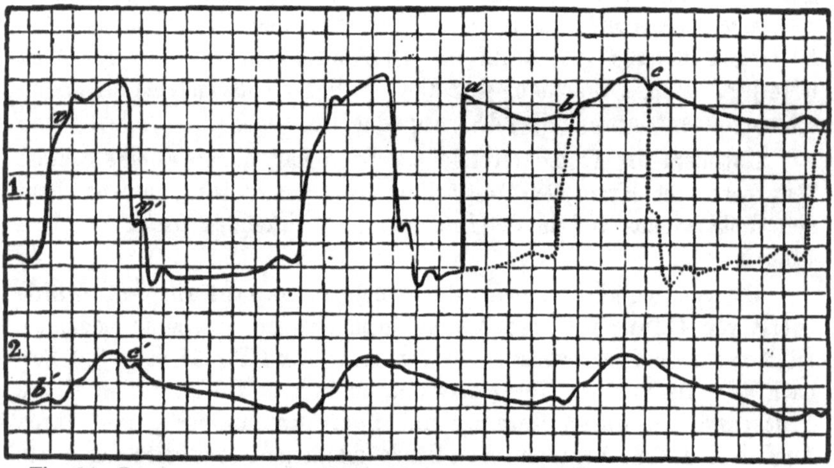

Fig. 34. Druckcurven aus der linken Kammer (1) und der Aorta (2), Pferd; nach Chauveau und Marey.

Von vornherein sollte man glauben, dass auch sonst die Höhe des zu Beginn der Systole in der Aorta herrschenden Blutdruckes einen grossen Einfluss auf die Dauer der Anspannungszeit ausüben würde. Dies ist jedoch nach Hürthle nicht der Fall. Beim Wechsel des arteriellen Druckes zu Beginn der Systole zwischen 58 und 140 mm Hg variirte die Anspannungszeit nur zwischen 0·022 und 0·038 Sec.; ihre kürzeste Dauer von 0·022 Sec. fand bei einem arteriellen Drucke von 136 mm, ihre grösste von 0·038 Sec. bei einem solchen von 95 mm Hg statt.

Wie Hürthle aber bemerkt, ist der Aortendruck kein genaues Maass der Anstrengung, welche die Kammermuskel während der An-

[1] v. Frey, *Die Untersuchung des Pulses*, S. 89.
[2] Hürthle, *Arch. f. d. ges. Physiol.*, 49, S. 56 folg.

spannungszeit macht, denn auch der am Ende der Diastole in der Kammer vorhandene Druck unterliegt Schwankungen, und man muss daher die Differenz zwischen Kammer- und Aortadruck für die Leistung des Herzens in Betracht ziehen. In diesem Falle findet man die Anspannungszeit weit mehr in gleichem Sinne mit der Druckdifferenz wechseln, als in der vorhergehenden Zusammenstellung mit dem jeweiligen Werthe des Aortendruckes. Wir finden z. B. bei einer Zahl auf einander folgender Pulse bei einer Druckdifferenz von 50—59 mm Hg die Anspannungszeit 0·017, bei einer Differenz von 60—70 : 0·019, 0·020, bei einer Differenz von 89—90 : 0·022, von 100 mm : 0·025, von 112 : 0·030, von 125—128 : 0·030 — 0·027. Bei diesen Beobachtungen fielen aber hohe Werthe des diastolischen Kammerdruckes mit niederen des arteriellen zusammen, und umgekehrt. Es lässt sich deshalb nicht entscheiden, ob die Dauer der Anspannungszeit mehr durch den Kammer- oder durch den Aortendruck beeinflusst wird. Übrigens sind die Variationen in der Dauer der Anspannungszeit verhältnissmässig unbedeutend im Vergleich zu den grossen Schwankungen der Druckdifferenz.

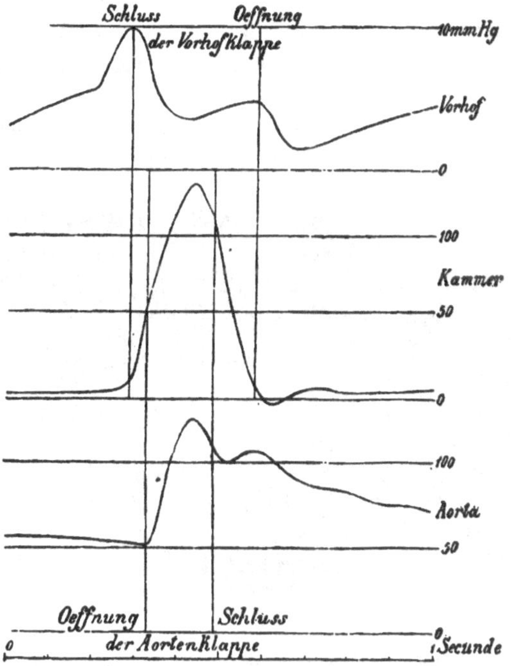

Fig. 35. Schematische Darstellung des Druckablaufes in den Vorhof, der Kammer und der Aorta; nach v. Frey.

Auch wenn die Schlagfolge des Herzens mittels Durchschneidung seiner Hemmungsnerven oder durch Reizung seiner beschleunigenden Nerven verändert wird, zeigt die Anspannungszeit nur sehr geringe und nicht immer im gleichen Sinne gehende Variationen.

Das Herz besitzt also in einem sehr hohen Grade die Fähigkeit, sehr verschieden grossen Anforderungen an seine Leistung fast ohne Zeitverlust zu genügen.[1]

[1] Hürthle, *Arch. f. d. ges. Physiol.*, 49, S. 61; 1891.

Beim **Menschen** ist die Anspannungszeit im Allgemeinen auf Grund folgender Betrachtungen ermittelt worden.

Bei jedem Herzschlage entsteht, wenn das Blut in die Aorta hineingetrieben wird, eine Wellenbewegung in den Arterien, welche sich mit einer gewissen Geschwindigkeit durch das arterielle System fortpflanzt. Diese Wellenbewegung nennen wir den **Puls**. Ferner entsteht genau im Beginn der Kammersystole der sog. Herzstoss, welcher auch bei unversehrter Brustwand erkenntlich ist. Wir können beim Menschen den Herzstoss in der Weise aufzeichnen, dass wir an die Stelle der Brustwand, wo er am deutlichsten zu bemerken ist, eine zweckmässig construirte Luftkapsel anlegen und diese Kapsel mit einer Registrirtrommel verbinden. In derselben Weise können wir den Puls einer genügend oberflächlich verlaufenden Arterie aufzeichnen. Die

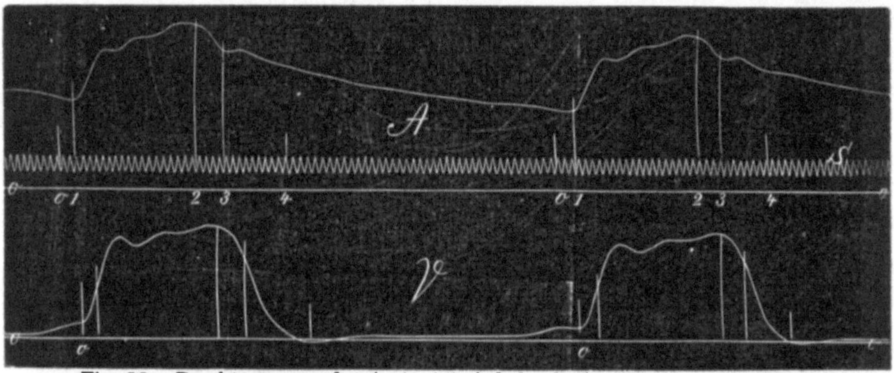

Fig. 36. Druckcuren aus der Aorta (*A*) und der linken Kammer (*V*), Hund; nach **Hürthle**.

hierbei benutzten Apparate werden wir später beim Studium des Herzstosses und des Pulses näher beschreiben.

Wenn wir an einer mit zweckmässiger Geschwindigkeit rotirenden Schreibfläche den Puls zweier Arterien, z. B. der A. carotis und der A. radialis, aufzeichnen, so finden wir, dass die beiden Curven nicht gleichzeitig von der Abscisse emporsteigen, sondern dass der Carotispuls früher als der Radialispuls beginnt (vgl. Fig. 37). Dies ist leicht zu verstehen, denn die Fortpflanzung der Pulswelle erfordert eine gewisse Zeit. In dem speciellen Falle, der in Fig. 37 wiedergegeben ist, betrug diese zeitliche Differenz 0·0786 Sec. Die Bahn von den Semilunarklappen bis zu der Stelle der A. carotis, deren Pulsationen geschrieben wurden, betrug etwa 20 ^{cm}, und die Bahn von den Semilunarklappen zu der A. radialis 80 ^{cm}. Der dem gefundenen

Unterschied entsprechende Weg ist also 60 cm. Hieraus berechnet sich die Fortpflanzungszeit vom Herzen bis zu A. carotis = 0·0262 Sec. und vom Herzen zu A. radialis = 0·1048 Sec.

Schreibt man nun gleichzeitig den Herzstoss und den Carotispuls, so findet man (Fig. 38), dass sich die Curve des Herzstosses nicht

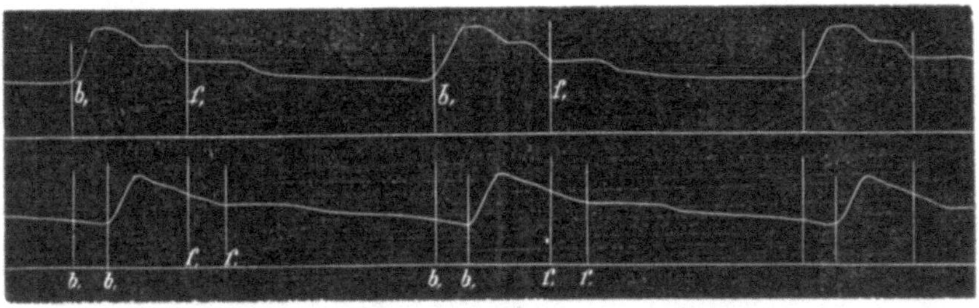

Fig. 37. Synchronisch geschriebene Pulscurven von Carotis (die obere Linie) und Radialis (die untere Linie); nach Edgren.

unbeträchtlich früher als die des Carotispulses von der Abscisse abhebt. Dies ist natürlich, denn wir wissen ja, dass die Fortpflanzung der Pulswelle von den Semilunarklappen zu A. carotis eine Zeit von 0·0262 Sec. erfordert, — was bei der stattgefundenen Rotationsgeschwindigkeit des Cylinders einer Länge von 1·3 mm entspricht.

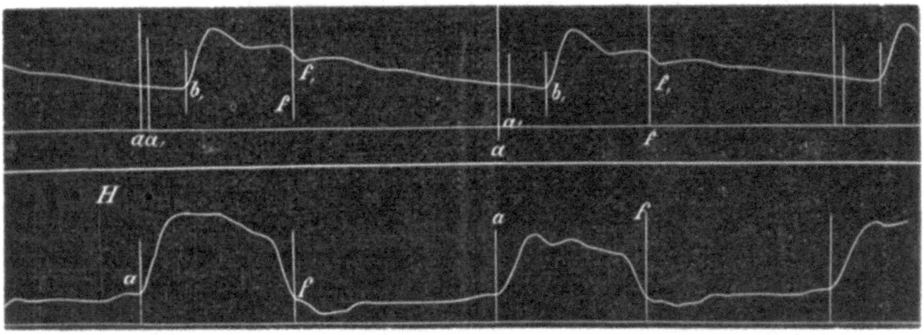

Fig. 38. Synchronisch geschriebene Curven des Herzstosses (*H*) und des Carotispulses (die obere Linie); nach Edgren.

Wird diese Länge aa_1 an der Carotiscurve abgestochen, so bleibt noch ein Stück $a_1\ b_1$ übrig, bevor die Pulswelle sich erhebt. Dieses Stück entspricht der Anspannungszeit, die in dem hier vorliegenden Falle 0·092 Sec. beträgt:[1]

Da es bei Untersuchungen über den Herzstoss und den Puls

[1] Edgren, *Skand. Arch. f. Physiol.*, 1, S. 121; 1889.

häufig nothwendig ist, der Anspannungszeit Rechnung zu tragen, stelle ich hier einige von verschiedenen Autoren ermittelte Werthe für den Menschen tabellarisch zusammen.

Anspannungszeit:	Autor:
0·1	Marey[1]
0·073	Rive[2]
0·085	Landois[3]
0·096—0·087	Edgren
0·07	Grunmach[4]
0·054	Keyt[5]

Der Schluss der Semilunarklappen muss erfolgen, wenn der Druck in der Aorta den in der linken Kammer um ein Minimum übersteigt. Dies scheint durch alles, was wir über den Mechanismus dieser Klappen wissen, in hohem Grade sichergestellt. Ob zu derselben Zeit der zweite Herzton gehört wird, ist dadurch nicht nachgewiesen, und ich meinerseits bin sehr geneigt, den Schluss der Semilunarklappen von der Spannung derselben, welche aller Wahrscheinlichkeit nach den zweiten Herzton bedingt, zu unterscheiden. Der Zeitpunkt des Klappenschlusses ist also durch vergleichende Bestimmungen des Druckes in der Kammer und in der Aorta zu finden, und alle Bestimmungen der Lage des zweiten Herztones, wie genau sie auch ausgeführt werden, sind in dieser Beziehung belanglos.

Rolleston nimmt an, dass der Semilunarklappenschluss in den meisten Fällen etwa bei dem Punkte *D* oder unmittelbar vor demselben (Fig. 31) eintrifft, ohne jedoch eigentliche Beweise für diese Vermuthung beizubringen.[6]

Durch vergleichende Druckmessungen in der linken Kammer und der Aorta findet v. Frey, dass der Schluss in die obere Hälfte des absteigenden Schenkels der Druckcurve fällt. Dies Moment äussert sich zuweilen durch eine scharfe Änderung in der Neigung der Kammercurve (vgl. Fig. 35).[7]

Hürthle hat durch ein specielles Instrument die Differenz zwischen dem Aorta- und dem Kammerdruck zu bestimmen gesucht.[8] Nach den mit diesem Instrumente ausgeführten Versuchen hätten wir den

[1] Marey, *La circulation du sang,* S. 118.
[2] Rive, *De sphygmograaf en de sphygmographische Curve.* Utrecht 1866, S. 68.
[3] Landois, *Die Lehre vom Arterienpuls,* S. 304.
[4] Grunmach, *Arch. f. pathol. Anat.,* 102, S. 569; 1885.
[5] Keyt, *Sphygmography and cardiography,* New York und London 1887.
[6] Rolleston, *Journal of physiology,* 8, S. 247.
[7] v. Frey, *Die Untersuchung des Pulses,* S. 89.
[8] Hürthle, *Arch. f. d. ges. Physiol.,* 49, S. 45.

Schluss der Semilunarklappen kurz nach Beginn der Entspannung des Kammermuskels zu sehen (vgl. Fig. 39).[1]

Nach diesen unter einander gut übereinstimmenden Ergebnissen ist die von vornherein wenig wahrscheinliche Annahme von Chauveau und Marey, dass sich die Semilunarklappen erst nahe bei dem tiefsten Punkt des absteigenden Schenkels (v_1, Fig. 34) schliessen, als vollständig widerlegt zu betrachten.[2]

Dennoch scheint die betreffende Erhebung kein Artefact zu sein. Ich werde indessen die nähere Discussion derselben bis zum Studium der Herzstosscurve aufschieben, weil ihre Bedeutung hauptsächlich im Zusammenhange mit dieser erörtert worden ist.

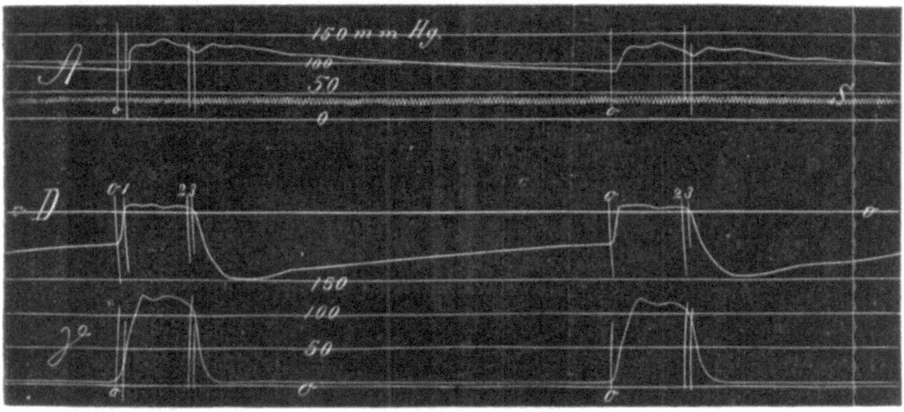

Fig. 39. Druckcurven der Aorta (*A*) und der linken Kammer (*V*), Hund; nach Hürthle. Die Curve *D* stellt die Bewegungen des Differentialmanometers dar.

Solange der Druck in der Kammer höher ist, als der in der Aorta bezw. der Lungenarterie, wird Blut aus dem Herzen herausströmen müssen. Da wir nun gesehen haben, dass der Aortadruck erst zu Beginn des steilen Abfalles der Kammerdruckcurve dem Kammerdruck gleichkommt, so folgt hieraus, dass die Austreibung von der Eröffnung der Semilunarklappen bis zu diesem Punkte dauert. Die so definirte Austreibungszeit der linken Kammer ist von dem in der Aorta zu Beginn der Systole stattfindenden Druck, sowie von der Pulsfrequenz nur in einem sehr geringen Grade abhängig und beträgt nach den Curven Hürthle's beim Hunde 0·178—0·195 Sec.[3] v. Frey und

[1] Hürthle, a. a. O., S. 84.

[2] Chauveau und Marey, a. a. O., S. 298; Marey, *La circulation du sang*, S. 104; vgl. auch Fredericq, *Travaux du laboratoire*, 2, S. 73.

[3] Hürthle, *Arch. f. d. ges. Physiol.*, 49, S. 65 folg.

Krehl unterscheiden an ihren Curven der Druckschwankung der Herzkammern vor allem die Anstiegdauer bis zum Maximum des Druckes. Auch hier begegnen wir einer relativen Unabhängigkeit von der Schlagfolge.[1]

§ 8. Der Herzstoss.

Bei dem unversehrten Thiere und beim Menschen besitzen wir in dem Herzstoss ein Mittel, verschiedene Fragen, welche mit den Druckverhältnissen und den Formveränderungen der Kammer im Zusammenhange stehen, studiren zu können.

Unter normalen Verhältnissen ist das Herz zum grössten Theil durch die Lungen von der Brustwand getrennt; nur die Herzspitze liegt von denselben unbedeckt. Je tiefer die Inspiration ist, d. h. je mehr die Lungen erweitert werden, um so kleiner ist der Theil des Herzens, der unmittelbar an der Brustwand frei liegt. Bei der Rückenlage sinkt das Herz etwas nach hinten, bei nach vornüber geneigtem Brustkasten fällt es nach vorn. Der Theil des Herzens, der von den Lungen nicht bedeckt ist, steht also bei gewissen Körperstellungen in einer innigeren Berührung mit der Brustwand als bei anderen.

An der Stelle der Brustwand, wo das Herz von den Lungen unbedeckt ist, kann man bei jeder Kammersystole mit der aufgelegten Hand einen stärkern oder schwächern Stoss, den Herzstoss, fühlen. Es wird angegeben, dass diese Stelle bei den meisten Menschen in dem 5. linken Zwischenrippenraum, etwas nach innen von der Mamillarlinie liegt. Indessen behaupten Mariannini und Namias, dass der Herzstoss in 67 % aller Fälle in dem 4. Zwischenrippenraum beobachtet wird. Frauen betreffend wäre dies der Fall bei 86 %, in Bezug auf die Männer bei 62 %. Ferner geben diese Autoren an, dass bei zunehmendem Alter und beim Stehen diese Stelle nach unten wandert.[2]

Über den Ort des Herzstosses bei Lageveränderungen des Körpers liegen Beobachtungen von Ransome vor. Die Verschiebung ist grösser bei der Lageveränderung von Seite zu Seite, als bei einer vom Liegen zum Stehen. In vielen Fällen ist der Ort des Herzstosses derselbe beim Liegen und Stehen, und in den übrigen beträgt die Schwankung $^1/_4$—1 engl. Zoll. In den meisten Fällen zeigte sich ausserdem eine kleine Ortsveränderung des Herzstosses nach links, wenn die Versuchsperson die aufrechte Körperstellung annahm. Diese Veränderung betrug $^1/_4$—1 Zoll längs der Horizontallinie.

Die Ortsveränderung des Herzstosses bei der Lageveränderung von Seite zu Seite konnte nicht immer bestimmt werden, weil in einigen Fällen der Herzstoss bei rechter Seitenlage hinter das Brustbein fiel. In den übrigen Fällen betrug die Verschiebung von links nach rechts durchschnittlich $3^3/_4$ engl. Zoll.[3]

---

[1] v. Frey und Krehl, a. a. O., S. 72, 73.
[2] Mariannini und Namias, *Archives ital. de biologie,* 4, S. 143; 1883.
[3] Ransome, *Journal of anat. and physiol.,* 9, S. 137—144; 1875.

Bei mageren Menschen kann man beim Herzstoss eine Erhebung des Zwischenrippenraumes mit dem blossen Auge beobachten; wir werden bald die Bedeutung kennen lernen, welche diese Erhebung für die Druckverhältnisse innerhalb des Brustkastens hat.

Diese Thatsache ist an und für sich genügend, um darzuthun, dass beim Herzstoss die Kammer thatsächlich gegen die Brustwand schlägt, beweist aber andererseits nicht, dass die Kammer sich bei der Diastole von derselben zurückzieht.

Wir haben schon gesehen, dass das Herz bei der Diastole schlaff und weich ist; übt man mit dem Finger einen Druck auf dasselbe aus, so erfährt man dabei nur einen geringen Widerstand, obgleich der Fingerdruck keine dauernde Spur hinterlässt.

Wenn aber die Systole der Herzkammern anfängt, wird das Herz plötzlich hart und übt nun einen starken Druck auf den tastenden Finger. Mit Recht haben Harvey, Carlile,[1] Chauveau und Marey,[2] Filehne und Penzoldt[3] u. a. hervorgehoben, dass, wo auch das Herz berührt wird, oben, unten, vorn oder hinten, es überall scheint, als ob es bei der Systole gegen den Finger drücke, und wir wissen doch, dass dies nicht der Fall sein kann, denn das blossgelegte Herz verkleinert sich ja in zweien seiner Durchmesser. In dieser plötzlich eintretenden Härte finden Kiwisch,[4] Bamberger,[5] Chauveau und Faivre,[6] Marey[7] u. A. die Ursache des Herzstosses. Damit ist aber nicht gesagt, dass nicht andere Umstände auf das Hervortreten des Herzstosses einen Einfluss ausüben. Ein solcher Umstand ist das Bestreben der Kammern, bei ihrer Contraction eine derartige Form anzunehmen, dass die Spitze etwa senkrecht gegen die Basis zu stehen kommt (vgl. S. 69 flg.).

Die Bedeutung dieser Formveränderung für den Herzstoss ist speciell von Carlile[8] und von Ludwig[9] hervorgehoben worden. In

---

[1] Carlile, *Report of the third meeting of the British association*, 1833, S. 458.

[2] Chauveau und Marey, a. a. O., S. 294.

[3] Filehne und Penzoldt, *Centralbl. f. d. med. Wiss.*, 1879, S. 482.

[4] Kiwisch, *Vierteljahrschr. für die prakt. Heilk.*, Prag, 9, S. 147; 1846.

[5] Bamberger, *Arch. f. pathol. Anat.*, 9, S. 338; 1856.

[6] Chauveau und Faivre, *Gazette méd. de Paris*, 1856, S. 570; Chauveau und Marey, a. a. O., S. 291.

[7] Marey, *Travaux du laboratoire*, 1, S. 27; 1876.

[8] Carlile, *Report of the third meeting of the British association*, 1833, S. 456.

[9] Ludwig, *Zeitschr. f. rat. Med.*, 7, S. 214; 1848. — *Lehrbuch d. Physiol.*, 2. Aufl., 2, S. 86.

Folge davon wird nämlich das Herz bei seiner Systole in Verhältniss zu der Brustwand die Lage *HHP* annehmen, während es bei der Diastole die Lage *HHS* hatte (Fig. 40). Die Herzspitze wird also gegen die Brustwand schlagen und in einem geringen Grade dieselbe hervorschieben.

Dass es beim Menschen in der That die Spitze ist, die bei der Systole gegen die Brustwand anprallt, lässt sich einmal dadurch beweisen, dass nur dieser Theil des Herzens von den Lungen unbedeckt ist, und ferner geht dies aus folgender Beobachtung hervor. Man hat bei Sterbenden an der äussern Brustwand den Ort des Herzstosses markirt, sodann nach dem Tode an dieser Stelle eine Nadel eingeführt und dabei gefunden, dass die Nadel gerade in die Herzspitze eingedrungen ist.[1] Wenn auch nicht verneint werden kann, dass nach dem Tode eine Lageveränderung des Herzens infolge des Aufhörens der Circulation und der Athembewegungen entstehen mag, so geht doch aus diesen Beobachtungen hervor, dass es irgend ein Theil in der Gegend der Herzspitze ist, der beim Herzstoss gegen die Brustwand schlägt.

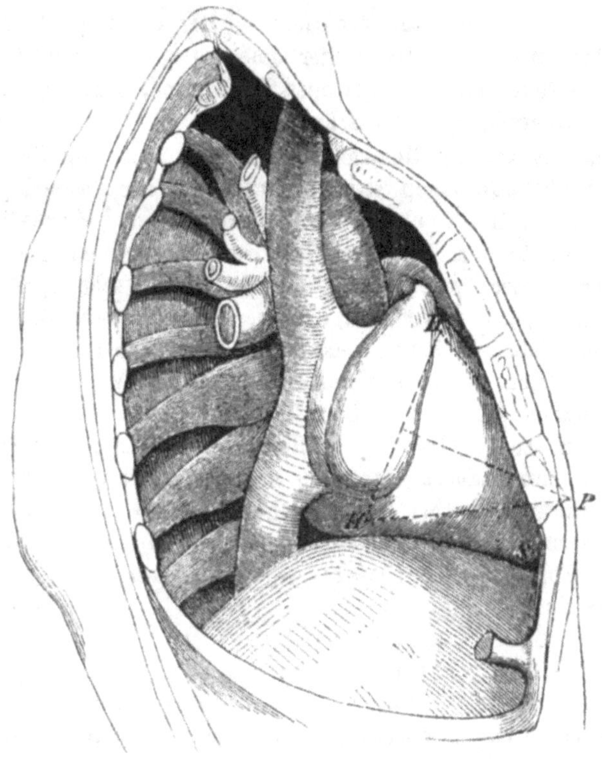

Fig. 40. Die Lageveränderung des Herzens bei der Systole; nach Ludwig.

[1] S. bei Rollet, a. a. O., S. 182.

Bei einem blossgelegten Herzen wird, wie schon erwähnt, der Herzstoss überall empfunden wegen der starken Spannung, die bei der Systole der Kammern überall stattfindet.

Der Herzstoss würde also der Hauptsache nach von der plötzlich eintretenden Härte und der Formveränderung des Herzens bei der Systole bedingt sein.

Aber auch andere Erklärungsgründe sind herbeigezogen worden. Und wenngleich wir mit grosser Bestimmtheit nachweisen können, dass diese an und für sich nicht genügen, um die Erscheinung zu erklären, so müssen wir sie doch besprechen, theils weil sie möglicherweise beim Entstehen des Herzstosses mitbetheiligt sind, theils weil sie eine bedeutende Rolle gespielt haben und noch von einigen Verfassern als zutreffend gehalten werden.

Alderson,[1] Gutbrod, Skoda[2] und Hiffelsheim[3] glaubten, dass der Herzstoss hauptsächlich von dem Rückstoss beim Ausströmen des Blutes aus der Kammer bedingt sei, worin wir eine mitwirkende Ursache dazu, dass bei der Systole die Basis gegen die Spitze bewegt wird, gesehen haben.

Feuerbach hat die Axen des Rückstosses der rechten und der linken Kammer am todten Herzen bestimmt und näher untersucht, in welcher Richtung das Herz durch den Rückstoss bewegt wird. Indem er zugiebt, dass das hauptsächlichste Moment des Herzstosses die Contraction und die dadurch bedingte Formveränderung des Herzens ist, fasst er die Wirkungen des Rückstosses folgendermaassen zusammen. Die combinirte Reactionsbewegung der rechten und linken Rückstossaxe bedingt eine Pendelbewegung des Herzens nach rechts, unten und hinten. Die linke Rückstossaxe bringt an und für sich eine Bewegung des Herzens nach links unten mit der Spitze gegen die Brustwand. Der Rückstoss der rechten Kammer an und für sich bewirkt eine Bewegung des Herzens nach rechts vorn.[4]

Dass der Rückstoss wenigstens nicht die alleinige und auch nicht die wichtigste Ursache des Herzstosses sein kann, geht daraus hervor, dass man an den aus dem Körper herausgeschnittenen blutleeren Herzen, wie auch an solchen mit unterbundenen Arterien[5] den Herzstoss beobachten kann.

Übrigens giebt Skoda selbst zu, dass auch andere Ursachen, wie z. B. die Verlängerung der Arterien, die Veränderung der Form des Herzens und die Zunahme der Rigidität desselben, bei dem Herzstoss mitwirken können.

---

[1] S. bei Guttmann, *Arch. f. pathol. Anat.*, 76, S. 534; 1879.

[2] Skoda, *Abhandl. über Percussion und Auscultation*, 2. Aufl., Wien, 1842, S. 147.

[3] Hiffelsheim, *Comptes rendus de l'acad. des sciences*, 39, S. 1048; 1854; — 41, S. 255; 1855; — 43, S. 715; 1856. Vgl. auch Robin, *Journal de l'anat. et de la physiol.*, 1, S. 436 folg., 1864, sowie Guttmann, *Arch. f. pathol. Anat.*, 65, S. 537; 1875.

[4] Feuerbach, *Arch. f. d. ges. Physiol.*, 14, S. 155; 1877.

[5] Chauveau, *Comptes rendus de l'acad. des sciences*, 45, S. 373; 1857; Rosenstein, *Deutsch. Arch. f. klin. Med.*, 23, S. 87.

Sénac,[1] dem später Bahr[2] und Aufrecht[3] sich angeschlossen haben, stellte sich vor, dass der Herzstoss davon bedingt sei, dass das Herz wegen der Streckung und Verlängerung, welche die grossen Arterien bei der Bluteinströmung erleiden, herabrücke. Die anatomische Lagerung der grossen Gefässe bewirke, dass sie sich dabei nicht in der Richtung nach oben verlängern können und also nach unten verlängert werden müssen. Dies kann freilich zu der Verschiebung der Herzbasis gegen die Spitze beitragen, braucht aber keineswegs zu bewirken, dass die Spitze des sich contrahirenden Herzens nach unten herabrückt. So viel ist jedenfalls sichergestellt, dass die Spitze wenigstens nicht bei allen Thieren nach unten gezogen wird, im Gegentheil geht sie ein klein wenig nach oben und wird nach rechts gedreht (vgl. S. 74).

Auch gegen die Auffassung Kornitzer's,[4] dass der Herzstoss von dem spiralen Verlauf der Aorta und der Lungenarterie bedingt sei, lassen sich berechtigte Einwendungen machen. Bei der Verlängerung, welche bei der Bluteinströmung in die Gefässe stattfindet, sollte nach Kornitzer die Spirale aufgedreht und verlängert werden, und infolge dessen würde das Herz nach rechts rotiren und die Spitze nach vorn gedrängt werden. Wie wäre aber dann der Herzstoss bei blutleerem Herzen zu erklären?

Endlich werden alle diese Theorien, insofern sie bezwecken, eine alleinige Ursache des Herzstosses aufzustellen, von der einfachen Thatsache widerlegt, dass der Herzstoss unmittelbar im Anfange der Systole, und also etwa 0·1 Sec. früher auftritt, als das Blut aus den Kammern in die grossen Gefässe getrieben wird (vgl. S. 101 flg.).

Da der Herzstoss die einzige Möglichkeit darbietet, die Herzbewegung am lebenden Menschen näher zu studiren, hat man sich seit Marey's[5] ersten hierher gehörigen Arbeiten mit grosser Sorgfalt dem Studium der graphischen Aufzeichnung des Herzstosses, des Cardiogrammes, gewidmet.

Bevor wir das menschliche Cardiogramm näher erörtern, müssen wir die entsprechenden Untersuchungen an Thieren kennen lernen, weil bei diesen mit dem Cardiogramm gleichzeitig auch die Druckcurve der Kammern und der grossen Arterien geschrieben werden kann.

Bei ihren Untersuchungen am Pferdeherzen registrirten Chauveau und Marey auch den Herzstoss, und zwar in der Weise, dass sie zwischen dem Herzen und der Brustwand eine geeignete Luftkapsel anbrachten. Zu derselben Zeit registrirten sie auch in schon erwähnter

---

[1] Sénac, *Traité de la structure du coeur*, Paris 1749, S. 356. Dazu kommt nach Sénac noch, dass der linke Vorhof, wenn er sich bei seiner Diastole füllt, die linke Herzkammer nach vorn schiebt, da er sonst keinen Platz zwischen der Wirbelsäule und der Basis der linken Kammer finden kann.

[2] Bahr, *Arch. f. pathol. Anat.*, 23, S. 595; 1862.

[3] Aufrecht, *Deutsches Arch. f. klin. Med.*, 19, S. 580 folg.; 1877.

[4] Kornitzer, *Sitz.-Ber. d. kais. Akad. d. Wiss., math.-naturw. Cl.*, 24, S. 120; 1857; *Denkschriften d. kais. Akad. d. Wiss., math.-naturw. Cl.* 15, 2, S. 1—19; 1858.

[5] Marey, *Journal de l'anat. et de la physiol.*, 2, S. 286; 1865.

Weise den Druck in dem rechten Vorhof und in der rechten Kammer. Ein derartiger Versuch ist in Fig. 41 dargestellt, in welcher *O* die Druckcurve des Vorhofes, *V* die der Kammer und *P* das Cardiogramm bezeichnet.

Die schwache Drucksteigerung, die von der Systole des Vorhofes in der Kammer hervorgerufen wird, giebt sich auch an der Herzstosscurve durch eine entsprechende Erhebung zu erkennen (bei *A*).

Sodann folgt die Kammersystole mit der dabei stattfindenden starken Drucksteigerung. Auch am Cardiogramm begegnen wir genau in demselben Augenblick einer steilen Steigerung; diese erreicht aber ihr Maximum früher als der aufsteigende Ast der Druckcurve der Kammer,

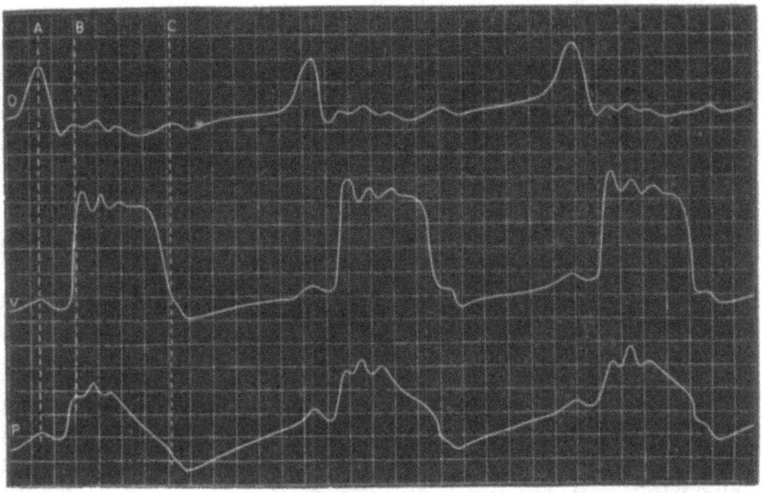

Fig. 41. Curven des Druckes in dem rechten Vorhof (*O*), in der rechten Kammer (*V*) und des Herzstosses (*P*), Pferd; nach Chauveau und Marey.

denn die Linie *B*, die durch den ersten Wendepunkt des aufsteigenden Astes des Cardiogramms gezogen ist, schneidet die Druckcurve, bevor sie ihren höchsten Punkt erreicht hat.[1]

Darnach verläuft die Druckcurve, wenn wir von den daselbst stattfindenden Wellen absehen, mit der Abscisse ungefähr parallel oder steigt allmählich, bis sie gegen das Ende der Kammersystole plötzlich sinkt. Das Cardiogramm fängt dagegen viel früher, jedoch langsamer zu sinken an, bis es zuletzt ein steiles Abfallen aufweist.

Bei der Linie *C* finden wir an den beiden Curven eine kleine

[1] Chauveau und Marey, a. a. O., S. 284.

Erhebung, deren Discussion wir für den vorliegenden Abschnitt aufgespart haben.

Nach beendigter Systole wird die Kammer wieder mit Blut gefüllt, und der Druck steigt bis zu der folgenden Systole langsam in die Höhe. Gleichzeitig erhebt sich auch das Cardiogramm langsam von der Abscisse.

Wir finden also in Bezug auf die Druckcurve und auf das Cardiogramm in mehreren Punkten eine gute Übereinstimmung, dabei aber auch bedeutende Unterschiede.

Die Untersuchung von Chauveau und Marey ist bislang für die Auffassung des Cardiogramms bei Thieren massgebend gewesen. In der letzten Zeit sind indessen mehrere Arbeiten veröffentlicht worden, welche die genannten Ergebnisse in verschiedenen Richtungen erweitern und berichtigen.

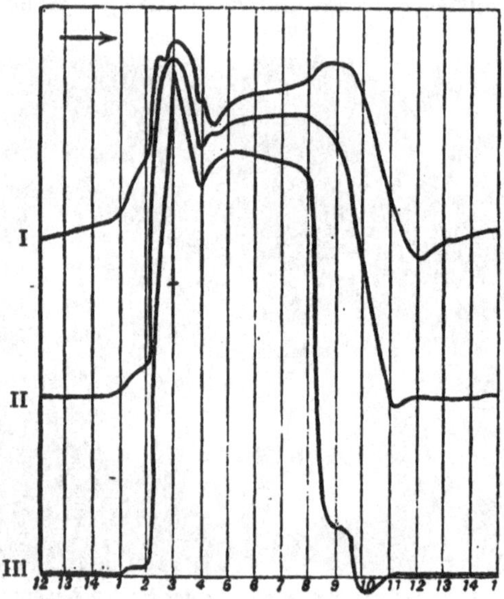

Fig. 42. Cardiogramme bei verschieden grosser Belastung; nach Roy und Adami.

In erster Linie ist der Einfluss des auf die äussere Herzwand ausgeübten Druckes zu berücksichtigen. Von vornherein ist es selbstverständlich, dass, wenn durch die Apparate, welche zur Aufnahme des Herzstosses bestimmt sind, die Herzwand in verschieden grossem Grade eingedrückt wird, dies auf das Cardiogramm einen erheblichen Einfluss ausüben muss. Die Kammer strebt ja, bei ihrer Contraction eine ganz bestimmte Form anzunehmen; ist die Wand der diastolisch erschlafften Kammer durch den aufnehmenden Apparat in einem Punkte tiefer eingedrückt, so muss nothwendig das jetzt geschriebene Cardiogramm anders aussehen, als wenn der Apparat nur ganz leicht an der Herzwand anliegt. Dass hierdurch so grosse Verschiedenheiten des Cardiogrammes entstehen können, wie sie aus der Fig. 42 ersichtlich sind, vermuthet man nicht.

Die Figur stellt ein von Roy und Adami auf Grund ihrer Beobachtungen entworfenes Schema dar. Die Cardiogramme wurden mittelst eines auf das blossgelegte Herz angebrachten, und mit verschiedenen Gewichten belasteten Hebels registrirt. Die obere Curve ist bei schwacher Belastung, die mittlere bei mittelstarker, die untere bei starker Belastung des Hebels geschrieben. Die Gesammtdauer einer Herzrevolution ist in 14 Theile getheilt. Bei allen drei Curven fängt die der Contraction der Vorhöfe entsprechende Erhebung gleichzeitig an und dauert auch gleich lange (1—2). Dann folgt die starke Erhebung bei der Kammersystole; diese ist bei den verschiedenen Curven etwas verschiedenartig, erreicht aber bei allen ihr Maximum etwa zu gleicher Zeit (3). Die diesem unmittelbar sich anschliessende Senkung dauert bei der kleinsten Belastung etwas länger (bis $4^1/_2$) als bei den übrigen (bis 4).

Bis hierher ist die Übereinstimmung noch eine ziemlich gute. Gegen das Ende der Systole stellen sich aber beträchtliche Unterschiede dar. Die untere Curve zeigt bei 8 die aus den Curven Chauveau's und Marey's uns bekannte plötzliche und steile Senkung; auch die mittlere Curve wendet sich in demselben Punkte gegen die Abscisse, jedoch anfangs nur sehr langsam, und das steile Herabsinken beginnt erst etwa bei 9. Dem grössten Unterschied begegnen wir bei der obern Curve. Statt zu sinken, erhebt sich diese im Punkte 8; das Sinken stellt sich erst zwischen 9 und 10 ein. Dem entsprechend wird auch das Minimum bei Curve III zuerst (bei 10), bei Curve I zuletzt (bei 12) erreicht. Die Unstätigkeit bei 9 in Curve III findet sich nicht bei den übrigen Curven.[1]

Die Ursache der Steigung der Curve I im Punkte 8 finden Roy und Adami darin, dass in den frühesten Stadien der diastolischen Erweiterung die Kammerwand nicht vollständig schlaff, sondern noch in einem gewissen Grade zusammengezogen ist und also dem Hebel einen gewissen Widerstand leistet, während zu gleicher Zeit von den Vorhöfen aus neues Blut in die sich erweiternden Kammern hineinströmt.[2]

Auf Grund dieser Erfahrungen ziehen Roy und Adami den Schluss, dass es schwierig und in den meisten Fällen unmöglich ist, die Dauer der verschiedenen Phasen der Herzrevolution an dem Cardiogramm zu messen.

Noch schlimmer ist es mit der Form des Cardiogramms, wenn es von verschiedenen Punkten der Herzkammer geschrieben wird. In Fig. 43 theile ich nach v. Frey 7 verschiedene Cardiogramme (vom Hund) mit; Fig. 44 giebt die dazu gehörigen Punkte der Herzober-

[1] Roy und Adami, *The Practitioner,* 1890, 1, S. 241 folg.; vgl. auch v. Frey, *Die Untersuchung des Pulses,* S. 110.
[2] Roy und Adami, a. a. O., S. 248, 249.

fläche. Diese Cardiogramme wurden mittelst eines zweiarmigen, sehr aperiodischen Hebels geschrieben. Am einfachsten sind die Curven aus der Gegend der vordern Herzfurche (1, 2); sie sind hoch, haben im Aufstieg nur einen stumpfen Knick und einen glatten absteigenden Schenkel. Die Curven von der Herzspitze (3) sind weniger hoch und zeigen ein breites Plateau mit mehreren Gipfeln. Die Curven vom Aussenrande (4, 5, 6, 7) sind meistens niedrig, sehr formenreich und bestehen theils aus positiven, theils aus negativen Stücken, d. h. sie zeigen theils Vordrängungen, theils Einziehungen. Manchmal ist die ganze Curve negativ.

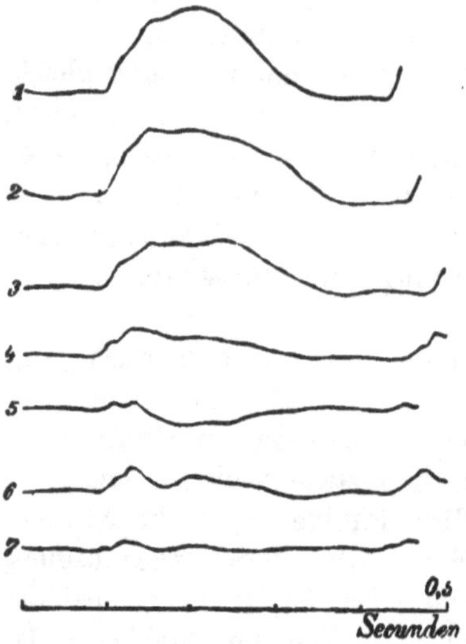

Fig. 43. Cardiogramme einer linken Kammer; nach v. Frey.

Wie v. Frey bemerkt, entsprechen diese Erfahrungen ungefähr den Erwartungen. Wenn das Versuchsthier auf dem Rücken liegt, so ist die vordere Herzfläche nach oben gerichtet. In der Diastole flacht sie sich ab und schmiegt sich mehr der Unterlage an, bei der Systole richtet sie sich empor. Das Umgekehrte gilt für den Aussenrand der Kammer, welcher daher leicht negative Curven giebt.[1]

Ferner sind nach v. Frey auch an demselben Ort die Cardiogramme je nach Schlagzahl und Füllung verschieden, wie dies aus den Figuren 45 und 46 hervorgeht. Fig. 45 zeigt die Veränderung des Herzstosses durch Vagusreizung, Fig. 46 dieselbe unter dem Einfluss der Erstickung.[2]

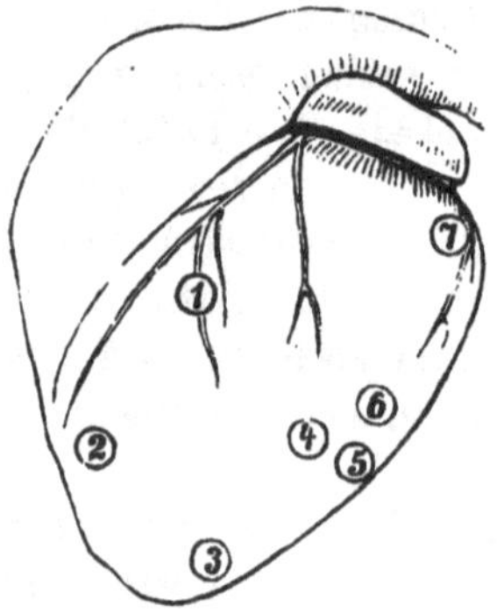

Fig. 44. Angabe der Punkte, an welche der Herzhebel angelegt wurde. Die Zahlen entsprechen den Curven der Fig. 43.

Wir sehen also, dass das Cardiogramm nur dann, wenn der von dem aufnehmenden Apparate auf die Herzwand ausgeübte Druck einer gewissen Grösse entspricht und der Herzstoss von einem bestimmten Ort, sowie bei einer bestimmten Schlagfolge aufge-

---

[1] v. Frey, *Die Untersuchung des Pulses*, S. 108—109.
[2] v. Frey, a. a. O., S. 110.

nommen wird, einigermassen übereinstimmend erhalten werden kann, und wir müssen v. Frey darin Recht geben, dass die einander widerstreitenden Ergebnisse der Forscher, welche sich mit dem menschlichen Cardiogramm beschäftigt haben, in einem nicht unerheblichen Grade von den hier hervorgehobenen Umständen bedingt sind, auch wenn wir von der Verschiedenheit der Instrumente und ihrer Leistungsfähigkeit vorläufig absehen.

Angesichts der grossen Bedeutung des Cardiogrammes beim Menschen können wir jedoch nicht bei diesen allgemeinen Betrachtungen stehen bleiben, wir müssen vielmehr dasselbe noch eingehender, als

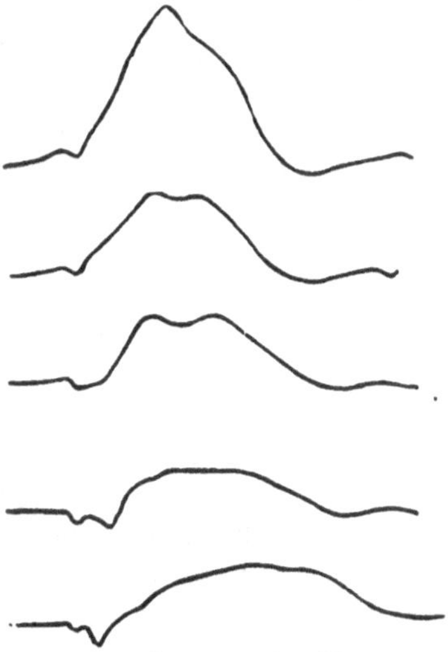

Fig. 45. Veränderungen des Herzstosses im Verlaufe einer Vagusreizung; die oberste Curve ist die normale; nach v. Frey.

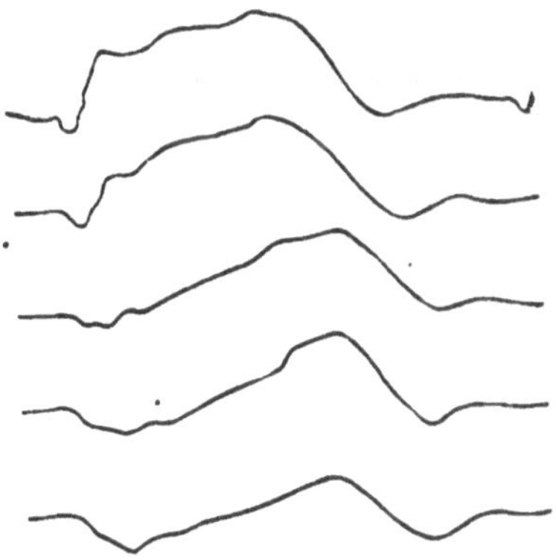

Fig. 46. Veränderungen des Herzstosses im Verlaufe einer Erstickung; die oberste Curve ist die normale; nach v. Frey.

wir es bis jetzt gethan haben, mit der Contractions- und der Druckcurve der Herzkammer vergleichen. Von rein physiologischem Gesichtspunkte aus hat das Cardiogramm indessen nur ein sehr untergeordnetes Interesse, zumal wir bei den physiologischen Untersuchungen viel bessere Mittel besitzen, um die Herzthätigkeit genau zu untersuchen.

Schon Marey hat bei seinen ersten Arbeiten über die Herzbewegung darauf hingewiesen, dass sich die Verdickungscurve des blutleeren Herzens von der Herzstosscurve wesentlich unterscheidet. Die Curve des erstern stimmt mit der gewöhnlichen myographischen Curve vollständig überein.[1] Bei normaler Circulation zeigt sich aber zunächst beim Frosch während der Diastole eine durch die allmähliche Füllung der Herzkammer bewirkte Steigung der Curve von der Abscisse (Fig. 47, *r*), dann folgt eine der Vorhofscontraction entsprechende Erhebung (*o*), und endlich stellt sich bei der Kammersystole eine sehr steile Steigung zum Maximum ein, welche eine Zeit lang anhält, bis beim Eintritt der Erschlaffung der Hebel schnell gegen die Abscisse herabsinkt.[2]

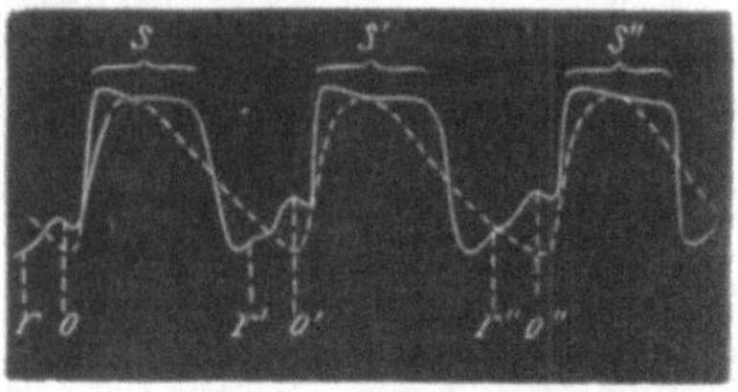

Fig. 47. Verdickungscurve des blutleeren Herzens (die unterbrochene Linie) und Herzstosscurve (die ausgezogene Linie), Frosch; nach Marey.

Genau entsprechende Ergebnisse hat v. Frey am Kaninchen- und Hundeherzen erhalten (vgl. Fig. 48), gleichgültig ob die Blutleere durch Verblutung oder durch Exstirpation des Herzens oder durch Compression der Venen hergestellt ist, und zwar zeigt sich der betreffende Unterschied auch dann, wenn der Hebel in beiden Fällen auf denselben Punkt der Oberfläche gelegt wird.[3]

Hieraus folgern wir, dass das Cardiogramm keine einfache Contractionscurve ist.

Wie schon erwähnt, finden wir gewisse Analogien zwischen dem Cardiogramm und der Druckcurve der Kammern. Es fragt sich, inwiefern wir aus diesen hinsichtlich der Bedeutung des Cardiogrammes Schlüsse ziehen dürfen.

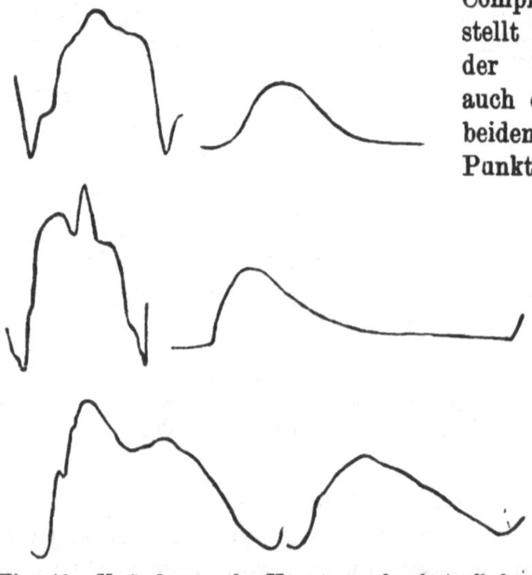

Fig. 48. Veränderung des Herzstosses durch Aufhebung der Circulation; nach v. Frey. 1. Kaninchen, links: normal, rechts: verblutet. 2. Kaninchen, links: normal, rechts: Herz ausgeschnitten. 3. Hund, links: normal, rechts: Compression der Venen.

[1] Marey, *La circulation du sang*, S. 25, 28.
[2] Marey, a. a. O., S. 94, 95; vgl. auch Cowl und Gad, *Centralbl. f. Physiol.*, 1888, S. 264.
[3] v. Frey, *Die Untersuchung des Pulses*, S. 112 folg.

Chauveau und Marey[1] sowie Hürthle[2] heben hervor, dass die Dauer des Cardiogrammes mit derjenigen der Druckcurve des Herzens genau übereinstimmt; nach v. Frey[3] ist die Dauer der Schwankung ungefähr gleich gross und ferner auch die des Cardiogrammes und der Zuckungscurve des blutleeren Herzens.

Roy und Adami[4] hegen freilich, wie schon erwähnt, die Ansicht, dass man aus dem Cardiogramm sogar nicht einmal die Systolendauer bestimmen kann. Es scheint jedoch, dass die bei ihren Versuchen angewandte Belastung, bei welcher die Dauer des Herzstosses länger als die der Druckcurve ist, eine zu kleine gewesen sei, und dass man also bei einer geeignetern Belastung des Herzens in dieser Beziehung befriedigende Zeitmessungen erhält.

Es sind also nicht viele und sogar auch nicht sehr übereinstimmende Ergebnisse aus den Thierversuchen gewonnen. Beim Menschen sind dieselben ebenso schwankend. Da jedoch die etwa vorhandenen äusseren Zeichen des Klappenschlusses resp. der Öffnung besonders am Menschen erörtert worden sind und diese bei klinischen Untersuchungen eine sehr hervorragende Rolle spielen, so ist es nothwendig, das Cardiogramm beim Menschen etwas näher zu betrachten.

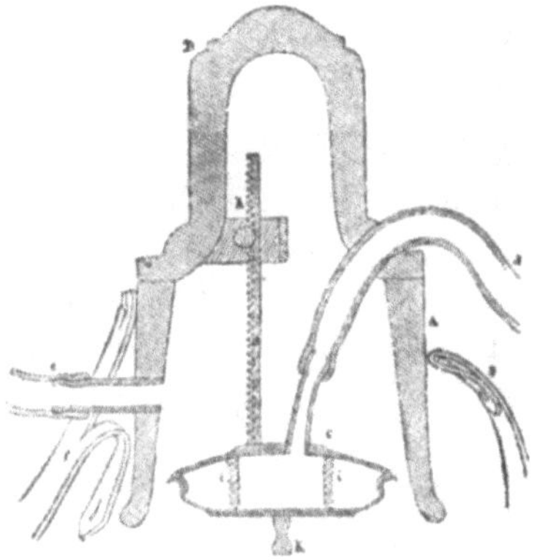

Fig. 49. Cardiograph; nach Edgren.

Am allgemeinsten ist für die graphische Aufzeichnung des Herzstosses die Marey'sche Methode mittelst Lufttrommeln benutzt worden, Unter den vielfach modificirten aufnehmenden Apparaten, werde ich hier nur den von Edgren benutzten, welcher mit dem von Marey wesentlich übereinstimmt, beschreiben.[5]

Eine Lufttrommel Marey's, *C* (Fig 49), wird innerhalb eines hölzernen. oben geschlossenen Tubus *AB* angebracht. Das untere Ende von diesem Tubus ist offen und wird an die Brustwand angelegt. Die Lufttrommel ist durch einen gezahnten Stab, *h*, welcher mittelst eines von aussen zugänglichen Zahnrades in Bewegung gesetzt wird, in verticaler Richtung verschiebbar. Dadurch

[1] Chauveau und Marey, a. a. O., S. 287.
[2] Hürthle, *Arch. f. d. ges. Physiol.*, 49, S. 93.
[3] v. Frey, a. a. O., S. 113, 119.
[4] Roy und Adami, *The Practitioner* 1890, 1, S. 244. Auch Hürthle bildet, a. a. O., S. 95, derartige Cardiogramme ab.
[5] Marey, *Travaux du laboratoire*, 1, S. 32; 1876.

ist es möglich, den Druck, womit die Pelote *K* auf die Brustwand einwirkt, nach Belieben zu variiren. Die Pelote ist in zwei kleinen metallenen Scheiben, zwischen welchen die Kautschukmembran der Trommel sich befindet, festgesetzt. Drei Spiralfedern, *ii*, zwischen der innern dieser Scheiben und dem Boden der Lufttrommel, geben der Membran die zweckentsprechende Spannung. Das in der Trommel sich öffnende Leitungsrohr *d* läuft, wie die Figur zeigt, durch die Wand des Tubus. Zur Auscultation der Herzstösse dient das Rohr *e*. Der Apparat wird an der Brustwand von zwei elastischen Bändern, *f* und *g*, welche die Brust umschlingen, festgehalten.[1]

Es ist selbstverständlich, dass eine an der Aussenwand des Brustkastens in dieser Weise angebrachte Luftkapsel eine Curve ergeben muss, die wesentlich mit derjenigen übereinstimmt, die wir durch eine zwischen das Herz und die Brustwand gelegte Kapsel erhalten, denn es besteht nur der Unterschied, dass sich in jenem Falle zwischen dem Herzen und der aufnehmenden Luftkapsel die Brustwand befindet, deren Bewegungen hier von denen des Herzens bestimmt werden. In der That finden wir auch eine vollständige Übereinstimmung der in beiden Fällen geschriebenen Cardiogramme.

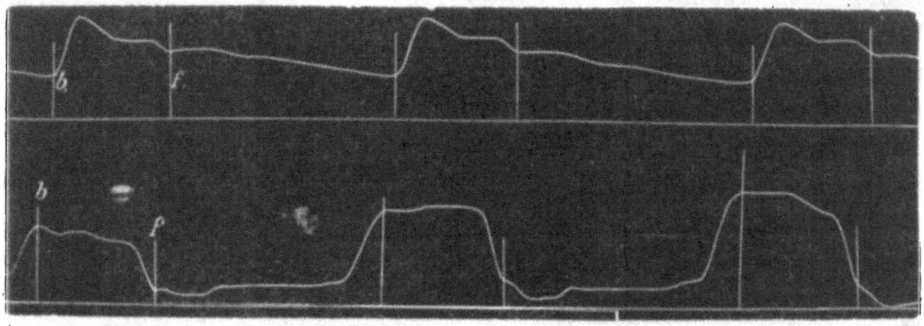

Fig. 50. **Synchronisch geschriebene Curven des Herzstosses (die untere Linie) und des Carotispulses (die obere Linie); nach Edgren.**

Der erste, der das menschliche Cardiogramm graphisch registrirte, war Marey (1865).[2] Nach ihm haben sehr viele Forscher sich der Deutung desselben gewidmet, und wir möchten fast behaupten, dass wir ebenso viele Deutungen wie Untersucher des Cardiogrammes haben.

Von vornherein liegt die Annahme nicht fern, dass sich die Klappenthätigkeit an dem Cardiogramm erkenntlich macht. Jedoch ist weder der Schluss noch die Öffnung der Atrioventricularklappen in keiner Weise daran zu erkennen, und dies ist auch von keinem Forscher behauptet worden. Das Interesse concentrirt sich also allein auf die Semilunarklappen.

Auf Grund der Messungen von Edgren[3] und von Martius[4] an

[1] Edgren, *Skand. Arch. f. Physiol.*, 1, S. 74, 1889.
[2] Marey, *Journal de l'anat. et de la physiol.*, 2, S. 286; 1865.
[3] Edgren, *Skand. Arch. f. Physiol.*, 1, S. 126—130.
[4] Martius, *Zeitschr. f. klin. Med.*, 15, S. 346.

gleichzeitig geschriebenen Curven des Herzstosses und des Carotispulses können wir behaupten, dass, wenigstens unter gewissen Umständen, der erste Wendepunkt des Cardiogrammes da, wo der aufsteigende Schenkel in das systolische Plateau übergeht, dem Augenblicke der Öffnung der Semilunarklappen entspricht (vgl. Fig. 50). Wenn wir nämlich die Zeit berücksichtigen, welche zur Fortpflanzung der Pulswelle vom Herzen bis zu der Art. carotis nöthig ist, und an der Carotiscurve den Punkt abstechen, welcher dem betreffenden Wendepunkt des Cardiogrammes genau entspricht, so finden wir ihn bei *b*. Der Wendepunkt der Herzstosscurve entspricht also dem Punkt, wo sich die Pulscurve im Anfang der Aorta von der Abscisse abhebt, d. h. wo die Aortaklappen geöffnet werden. Die Zeit zwischen dem ersten Anfang des Cardiogrammes und dessen in ununterbrochener Steigung erreichtem ersten Wendepunkt ist also gleich der Anspannungszeit der linken Herzkammer.

Auch am Cardiogramm des Froschherzens haben Gad und Cowl gefunden, dass die Öffnung der Aortaklappen durch eine ziemlich gut ausgeprägte Discontinuität der Curve ausgezeichnet ist.[1]

Hilger ist neuerdings gegen diese Schlussfolgerung aufgetreten und behauptet, dass bei vier absolut normalen Menschen, bei welchen der Herzstoss und der Carotispuls gleichzeitig aufgeschrieben wurden, der Pulsanfang selten auf dem Gipfel, meist aber in dem aufsteigenden Schenkel, 0·02—0·01 Sec. vom Curvengipfel entfernt erscheint; der Eintritt des Blutes in die Aorta würde also noch um 0·02—0·03 Sec. früher stattfinden.[2]

Das Moment des Schlusses der Semilunarklappen sieht Landois in der Doppelerhebung *d, e* (Fig. 51), und zwar würde der Schluss der Aorta und der Pulmonalisklappen auch unter normalen Verhältnissen nicht gleichzeitig stattfinden. Vielmehr werden nach Landois die Aortaklappen, der grössern Spannung in der Aorta entsprechend, früher (bei *d*) als die Pulmonalisklappen (bei *e*) geschlossen. Es ist freilich wahr — und Landois giebt es selbst zu —, dass bei einem gesunden Herzen der zweite Herzton sich dem Ohre als ungetheilt und einheitlich zu erkennen giebt; die Ursache dazu liegt aber nach seinem Dafürhalten darin, dass die beiden Töne so schnell

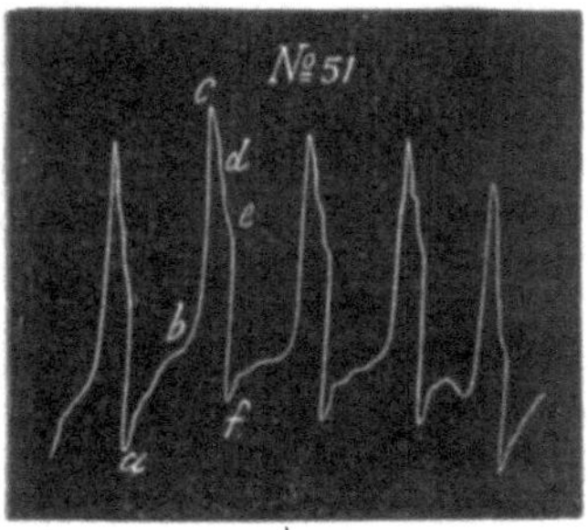

Fig. 51. Cardiogramm; nach Landois.

[1] Gad und Cowl, *Centralbl. f. Physiol.*, 1888; S. 264.
[2] Hilger, *Zeitschr. f. klin. Med.*, 19. Suppl.-Heft, S. 163; 1891.

auf einander folgen, dass sie nicht mehr als getrennt aufgefasst werden können.[1]

Diese früher ziemlich allgemein angenommene Deutung wird aber von dem Vergleich zwischen der Druckcurve der Kammer und dem Cardiogramm ohne weiteres widerlegt, denn bei den betreffenden Punkten des letztern ist der Druck in der linken Kammer höher als der Aortadruck. Ausserdem zeigt dieser Vergleich, dass der Klappenschluss irgendwo am steil absteigenden Theil des Cardiogrammes erfolgen muss (vgl. oben S. 106).

Um die Lage des Klappenschlusses am Cardiogramm genau zu bestimmen, hat man die Herztöne beobachtet und gleichzeitig mit dem Herzstoss an der Schreibfläche bemerkt.

Hierbei kann sich aber ein bedeutender Fehler einschleichen. Wir wissen nämlich, dass die Reactionsdauer einer Gehörsempfindung im Durchschnitt etwa 0″·15—0″·20 beträgt. Diese Zeit schwankt jedoch bei einer und derselben Person nicht unbeträchtlich; man kann z. B. bei einem halben Dutzend nach einander gemachten Bestimmungen Werthen begegnen, die um 0″·1 und mehr unter einander abweichen.

Unter solchen Umständen sollte man glauben, dass jeder Versuch, die Herzstösse zu markiren, völlig illusorisch sein würde. Dies ist jedoch nicht der Fall.

Die Erfahrung zeigt nämlich, dass eine derartige Markirung in einer ganz verschiedenen Weise verläuft, je nachdem sie eine in einem bestimmten Rhythmus wiederkehrende oder eine ohne jede Regelmässigkeit stattfindende Sinnesreizung betrifft. Für den letztern Fall und nur für diesen gelten die eben dargestellten Betrachtungen. Wo es dagegen einer in einem bestimmten Rhythmus wiederkehrenden Reizung gilt, ist es verhältnissmässig leicht, mit der Hand Bewegungen auszuführen, welche ungefähr in demselben Rhythmus und damit gleichzeitig stattfinden.

Einen derartigen regelmässigen Rhythmus haben die Herztöne bei einer regelmässigen Herzthätigkeit. Nach einiger Übung geht es daher verhältnissmässig leicht, die Markirung der Herzstösse in demselben Augenblicke, wie sie stattfinden, auszuführen. Hierbei ist es jedoch unumgänglich nothwendig, dass die Herzthätigkeit eine regelmässige ist; denn im entgegengesetzten Falle kann keine befriedigende Markirung stattfinden.[2]

Wie genau eine derartige Markirung ausgeführt werden kann, ist damit nicht entschieden. Martius hat specielle Versuche in dieser Richtung ausgeführt. Es wurden durch Klopfen aus freier Hand möglichst rhythmische, akustische, sich selbst registrirende Signale erzeugt und diese von einer Versuchsperson auf der Kymographiontrommel registrirt. Der mittlere Fehler der Registrirung betrug bei den meisten von Martius mitgetheilten Versuchsbeispielen etwa 0·03 Sec. Dabei muss aber bemerkt werden, dass auch die

---

[1] Landois, *Graphische Untersuchungen über den Herzschlag*, Berlin 1876, S. 48.

[2] Vgl. Martius, *Zeitschr. f. klin. Med.*, 15, S. 536—560; 1889. Byrom-Bramwell und Murray, *British med. journ.*, 1888, 1, S. 10 folg.

primäre Schlagfolge nicht ganz gleichmässig war, sondern Schwankungen von bis zu 0·11 Sec. zeigte. Wenn diese 0·01—0·03 nicht überschritten, gelang die Markirung viel besser, und der mittlere Fehler wurde bis auf 0·01 Sec. reducirt.[1]

Nun kann man nicht von vornherein behaupten, dass die Herzthätigkeit eine absolut gleichmässige ist; im Gegentheil lehrt uns die Erfahrung, dass die scheinbar regelmässigen Pulse eines gesunden Mannes ihrer Dauer nach

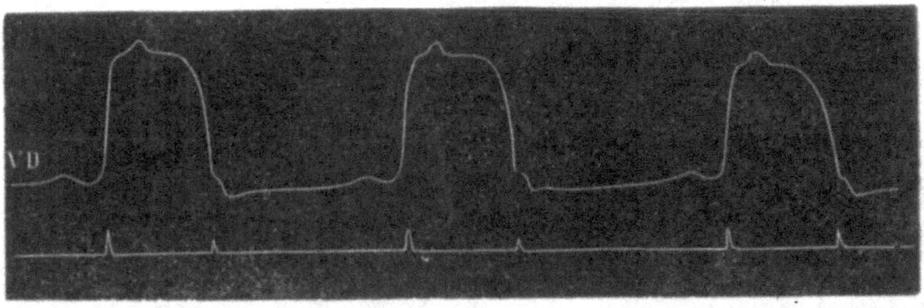

Fig. 52. Druckcurve der rechten Kammer mit Markirung der Herztöne; nach Marey.

zwischen 0·87 und 0·94 Sec. schwanken können; die Differenz braucht aber nicht 0·03—0·04 Sec. zu übersteigen.[2]

Wenn also die Markirung der Herztöne mit derselben Genauigkeit wie bei den eben erwähnten Versuchen von Martius stattfindet, so wird doch der durchschnittliche Fehler dabei etwa 0·03 Sec. oder etwas weniger betragen, d. h. der Ort der Herztöne am Cardiogramm wird um etwa 0·03 Sec. nach der einen oder der andern Seite schwanken können.

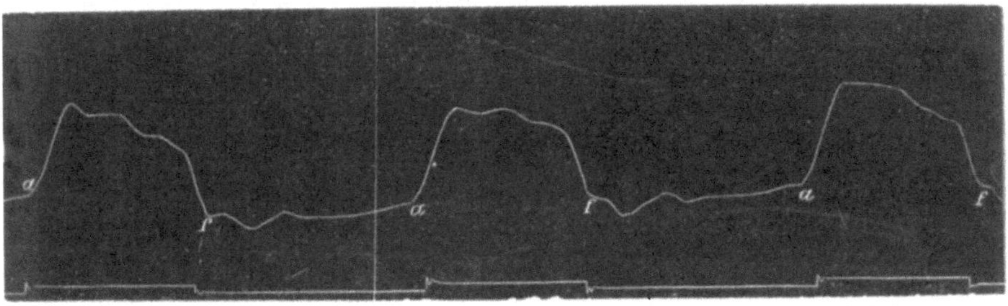

Fig. 53. Normale Herzstosscurve mit Markirung der beiden Herztöne; nach Edgren.

Marey[3] hat die Herztöne an der Druckcurve der Herzkammer des Pferdes markirt. Nach seiner Curve (Fig. 52) fällt der zweite Herzton mit der kleinen Erhebung am Ende des absteigenden Schenkels der Curve zusammen, deren Betrachtung wir bis zu der des Cardiogrammes aufgeschoben haben.

[1] Martius, a. a. O., S. 550 folg.
[2] Martius, a. a. O., S. 555.
[3] Marey, *La circulation du sang*, S. 127; vgl. auch S. 104.

Edgren[1] und Martius[2] haben über diese Frage ausführliche Beobachtungsreihen mitgetheilt. Nach ersterem fällt der zweite Herzton mit dem Punkte *f* (Fig. 53) zusammen.

Die von Martius in seiner ersten Abhandlung mitgetheilten Cardiogramme weichen hinsichtlich ihrer Form in einem so hohen Grade von denjenigen anderer Forscher ab, dass sie auch in verschiedener Weise aufgefasst worden sind. Während Fredericq[3] dieselben so auffasst, dass nach Martius der zweite Herzton genau mit dem Thale zwischen *c* und *d* zusammenfällt (Fig. 54), hebt dieser selbst in einer spätern Abhandlung hervor, dass eine annähernde Übereinstimmung zwischen seiner und der Marey'schen Auffassung besteht.[4]

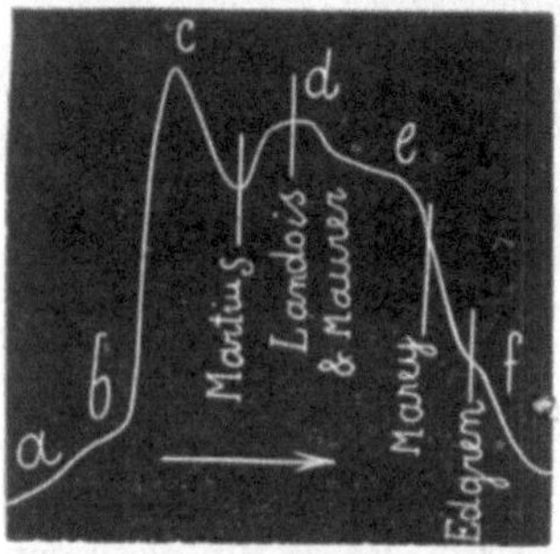

Fig. 54. Die Lage des zweiten Herztones am Cardiogramm, nach verschiedenen Autoren; Schema nach Fredericq.

Edgren hat ferner bemerkt, dass man zur Feststellung der Lage der Herztöne an dem Cardiogramm dieselben nicht zu registriren braucht. Es genügt, das Ohrstück des Stethoscopes in den Gehörgang zu setzen und die Bewegungen des Schreibhebels genau zu beobachten. Man findet dann sehr deutlich, wie der zweite Herzton in dem Moment erklingt, wo der Schreibhebel einen kleinen Knick macht, nachdem er schon fast vollständig auf die Anfangslage herabgesunken ist.[5]

Nach demselben Verfahren ist Fredericq zu der Überzeugung gelangt, dass der Anfang des zweiten Herztones mit *e* (Fig. 54) zusammentrifft, und dass dieser Ton während des raschen Sinkens des Schreibhebels vernommen wird.[6] In einer folgenden Mittheilung ergänzt er diese Angabe dahin, dass der zweite Herzton gegen die untere Hälfte des absteigenden Schenkels vernommen wird, und dass die Erhebung bei *f* mit dem Schluss der Semilunarklappen zusammenhängt.[7]

---

[1] Edgren, *Skand. Arch. f. Physiol.*, 1, S. 88 folg.; 1889. *Centralbl. f. Physiol.*, 1887, S. 487.

[2] Martius, *Zeitschr. f. klin. Med.*, 13, S. 327, 453; 1888.

[3] Fredericq, *Centralbl. f. Physiol.*, 1888, S. 1.

[4] Martius, *Zeitschr. f. klin. Med.*, 19, Heft 1—2; 1891. Vgl. auch Fredericq, *Centralbl. f. Physiol.*, 1891, S. 582.

[5] Edgren, *Skand. Arch. f. Physiol.*, 1, S. 91.

[6] Fredericq, *Centralbl. f. Physiol.*, 1888, S. 3.

[7] Fredericq, *Travaux du laboratoire*, 2, S. 84; 1888. Vgl. auch *Centralbl. f. Physiol.*, 1891, S. 587.

Nach einigen von Byrom-Bramwell und Murray mitgetheilten Curven ertönt der zweite Herzton irgendwo am steil absteigenden Schenkel der Herzstosscurve.[1]

Hilger setzt den zweiten Herzton etwa in den Anfang des absteigenden Schenkels der Herzstosscurve.[2]

Hiernach scheint es also ziemlich sicher, dass der zweite Herzton erklingt, während der absteigende Schenkel der Herzstosscurve geschrieben wird. Ob dies aber in der ersten oder zweiten Hälfte dieses Schenkels stattfindet, dürfte angesichts des Fehlers in der Markirmethode, mit derselben zu entscheiden, nicht möglich sein.

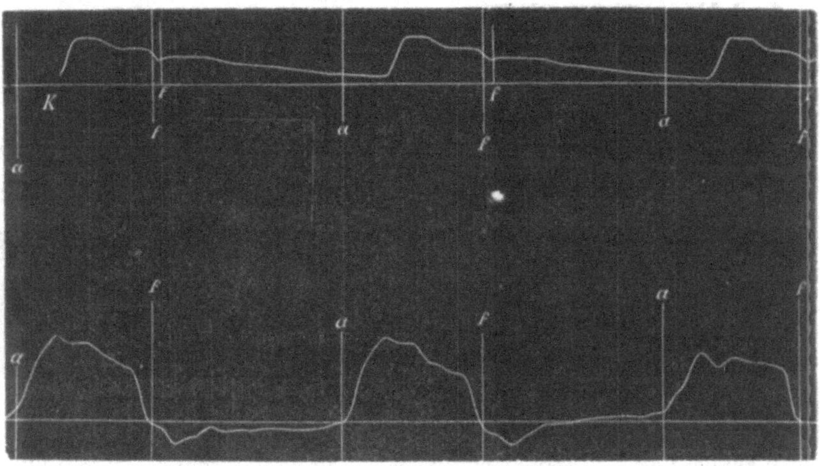

Fig. 55. Synchronisch geschriebene Curven des Herzstosses (die untere Linie) und des Carotispulses (*K*); nach Edgren.

Es giebt indessen noch eine Möglichkeit, der vorliegenden Frage näher zu treten. Wie bekannt, bietet die Pulscurve an ihrem absteigenden Schenkel einen Knick, den Dikrotismus dar, welcher jedenfalls kein Kunstprodukt ist, sondern in irgend einer Weise mit der Spannung der Semilunarklappen zusammenhängt.

Wenn man die Pulscurven der Art. carotis und der Art. radialis synchronisch registrirt und die zeitliche Verschiebung zwischen den Anfangspunkten und den dikrotischen Wellen bestimmt, so findet man, dass sie ganz gleich sind, dass also die dikrotische Welle sich mit derselben Geschwindigkeit wie die primäre Pulswelle fortpflanzt.

---

[1] Byrom-Bramwell und Murray, a. a. O., S. 15.

[2] Hilger, *Zeitschr. f. klin. Med.*, 19. Suppl.-Heft, S. 158; 1891.

Hieraus kann man die zur Fortpflanzung der beiden Wellen vom Herzen bis zu der Art. carotis nothwendige Zeit berechnen.

Werden nun gleichzeitig das Cardiogramm und die Pulscurve der Art. carotis oder die der Art. radialis geschrieben, so ergiebt sich, dass die Verschiebung der dikrotischen Erhebung der Pulscurve gegen die Erhebung *f* am Ende des absteigenden Schenkels des Cardiogrammes (Fig. 55) genau ebenso gross ist, wie die in Millimeter der Registrirfläche angegebene Zeit, die zur Fortpflanzung der Pulswelle vom Herzen zu dem untersuchten Arterienpunkt nothwendig ist (Edgren).[1]

Ich kann also nicht umhin, anzunehmen, dass die betreffende Erhebung am Ende des absteigenden Schenkels der Herzstoss- und der Kammerdruckcurven thatsächlich von der Spannung der Semilunarklappen herrührt.

Damit habe ich jedoch nicht behaupten wollen, dass die Klappen erst dann geschlossen werden; denn dass dies viel früher stattfindet, ist durch den Vergleich der Druckcurven der Kammer und der Aorta schon erwiesen. Dagegen stelle ich mir vor, dass eine Weile nach

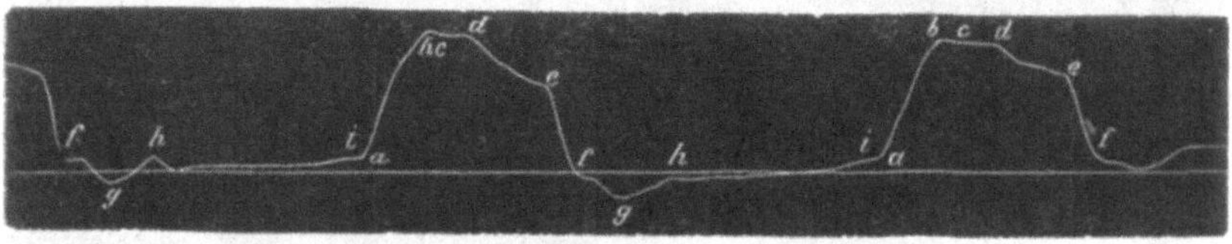

Fig. 56. Normale Herzstosscurve; nach Edgren.

dem geräuschlos stattgefundenen Klappenschluss, im weitern Verlauf der Erschlaffung der Kammer, die Klappen von der Aorta aus gespannt werden und also den zweiten Herzton erzeugen.[2]

Dagegen ist Fredericq neulich zu dem Ergebniss gekommen, dass die dikrotische Erhebung der Pulscurve einem im Anfang des absteigenden Schenkels befindlichen Punkt entspricht, und dass die Erhebung *f* der Herzstosscurve dem Blutzufluss aus dem Vorhof zuzuschreiben sei.[3]

Wir haben also an der Herzstosscurve folgenden Punkten eine bestimmte Deutung gegeben (vgl. Fig. 56): *i*, die Systole der Vorhöfe; *a*, der Anfang der Kammersystole; *b*, die Öffnung der Semilunarklappen; *f*, von der Spannung der Semilunarklappen herrührend. Dazu können wir noch den Punkt *e* legen, der ohne jeden Zweifel den Anfang der Erschlaffung bezeichnet.

[1] Edgren, *Skand. Arch. f. Physiol.*, 1, S. 107—114.

[2] Vgl. hierüber Collier, *On the physiology of the vascular system.* London 1889, S. 35. — Martins, *Zeitschr. f. klin. Med.*, 19. Heft, 1; 1891.

[3] Fredericq, *Centralbl. f. Physiol.*, 6, S. 257 folg.; 1892.

Aus der Herzstosscurve können wir demnach folgende zeitliche Bestimmungen erhalten: 1. die Verschlusszeit (*a*—*b*); 2. die Dauer der Kammercontraction bis zu Beginn der Erschlaffung (*a*—*e*). Da die Semilunarklappen irgendwo zwischen *e* und *f* geschlossen werden, erhalten wir als 3. Austreibungszeit die Zeit zwischen *b* und etwas nach *e*. Endlich wird 4. die Systolendauer, wenn wir dazu noch die Zeit bis zur Spannung der Semilunarklappen zählen = *a*—*f* (d. i. die Zeit zwischen den beiden Herztönen), und 5. die Dauer der Kammerdiastole = *f*—*a*.

Wenn diese Deutung der Herzstosscurve der Hauptsache nach das Richtige getroffen hat, so ergiebt sich in Bezug auf ihre Natur, dass sie, wie dies zuerst von Chauveau und Marey bemerkt worden ist,[1] eine combinirte Druck- und Volumcurve der Herzkammern darstellt. Sie ist eine Druckcurve, denn die an der Brustwand angebrachte Pelote übt einen Druck aus, gegen welchen das Herz bei seiner Systole Arbeit leistet. Sie ist aber gleichzeitig eine Volumcurve, insofern als sie auch von den Volumveränderungen des Herzens beeinflusst wird. Bei der Füllung des Herzens während der Diastole erhebt sich die Curve allmählich von der Abscisse; bei der plötzlichen Entleerung der Kammern, wenn die Semilunarklappen geöffnet werden, wird der Druck vom Herzen auf die Brustwand etwas geringer, und der Schreibhebel kann also nun die fortschreitende Zunahme des Herzdruckes nicht mehr verfolgen, sondern schreibt das Plateau.

Ich muss aber noch bemerken, dass die Entzifferung des Cardiogrammes leider nicht immer sicher ist, denn unter Umständen entspricht der Beginn des auf- und des absteigenden Schenkels desselben nicht dem Anfang der Zusammenziehung und der Erschlaffung der Kammer (Roy-Adami,[2] Hürthle[3]). In den meisten Fällen wird man sich wohl durch eine gleichzeitige Registrirung des Carotispulses helfen können. Jedenfalls ist es wichtig, sich daran zu erinnern, dass das Cardiogramm an und für sich keine absolute Zuverlässigkeit besitzt.

§ 9. Die zeitlichen Verhältnisse der Herzbewegung.

Nach dem, was wir eben gefunden haben, beginnt die Kammersystole an der Druckcurve, bezw. dem Cardiogramm da, wo der steile Anstieg der betreffenden Curve beginnt. Das Ende der Systole wird aber von verschiedenen Forschern in verschiedener Weise bestimmt,

[1] Chauveau und Marey, a. a. O.. S. 295.
[2] Roy und Adami, a. a. O., S. 242.
[3] Hürthle, *Arch. f. d. ges. Physiol.*, 49, S. 93 folg.

indem z. B. Hürthle[1] dasselbe zu Beginn der steilen Druckabnahme verlegt, andere dagegen, wie Baxt,[2] v. Frey[3] es zu dem Punkt, wo die Curve ihren tiefsten Stand erreicht, zählen. Mit letzterem stimmt die von Volkmann[4] und Donders[5] benutzte Abgrenzung der Kammersystole als dem Intervall zwischen den beiden Herztönen ziemlich genau überein.

Ich gebe gern zu, dass die eine Auffassung ebenso berechtigt wie die andere sein mag. Nach Hürthle hört die Systole auf, wenn ihre mechanische Leistung für die Strömung des Blutes endet. Nach dem, was wir durch die Untersuchungen über den Actionsstrom des Herzens wissen, hört aber die Thätigkeit sämmtlicher Herzmuskelfasern nicht in diesem Moment vollständig auf, sondern dauert noch eine Zeit lang (die Entspannungszeit). Die Abgrenzung von Baxt und v. Frey bezieht sich also genauer auf die ganze Zeit, während welcher die Herzkammern in einem grössern oder geringern Grade thatsächlich zusammengezogen sind. Dagegen ist der Abstand zwischen den beiden Herztönen, so bequem er auch sein mag, doch physiologisch und mechanisch nicht vollständig befriedigend, denn er schliesst ja einen Theil der Entspannungszeit, nicht aber die ganze Dauer derselben, ein und wird also eine zwischen die anders begrenzten Systolendauern fallende Zeit darstellen. Jedoch wird dieser Abstand ganz allgemein der Systolendauer gleich gesetzt, und der dadurch bedingte Fehler hat im grossen ganzen keine weitere Bedeutung.

Für die Kenntniss der Leistung der Herzkammern ist es von keinem geringen Interesse, die Schwankungen in der Dauer der Kammersystole zu untersuchen. Zu diesem Zwecke stellte Volkmann zwei Metronome so, dass die Schwingungsdauer des einen dem Abstand zwischen dem ersten und zweiten Herzton gleichkam, die des andern mit demjenigen zwischen dem zweiten und dem nächstfolgenden ersten Herzton zusammenfiel. In dieser Weise fand er, dass bei einer Pulsfrequenz von 84 Schlägen die Dauer des ersten Abstandes (der Kammersystole) 0·375 Sec., die des zweiten (der Kammerdiastole) 0·380 Sec. betrug.[6]

Mittelst eines Signalapparates markirte Donders die beiden Herz-

---

[1] Hürthle, a. a. O., 49, S. 84.
[2] Baxt, *Arch. f. Anat. u. Physiol.*, physiol. Abth.; 1878, S. 131.
[3] v. Frey, *Die Untersuchung des Pulses*, S. 119—122.
[4] Volkmann, *Hämodynamik*, S. 362; 1850.
[5] Donders, *The Dublin quaterly journal of medical science*; 1868, Februar; S. 225.
[6] Volkmann, a. a. O., S. 363—364.

töne an einem mit gleichmässiger und bekannter Geschwindigkeit rotirenden Cylinder. Der Fehler bei der Markirung betrug im Durchschnitt nur 1·25 % von einer ganzen Herzperiode und selten mehr als 2·5 % von derselben. Bei Menschen, deren Pulsfrequenz zwischen 74 und 94 Schlägen in einer Minute schwankte, fand er für die Kammersystole eine Dauer von 0·327—0·301 Sec. Die Systole wird also bei einer grössern Pulsfrequenz kürzer, jedoch nicht proportional zur Frequenz, denn bei den betreffenden Fällen verhielt sich die Frequenz wie 100 : 127, die Dauer der Systole aber wie 109 : 100. Diese verhältnissmässig grosse Gleichmässigkeit beobachtete er auch bei einem Menschen mit sehr seltenem Puls, 32 Schläge in einer Minute. Die Dauer der Systole schwankte bei diesem zwischen 0·307 und 0·325 Sec.

Bei stark beschleunigter Herzthätigkeit, die durch Muskelarbeit hervorgerufen war, nahm jedoch die Dauer der Systole nicht unbeträchtlich ab. Wenn die Frequenz der Herzschläge sich von 63 bis auf 124 in der Minute erhöhte, so sank die Dauer der Systole von 0·382 Sec. bis 0·199 Sec. herab.[1]

Landois fand bei einem gesunden Mann in liegender Stellung die Dauer der Systole (= dem Zeitunterschied zwischen den cardiographisch bestimmten beiden Herztönen) 0·300—0·327 Sec. bei einer Pulsfrequenz von 55—65 in einer Minute,[2] sowie die Variationen der Systolendauer bei einer zwischen 55 und 113 pro 1 Sec. schwankenden Pulsfrequenz 0·346—0·190.[3]

Edgren hat durch genaue Messungen bei einem Mann mit einer Pulsfrequenz von 70 Schlägen in einer Minute die Dauer der Systole (= dem Zeitunterschied zwischen den Herztönen) zu 0·379 Sec. und der Diastole zu 0·483 Sec. ermittelt.[4]

In einer langen Beobachtungsreihe fand Thurston, dass bei einer Pulsfrequenz, zwischen 47 und 128 variirend, die Dauer der Systole (= der Entfernung zwischen der primären und der dikrotischen Erhebung der Pulscurve) zwischen 0·347 und 0·256 schwankte. Das Verhältniss der Pulsfrequenz ist wie 100 : 270, das der Dauer der Systole wie 136 : 100.[5]

---

[1] Donders, *The Dublin quaterly journal of medical science*, 1868, Februar, S. 225—243.

[2] Landois, *Die Lehre vom Arterienpuls*, S. 307.

[3] Landois, *Graphische Untersuchungen über den Herzschlag*, S. 66.

[4] Edgren, a. a. O., S. 150.

[5] Thurston, *Journal of anat. and physiol.*, 10, S. 499; 1876. Vgl. auch Stockmann, *Über das zeitliche Verhältniss der Dauer der Systole zur Dauer der Diastole*. Inaug.-Diss. Königsberg 1889.

Wir finden also, dass trotz recht bedeutender Schwankungen der Pulsfrequenz doch die Dauer der Kammersystole merkwürdig gleich bleibt. Bei den hier erwähnten Bestimmungen schwankte sie nur zwischen 0·190 und 0·382 Sec., obgleich die Pulsfrequenz zwischen 32 und 124 Schlägen in einer Minute variirte.

Nach Garrod lässt sich die Dauer der Systole (= der Entfernung zwischen Beginn des Cardiogrammes und der Erhebung *f*, Fig. 56) aus der Dauer des Gesammtherzschlages in der folgenden Weise berechnen. Wenn x die Pulsfrequenz in einer Minute bezeichnet und y ausdrückt, wie viel mal die Systole im ganzen Herzschlage enthalten ist, so wird durch xy angegeben, wie viel mal die Systole in jeder Minute enthalten ist und durch $\frac{1}{xy}$ der Theil einer Minute, der von der Systole in Anspruch genommen wird. Dann stellt sich nach den Ermittelungen Garrod's folgende Beziehung zwischen der Dauer der Systole und der des ganzen Herzschlages heraus: $xy = k\sqrt{x}$, wo k eine Constante = 20 ist.[1]

Garrod[2] und Thurston[3] haben ferner bemerkt, dass, wenn die Pulscurve in derselben Weise berechnet wird, x die Pulsfrequenz bezeichnet und y' ausdrückt, wie viel mal der systolische Abschnitt der Pulscurve in der ganzen Pulsperiode enthalten ist, die Relation zwischen Systole und Pulsfrequenz durch folgende Formel dargestellt werden kann: $xy' = k\sqrt[3]{x}$, wo $k = 47$ ist.

An Thieren haben Baxt, Klug, v. Frey und Krehl Beobachtungen über den Einfluss der Herznerven auf die Dauer der Kammersystole resp. des Druckanstieges bis zum Maximum gemacht.

Durch Reizung der hemmenden Herznerven (des N. vagus) nimmt die Frequenz der Herzschläge ab; bei einer genügend starken Reizung steht das Herz in der Diastole still. Reizung gewisser Zweige des N. sympathicus ruft dagegen eine Beschleunigung des Herzschlages hervor. Wenn die Vagusreizung nur so schwach ist, dass dadurch eine Verlangsamung, aber kein Stillstand entsteht, so wird nach Klug sowohl die Diastole wie die Systole länger.[4] Als Durchschnitt von zwölf Bestimmungen bei normaler Schlagfolge fanden v. Frey und Krehl bei der rechten Kammer (Hund) die Dauer des Anstiegs des Druckes zum Maximum = 0·142 Sec. und den Abstand bis zum nächsten Pulsschlag = 0·37 Sec. Bei einer unmittelbar nachher vorgenommenen Vagusreizung betrug erstere bei zwölf Bestimmungen durchschnittlich 0·163 Sec., letzterer 2·57 Sec.[5] In einer zweiten Versuchsreihe betrug als Durchschnitt von 15 Bestimmungen an der linken Kammer die Dauer des Anstieges des Druckes bis zum Maximum

[1] Garrod, *Journal of anat. and physiol.*, 5, S. 17; 1871.
[2] Garrod, *Proceedings of the Royal Society*, 18, S. 353; 1870. Vgl. auch Garrod, ib., 19, S. 318; 1871; — 23, S. 142; 1875.
[3] Thurston, *Journal of anat. and physiol.*, 10, S. 499; 1876.
[4] Klug, *Arch. f. Anat. u. Physiol.*, physiol. Abth., 1881, S. 260 folg.
[5] v. Frey und Krehl, *Arch. f. Anat. u. Physiol.*, physiol. Abth., 1890, S. 49.

0·149, der Abstand bis zum nächsten Pulsschlag 0·373. Bei 15 folgenden Pulsationen, welche unter dem Einfluss der Vagusreizung entstanden, war jene durchschnittlich 0·158 Sec., dieser im Durchschnitt 0·635 Sec.[1] Man sieht, dass, trotz der geringen Zunahme der Anstiegsdauer, der Unterschied bei schnellerer und langsamerer Schlagfolge hauptsächlich von der Zunahme der Diastolendauer bedingt ist.

Ganz dasselbe stellt sich auch heraus, wenn man die accelerirenden Herznerven reizt, wie dies aus einer Untersuchung von Baxt hervorgeht. Bei der Acceleration nimmt sowohl die Systole wie die Diastole ab, diese aber in einem höhern Grade.[2]

Normales Herz.		Reizung der accelerirenden Herznerven.	
Die Dauer der Kammer-		Die Dauer der Kammer-	
Systole:	Diastole:	Systole:	Diastole:
0·253	0·299	0·210	0·044
0·255	0·292	0·203	0·051
0·247	0·265	0·188	0·068
0·259	0·338	0·188	0·074

Wir können also folgenden Satz als allgemein gültig aufstellen: Bei den bedeutenden Verschiedenheiten, welche in Bezug auf die Pulsfrequenz vorkommen, variirt jedoch bei einem und demselben Individuum sowie bei verschiedenen Individuen derselben Gattung die Dauer der Kammersystole innerhalb viel kleinerer Grenzen als die der Kammerdiastole. Die Veränderungen der Pulsfrequenz finden also der Hauptsache nach durch Variationen in der Dauer der Diastole statt.

Nach abgelaufener Kammersystole steht das ganze Herz still in der Diastole. Ihre Dauer ist in hohem Grade von der Schlagfolge des Herzens abhängig, indem sie, wie wir schon gesehen haben, bei Beschleunigung des Herzens ab- und bei dessen Verlangsamung zunimmt.

Die Diastole wird durch die Contraction der Vorhöfe unterbrochen. Letztere dauert nur kurze Zeit (vgl. S. 89 folg.), und unmittelbar auf sie folgt die der Kammern.

§ 10. **Die Füllung des Herzens während der Diastole.**

Die Umstände, welche beim Studium der Frage, wie sich das Herz während der Diastole füllt, in Betracht gezogen werden müssen, sind mancherlei Art.

Die wichtigste Ursache zur Füllung des Herzens bei der Diastole liegt ohne Zweifel in der Acceleration, die das Herz bei seiner Systole

---

[1] v. Frey, *Die Untersuchung des Pulses*, Berlin 1892, S. 86.
[2] Baxt, *Arch. f. Anat. u. Physiol.*, physiol. Abth., 1878, S. 132.

dem Blut gegeben hat. Da aber das Blut während seiner Strömung durch die Gefässe sehr grossen Hindernissen begegnet, ist die zurückbleibende Triebkraft verhältnissmässig gering, und accessorische Mechanismen spielen daher eine bedeutende Rolle. Ein allgemein anerkannter derartiger Mechanismus ist die in der Brusthöhle stattfindende Saugung.

Wie bekannt, sind die Lungen in der Brusthöhle, deren Wände fest und verhältnissmässig unnachgiebig sind, luftdicht eingeschlossen. Durch die Luftröhre wirkt der atmosphärische Druck auf sie ein. In Folge ihrer Dehnbarkeit werden die Lungen von diesem entfaltet und also gegen die Brustwand und die Organe gedrückt, welche sich in der Brusthöhle zwischen den Lungen und der Brustwand befinden.

Der hierzu nothwendige Druck ist kein sehr grosser; er beträgt nämlich beim Menschen bei einer gewöhnlichen Inspiration nur etwa 9 ^{mm} Hg und kann bei der möglichst tiefsten Einathmung bis 30 ^{mm} Hg steigen. Angesichts dieser Umstände ist es ohne weiteres einleuchtend, dass auch dann, wenn die in den Lungen eingeschlossene Luft in möglichst hohem Grade verdünnt wird, nämlich durch eine maximale Erweiterung der Brusthöhle bei zugeschlossener Stimmritze, die Lungen dennoch immer gegen die Brustwand gedrückt werden müssen.

Mittelbar durch die Lungen wirkt der Luftdruck auf die innere Oberfläche der Brustwand und auf die Organe der Brusthöhle ein. Da aber ein Theil des Luftdruckes zur Ausdehnung der Lungen verwendet und also von ihnen getragen wird, muss der auf die innere Oberfläche der Brustwand und auf die Organe der Brusthöhle einwirkende Druck geringer sein als der Luftdruck, und zwar genau um so viel wie der Druck, der verbraucht wird, um die Lungen gegen die Brustwand zu entfalten.

Bei einem Luftdruck von 760 ^{mm} und gewöhnlicher Inspirationsstellung wirkt also auf die Organe der Brusthöhle ein Druck von $760 - 9 = 751$ ^{mm} Hg ein. Bei der tiefsten Inspiration wird er $760 - 30 = 730$ ^{mm} Hg.

Die Differenz zwischen dem Luftdruck und dem Druck auf die Organe der Brusthöhle wird als der negative Druck der Brusthöhle bezeichnet.

Dieser negative Druck, welcher zuerst von Donders[1] nachgewiesen wurde, hat für die Zurückströmung des Blutes zum Herzen, sowie für die Füllung des Herzens bei der Diastole eine grosse Bedeutung. Auf die grossen Venen ausserhalb der Brusthöhle wirkt fast

[1] Donders, *Zeitschr. f. rat. Med.*, N. F., 3, S. 289 folg.; 1853.

der gesammte Luftdruck ein. Freilich wird ein kleiner Theil desselben von der Haut und von den Organen, welche zwischen dieser und den Venen liegen, getragen. Jedoch kann als sicher angenommen werden, dass der Druck der Luft auf die extrathoracalen Venen grösser ist als der Druck, welcher auf die Organe der Brusthöhle durch die Lungen hindurch ausgeübt wird. In Folge dessen werden bei statischer Stellung des Brustkastens die intrathoracalen Venen und das Herz selbst in einem gewissen Grade ausgedehnt. Dies ist zwar von keiner besondern Bedeutung für die linke Kammer, deren Wände sehr dick sind; für die rechte Kammer dagegen und noch mehr für die Vorhöfe ist dies indessen sehr wichtig.

Bei der Exspiration steigt der Druck in den Lungen ein klein wenig, einige zehntel Millimeter Hg,[1] weil die Luft durch die verhältnissmässig engen Öffnungen der Luftwege nicht augenblicklich herausweichen kann und daher in einem geringen Grade comprimirt wird. In Folge dessen und weil bei der Exspirationsstellung die Lungen weniger ausgedehnt sind und also der zu ihrer Entfaltung gegen die Brustwand nothwendige Druck schwächer ist, nimmt der negative Druck in der Brusthöhle ab und die intrathoracalen Venen und die Vorhöfe werden weniger ausgedehnt: die Rückströmung des Blutes in die Brusthöhle wird erschwert.

Ganz anders verhält es sich bei der Inspiration. Hier nimmt die Erweiterung der Lungen und zu gleicher Zeit der dazu nothwendige Luftdruck zu. Die Folge davon ist, dass auch der negative Thoraxdruck zunimmt, und zwar in einem bestimmten Verhältniss zu der Tiefe der Inspiration und dem Umfang der Erweiterung der Lungen. Diese Zunahme des negativen Druckes findet während der ganzen Inspiration continuirlich statt; bei der Inspirationsbewegung wird also eine continuirliche Erweiterung der intrathoracalen Venen und der Vorhöfe stattfinden. Mit anderen Worten: während der Inspirationsbewegung findet eine directe Ansaugung des Blutes von den Venen zu dem Herzen statt.

Bei einer statischen Inspirationsstellung ist die Rückströmung des Blutes zu dem Herzen in Folge der oben erwähnten Umstände begünstigt, und dies in einem um so höhern Grade, je tiefer die Inspiration ist. Eine directe Saugung des Blutes zu dem Herzen kann aber hier nicht vor sich gehen, weil eine solche voraussetzt, dass die Vorhöfe durch äussere Kräfte continuirlich erweitert werden, was bei einer statischen Stellung der Brustwand nicht der Fall ist.[2]

---

[1] Vgl. Rosenthal, *Handb. d. Physiol.*, 4, 2, S. 221—224; 1882.
[2] Vgl. de Jager, *Arch. f. d. ges. Physiol.*, 33, S. 46—48; 1883.

Die eigenthümliche Art und Weise, in welcher die Lungen in dem Brustkasten eingesetzt sind, stellt also an und für sich ein günstiges Moment für die Rückströmung des Blutes dar; ein anderes, noch wichtigeres kommt in der directen Ansaugung bei der Inspirationsbewegung hinzu.

Wenn der Luftdruck innerhalb der Brusthöhle in einem genügenden Grade gesteigert wird, so wird hierdurch die Rückströmung des Blutes nach dem Herzen gehemmt, und schwere Zufälle können davon bedingt werden.

Der erste, näher untersuchte hierher gehörige Fall wurde im Jahre 1730 von Cheyne am englischen Obersten Townsend beobachtet. Derselbe hatte an sich wahrgenommen, dass er, wenn er sich fasse, sterben und den Geist aufgeben könne, so bald es ihm beliebe, und dennoch durch eine Anstrengung wieder ins Leben zurückkommen könne. Cheyne beschreibt folgendermassen eine ihm, Bayard und Skrine von Townsend vorgezeigte Probe. „Wir fühlten zunächst alle drei an seinen Puls; derselbe war deutlich, wenn auch klein und fadenförmig, das Herz hatte seinen gewöhnlichen Schlag. Er legte sich auf dem Rücken zurecht und lag so eine Zeit lang, ohne sich zu rühren. — — Ich fand, dass sein Puls allmählich sank, bis ich ihn zuletzt auch durch die genaueste und feinste Berührung nicht mehr fühlen konnte. Dr. Bayard konnte an seinem Herzen nicht die geringste Bewegung wahrnehmen und ebenso wenig Mr. Skrine den geringsten Hauch auf dem polirten Spiegel, den er an seinen Mund hielt. Darauf untersuchte jeder von uns wechselsweise Arm, Herz und Athem, konnte aber trotz der genauesten Untersuchung auch nicht das geringste Lebenszeichen an ihm entdecken. — — — Als wir weggehen wollten, bemerkten wir einige Bewegungen an dem Körper, und bei der Untersuchung fanden wir, dass sein Puls und die Bewegung seines Herzens allmählich zurückkehrten. Er begann sanft zu athmen und leise zu sprechen.“[1]

Ed. Weber untersuchte diese merkwürdige Erscheinung, welche die analogen Erzählungen aus dem klassischen Alterthum in einer sehr beachtenswerthen Weise beleuchtet, näher und erklärte sie folgendermassen.

Wird die Brusthöhle nach Verschliessung des Kehlkopfes durch die Exspirationsmuskeln oder durch Pressen von aussen, z. B. mit den Händen, eingeengt, so wird die in den Lungen und Bronchien enthaltene Luft, weil sie nicht entweichen kann, in einen kleinern Raum zusammengedrückt und übt ihrerseits vermöge ihrer Elasticität wieder einen gleichförmigen Druck auf alle in der Brusthöhle gelegenen Theile, also nicht nur auf das Lungengewebe selbst, sondern auch auf das Herz und die grossen Gefässstämme aus. Wird der Druck auf das Herz aber so gross, dass er dem Druck des Blutes in den Venen am Halse und im Unterleibe das Gleichgewicht hält, oder sogar noch grösser

[1] S. bei Ed. Weber, *Ber. d. sächs. Gesellsch. d. Wiss., math.-phys. Kl.*, 1850, S. 31 folg.

als dieser, so kann gar kein Blut mehr in das Herz und die in der Brusthöhle gelegenen Hohlvenen einströmen. Die geringe Menge Blut, welche sich innerhalb der Brusthöhle in den Hohlvenen, im Herzen, in den Venen und Arterien der Lunge befindet, wird durch die zunächst folgenden Zusammenziehungen des Herzens vollends in die Aorta getrieben, worauf dann kein Blut mehr aus dem Herzen in die Aorta ausströmen kann. Bei einer sehr starken Compression der Brusthöhle wird daher der Puls augenblicklich sehr klein und bleibt nach etwa 3 bis 5 Schlägen ganz aus, weil aus dem nun leeren Herzen kein Blut mehr in die Aorta gelangt. Da nun das Herz kein Blut mehr auszutreiben hat, hört auch jedes äussere Zeichen der Herzthätigkeit auf, die sich zusammenziehenden Muskelbündel können dabei zwar die inneren Wände des Herzens gegen einander drücken; durch die Brustwand hindurch wird davon aber nichts bemerkt.

Ed. Weber machte an sich selbst Versuche in dieser Richtung. Er warnt davor, den Versuch zu weit zu treiben, weil dann der Kreislauf leicht gar nicht zurückkehren dürfte. „Einmal als ich," sagt er, „die Zusammendrückung der Brust unabsichtlich etwas länger als gewöhnlich, gewiss aber noch keine Minute, fortgesetzt hatte, wurde ich ohnmächtig. Während dieses bewusstlosen Zustandes waren von den Umstehenden in meinem Gesichte schwache convulsivische Bewegungen bemerkt worden, und als mir die Besinnung zurückkehrte, war das Gedächtniss so gänzlich verschwunden, dass ich, ungeachtet mein Puls wieder wie vorher laut gezählt wurde, mich in den ersten Augenblicken nicht erinnern konnte, wo ich war und was um mich vorging. Da ich bei diesem Versuche, wie ich mich später erinnerte, die Compression der Brust gleich aufhob, als ich die ersten Spuren dieser Wirkungen wahrnahm, so ist es wahrscheinlich, dass bei einer länger fortgesetzten Zusammendrückung noch schlimmere Folgen hätten entstehen können."[1]

Es ist nicht unmöglich, dass der eben dargestellte Mechanismus die Todesursache bei mehreren Fällen plötzlichen Todes abgiebt. Wenn z. B. ein ganz gesunder Mensch nach Verschlucken eines zu grossen Bissens plötzlich stirbt, ohne irgend eine Spur von Krämpfen gehabt zu haben, und wenn bei der Section gefunden wird, dass der Bissen am Eingange des Larynx liegt, so kann der Tod unmöglich durch Erstickung bedingt sein, da ja keine Erstickungskrämpfe zum Vorschein gekommen sind. Vielmehr hat der Bissen hier eine kräftige, reflektorische Exspiration hervorgerufen, die Luft hat aber durch die Stimmritze nicht entweichen können und ist daher in den Lungen stark comprimirt worden. In Folge dessen hat die Blutzufuhr nach dem Herzen wie oben aufgehört, der Unglückliche hat seine Besinnung verloren und ist gestorben, ehe ihm Hilfe zu Theil geworden ist.

Noch einfacher liegt die Sache, wenn bei einem grossen Volksgedränge Menschen sterben. Hierbei wird der Brustkasten ganz wie bei Weber's Versuchen zusammengepresst und der Kreislauf gehemmt. Dass in diesem Falle in der That das Bewusstsein sehr schnell schwindet, lehren die Erfahrungen

[1] Ed. Weber, a. a. O., S. 43—47.

solcher, welche nach einem derartigen Unglück wieder ins Leben gebracht worden sind.

Die Respirationsfrequenz ist aber viel geringer als die Frequenz der Herzschläge. Würden keine anderen Mechanismen mitwirken, so könnte man erwarten, dass ziemlich bedeutende Variationen in Bezug auf die Füllung des Herzens bei der Diastole stattfinden. Es ist freilich wahr, dass die Athmungsbewegungen in einem hohen Grade hierbei mitwirken, sie sind jedoch nicht die allein bestimmenden.

Bei dem Herzen selbst finden wir sowohl bei der Systole, wie bei der Diastole Momente, welche bei der Rückströmung des Blutes von grossem Einfluss sind.

Während der Systole wird das Volumen der Kammer genau so viel kleiner, als das Volumen der ausgetriebenen Blutmenge beträgt. Dieses Blut wird theilweise von den intrathoracalen Arterien und theilweise in den Lungengefässen aufgenommen, theilweise verlässt es aber die Brusthöhle. Die Folge davon ist, dass der Inhalt derselben geringer wird.

Dies ruft seinerseits eine Ansaugung in der Brusthöhle hervor, wie es aus den Beobachtungen von Bamberger, Buisson, Voit, Lovén, Landois, Mosso und Martius ersichtlich ist.

Nachdem Ernst[1] und Bamberger[2] bei Kaninchen, deren Pleura blossgelegt war, bei jeder Zusammenziehung des Herzens ein beständiges, rasches Hin- und Herschwanken des vordern Lungenrandes beobachtet hatten, fand Buisson[3] im Moment des Herzstosses eine Einziehung der Brustwand ausserhalb der Stelle des Herzstosses; ferner einen mit den Herzschlägen synchronischen negativen Puls der Lungenluft und endlich einen positiven Puls in der Mundhöhlenluft bei zugeschlossener Stimmritze. Voit[4] begegnete bei völlig ruhigem Anhalten des Athems in der Lungenluft einer regelmässigen Druckschwankung, welche mit den Herzschlägen synchronisch war. Er erklärte diese Erscheinung als die Folge der Verkleinerung des Herzens während der Kammersystole, wodurch die luftdicht in der Brusthöhle eingeschlossenen Lungen den Raum einnehmen und sich etwas ausdehnen.

Die erste nähere Untersuchung dieses Phänomens verdanken wir Lovén.[5] Beim Anhalten des Athems zeichnete er mit Marey'schen

[1] Ernst, *Arch. f. pathol. Anat.*, 9, S. 284; 1856.
[2] Bamberger, *Arch. f. pathol. Anat.*, 9, S. 344—345; 1856.
[3] Buisson, *Gazette méd. de Paris*, 1861, S. 320.
[4] Voit, *Zeitschr. f. Biol.*, 1, S. 390—391; 1865.
[5] Lovén, *Nord. med. ark.*, 2, Nr. 19; 1870.

Trommeln sowohl die Bewegungen des Brustkastens als den Radialispuls. Hierbei zeigte sich bei jedem Pulsschlage, d. h. bei jeder Kammersystole, eine Einsenkung der Brustwand, wie dies aus der Fig. 57 hervorgeht. Die obere Linie stellt die Bewegungen des Brustkastens, die untere den Radialispuls dar; die Abscisse giebt die Zeit in $^1/_4$ Sec. an. Mit anderen Worten, wenn die Kammern sich zusammenziehen und also der Raum zwischen den Lungen und der Brustwand

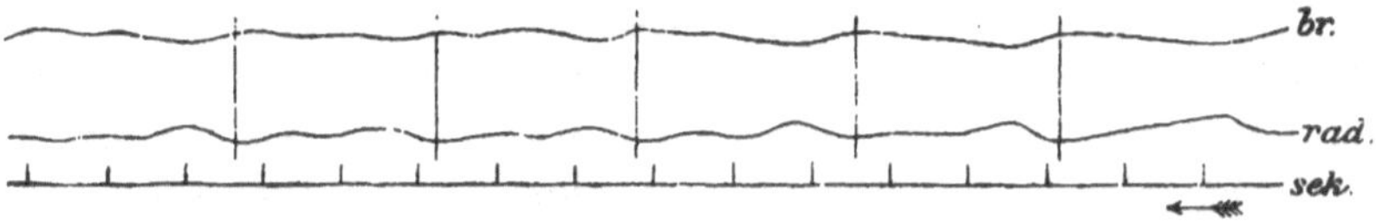

Fig. 57. **Die Bewegungen der Brustwand (*Br.*) durch den Herzschlag; nach Lovén. *Rad.*, der Radialispuls.**

verkleinert wird, findet eine Ansaugung statt, welche veranlasst, dass sogar die verhältnissmässig feste Brustwand in einem gewissen Grade hineingezogen wird.

Diese Ansaugung muss sich selbstverständlich auch auf die Lungen geltend machen und also bewirken, dass, wie es schon von Voit bemerkt worden war, bei offener Stimmritze Luft in dieselbe hineingezogen wird. Dies wird durch Fig. 58, welche von Mosso mitgetheilt ist, erwiesen. Dieselbe ist in der Weise erhalten, dass unter Anwendung der Marey'schen Registrirmethode der Herzstoss und der Luft-

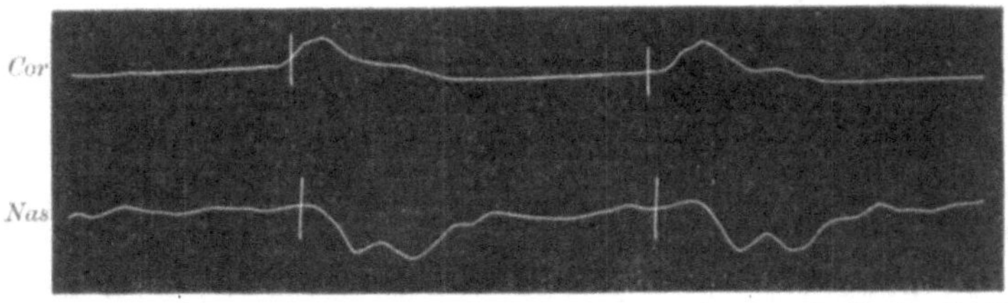

Fig. 58. Curve des Herzstosses im 5. Intercostalraume (*Cor*) und die des Luftdruckes am Nasenloche (*Nas*), gleichzeitig bei offener Stimmritze geschrieben; nach Mosso.

druck in der einen Nasenöffnung gleichzeitig aufgeschrieben wurden. Das letztere fand dadurch statt, dass in der einen Nasenöffnung ein mit einer Registrirtrommel verbundenes Glasrohr luftdicht eingesetzt, während beim Anhalten des Athems der Mund geschlossen und das zweite Nasenloch mit der Hand zugedrückt wurde. Wir sehen, dass etwa zu gleicher Zeit, da die Herzstosscurve (die obere Linie) sich erhebt, die untere Curve, welche die Druckschwankungen in den Luftwegen darstellt, herabsinkt, also eine Ansaugung der Luft in den Lungen angiebt.

Mosso hat ferner den Carotispuls und die Druckschwankungen in dem Nasenloch aufgezeichnet; hierbei zeigte es sich, dass, wie aus Fig. 59 hervorgeht, die Drucksenkung in den Luftwegen früher als der Carotispuls erscheint; beim Beginn des Carotispulses trat eine zweite und raschere Senkung zum Vorschein. Mosso erklärt dies in einer, meines Erachtens, ganz zutreffenden Weise, wenn er hervorhebt, dass die betreffende Saugung in den Lungen von zwei Umständen bedingt ist, nämlich 1. dem Herzstoss und 2. der Ausströmung des Blutes aus der Brusthöhle. Ich habe die letztere schon ausführlich besprochen. In Bezug auf den Herzstoss, dessen Einfluss zuerst von Landois hervorgehoben wurde,[1] ist zu bemerken, dass das Herz, wenn die Kammercontraction anfängt und es plötzlich hart und fest wird, in Folge der eigenthümlichen Anordnung seiner Muskeln eine Bewegung gegen die Brustwand erhält. Hierdurch wird letztere in einem gewissen Grade hervorgedrängt, wie man es an mageren Leuten mit kräftiger Herz-

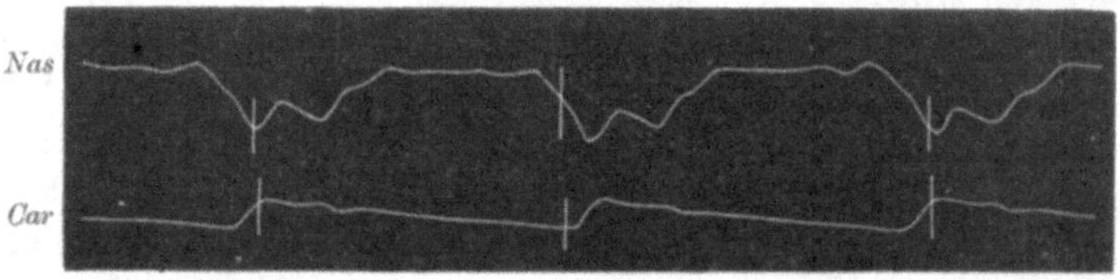

Fig. 59. Vorgreifen der vom Herzen ausgehenden Inspirationsbewegung am Nasenloche (*Nas*) vor dem gleichzeitig geschriebenen Carotispulse (*Car*); nach Mosso.

thätigkeit ohne weiteres beobachten kann. Diese durch den Herzstoss bedingte örtliche Erweiterung der Brusthöhle bewirkt an und für sich eine Ansaugung an die Lungen, welche sich schon während der Anspannungszeit der Semilunarklappen geltend macht.

Diese systolische Ansaugung in der Brusthöhle muss sich, da sie sowohl die Lungen wie auch die Brustwand beeinflusst, auch auf die intrathoracalen Venen erstrecken, also zur Zurückströmung des Blutes und zur Füllung der Vorhöfe beitragen. In der That hat Mosso durch gleichzeitige Registrirung des Pulses in der Vena jugularis und Art. carotis nachgewiesen, dass diese Ansaugung in der Vena jugularis auftritt. Bei jeder Kammersystole kann man bei vielen Menschen sogar ohne jegliche Instrumente diese Ansaugung an der betreffenden Vene beobachten.[2]

---

[1] Landois, *Graphische Unters. über den Herzschlag*, Berlin 1876, S. 14.
[2] Mosso, *Die Diagnostik des Pulses*, Leipzig 1879, S. 42—65.

Eine nähere Erörterung der sogenannten cardiopneumatischen Bewegung, d. h. der von der Herzthätigkeit bedingten Druckschwankungen in den Respirationswegen, kann hier ausgeschlossen werden, weil sie für die vorliegende Frage ohne Belang ist. Ich werde also die von Ceradini,[1] Landois[2] und Martius[3] discutirte Frage über den Einfluss der Rückströmung des Blutes auf die Druckschwankungen in den Respirationswegen nur erwähnen. Ebenso wenig kann ich hier die Ansichten über die Natur der cardiopneumatischen Bewegung, welche von Klemensiewicz[4] und von Haycraft und Edie[5] entwickelt worden sind, näher betrachten.[6]

Bis zu den letzten Jahrzehnten hat man allgemein und ziemlich einstimmig angenommen, dass die Kammern bei ihrer Diastole keine Ansaugung auf das Blut ausüben. Im Jahre 1878 fanden aber Goltz und Gaule, als sie mittelst der Seite 97 beschriebenen Vorrichtungen den minimalen Druck im Herzen bestimmten, dass derselbe bei Hunden negativ war. Um sich davon zu überzeugen, dass dies nicht von der Ansaugung in der Brusthöhle bedingt sei, machten sie auch Versuche bei geöffnetem Brustkasten und geöffnetem Pericard. Es zeigte sich da, dass dennoch eine starke Ansaugung in den Kammern stattfand; bei sieben verschiedenen Versuchen betrug der negative Druck in der linken Kammer bezw. 320, 216, 198, 175, 170, 136, 100 mm Wasser und bei einem Versuch in der rechten Kammer 10—25 mm Wasser.

Ferner fanden sie, dass diese Ansaugung nur dann eine kräftige ist, wenn eine vollständige, schnell ablaufende Systole vorangegangen war. Wenn die Herzbewegung bereits schwach geworden ist und das

---

[1] Ceradini, *Verh. d. naturhist.-med. Vereins in Heidelberg* 1869; cit. nach Rollett, a. a. O., S. 176.

[2] Landois, a. a. O., S. 9—25.

[3] Martius, *Zeitschr. f. klin. Med.*, 13, S. 575—579; 1888.

[4] Klemensiewicz, *Mitth. des Ver. der Ärzte in Steiermark*, 1875—1876; cit. nach *Jahresber. d. Anat. und Physiol.*, 1877, 2, S. 56.

[5] Haycraft und Edie, *Journal of physiology*, 12, S. 426—437; 1891.

[6] Ich will hier in Bezug auf die cardiopneumatische Bewegung nur noch bemerken, dass man, wenn die Druckschwankungen im Nasenloch bei geschlossener Stimmritze untersucht werden, bei jedem Pulsschlage einen positiven Druck statt des oben discutirten negativen beobachtet. In diesem Falle aber communicirt die Nasenöffnung nicht mit den Lungen; die Ansaugung, welche dort bei der Kammersystole stattfindet, kann also nicht bis zur Nasenhöhle fortgepflanzt werden. Statt dessen werden die Blutgefässe der Nasen-Rachenhöhle erweitert und dadurch der Raum dieser Höhle etwas verkleinert; daher der positive Druck. Dasselbe findet selbstverständlich auch bei offener Stimmritze statt, hier wird aber die Erweiterung der Gefässe von der der Lungen übercompensirt. Vgl. hierüber die oben citirten Arbeiten von Landois (S. 23, 24) und Mosso (S. 49—52) sowie Terné van der Heul, Onderzoekingen ged. in het physiol. Laboratorium d. Utrechtsche Hoogeschool, 2 Reeks, 1, S. 62 folg.; 1867.

Herz sich bei der Zusammenziehung nicht mehr gut entleert, nimmt auch die Saugwirkung beträchtlich ab.

An ausgeschnittenen Hundeherzen gelang es dagegen nicht, eine nennenswerthe Saugwirkung zu beobachten; dagegen konnte an einem ausgeschnittenen Kaninchenherzen ein negativer Druck von 30 ^{mm} Serum nachgewiesen werden. Versuche mit den Herzen von sehr grossen Fröschen waren auffälliger Weise ganz ohne Ergebniss. Es war nicht möglich, an ihnen eine Ansaugung bei der Diastole sicher zu beweisen.[1]

Auch Newell Martin und Donaldson konnten an Hundeherzen, welche von dem centralen Nervensystem isolirt waren, ebenso wie L. Fick an ausgeschnittenen, noch schlagenden Katzenherzen keine Ansaugung durch die rechte Kammer beobachten.[2]

Schon lange bevor Goltz und Gaule ihre Beobachtungen machten, hatte L. Fick (1849) Versuche angestellt, welche als Beweise einer Ansaugung des Herzens bei der Diastole gedeutet werden konnten. Er legte ein ausgeschnittenes Thierherz in Wasser und ahmte die rhythmische Thätigkeit desselben dadurch nach, dass er es rhythmisch zusammenpresste und dann wieder freiliess. Es gelang ihm, auf diese Weise einen regelmässigen Wasserstrom durch das Herz und die Aorta hindurch zu erzeugen. Gleichwohl leugnete er, dass das Herz bei der Diastole saugend wirke, weil ihm, wie schon erwähnt, einige Versuche mit ausgeschnittenen lebenden Katzenherzen missglückt waren.[3] Dagegen deuten Goltz und Gaule die Erscheinung so, dass die Wände des Herzens, nachdem sie zusammengepresst worden sind, sich mit einer gewissen Kraft wieder von einander zu entfernen streben und also eine Ansaugung zuwegebringen.

Man hat gegen diese Deutung bemerkt, dass die Versuche von L. Fick an todtenstarren Herzen ausgeführt gewesen, bei welchen die Elasticitätsverhältnisse ganz anders geartet sind, als bei dem lebenden und bei dem noch nicht todtenstarren Herzen. Goltz und Gaule erwähnen aber Versuche, die sie selbst an Hundeherzen gemacht haben, bei welchen es ihnen ohne Schwierigkeit gelang, in der von Fick beschriebenen Weise Wasser aus dem Manometer soweit herauszupumpen, dass es schliesslich einen Druck von — 100 und — 200 ^{mm} Wasser zeigte, und es ist kaum anders anzunehmen, als dass diese Hundeherzen eben getödteten Thieren entstammten und also noch nicht todtenstarr waren.

Dass ein von dem centralen Nervensystem, wie in den Versuchen von Martin und Donaldson, isolirtes Herz durch seine rechte Kammer keine Ansaugung ausübt, scheint leicht erklärlich zu sein, wenn wir bedenken, dass die Saugwirkung der rechten Kammer an und für sich nicht besonders gross ist, sowie dass die Thätigkeit des Herzens in einem hohen Grade von der normalen Innervation, der normalen Blutzufuhr und dem normalen Blutdruck abhängig ist. Die von dieser Seite gewonnenen Erfahrungen scheinen daher

[1] Goltz und Gaule, *Arch. f. d. ges. Physiol.*, 17, S. 108—120; 1878.

[2] Newell Martin und Donaldson, *Studies from the biological laboratory, Johns Hopkins University, Baltimore,* 4, S. 37—49; 1887.

[3] L. Fick, *Arch. f. Anat. u. Physiol.*, 1849, S. 283.

gegen die Annahme einer Saugwirkung bei einem Herzen, das sich unter normalen Verhältnissen befindet, keine schwerwiegenden Gründe zu enthalten.

Eine viel wichtigere Einwendung gegen die Deutung von Goltz und Gaule wurde von Moens gemacht. Wenn es richtig ist, dass die von jenen beobachtete Ansaugung bei der Diastole der Kammern stattfindet, so muss sie bei geöffnetem Brustkasten auch in der Vena cava nachzuweisen sein. Dies gelang aber Moens[1] nicht. Auf Grund dessen und seiner theoretischen Anschauungen über die Strömung einer Flüssigkeit in einem elastischen Rohr, kam er zu dem Schlusse, dass die betreffende Ansaugung nicht bei der Diastole, sondern bei der Systole stattfindet. Wenn nämlich die Kammer sich zusammenzieht, würde sie dem Blut eine so kräftige Acceleration ertheilen, dass die Blutmasse schneller aus dem Herzen herausflösse, als die Herzwände mitfolgen könnten. Hierdurch würde in der Kammer ein leerer Raum entstehen, welcher den von Goltz und Gaule beobachteten negativen Druck verursachen würde. Weil also diese Saugwirkung bei der Systole und bei geschlossenen Atriventricularklappen stattfände, hätte sie gar keine Bedeutung für die Rückströmung des Blutes zum Herzen. Dagegen würde dadurch der Schluss der Semilunarklappen hervorgebracht (vgl. oben S. 50).

Dass diese Deutung von Moens nicht zutreffend ist, wurde jedoch von de Jager[2] an der Hand von Versuchen nachgewiesen, welche nach der von Goltz und Gaule benutzten Methode ausgeführt waren. Bei geöffnetem Brustkasten und blossgelegtem Herzen, wo also die Ansaugung durch die Lungen vollständig ausgeschlossen war, fand er in der rechten Kammer einen negativen Druck von 5—38 ^{mm} Hg und in dem rechten Vorhof einen negativen Druck von 2—6 ^{mm} Hg. Ferner sah er in mehreren Fällen, dass der Druck im Vorhofe bis zu dem Nullpunkt des Manometers sank.

Später wiesen auch andere Forscher, wie Rolleston,[3] v. Frey und Krehl,[4] unter Anwendung elastischer Manometer den negativen Druck in den Kammern nach. Bei diesen Versuchen war jedoch der Brustkasten nicht immer geöffnet. Das Maximum der Ansaugung in der rechten (?) Kammer betrug bei den Versuchen von Rolleston (Fig. 31) 20 ^{mm} Hg.

Durch alle diese Versuche scheint die Existenz einer von dem Respirationsmechanismus unabhängigen, bei der Diastole stattfindenden saugenden Kraft in den Herzkammern sicher festgestellt zu sein. de Jager hebt besonders hervor, dass die Thatsache, bei geöffnetem Brustkasten sinke der Druck in dem rechten Vorhofe auf Null, schon einen Beweis darstellt, dass die Kammer sich nicht durch die Kraft

[1] Moens, *Arch. f. d. ges. Physiol.*, 20, S. 530; 1879.
[2] de Jager, *Arch. f. d. ges. Physiol.*, 30, S. 506—508; 1883.
[3] Rolleston, *Journal of physiology*, 8, S. 250—254; 1887.
[4] v. Frey und Krehl, *Arch. f. Anat. u. Physiol.*, physiol. Abth., 1890, S. 42—44; — v. Frey, *Die Untersuchung des Pulses*, S. 83—87.

ausdehnt, welche das Blut in dem Venensystem noch übrig erhalten hat. Denn wenn das Blut bei geöffnetem Brustkasten nur durch die vis a tergo nach der Kammer strömt, so muss ein mit dem Vorhofe verbundenes Manometer nothwendig immer einen positiven Druck anzeigen, da ja dies Blut noch genügend Kraft hätte, um die Vorhofswände auszudehnen.[1]

Da schwerlich anzunehmen ist, dass die betreffende Ansaugung durch den Vorhof zu Stande kommt — was übrigens Niemand behauptet hat —, schliessen wir also, dass die Herzkammern bei ihrer Diastole eine active Ansaugung auf das Blut ausüben.

Durch vergleichende Messungen des Druckes in der Vena cava superior und des intrapericardialen Druckes, der nothwendig ist, um die diastolische Erweiterung des Herzens zu verhindern, hat Stefani bei Hunden die Kraft der diastolischen Ansaugung zu bestimmen versucht. Als Durchschnittswerth von 8 verschiedenen Versuchen findet Stefani für jenen 10·5 und für diesen 28·4 ^{cm} H_2O. Die Kraft der diastolischen Erweiterung beträge also durchschnittlich etwa 18 ^{cm} H_2O.[2]

Dass der betreffende negative Druck häufig vermisst wird, ist nicht als ein Beweis gegen diese Schlussfolgerung zu erachten. Bei sehr raschem Puls, wie z. B. nach der Vagusdurchschneidung, kann er, nach v. Frey und Krehl, fehlen oder nur spurweise angedeutet sein, weil die neue Systole einsetzt, bevor der Druck unter Null hat sinken können. Aber auch bei langsamer Schlagfolge bleibt nicht selten der negative Druck aus, wenn in den Venen und den Vorhöfen das Blut so sehr angestaut ist, dass die Öffnung der Atrioventricularklappen und die Füllung der Kammern erfolgen, bevor der Druck in der Kammer die Nulllinie erreicht hat, z. B. bei der Erstickung, bei der Massage des Bauches u. s. w.[3]

Auch der Umstand, dass die betreffende Ansaugung in den Venen nicht erscheint, ist leicht zu verstehen, wenn wir bedenken, wie voluminös diese sind, und wie also nur eine grosse Veränderung der in denselben enthaltenen Blutmenge eine merkbare Veränderung des dort stattfindenden Druckes hervorbringen kann.[4]

Die Kräfte, welche diese diastolische Ansaugung zu Stande bringen, können verschiedener Art sein.

Schon Magendie stellte sich vor, dass die diastolische Saugkraft

---

[1] de Jager, a. a. O., S. 508, 509.

[2] Stefani, *Cardiovolume, pressione pericardica e attività della diastole. Memoria letta all' accad. med.-chir. di Ferrara il 5 agosto* 1891.

[3] v. Frey und Krehl, a. a. O., S. 43.

[4] Vgl. de Jager, a. a. O., S. 509.

der Kammern ihren Grund in der statischen Saugkraft der vorher gegen ihre Elasticität zusammengedrückten Kammern[1] hat, und auch Goltz und Gaule (in ihrer ersten Abhandlung) sowie de Jager suchen die Ansaugung dadurch zu erklären, dass die Kammerwände, sobald die Systole schwindet, wie Federn von einander abspringen, um den natürlichen Hohlraum des ruhenden Herzens zu bilden.[2]

Gegen diese Auffassung ist aber zu bemerken, dass die Form eines schlaffen Muskels vornehmlich durch die äusseren Kräfte, die auf ihn wirken, bedingt ist, und was das Herz speciell betrifft, so haben wir ja schon gesehen, dass die in ihm vorhandenen elastischen Fasern nicht genügen, um dem ruhenden Organ als Ganzen eine bestimmte Form anzuweisen. Es ist daher schwierig, der Elasticität der Kammerwände die hauptsächliche Rolle bei der Erscheinung zuzutheilen.

Spring stellte sich vor, dass die mehr oder weniger longitudinal verlaufenden Herzmuskelfasern sich vor den transversalen contrahirten und dabei, aber vor der eigentlichen Kammersystole, eine active Dilatation der Kammer hervorbrächten.[3]

Luciani wollte den Muskeln die Fähigkeit vindiciren, sich activ zu verlängern; seine Ansichten wurden aber von Mosso und Pagliani bekämpft.[4] Indessen hat Stefani später einen Versuch mitgetheilt, der für diese Frage von Interesse ist. Er füllte die Pericardialhöhle mit Wasser und bestimmte den Druck, der gerade nothwendig war, um die diastolische Erweiterung des Herzens zu verhindern. Wenn er den unversehrten Vagus reizte, so floss wieder Blut in das Herz hinein. Dies konnte aber von irgend einer reflectorischen Einwirkung auf die Gefässe bedingt sein. Dieselbe Erscheinung zeigte sich aber, wenn auch in einem geringern Grade, bei Reizung des peripherischen Stumpfes des abgeschnittenen Vagus.[5] Später fand Stefani, dass der intrapericardiale Druck, welcher die diastolische Erweiterung des Herzens verhindern sollte, bei intacten Vagi viel grösser sein musste, als nach Trennung der genannten Nerven.[6] Die Vagi scheinen also in der That die Erweiterung des Herzens activ zu beeinflussen.

---

[1] Magendie, *Vorlesungen über die physis. Erschein. des Lebens*, 2, S. 78. Cöln 1837.

[2] Goltz und Gaule, a. a. O., S. 118; — de Jager, a. a. O., S. 509.

[3] Spring, *Mémoires de l'académie de Belgique*, 33, S. 78 folg.; 1861.

[4] Vgl. Rollett, *Handbuch d. Physiol.*, 4, 1, S. 180, 181.

[5] Stefani, *Intorno alle variazioni del volume del cuore. Memoria letta all' accademia medic.-chir. di Ferrara il 9 luglio* 1878.

[6] Stefani, *Intorno al modo con cui il vago agisce sul cuore. Memoria letta all' accad. di Ferrara nella* 1 *dicembre* 1882; — *Cardiovolume, press. pericardica etc.*, 1891, S. 108 folg.

Auf Grund dessen nimmt Stefani an, dass das Herz sich bei seiner Diastole in Folge seiner Elasticität erweitert, dass aber diese Elasticität zu gleicher Zeit eine vitale, durch den Vagus veränderliche Eigenschaft repräsentirt.

Dass die Annahme einer Muskelthätigkeit bei der Erweiterung des Herzens nicht ohne weiteres zu verwerfen ist, wurde neuerdings von v. Frey hervorgehoben.[1] Denkt man sich die Faserrichtungen der Herzmuskeln in zwei auf einander senkrecht stehende Componenten zerlegt, eine Längsfaserung und eine ringsherum gehende Faserung, so wird allerdings die gleichzeitige Contraction beider Systeme nur eine Verkleinerung der Herzhöhle herbeiführen können. Geht man aber von der Annahme aus, dass die beiden Faserarten nach einander in die Erregung ein-, und entsprechend auch zu verschiedener Zeit aus der Erregung austreten, so lässt sich eine Anordnung vorstellen, welche zu activer Erweiterung Veranlassung geben kann. Der maximalen Contraction der Längsfasern entspricht eine gewisse Gestalt der Herzkammer, welche durch eine gleichmässige Verkürzung aller Durchmesser ausgezeichnet ist. In diese Gestalt wird die Kammer mit elastischen Kräften zurückspringen, wenn sie, bei andauernder Erregung durch irgend welche anderen Kräfte, vorübergehend deformirt worden ist. Als deformirende Kraft wirkt aber die Contraction der Ringmuskelfasern. Dass die Contraction nicht gleichzeitig in allen Theilen der Kammern erfolgt, haben wir schon gesehen.

Auch die venösen und arteriellen Ostien können hierbei mitbetheiligt sein. Ohne weiter daran festzuhalten, hat Rolleston[2] bemerkt, dass die Verengerung der venösen Ostien durch die Ringfasern, wenn sie später oder langsamer als die Contraction der übrigen Kammerwand aufhört, zu einer Ansaugung führen konnte. Gaule[3] und Mink[4] weisen dagegen auf die arteriellen Ostien hin. Da nämlich die Muskelfasern der Kammern von dem fibrösen Ring, in den die Aorta eingesenkt ist, ihren Ursprung nehmen und dann spiralförmig die Kammern umkreisen, so muss in dem Moment, wo dieser Ring bei der Füllung des Aortensinus nach stattgefundenem Schluss der Semilunarklappen erweitert wird, auch eine Entfaltung der Ansatzpunkte der Muskelfasern und damit eine Aufdrehung der Spirale stattfinden.

Endlich ist noch an die Einströmung des Blutes in die Kranzgefässe des Herzens nach beendigter Systole zu denken. Hierdurch

[1] v. Frey, *Die Untersuchung des Pulses*, S. 94.
[2] Rolleston, a. a. O., S. 252.
[3] Gaule, *Centralbl. f. Physiol.*, 1890, S. 617, 618.
[4] Mink, *Centralbl. f. Physiol.*, 1890, S. 569—572.

muss eine Erweiterung der Herzkammern zu Stande kommen, wie schon Brücke bemerkte, welchem sich dann Rolleston[1] angeschlossen hat.

Es scheint, dass mehrere Bedingungen bei der Ansaugung in den Kammern mitwirken, und es ist auf dem Standpunkte unseres heutigen Wissens nicht möglich, ihre relative Bedeutung mit irgend welcher Bestimmtheit festzustellen.

Die Druckcurve des Vorhofes ist in der letzten Zeit von Fredericq sowie von v. Frey und Krehl untersucht worden. Fredericq deutet seine Curve in hauptsächlicher Übereinstimmung mit Chauveau und Faivre in folgender Weise[2] (Fig. 60). *ab* ist die Contraction des Vorhofes; die Steigung *bc* entspricht einem Hervordringen der Atrioventricularklappen in den Vorhof bei Beginn der Kammersystole. Bei *c* werden die Semilunarklappen geöffnet; die Basis der Kammern wird gegen ihre Spitze gezogen; hierdurch und durch die schon oben kennen gelernte Wirkung des Herzschlages auf den intrathoracalen Druck wird eine Ansaugung auf den Vorhof ausgeübt, und der Druck sinkt bis auf *d*. Von *d* erhebt sich die Druckcurve bis *f*, einer vermehrten Zufuhr von Blut nach dem Vorhof entsprechend. Bei *f* stellt sich eine neue Druckabnahme dar, welche von der Ansaugung in der Kammer bedingt ist.

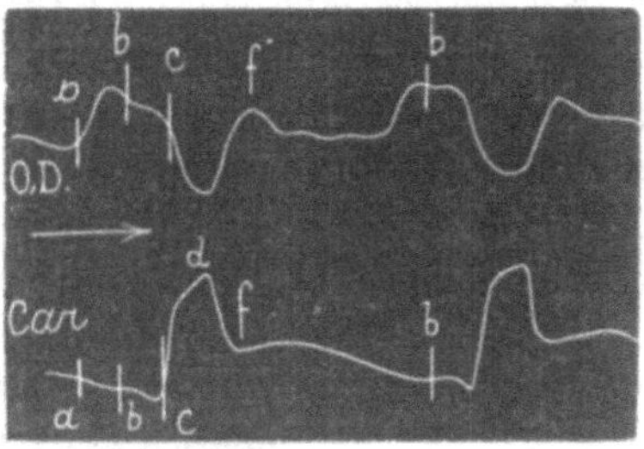

Fig. 60. Druckcurven aus dem rechten Vorhof (*OD*) und der Carotis (*Car*), Hund; nach Fredericq.

v. Frey und Krehl vermissen bei ihren Druckcurven des Vorhofes die Erhebung *bc* (Fredericq) und betonen ausdrücklich, dass keine mit dem Klappenschluss einhergehende Rückstauung stattfindet.[3] Die schematische Zeichnung, die in Fig. 35, S. 103 nach v. Frey mitgetheilt ist, zeigt daher folgenden Verlauf. Nachdem der Vorhof seine Systole beendet hat, füllt er sich von den Venen her mit Blut, wobei, solange der Brustkasten uneröffnet ist, die Verkleinerung der Herzkammern auf die Vorhöfe entfaltend wirkt. Da ein Überfliessen des Blutes nach der in Contraction befindlichen Kammer nicht möglich ist, wird es im Vorhof aufgestaut. Dies führt zu einer raschen Drucksteigerung, welche unterbrochen wird, sobald die Herzkammer ihre an-

[1] Rolleston, a. a. O., S. 253.
[2] Fredericq, *Travaux du laboratoire*, 2, S. 116—127; 1888.
[3] Frey und Krehl, a. a. O., S. 53—62.

saugende Wirkung ausübt. Der Druck im Vorhof sinkt von neuem, woraus sich das zweite Druckminimum erklärt. Durch die fortgesetzte Rückströmung von Blut aus den Venen her nimmt dann wieder der Druck zu.[1]

§ 11. Die Kraft und Arbeit des Herzens.

Wir haben bereits gesehen, dass die linke Kammer bei ihrer Systole das Blut gegen einen Druck, der 150 ^{mm} Hg und mehr beträgt, herauszutreiben vermag. Auf der innern Wand der Kammer ruht also ein Druck von dieser Grösse. Da die Kammer sich dessen ungeachtet zusammenzuziehen vermag, muss ihre Kraft überall genügen, um dem betreffenden Maximaldruck das Gleichgewicht zu halten. Mit anderen Worten, die Kraft jedes Quadratcentimeters der innern Oberfläche der linken Kammer ist der Schwere einer Quecksilbersäule von 1 ^{qcm} Basis und einer dem in Hg gemessenen Maximaldruck entsprechenden Höhe gleich. Nehmen wir an, dass der Maximaldruck etwa 200 ^{mm} Hg beträgt, so ist die Kraft der linken Herzkammer für jeden Quadratcentimeter ihrer innern Oberfläche 200 ^{mm} $\times$ 100 ^{qmm} $\times$ 13·6 = 272 ^{g}. Es ist kaum von Nutzen, die gesammte Kraft der linken Kammer zu berechnen, denn es ist nicht möglich, mit genügender Genauigkeit die Grösse ihrer innern Oberfläche bei maximalem systolischem Druck zu bestimmen. Da aber die Gesammtkraft der Kammer dem Product ihrer Oberfläche durch den auf jedes Oberflächenelement wirkenden Druck gleichkommt, so ist es einleuchtend, dass das Herz, je mehr es ausgedehnt ist, unter sonst gleichen Umständen eine um so grössere Kraft entwickeln muss, um sich entleeren zu können.

Da, wie wir schon gesehen haben, der Druck in der rechten Kammer etwa $^2/_5$ des der linken ist, würde die Kraft der rechten Kammer pro Quadratcentimeter innere Oberfläche = $^2/_5 \times 272$ = 109 ^{g} sein.

Die Arbeit der Herzkammern wird in folgender Weise berechnet.[2]

Nach dem Theorem Toricelli's ist die Geschwindigkeit v einer durch einen gewissen Flüssigkeitsdruck H in Bewegung versetzten Flüssigkeit, die durch ein Loch im Boden des Gefässes herausströmt

$$v = \sqrt{2gH}, \tag{1}$$

wo g die Acceleration der Schwerkraft bezeichnet.

[1] v. Frey, *Die Untersuchung des Pulses*, S. 88—90.

[2] Vgl. Monoyer, *Traité élémentaire de physique médicale par W. Wundt. Traduction française.* Paris 1871, S. 155, 156.

Die lebendige Kraft *L K* dieser Flüssigkeit ist

$$LK = \frac{1}{2} mv^2$$

oder, wenn wir den Werth für v^2 aus (1) einsetzen, $= mgH$, wo m die Masse der Flüssigkeit bezeichnet. Aber die Masse bedeutet das Gewicht eines Körpers durch die Acceleration der Schwerkraft, g. Wir erhalten also, da $p = mg$ das Gewicht des Körpers ist,

$$\frac{1}{2} mv^2 = mgH = pH.$$

Mit anderen Worten: die lebendige Kraft einer unter dem Einfluss eines gewissen Druckes durch ein Loch im Boden eines Gefässes ausströmenden Flüssigkeit ist der Arbeit gleich, welche nöthig ist, um sie zu einer der Druckhöhe entsprechenden Höhe zu heben.

Wenn wir annehmen, dass die Kammer keinen äussern Widerstand zu überwinden hätte, sondern dass das Blut frei ausströmte, so würde ihre Arbeit A demnach

$$A = \frac{mV^2}{2} = \frac{pV^2}{2g} = pH,$$ [1]

wo V die Geschwindigkeit bezeichnet, welche das Blut unter dem Einfluss einer der Kraft des Herzens entsprechenden Druckhöhe H erhalten sollte.

Nun muss aber die Herzkammer das Blut gegen einen grossen Widerstand heraustreiben, und nur ein Theil der Herzkraft wird dazu verwendet, dem Blut eine gewisse Geschwindigkeit zu ertheilen. Dieser Theil der Herzarbeit ist, den oben dargestellten Betrachtungen gemäss,

$$\frac{1}{2} mv^2 = \frac{pv^2}{2g} = ph,$$

wo v die Geschwindigkeit bedeutet, mit welcher die während der Systole ausgetriebene Blutmenge in die Aorta, resp. in die Lungenarterie strömt, und h die Druckhöhe, welche einer ohne Widerstand ausströmenden Flüssigkeit die Geschwindigkeit v giebt.

Der Theil der Herzarbeit, welche zur Überwindung des Widerstandes verbraucht wird, ist also die Differenz zwischen der ganzen Arbeit und der eben bestimmten, nämlich

$$pH - ph = p(H-h) = p.\ R.$$

Dieser Widerstand R ist dem mittlern arteriellen Druck gleich. Die Arbeit jeder Herzkammer wird also durch die folgende Formel ausgedrückt:

$$A = p \cdot R + \frac{pv^2}{2g}.$$

Um z. B. die Arbeit der linken Kammer zu berechnen, müssen wir also den Druck und die Geschwindigkeit des Blutes in der Aorta sowie die bei jeder Systole herausgetriebene Blutmenge bestimmen.

Im Zusammenhang mit der Untersuchung der Bewegung des Blutes in dem arteriellen System haben wir zu ermitteln, welche Werthe für den Druck und die Geschwindigkeit des Blutes in der Aorta am wahrscheinlichsten sind, und wir werden hier, um unsere Rechnung ausführen zu können, den Druck auf 150 ^{mm} Hg und die Geschwindigkeit auf 0·5 ^{m} pro 1 Sec. schätzen.

---

[1] Nach dem schon Gesagten ist $m = \frac{p}{g}$, also $\frac{mV^2}{2} = \frac{pV^2}{2g}$

Wie viel Blut wird aber bei der Kammersystole herausgetrieben? Volkmann[1] und Vierordt[2] versuchten aus der experimentell bestimmten Geschwindigkeit des Blutes in der Art. carotis die in einer Secunde durch die Aorta strömende Blutmenge zu berechnen. War letztere einmal bekannt, so konnte man daraus das Schlagvolumen des Herzens durch Theilung mit der Schlagzahl finden.

Derartige Bestimmungen und Berechnungen machte Volkmann an mehreren Thierarten und fand, dass das vom Herzen entleerte Blut zur Körpermasse sich im Durchschnitt wie 1 : 400 verhält, und berechnete also das Pulsvolumen des Menschen für ein mittleres Körpergewicht = 75 ^{kg}, zu 188 ^{g}. Vierordt erhielt die Zahl 180 ^{g} Blut, entsprechend $^{1}/_{353}$ des Körpergewichtes des Menschen, letzteres zu 63·6 ^{kg} angenommen.

Diese Werthe sind jedoch entschieden unrichtig, denn gegen die Beobachtungen und Berechnungen, aus welchen sie erhalten sind, können sehr schwer wiegende Einwendungen gemacht werden. Erstens ist es sogar bei einem aus starren Rohren zusammengesetzten verzweigten System nicht erlaubt, aus der Geschwindigkeit der Flüssigkeitsströmung in einer bestimmten Abtheilung die Geschwindigkeit in einer andern Abtheilung zu berechnen. Versuche von Jacobson haben nämlich ergeben, dass freilich die Summe der mittleren Ausflussmengen zweier Partialströme unabhängig von dem Theilungswinkel ist, dass aber auf der andern Seite das Verhältniss, nach welchem sich der Stammstrom in die beiden Zweigströme theilt, vom Verzweigungswinkel abhängt, und zwar fliesst von der gesammten Wassermasse um so mehr durch den die Verlängerung des Stammstromes bildenden Zweig, je grösser der Winkel ist.[3]

Zweitens ist beim lebendigen Thier der Widerstand in verschiedenen Gefässbezirken ein sehr schwankender und vor allem von dem wechselnden Grade der Erregung der Gefässnerven abhängig. Die durch eine bestimmte Arterie strömende Blutmenge ist daher, ceteris paribus, theils von dem variablen Widerstand in ihren eigenen peripheren Aesten, theils von dem ebenso schwankenden Widerstand in den übrigen Gefässen bedingt. Daher kam auch Dogiel bei seinen Versuchen mit der Stromuhr Ludwig's zu dem Schluss, dass er für seinen Theil keinen Rath wusste, wenn man von ihm auf Grundlage seiner Beob-

[1] Volkmann, *Die Hämodynamik*, Leipzig 1850, S. 204—209.

[2] Vierordt, *Die Erscheinungen und Gesetze der Stromgeschwindigkeiten des Blutes*, Frankfurt a. M. 1858, S. 104.

[3] Jacobson, *Arch. f. Anat. u. Physiol.*, 1860, S. 100.

achtungen Aufschluss darüber erhalten wollte, wie viel Blut in der Zeiteinheit durch die Aorta fliesst.[1]

Man hat in einer andern Weise versucht, zum Ziel zu kommen. Von der Annahme ausgehend, dass das Herz sich bei jeder Systole vollständig entleert, hat man aus der Capacität der Herzkammern die herausgetriebene Blutmenge bestimmen wollen. Die Bestimmung der Capacität der Herzhöhlen ist aber keineswegs leicht, denn das Ergebniss muss immer in hohem Grade von dem Injectionsdruck und von dem Zustande, in welchem sich das Leichenherz befand (Todtenstarre, Lösung derselben), abhängig sein. Und sogar wenn die Bestimmung an einem ganz frischen, noch nicht erstarrten Herzen sowie bei demselben Druck, unter welchem die Füllung im Leben geschieht, ausgeführt werden konnte, so würde dennoch aus dem so erhaltenen Werth kein Aufschluss über das Pulsvolumen des Herzens zu gewinnen sein.

Allerdings stellte sich Kürschner vor, dass die Atrioventricularklappen bei der Systole kegelförmig in der Kammerhöhle gestellt sind, wodurch es möglich wird, dass die sich zusammenziehenden Wände der Kammern auch den letzten Blutstropfen nach dem Ostium arteriosum hintreiben können, weil sie im Verlauf der Systole immer tiefer hinabsteigen und so durch den Druck vom Vorhofe aus das Blut zwischen Klappenwand und innerer Kammerwand immer heftiger gepresst wird.[2]

Wenn es mit den thatsächlichen Verhältnissen übereinstimmend wäre, dass die Atrioventricularklappen bei der Systole diese Kegelform hätten, so ist dadurch noch keineswegs bewiesen, dass die Herzkammern die gesammte in ihnen enthaltene Blutmenge wirklich ausstossen. Kürschner's Erwägung zeigt in der That nur die Möglichkeit einer vollständigen Entleerung an.

Übrigens lehren die neueren Arbeiten über den Mechanismus der Atrioventricularklappen, welche wir Sandborg und Worm-Müller, Hesse und Krehl verdanken,[3] dass der Klappenschluss nicht in der von Kürschner angenommenen Weise erfolgt, und dass sogar bei todten- oder wärmestarren Herzen die Kammerhöhlen nicht vollständig aufgehoben werden.

Schon Hamernjk[4] behauptete, dass Blut nach jeder Systole in den Kammern zurückbleibt. Chauveau und Faivre[5] überzeugten sich

---

[1] Dogiel, *Ber. d. sächs. Gesellsch. d. Wiss.*, 1867, S. 272.

[2] Kürschner, *Handwörterb. d. Physiologie*, 2, S. 62, 63; 1844.

[3] Vgl. oben S. 43 folg.

[4] Hamernjk, *Vierteljahrschr. f. d. prakt. Heilkunde*, Prag. 16, S. 162; 1847; — 20, S. 107; 1848.

[5] Chauveau und Faivre, *Gazette méd. de Paris*, 1856, S. 410.

dadurch, dass sie am Pferdeherzen in situ einen Finger in die Kammer brachten, dass nach beendigter Systole noch eine gewisse Blutmenge in der Kammerhöhle zurückblieb.

Neuerdings haben Roy und Adami[1] am Hundeherzen dasselbe gefunden, nämlich: Bei jeder Systole wird die untere Abtheilung der Kammerhöhle in Folge des Aneinanderrückens des Papillarmuskeln vollständig aufgehoben; die obere Abtheilung aber, welche zwischen den Atrioventricularklappen und den Papillarmuskeln liegt, wird nicht vollständig entleert.

Dieselben Autoren, wie auch Johansson und ich haben ferner gefunden, dass die im Herzen zurückbleibende Blutmenge ausserdem von dem Widerstand in den Gefässen und von der Füllung der Gefässhöhle abhängig ist, und zwar in der Weise, dass bei stärkerem Widerstande und bei grösserer Füllung der Gefässhöhle diese Menge zunimmt.[2]

Daraus folgt, dass die Ausmessung der Capacität der Herzhöhlen keine Aufklärung über das Pulsvolumen des Herzens ergeben kann.

Eine directe Bestimmung des Pulsvolumens der linken Kammer wurde zuerst von Stolnikow in Ludwig's Laboratorium am vereinfachten Kreislauf beim Hunde ausgeführt.[3] Bei diesen Versuchen wurde, nach Verschliessung aller früher oder später abgehenden Äste, das aus der linken Kammer des Versuchsthieres hervorströmende Blut durch die Art. axillaris hindurch in ein graduirtes Glasrohr geleitet, während gleichzeitig aus einem zweiten Rohre durch die Vena jugularis dextra die ausgeworfene Blutmenge nach dem rechten Herzen zurückfloss. Der Rest des Gefässraumes, innerhalb dessen sich das Blut noch frei bewegen konnte, bestand also aus dem Herzen mit seinen Coronargefässen, dem Lungenkreislauf und dem Bogen der Aorta.

Bei diesen Versuchen entleerte sich das Herz jedoch fast ohne jeden peripheren Widerstand — der Blutdruck betrug nur 30 bis 40 ^{mm} Hg —, und da ausserdem von den Venen aus eine reichliche Blutmenge demselben zur Verfügung stand, ist es einleuchtend, dass die so erhaltenen Werthe als Maxima zu betrachten sind. Das Minimum und Maximum des Pulsvolumens, wenn Körpergewicht = 1, beträgt nach 14 Versuchen durchschnittlich 0·00032, bezw. 0·00160, während nach Vierordt das normale Pulsvolumen des Hundes 0·00283 des Körpergewichtes beträgt.

Bei zwei Versuchen hat Stolnikow angegeben, welche Stärke das

[1] Roy und Adami, *British med. journal* 1888, 2, S. 1321—1326.

[2] Johansson und Tigerstedt, *Skand. Arch. f. Physiol.*, 1, S. 331 folg.; 1889; — 2, S. 431 folg.; 1891.

[3] Stolnikow, *Arch. f. Anat. u. Physiol.*, physiol. Abth., 1886, S. 1—66.

Pulsvolumen am häufigsten gehabt hat. In der weit grössten Mehrzahl der Beobachtungen betrug es bei dem einen weniger als 0·00054, bei dem andern weniger als 0·00068 des Körpergewichtes. Bei dem ersten wurde durch Reizung des Halsmarkes die Blutzufuhr von den Venen aus möglichst gesteigert; dennoch aber stellte es sich heraus, dass das Pulsvolumen im allgemeinen weniger als 0·00064 des Körpergewichtes ausmachte.

Am Kaninchen habe ich mittelst einer der Stromuhr Ludwig's (vgl. Vorl. X) nachgebildeten Vorrichtung die durch die ungetheilte Aorta strömende Blutmenge direct gemessen.[1] Dieselbe schwankt nicht unerheblich je nach der Schlagfolge, der Blutzufuhr und dem Widerstande in den Gefässen, worüber ich später beim Studium des Blutdruckes und seiner Schwankungen näher berichten werde. Zur Berechnung eines „Normalwerthes" der bei einer Systole oder während einer Secunde ausgetriebenen Blutmenge habe ich diejenigen Bestimmungen verwerthet, bei welchen, nach allem zu urtheilen, die Gefässcontraction weder abnorm stark, noch abnorm schwach gewesen, ferner wo der Versuch nicht zu lange gedauert und also die Leistungsfähigkeit des Herzens nicht zu viel abgenommen hat, und wo endlich die Pulsfrequenz so normal wie möglich gewesen und die Blutzufuhr zum Herzen nicht künstlich gesteigert worden ist. Als Mittelwerth von 14 Versuchen habe ich in dieser Weise das Pulsvolumen = 0·00027 und das Secundvolumen = 0·00085 des Körpergewichtes gefunden, und zwar bei einer mittlern Pulsfrequenz von 32·2 in 10 Sec. und einem Aortadruck von 88½—176 ^{mm} Hg. Wenn wir aber die bei jedem einzelnen Versuche beobachteten maximalen Werthe zur Berechnung des Durchschnittswerthes anwenden, so wird das Pulsvolumen 0·00042 und das Secundenvolumen 0·00132 des Körpergewichtes bei einer mittlern Pulsfrequenz von 32·3 in 10 Sec. und einem Aortadruck von 103—153 ^{mm} Hg. Nach Vierordt's Berechnungen, welche sich aber auf nicht zutreffende Voraussetzungen stützen, wäre, wie schon gesagt, das Pulsvolumen 0·00283 des Körpergewichtes.

Mit meinem an Kaninchen gewonnenen Ergebniss stimmt eine von Gréhant und Quinquaud[2] und später von Zuntz[3] ausgeführte Berechnung ziemlich gut überein. Wenn man die Gase im arteriellen und venösen Blut und zu gleicher Zeit auch die Zusammensetzung der exspirirten Luft bestimmt, so kann man daraus das vom Herzen herausgetriebene Blutvolumen in der Weise berechnen, wie folgendes Beispiel zeigt. In einem

[1] Tigerstedt, *Skand. Arch. f. Physiol.*, 3, S. 145—243; 1891.
[2] Gréhant und Quinquaud, *Comptes rendus de la soc. de biol.*, 1886, S. 159.
[3] Zuntz, *Deutsche med. Wochenschr.*, 1892, S. 109 folg.

Fall wurde von Zuntz gefunden, dass das ruhende Versuchsthier (Pferd) in der Minute 2733 ccm Sauerstoff aufnahm. Die gleichzeitige Untersuchung des arteriellen und venösen Blutes ergab, dass sich im arteriellen Blut 10·33 % Sauerstoff mehr befand als im venösen, d. h. dass jedes 100 ccm Blut, das die Lungen passirt hatte, in diesen 10·33 ccm Sauerstoff aufgenommen hatte. Im ganzen wurden aber 2733 ccm Sauerstoff aufgenommen, folglich sind $\frac{100 \times 2733}{10 \cdot 33} = 26457$ ccm Blut in einer Minute durch die Lungen gegangen. Diese rund $26^1/_2$ Liter Blut sind also von der rechten Kammer in die Lungenarterie geworfen worden, und beim Gleichgewicht des Kreislaufes sind auch $26^1/_2$ Liter Blut von der linken Kammer in die Aorta gelangt. Daraus ergiebt sich das Secundvolumen = 0·00122 des Körpergewichtes, letzteres zu 360 kg angenommen.

Beim ruhenden Hund stellt sich nach den in derselben Weise gemachten Berechnungen von Zuntz das Secundvolumen = 0·00157 des Körpergewichtes, welches durchschnittlich 25 kg betrug.[1]

Es ist also ganz sicher, dass das Pulsvolumen viel kleiner ist, als man sich dies im allgemeinen vorstellt. Wie gross es beim Menschen angenommen werden soll, ist aber sehr schwierig zu entscheiden, da die vorliegenden directen Bestimmungen nur an einem einzigen Thiere, dem Kaninchen, gewonnen sind. Erst wenn wir für mehrere Säugethiergattungen derartige Bestimmungen haben werden, wird es möglich sein, aus derselben eine für den Menschen gültige Berechnung herzustellen, und zwar nur in dem Falle, dass sich irgend eine Gesetzmässigkeit in Bezug auf das Pulsvolumen bei verschiedenen Thiergattungen ermitteln lässt. Wie wenig allgemeingültig solche Berechnungen sonst sind, geht aus der folgenden, Hoorweg[2] entlehnten Zusammenstellung der von verschiedenen Verfassern nach verschiedenen Erwägungen gemachten Schätzungen des Pulsvolumens beim Menschen am besten hervor.

Thomas Young	45 g
Volkmann	188 „
Vierordt	180 „
Huxley	100 „
Fick	50—73 „
Hoorweg	47 „

Es wäre natürlich wenig consequent, wenn ich auf Grund der von mir beim Kaninchen ermittelten Werthe eine neue Zahl für das Puls-

[1] In Betreff der Berechnungen Zuntz' über die bei körperlicher Arbeit herausgetriebene Blutmenge verweise ich auf das Original.

[2] Hoorweg, *Arch. f. d. ges. Physiol.*, 46, S. 177, 178; 1889.

volumen des menschlichen Herzens aufstellen wollte. Da aber die Berechnungen von Zuntz eine grosse Übereinstimmung mit den von mir direct gewonnenen Werthen zeigen, werde ich, um eine, wenn auch nur ganz annähernde Schätzung der Herzarbeit beim Menschen zu gewinnen, ohne derselben irgend eine besondere Bedeutung beizulegen, annehmen, dass das Pulsvolumen 50—100 ^{ccm} beträgt, denn innerhalb dieser Grenzen wird es sich aller Wahrscheinlichkeit nach jedenfalls bewegen. Zuntz berechnet das Schlagvolumen des Menschen zu etwa 60 ^{ccm}. Die Arbeit, welche nothwendig ist, um diese Blutmenge gegen den Aortadruck auszutreiben, ist dann für die linke Kammer

$$50^{\text{g}} \times 0 \cdot 150^{\text{m}} \times 13 \cdot 6 = 102 \cdot 0^{\text{g-met.}}$$

$$\text{oder } 100^{\text{g}} \times 0 \cdot 150^{\text{m}} \times 13 \cdot 6 = 204 \cdot 0^{\text{g-met.}}$$

Die Arbeit, die der ausgetriebenen Blutmasse eine Geschwindigkeit von 0·5 ^{m} ertheilt, beträgt

$$\frac{50 \times 0 \cdot 5^2}{2 \times 9 \cdot 8} = 0 \cdot 64^{\text{g-met.}}$$

oder

$$\frac{100 \times 0 \cdot 5^2}{2 \times 9 \cdot 8} = 1 \cdot 28^{\text{g-met.}}$$

Die Gesammtarbeit der linken Kammer bei ihrer Systole wäre also

$$102 \cdot 64 - 205 \cdot 28^{\text{g-met.}}$$

Wir sehen, dass die Arbeit der Kammer zum weitgrössten Theil dazu benutzt wird, den Widerstand im Gefässsystem zu überwinden, und dass nur ein ganz kleiner Theil dazu gebraucht wird, der Blutmasse die stattfindende Geschwindigkeit zu ertheilen. Und dies Ergebniss ist vollständig sicher, trotz der ziemlich willkürlichen Zahlen, die wir unserer Berechnung zu Grunde gelegt haben, denn auf das gegenseitige Verhältniss der beiden Factoren übt die systolisch herausgetriebene Blutmenge keinen Einfluss, und auch dann, wenn wir die Blutgeschwindigkeit in der Aorta viel grösser und den Blutdruck daselbst viel kleiner schätzen, so wird dennoch der Factor pR viel mal grösser als der Factor $\frac{pV^2}{2g}$.

Für die rechte Kammer besitzen wir keine Bestimmungen über die bei einer Systole herausgetriebene Blutmenge. Jedoch können wir voraussetzen, dass das Pulsvolumen derselben dem der linken Kammer gleichkommt. Denn die linke Kammer treibt ja das Blut durch die Gefässe des grossen Kreislaufes nach dem rechten Vorhof, und die rechte Kammer treibt es durch die Lungen nach dem linken. Würden die beiden Kammern im allgemeinen — wir sehen hier von zufälligen Störungen ganz ab — nicht ebenso viel Blut bei der Systole oder während der Zeiteinheit heraustreiben, so wäre die natürliche Folge davon die, dass das Blut sich irgendwo im Gefässsystem stauen würde, was jedoch bekanntlich nicht der Fall ist. Unter der Annahme, dass der Druck in der Lungenarterie $^2/_5$ des Aortadruckes ist, erhalten wir also für die rechte Kammer

$$p \cdot R = 50 \times 0{\cdot}06 \times 13{\cdot}6 = 40{\cdot}8 \text{ g-met.}$$
$$\text{oder } 100 \times 0{\cdot}06 \times 13{\cdot}6 = 81{\cdot}6 \text{ g-met.}$$

Der von uns gefundene Werth für die Herzarbeit ist, wie schon mehrfach erwähnt, ganz approximativ. Die dazu benutzte Formel ist jedoch von grossem Interesse. Sie lehrt uns, dass die Arbeit des Herzens mit *p, R* und *v* steigt und sinkt. Unter sonst gleichen Umständen steigt sie also, wenn das Herz bei seiner Systole mehr Blut heraustreibt, oder wenn der Widerstand, der Druck in den Arterien, grösser wird, oder wenn die Geschwindigkeit des Blutes zunimmt.

Wie die Arbeit des Herzens von Vorgängen in den Gefässen und von der Blutfüllung der Gefässhöhle abhängig ist, werden wir im Abschnitt über die Blutbewegung in den Arterien näher erörtern.

Fünfte Vorlesung.

Die allgemeinen physiologischen Eigenschaften des Herzmuskels und seine Ernährung.

§ 12. Die allgemeinen physiologischen Eigenschaften des Herzmuskels.

Für das Studium der allgemeinen Physiologie des Herzmuskels ist es von grosser Bedeutung, dass sich beim Froschherzen Ganglienzellen in grösserer Zahl nur in dem obern Drittel der Kammer vorfinden. Weiter nach unten stösst man nur hin und wieder auf eine Ganglienzelle, an der Spitze sucht man dieselben vergebens.[1] Wenn die Kammer also unterhalb dieser Grenze abgeschnitten wird, so ergiebt dies ein Präparat, an welchem wir den Herzmuskel an und für sich beobachten können, ohne dass unsere Ergebnisse durch den Einfluss der Ganglienzellen wesentlich complicirt werden. Dieser Theil des Herzens wird gewöhnlich die Herzspitze genannt.[2]

[1] Dogiel und Tumänzow, *Arch. f. mikr. Anat.*, 36, S. 494; 1890.

[2] Die Entdeckung der Ganglienzellen unterhalb der Atrioventriculargrenze gehört der neuesten Zeit an, und alle die Untersuchungen, über welche ich hier zu berichten habe, sind in der Vorstellung ausgeführt, dass die „Herzspitze" des Frosches von Ganglienzellen vollkommen frei sei. Die Ganglien-

Wenn die Herzspitze unberührt gelassen wird, so bleibt sie in der Ruhe und macht keinerlei Bewegungen. Durch zweckmässige Reizung kann sie jedoch zur Contraction gebracht werden. Ihre Contractionen können ganz einfach mittelst eines auf sie gelegten ganz leichten Hebels graphisch registrirt werden.[1] Oder auch kann der registrirende Hebel mittelst eines feinen Häkchens an ihr unteres Ende befestigt werden.[2]

Wenn es hohle Muskeln betrifft, so ist diese Methode, die Bewegungen derselben aufzuzeichnen, nicht immer ganz befriedigend, da hierbei nicht alle Muskelfasern in gleichem Masse auf den Hebel einwirken können. Die einzig richtige Methode ist daher meist die, den Muskel, ganz wie unter normalen Verhältnissen, bei seiner Contraction auf eine ihn füllende Flüssigkeit einwirken zu lassen und die Bewegungen dieser Flüssigkeit in geeigneter Weise aufzuschreiben.

Diese Methode wurde von Ludwig eingeführt und später von Kronecker und anderen weiter ausgebildet.[3]

Nachdem das Herz durch die Eröffnung des Brustkastens und der Pericardialhöhle blossgelegt worden ist, werden zuerst die oberen Hohlvenen, dann die kleine Vene, die in einer Falte des Pericards nach dem Herzen geht, und endlich die eine oder alle beiden Aorten gebunden, je nachdem man in die andere Aorta eine Canüle einführen will oder nicht. Darnach wird eine Canüle in die untere Hohlvene eingesetzt; die Canüle wird, je nach der Aufgabe des Versuches, mehr oder weniger tief in das Herz hineingeführt. Will man eine künstliche Circulation durch das ganze Herz herstellen, so bindet man eine Canüle in die untere Hohlvene und eine andere in die eine Aorta. Wenn man dagegen nur die Bewegungen der Kammer oder des Vorhofes registriren will, so wird die Canüle durch den Venensinus in den Vorhof oder in die Kammer hineingeführt. Gilt die Untersuchung nur der Herzspitze, so wird die Canüle

---

zellen, welche Dogiel in der Kammerwand nachgewiesen hat, sind also gewiss nicht immer von der sogen. ganglienfreien Herzspitze abgetrennt gewesen. Jedoch ist das Verhalten der letztern von dem der übrigen, mit Ganglienzellen in reichlicherer Menge versehenen Herzabtheilungen in so vielen Hinsichten verschieden, dass wir wohl im grossen ganzen berechtigt sind, die bei der Herzspitze zu beobachtenden Erscheinungen als hauptsächlich von den Eigenschaften des Herzmuskels bedingt aufzufassen.

[1] Vgl. z. B. Ludwig und Hoffa, *Zeitschr. f. rat. Med.*, 9, S. 108; 1849; — Marey, *La circulation du sang*, S. 23; — Réné, *Arch. de physiologie*, 1890, S. 598.

[2] Vgl. Gaskell, *Philosophical transactions*, 1882, 3, S. 994; — Langendorff, *Arch. f. Anat. u. Physiol.*, physiol. Abth., Suppl.-Bd. 1884, S. 3; — Engelmann, *Arch. f. d. ges. Physiol.*, 52, S. 368 folg.; 1892.

[3] Cyon, *Ber. d. sächs. Gesellsch. d. Wiss.*, math.-phys. Cl., 1866, S. 259; — Coats, ib., 1869, S. 362; — Bowditch, ib., 1871, S. 655; — Luciani, ib., 1873, S. 11; — Kronecker, *Vorrichtungen, welche im physiologischen Institut zu Bern bewährt sind*, S.-A. aus d. Zeitschrift für Instrumentenkunde, 1889, S. 27.

so weit hineingeschoben, dass ihre Spitze unterhalb der Atrioventriculargrenze zu liegen kommt.

Die aus Neusilber gefertigte Canüle (Doppelwegcanüle, Fig. 61) ist durch eine Scheidewand in zwei Abschnitte gesondert. Der grössere derselben communicirt mit dem Rohre *a*, welches dazu bestimmt ist, die Verbindung des Herzinnern mit dem Manometer herzustellen. Der zweite, kleinere Abschnitt wird von dem Rohre *b* fortgesetzt; durch dieses kann man von Zeit zu Zeit entweder die speisende Flüssigkeit aus dem Behälter in das Herz leiten oder den Inhalt der Kammer abfliessen lassen und also auch die Einwirkung verschiedener Flüssigkeiten auf die Herzthätigkeit untersuchen. Der Dorn *c* dient dazu, dem Herzen electrische Ströme zuzuführen.[1]

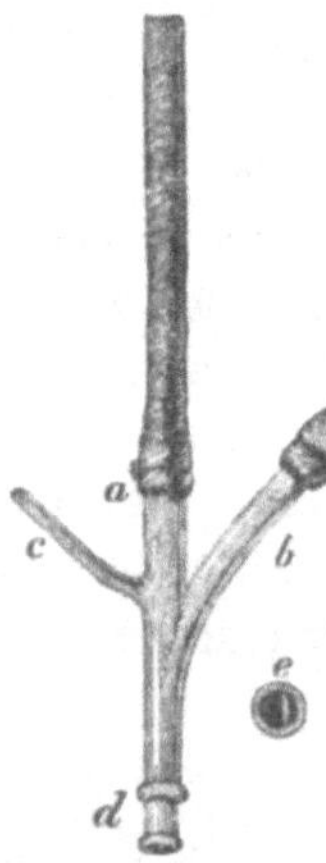

Fig. 61. Doppelwegcanüle; nach Kronecker.

Das Manometer hat in seiner von Kronecker ausgebildeten Form (Fig. 62) folgende Construction.[2]

Zwei als Mariotte'sche Flaschen eingerichtete Büretten (*b*, *c*) werden von einem Stab getragen. Ihre unteren Enden sind mittelst Kautschukröhren mit dem Stück *a*, in welchem sich ein T-Hahn befindet, verbunden. Von diesem Hahn gehen zwei Rohre nach unten. Durch das eine Rohr *k* werden die Büretten geleert; während des Versuches ist es durch eine Klemme geschlossen. Das zweite Rohr *d* communicirt mit dem einen Schenkel *b* der Doppelwegcanüle, deren zweiter Schenkel mit dem Manometer *e* verbunden ist. Dieses besteht aus einem verzweigten Glasrohr, dessen einer Zweig das eigentliche Manometer darstellt, während der andere dazu dient, Flüssigkeit aus dem Herzen zu leiten. Beim Versuch wird der letztere Zweig durch eine Klemme geschlossen.

Durch Verstellung des T-Hahnes wird die eine oder die andere Mariotte'sche Flasche mit dem Herzen in Verbindung gesetzt; wenn die eben erwähnte Klemme gleichzeitig offen ist, so fliesst ein Flüssigkeitsstrom durch das Herz. Wenn das Herz am Manometer arbeiten soll, werden Klemme und T-Hahn geschlossen.

Der diastolische Druck kann natürlich durch Einstellung der Mariotte'schen Flaschen stärker oder geringer werden. Wenn man verschiedene Flüssigkeiten in den beiden Büretten benutzt, kann man ohne Schwierigkeit deren Einfluss auf das Herz untersuchen.

Das an der Canüle befestigte Herz wird in einem mit physiologischer Kochsalzlösung oder mit verdünntem Blut gefüllten Gefäss *g* gehalten.

Um das Herz electrisch zu reizen, bringt man den einen Poldraht an die Canüle, während man den andern in Quecksilber taucht, welches in das eben genannte Gefäss gegossen wird. Dann geht der Strom durch das ganze Herz hindurch. Zu localisirter Reizung legt man in geeigneter Weise Electroden gegen die Stelle Herzens, wo man es reizen will.

[1] Kronecker, *Beiträge zur Anat. u. Physiol.*, Festgabe Carl Ludwig gewidmet. Leipzig 1875, 1, S. 174, 175.

[2] Kronecker, *Vorrichtungen, welche im physiologischen Institut zu Bern bewährt sind*, S. 27.

Die Einwirkung verschiedener Wärmegrade wird dadurch untersucht, dass das eben erwähnte Gefäss in ein anderes (*h*) gesteckt wird, welches mit Wasser von verschiedener Temperatur oder mit Eis gefüllt ist.

Ich erwähnte bereits, dass sich eine abgeschnittene Herzspitze nicht zusammenzieht, wenn sie nicht gereizt wird. Einen besonders schönen Beweis dafür giebt uns ein Versuch von Bernstein,[1] welcher später von Bowditch,[2] Gaskell,[3] Aubert[4] und Langendorff[5] mit gleichem Erfolg wiederholt worden ist. Wenn man nämlich an einem Frosch den untern Theil der Herzkammer mit einer Pincette mit abgerundeten Branchen abklemmt und dabei einen genügend starken Druck ausübt, so dass freilich der physikalische Zusammenhang zwischen dem obern und dem untern Theil der Herzkammer unversehrt bleibt, während der physiologische Zusammenhang dagegen aufgehoben ist, so pulsirt der abgeklemmte Theil nicht weiter. Man kann den Frosch mehrere Wochen — nach Aubert sogar sechs Wochen — lang am Leben erhalten, und dennoch schlägt der abgeklemmte Theil in der Regel nicht. Nur ausnahmsweise schlägt er, was jedoch nichts Auffallendes ist, wenn wir bedenken, wie leicht die Herzspitze zu einer rhythmischen Thätigkeit gebracht werden kann. Die Hauptsache ist jedenfalls die, dass

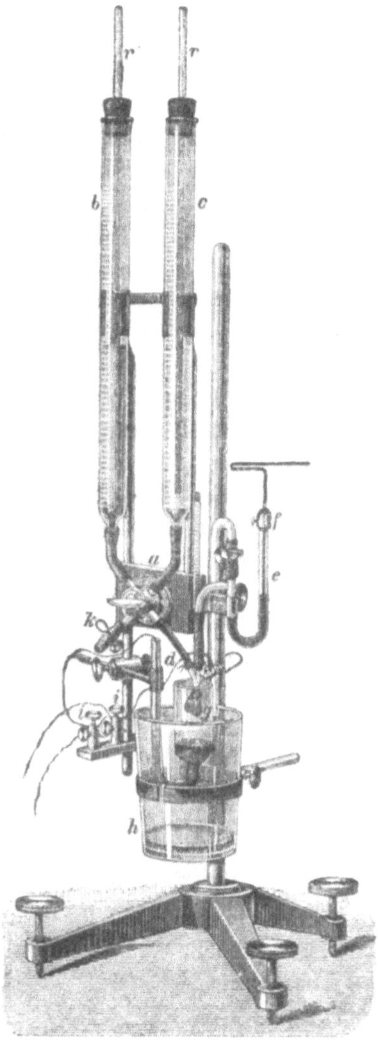

Fig. 62. **Froschherzmanometer; nach Kronecker.**

[1] Bernstein, *Centralbl. f. d. med. Wiss.*, 1876, S. 385, 435.
[2] Bowditch, *Journal of physiology*, 1, S. 104—107; 1878.
[3] Gaskell, ib., 3, S. 51; 1880.
[4] Aubert, *Arch. f. d. ges. Physiol.*, 24, S. 361 folg.; 1881.
[5] Langendorff, *Arch. f. Anat. u. Physiol.*, phys. Abth., 1884, Suppl.-Bd., S. 6.

bei Bernstein's Abklemmung die Herzspitze aller Wahrscheinlichkeit nach nicht ohne eine besonders zugeführte Reizung rhythmische Thätigkeit zu entfalten vermag.

Diese besondere Reizung kann in verschiedener Weise zuwege gebracht werden. Man braucht nur den intracardialen Druck in einem gewissen Grade zu steigern, um die kurz vorher ganz bewegungslose Herzspitze rhythmische Contractionen machen zu lassen. Legt man an dem Aortenbulbus eines Froschherzens, an dem man die Bernstein'sche Abklemmung gemacht hat, eine kleine Pincette an, so fängt es, wie Foster und Gaskell,[1] Aubert,[2] J. M. Ludwig und Luchsinger[3] u. a. nachgewiesen haben, nach etwa einer Minute an zu schlagen. Die Pulsationen dauern noch eine Zeit lang fort, nachdem die Aortensperre aufgehört hat, verschwinden aber sodann nach einer längern oder kürzern Zeit.

Ein Druck, der eine Zeit lang dauert, bewirkt also eine rhythmische Thätigkeit der Herzspitze.[4] Dagegen ruft eine einzelne mechanische Reizung im allgemeinen nur eine einzelne Pulsation hervor, wenn auch in vielen Fällen nach einer solchen eine ziemlich lange Reihe von Pulsationen erscheinen kann.[5]

Ebenso können continuirlich wirkende chemische Reize rhythmische Pulsationen bei der Herzspitze hervorrufen. Nachdem Bowditch und Merunowicz in Ludwig's Laboratorium die ersten hierher gehörigen Versuche ausführten, sind reiche Erfahrungen hierüber durch die Untersuchungen von Aubert, J. M. Ludwig und Luchsinger, Gaskell, Langendorff u. a. gesammelt worden.

Bowditch[6] fand, dass bei einer mit 0·1 ^{mg} Delphinin vergifteten Herzspitze eine Zahl Pulsationen sehr verschiedener Grösse ohne jede äussere Reizung auftraten. Merunowicz[7] beobachtete die merkwürdige Thatsache, dass die sonst ruhende Herzspitze bei Füllung mit verdünntem Säugethierblut unter einem gewissen Druck ohne jede äussere Reizung zu pulsiren begann.

Ich werde in erster Reihe die Untersuchungen besprechen, welche als Fortsetzungen der eben erwähnten aufzufassen sind, und die An-

[1] Gaskell, *Journal of physiology*, 3, S. 51; 1880.

[2] Aubert, a. a. O., S. 366.

[3] J. M. Ludwig und Luchsinger, *Arch. f. d. ges. Physiol.*, 25, S. 231 bis 234; 1881.

[4] Vgl. die analogen Frscheinungen beim Herzen von Helix pomatia, Biedermann, *Sitzber. d. Wiener Akad. d. Wiss.*, 89, Abth. 3, S. 24 folg.; 1881.

[5] S. bei Langendorff, a. a. O., S. 7.

[6] Bowditch, *Ber. d. sächs. Gesellsch.*, 1871, S. 682.

[7] Merunowicz, ib., 1875, S. 254 folg.

sichten discutiren, welche zur Erklärung der betreffenden und damit zusammenhängenden Erscheinungen ausgesprochen worden sind.

In dieser Beziehung müssen wir daran festhalten, 1. dass bei einer nach Bernstein abgeklemmten Herzspitze das Blut des Versuchsthieres in der Regel keine Contractionen hervorruft, wenn nicht der intracardiale Druck gesteigert wird; und 2. dass ein durch Kochsalzlösung hergestellter intracardialer Druck von genügender Grösse in der Herzspitze eine rhythmische Thätigkeit zu erzeugen vermag, welche nach dem Aufhören des Druckes noch längere oder kürzere Zeit fortdauert.

Dann stellen sich uns zwei Möglichkeiten dar: wird die Herzspitze von dem fremden Blut an und für sich oder von dem stattfindenden Druck gereizt?

Es ist kaum möglich, diese Frage bestimmt zu beantworten, obgleich es freilich erscheint, als ob das fremde Blut irgend eine chemische Reizung ausübe.

Für diese Auffassung spricht die Beobachtung Merunowicz', dass eine physiologische Kochsalzlösung, wenn sie dem Herzen unter demselben Druck wie verdünntes Blut oder verdünntes Serum zugeführt wird, nur in dem Falle Pulsationen hervorruft, dass die Herzspitze vor ihrer Beschickung bereits freiwillig schlug; sonst erscheinen keine Pulsationen durch Kochsalzlösung.[1] Ferner die auch von anderen bestätigte Angabe desselben Autors, dass es verhältnissmässig lange, 10—60 Min., dauert, bevor nach Füllung der Spitzenhöhle mit Blut oder Serum das Schlagen beginnt.[2] Dies scheint darauf hinzudeuten, dass der stattgefundene Druck an und für sich keine Contractionen hervorrufen kann, denn in diesem Falle wären sie, wie wir schon gesehen haben, wohl viel früher erschienen. Es ist daher wahrscheinlich, dass das Blut während seines Aufenthaltes in der Spitzenhöhle irgend eine Veränderung durchmacht, wodurch es zur Reizung des Herzmuskels geeignet wird.

In derselben Richtung gehen auch die Versuche von Langendorff. Bei diesen finden wir nämlich bestätigt, dass eine Kochsalz- oder Serumlösung bei niedrigem Druck keine Pulsationen hervorruft, während bei der Hälfte aller Fälle verdünntes Säugethierblut die Herzspitze zum Pulsiren brachte, und zwar zuweilen bei einem Füllungsgrade, der sicherlich unter dem normalen lag. Auf Grund dessen nimmt Langendorff an, dass das fremde Blut oder vielmehr die aus demselben gebildeten Stoffe als chemischer Reiz auf den Herzmuskel des Frosches einwirken.[3]

Gegen diese Angaben sprechen aber andere. So erwähnen J. M. Ludwig und Luchsinger[4] Versuche, bei welchen eine unter verschieden grossem Druck durch die Herzspitze strömende Blutmischung keine Pulsationen veranlasste,

---

[1] Merunowicz, a. a. O., S. 273.

[2] Merunowicz, a. a. O., S. 255; vgl. auch Langendorff, a. a. O., S. 54.

[3] Langendorff, a. a. O., S. 51—55.

[4] J. M. Ludwig und Luchsinger, a. a. O., S. 243—246; vgl. auch die analogen Erfahrungen von v. Lucowicz, *Untersuchungen aus dem physiol. Institut der Universität Halle*, 2, S. 229—240; 1890.

während eine Kochsalzlösung bei 5 ^{cm} Druck solche hervorrief. Diese verschwanden bei erneuter Durchströmung mit Blut. Es ist jedoch möglich, dass die Ursache dieser Erscheinung darin lag, dass das benutzte Pferdeblut zu alt war und daher an und für sich eine schädliche Wirkung auf das Herz ausübte, denn die Erfahrung bezeugt ganz bestimmt, dass Blut, welches eine Zeit lang (1—2 Tage) gestanden hat, auch wenn es im Eisschrank aufbewahrt worden ist, nicht mehr für den vorliegenden Zweck vollständig genügt. — Unter einem sehr niedrigen Druck (2—3 ^{cm} Wasser) leitete Aubert Kochsalzlösung durch die abgeklemmte Herzspitze: sie fing an zu pulsiren. Darnach ersetzte er diese Lösung mit centrifugirtem und, wie es scheint, frischem Serum, wonach die Pulsationen aufhörten.[1] Die Kochsalzlösung würde also, trotzdem sie allgemein als völlig indifferent gegen die Muskeln und Nerven der Kaltblüter aufgefasst wird, Pulsationen hervorrufen, welche vom Serum wieder aufgehoben werden.

Wovon diese Verschiedenheit der Ergebnisse abhängt, ist ohne neue Versuche nicht zu entscheiden möglich, und dies um so mehr, als Merunowicz, da er eine unter dem Einfluss verdünnten Blutes pulsirende Herzspitze mit Kochsalzlösung ausspülte, fand, dass freilich die Pulsationen dabei weniger umfangreich wurden, zu gleicher Zeit aber hinsichtlich ihrer Frequenz beträchtlich zunahmen. Wenn nun die Herzspitze wieder mit verdünntem Blut unter demselben Druck gefüllt wurde, so kehrte die vor der Kochsalzlösung vorhandene langsame Pulsfolge sogleich wieder. Ich hebe noch hervor, dass Merunowicz ausdrücklich angiebt, dass die Erschütterung, welche das Präparat durch den Wechsel der Flüssigkeiten erlitt, keineswegs die rasche Pulsfolge veranlasste, wie sie nach der Zuführung der Kochsalzlösung zur Beobachtung kam, und dass Umfüllungen von Flüssigkeiten, die mit einem mässigen Grade von Sorgfalt ausgeführt werden, keine Veranlassung zu einem einzigen, geschweige denn zu einer Reihe rascher Pulse geben können.[2]

Ich gehe jetzt zu der rein chemischen Reizung über und kann mich hier kurz fassen, weil die Ergebnisse der verschiedenen Autoren der Hauptsache nach übereinstimmend lauten.

Als Langendorff an der äussern Oberfläche der Herzspitze verdünnte Mineralsäuren oder kaustische Alkalien, Ammoniakdämpfe, Kalkwasser, Silbernitrat, Kochsalz in Substanz oder in concentrirter Lösung, Galle, concentrirte Milchsäure, Alkohol oder Kreosot anbrachte, erhielt er eine längere oder kürzere Reihe von Pulsationen. Dasselbe war der Fall z. B. bei Injection von Salzsäure ins Blut.[3]

Schon früher hatten andere Autoren gefunden, dass verschiedene

---

[1] Aubert, a. a. O., S. 371—374.
[2] Merunowicz, a. a. O., S. 271, 272.
[3] Langendorff, a. a. O., S. 8 folg., 17.

Alkaloide, wie Chinin,[1] Muscarin + Atropin,[2] Atropin allein,[3] dieselbe Wirkung hervorbrachten. Dasselbe gilt, nach Langendorff auch von Aconitin, Veratrin, Digitalin, Helleborein, Morphin.[4]

Lange vor diesen Untersuchungen hatte Eckhard gefunden, dass die Herzspitze, wenn ein constanter elektrischer Strom durch dieselbe geleitet wird, eine rhythmische Thätigkeit entfaltet. Die Frequenz ihrer Pulsationen nimmt mit der Stärke des Stromes bis zu einer gewissen Grenze zu; bei noch höherer Stromstärke stellt sich statt derselben eine tonische Contraction dar, welche der bei Anwendung von starken tetanisirenden Inductionsströmen erscheinenden ähnlich ist.[5]

Aus den hier mitgetheilten Thatsachen geht hervor, dass die Herzspitze unter dem Einfluss von Reizmitteln, welche auf dieselbe eine continuirliche Reizung ausüben, in einer mehr oder weniger regelmässigen rhythmischen Thätigkeit versetzt wird. Anlangend die Ursache dieser Fähigkeit, eine continuirliche Reizung in eine rhythmische Leistung umzusetzen, so geben die von vielen Autoren gemachten Untersuchungen über das Verhalten des Herzens bei unterbrochener elektrischer Reizung uns werthvolle Aufklärungen.

Im Laboratorium Ludwig's untersuchte zuerst Bowditch den Einfluss einer derartigen Reizung auf die Herzspitze. Dabei fand er, dass bei Reizung mit einzelnen Inductionsströmen constanter Stärke die Contractionen der Herzspitze allmählich immer grösser wurden. Diese stetige Zunahme der Contractionen nannte Bowditch die Treppe.[6] Ferner beobachtete er, dass dann, wenn unter sonst gleichen Umständen verschieden starke Ströme zur Reizung benutzt wurden, das Herz sich entweder maximal contrahirte oder keine Contraction ausführte.[7] Bei Reizung giebt das Herz, wie Ranvier sagt, entweder alles oder nichts.[8] Dies ist nach Mc. William auch für das Säugethierherz gültig.[9]

[1] Schtschepotjew, *Arch. f. d. ges. Physiol.*, 19, S. 62; 1879.

[2] v. Basch, *Sitz.-Ber. d. kais. Acad. d. Wiss.*, math.-phys. Cl., 79, Abth. 3, S. 72; 1879.

[3] Loewit, *Arch. f. d. ges. Physiol.*, 25, S. 447; 1881.

[4] Langendorff, a. a. O., S. 21.

[5] Eckhard, *Beiträge z. Anat. u. Physiol.*, 1, S. 153; 1888; vgl. auch Foster und Dew-Smith, *Journal of anat. and physiol.*, 10, S. 737; 1876; — v. Basch, a. a. O., S. 62: — Scherhey, *Arch. f. Anat. u. Physiol.*, physiol. Abth., 1880, S. 259.

[6] Bowditch, *Ber. d. sächs. Gesellsch.*, 1871, S. 669 folg.

[7] Bowditch, ib., S. 687.

[8] Ranvier, *Leçons d'anat. gén. année* 1877—1878: *App. nerv. term. des muscles de la vie organique*, Paris 1880, S. 175.

[9] Mc. William, *Journal of physiol.*, 9, S. 168 folg.: 1888.

Die „Treppe" ist nicht der Herzmuskulatur allein eigenthümlich. Buckmaster hat nämlich nachgewiesen, dass sich eine völlig analoge Erscheinung auch bei der Reizung der Skeletmuskeln mit einzelnen maximalen Inductionsströmen constanter Stärke und in einem nicht allzu langsamen Rhythmus zeigt.[1] Auf der andern Seite ist die „Treppe" nicht bei den Herzen aller Thiergattungen nachgewiesen worden. Wenigstens beim Aalherzen hat Mc. William in der Regel dieselbe vermisst.[2] Die gewöhnliche Erklärung der betreffenden Erscheinung ist die, dass die Erregbarkeit und Leistungsfähigkeit des Herzmuskels durch eine eben vorher stattgefundene Reizung erhöht werden.

Wenn das Herz mit Inductionsströmen genügender und constanter Stärke gereizt wird, so contrahirt es sich bei jeder Reizung nur in dem Falle, dass die Ströme nicht zu schnell auf einander folgen. Geschieht dies, so contrahirt sich das Herz, wie dies zuerst Kronecker an abgekühlten Präparaten nachwies, nur bei jeder zweiten oder jeder dritten Reizung. Auf Grund dessen stellte er den Satz auf, dass eine Reizung, welche vor Beendigung seiner Pulsperiode das Herz trifft, keine Wirkung ausübt. Für ein abgekühltes Herz, dessen Pulsperiode länger ist als 5 Sec., ist es also einerlei, ob es in Abständen von 5 oder 10 Sec. gereizt wird; es contrahirt sich jedenfalls nur alle 10 Sec.[3]

Wir dürfen jedoch keineswegs der Meinung sein, dass die äusserlich wirkungslosen Reize überhaupt keinen Einfluss auf das Herz ausüben: es können, wie v. Basch dies nachgewiesen, elektrische Reize, welche, dem Herzen ganz vereinzelt zugeführt, ohne äusserliche Wirkung bleiben, Pulse auslösen, wenn sie in mässigen Abständen erfolgen. Derselbe Forscher hat ferner gezeigt, dass zur Erhaltung einer niedern Pulsfrequenz durch isolirte Reize grössere Stromstärken erforderlich sind, als wenn die Reize rasch auf einander folgen. Er erklärte diesen Effect ursprünglich als eine Summation der Reize.[4] Später[5] hat er diese Erscheinung ebenso wie Kronecker[6] als eine durch die wirkungslosen Reize bedingte Erhöhung der Erregbarkeit erachtet, und sein Schüler Ehrmann präcisirt seine mit v. Fleischls Orthorheonom gewonnenen Ergebnisse an

---

[1] Buckmaster, *Arch. f. Anat. u. Physiol.*, physiol. Abth., 1886, S. 472.
[2] Mc. William, *Journal of physiol.*, 6, S. 210; 1885.
[3] Kronecker, *Beiträge zur Anat. u. Physiol.*, Festgabe Ludwig gewidmet, S. 181; 1875. Dass das Herz nicht bei jeder Reizung reagirt, beobachtete zuerst Schiff bei mechanischer Reizung, *Arch. f. physiol. Heilk.*, 9, S. 50; 1850.
[4] v. Basch, a. a. O., S. 37—60.
[5] v. Basch, *Arch. f. Anat. u. Physiol.*, physiol. Abth., 1880, S. 283—285.
[6] Kronecker, ib., 1879, S. 379—382; — 1880, S. 285—286.

der Herzspitze derart, dass durch minimale Reize im Herzen allmählich Zustände geschaffen werden, die, ohne eine Summation darzustellen, den Erfolg der Reizung fördern.[1] An der ganglienhaltigen Herzkammer haben Ranvier[2] und Gaskell[3] in verschiedener Weise eine ähnliche Erregbarkeitssteigerung durch vorhergehende Reizungen beobachtet.

Bei Reizung der Herzspitze mit tetanisirenden Inductionsströmen mässiger Stärke erhielt Kronecker schnelle Pulsationen, welche jedoch lange nicht so häufig wie die Reizungen waren und nur unvollständig mit einander zusammenschmolzen, wie dies aus der Fig. 63 ersichtlich ist. Bei grösserer Intensität der Reizung traten diese einzelnen Contractionen nicht zu Tage, sondern das Herz gelangte in eine Art von tonischer Contraction, deren Umfang jedoch beträchtlich kleiner war als der der einzelnen Contractionen. (Vgl. die analoge Erscheinung bei Anwendung eines constanten Stromes, S. 161.) Bei Reizung mit schnell nach einander folgenden Inductionsströmen giebt also das Herz entweder einzelne Contractionen in einem gewissen Rhythmus oder auch eine zitternde tonische Zusammenziehung, aber keinen wirklichen Tetanus, wie er bei dem Skeletmuskel vorkommt.[4] Die Thatsache, dass das Herz keinen wirklichen Tetanus kennt, wurde aber viel früher von Ludwig und Hoffa,[5] sowie von Eckhard[6] hervorgehoben, ohne jedoch damals näher berücksichtigt zu werden.

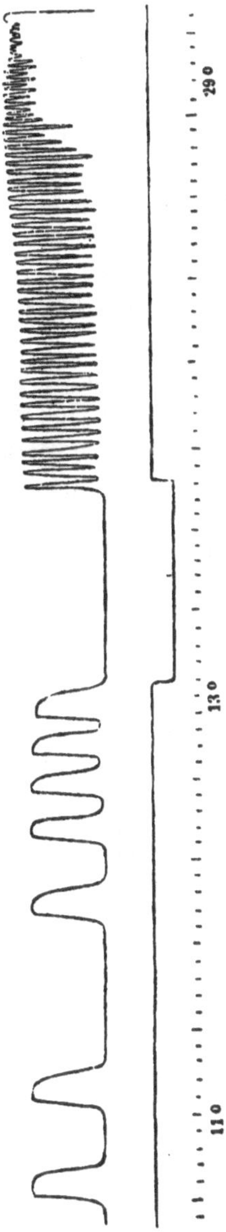

Fig. 63. Reizung der Herzspitze des Frosches mit frequenten, mässig starken Inductionsströmen; nach Kronecker. Die untersten Striche geben die Secunden an. Die mittlere Linie zeigt durch ihre Erhebung den Beginn, durch ihre Senkung das Ende einer Reizperiode an. Die Temperatur des Serumbades betrug während der ersten Periode 29°, während der zweiten 13—11°.

[1] Ehrmann, *Medicinische Jahrbücher*, Wien 1883, S. 141.

[2] Rouvier, *Leçons etc. App. nerv. term. des muscles de la vie organique*, Paris 1880, S. 158, 159.

[3] Gaskell, *Philosophical transactions*, 1882, 3, S. 997 folg.

[4] Kronecker, *Beiträge zur Anat. u. Physiol.*, S. 183 folg.

[5] Ludwig und Hoffa, *Zeitschr. f. rat. Med.*, 9, S. 128 folg.; 1849.

[6] Eckhard, *Beiträge*, 1, S. 155; 1858; — 2, S. 151; 1860.

Das charakteristische Merkmal des wirklichen Tetanus ist nicht allein der Verlauf der Curve an und für sich, sondern auch ihre Höhe oberhalb der Abscisse und die Eigenschaft der Contraction, eine summirte zu sein. Seit Ed. Weber, du Bois-Reymond und Helmholtz verstehen wir nämlich unter Tetanus einen Zustand des Muskels, welcher durch Superposition mehrerer einzelner Zuckungen entsteht, seiner Natur nach discontinuirlich ist und wobei der Muskel, vorausgesetzt dass er nicht ganz unbelastet ist,[1] eine stärkere Verkürzung zeigt, also wie dies bei jeder, bei derselben Belastung durch eine einzelne gleichstarke Reizung ausgelösten Contraction der Fall ist.

Wir sehen also, dass die rhythmische Fähigkeit, welche bei chemischer und bei Druckreizung, sowie bei Reizung mit dem constanten elektrischen Strom die Herzspitze eigen ist, auch bei unterbrochener elektrischer Reizung hervortritt. Der Herzmuskel besitzt in einem sehr hohen Grade die Eigenschaft, die ihn treffende Reizung, gleichviel ob sie eine ununterbrochene oder eine discontinuirliche in schnellem Rhythmus ist, in eine ihm selbst characteristische rhythmische Thätigkeit umzuwandeln, insofern die Reizung nicht eine zu grosse Intensität hat, in welchem Falle die Herzsubstanz leidet und eine tonische Contraction erscheint, deren Umfang jedoch kleiner als der der einzelnen Zuckung ist.

Dies gilt bei den kaltblütigen Thieren überhaupt auch für das ganze Herz und für dessen verschiedene Abtheilungen, wie dies für die Kammer von Kronecker[2] und Marey[3], für den Aortenbulbus von Engelmann,[4] für den Venensinus von Strömberg und mir[5] nachgewiesen worden ist. Bei der Reizung dieser Herzabschnitte treten aber auch andere Erscheinungen hervor, welche wir beim Studium der Herzinnervation und der intracardialen Centren näher erörtern werden.

Die rhythmische Fähigkeit, welche wir bei dem Herzen angetroffen haben, kommt als eine characteristische Eigenschaft bei allen glatten Muskeln vor. Biedermann hat dieselbe auch bei Skeletmuskeln nachgewiesen, welche mit Sodalösung behandelt waren.[6] Der Herzmuskel unterscheidet sich also in dieser Hinsicht nicht principiell von den übrigen Muskeln des Körpers; die einzige Differenz besteht darin, dass die betreffende Eigenschaft bei dem Herzen viel höher ausgebildet ist als bei den Skeletmuskeln.

Wie schon erwähnt, bemerkte Kronecker, dass die Ursache, weshalb die Herzspitze sich bei Reizung in einem zu schnellen Rhythmus nicht bei jeder Reizung contrahirte, darin zu suchen war, dass sie

---

[1] Vgl. v. Frey, *Arch. f. Anat. u. Physiol.*, physiol. Abth., 1887, S. 197.
[2] Kronecker, *Beitr. zur Anat. u. Physiol.*, C. Ludwig gewidmet, S. 185.
[2] Marey, *Travaux du laboratoire*, 2, S. 78; 1876.
[3] Engelmann, *Arch. f. d. ges. Physiol.*, 29, S. 453; 1882.
[5] Strömberg und Tigerstedt, *Mitth. v. physiol. Laborat. in Stockholm*, 5, S. 17 folg.; 1888.
[6] Biedermann, *Sitz.-Ber. d. kais. Akad. d. Wiss.*, math.-phys. Cl., 82, 3. Abth., S. 257 folg.; 1880.

während ihrer Pulsperiode der Reizung nicht empfänglich war. Eingehender wurde diese Frage von Marey und seinen nächsten Nachfolgern behandelt. An den Herzen warmblütiger Thiere führten ähnliche Untersuchungen Hildebrand,[1] Mc. William,[2] Gley[3] u. A. aus.

Weil aber diese Versuche sich entweder auf das ganze Herz oder auf Abschnitte desselben, welche Nervenzellen enthalten, beziehen, und weil dadurch die Ergebnisse in einem gewissen Grade verwickelt werden, wollen wir hier vorläufig von diesen absehen und nur eine in derselben Richtung an der Herzspitze gemachte Untersuchung von Dastre besprechen.[4]

Durch gerade zureichende tetanisirende Inductionsströme unterhielt Dastre bei der abgeschnittenen Herzspitze rhythmische Bewegungen. In einem gewissen Augenblick verstärkte er für eine kurze Zeit den Strom und fand dabei, in Übereinstimmung mit dem von Marey, Hildebrand u. A. an ganglienzellenhaltigen Herzabschnitten Entdeckten, dass die Extrareizung, wenn sie während des aufsteigenden Theils der Contraction erfolgte, keine Wirkung hatte, dass sie aber, wenn sie nach dem Contractionsmaximum oder während der Diastole dem Herzen zugeführt wurde, eine Extrazuckung zuwegebrachte, nach welcher dann in gewöhnlicher Ordnung die rhythmischen Contractionen folgten.

Dastre berichtet nichts darüber, ob die Zeit, welche zwischen der Reizung und der davon ausgelösten Extrazuckung vergeht, in irgend einer Weise von dem Augenblick der Reizung abhängig ist. Für die intacte Herzkammer haben Marey,[5] sowie Brunton und Cash,[6] für den Bulbus arteriosus Engelmann,[7] für den isolirten Venensinus Strömberg und ich,[8] sowie für das Herz warmblütiger Thiere Gley[9] nachgewiesen, dass diese Zeit in der Weise schwankt, dass sie ihr

---

[1] Hildebrand, *Nord. med. Arkiv*, 9, Nr. 15; 1877.

[2] Mc. William, *Journal of physiology*, 9, S. 169 folg.; 1888.

[3] Gley, *Archives de physiologie*, 1889, S. 499; — 1890, S. 436.

[4] Dastre, *Journal de l'anat. et de la physiol.*, 1882, S. 433.

[5] Marey, a. a. O., S. 73.

[6] Brunton und Cash, *Proceedings of the Royal Society*, 35, S. 457; 1883.

[7] Engelmann, a. a. O., S. 451.

[8] Strömberg und Tigerstedt, a. a. O., S. 56.

[9] Gley, *Archives de physiol.*, 1889, S. 505. Beim Pferd beobachtete Laulanié (*Mémoires de la société de biologie* 1886, S. 29) zwei refractäre Perioden: die eine während der Systole, die zweite gerade am Ende der Diastole. Beim Hunde war das Herz während des ganzen Herzschlages reizbar, die Extrazuckungen hatten aber eine um so längere Latenzdauer, je früher — vom Anfang der Systole gerechnet — die Reizung geschah.

Maximum hat, wenn die Reizung eben im Beginn der reizbaren Periode stattfindet, und dann allmählich immer abnimmt, bis sie am Ende der Diastole ihr Minimum erreicht. Aus den wenigen von Dastre mitgetheilten Curven scheint hervorzugehen, dass dies auch mit der Herzspitze der Fall ist.

Auf Grund dieser Thatsachen können wir ohne Schwierigkeit erklären, warum die Herzspitze bei einer continuirlichen oder in einem schnellen Rhythmus stattfindenden discontinuirlichen Reizung in einem bestimmten Rhythmus pulsirt.

Während der ganzen Zeit vom Beginn der Contraction bis zu ihrem Maximum ist der Herzmuskel gar nicht erregbar. Alle die Reizungen, welche ihn zu dieser Zeit treffen, sind, als ob sie gar nicht existirten. Gleich nach erreichtem Maximum der Contraction wird der Herzmuskel von der Reizung beeinflusst. Hierdurch wird eine Extracontraction mit langer Latenzdauer hervorgerufen. Bis diese Contraction ihr Maximum erreicht hat, sind alle Reizungen wirkungslos. Und so geht es weiter fort. Der Herzmuskel muss also rhythmisch pulsiren.

Wir müssen aber bemerken, dass die Unempfänglichkeit des Herzens für eine in der Periode bis zum Maximum der Contraction stattfindenden Reizung keine absolute ist. Wenn die Reizung sehr stark ist, scheint dieselbe, nach den Erfahrungen Dastre's, auch während dieser Periode des Herzschlages wirksam zu sein. Auch Gley giebt an, dass bei sehr starken Strömen die refractäre Periode kürzer wird (vgl. auch S. 165, Anm. 9) obgleich sie doch nicht zum Verschwinden gebracht werden kann. Jedenfalls dürfte die Frage eine nähere Untersuchung verdienen, bevor sie als völlig entschieden angesehen werden kann.

Wie schon angedeutet, hat man bei ähnlichen Versuchen an den ganglienzellenhaltigen Theilen sowohl bei kaltblütigen, als bei warmblütigen Thieren der Hauptsache nach dieselben Ergebnisse erhalten. sofern wir nämlich von den Erscheinungen absehen, welche dabei hervortreten, wenn die Reizung die dort befindlichen Nervenzellen direct trifft. Wir haben also triftige Gründe, anzunehmen, dass auch bei diesen Versuchen der Muskel direct gereizt worden ist. Jedoch macht sich bei diesen oft eine Erscheinung bemerkbar, welche nach Dastre bei der Herzspitze nicht beobachtet wird: die durch die Reizung ausgelöste Extracontraction ist, wenigstens bei der Reizung der Kammer, in der Regel von einer verlängerten Pause begleitet, bevor die nächstfolgende Contraction erfolgt. Es ist möglich, dass diese Verspätung von einer Reizung hemmender nervöser Bildungen bedingt ist; sie tritt auch in dem Falle auf, wenn die Reizung während der unerregbaren

Periode des Herzschlages stattgefunden hat und also keine Extracontraction dadurch hervorgerufen worden ist.[1]

In Bezug auf die Natur und die näheren Ursachen der tonischen Contraction, welche der Herzmuskel bei sehr starker tetanisirender Reizung darbietet, wage ich es nicht, mich mit voller Bestimmtheit auszusprechen. Um jedoch in dieser Frage etwas Aufklärung zu geben, muss ich noch einige hierher gehörige Angaben erwähnen.

Aubert bemerkte eine tonische Zusammenziehung, wenn er die Herzspitze mit altem Blut füllte, und auch unter anderen Verhältnissen.[2] — Durch Füllung der Herzspitze mit einer schwachen alkalischen Lösung (1 Theil NaHO in 20000 Theilen Wasser) erhielt Gaskell eine Reihe von Contractionen, zwischen welchen das Herz, je länger der Versuch fortgesetzt wurde, bei der Diastole immer weniger erschlaffte, bis es endlich in einem Zustand von tonischer Systole stillstand.[3] Ähnliche Ergebnisse erhielt er und vor ihm Roy durch mehrere Gifte, z. B. Antiarin, Digitalin, Veratrin.[4] — Eine heftige Erweiterung des Herzens hinterlässt als Nachwirkung einen Zustand, in welchem das Herz sich bei jeder Diastole weniger als normal erweitert. (Goltz.)[5]

In einem noch höhern Grade ist diese tonische Eigenschaft bei den wirbellosen Thieren ausgebildet. Wenigstens bei einigen von ihnen tritt, vor allem in Folge einer plötzlichen Steigerung des intracardialen Druckes und auch bei einer sehr schwachen mechanischen Reizung, eine langandauernde, gleichförmige Zusammenziehung, welche bis zu einer halben Stunde dauern kann, ausserordentlich leicht ein.

Auch diese Erscheinung ist aber nicht dem Herzen allein eigenthümlich. Wir wissen nämlich, dass die Skeletmuskeln unter gewissen Verhältnissen in einen analogen Zustand gebracht werden können. So werden z. B. die Zuckungen eines Muskels, der lange gearbeitet hat, immer mehr verlängert; ein mit Veratrin vergifteter Muskel giebt ausserordentlich langandauernde Zuckungen; nach einem Tetanus bleibt, nachdem die Reizung aufgehört hat, eine ziemlich beträchtliche Verkürzung, die Contractur, nicht selten zurück. Endlich wissen wir, dass die glatten Muskeln sehr leicht in eine tonische Contraction übergehen.

Bei directer Reizung des tonisch contrahirten Herzmuskels wirbelloser Thiere hat man eine Erschlaffung angetroffen und dieselbe als das Resultat einer directen Reizung der Muskelsubstanz selbst aufgefasst. Die Erfahrungen von Ransom scheinen jedoch mit grosser Bestimmtheit gegen diese Annahme zu sprechen und lassen es als wahr-

---

[1] Vgl. hierüber Marey, a. a. O., S. 74; — Dastre, a. a. O., S. 463; — Langendorff, *Arch. f. Anat. u. Physiol.*, physiol. Abth., 1885, S. 284; — Tigerstedt und Strömberg, a. a. O., S. 62; — Gley, *Archives de physiol.*, 1890, S. 439.

[2] Aubert, *Arch. f. d. ges. Physiol.*, 24, S. 381 folg.; 1881.

[3] Gaskell, *Journal of physiology*, 3, S. 53 folg.; 1880.

[4] Roy, ib., 1, S. 477; 1879.

[5] Goltz, *Arch. f. path. Anat.*, 23, S. 490 folg.; 1862.

scheinlich erscheinen, dass die betreffende Hemmung ihr Entstehen der Reizung gewisser Nerven verdankt.[1] Ich werde daher bei Betrachtung der Innervation des Herzens auf diese Frage zurückkommen.

Ich muss noch den Einfluss, welchen einige andere Umstände auf den Herzmuskel ausüben, besprechen.

Schon Budge[2] und die Gebrüder Weber[3] erwähnen, dass Erhöhung der Temperatur eine Frequenzzunahme an dem Herzen des Hühnerembryos, sowie am ausgeschnittenen Froschherzen hervorruft. Schelske[4] fand, dass, wenn die Erwärmung eines herausgeschnittenen Froschherzens bis auf 28—36° C. gestiegen war, zuerst eine Beschleunigung des Herzschlages bewirkt wurde, worauf bei weiterer Einwirkung dieser Temperatur ein Stadium folgte, in welchem die Bewegungen ganz aufhörten; Abkühlung z. B. auf 14° bewirkte dann den Wiederbeginn der rhythmischen Contractionen. Bei Abkühlung des Herzens bis auf 0° sah Schelske die Frequenz der Pulsationen zuerst für eine kurze Zeit zunehmen, dann erfolgte Stillstand, der durch Erwärmen wieder aufgehoben wurde.

Der Einfluss verschiedener Temperaturen auf die Herzspitze wurde von Bowditch,[5] Kronecker,[6] J. M. Ludwig und Luchsinger,[7] v. Basch[8] und Langendorff[9] weiter verfolgt. Sie wiesen nach, dass, wenn man von gewöhnlicher Zimmertemperatur ausgeht, Erwärmung die Erregbarkeit des Herzmuskels steigert und Abkühlung sie vermindert. Bei einem Druck von 50 ^{cm} Kochsalzlösung betrug die Pulsfrequenz bei 19° C.: 18 in einer Minute, bei 25° C.: 34. (Ludwig und Luchsinger.)

Ein Inductionsstrom, welcher bei Zimmertemperatur keine Zuckung hervorruft, vermag dies, wenn die Herzspitze erwärmt wird. (v. Basch.) Ebenso werden vorher unwirksame chemische Reize bei der Erwärmung der Herzspitze wirksam. (Langendorff.)

Nach Kronecker scheint die Herzspitze etwa bei 25° C. ihre grösste Erregbarkeit erreicht zu haben. Bei einer höhern Temperatur

---

[1] Ransom, *Journal of physiology*, 5, S. 295; 1885.

[2] Budge, *Handwörterb. d. Physiol.*, 3, 2, S. 439; 1846.

[3] Ed. Weber, ib., 3, 2, S. 35; 1846.

[4] Schelske, *Über die Veränderungen der Erregbarkeit der Nerven durch die Wärme*, Heidelberg 1860. Cit. nach Meissner's *Jahresbericht* 1860, S. 527.

[5] Bowditch, *Ber. d. sächs. Gesellsch.*, 1871, S. 684.

[6] Kronecker, *Beitr. z. Anat. u. Physiol.*, C. Ludwig gewidmet, S. 183.

[7] J. M. Ludwig und Luchsinger, a. a. O., S. 244.

[8] v. Basch, *Sitz.-Ber. d. kais. Akad. d. Wiss.*, math.-naturw. Cl. 79, Abth. 3, S. 69; 1879.

[9] Langendorff, *Archiv f. Anat. und Physiol.*, physiol. Abth., 1884, S. 33.

wird sie weniger erregbar, kann aber durch Abkühlung ihre frühere Erregbarkeit wieder erreichen.

Wenn die Temperatur zu hoch, etwa bis zu 42° C., steigt, tritt Wärmestarre ein, und der Herzmuskel verliert seine Erregbarkeit für immer. (Kronecker.)

Jedoch ist nach Aristow[1] ein bis auf 41° C. erwärmtes, stillstehendes Herz noch reizbar; ja es kann sogar während einer kurzen Zeit eine noch höhere Temperatur vertragen, ohne zu sterben. Wenn es aber 15 Sec. lang einer Temperatur von 63° C. ausgesetzt wird, so verliert es seine Erregbarkeit definitiv.

Bevor dieser definitive Verlust der Erregbarkeit eintritt, stellen sich verschiedene merkwürdige Erscheinungen dar, welche in der letzten Zeit von Stewart eingehend untersucht worden sind.

Wenn die Herzspitze durch eine physiologische Kochsalzlösung bei einem genügend hohen Druck in Pulsationen versetzt ist und dann erwärmt wird, so entsteht, ebenso wie bei dem ganzen Herzen, eine Art tonische Contraction, auf welcher eine Reihe von frequenten, aber kleinen Zuckungen superponirt ist; darauf folgt dann Stillstand in der Diastole. Der einzige Unterschied zwischen dem Herzen und der Herzspitze ist der, dass diese bei niedrigerer Temperatur als jenes in den diastolischen Stillstand übergeht.[2]

Wenn das Herz oder die Herzspitze leer oder wenig gefüllt ist, so entsteht durch die Erwärmung, gleichviel ob sie schnell oder langsam stattfindet, keine derartige Contraction, sondern das Herz geht ohne weiteres in den diastolischen Stillstand über. Der intracardiale Druck spielt also hier eine wesentliche Rolle.[3]

Bei darauffolgender Abkühlung erlangt das Herz seine Schlagfähigkeit wieder: die Erwärmung hat es also nicht getödtet, sondern nur gelähmt.

Die Ursache dieses Stillstandes ist von verschiedenen Forschern in verschiedener Weise aufgefasst worden. Für die Deutung desselben ist es wichtig, dass das in diastolischem Wärmestillstande befindliche Herz durch eine directe Reizung zur Contraction gebracht werden kann. Das Herz oder die (in Folge eines genügend grossen intracardialen Druckes) „spontan" pulsirende Herzspitze hat also nicht die Erregbarkeit, sondern nur die Fähigkeit, spontan zu pulsiren, eingebüsst.[4]

Bei Abkühlung des Herzens auf 0° C. bemerkt man zuweilen, wenn auch lange nicht immer, einen Stillstand. Bei niedrigerer Temperatur stellt sich übrigens eine Zunahme des Tonus des Herzens und speciell der Herzkammer dar; trotzdem die Contractionen sehr langsam sind, ist doch die diastolische Erschlaffung dabei geringer als bei höherer Temperatur.[5]

Wenn durch eine höhere Temperatur die Pulsfrequenz zunimmt, so nehmen gleichzeitig auch Höhe und Dauer der Contractionen ab, und umgekehrt werden die einzelnen Contractionen bei der Abkühlung sehr verlängert. In einem von Langendorff mitgetheilten Falle, brauchte die Herzspitze bei 0° C. 13 Sec., um eine durch chemische Reizung hervorgerufene Contraction auszuführen,

[1] Aristow, *Arch. f. Anat. u. Physiol.*, physiol. Abth., 1879, S. 202—208.
[2] Stewart, *Journal of physiology*, 13, S. 124; 1892.
[3] Stewart, a. a. O., S. 128.
[4] Stewart, a. a. O., S. 130.
[5] Stewart, a. a. O., S. 137.

während dieselbe Herzspitze kurz vorher bei Erwärmung 10 Pulsationen in 13 Sec. fertig gebracht hatte.[1]

Langendorff glaubt sogar annehmen zu können, dass eine höhere Temperatur an und für sich wie ein Reiz wirkt. Da jedoch Erscheinungen, welche darauf hindeuten, nur äusserst selten vorkommen, und da wir andererseits wissen, wie leicht die Herzspitze durch andere Reizmittel zum Pulsiren gebracht werden kann, sowie dass die Erwärmung die Empfänglichkeit des Herzens für diese Reize erhöht, können wir es noch nicht als völlig entschieden ansehen, dass Erwärmung an und für sich den Herzmuskel zu reizen vermag.[2]

Durch Bestimmung der Zeit, die das Herz bei verschiedener Temperatur darauf verwendet, um das Maximum der Contraction zu erreichen, und durch Multiplication dieser Zeit mit der Zahl der Contractionen in einer Minute hat Cyon näher festzustellen gesucht, wie sich die Herzthätigkeit bei verschiedener Temperatur gestaltet. Er fand, dass zwischen 0 und + 18° C. die gesammte Zeitdauer der Systolen sich in der Zeiteinheit annähernd immer gleich blieb, d. h. dass die zu einer Systole erforderliche Zeit in derselben Proportion zunimmt, wie die Pulsfrequenz abnimmt. Zwischen 18 und 34° C. nahm die Summe mit Ausnahme eines einzigen Falles ab, d. h. die Dauer der Systole wurde verhältnissmässig kürzer als die Zunahme der Pulsfrequenz.[3]

Auch in Bezug auf die bei verschiedener Temperatur vom Herzen in einer Minute ausgeführte Arbeit machte Cyon Bestimmungen. Diese ergaben, dass jedes Herz seine grösste Arbeit nur bei einem bestimmten Wärmegrad leistet, was schon daraus hervorgeht, dass bei Abkühlung trotz der geringern Pulsfrequenz der Umfang der Contractionen nicht zunimmt. Das Maximum der Arbeit erhielt Cyon bei etwa 18 und 26° C.[4]

Bis zu einer gewissen Grenze steigt also die Leistungsfähigkeit des Herzens, und zwar sowohl dessen Reizbarkeit wie dessen mechanische Arbeit mit der Temperatur, um bei noch weiter fortgesetzter Temperatursteigerung wieder abzunehmen.

Nachdem ich über einen Theil des thatsächlichen Materials, welches wir über die physiologischen Eigenschaften des Herzmuskels besitzen, berichtet habe, werde ich zu der schwierigen Frage übergehen, inwiefern der Herzmuskel unter normalen Verhältnissen an und für sich, d. h. ohne Mitwirkung der Ganglienzellen, rhythmische Contractionen auszuführen vermag, oder mit anderen Worten: ob bei demselben unter normalen Verhältnissen in irgend einer Weise eine Reizung ent-

---

[1] Langendorff, *Arch. f. Anat. u. Physiol.*, physiol. Abth., 1884, S. 36
[2] Langendorff, a. a. O., S. 38.
[3] Cyon, *Ber. d. sächs. Gesellsch.*, 1866, S. 289.
[4] Cyon, a. a. O., S. 290.

steht, welche sich durch Thätigkeit des Herzens kundgiebt, oder ob alle die Contractionen, die wir bei der Herzspitze beobachten können, ausschliesslich von einer abnormen Reizung, von fremden chemischen Stoffen, von Druck, Elektricität oder dgl. bedingt sind.

In dieser Hinsicht weichen die Ansichten der Forscher in einem sehr beträchtlichen Grade von einander ab. Ich habe bei meiner obigen Darstellung nicht ganz vermeiden können, meine Auffassung hier und da anzudeuten, dass nämlich alle diese rhythmischen Contractionen ihr Entstehen einer äussern, abnormen Reizung verdanken, und dass unter völlig normalen Verhältnissen die Thätigkeit der Herzspitze nur unter dem Einfluss der eigenen Nervencentren des Herzens stattfindet.

Ich will jedoch ausdrücklich bemerken, dass diese Auffassung sich ausschliesslich auf das Herz des bis jetzt von uns untersuchten Thieres, des Frosches, bezieht, und dass sich die Sachlage bei anderen Thieren anders gestalten kann. Und es ist um so nothwendiger, diese Frage näher zu erörtern, weil sich in der letzten Zeit sehr wichtige Stimmen für eine wirkliche Automatie der Herzspitze erhoben haben.

Was aber ist Automatie?

Von den voluntären Contractionen abgesehen, kann die Thätigkeit eines Körpertheiles entweder automatisch oder reflectorisch ausgelöst oder gehemmt werden. In diesem Falle wird die Thätigkeit des betreffenden Körpertheiles dadurch beeinflusst, dass ein centripetaler Nerv primär gereizt und diese Erregung dann der allgemeinen Vorstellung nach unter Vermittelung von Nervenzellen auf einen centrifugalen Nerv übergeführt, reflectirt wird.

Ein automatisch thätiges Organ ist mit einem Perpetuum mobile nicht zu vergleichen. Es muss sich irgend etwas finden, was es in Thätigkeit versetzt. Auf dem Standpunkte unseres jetzigen Wissens können wir dieses Unbekannte nur in Bestandtheilen des Blutes oder der Gewebsflüssigkeit oder auch in den Producten des Stoffwechsels in dem betreffenden Organe selbst oder endlich möglicher Weise in normal stattfindenden Druckschwankungen suchen.

Wir können also die Automatie definiren als die Fähigkeit irgend eines Körpertheiles, entweder durch Producte, welche bei dessen eigenen Lebensäusserungen entstehen, oder durch Producte, welche unter normalen Verhältnissen in anderen Körpertheilen gebildet und dem betreffenden Organe mit dem Blut zugeführt werden: kurz durch Producte, welche bei dem normalen Stoffwechsel des Körpers entstehen, oder auch durch normal vorkommende Druckschwankungen in Thätigkeit gebracht zu werden.[1]

Besitzt der Herzmuskel eine Automatie dieser Art?

Um diese Frage einigermassen befriedigend erörtern zu können, ist es nothwendig, sie vom vergleichenden physiologischen Gesichtspunkte zu prüfen, weil nur das Studium der weniger differenzirten Formen es uns ermöglicht, die Erscheinungen, welche uns bei den höher entwickelten begegnen, besser und vollständiger zu verstehen.

Obgleich die Erfahrungen, die wir in dieser Hinsicht besitzen, wenig zahlreich sind, sind sie dennoch geeignet, die vorliegende Frage in einem wesentlichen Grade klarzulegen.

Bei den wirbellosen Thieren scheint die Automatie unzweifelhaft zu existiren. In dieser Hinsicht haben wir Untersuchungen von Foster und Dew-Smith,[2] Frank Darwin,[3] Biedermann[4] und Ransom[5] über das Herz bei verschiedenen Cephalopoden, Gastropoden und Tunicaten. Nach den Untersuchungen derselben finden sich bei den Herzen dieser Thiere gar keine Ganglienzellen, und sie pulsiren dennoch. Auch wenn das Herz vom Körper herausgeschnitten wird, schlägt es; ebenso wenn der Vorhof von der Kammer getrennt wird; sogar dann, wenn die Kammer in kleine Stückchen zerschnitten wird, so schlagen diese, obschon die so isolirten Stückchen nicht selten von der mechanischen Reizung in eine tonische Zusammenziehung gebracht werden, die so lange dauert, bis sie sterben. Aber auch hier spielt der intracardiale Druck eine sehr hervorragende Rolle.

Ebenso pulsirt das Herz eines Wirbelthieres während des frühesten embryonalen Stadiums, zu einer Zeit, wo noch keine Ganglienzellen

---

[1] Vgl. Langendorff, *Arch. f. Anat. u. Physiol.*, physiol. Abth., 1884, S. 44.

[2] Foster, *Arch. f. d. ges. Physiol.*, 5, S. 191; 1872; — Foster und Dew-Smith, *Proceedings of the Royal Society*, 23, S. 320; 1875. (*Helix pomatia.*)

[3] Frank Darwin, *Journal of anat. and physiol.*, 10, S. 506; 1876. (*Helix pomatia.*)

[4] Biedermann, *Sitz.-Ber. d. kais. Akad. d. Wiss.*, math.-naturw. Cl., 89, Abth. 3, S. 20; 1884. (*Helix pomatia.*)

[5] Ransom, *Journal of physiology*, 5, 1885 (*Octopus vulgaris*, S. 268; *Pterotrachea*, S. 321; *Aplysia*, S. 324; *Salpa africana*, S. 325; *Helix aspera* und *Helix pomatia*, S. 327). Dagegen hat Dogiel bei *Pecten maximus*, *Aplysia*, *Anodonta* und *Helix* Ganglienzellen beschrieben, welche aber von vorerwähnten Forschern als nicht nervöser Natur gedeutet worden sind (vgl. ausser den schon angeführten Abhandlungen Dogiel, *Arch. f. mikr. Anat.*, 14, S. 62, 63; 1877; — Foster und Dew-Smith, ib., 14, S. 317—321; 1877; — Dogiel, ib., 15, S. 95—97; 1878).

entstanden sind. Schenk[1] und Fano[2] haben sogar gefunden, dass ein embryonales Hühnerherz zerschnitten werden kann, ohne dass es aufhört zu pulsiren.

Was aber von den wirbellosen Thieren und von den Wirbelthieren im frühesten Embryonalstadium gilt, beweist, auch wenn alle betreffenden Beobachtungen durchaus zuverlässig sind, jedoch nicht, dass dasselbe bei dem voll entwickelten Herzmuskel der Wirbelthiere der Fall sein muss. Und was für die niederen Wirbelthiere gilt, braucht nicht bei den höheren stattzufinden.

Über die Herzspitze der Fische können wir uns nicht mit voller Bestimmtheit äussern. Freilich nehmen z. B. J. M. Ludwig und Luchsinger an, dass die Spitze des Aalherzens automatisch pulsirt; dies scheint aber nicht ganz sicher zu sein, denn sie führen als Beweis für ihre Auffassung nur den Umstand an, dass eine einzelne Reizung eine Reihe von Pulsationen hervorruft, welche nach einiger Zeit aufhören, sowie dass Pulsationen, die durch einen intracardialen Druck entstehen, auch nach Entlastung des Herzens weiter fortdauern.[3] Vom Aalherzen aber erwähnt Mc. William, dass die isolirte Kammer erst nach langer Zeit zu pulsiren beginnt; die Pulsationen sind sehr wenig frequent, und zuweilen zeigen sich gar keine.[4] Langendorff hat sich nicht davon überzeugen können, dass die Spitze des Fischherzens ohne äussere Reizung pulsirt.[5] Kazem-Beck und Dogiel fanden nie spontane Contractionen bei der Herzspitze des Hechtes.[6]

Nach Mills ist die Herzspitze der Selachier für spontane Pulsationen wenig geneigt. Durch die Präparation wird ihr Herz oft so sehr beeinträchtigt, dass es stirbt, bevor der spontane Rhythmus beginnt. Bei Batrachus Tau fand er dagegen nach Abbindung oder Abschneidung langandauernde spontane Pulsationen der Herzspitze. Die Herzspitze des Menobranchus war ohne eine Extrareizung ausgeprägter spontaner Contractionen nicht fähig.[7]

Wir können es also nicht als vollständig entschieden ansehen, dass die ganglienfreie Herzspitze der Fische spontane Contractionen auszuführen vermag, ebenso wenig als wir bestimmt behaupten können, dass dies nicht der Fall ist. So viel dürfte jedoch sichergestellt sein, dass die Fähigkeit, rhythmisch zu pulsiren, bei der Herzspitze vieler Fische im Vergleich mit der des Frosches sehr gut entwickelt ist, denn bei einer frisch abgeschnittenen Herzspitze des letztern Thieres ruft eine

[1] Schenk, *Sitz.-Ber. d. kais. Akad. d. Wiss.*, math.-naturw. Cl., 56, Abth. 2, S. 111—115; 1867.

[2] Fano, *Archives italiennes de biologie*, 13, S. 414; vgl. auch Fano, *Lo Sperimentale*, 55, S. 143, 252; 1885.

[3] J. M. Ludwig und Luchsinger, a. a. O., S. 247.

[4] Mc. William, *Journal of physiol.*, 6, S. 197; 1885.

[5] Langendorff, *Arch. f. Anat. u. Physiol.*, physiol. Abth., 1884, Suppl.-Band, S. 57.

[6] Kazem-Beck und Dogiel, *Zeitschr. f. wiss. Zoologie*, 37, S. 259; 1882.

[7] Mills, *Journal of physiol.*, 7, S. 91—93; 1886.

einzelne Reizung nur eine einzelne Contraction hervor, während, wie eben erwähnt, die Spitze des Fischherzens unter gleichen Umständen wenigstens sehr oft eine ganze Reihe von Pulsationen darbietet.

Über das Froschherz habe ich schon gesprochen und hervorgehoben, dass unsere heutige Kenntniss von der Sache es nicht erlaubt, dessen Muskulatur eine Automatie zuzuschreiben, obwohl sie eine ausgeprägte Fähigkeit besitzt, bei constanter Reizung eine rhythmische Thätigkeit zu entfalten.

Für das Herz der Reptilien hat Gaskell die Automatie entschieden vertheidigt. Meinerseits kann ich jedoch seine an der Landschildkröte gemachten Erfahrungen nicht vollständig beweiskräftig finden.

Einer seiner hauptsächlichsten Beweisgründe ist die Thatsache, dass ein aus der Kammer herausgeschnittener ganglienfreier Muskelstreifen, welcher in einer feuchten Kammer aufgehängt ist, nach etwa 3 Stunden spontan zu pulsiren beginnt.[1] Es ist ja allerdings nicht unmöglich, dass die automatische Fähigkeit in Folge der Präparation eine Zeit lang unterdrückt gewesen ist, und dass es eine Weile dauert, bevor sie wieder erscheint. Andererseits ist es aber gar nicht bewiesen, dass nicht in diesem Muskelstreifen während der Aufbewahrung irgend welche deletären Veränderungen aufgetreten sind, welche wie ein Reiz eingewirkt haben können. Und wenn der Herzmuskel der Landschildkröte thatsächlich automatisch pulsiren konnte, hätte man doch eine ähnliche Fähigkeit bei dem tiefer stehenden Frosch zu erwarten, da es, wie wir gesehen haben, bei den niederen Thieren viel leichter ist als bei den höheren, eine rhythmische Thätigkeit bei der Herzspitze zu Stande zu bringen. Man könnte reilich gegen die hierher gehörigen Versuche an der Herzspitze des Frosches einwenden, dass die Ligatur und die Präparation eine Art von Hemmung hervorgerufen hätten, welche nur sehr allmählich wieder verschwindet. Gegen diese Annahme sprechen aber die Erfahrungen hinsichtlich der Bernstein'schen Abklemmung, sowie die Thatsache, dass eine Froschherzspitze, welche unter der Einwirkung von Säugethierblut zu pulsiren begonnen hat, auch dann damit fortsetzt, wenn man eine neue Ligatur unterhalb der ersten anlegt. Dies ist bereits von Merunowicz nachgewiesen worden.[2]

Ein anderes Argument von Gaskell ist dies, dass ein aus der Kammer herausgeschnittener Muskelstreifen endlich in etwa demselben Rhythmus wie das ganze Herz pulsirt. Dies beweist aber im grossen Ganzen nichts, da wir ja wissen, eine wie grosse Fähigkeit die Herzspitze hat, eine continuirlich wirkende Reizung in eine rhythmische, zunächst von ihr selbst abhängige Thätigkeit umzuwandeln.[3]

Obschon ich also nicht finden kann, dass es durch die Versuche Gaskell's nachgewiesen ist, dass die Herzmuskulatur bei den Amphibien und Reptilien unter normalen Verhältnissen automatisch pulsirt, so muss ich ihm auf der andern Seite beipflichten, dass die Muskulatur

[1] Gaskell, *Journal of physiol.*, 4, S. 54; 1883.
[2] Merunowicz, *Ber. d. sächs. Gesellsch.*, 1875, S. 261—263.
[3] Gaskell, a. a. O., S. 60.

der verschiedenen Herzabtheilungen eines und desselben Thieres, ganz unabhängig von den darin etwa vorkommenden Ganglienzellen, in Bezug auf die Fähigkeit in rhythmische Thätigkeit versetzt zu werden, eine sehr grosse Verschiedenheit darbietet. Als Beweis dafür will ich nur noch die Erfahrungen Fano's am embryonalen Hühnerherzen und die Ermittelungen Engelmann's über den Bulbus aortae des Froschherzens erwähnen. Jener fand unter anderem, dass, wenn man das Herz in mehrere kleine Stückchen zertheilt, die dem Vorhof entstammenden schneller als die der Kammer angehörenden schlagen. Diese Versuche wurden am 2.—3. Tage nach dem Beginn der Bebrütung angestellt.[1] — Durch eine sehr sorgfältige Untersuchung überzeugte sich Engelmann davon, dass der Aortenbulbus gar keine Ganglienzellen besitzt. Wird der Bulbus sich selbst überlassen, so fängt er nach etwa $^1/_2$ Stunde mit „spontanen" rhythmischen Contractionen an. Erhält er nur eine einzelne Reizung, so macht er eine Reihe von Pulsationen. Kurz, wenn wir auch nicht berechtigt sind, dem Aortenbulbus eine Automatie zuzuschreiben, so besitzt er jedenfalls in einem viel grössern Grade als der Kammermuskel die Fähigkeit, bei einer gelinden Reizung in eine verhältnissmässig lange dauernde Thätigkeit versetzt zu werden.[2]

Bei den warmblütigen Thieren sind die „automatischen" Eigenschaften des Herzmuskels noch weniger ausgebildet. Es ist freilich wahr, dass Versuche in dieser Richtung wegen der grossen Abhängigkeit der Leistungsfähigkeit des Herzmuskels von der Blutzufuhr fast unmöglich sind. Wir wissen aber doch, dass ein vom Körper ausgeschnittenes Säugethierherz verhältnissmässig lange pulsirt, bevor es stirbt. Schneiden wir dagegen die Herzspitze ab, so macht sie in Folge der Reizung einige Contractionen und hört dann auf zu schlagen.

Mc. William hebt jedoch einige Erscheinungen hervor, welche möglicher Weise dafür sprechen, dass die rhythmische Fähigkeit des Herzmuskels der Säugethiere etwas grösser ist, als dies nach den eben erwähnten Thatsachen erscheint.[3]

Aus dieser Zusammenstellung der wichtigsten Thatsachen, die wir in Bezug auf die Automatie des Herzmuskels besitzen, scheint also hervorzugehen, dass dieselbe, die sich ohne Zweifel bei den wirbellosen Thieren und beim Embryo der Wirbelthiere in seinen früheren Stadien vorfindet, bei den vollkommen entwickelten Wirbelthieren kaum anders als potentiell vorkommt. Bei diesen sind — so weit die bis jetzt gesammelten Erfahrungen reichen — die Bewegungen der Kammer in

---

[1] Fano, *Archives italiennes de biologie*, 13, S. 410 folg.

[2] Engelmann, *Arch. f. d. ges. Physiol.*, 29, S. 443 folg.; 1882.

[3] Mc. William, *Journal of physiol.*, 9, S. 178 folg.; 1888.

erster Linie von irgend etwas anderem als von einer ihrer eigenen Muskulatur charakteristischen Fähigkeit bedingt. Bei gewissen Wirbelthieren ist aber nur ein verhältnissmässig sehr schwacher Anstoss nöthig, um eine rhythmische Thätigkeit auszulösen, während dies bei anderen viel schwieriger ist. Mit anderen Worten, dieses Unbekannte, was unter normalen Verhältnissen die Contractionen der Herzkammer hervorruft, und das wir in den Ganglienzellen des Herzens zu finden glauben, scheint bei verschiedenen Thierarten eine verschieden umfassende Bedeutung zu haben. Jedoch erlaubt uns das bis jetzt vorliegende Beobachtungsmaterial nicht, diese rhythmische Fähigkeit des Herzmuskels in eine directe Abhängigkeit von dem höhern oder niedern Entwickelungsgrade der verschiedenen Classen der Wirbelthiere zu stellen.

§ 13. **Die Natur der Herzcontraction.**

Es erübrigt noch zu untersuchen, welcher Natur die Herzcontraction ist, und in welcher Weise die Contraction sich von einer primär gereizten Stelle aus über die Herzkammer verbreitet.

Die Contractionen, welche der Skeletmuskel macht, sind zweierlei Art, nämlich einfache, von einer einzelnen Reizung verursachte Zuckungen, und summirte Zuckungen, welche durch mehrere, so schnell nach einander folgende Reizungen hervorgerufen werden, dass der Muskel keine Zeit hat, zwischen je zwei Reizungen in den Ruhezustand überzugehen. Welcher Natur ist die normale Contraction des Herzens?

Wenn das spontan schlagende Herz durch ein Manometer oder durch einen Hebel seine Bewegungen selbst registrirt, so sind die auf diese Weise erhaltenen Curven hinsichtlich ihrer Zeitdauer mit denjenigen vollständig übereinstimmend, welche bei künstlicher Reizung ausgelöst werden.

Schon dies macht es wahrscheinlich, dass die Herzcontraction als der einfachen Muskelzuckung ähnlich aufgefasst werden muss. Und dass dies in der That der Fall ist, wird durch die Untersuchungen nachgewiesen, welche über die bei der Herzthätigkeit stattfindenden elektrischen Erscheinungen ausgeführt worden sind.

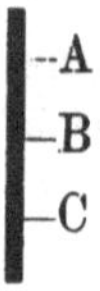

Wenn man einen Muskel mit einem Galvanometer oder einem Capillarelektrometer in Verbindung stellt und ihn reizt, so findet man, dass er, jedesmal wenn er activ wird, eine elektrische Stromschwankung darbietet, welche in einem bestimmten Verhältniss zu der Reizung steht. Wir nehmen an, dass wir den Muskel bei *A* mit einem einzelnen Reize reizen und ihn bei *B* und *C* nach dem Galvanometer ableiten. Da erscheint fast unmittelbar nach dem Augenblick der Reizung ein zweiphasischer

Strom: zuerst zeigt sich nämlich ein Strom, welcher im Muskel von *B* nach *C* geht, und dann ein von *C* nach *B* gerichteter; d. h. *B* verhält sich zuerst negativ elektrisch im Verhältniss zu *C*, und darnach *C* negativ zu *B*. — Da die Reizung bei *A* stattfindet, geht von dieser Stelle eine Erregung aus, welche sich mit einer gewissen Geschwindigkeit über den ganzen Muskel fortpflanzt. Die Stelle *B* wird also früher als *C* erregt, diese letztere aber wird noch eine Zeit lang in Erregung sein, nachdem *B* bereits wieder zur Ruhe übergegangen ist. Wenn wir diese Thatsachen nun mit dem eben erwähnten Gesetz der elektrischen Stromschwankung bei einer einzelnen Zuckung zusammenstellen, so finden wir, dass das betreffende Gesetz folgendermassen formulirt werden kann: Jede Stelle eines Muskels, die augenblicklich erregt ist, verhält sich negativ elektrisch in Bezug auf jede andere Stelle, die zur Zeit in der Ruhe ist.

Damit jedoch dieses Gesetz ein befriedigender Ausdruck für den wirklichen Thatbestand wird, müssen wir noch hinzufügen, dass die Negativität einer erregten Stelle in einem gewissen Verhältniss zu der Intensität der Erregung steht, und zwar so, dass die Negativität um so grösser wird, je stärker die Erregung ist. Wenn ein Muskelelement erregt wird, erreicht seine Erregung ihren vollen Werth nicht augenblicklich, sondern erst nach einiger Zeit; auch die Negativität nimmt eine Zeit lang zu. Nach einmal erreichtem Maximum der Thätigkeit vergeht wieder eine gewisse Zeit, bevor das Muskelelement vollständig zur Ruhe kommt; es wird auch eine Zeit lang dauern, bevor die Negativität aufhört.

Wenn wir daher den Muskel von zwei Punkten ableiten, welche alle beide, obwohl in verschieden hohem Grade, thätig sind, so wird der stärker erregte Punkt dem schwächer erregten gegenüber negativ elektrisch sein, und also ein von jenem nach diesem gerichteter Strom im Muskel stattfinden.

Dies alles gilt von der einfachen, durch eine einzelne Reizung hervorgerufene Muskelzuckung. Bei einer von mehreren schnell nach einander folgenden Reizen hervorgerufenen summirten, äusserlich ganz continuirlichen Contraction, einem Tetanus, zeigt sich eine derartige Stromschwankung bei jeder einzelnen Reizung, die den Muskel trifft. Wir können also durch das Studium der elektrischen Stromschwankung (des Actionsstromes) entscheiden, ob eine eben vorhandene Contraction von einer einzelnen Reizung oder von mehreren, schnell auf einander folgenden hervorgerufen ist.

Die Stromschwankung, welche bei einer einfachen Zuckung oder bei einem Tetanus stattfindet, genügt, um einen auf den betreffenden Muskel gelegten Nerven zu reizen, so dass dadurch ein mit dem Nerven in Zusammenhang stehender Muskel zur Thätigkeit gebracht wird. Dieser Muskel wird der secundäre Muskel genannt. Wenn die Zuckung einfach ist und also nur eine einzelne Stromschwankung auftritt, so giebt der secundäre Muskel nur eine einzelne Zuckung. Ist die Thätigkeit des primären Muskels dagegen von mehreren, nach einander folgenden Reizungen bedingt, so wird durch die entsprechenden Actionsströme ein Tetanus im secundären Muskel veranlasst. In diesem Falle wird nämlich dessen Nerv von einer Reihe schnell nach einander folgender Stromschwankungen gereizt, und diese rufen bei einem Skeletmuskel immer einen Tetanus hervor.

Schon im Jahre 1856 wurde diese Methode von Kölliker und H. Müller zum Studium der Natur der Herzcontraction benutzt. Sie fanden, dass bei der Herzsystole ein secundärer Muskel nur eine einzelne Zuckung und keinen Tetanus darbietet.[1] Dies wurde von Marey[2] u. A. bestätigt. Hierdurch wird es sehr wahrscheinlich, dass die Herzcontraction einer einfachen Muskelzuckung entspricht, denn im entgegengesetzten Falle würde eine Reihe von Actionsströmen entstanden und der secundäre Muskel dadurch in einen Tetanus gebracht worden sein.

Genauere Untersuchungen über die Actionsströme des Herzens sind später von Marchand,[3] Engelmann,[4] Burdon-Sanderson und Page,[5] Fredericq,[6] Waller und Reid,[7] Bayliss und Starling[8] ausgeführt worden. Bei diesen Untersuchungen ist entweder das Galvanometer oder das Capillarelektrometer zur Verwendung gekommen. Diese Instrumente kann ich hier nicht beschreiben, sondern setze ihre Construction als bekannt voraus und gehe sofort zur Darstellung der Ergebnisse über.

Ich werde ein paar Beobachtungen näher erörtern. Burdon-Sanderson und Page nahmen ein Froschherz, das zufolge Abschneidung unterhalb des

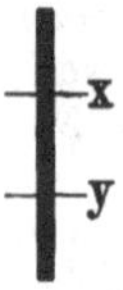

Sinus stillstand, und leiteten es mittelst 2 in 3 mm Entfernung von einander angelegten Elektroden nach dem Galvanometer ab. Sie reizten die Kammer an der Basis (oberhalb *x*) und beobachteten, unter Anwendung des Rheotomes, den Galvanometerausschlag in bestimmten Zeitabschnitten nach der Reizung. Das Ergebniss ist in der folgenden kleinen Tabelle enthalten; dort bedeutet —, dass die Stelle *x* im Verhältniss zu *y* negativ elektrisch war, + dagegen, dass *y* im Verhältniss zu *x* negativ war.

Zeit nach der Reizung; Sec.:	Die Grösse und Richtung des Ausschlages:	Zeit nach der Reizung; Sec:	Die Grösse und Richtung des Ausschlages:
0·04	0	0·20	− 8
0·06	− 7	0·22	− 2
0·08	−28	0·24−1·40	± 0
0·10	−40	1·60	+ 6
0·12	−48	1·70	+15
0·14	−45	1·80	+10
0·16	−31	1·90	± 0
0·18	−20		

---

[1] Kölliker und H. Müller, *Verhandl. d. phys.-med. Ges. in Würzburg*, 6, S. 530—533; 1856. — Einmal sahen die Verfasser den Froschschenkel bei jeder Systole tetanisch sich strecken.

[2] Marey, *Comptes rend. de l'acad. des sciences*, 63, S. 41; 1866.

[3] Marchand, *Arch. f. d. ges. Physiol.*, 15, S. 520 folg.; 1877; — 17, S. 137; 1878.

[4] Engelmann, *Arch. f. d. ges. Physiol.*, 17, S. 68; 1878.

[5] Burdon-Sanderson und Page, *Journal of physiol.*, 2, S. 384; 1880; 4, S. 327; 1884.

[6] Fredericq, *Travaux du laborat.*, 2, S. 133; 1888.

[7] Waller und Reid, *Philosophical transactions*, 178. B., S. 215; 1887; — Waller, ib., 180. B., S. 169; 1889.

[8] Bayliss und Starling, *Proceedings of the Royal Society*, 50, S. 211; 1891.

0''·04 Sec. nach der Reizung ist noch kein Actionsstrom erschienen. Erst bei 0''·06 wird eine schwache Deviation beobachtet, welche bei 0''·12 ihr Maximum erreicht; mit anderen Worten, 0''·12 nach der Reizung ist die Negativität der Stelle x am grössten. Danach nimmt sie ab, und bei 0''·24 erscheint keine Potentialdifferenz zwischen den beiden Stellen. Dieser Zustand dauert bis 1''·40. Dann zeigt sich die näher der Spitze gelegene Stelle y im Verhältniss zu x negativ elektrisch; das Maximum tritt bei 1''·70 auf, und bei 1''·90 ist die Potentialdifferenz wieder verschwunden.[1]

Wir haben also hier einen einzigen Actionsstrom mit seinen beiden Phasen, ganz wie es beim Skeletmuskel nach einer einzelnen Reizung der Fall ist. Die Contraction des Herzens entspricht also, wenigstens dann, wenn sie von einer einzelnen Reizung hervorgebracht wird, einer einfachen Muskelzuckung, — sie ist sonach keine summirte Zuckung.

Die Zahlenangaben, welche unser Versuch mittheilt, erlauben uns, die Contraction des Herzens näher zu analysiren. Die Negativität der Stelle x bezeichnet natürlich, dass diese Stelle vor der Stelle y in Erregung versetzt wird. Ihre Negativität sinkt aber nach einmal erreichtem Maximum bald bis auf Null. Dies bedeutet, dass die Erregung bis zu y fortgepflanzt worden ist. Zuerst ist diese Stelle nur schwach erregt, und daher finden wir x eine Zeit lang negativ elektrisch, obgleich mit abnehmender Intensität. Dann aber wird y ebenso stark erregt wie x, und solange dies der Fall ist, findet keine Potentialdifferenz zwischen x und y statt: das Galvanometer macht keinen Ausschlag. Die Stelle x aber, die früher thätig war, geht auch früher wieder in die Ruhe zurück. Daher wird y gegen Ende der Beobachtungsreihe eine Zeit lang negativ im Verhältniss zu x, bis endlich auch y in die Ruhe übergeht und jegliche Potentialdifferenz zwischen den beiden Stellen wieder verschwindet.

Durch directe Versuche haben sich Burdon-Sanderson und Page davon überzeugt, dass die dem Auge sichtbare Contraction der Kammer etwa ebenso lange dauerte, als eine Potentialdifferenz zwischen den beiden abgeleiteten Stellen existirte.

Fig. 64 stellt das Ergebniss schematisch dar; in derselben bedeutet die erste verticale Linie den Reizungsaugenblick, die zweite das Ende der ersten Secunde und die dritte das Ende der zweiten.[2] Die weissen Felder bezeichnen die Galvanometerausschläge. Die Curven m und f repräsentiren die elektromotorischen Veränderungen bei den abgeleiteten Stellen, m bei x, f bei y. Die Negativität beginnt und erreicht ihr

[1] Burdon-Sanderson und Page, *Journal of physiol.*, 2, S. 399.

[2] Burdon-Sanderson und Page, ib., 2, S. 428.

Maximum bei *x* früher als bei *y*. Dagegen fängt das Sinken bei *y* später an, und die Linie trifft hier die Abscisse später. Diese Curven stellen also den Erregungszustand und dessen Veränderungen bei der Kammersystole an den beiden abgeleiteten Punkten dar.

Dies alles gilt von Contractionen der Herzkammer, welche durch elektrische Reizung ausgelöst worden sind. Diese Beobachtungen können aber nicht für die spontanen Contractionen beweisend sein, denn diese könnten ja anderer Art sein, als die Contractionen, welche durch unsere gewöhnlichen Reizmittel ausgelöst werden.

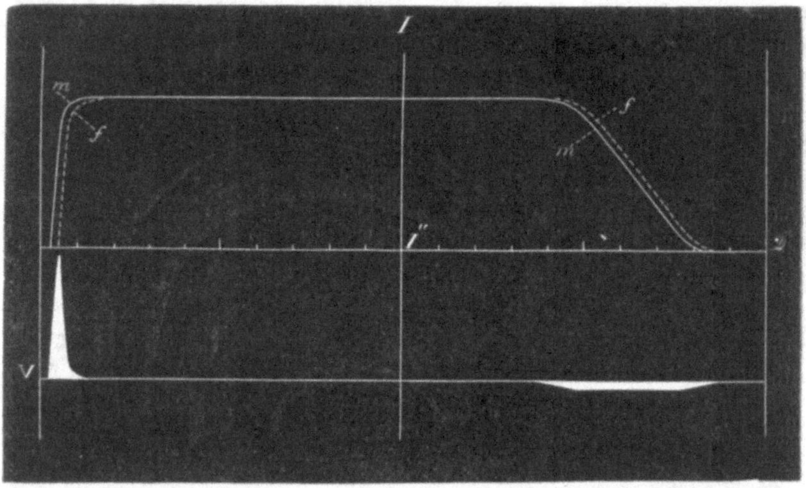

Fig. 64. Schematische Darstellung der elektrischen Schwankung bei einer künstlich hervorgerufenen Herzcontraction; nach Burdon-Sanderson und Page.

Wir können jedoch dieser Frage mittelst des Rheotomes nicht näher treten, sondern müssen zu diesem Zwecke das Capillarelektrometer benutzen, welches Instrument für die Lösung der vorliegenden Aufgabe, besonders nachdem man gelernt hat, seine Ausschläge zu photographiren, ausserordentlich zweckmässig ist.[1]

Burdon-Sanderson und Page haben eine Anzahl Photographien von der elektrischen Stromschwankung bei der künstlich erregten Herzkammer mitgetheilt, und wir finden bei diesen eine vollständige Bestätigung der mit dem Rheotom gewonnenen Ergebnisse.[2] Später hat

[1] Marey (*Comptes rendus de l'acad. des sciences*, 82, S. 975; 1876) war der erste, der das Capillarelektrometer zur Untersuchung der Actionsströme des Herzens benutzte.

[2] Burdon-Sanderson und Page, *Journal of physiology*, 4, S. 327; 1884.

Waller ähnliche Photographien von dem spontan schlagenden, blossgelegten Herzen veröffentlicht. Ihm ist es sogar gelungen, nach dieser Methode den Actionsstrom des menschlichen Herzens nachzuweisen.

Als Probe für die Verwendbarkeit des Capillarelektrometers theile ich nach Waller die beistehende Abbildung (Fig. 65) mit, welche sich auf den Froschgastrocnemius bezieht. Die oberste Linie *t* giebt die Zeit in $^1/_{20}$ Sec. an. Die zweite Linie *m* stellt die Verkürzungscurve des Muskels dar; der Muskel wurde von dem N. ischiadicus aus gereizt. Die dritte Linie *e* ist der Ausschlag des Capillarelektrometers. Der Muskel war von der Mitte und dem einen Ende abgeleitet und in der Weise mit dem Elektrometer verbunden, dass ein Ausschlag nach oben eine Negativität der Mitte in Bezug auf das Ende bezeichnet. Aus der Linie *e* ersehen wir, dass der Actionsstrom etwas früher als die sichtbare Muskelzuckung beginnt und aus zwei Phasen besteht: während der ersten Phase ist die Mitte negativ elektrisch in Bezug auf das Ende, während der zweiten dagegen ist das Ende negativ. Endlich geht aus der Figur hervor, dass das Maximum der Negativität des Endes in Bezug auf die Mitte erst dann erscheint, nachdem die Muskelzuckung von ihrem Maximum herabzusinken beginnt.[1]

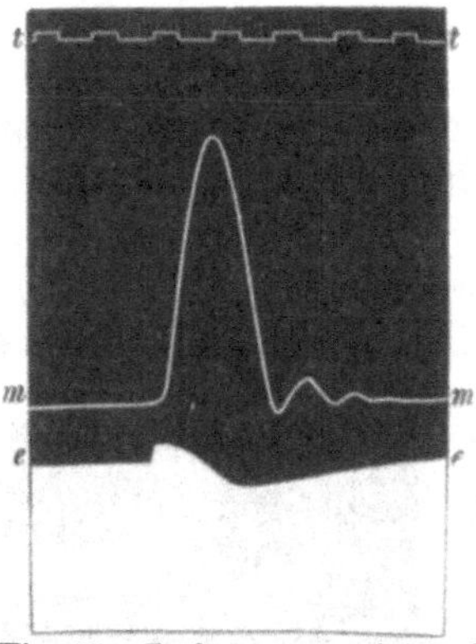

Fig. 65. Zuckungscurve (*m*) und Actionsstrom (*e*) des Froschgastrocnemius; nach Waller.

Das spontan schlagende Froschherz besitzt einen Actionsstrom von genau demselben Verlaufe. In Fig. 66 bezeichnet *t* die Zeit in $^1/_{20}$ Sec., *h* die Contractionscurve des Herzens und *e* den Ausschlag des Capillarelektrometers. Das Capillarelektrometer war mit der Basis und der Spitze der Herzkammer in der Weise verbunden, dass sein Ausschlag nach unten gerichtet ist, wenn die Basis negativ elektrisch gegen die Spitze ist. Wir sehen, dass auch bei dem spontan schlagenden Froschherzen der Actionsstrom einfach ist, und können also nunmehr bestimmt behaupten, dass die spontane Herzsystole des Frosches in der That eine einfache Zuckung und keinen Tetanus darstellt.[2]

Bei genauerer Prüfung der Abbildung finden wir eine vollständige Übereinstimmung mit den Ergebnissen, welche aus den unter Anwendung des Rheotomes an der Herzspitze gemachten Versuchen von Burdon-Sanderson und Page hervorgingen. Wir sehen — um

[1] Waller, *Journal of physiol.*, 8, S. 231; 1887.

[2] Waller und Reid, *Philosophical transactions*, 178. B., S. 235—237; 1887; — Waller, *Journal of physiol.*, 8, S. 231; 1887.

nur das Wichtigste hervorzuheben —, dass der Actionsstrom etwas früher als die sichtbare Contraction des Herzens erscheint, dass die Basis innerhalb einer sehr kurzen Zeit das Maximum der Negativität erreicht, dass nachher die Spitze negativ elektrisch gegen die Basis wird, aber erst nachdem das Maximum der Contraction überschritten worden ist.

Dies alles gilt vom Froschherzen. Vor kurzem haben mehrere Forscher ausführliche, mittelst des Capillarelektrometers ausgeführte Untersuchungen über den Actionsstrom des Säugethierherzens mitgetheilt. An dem ausgeschnittenen spontan schlagenden Säugethierherzen beobachteten Waller und Reid bei Beginn des Versuches oft nur eine einphasische Stromschwankung, mit der Spitze negativ gegen die Basis

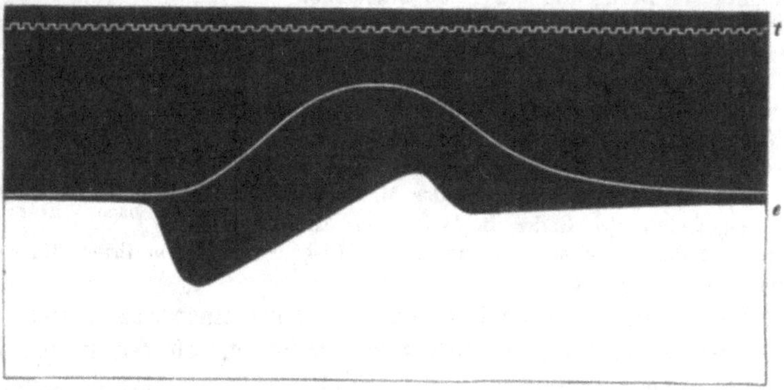

Fig. 66. Zuckungscurve (*h*) und Actionsstrom (*e*) des spontan schlagenden Froschherzens; nach Waller.

oder umgekehrt. Im spätern Verlauf des Versuches stellte sich eine diphasische Stromschwankung dar, bei deren erster Phase die Spitze negativ gegen die Basis, oder auch die Basis negativ gegen die Spitze war.[1]

Später fand Waller, als er das spontan schlagende Herz eines eben getödteten Thieres in situ untersuchte, in der Mehrzahl der Fälle (11 unter 17) die Stromschwankung zweiphasisch, und zwar die Spitze bei der ersten Phase negativ gegen die Basis.[2] Ferner wies er nach, dass man auch bei Ableitung von geeigneten Punkten am unversehrten, eben getödteten Thiere ebensolche diphasische Actionsströme erhalten konnte. Auch bei dieser Anordnung zeigte sich ein zweiphasischer

[1] Waller und Reid, a. a. O., S. 238—242.
[2] Waller, *Philosophical transactions*, 180. B., S. 174; 1889.

Actionsstrom, bei dessen erster Phase die Spitze sich negativ elektrisch gegen die Basis erwies.[1] Nach derselben Methode gelang es Waller endlich auch, die den Herzschlag begleitenden Stromschwankungen beim Menschen nachzuweisen. Auch hier traf er einen zweiphasischen Actionsstrom an, bei dessen erster Phase Negativität der Spitze und bei der zweiten Negativität der Basis auftrat.[2]

Bei den Versuchen von Fredericq, welche an lebenden Hunden ausgeführt wurden, zeigte sich im allgemeinen nur ein einphasischer Actionsstrom, und zwar war dabei die Spitze negativ; der Negativität der Spitze aber ging in vielen Fällen eine sehr kurze Phase voraus, während welcher die Basis negativ gegen die Spitze war. Auch zeigte sich zuweilen gegen Ende der Pulsperiode die Basis gegen die Spitze negativ.[3]

Diesen Beobachtungen gegenüber erwähnen Bayliss und Starling, dass bei lebenden Hunden dann, wenn der Brustkasten geöffnet ist und die künstliche Athmung mit erwärmter Luft besorgt wird, der Actionsstrom zweiphasisch, und dass bei dessen erster Phase die Basis negativ gegen die Spitze ist. Wenn aber die einzublasende Luft abgekühlt ist, so zeigt sich zuerst ein dreiphasischer Actionsstrom (1. Basis negativ, 2. Spitze negativ, 3. Basis wieder negativ), auf welchen dann bei weiter fortgesetztem Versuch ein zweiphasischer Actionsstrom mit erster Phase: Spitze negativ gegen die Basis, folgt. Ferner haben dieselben Autoren die Versuche von Waller an unversehrten Säugethieren und Menschen wiederholt und dabei gefunden, dass jeder Herzschlag normal von einem dreiphasischen Actionsstrom begleitet wird, nämlich 1. Basis negativ gegen die Spitze, 2. Spitze negativ gegen die Basis und 3. Basis wiederum negativ gegen die Spitze. Die erste Phase ist nur schwach, und es ist daher möglich, dass sie von Waller übersehen worden ist.[4]

Diese Versuche würden also ergeben, dass die Kammercontraction in der That von der Basis ausgeht. Die dreiphasische Stromschwankung würde dahin gedeutet werden können, dass die zuerst von der Basis ausgehende Erregung schnell bis zu der Spitze fortgepflanzt wird und von dort wieder zurück zu der Basis verläuft — was hinsichtlich des in sich zurückbiegenden Verlaufes der Herzmuskelfasern nicht gerade unwahrscheinlich erscheint.

Alle die hier besprochenen Untersuchungen stimmen, trotz der er-

[1] Waller, ib., S. 178—184. [2] Waller, ib., S. 184—191.
[3] Fredericq, *Travaux du laboratoire*, 2, S. 153—156; 1888.
[4] Bayliss und Starling, *Proceedings of the Royal Society*, 50, S. 211 bis 214; 1891; — *Internationale Monatsschrift f. Anat. u. Physiol.*, 9, S. 258 bis 269, 276—280; 1892.

heblichen Abweichungen, welche sie in Bezug auf die Richtung der Erregungswelle im Herzen unter einander aufweisen, darin überein, dass die Kammersystole einer einfachen Muskelzuckung gleichzustellen wäre.

Dem gegenüber hat Fredericq nachzuweisen versucht, dass die Contraction der Kammer des Säugethierherzens eine summirte, aus 3—4 einfachen Zuckungen zusammengesetzte Contraction sei. Diese seine Ansicht stützt er theils auf die Oscillationen, welche sich an den intracardialen Druckcurven von Chauveau und Marey vorfinden, theils darauf, dass der Actionsstrom bei einem sterbenden Herzen ähnliche Oscillationen zeigt.[1] Angesichts der Ergebnisse anderer Forscher, sowohl in Bezug auf den intracardialen Druckverlauf (vgl. oben S. 101), wie auch mit Hinsicht auf die die Kammerthätigkeit begleitenden elektrischen Schwankungen, kann ich jedoch diese Ergebnisse von Fredericq nicht als beweisend auffassen, sondern schliesse mich der allgemeinen Ansicht an, dass auch beim Säugethierherzen die Systole eine einfache Muskelzuckung darstellt.[2]

In Bezug auf die Art und Weise, wie sich die Erregung bei dem normalen Herzschlag durch die Kammer fortpflanzt, geben die soeben besprochenen Beobachtungen werthvolle Aufklärungen. Da wir hinsichtlich des Froschherzens gefunden haben, dass bei normalem Herzschlag, ganz wie bei Zuckung des Skeletmuskels, ein zweiphasischer Actionsstrom, mit der Negativität an der Basis beginnend, auftritt, so ist dadurch entschieden, dass die Herzbasis zuerst thätig wird, dass sich die Erregung von da aus durch die Kammer nach der Spitze fortpflanzt, und endlich dass die Herzmuskulatur sich nicht auf einmal in allen ihren Theilen zusammenzieht.

Inwiefern die Erregung durch die Muskelmasse selbst oder unter Vermittelung von Nerven fortgepflanzt wird, dürfte wohl kaum als entschieden angesehen werden können. Engelmann hat die Kammer durch kreuz und quer gelegte Schnitte in Stückchen zertheilt, welche nur mittelst schmaler Brücken unter einander zusammenhingen: gleichgültig wo er auch eine Reizung anbrachte, pflanzte sich diese auf alle die übrigen Stückchen fort.[3] Reizt man die ganglienfreie Herzspitze irgendwo, so contrahirt sich die ganze Kammer, und die Contraction breitet sich, wie die Beobachtungen über den Actionsstrom lehren, eben von der primär gereizten Stelle mit einer gewissen Geschwindig-

---

[1] Fredericq, *Travaux du laboratoire*, 2, S. 98—105, 157—160; 1888.

[2] Vgl. auch die stroboskopischen Versuche an Hunden und Kaninchen von Martius, *Arch. f. Anat. u. Physiol.*, physiol. Abth., 1883, S. 592; sowie Bayliss und Starling, *Intern. Monatsschr. f. Anat. u. Physiol.*, 9, S. 273, 274; 1892.

[3] Engelmann, *Arch. f. d. ges. Physiol.*, 11, S. 466 folg.; 1875.

keit über die ganze Kammer aus. Es ist unter solchen Umständen schwierig, sich eine Fortpflanzung durch Nerven vorzustellen. Bei künstlicher Reizung der isolirten Herzspitze scheint daher eine Leitung von Muskelzelle zu Muskelzelle in der That stattzufinden, und die Gründe, die Ranvier[1] gegen diese Auffassung vorgebracht hat, können in keiner Weise als entscheidend angesehen werden.

In welcher Weise die Erregung bei dem normalen Herzschlag durch die Kammer fortgeleitet wird, ist damit nicht entschieden. Wegen der nahen Übereinstimmung, welche die Kammer bei natürlicher und künstlicher Reizung darbietet, sollte man zu der Annahme geneigt sein, dass auch beim normalen Herzschlag die Fortpflanzung der Erregung rein muskular stattfände. Für diese Auffassung spricht bis zu einem gewissen Grade das Verhalten des Actionsstromes, sowie die Beobachtungen Fano's am embryonalen Hühnerherzen[2] und die Angabe Foster's und Dew-Smith's, dass eine in longitudinaler Richtung aufgeschnittene Herzkammer, wenn man sie an dem einen Ende reizt, die Erregung zum andern Ende passiren lässt.[3] Hier ist die Annahme einer nervösen Fortpflanzung der Erregung sehr wenig glaubwürdig.

Was dagegen das Säugethierherz betrifft, so glauben Waller und Reid[4] sowie Bayliss und Starling[5] hauptsächlich wegen der grossen Schnelligkeit, mit welcher die Erregung sich durch die Kammer fortpflanzt, dass dies durch Nerven und nicht rein muskular geschieht (vgl. S. 78 folg.).

Diese Frage kann aber ebenso wenig als die, wie die Erregung durch die Kammer des Froschherzens fortgepflanzt wird, als entschieden angesehen werden.

§ 14. Die Ernährung des Herzmuskels.

Die Flüssigkeit, mit welcher das Herz gefüllt ist, muss gewisse Eigenschaften besitzen, gewisse Stoffe enthalten, damit es dem Herzen möglich sei, seine Thätigkeit zu entfalten. Insofern dies die festen

---

[1] Ranvier, *Leçons d'anat. gén. année* 1877—1878: *App. nerv. term. des muscles de la vie organique*, S. 204—222; 1880.

[2] Fano, *Arch. italiennes de biologie*, 13, S. 404; 1890. Die Fortpflanzungsgeschwindigkeit der Erregung im embryonalen Hühnerherzen betrug bei diesen Beobachtungen nur 11·5—3·6 mm in einer Secunde.

[3] Foster und Dew-Smith, *Journ. of anat. and physiol.*, 10, S. 736; 1876.

[4] Waller und Reid, *Philosophical transactions*, 178. B., S. 242.

[5] Bayliss und Starling, *Proceedings of the Royal Society*, 50, S. 212. — *Intern. Monatsschr. f. Anat.*, 9, S. 266; 1892.

und flüssigen Stoffe betrifft, verdanken wir unsere nähere Kenntniss in erster Linie einer Anzahl aus dem Laboratorium Ludwig's stammender Arbeiten von Luciani,[1] Rossbach,[2] Merunowicz,[3] Kronecker[4] und Stiénon,[5] welche später hauptsächlich von Gaule,[6] Kronecker, Martius[7] und Ringer[8] fortgesetzt worden sind. Ich werde hier nur das, was sich auf den Herzmuskel selbst bezieht, näher erörtern.

Im Jahre 1874 stellte Kronecker folgenden Satz auf: Wenn man das in der Herzhöhle befindliche Blut oder Serum durch unschädliche 0·6 $^0/_0$ Kochsalzlösung verdrängt, so sinken die Pulse sehr schnell bis zur Unmerklichkeit, bald bleiben nur noch matte peristaltische Bewegungen, und endlich steht das Herz in Diastole still, unfähig, selbst auf die stärksten Reize die leiseste Bewegung auszuführen. Durchspült man nunmehr das erschlaffte Organ wieder mit sauerstoffhaltiger Blutflüssigkeit, so beginnt es bald fibrilläre Zuckungen zu machen, dann schwach zu schlagen, bis es endlich ebenso kräftig arbeitet, wie im frischen Zustande.[9]

Die darauf folgenden Untersuchungen wurden gemacht, um zu erforschen, welcher oder welche Bestandtheile des Blutes diese günstige Einwirkung ausübten.

Stiénon untersuchte systematisch, wie die verschiedenen Bestandtheile des Serums auf den Herzschlag einwirkten. Er fand, dass das Serum, nach der Ausschaltung seines kohlensauren Natrons durch Neutralisation mittelst einer fixen Säure, die Leistungsfähigkeit des Herzens auf eine weit geringere Stufe erhöht, als dies unter gleichen Umständen mit unverändertem Serum der Fall ist.[10] Ferner wies er nach, dass gekochtes Serum, gleichviel ob neutralisirt oder nicht, sowie alkoholischer Auszug des Serums in dieser Richtung relativ ungünstig wirken, sowie dass die fibrinoplastische Substanz gar nicht vermag, dem erschöpften Herzen seine Leistungsfähigkeit wiederzugeben.[11] Er kommt also hinsichtlich der Frage, welche Stoffe den aus dem Serum darge-

---

[1] Luciani, *Ber. d. sächs. Gesellsch.* 1873, S. 11.
[2] Rossbach, ib., 1874, S. 193.
[3] Merunowicz, ib., 1875, S. 252.
[4] Kronecker, *Beiträge z. Anat. u. Physiol.*, Festgabe C. Ludwig gewidmet 1874, S. 173.
[5] Stiénon, *Arch. f. Anat. u. Physiol.*, physiol. Abth., 1878, S. 263.
[6] Gaule, ib., 1878, S. 291.
[7] Martius, ib., 1882, S. 548.
[8] Ringer, *Journal of physiol.*, 3, S. 380; 1882; — 4, S. 29; 1883; — 6, S. 361; 1885; — Ringer und Buxton, ib., 8, S. 15; 1887.
[9] Kronecker, a. a. O., S. 200.
[10] Stiénon, a. a. O., S. 268.
[11] Stiénon, a. a. O., S. 270—274.

stellten Flüssigkeiten eigen sein müssen, wenn sie dem Herzen die Befähigung zu kräftigem und regelmässigem Schlage ertheilen sollen, zu dem Schlusse, dass hierzu in einer 0·6 procentigen Kochsalz-Lösung die Anwesenheit von 0·5 bis 0·1 % Na_2Co_3 und die einer nur in Wasser oder verdünntem Alkohol löslichen organischen Verbindung — also wahrscheinlich eines Eiweisskörpers — ausreichen, während die übrigen Bestandtheile des Serums für den genannten Zweck gleichgültig sind. Unter den beiden Stoffen, die sich neben dem Kochsalz in der wässerigen Lösung befinden müssen, erscheint das Na_2CO_3 weit bedeutungsvoller.[1]

Unter Kronecker's Leitung setzte Martius die hierher gehörigen Untersuchungen fort und kam zu der Überzeugung, dass nur die serumalbuminhaltigen Flüssigkeiten (Blut, Serum, Lymphe) die Fähigkeit besitzen, das Herz zu ernähren, d. h. zur Arbeit zu befähigen. Jede Flüssigkeit, die Serumalbumin enthielt, war geeignet, ein durch Ausspülen mit Kochsalzlösung erschöpftes Herz wieder zu beleben. Dagegen beobachtete Martius keine derartige Wirkung bei Anwendung von Pepton, Syntonin, Eiereiweiss, Milchcasein. Keine dieser Eiweisslösungen zeigte auch nur eine Spur von ernährenden Eigenschaften. Der damit behandelte Herzmuskel blieb, auch bei Anwendung der stärksten Reize, vollkommen regungslos, während er in jedem einzelnen Falle nach Verdrängung der künstlichen Lösung durch Blut oder Serum wieder zur Schlagfähigkeit oder spontanen Pulsationen erwachte.[2]

Hinsichtlich dieser Versuche muss ich die Aufmerksamkeit auf einen sehr wichtigen Umstand lenken. Wie zuerst Schiff[3] und Hyrtl[4] nachgewiesen haben, besitzt die Herzkammer des Frosches keine Capillaren, sondern es bildet ihre Wand capillare Spalträume, welche eine verhältnissmässig grosse Blutmenge fassen. Bei Ausspülung der Kammer mit Kochsalzlösung dringt diese nur schwer in jene Spalträume; der Flüssigkeitswechsel findet also hauptsächlich in der grossen Herzhöhle statt, und es dauert daher sehr lange, bevor die Kammer in der That vollständig ausgespült ist. Man muss nicht selten ½ Stunde und länger mit dem Ausspülen fortsetzen, bevor das Herz aufhört, sich zu contrahiren, und seine Reizbarkeit verliert. Nachdem es aber so weit gekommen ist, und das Herz durch neues Serum wieder leistungsfähig geworden, geht es nunmehr schnell, durch neues Auswaschen mit Kochsalzlösung den Scheintod des Herzens wieder herbeizuführen. Dies ist nach Martius dadurch bedingt, dass in diesem Falle die für das Ausspülen so schwer zugänglichen capillaren Spalträume relativ offen bleiben.[5]

[1] Stiénon, a. a. O., S. 277—278. [2] Martius, a. a. O., S. 560—562.
[3] Schiff, *Arch. f. physiol Heilk.*, 9, S. 39; 1850.
[4] Hyrtl, *Sitzber. d. kais. Akad. d. Wiss.*, math.-naturwiss. Cl., 33, S. 572; 1858.
[5] Martius, a. a. O., S. 558.

Es ist nothwendig gewesen, diese Umstände hervorzuheben, weil sie für die richtige Würdigung der Ergebnisse anderer hierher gehöriger Untersuchungen von Bedeutung sind.

Gaule hatte nämlich gefunden, dass eine Lösung von höchstens 5 mg Natronhydrat auf 100 ccm physiologische Kochsalzlösung eine ausgeprägte Fähigkeit besass, das durch Ausspülung mit Kochsalzlösung in Scheintod versetzte Herz zu kräftigen Pulsationen zu bringen. Zwar ermüdet es nach einiger Zeit, wird aber durch neue Zufuhr von der genannten Natronlösung wieder leistungsfähig gemacht.[1] Dies Ergebniss stimmt mit dem von Stiénon gleichzeitig gefundenen Ergebniss in Bezug auf die Bedeutung des kohlensauren Natrons für die Herzthätigkeit sehr gut überein.

Aus diesen Beobachtungen dürfen wir jedoch nicht schliessen, dass der Herzmuskel durch Umsetzung seiner eigenen Substanz Arbeit leistet, und dass das Alkali nur in irgend einer Weise stimulirend oder die Erregbarkeit erhöhend auf denselben wirkt. Denn gerade die eben hervorgehobenen Umstände machen es wahrscheinlich, dass bei den Versuchen Gaule's die Ausspülung nicht zum erreichbaren Maximum getrieben worden ist. Und das Herz hat keiner grossen Menge Verbrennungsmaterial nöthig, um seine Pulsationen zu unterhalten. Gaule berechnete bei einem Versuch, dass der Arbeitswerth für 920 ausgeführte Contractionen 60 g-met. betrug. Wenn wir annehmen, dass diese Arbeit auf Kosten des Serumalbumins geschah, so würde dazu nur 0·0353 mg nothwendig gewesen sein, da ja 60 g-met. 0·141 ca entsprechen und der physiologische Verbrennungswerth des Eiweisses auf etwa 4000 ca geschätzt werden kann. Wenn wir ferner annehmen, dass die bei der Contraction entwickelte Wärmemenge 15mal grösser als die geleistete mechanische Arbeit ist — was nach den Beobachtungen Fick's und Harteneck's[2] etwa dem Maximum der Wärmeentwickelung im Verhältniss zur mechanischen Arbeit bei den Skeletmuskeln entspricht —, so hätte die gesammte Kraftleistung des Herzens durch 0·5648 mg Serumalbumin stattfinden können. Es ist nicht unmöglich, dass bei den Versuchen Gaule's sogar noch mehr davon in den Spalträumen des Herzens sich vorfand.

Die günstige Einwirkung des Natronhydrates können wir in Übereinstimmung mit Martius möglicher Weise dadurch erklären, dass es die bei der Herzthätigkeit gebildete Kohlensäure bindet und also die drohende Asphyxie verhindert.[3]

[1] Gaule, *Arch. f. Anat. u. Physiol.*, physiol. Abth., 1878, S. 294—298.
[2] Fick und Harteneck, *Arch. f. d. ges. Physiol.*, 16, S. 78; 1877.
[3] Martius, a. a. O., S. 553.

Das Natron kann aber auch eine andere Bedeutung haben. Ringer hat nämlich, wie vor ihm Stiénon, ziemlich deutlich nachgewiesen, dass es für die Leistungsfähigkeit des Herzens nothwendig ist, dass die Flüssigkeit, welche die Herzhöhle füllt, gewisse Salze, unter diesen in erster Linie gerade das kohlensaure Natron und Kochsalz, sowie auch noch Calciumsalze enthalten muss.[1] Für den normalen Übergang in Diastole ist das Chlorkalium wichtig.[2] Wenn diese Salze dabei sind, braucht das Herz nur sehr kleine Mengen Serumalbumin, um kräftig zu pulsiren.

Aus diesem allen scheint hervorzugehen, dass die Flüssigkeit, welche zur Ernährung des Froschherzens geeignet ist, sowohl gewisse Salze wie auch Serumalbumin enthalten muss, weil sie sich sonst zu viel von der normalen Gewebsflüssigkeit unterscheidet, um den Herzmuskelfasern als geeignetes Medium dienen zu können.

Im Gegensatz zu Kronecker und Martius will Ringer nachgewiesen haben, dass nicht nur das Serumalbumin, sondern auch das Hühnereiweiss und der Leim fähig sind, die Herzthätigkeit zu unterhalten, natürlich unter der Voraussetzung, dass die nothwendigen Salze nicht fehlen.[3] Aus seinen Versuchen geht aber, sofern ich dieselben richtig verstanden habe, nicht hervor, dass er das Herz wirklich vollständig ausgespült hatte. Und wenn dies nicht der Fall gewesen, haben seine Angaben den bestimmten Ergebnissen Kronecker's und Martius' gegenüber keine Bedeutung.

In der letzten Zeit hat Heffter gegen alle bisher erwähnten Versuche bemerkt, dass das Herz mit der zu untersuchenden Nährflüssigkeit viel zu kurze Zeit arbeitete, dass die Füllung sich nicht, wie es im Körper geschieht, nach jeder Diastole erneuerte, und dass eine genaue Messung der geleisteten Arbeit nicht möglich war. Unter Anwendung des Williams'schen Apparates[4] stellte er daher neue Untersuchungen über diese Frage an. Aus denselben ging hervor, dass reines Serum nicht im Stande ist, das Froschherz die gleiche Arbeit leisten zu lassen, wie Blut dies vermag, dass das freie Oxyhämoglobin an und für sich die Herzmuskulatur nicht ernähren kann, dass aber die Blutkörperchen, wenn sie in zähen, wenn auch eiweissfreien Flüssigkeiten suspendirt sind, vorzüglich zur Erhaltung der Herzthätigkeit geeignet sind. Der Autor selbst hebt hervor, dass dies Ergebniss mit dem Kronecker-Martius'schen Satz, dass nur serumalbuminhaltige Flüssigkeiten das Herz zu ernähren vermögen, in directem Widerspruch steht.[5]

[1] Ringer, *Journal of physiol.*, 4, S. 32; 1883.
[2] Ringer, ib., 3, S. 385; 1882.
[3] Ringer, ib., 6, S. 371—376; 1888.
[4] Williams, *Arch. f. exp. Pathol.*, 13, S. 1; 1880; — vgl. auch Dreser, ib., 24, S. 222; 1887.
[5] Heffter, *Arch. f. exp. Pathol.*, 29, S. 41; 1891.

Dies kann aber nicht ganz unbedingt zugegeben werden, denn in der betreffenden Arbeit findet sich kein Beweis dafür, dass das Herz in der That so vollständig wie bei den Versuchen von Martius ausgespült gewesen ist. Dagegen geht aus derselben mit voller Bestimmtheit hervor, dass die rothen Blutkörperchen, als Träger des Sauerstoffes, für die Grösse der Arbeitsleistung der Herzens ausserordentlich wichtig sind. Hierdurch werden also die Angaben Mc. Guire's[1] und Handler's,[2] denen zufolge der Sauerstoffgehalt der Speiseflüssigkeiten für das Herz gleichgültig wäre, berichtigt.

Es muss noch erwähnt werden, dass nach Heubel das durch verschiedene Agentien starrgemachte Froschherz durch wiederhergestellte Blutcirculation aufs Neue leistungsfähig wird, vorausgesetzt, dass die betreffenden Agentien nicht zu lange einwirkten. Dabei war nach Heubel's Beschreibung das Herz jedenfalls vollkommen starr und auch für die stärksten Reize unempfindlich. Die zur Hervorrufung der Starre benutzten Mittel waren concentrirte Lösungen von Chlornatrium, Chlorammonium, schwefelsaurem Natrium und schwefelsaurem Magnesium; schwache oder gesättigte Lösungen von Kalisalzen; sehr verdünnte Milchsäurelösungen, Mischungen von Kohlensäure und Luft, mit Essigsäuredämpfen geschwängerte Luft; Chloroform, Äther, Chloralhydrat und Alkohol; Coffein, Veratrin, Strychnin und Digitalin; destillirtes Wasser; Erhitzen in Salzlösung oder Öl auf 48—50—56° C.; Gefrieren; endlich auch die wirkliche Todtenstarre.[3]

In Bezug auf die Ernährung des Säugethierherzens ziehen vor allem die Kranzarterien unsere Aufmerksamkeit auf sich. v. Bezold fand, als er beim Kaninchen entweder die kleine oder die grosse Kranzarterie, oder auch einen von den grösseren Ästen der letztern abklemmte, dass zunächst die Schläge der linken Kammer etwa nach 1—3 Minuten unregelmässig wurden; die Kammern zogen sich nur wurmartig, peristaltisch, flimmernd zusammen. Es liefen Contractionswellen an der Kammer von der Basis zur Spitze, und zwar so, dass zu jeder Zeit irgend ein oder mehrere Theile der Ventrikelwand in Contraction und andere in Erschlaffung begriffen waren. Endlich folgte ein gänzlich regelloses Flimmern, welches bald in Stillstand der Kammer überging. Die Pulsation der rechten Kammer pflegte die der linken zu überdauern, bald folgte aber dem Stillstand dieser auch Unregelmässigkeit der rechten Kammer und Stillstand derselben. Nach Lösung der Abklemmung gingen die genannten Erscheinungen, wenn die Klemmung nicht zu lange gedauert hatte, allmählich zurück, und das

---

[1] Mc. Guire, *Arch. f. Anat. u. Physiol.*, physiol. Abth., 1878, S. 321.

[2] Sophie Handler, *Zeitschr. f. Biologie*, 26, S. 253.

[3] Heubel, *Arch. f. d. ges. Physiol.*, 45, S. 461; 1889. Daselbst ist auch die einschlägige Literatur über die analogen Erscheinungen beim Skeletmuskel ausführlich besprochen.

Herz erholte sich, auch nach scheinbar völliger Veınichtung seiner frühern Lebenseigenschaft, wieder vollkommen.[1]

Ähnliches beobachteten Cohnheim und v. Schulthess-Rechberg am Hunde, wenn sie einen grössern Ast der linken Kranzarterie oder auch die rechte abklemmten. Jedoch konnten, nachdem die fibrillären Zuckungen einmal erschienen waren, durch Lösung der Klemmung normale Schläge in keiner Weise ausgelöst werden. Ja, die normalen Herzschläge verschwanden nach einiger Zeit, auch wenn die Ligatur gelöst wurde, bevor die fibrillären Zuckungen sich eingestellt hatten.[2] Auch Sée, Bochefontaine und Roussy erhielten dasselbe Ergebniss und konnten noch durch Injection von Lycopodiumsamen in die Kranzarterien ganz ähnliche Störungen hervorrufen.[3]

Diese merkwürdige Erscheinung deutete v. Bezold als die Folge einer Ernährungsstörung des Herzmuskels. Hierdurch kann sie aber nicht vollständig erklärt werden, denn obgleich z. B. nach Cohnheim[4] die Arterien des Herzens nicht mit einander anastomosiren und also ein gewisser Bezirk des Herzmuskels nach Abklemmung der entsprechenden Arterie blutleer wird, so lässt sich doch schwer fassen, wie die Herzkammern in ihrer Gesammtheit zufolge der Ernährungsstörung eines umschriebenen Theiles in einem so hohen Grade leiden konnten, dass der Herzschlag vollständig und dazu noch innerhalb einer so kurzen Zeit aufhören sollte. Und dies wird um so unwahrscheinlicher, als schon v. Bezold und Breymann[5] sowie später Cohnheim und v. Schulthess-Rechberg[6] fanden, dass nach Klemmung der Kranzvenen die Contractionen der Kammer erst in einer relativ langen Zeit nach dem Verschlusse sichtlich schwächer werden. Und hierzu kommt noch, dass ein aus dem Körper ausgeschnittenes Herz lange Zeit pulsirt.

In diesen Umständen liegt auch der Gegenbeweis gegen die Ansicht der letzterwähnten Verfasser, dass die betreffende Erscheinung

---

[1] v. Bezold, *Unters. aus dem physiol. Laboratorium in Würzburg*, 2, S. 275—287; 1867; — Bettelheim (*Zeitschr. f. klin. Med.*, 20, S. 436—443; 1892) bemerkt ausdrücklich, dass der Verschluss der linken Kranzarterie beim Hunde nur die linke Kammer insufficient macht.

[2] Cohnheim und v. Schulthess-Rechberg, *Arch. f. pathol. Anat.*, 85, S. 503; 1881.

[3] Sée, Bochefontaine und Roussy, *Comptes rendus de l'acad. des sciences*, 92, S. 86—89; 1881.

[4] Cohnheim und v. Schulthess-Rechberg, a. a. O., S. 508.

[5] v. Bezold und Breymann, *Unters. aus dem physiol. Laboratorium in Würzburg*, 2, S. 288; 1867.

[6] Cohnheim und v. Schulthess-Rechberg, a. a. O., S. 527.

von einem Zurückbleiben von Zersetzungsproducten im Herzen bedingt sei, welche eine schädliche oder deletäre Einwirkung auf dasselbe ausüben sollten.

Wir haben daher die Erklärung anderswo zu suchen. Und in dieser Hinsicht sind die Versuche von Samuelsohn, Martin und Sedgwick, Fenoglio und Drogoul von grosser Bedeutung. Samuelsohn fand, dass nach Lösung einer um die vordere Kranzarterie gelegten Ligatur das Herz (Kaninchen) wieder zu pulsiren anfing, auch wenn seine linke Kammer während der Abklemmung stillgestanden hatte.[1] Fenoglio und Drogoul beobachteten nach Ligatur der Kranzarterien des Hundeherzens die von v. Bezold und Cohnheim beschriebenen Veränderungen durchaus nicht immer.[2] Ja Martin und Sedgwick[3] konnten am Hunde, wie vor ihnen Chauveau und Rebatel[4] am Pferde eine Canüle in einen Ast der Kranzarterien hineinführen und den Blutdruck resp. die Blutgeschwindigkeit darin bestimmen, ohne dass dabei eine Störung der Herzthätigkeit stattfand, wenn nämlich die Operation nicht zu lange dauerte.

Hieraus geht unzweideutig hervor, dass die Ligatur der Kranzarterien an und für sich bei der betreffenden Erscheinung nicht bestimmend ist, und dass diese vielmehr in gleichzeitigen Läsionen der Herzwand ihren Grund hat. Wir wissen nämlich, dass das blossgelegte Säugethierherz, und ganz besonders das Hundeherz, gegen alle Eingriffe ausserordentlich empfindlich ist. Eine unvorsichtige Behandlung desselben ruft sehr leicht ganz dieselben Störungen hervor, die wir jetzt besprochen haben, ohne dass das Blut dabei in seiner Strömung durch die Kranzarterien auch nur im geringsten Grade behindert worden ist. Speciell will ich bemerken, dass Martin und Sedgwick ausdrücklich betonen, wie jede Schädlichkeit, welche die dünne, die Kranzarterien bedeckende Muskellage trifft, ausserordentlich leicht fibrilläre Zuckungen beim Herzen hervorruft, und dass derartige Schädlichkeiten für das Herz verhängnissvoller sind, als irgend etwas anderes.[5] Nun ist ja ohne weiteres ersichtlich, dass derartige Schädlichkeiten bei der Präparation der Kranzarterien sehr leicht stattfinden können, wenn dieselbe nicht mit der allergrössten Sorgfalt ausgeführt wird. Dass die

---

[1] Samuelsohn, *Zeitschr. f. klin. Med.*, 2, S. 12; 1881; — *Arch. f. pathol. Anat.*, 86, S. 539; 1881.

[2] Fenoglio und Drogoul, *Arch. ital. de biologie*, 9, S. 49; 1888.

[3] Martin und Sedgwick, *Journal of physiol.*, 3, S. 165; 1882.

[4] Rebatel, *Recherches exp. sur la circulation dans les artères coronaires. Thèse.* Paris 1872; vgl. besonders S. 23.

[5] Martin und Sedgwick, a. a. O., S. 168.

Bindung der Kranzvenen diese Erscheinung nicht hervorruft, findet seine einfache Erklärung darin, dass die Venen in den rechten Vorhof einmünden, und dass die Vorhöfe bekanntlich gegen alle schädliche Einflüsse weit weniger empfindlich sind als die Kammern.

Inwiefern die vorliegende Störung der Kammerthätigkeit von dem Einfluss auf die Muskelsubstanz selbst oder auf die in derselben verlaufenden Nerven bedingt ist, lässt sich vorläufig nicht entscheiden. Am nächsten liegt jedoch die Annahme, dass die letztere Möglichkeit die wahrscheinlichere ist.

Die Deutung der nach Klemmung der Kranzarterien auftretenden Erscheinungen, die ich hier dargelegt habe, wird durch folgende Versuche wesentlich bestätigt. An einem blossgelegten Kaninchenherzen kann man die ganze Blutzufuhr nach den Kammern dadurch abschneiden, dass man um die Vorhöfe eine starke, fest schliessende Pincette legt. Hierdurch sinkt der Aortadruck auf einen minimalen Werth, und die Blutströmung in den Kranzarterien wird daher praktisch aufgehoben. Die Pincette kann 5 Minuten lang liegen bleiben. Entfernt man sie dann, so fängt das Herz wieder an zu schlagen, und der Kreislauf beginnt wieder.[1] Beim Hunde sind derartige Versuche noch nicht ausgeführt worden.

Die physiologischen Versuche über die Kranzarterien können also nicht, wie dies vielfach geschehen ist, zur Erklärung des Todes bei einer chronisch sich entwickelnden Stenose in den Ästen der Kranzarterien beim Menschen unmittelbar benutzt werden. Die Störungen, die wir bei den physiologischen Versuchen an Thieren bemerken, sind nämlich in erster Linie nicht von der Hemmung der Blutströmung, sondern von Nebenverletzungen bei der Operation bedingt.

Sechste Vorlesung.

Die intracardialen Centren des Herzens.

Wenn das Herz dem Einfluss des centralen Nervensystems ganz und gar entzogen wird, fährt es dennoch fort, in derselben Weise wie früher zu pulsiren. Für die kaltblütigen Thiere wird dies ganz einfach dadurch nachgewiesen, dass ein vom Körper ausgeschnittenes Herz,

[1] Tigerstedt, *Skand. Arch. f. Physiol.*, 2, S. 394; 1890.

wenn es nur mit geeignetem Ernährungsmaterial gespeist wird, tagelang pulsirt, nachdem es vom Körper ausgeschnitten ist.

Die Organe der warmblütigen Thiere sind, wie bekannt, von der Blutzufuhr viel mehr abhängig als die der kaltblütigen; das ausgeschnittene Herz eines warmblütigen Thieres schlägt jedoch nach seiner Exstirpation aus dem Körper genügend lange, um auch für die warmblütigen Thiere darzuthun, dass das Herz in sich selbst die Bedingungen für seine rhythmische Thätigkeit besitzt.

Die Schlüsse, welche wir an die in der letzten Vorlesung mitgetheilten Thatsachen anknüpften, ergaben, dass wir, bei den Wirbelthieren wenigstens, nicht in dem Herzmuskel an und für sich die Ursache der rhythmischen Thätigkeit des Herzens finden können. Der Herzmuskel wird nämlich von den sogenannten physiologischen Reizmitteln, welche das unversehrte Herz in Thätigkeit versetzen, nicht erregt. Dagegen stiessen wir auf eine Menge Thatsachen, welche ergaben, dass der Herzmuskel eine continuirliche oder eine in schneller Folge stattfindende discontinuirliche Reizung in eine dem Herzen selbst charakteristische rhythmische Contractionsfolge umzusetzen vermag.

Für die theoretische Erklärung der Herzthätigkeit haben wir sonach in erster Linie festzustellen, von wo die Reizung ausgeht, die die Herzthätigkeit hervorruft. Gleichgültig ist, ob diese Reizung eine continuirliche ist oder nicht, sie wird jedenfalls rhythmische, von der besprochenen merkwürdigen Eigenschaft des Herzmuskels bedingte Pulsationen ergeben.

Die jetzt noch allgemein angenommene Ansicht über die Thätigkeit der nervösen Centralorgane sieht in den Nervenzellen die eigentlichen Träger aller centralen Verrichtungen, und es liegt daher von vornherein nahe, zu untersuchen, ob nicht die Nervenzellen, welche im Herzen vorkommen, gerade die Organe sind, von welchen die Reizung des Herzmuskels ausgeht.

Eine nicht geringe Menge Thatsachen deuten auch darauf hin, dass diese Nervenzellen in dieser Hinsicht eine hervorragende Rolle spielen. Die hierher gehörigen Fragen sind am Froschherzen am genauesten studirt worden. Weil es aus mehreren Gesichtspunkten nicht gerade zweckmässig ist, die an der einen Thierart gewonnenen Ergebnisse unmittelbar auf eine andere zu übertragen, wollen wir zuerst die am Froschherzen gewonnenen Erfahrungen besprechen, um dann die Herzen der übrigen Kaltblüter zu untersuchen und endlich die vorläufig nur in verhältnissmässig geringer Zahl vorhandenen Thatsachen, die wir über die intracardialen Centren der warmblütigen Thiere besitzen, zu erörtern.

§ 15. Die intracardialen Centren der kaltblütigen Thiere.

Den Bau des Froschherzens in seinen allgemeinen Zügen habe ich bereits im Vorhergehenden dargestellt (S. 17); und bleibt mir hier nur übrig die Vertheilung der Nerven und die Anordnung der Nervenzellen bei demselben zu beleuchten. Dabei folge ich der Darstellung, welche Ranvier[1] sowie Dogiel und Tumänzow davon gegeben haben.[2]

Der aus dem verlängerten Mark entspringende Vagus tritt durch das For. condyloideum ossis occip. und bildet ein gelb pigmentirtes Ganglion, welches zahlreiche Bündel aus dem Sympathicus enthält und seinerseits zwei Äste abgiebt. Aus dem hintern dieser Äste entsteht der Ram. intestinalis, welcher einen Ast zum Schlund, einen nach den Lungen und einen nach der Speiseröhre und dem Magen sendet. Aus dem Ram. pulmonalis entspringen der Ram. cardiacus und einige dünne Ästchen nach dem Venensinus. Weiter erhält die obere Hohlvene kleine Zweige von dem Ram. cardiacus. An der Seitenwand der Pulmonalvene angelangt, geht die Ram. cardiacus längs derselben bis zu ihrer Mündung. Hierauf treten die Hauptäste der Herznerven in die Vorhöfe und verlaufen hier längs der Scheidewand, in welcher sie sich bis zu den Atrioventricularklappen hinziehen (vgl. Fig. 67).

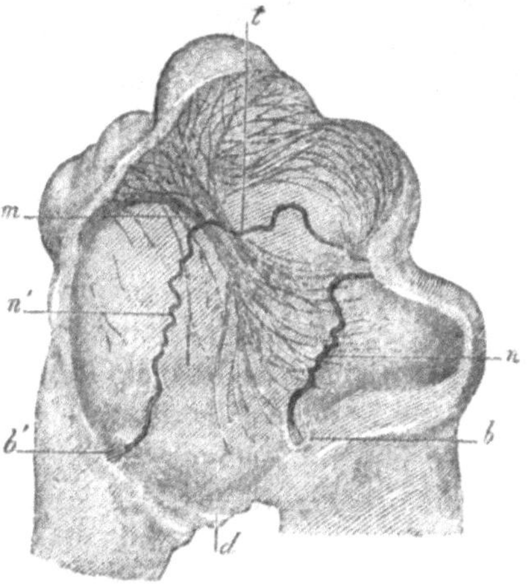

Fig. 67. Die Vorhofsscheidewand beim Froschherzen, von der linken Seite. *n'* der vordere, *n* der hintere Nerv; *b' b'* die Bidderschen Ganglien; nach Ranvier.

Die beiden Vorhofsnerven stehen durch zwei grössere Anastomosen, die eine im Venensinus, die andere im untern Theil des Vorhofes, mit einander in Verbindung.

Während ihres Verlaufes besitzen diese Nerven eine grosse Zahl Nervenzellen, welche theils in der Vorhofsscheidewand eingestreut sind (Ludwig's Ganglion),[3] theils zu compacteren Massen an der Sinus-Vorhofsgrenze (Remak's Ganglion)[3] und am untersten Theil der Vorhofsscheidewand, wo die beiden Scheidewandnerven in je ein Ganglion (Bidder's Ganglion)[4] enden, vereinigt sind.

Dogiel hat Gruppen von Nervenzellen unterhalb der Atrioventricular-

---

[1] Ranvier, *Leçons etc. année* 1877—1878: *App. nerv. term. des muscles de la vie organique*, Paris 1880, S. 78 folg.

[2] Dogiel und Tumänzow, *Arch. f. mikr. Anat.*, 36, S. 491—499; 1890.

[3] Ludwig, *Arch. f. Anat. u. Physiol.*, 1848, S. 139—143.

[4] Bidder und Rosenberger, *Arch. f. Anat. u. Physiol.*, 1852, S. 172 flg.

klappen beschrieben.[1] In der Kammer findet man im obern Drittel die meisten Nervenzellen; weiter nach unten stösst man nur hin und wieder auf eine Nervenzelle, an der Spitze sucht man dieselben vergebens. Auch an der Grenze zwischen dem Bulbus und den Vorhöfen wie der Kammer sieht man einzelne oder paarige Nervenzellen. Diese liegen an der Oberfläche und sind theilweise von Bindegewebssträngen, welche den Bulbus mit den Vorhöfen verbinden, und dann auch von dem Muskelstreifen bedeckt, welcher die Bulbusbasis von den Vorhöfen scheidet.

Von diesen nervösen Bildungen gehen Nervenfasern nach dem Venensinus, nach den äusseren Wänden und der Scheidewand der Vorhöfe, nach der Kammer und dem Aortenbulbus aus.

Die Nervenbündel, welche unterhalb der Atrioventricularklappen an die Kammer treten, anastomosiren mit einander, nachdem sie die Trabekel erreicht haben. Einige dieser Bündel umspinnen die Trabekeln wie ein feines Netz, andere senken sich aber tiefer in die Muskulatur der Kammerwand, bilden um den tiefern Theil der Trabekeln und um einzelne Muskelbündel der Kammer ein Nervennetz, welches sich bis zur äussersten Spitze des Herzens verfolgen lässt.[2]

Im Jahre 1852 veröffentlichte Stannius eine ganz kurze Notiz über die verschiedene Einwirkung, welche die Trennung einzelner Herztheile auf die rhythmische Thätigkeit des Froschherzens ausübt, je nachdem sie an verschiedenen Stellen stattfindet. Unter den Thatsachen, die er hier mittheilt, sind folgende die wichtigsten.[3]

7. „Wird genau diejenige Stelle unterbunden, wo der Hohlvenensinus in den rechten Vorhof mündet, so steht das ganze Herz im Zustande der Diastole anhaltend still. Nur die drei Hohlvenen und der Sinus ziehen sich selbständig zusammen.“[4]

10. „Legt man, nach Anstellung des unter 7. beschriebenen Versuches, dessen Resultate Stillstand des ganzen Herzens ist, eine Ligatur um die Grenze zwischen der Kammer und den Vorhöfen, welche zugleich den Bulbus art. mit umschnürt, so zieht sich der Ventrikel rhythmisch lange Zeit hindurch zusammen, während die Vorhöfe in Ruhe verharren.“

Diese beiden Versuche, welche wir im folgenden als die erste und die zweite Stannius'sche Ligatur bezeichnen wollen, stellen den Ausgangspunkt einer grossen Anzahl von Untersuchungen dar, welche jedoch, wie wir gleich sehen werden, trotz der beträchtlichen Menge neuer Thatsachen, die sie kennen gelehrt, die hierher gehörigen Fragen

---

[1] Dogiel, *Arch. f. mikr. Anat.*, 21, S. 24; 1882; — Dogiel und Tumänzow, a. a. O.

[2] In Bezug auf Einzelheiten verweise ich auf die citirte Abhandlung von Dogiel und Tumänzow.

[3] Stannius, *Arch. f. Anat. u. Physiol.*, 1852, S. 85—92.

[4] Diese Erscheinung wurde schon im Jahre 1844 von Volkmann beschrieben (*Arch. f. Anat. u. Physiol.*, 1844, S. 426).

lange nicht so weit aufgeklärt haben, dass eine Übereinstimmung in der theoretischen Auffassung derselben erzielt worden wäre.

Wir werden hier vorläufig die verschiedenen Hypothesen zur Deutung des Stannius'schen Versuches übergehen und statt dessen das vorliegende Material zu einem vergleichenden Studium der Erscheinungen benutzen, welche wir in den ganglienhaltigen und den wesentlich ganglienfreien Theilen des Herzens bemerken.

Der Stillstand, in welchen die Kammer nebst dem daran befindlichen Theil des Vorhofes nach der ersten Stannius'schen Ligatur geräth, ist kein definitiver. Früher oder später fängt der abgetrennte Theil wieder an, rhythmisch zu pulsiren; dies geschieht, wie schon Stannius wusste[1] und Heidenhain später ausdrücklich bemerkte,[2] dann, wenn die Trennung mit einer scharfen Scheere erfolgt, früher, als wenn sie durch eine Ligatur ausgeführt wird.

Wenn man um die Vorhöfe eines Froschherzens, in dessen Kammer durch den Venensinus eine Canüle hineingeführt worden ist, den Unterbindungsfaden umschnürt, darauf das vom Thiere getrennte Herz mit Serum füllt und mit einem kleinen registrirenden Manometer verbindet, so zeigt sich, wie zuerst Luciani[3] nachgewiesen hatt, anstatt der langen Ruhe, in welcher nach dem einfachen Verfahren von Stannius das Herz verharrt, eine lange Reihe von Bewegungen, welche nicht regelmässig und ununterbrochen in gleichen Abständen erfolgen, sondern in Gruppen geordnet sind, zwischen denen sich lange Pausen einschieben.

Die Ursache dieser Bewegungen ist nach Gaglio in der Einwirkung des intracardialen Druckes zu suchen. Wenn Gaglio in das in situ befindliche Froschherz eine Canüle hineinführte und das Herz, ganz wie Luciani es gethan hatte, umschnürte, so erhielt er nämlich die von demselben erwähnten Contractionen nur in dem Falle, wenn das Herz unter einem genügend hohen Druck gefüllt wurde. Bei geringerem intracardialen Druck wurden sie aber vermisst, und das Herz stand ganz wie bei der gewöhnlichen Stannius'schen Ligatur still.[4]

Bevor aber bei dem in gewöhnlicher Weise hergestellten Stannius'schen Präparat die Rhythmik wieder erscheint, hat man in demselben ein Nervenzellen enthaltendes Object, welches zum Vergleich mit der ganglienfreien Herzspitze dienen kann.

Es zeigt sich auch ein durchgreifender Unterschied zwischen beiden in Bezug auf ihr Verhalten bei Reizung mit einzelnen Reizen.

Wir haben gesehen, dass die ganglienfreie Herzspitze, wenn sie keiner continuirlichen Reizung (durch Druck, chemische Reize, constanten Strom, tetanisirende Inductionsströme) ausgesetzt wird, auf jede

[1] Stannius, a. a. O., S. 87.
[2] Heidenhain, *Arch. f. Anat. u. Physiol.*, 1858, S. 482, 502.
[3] Luciani, *Ber. d. sächs. Ges. d. Wiss.*, 1873, S. 11.
[4] Gaglio, *Arch. ital. de biologie*, 12, S. 382 folg.; 1889.

einzelne Reizung mit einer einzigen Contraction antwortet. Nehmen wir dagegen ein Präparat, welches das Ganglion Bidder's enthält, so ruft jede einzelne Reizung eine kürzere oder längere Reihe von Pulsationen hervor. So zeigte H. Munk schon im Jahre 1861, dass auf eine einzelne mechanische Reizung, eine kurze Berührung des Bidder'schen Ganglions, mehrere rhythmische Contractionen folgten.[1] Foster und Dew-Smith heben hervor, dass ein constanter Strom, der ja auch bei der ganglienfreien Herzspitze eine rhythmische Thätigkeit erzeugt, bei dem Präparat von Stannius viel leichter eine solche verursacht,[2] und von Basch erwähnt, dass bei Reizung mit tetanisirenden Inductionsströmen die ganglienhaltige Kammer schnellere und zahlreichere Pulsationen als die Herzspitze giebt.[3]

Am genauesten ist diese Frage von Marchand erörtert worden. Er erhielt am betreffenden Präparat bei einzelner mechanischer wie elektrischer Reizung durch Inductionsströme stets eine längere oder kürzere Reihe von Contractionen, während die Herzspitze auf dieselbe Reizung nur mit einer einzigen Contraction antwortete. Ausserdem fand er, dass Erwärmung oder chemische Reize, welche auf die Herzspitze entweder gar keine oder auch nur eine sehr schwache Wirkung ausübten, an dem ganglienhaltigen Präparat Reihen von Contractionen hervorriefen.[4]

Hieraus geht hervor, dass rhythmische Pulsationen viel leichter erzielt werden können, wenn der Reiz ganglienhaltige Theile des Herzens trifft, als wenn der ganglienfreie Herzmuskel direct gereizt wird. Dies ist jedoch keine besondere Eigenthümlichkeit für die Nervenzellen des Herzens, denn wir begegnen derselben Eigenschaft auch bei den Nervenzellen im centralen Nervensystem.

Die hier erwähnten Versuche erklären die Wirkung der zweiten Stannius'schen Ligatur vollständig. Wie es zuerst von Heidenhain[5] hervorgehoben worden ist, reizt nämlich diese Ligatur das Bidder'sche Ganglion und erzeugt dadurch rhythmische Pulsationen. Bestätigt finden wir dies bei Goltz, welcher gefunden hat, dass die betreffenden Pulsationen wieder verschwinden, wenn die Ligatur gelöst wird.[6]

---

[1] H. Munk, *Beilage zum Tagebl. d. Naturforscher-Versamml. zu Speyer*, 1861, S. 46.

[2] Foster und Dew-Smith, *Journ. of anat. and physiol.*, 10, S. 746; 1876.

[3] v. Basch, *Sitz.-Ber. d. kais. Akad. d. Wiss.*, math.-naturw. Cl. 79, Abth. 3, S. 61 folg.; 1879.

[4] Marchand, *Arch. f. die ges. Physiol.*, 18, S. 513; 1878.

[5] Heidenhain, a. a. O., S. 498.

[6] Goltz, *Arch. f. pathol. Anat.*, 21, S. 201; 1861.

Diese Eigenschaft der Nervenzellen, durch eine einzelne Reizung in lange anhaltende Thätigkeit versetzt zu werden, können wir auch an den selbständig pulsirenden Theilen des Herzens nachweisen. Bei Reizung des von der Kammer und dem grössten Theil des Venensinus isolirten, pulsirenden Vorhofes eben an der Vorhofs-Sinusgrenze fand Lovén, dass ein einzelner Öffnungsinductionsstrom eine Reihe von Contractionen auslöste, welche in einem viel schnellern Rhythmus als die spontanen Contractionen des Vorhofes nach einander folgten. Die Zahl dieser in schnellerer Folge auftretenden Contractionen ging zuweilen bis auf 20.[1] Bei Reizung des von den übrigen Theilen des Herzens isolirten Venensinus erhält man nach einem einzelnen Inductionsstrom eine noch länger dauernde Beschleunigung der Herzschläge, welche nur bei Reizung in der Nähe der Lungenvene, etwa an dem Orte des Remak'schen Ganglions in ihrer vollen Stärke hervortritt. Diese Beschleunigung konnte 2 Minuten lang dauern und bis 127 einzelne Pulsationen umfassen, während die normale Anzahl von Pulsationen in derselben Zeit nur etwa 65 betrug; mit anderen Worten, durch eine einzelne Reizung wurde die Pulsfrequenz des Venensinus 2 Minuten lang verdoppelt.[2]

Auf Grund dieser Thatsachen können wir wohl als ziemlich wahrscheinlich annehmen, dass die Nervenzellen des Herzens auch bei dessen normalen Pulsationen von durchgreifender Bedeutung sind.

Wie schon bemerkt, finden sich im Froschherzen Nervenzellen im Venensinus, in der Vorhofsscheidewand und an der Vorhofs-Kammergrenze. Es fragt sich nun, ob wir diesen, an verschiedenen Orten lagernden Nervenzellen eine und dieselbe Bedeutung beilegen können, oder ob wir in Bezug auf ihre Aufgabe bei den normal stattfindenden Contractionen des Herzens irgend einen Unterschied zwischen ihnen machen müssen.

Zu einer möglichen Beantwortung dieser Frage steht uns kein anderes Mittel zur Verfügung, als die systematische Trennung der einzelnen Herztheile, wie sie zuerst von Stannius ausgeführt wurde.

Wenn der Venensinus von den übrigen Theilen des Herzens abgetrennt wird, so fährt er noch fort zu schlagen; die Nervenzellen des Sinus sind also „automatisch" erregt. Der unterhalb der Ligatur bezw. des Schnittes liegende Theil, der Vorhof und die Kammer, bleibt aber nach der Trennung vom Venensinus eine kürzere oder längere Zeit still stehen.

[1] Lovén, *Mitth. vom physiol. Laboratorium in Stockholm*, 4, S. 16; 1886.

[2] Strömberg und Tigerstedt, ib., 5, S. 43 folg.; 1888; — vgl. auch Brunton und Cash, *Proceedings of the Royal Society*, 35, S. 465; 1883.

Die Erörterung über die Ursache des Stillstandes, welcher von der ersten Stannius'schen Ligatur hervorgerufen wird, hat bis in die letzte Zeit gedauert, ohne dass eine Übereinstimmung der verschiedenen Ansichten erzielt worden ist.

Hier kann diese Erörterung natürlich nicht in allen ihren Einzelheiten besprochen werden, und beschränke ich mich darauf, nur die wichtigsten theoretischen Gesichtspunkte hervorzuheben und die zur Stütze derselben angezogenen Beweisgründe kurz auseinanderzusetzen.

Was eigentlich diese anscheinend so einfache Frage so schwierig macht, ist der Umstand, dass sich im Herzen ausser den nervösen Bildungen, welche für die Auslösung der normalen Pulsationen eine so durchgreifende Bedeutung haben, auch hemmende, die Pulsationen aufhebende oder vermindernde Bildungen vorfinden, welche mit den centrifugalen hemmenden Fasern, die dem Herzen vom verlängerten Mark aus mit dem N. vagus zugeführt werden, auf irgend eine Weise im Zusammenhang stehen.

Ein Schnitt, bezw. eine Ligatur kann automatisch wirkende Nervenzellen von dem übrigen Herzen abtrennen. Sie können aber auch auf intracardiale nervöse Apparate von hemmender Natur erregend einwirken, denn jeder mechanische Eingriff, welcher eine nervöse Bildung trifft, übt immer zuerst eine Reizung auf dieselbe aus.

In Bezug auf die motorischen Ganglienzellen des Herzens haben wir schon gesehen, dass sie durch eine einzelne Reizung in eine verhältnissmässig lange dauernde Thätigkeit versetzt werden können. Ferner fanden wir auch, dass die Ligatur um die Vorhofskammergrenze wegen ihrer directen Reizung des Bidder'schen Ganglions eine lange Reihe von Pulsationen hervorruft.

Nun wissen wir aber nicht sicher, ob das Froschherz in der That hemmende Nervenzellen besitzt. Wäre dies der Fall, so dürfte es nicht unmöglich sein, dass die Ligatur, bezw. der Schnitt dieselben reizen würde, und dass die so ausgelöste Erregung, wie dies mit den motorischen Ganglienzellen der Fall ist, genügend lange dauerte, um den Stillstand nach der ersten Stannius'schen Ligatur hervorzubringen.

Dies ist jedoch nicht bewiesen; es ist möglich, dass die hemmenden Apparate des Herzens direkt auf die Muskelsubstanz einwirken, und dass Nervenzellen hierbei keine oder nur eine untergeordnete Rolle spielen. Nach allem, was wir in dieser Hinsicht wissen, ist die Erregung einer Nervenfaser, welche von einer Ligatur oder einem Schnitt ausgelöst wird, immer von sehr kurzer Dauer. Der Stillstand, welcher nach der ersten Stannius'schen Ligatur folgt, konnte also nicht von einer Erregung hemmender Nerven bedingt sein, da er ja viel zu lange dauert. Er müsste dann davon bedingt sein, dass die unterhalb der Ligatur liegenden Theile des Herzens von dem kräftig wirkenden Sinusganglion abgetrennt sind, und dass die in diesen Herztheilen vorkommenden Nervenzellen keine Automatie derselben Ordnung, wie die des Remak'schen Ganglions besitzen, sondern einer, durch weitergehende Veränderungen hervorgerufenen, stärkern Reizung benöthigt sind, um rhythmische Pulsationen auszulösen.

Aus diesen allgemeinen Betrachtungen geht hervor, dass die Frage durchaus nicht leicht zu beantworten ist. Auch können wir zu keinem bestimmten Standpunkt in dieser Hinsicht kommen, sondern müssen uns damit begnügen, zu untersuchen, welches dieser beiden Erklärungsprincipien die grössere innere Wahrscheinlichkeit darbietet.

Dass die Ligatur, bezw. der Schnitt auf die hemmenden Nervenapparate im Herzen reizend wirken muss, ist, wie schon bemerkt, von vornherein klar, und Ludwig und Hoffa[1] sowie Eckhard[2] und Dogiel[3] haben durch directe elektrische Reizung der Scheidewandnerven die Gegenwart hemmender Fasern nachgewiesen. Ausserdem haben andere Forscher bei elektrischer oder mechanischer Reizung des Herzens oder verschiedener Herzabtheilungen oft gefunden, dass die Herzschläge entweder während oder nach der Reizung eine Zeit lang aufhörten.[4] Im letztgenannten Falle war der Stillstand nach Aufhören der Reizung von einer Nachwirkung der hemmenden Nerven bedingt. Dass Stillstand während der Reizung nicht immer stattfindet, hat seinen Grund darin, dass der Herzmuskel, welcher während eines durch Vagusreizung hervorgerufenen Stillstandes in der Regel erregbar ist, von dem Reize direct beeinflusst wird.

Es kann also kein Zweifel darüber walten, dass hemmende Nerven durch die erste Stannius'sche Ligatur in der That gereizt werden. Die Frage ist nur die, ob dies Verhalten alle im Zusammenhang damit stehende Erscheinungen vollständig erklärt, und ob also die nach dem Stillstand allmählich auftretenden Contractionen der Kammer wirklich automatische sind, und ob sie in derselben Weise, wie die normalen Herzcontractionen, ausgelöst werden.

Eine derartige Ansicht wurde zuerst von Heidenhain[5] ausgesprochen, und später schlossen sich derselben mehrere Forscher an,

---

[1] Ludwig und Hoffa, *Zeitschr. f. rat. Med.*, 9, S. 127; 1849.
[2] Eckhard, *Beiträge zur Anat. u. Physiol.*, 7, S. 193; 1876.
[3] Dogiel, *Centralbl. f. d. med. Wiss.*, 1890, S. 260.
[4] Vgl. Ranvier, a. a. O., S. 151 folg.; — Strömberg und Tigerstedt, a. a. O., S. 23, 60.
[5] Heidenhain, *Arch. f. Anat. u. Physiol.*, 1858, S. 502 folg.

wie z. B. v. Wittich[1] und, obgleich mit einem gewissen Zögern, Langendorff.[2]

Als Gründe dieser Auffassung werden angeführt, dass der Stannius'sche Stillstand kein definitiver ist, sondern dass das Herz nach demselben früher oder später wieder zu schlagen beginnt; ferner dass er nach einer Ligatur länger als nach einem Schnitt dauert: im ersten Falle ist natürlich die Reizung stärker als im zweiten. (Heidenhain.)[3] Der Stillstand dauert um so länger, je näher der Sinusgrenze der Schnitt gelegt wird; dies darum, weil sich im obern Theil des Vorhofes die hypothetischen hemmenden Nervenzellen befinden (Heidenhain,[4] Nawrocki,[5] Ranvier).[6] Wenn der Venensinus vorsichtig und in kleineren Abtheilungen abgetrennt wird, tritt überhaupt kein Stillstand ein (Pagliani).[7] Ist der von der Abtrennung bewirkte Stillstand vorübergegangen, so erfolgt nach einer neuen, tiefer gelegten Abtrennung, welche jedoch nicht die Vorhofskammergrenze treffen darf, ein neuer Stillstand (Langendorff).[8]

Gegen diese Auffassung und die derselben zu Grunde liegenden Versuche hat man bemerkt, dass der Stillstand, der nach einer Ligatur erscheint, oft viel länger dauert, als dies von einer derartigen Reizung erwartet werden dürfte, denn derselbe währt zuweilen $^3/_4$ Stunde und länger. — Eckhard,[9] Goltz[10] und Löwit[11] haben im Gegensatz zu Heidenhain und mehreren anderen Forschern angegeben, dass der Stillstand am längsten dauert, wenn die Abtrennung nahe der untern Grenze des Vorhofes erfolgt, und am kürzesten ist, wenn dies nahe der Sinus-Vorhofsgrenze stattfindet. Sie finden darin einen Beweis dafür, dass das Wegfallen der grossen Menge Nervenzellen, die sich in der Scheidewand finden, das Vorkommen automatischer Contractionen bei der Kammer erschwert.

Ich meinerseits bin geneigt, die Ansicht zu theilen, welche von

---

[1] v. Wittich, *Königsberger med. Jahrb.*, 1; 1859; cit. nach Langendorff, *Arch. f. Anat. u. Physiol.*, physiol. Abth., 1884, Suppl.-Bd., S. 81.

[2] Langendorff, a. a. O., S. 84—86. [3] Heidenhain, a. a. O., S. 482.

[4] Heidenhain, a. a. O., S. 483—486.

[5] Nawrocki, *Studien des physiol. Instituts zu Breslau*, 1, S. 114; 1861.

[6] Ranvier, a. a. O., S. 169 folg.

[7] Pagliani, *Untersuchungen zur Naturlehre*, 11, S. 380 folg.; 1876.

[8] Langendorff, a. a. O., S. 99.

[9] Eckhard, *Beiträge zur Anat. u. Physiol.*, 2, S. 130 folg.; 1860; — 3, S. 108 folg.; 1863.

[10] Goltz, *Arch. f. pathol. Anat.*, 21, S. 199; 1861.

[11] Löwit, *Arch. f. d. ges. Physiol.*, 23, S. 328 folg.; 1880; — vgl. auch Vignal, *Archives de physiol.*, 1881, S. 723 folg.

den eben erwähnten Verfassern mehr oder weniger bestimmt ausgesprochen ist, nämlich, dass ausser einer vorübergehenden, von der Vagusreizung bedingten Hemmung bei dem Erscheinen des Stannius'schen Stillstandes der Umstand mitwirkt, dass die automatische Eigenschaft des abgetrennten Herztheiles weniger ausgeprägt ist als die des Venensinus.

Als einen nicht unwichtigen Grund theile ich folgenden Versuch von Goltz mit:

Goltz ging von dem Gedanken aus, dass die Ursache der nach dem Stillstande auftretenden Pulsationen möglicherweise in einer „Luftreizung" zu suchen sei. Um das Herz davor zu schützen, machte er alle seine Versuche an Herzen, welche unter Öl aufbewahrt waren. Als er unter dieser Versuchsbedingung die erste Stannius'sche Ligatur anlegte und dieselbe dann löste, fand er, dass die Kammer dennoch fortwährend stillstand, mit Ausnahme einiger wenigen Contractionen, welche durch die mechanische Reizung beim Lösen der Ligatur entstanden waren. Dies beweist indessen noch nichts für oder wider. Goltz setzte daher den Versuch fort und legte die zweite Stannius'sche Ligatur um die Vorhofskammergrenze. Die Folge davon war die gewöhnliche, nämlich eine Reihe von Contractionen. Als diese Ligatur gelöst wurde, hörten die Contractionen auf. Diese Beobachtung deutet darauf hin, das die zweite Ligatur das Bidder'sche Ganglion reizte, denn wenn sie gelöst wurde, so hörten sowohl Reizung als auch die dadurch verursachten Contractionen auf. Da aber bei der Lösung der ersten Ligatur die Herzkammer sich nicht aufs neue zusammenzog, schliesst Goltz, wie mir scheint, vollkommen logisch, dass diese nicht durch Reizung, sondern durch eine wirkliche Trennung die Diastole der unter ihr liegenden Theile des Herzens hervorbringt.[1]

Ganz in derselben Richtung geht auch folgende, sehr bemerkenswerthe Beobachtung von Klug. Er schnitt die beiden Vagi durch und liess die Thiere am Leben. Nach einiger Zeit war die Degeneration der durchgetrennten Nerven so weit fortgeschritten, dass sie bei Reizung nunmehr keine Hemmungserscheinungen hervorriefen. Dasselbe war auch bei Reizung des Venensinus der Fall. Dessenungeachtet bewirkte die erste Stannius'sche Ligatur den gewöhnlichen Stillstand.[2]

Die Entscheidung des wirklichen Sachverhaltes muss künftigen Untersuchungen überlassen werden. Indessen treten nach Aufhören des Stillstandes, gleichviel wie lange dieser dauert und unabhängig

---

[1] Goltz, *Arch. f. pathol. Anat.*, 21, S. 201 folg.; 1861.

[2] Klug, *Centralbl. f. d. med. Wiss.*, 1881, S. 945.

davon, ob hemmende Nervenapparate faktisch die alleinige Ursache desselben bilden, bei der nun wieder schlagenden Herzkammer eine Menge Erscheinungen auf, welche, wenn sie auch nicht bestimmt beweisen, dass das Bidder'sche Ganglion unter normalen Umständen nicht automatisch thätig ist, dennoch entschieden genug zeigen, dass seine Bedeutung für den Herzschlag im Verhältniss zu der des Remak'schen nur unbedeutend ist.

Zur Aufklärung dieser Frage werde ich von einigen Versuchen ausgehen, welche wir Langendorff verdanken. Anstatt die Kammer durch eine Ligatur oder einen Schnitt abzutrennen, hob er — durch Klemmung mittelst einer Pincette (vgl. oben S. 157) — den nervösen Zusammenhang zwischen dem Venensinus und den übrigen Herztheilen auf. Bei der Wegnahme der Pincette entstanden in Folge der mechanischen Reizung eine Anzahl Pulsationen. Sodann trat ein Stillstand ein, welcher durchschnittlich 3 Min. lang dauerte und von Kammercontractionen nachgefolgt war. Diese waren indessen sehr wenig frequent; bei einem von Langendorff mitgetheilten Versuchsbeispiel machte das in dieser Weise abgeklemmte Herz in $^1/_2$ Stunde nur 52 Pulsationen, während die normale Pulsfrequenz des Frosches etwa 30—40 in einer Minute beträgt.[1]

Diese langsamen, aber mit einer gewissen Regelmässigkeit auftretenden Pulsationen ordnen sich im Verlaufe des Versuches zu Gruppen von 3—4—15 und noch mehreren, ziemlich schnell nach einander folgenden Contractionen, welche Gruppen durch grössere Pausen von einander getrennt sind.

Diese Gruppenbildung wurde zuerst von Luciani an Herzen entdeckt, welche vom Körper ausgeschnitten und durch eine um den Vorhof gelegte Ligatur auf eine Canüle aufgebunden waren (vgl. oben S. 197).[2] Ein näheres Eingehen auf diese merkwürdige Erscheinung würde uns zu weit führen. Ich will daher nur erwähnen, dass nach Versuchen von Rossbach,[3] Langendorff[4] und anderen es einigermassen sicher erscheint, dass Asphyxie hierbei eine entschiedene Rolle spielt. Auch bei warmblütigen Thieren begegnet man bei Erstickung einer ähnlichen Gruppenbildung.[5]

Wenn man bei den hierher gehörigen Versuchen die Zahl der Herzschläge innerhalb der verschiedenen Gruppen über die gesammte Zeitdauer incl. der Pausen gleichmässig vertheilt, so findet man eine entschieden geringere Pulsfrequenz als die normale. Innerhalb der Gruppen selbst zeigt die Frequenz bei verschiedenen Versuchen ein

[1] Langendorff, a. a. O., S. 62.
[2] Luciani, *Ber. d. sächs. Gesellsch. d. Wiss.*, math.-phys. Cl., 1873, S. 11.
[3] Rossbach, ib., 1874, S. 193. [4] Langendorff, a. a. O., S. 103.
[5] Vgl. Konow und Stenbeck, *Skand. Arch. f. Physiol.*, 1, S. 403; 1889.

verschiedenes Verhalten; zuweilen ist sie auch innerhalb der Gruppen geringer als normal, zuweilen erreicht sie denselben Werth, wie bei einem normal schlagenden Herzen. Manchmal, wie es scheint, aber sehr selten, schlägt die abgeklemmte Kammer in demselben Rhythmus wie der Venensinus. Luciani giebt ganz bestimmt an, dass die Summe der Herzschläge nach der Abbindung des Vorhofes, trotz der bedeutenden Frequenz innerhalb der Gruppen, dennoch kleiner als die Pulsfrequenz vor der Abbindung ist.[1] Auch hebt er hervor, dass die Gruppen um so länger und die zwischenliegenden Pausen um so kürzer werden, je näher dem Sinus die Ligatur angelegt wird. (Vgl. oben, S. 202, die analogen Beobachtungen von Goltz, Eckhard und Löwit.)[2] In derselben Richtung geht auch die Angabe von Bidder und Gregory, dass Kammer und Vorhof, wenn sie vom Venensinus isolirt sind, viel früher aufhören sich zu contrahiren, als dies mit dem Sinus selbst der Fall ist,[3] desgleichen die Erfahrung Borisowicz', dass bei einem von dem Körper ausgeschnittenen, aber sonst nicht beschädigten Herzen die Kammer viel früher als der Vorhof + der Venensinus Störungen darbietet.[4]

Dies alles zeugt freilich von einer ausgeprägten Fähigkeit des Bidder'schen Ganglions, eine rhythmische Thätigkeit auszulösen, giebt uns aber keine Veranlassung zu der Annahme, dass dieses unter normalen Verhältnissen eine Automatie derselben Ordnung wie das Remak'sche besitzt. Als Stütze für diese Auffassung dient uns noch folgendes. Während nämlich der isolirte Venensinus ganz in demselben Rhythmus wie das unversehrte Herz schlägt, pulsirt der vom Sinus und von der Kammer abgetrennte Vorhof langsamer (Lovén)[5] und die isolirte Kammer, obschon sie ausnahmsweise auch ebenso schnell wie das ganze Herz schlagen kann, in der Regel noch langsamer als der Vorhof.

Die vorliegenden Thatsachen lehren uns also, dass das Bidder'sche Ganglion des Froschherzens allerdings sehr leicht in eine lange anhaltende Thätigkeit versetzt werden kann, und zwar ist eine einzelne Reizung hierzu genügend. Ferner ist es sehr wahrscheinlich, dass es die Eigenschaft der Automatie in der hier angenommenen Bedeutung hat, d. h. dass es durch die beim Stoffwechsel normal gebildeten Producte in Thätigkeit versetzt werden kann. Aus keiner der hier er-

[1] Luciani, a. a. O., S. 79. [2] Luciani, a. a. O., S. 53.

[3] Bidder, *Arch. f. Anat. u. Physiol.*, 1866, S. 20; — Gregory, *Beiträge zur Physiologie der Herzbewegung beim Frosche.* Inaug.-Diss. Dorpat 1865; cit. nach Bidder.

[4] Borisowicz, *Arbeiten des physiol. Laborat. in Warschau*, 2; 1873; cit. nach *Jahres-Ber. d. Anat. u. Physiol.*, 1873, S. 481.

[5] Lovén, *Mitth. v. physiol. Laborat. in Stockholm*, 4, S. 9.

wähnten Thatsachen geht aber mit Bestimmtheit hervor, dass diese automatische Fähigkeit von derselben Ordnung ist wie diejenige, die wir beim ganzen Herzen antreffen. Im Gegentheil scheint aus dem Gesagten hervorzugehen, dass die Reizung des Bidder'schen Ganglions zu einem höhern Grade als die des Remak'schen steigen muss, um eine Herzcontraction auslösen zu können. Aus diesem Grunde würde dasselbe bei der normalen Schlagfolge des Herzens eine untergeordnete Rolle spielen, und erscheint es deshalb am wahrscheinlichsten, dass es das Remak'sche Ganglion ist, welches das Herz sowie überhaupt die Bedingungen seiner rhythmischen Thätigkeit beherrscht.

Ich erwähnte, dass nach den vorliegenden Angaben die isolirten Vorhöfe schneller als die isolirte Kammer schlagen, sowie dass wenigstens zwei Forscher, Eckhard und Löwit, entschieden behaupten, dass „automatische“ Contractionen bei dem abgetrennten Herztheil um so früher eintreten, je näher dem Venensinus die Ligatur oder der Schnitt angebracht wird. Würden sich diese Angaben bestätigen, so hätten wir eine gewisse Berechtigung, bei den Nervenzellen im Sinus, in der Vorhofsscheidewand und an der Kammerbasis eine continuirliche Abnahme der Automatie zu sehen. Sie wäre dann beim Sinusganglion am stärksten entwickelt, weniger stark bei den Vorhofsganglien, am schwächsten aber beim Bidder'schen Ganglion und bei den von Dogiel entdeckten Ganglienzellen in der Herzkammer. Diese Annahme ist jedoch vorläufig nicht vollständig begründet, da, wie wir gesehen haben, wichtige Stimmen den thatsächlichen Grundlagen derselben widersprochen haben.

Wir wollen jetzt untersuchen, ob wir wirklich Veranlassung haben, dem Venensinus und dem dort befindlichen Remak'schen Ganglion eine höher entwickelte Automatie beizulegen als die, welche wir bei den Vorhofs- und dem Bidder'schen Ganglion haben nachweisen können.

In der That begegnen wir hier einem ausgeprägten Unterschied. Wir haben gesehen, dass die „automatischen“ Pulsationen, die von dem Vorhofe und der Kammer oder von jenem allein ausgeführt werden, in der Regel wenigstens insofern abnorm sind, als ihre Frequenz entschieden geringer als die des unversehrten Herzens ist. Wenn wir aber den Venensinus isoliren und unter Anwendung eines Manometers dessen Contractionen registriren, so finden wir, dass er gleich von Anfang an ebenso frequent wie das ganze Herz schlägt. Der Venensinus hat nicht nöthig, sich nach der Präparation erst einige Zeit zu erholen; er schlägt gleich nach derselben in dem dem Herzen charakteristischen Rhythmus. — Ein einzelner Inductionsstrom, welcher das Remak'sche Ganglion trifft, ruft eine starke Beschleunigung hervor, welche viel länger dauert als die Beschleunigung, welche unter sonst gleichen Umständen bei Reizung irgend eines andern nervenzellenhaltigen Theiles des Herzens erhalten werden kann. Wird der Venensinus mit tetanisirenden Inductionsströmen gereizt, und wird das Remak'sche Ganglion von ihnen getroffen, so erscheint während der Reizung eine Beschleunigung ganz anderer Ordnung, als die man bei schwacher tetanisirender Reizung der Vorhöfe oder der Kammer beobachtet. Unter dem Einfluss einer derartigen Reizung kann die Pulsfrequenz des Venensinus bei gewöhnlicher Zimmertemperatur von 35 bis auf 178 in einer Minute steigen. Diese hohe Zahl der Pulsfrequenz erscheint um so bemerkenswerther, angesichts der relativen Trägheit, welche die übrigen Herzabschnitte, wie reich an Nervenzellen sie auch sein mögen, charakterisirt.[1] Ähnliche Erscheinungen erwähnt auch Heinemann bei mechanischer Reizung des Sinus.[2]

Aus diesem allen geht meines Erachtens hervor, dass es nicht in Frage gestellt werden kann, dass das Remak'sche Ganglion die Contractionen des Herzens beherrscht, sowie dass es dieses gerade ist, in dessen Thätigkeit man die nächste Ursache der rhythmischen Herzarbeit zu suchen hat.

Als weiterer Grund, dem Remak'schen Ganglion die Bedeutung als Leiter der Herzcontraction beizumessen, kann hervorgehoben werden, dass allein dieser Abschnitt des Froschherzens mit Blutgefässen versehen ist, sowie dass alle Umstände, welche den Gasaustausch im Sinus verhindern, auf die Herzschläge verzögernd einwirken (A. v. Humboldt, v. Bezold).[3]

In derselben Richtung geht endlich auch die Erfahrung Gaskell's, dass eine im Venensinus localisirte Erwärmung die Schlagfolge des ganzen Herzens, incl. der Kammer, beschleunigt, während die isolirte Erwärmung der Kammer beim unversehrten Herzen gar keinen Einfluss auf die Schlagzahl derselben ausübt. Dasselbe zeigt sich übrigens auch bei mehreren anderen Eingriffen, je nachdem sie (beim unversehrten Herzen) die Kammer oder den Sinus treffen, und Gaskell fasst selber seine diesbezüglichen Ergebnisse folgendermassen zusammen: „Jeder Eingriff, der die Vorhöfe und den Venensinus allein trifft und eine Veränderung der Schlagfolge der Vorhöfe bedingt, beeinflusst zu gleicher Zeit auch den Rhythmus der Kammer, während derselbe

---

[1] Strömberg und Tigerstedt, *Mitth. v. physiol. Laborat. in Stockholm*, 5; 1888.

[2] Heinemann, *Arch. f. d. ges. Physiol.*, 34, S. 279—280; 1884.

[3] v. Bezold, *Arch. f. pathol. Anat.*, 14, S. 285 folg.; 1858.

Eingriff, wenn er die Kammer allein trifft, keine primäre Veränderung der Schlagfolge der Kammer und der Vorhöfe hervorruft."[1]

Bevor ich die Frage bezüglich der Innervation des Froschherzens verlasse, muss ich noch eine Thatsache erwähnen, die für die theoretische Auffassung derselben möglicherweise von grosser Bedeutung sein kann, obgleich ihre Tragweite noch nicht sicher zu berechnen ist. Foster und Dew-Smith fanden bei ihren Untersuchungen über die Einwirkung constanter Ströme auf die verschiedenen Abtheilungen des Herzens, dass diese bei einem durch die erste Stannius'sche Ligatur zum Stillstand gebrachten Herzen rhythmische Pulsationen hervorriefen, während Ströme von derselben Stärke, wenn sie einem spontan pulsirenden derartigen Präparat zugeführt wurden, dessen Contractionen schwächer machten und sie sogar aufhoben. Derselbe Strom konnte also in dem einen Augenblick Pulsationen auslösen und in dem andern sie zum Verschwinden bringen.[2]

Bei dem isolirten Venensinus hat man dieselbe Erscheinung beobachtet. Wie schon erwähnt, vermag eine dem Remak'schen Ganglion zugeführte einzelne Reizung eine bedeutende Acceleration hervorzurufen. Diese Beschleunigung kann durch eine an demselben Orte mit derselben Stromstärke stattfindende Reizung wieder aufgehoben werden: die Pulsationen gehen zu demselben Rhythmus, in dem sie vor der ersten Reizung erfolgten, wieder zurück.[3]

Diese Erscheinungen sind nicht alleinstehend. Bei Reizung der Grosshirnrinde an morphinisirten Hunden hatten Heidenhain und Bubnoff ganz ähnliche Erscheinungen beobachtet, indem nämlich eine durch Rindenreizung hervorgerufene tonische Contraction der Skeletmuskeln durch eine neue Reizung derselben Rindenstelle zum Verschwinden gebracht wurde,[4] und Wedenskii hat in Bezug auf die die Athmungsbewegungen beeinflussenden Fasern des N. vagus ähnliche Reflexwirkungen auf das Athmungscentrum nachzuweisen gesucht.[5]

Wir haben also hier mehrere an verschiedenen Orten gesammelte Erfahrungen, welche alle mit einer gewissen Wahrscheinlichkeit bezeugen, dass eine directe oder reflectorische Reizung eines Nervencentrums verschiedene Resultate giebt, je nachdem das betreffende Centrum im Augenblick der Reizung erregt ist oder nicht. Wenn es in der Ruhe ist, so wird es durch die Reizung in Thätigkeit versetzt; ist es thätig, so kann seine Erregung durch eine neue Reizung vermindert oder aufgehoben werden.

Welche Bedeutung diese Thatsachen in Bezug auf den verwickelten Innervationsmechanismus des Froschherzens haben, darüber wage ich nicht, auch nur eine Vermuthung auszusprechen. Ich habe dieselben jedoch nicht ganz unerwähnt lassen wollen, weil sie jedenfalls nicht ohne Interesse erscheinen.

Die wahrscheinlichsten Ergebnisse unserer Erwägungen in Bezug

---

[1] Gaskell, *Philosophical transactions*, 1882, 3, S. 997.

[2] Foster und Dew-Smith, *Journal of anat. and physiol.*, 10, S. 746 bis 749; 1876.

[3] Strömberg und Tigerstedt, *Mitth. v. physiol. Laborat. in Stockholm*, 5, S. 47; 1888.

[4] Heidenhain und Bubnoff, *Arch. f. d. ges. Physiol.*, 26, S. 181 folg.; 1881.

[5] Wedenskii, *Arch. f. d. ges. Physiol.*, 27, S. 1—21; 1882.

auf die intracardialen Centren des Froschherzens lassen sich etwa folgendermassen zusammenfassen:

1. Die Ursache der Contractionen des Herzens ist in der Thätigkeit des Remak'schen Ganglions im Venensinus zu finden.[1]

2. Die in der Vorhofsscheidewand und an der Kammerbasis befindlichen Ganglienzellen sind Nervencentren niederer Ordnung, welche freilich die Eigenschaft der „Automatie" in der hier dargestellten Meinung besitzen, jedoch in nicht so hohem Masse wie das Remak'sche Ganglion, weshalb sie auch eine stärkere „innere Reizung" als dieses brauchen, um die Pulsationen bei den Herzabschnitten auszulösen, auf welche sie allein einwirken.

Nun haben wir noch zu untersuchen, inwiefern die übrigen Arbeiten, die wir über die intracardialen Centren kaltblütiger Thiere besitzen, diese Auffassung unterstützen oder widerlegen. Die betreffenden Arbeiten verdanken wir vor allem einigen englischen und amerikanischen Forschern, Gaskell, Mills und Mc. William. Ich beginne mit den niedrigsten Wirbelthieren, den Fischen.

Bei diesen zeigen sich ein wenig verschiedene Erscheinungen, je nachdem Fische verschiedener Ordnung untersucht werden. Einige Fische, wie der Aal, haben Herzen, welche die beim Versuch entstehenden grösseren oder kleineren Abnormitäten lange vertragen; andere dagegen sind so empfindlich, dass eine eingehende Untersuchung ihrer Herzen fast unmöglich erscheint.

Hoffmann machte Durchtrennungen des Herzens an verschiedenen Fischen und fand bei Quertheilung des Herzens dicht an der Atrioventriculargrenze entweder sogleich oder nach einer geringen Anzahl von Pulsationen Stillstand, der entweder andauerte oder nach kürzerer Dauer durch wiederauftretende Pulsationen unterbrochen wurde. Hoffmann schliesst sich der Ansicht an, dass die Übergangsstelle des Venensinus in den Vorhof die automatische Erregungsstelle für die normale Vorhof- und Kammerbewegung sei, und dass der Stillstand nach der Quertheilung an der Atrioventriculargrenze nicht die Folge der Reizung hemmender Nerven, sondern Folge des mangelnden Einflusses der Vorhofsganglien sei.[2]

Bei gewissen Selachiern fand Mills, dass auf eine Ligatur um den Vorhof freilich ein Stillstand des abgetrennten Herzabschnittes folgte, der aber, obgleich nach einer verhältnissmässig langen Zeit, aufhörte, und dass dann wieder neue Pulsationen erschienen. Bei Batrachus Tau erscheint der unab-

---

[1] Diese Ansicht wurde zuerst von Volkmann ausgesprochen (*Arch. f. Anat. u. Physiol.*, 1844, S. 428).

[2] C. E. Hoffmann, *Beiträge zur Anatomie und Physiologie des N. vagus bei den Fischen.* Giessen 1860; cit. nach Meissner's *Jahres-Ber.* 1860, S. 527.

hängige Rhythmus der abgetrennten Kammer dagegen sehr schnell nach der Abtrennung.[1]

Beim Aalherzen begegnen wir nach Mc. William ähnlichen Erscheinungen. Wenn man die verschiedenen Herzabschnitte von einander trennt, so findet man, dass jeder ohne eine Extra-Reizung rhythmisch pulsiren kann, dass aber andererseits der Venensinus ebenso schnell wie das unversehrte Herz pulsirt, während der Vorhof und die Kammer erst nach einiger Zeit zu pulsiren beginnen und nicht dieselbe Pulsfrequenz wie der Sinus erreichen. Und dies gilt von der Kammer in einem noch höhern Grade als von dem Vorhof.[2]

Mc. William hält es als für ganz entschieden, dass der Venensinus der Leiter der Herzcontractionen ist. Alles, was die Erregbarkeit des Sinus erhöht, auch wenn es genau bis zum Sinus abgegrenzt wird, erhöht die Frequenz der Herzschläge. Ebenso wie beim Froschherzen eine einzelne Reizung des Remak'schen Ganglions während einer verhältnissmässig langen Zeit die Pulsfrequenz steigert, so ist dies auch beim Aalherzen bei einer einzelnen Reizung seines Venensinus der Fall.[3]

Für die Knochenfische gilt nach Kasem-Beck und Dogiel, dass nach Abtrennung der Kammer und des Vorhofes von dem Venensinus ein Stillstand erscheint, der nach einiger Zeit vorübergeht.[4]

In einer sehr sorgfältigen Untersuchung des Herzens der Landschildkröte hat Gaskell der Musculatur des Herzens automatische Eigenschaft zuschreiben, und den Ganglienzellen gar kein Antheil bei der Auslösung der normalen Contractionen zuerkennen wollen.[5] Ich habe jedoch schon bei Behandlung der allgemeinen Eigenschaften des Herzmuskels hervorgehoben, dass, wenigstens in Bezug auf die Kammermusculatur, seine Beweisgründe nicht unbedingt stichhaltig sind. Und für die Vorhöfe sind sie es um so weniger, als wir ja in den Vorhöfen eine grosse Anzahl Ganglienzellen haben.

Unter den vielen interessanten Versuchen, die Gaskell mittheilt, muss ich indessen hier einige besonders erwähnen, weil durch dieselben andere möglicherweise dazu gebracht werden können, die theoretischen Schlussfolgerungen Gaskell's mehr unbedingt als ich zu billigen.

Bei Trennung der verschiedenen Herzabschnitte von dem Venensinus, der isolirt in demselben Rhythmus wie früher pulsirt, entsteht bei jenen zuerst eine kürzere Reihe Contractionen, welche von der durch den mechanischen Eingriff hervorgebrachten Reizung bedingt sind. Dann sind sie eine Zeit lang in der Ruhe, beginnen aber später

---

[1] Mills, *Journal of physiology,* 7, S. 91, 92; 1886.

[2] Mc. William, ib., 6, S. 197 folg.; 1885.

[3] Mc. William, ib., 6, S. 198—199.

[4] Kazem-Beck und Dogiel, *Zeitschr. f. wiss. Zoologie*, 37, S. 259; 1882. In Bezug auf das Fischherz vgl. auch Vignal, *Arch. de physiologie*, 1881, S. 694—704.

[5] Gaskell, *Journal of physiol.*, 4, S. 43; 1883.

wieder zu schlagen. Anfangs pulsiren sie nur langsam; allmählich aber nimmt ihre Frequenz immer mehr zu, und endlich pulsiren sie ebenso schnell wie der Venensinus. Die Vorhöfe erreichen diese schnelle Pulsfrequenz leichter und früher als die Kammer.[1]

Ebenso findet Gaskell, dass, wenn er durch die Kranzgefässe Blut leitet und die Kranzvenen abschneidet, so dass kein Blut in die Kammerhöhle gelangt, die isolirte Kammer oder die Kammer + der Vorhof nach der Abtrennung von dem Sinus gar nicht aufhören zu pulsiren, sondern fortwährend in demselben Rhythmus wie der Sinus schlagen.[2]

Dies alles scheint jedoch nicht zu beweisen, dass der Vorhof und die Kammer unter normalen Verhältnissen in derselben Art und ebenso leicht wie der Sinus automatisch erregt sind. Im Gegentheil spricht der Umstand dagegen, dass es bei isolirter Kammer nothwendig ist, Blut unter einem genügend hohen Druck durch die Kranzgefässe zu leiten, damit nach der Abtrennung vom Sinus kein Stillstand erscheinen soll, während dieselbe bei unversehrtem Zusammenhang mit dem Sinus, trotz der Blutleere ihrer Wände, dennoch pulsirt. Die Erfahrungen, welche Gaskell selbst über die Fortpflanzung der Erregung durch das Herz gesammelt hat, und auf die ich bei Behandlung der Frage, wie die verschiedenen Abtheilungen des Herzens bei dem normalen Herzschlage nach einander in Thätigkeit versetzt werden, näher eingehen werde, sprechen meiner Meinung nach auch sehr entschieden dafür, dass es doch der Sinus ist, der den eigentlich automatisch erregten Abschnitt des Herzens darstellt. Und angesichts der Erfahrungen, die ich früher über die localisirte elektrische Reizung des Sinus beim Frosch mitgetheilt habe, scheint es kaum berechtigt, dessen Nervenzellen jegliche Bedeutung in dieser Hinsicht abzusprechen (vgl. S. 206, 207).

Nach Gaskell ist es dagegen der Muskel selbst, der diese automatische Eigenschaft besitzt. Er nimmt an, dass die Herzabschnitte da, wo diese Eigenschaft am höchsten entwickelt ist, dem Embryonalstadium näher stehen und also weniger als die übrigen Abschnitte, wo diese Eigenschaft sich in einem geringern Grade vorfindet, differenzirt sind. Ich darf nämlich nicht unerwähnt lassen, dass Gaskell bei den verschiedenen Abschnitten des Herzens diese Automatie verschieden stark entwickelt findet, doch ist diese Verschiedenheit nach ihm eine quantitative und nicht eine qualitative.[3] Endlich hat Gaskell auch histologische Unterschiede zwischen den verschiedenen Herzabschnitten hervorgehoben und die mehrerwähnte verschiedene Fähigkeit, auto-

[1] Gaskell, a. a. O., S. 50.
[2] Gaskell, a. a. O., S. 59 folg.
[3] Gaskell, a. a. O., S. 60.

matisch thätig zu sein, damit zusammengestellt.[1] Wir wollen uns aber nicht auf diese Fragen einlassen, sondern ich verweise diejenigen, welche sich dafür interessiren, auf die in vielen Beziehungen lehrreiche Originalabhandlung Gaskell's.[2]

Bei der Wasserschildkröte (Pseudoemys rugosa) beobachtete Mills im Gegensatz zu den Ergebnissen Gaskell's an der Landschildkröte, dass der Vorhof und die Kammer, wenn sie vom Sinus abgetrennt waren, keineswegs in einem ebenso schnellen Rhythmus wie der Sinus pulsirten, so lange er auch den Versuch fortsetzte. Die isolirten Vorhöfe pulsiren langsamer als der Venensinus. Die abgetrennte Kammer pulsirt nur äusserst selten spontan. Gleichviel ob Mills sie in Blut oder Salzwasser legte, blieb sie in der Ruhe. Er kam deshalb zu dem Schluss, dass die Kammer der Wasserschildkröte an und für sich keine grössere automatische Fähigkeit als die des Frosches besitzt.[3]

Bei den Meeresschildkröten (Chelonia sp.) zeigte dagegen die Kammer eine grössere Fähigkeit zu spontanen Contractionen, obgleich ihr Rhythmus niemals den des unversehrten Herzens erreichte und in der That oft ein sehr langsamer blieb.[4]

Bei Schlangen (Tropidonatus) bemerkte Mills nach einer Ligatur um die Vorhöfe niemals eine spontane Contraction der isolirten Kammer.[5]

§ 16. Die intracardialen Centren bei den warmblütigen Thieren.

Bei den warmblütigen Thieren entwickeln sich die von den beiden Abtheilungen des aus den Herzästen des Vagus und des Sympathicus gebildeten Plexus cardiacus (siehe die folgende Vorlesung) unter anderen directe Zweige nach der Wand der Vorhöfe sowie die Plexus coron. dexter und sinister. Die Nervenfäden dieser Geflechte sind mit zahlreichen Ganglien versehen, und auch die aus denselben auf die Vorhöfe und Kammern ausstrahlenden Zweige sind von kleinen Ganglien durchsetzt.

Über die Vertheilung dieser Ganglien im Säugethierherzen ist unsere Kenntniss vorläufig viel geringer als in Bezug auf die Lage der Ganglienzellen beim Froschherzen. Nachdem zuerst Remak[6] aus dem rechten Vorhof des Kalbsherzens ein Ganglion beschrieben und abgebildet hatte, machten Lee,[7]

---

[1] Gaskell, a. a. O., S. 72 folg. Vgl. auch die aus embryologischem Gesichtspunkte gegen die Ganglienhypothese gemachten Bemerkungen von Romberg (*Verhandl. des Congresses für innere Medicin*, 9, S. 361; 1890).

[2] Eine gedrängte Übersicht der Arbeiten Gaskell's über die Innervation des Herzens findet sich in *Arch. de physiologie* 1888, S. 56—68.

[3] Mills, *Journal of physiol.*, 6, S. 278 folg.; 1885.

[4] Mills, *Journal of anat. and physiol.*, 21, S. 2—6; 1887.

[5] Mills, ib., 22, S. 7; 1888.

[6] Remak, *Arch. f. Anat. u. Physiol.*, 1844, S. 463.

[7] Lee, *Philosophical transactions*, 1849, S. 43, 47; cit. nach Aubert, *Handb. d. Physiologie*, 4, 1, S. 346.

Schklarewski,[1] Dogiel,[2] Vignal,[3] Szentkinályi,[4] Eisenlohr,[5] Kazem-Beck,[6] Ott,[7] Romberg und His jun.[8] an verschiedenen Säugethieren und am Menschen genauere Untersuchungen über diesen Gegenstand.

Die meisten von diesen Autoren stimmen unter einander darin überein, dass die Herzkammern keine Ganglien besitzen. Nur Schklarewski (Kaninchen, Hund, Maulwurf, Fledermaus, Ratte) und Vignal (Affe, Mensch) erwähnen Ganglienzellen an der Kammerwand. Kazem-Beck konnte bei einem 2 Monate alten Kinde keine einzige Nervenzelle auf der Kammeroberfläche finden. Dagegen kamen, am reichlichsten beim Ferkel, weniger beim Schaf und Kalb, am wenigsten beim Hund, Nervenzellen, hauptsächlich auf der Wand der linken Kammer vor. Bei einem 6monatlichen menschlichen Foetus sah His jun. bei den Kammern keine Ganglien.

An der Atrioventriculargrenze, insbesondere an der Umrandung der Aorta und Pulmonalis im Niveau ihrer Semilunarklappen (Ott; Mensch), zeigen sich nach den meisten Forschern Ganglienzellen.

In den Vorhöfen sind die Ganglienzellen theils um die Öffnungen der grossen Venen herum (Dogiel, Szentkinályi, Vignal, Ott), theils in der Peripherie der Scheidewand (Eisenlohr, Schklarewski, Szentkinályi, Ott), theils auch, obgleich in geringerer Zahl, in der äussern Wand (Szentkinályi, Ott) zu finden. Nach Ott nimmt die Zahl der Ganglienzellen mit der Entfernung von der Scheidewand immer ab, so dass an der äussern Peripherie der Vorhöfe keine Ganglienzellen mehr zu finden sind.

Nach Dogiel, Szentkinályi uud Eisenlohr liegen die Ganglienzellen nie in der Musculatur des Herzens, sondern nur unmittelbar unter dem Pericard. Vignal und Ott geben dagegen an, dass sie freilich vorwaltend in dem subpericardialen Bindegewebe zu finden sind, jedoch aber auch in der Musculatur eingebettet, einzeln und in ganzen Gruppen vorkommen.

Wir haben schon gesehen, dass auch bei den warmblütigen Thieren das Herz ganz unabhängig vom centralen Nervensystem Arbeit leisten kann. In der letztern Zeit ist es Newell Martin gelungen, Säugethierherzen, welche sowohl von den Nervencentren als von den Gefässen isolirt waren, stundenlang am Leben und in voller Leistungsfähigkeit zu erhalten.

Die Methode Martin's besteht darin, dass er alle zum Herzen verlaufende Nerven durchschneidet, die untere Hohlvene sowie alle Äste der obern Hohl-

[1] Schklarewski, *Nachrichten v. d. Gesellsch. d. Wiss. zu Göttingen*, 1872, S. 426—428.

[2] Dogiel, *Arch. f. mikr. Anat.*, 14, S. 477—478; 1877.

[3] Vignal, *Arch. de physiologie*, 1881, S. 918—927.

[4] Szentkinályi, *Orvosi Hetilap*, 1880, Nr. 23; cit. nach *Jahresber. d. Anat. u. Physiol.*, 1882, 2, S. 56.

[5] Eisenlohr, *Arbeiten a. d. pathol. Institut zu München*, 1886, S. 383.

[6] Kazem-Beck, *Centralbl. f. d. med. Wiss.*, 1887, S. 785.

[7] Ott, *Zeitschr. f. Heilkunde* (Prag), 9, S. 273—274; 1888.

[8] Romberg, *Verh. d. Congr. f. innere Medicin*, 9, S. 359—360; 1890; — His jun., ib., S. 369—373; — His jun., *Abh. d. sächs. Ges. d. Wiss.*, math.-phys. Cl., 18, S. 1—64; 1891.

vene, mit Ausnahme der 1. V. jugularis ext. an der einen Seite, ebenso alle Äste der Aorta, mit Ausnahme der 2. A. carotis dextra und 3. der Bauchaorta bindet. In die genannten Arterien und Venen bindet er Canülen ein, durch welche Blut von und nach dem Herzen geleitet wird. Durch die in (1) eingesetzte Canüle wird das Herz mit Blut gespeist, durch die Canüle in (2) wird der Seitendruck des aus der linken Kammer strömenden Blutes gemessen. Die Canüle in (3) steht mit einem Schlauch, dessen freie Öffnung höher oder tiefer gestellt werden kann, in Verbindung. Hierdurch wird der Widerstand, den die linke Kammer bei ihren Contractionen zu überwinden hat, variirt. Übrigens strömt das Blut in normaler Weise vom rechten Herzen zu den Lungen und von ihnen zum linken Herzen. Durch künstliche Athmung wird das Blut ununterbrochen arterialisirt, und das vom Körper physiologisch isolirte Herz ist also, wie schon erwähnt, sehr lange leistungsfähig.[1]

An derartigen Präparaten haben Martin und seine Schüler Donaldson, Howell u. a. eine Anzahl wichtiger Versuche über die Art und Weise ausgeführt, wie das von dem centralen Nervensystem und von den Gefässen vollständig isolirte Herz unter verschiedenen Verhältnissen arbeitet. Es ist selbstverständlich, dass wir nach dieser Methode den Einfluss verschiedener Variabeln in ihrer einfachsten Form prüfen können. Wir sind im Stande, den venösen Einströmungsdruck vollkommen constant zu erhalten oder denselben, ebenso wie die in einer Minute zum Herzen strömende Blutmenge nach Belieben zu variiren. Ebenso können wir nach Belieben den Widerstand, gegen welchen die linke Kammer Arbeit leistet, variiren; wir können die unter verschiedenen Umständen aus der Bauchaorta in einer Minute strömende Blutmenge direct messen u. s. w.

Unter den Ergebnissen, welche nach dieser Methode gewonnen sind, muss ich in diesem Zusammenhange einige besprechen, welche dazu dienen, die Herzthätigkeit bei den Säugethieren zu charakterisiren.

Bei verschiedener Temperatur wird die Frequenz der Herzschläge in der Weise verändert, dass sie bei höherer Temperatur grösser, und bei niederer geringer ist. Da das Herz bei diesen Versuchen von dem übrigen Körper isolirt war, so folgt, dass die Ursache der veränderten Frequenz wahrscheinlich eben in der veränderten Temperatur und nicht in einigen unter deren Einwirkung in den Geweben des Körpers gebildeten Stoffwechselproducten zu suchen ist. Ferner scheint aus diesen Versuchen hervorzugehen, dass die verschiedene Temperatur des Blutes nicht durch das Endocard hindurch, sondern durch einen directen Einfluss auf den Herzmuskel oder die Nervenzellen des Herzens auf die Herzschläge einwirkt. Die Pulsfrequenz zeigt sich nämlich in einem höhern Grade von der Temperatur des

[1] Newell Martin, *Philosophical transactions*, 1883, II, S. 666.

Blutes in der Aorta als von derjenigen des in den rechten Vorhof einströmenden Blutes abhängig.[1]

Die Blutmenge, welche die linke Kammer bei jeder Systole heraustreibt, ist von dem venösen Zufluss bedingt; je grösser dieser ist, um so mehr Blut wird vom Herzen herausgetrieben. Jedoch wächst die herausgetriebene Blutmenge nicht proportional mit dem venösen Zufluss; im Gegentheil wird angegeben, dass bei diesen Versuchen die linke Kammer eine kleinere Menge in die Aorta herauswarf, als die, welche sich in den rechten Vorhof ergoss.[2]

Bei constantem venösen Zufluss ist die bei jeder Systole herausgetriebene Blutmenge innerhalb weiter Grenzen (58—147 ^{mm} Hg) vom Widerstand unabhängig. Hierbei muss jedoch bemerkt werden, dass bei den hierhergehörigen Versuchen die zuströmende Blutmenge beträchtlich geringer war als die, bei welcher das Herz das Maximum von Blut herauszutreiben vermochte.[3] Es ist also nicht erlaubt, dies Ergebniss auf die Arbeit des Herzens bei normaler Circulation direct zu übertragen.

Auch vom Körper ausgeschnittene und nicht blutdurchströmte Herzen können unter günstigen Bedingungen ziemlich lange pulsiren. So fanden Waller und Reid, dass das Kaninchenherz sogar nach 72 Minuten ganz normale, spontane Contractionen ausführte,[4] und fibrilläre Contractionen sind noch viel längere Zeit beobachtet worden, z. B. von Vulpian beim rechten Vorhof des Hundeherzens 93½ Stunden nach dem Tode.[5]

Das embryonale Herz ist sehr zäh. Als Beispiel davon mag erwähnt werden, dass Rawitz bei einem 6 Monaten alten menschlichen Fötus noch 4 Stunden nach dem Tode normale Kammercontractionen beobachtete.[6]

Die Lebenszähigkeit der Vorhöfe ist noch grösser.

In Bezug auf die automatischen Eigenschaften des Herzens haben Wooldridge[7] und ich[8] einen sehr bedeutenden Unterschied zwischen den kaltblütigen und den warmblütigen Thieren gefunden. In einer im Laboratorium Ludwig's ausgeführten Untersuchung habe ich beim

---

[1] Martin, *Philosophical transactions*, 1883, II, S. 674—687.
[2] Howell und Donaldson, ib., 1884, S. 151 folg.
[3] Howell und Donaldson, a. a. O., S. 147 folg.
[4] Waller und Reid, *Philosophical transactions*, 1887, B, S. 217.
[5] Vulpian, *Mémoires de la société de biologie*, 1858, S. 8.
[6] Rawitz, *Arch. f. Anat. u. Physiol.*, physiol. Abth., 1879, Suppl.-Bd., S. 69.
[7] Wooldridge, ib., 1883, S. 522 folg.
[8] Tigerstedt, ib., 1884, S. 497.

Kaninchen den nervösen Zusammenhang zwischen den Vorhöfen und den Kammern vollständig aufgehoben, und die letzteren haben dennoch, ohne irgend welchen Stillstand, ihre Pulsationen fortgesetzt. Da diese Versuche für die Auffassung der Innervation der Herzkammer bei den Säugethieren von gewissem Interesse sind, erlaube ich mir, dieselben hier etwas näher zu beschreiben.

Man kann die Kammer von den Vorhöfen physiologisch abtrennen, indem man um die Vorhofswand, der Kammergrenze so nahe wie möglich, eine Ligatur anlegt, dieselbe kräftig zusammenzieht und dann löst. Das Anziehen der Ligatur bezweckt, den nervösen Zusammenhang zwischen den Vorhöfen und den Kammern vollständig zu unterbrechen.[1] Da jedoch die Ligatur nicht zu lange liegen darf, weil die Kammer dann durch Blutmangel leidet, da bei der

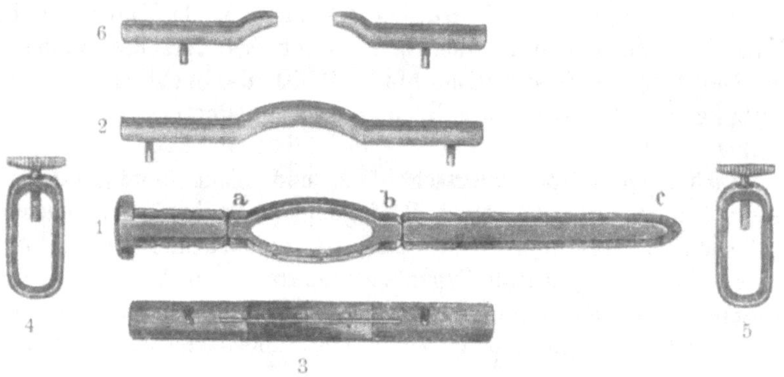

Fig. 68. Das Atriotom. 1 der Stab; 2 eine Schiene von der Seite; 3 eine Schiene von unten; 4 und 5 die Schrauben; 6 Schienen für die theilweise Abklemmung.

Lösung der Ligatur die zarte Vorhofswand zerrissen werden kann, und da endlich gegen diesen Versuch die Einwendung immer geltend gemacht werden kann, dass einige nervöse Verbindungen trotz der temporären Ligatur unversehrt geblieben sind, habe ich auf Anrathen Ludwig's auf eine sichere Art den nervösen Zusammenhang zwischen Kammer und Vorhof aufzuheben gesucht. Zu diesem Zwecke habe ich den kleinen, Fig. 68 abgebildeten Apparat (Atriotom) benutzt. Der mit einem ovalen Loch versehene Stab wird in einer Weise, die hier nicht näher beschrieben werden kann, von dem linken Vorhof aus durch die Scheidewand in den rechten Vorhof geführt, und zwar so, dass die Öffnung zwischen *a* und *b* in die Vorhöfe zu liegen kommt. Ausserhalb der Vorhofswand wird an jeder Seite des Stabes je eine der in derselben Figur dargestellten, genau nach dem Stabe gekrümmten Schienen angebracht und fest an den Stab angeschraubt. Wenn dies mit genügendem Druck geschieht, so wird die Vorhofswand zwischen den Schienen und dem Stab so gründlich zusammengepresst, dass jeder nervöse Zusammenhang zwischen Vorhof und Kammer ganz sicher aufgehoben ist. Um aber auch die letzte Möglichkeit

[1] Wooldridge, a. a. O., S. 527.

eines solchen ausser Frage zu stellen, sind die beiden Schienen in ihrer Mitte mit einer longitudinalen Spalte versehen, in welche man ein scharfes und dünnes Messer hineinführen kann, um die Vorhofswand vollständig durchzuschneiden. Die Wand wird durch die starke Pressung der Schienen gegen den Stab in ihrer Lage zurückgehalten. Die Blutcirculation geht durch ein so zugerichtetes Herz ganz gut fort, und man kann den Blutdruck mittelst eines in die Art. carotis eingesetzten Manometers in gewöhnlicher Weise aufschreiben.

Das wichtigste Ergebniss dieser Versuche habe ich schon angedeutet: die Kammern fahren, trotz der Abklemmung und Abschneidung, zu pulsiren fort. Ihre Pulsfrequenz ist aber geringer als kurz vorher. Man könnte sich vorstellen, dass dies von der abnormen Blutvertheilung, welche das Durchbohren der Vorhofsscheidewand verursacht, bedingt sei. Dies ist jedoch nicht der Fall.

Es zeigt sich nämlich, dass die Pulsfrequenz nach Einführung des Stabes, bevor die Schienen angeschraubt sind, nur sehr wenig verändert wird: z. B. bei einem Versuch von 19—19·5 in 5″ zu 18—18·5, und bei einem andern von 21·5 bis 19 in 5″. Sobald aber die Schienen festgeschraubt werden, nimmt die Pulsfrequenz merklich ab; in dem erstern der eben angeführten Versuche war sie nach einer nur partiellen Abklemmung der Vorhöfe auf 9·5 in 5″ gesunken.

Wenn ich noch hinzufüge, dass die Abklemmung bei diesen Versuchen ganz nahe der Vorhofskammergrenze angebracht war, sowie dass nach Wooldridge[1] alle die Nerven, welche längs der grossen Arterien zum Herzen laufen, centripetal sind, geht aus diesen Versuchen unzweifelhaft hervor, dass der abgetrennte Theil des Herzens, d. h. die Kammern + ein ganz kleiner Theil der Vorhöfe, in sich selbst alle Bedingungen einer rhythmischen Thätigkeit besitzen. Gleichzeitig muss ich aber auch bemerken, dass, soweit unsere Erfahrungen jetzt reichen, die isolirte Herzabtheilung niemals dieselbe Pulsfrequenz wie das ganze unversehrte Herz erreicht, dass mit anderen Worten ihre automatischen Eigenschaften nicht so stark wie beim ganzen Herzen ausgebildet sind.

Dieses Ergebniss ist in einem gewissen Grade überraschend, wenn wir es mit den an mehreren kaltblütigen Thieren gewonnenen Ergebnissen zusammenstellen. Unter diesen stimmen hiermit eigentlich nur die Erfahrungen Gaskell's über das Verhalten des Herzens der Landschildkröte bei Durchleitung von Blut durch die Kranzarterien überein (vgl. S. 211). Jedoch glaube ich nicht, dass die Frage, inwiefern die Herzkammern der warmblütigen Thiere höher entwickelte automatische Eigenschaften als die der kaltblütigen besitzen, vorläufig in der einen oder andern Richtung bestimmt entschieden werden kann.

---

[1] Wooldridge, a. a. O., S. 532—535.

Directe Reizung der Kammeroberfläche mit tetanisirenden Inductionsströmen ruft bei den warmblütigen Thieren, wie Ludwig und Hoffa zuerst nachwiesen,[1] eine merkwürdige Veränderung des Herzrhythmus hervor. Anstatt wie gewöhnlich sich ungefähr gleichzeitig zu contrahiren, ziehen sich die Herzmuskelfasern nun in der Weise zusammen, dass die eine erschlafft, während die andere sich contrahirt, und hierdurch entsteht eine wellenförmige Bewegung der Kammerwand, bei welcher kein Blut aus dem Herzen herausgetrieben wird. Diese Contractionsform, welche Ludwig Herzdelirium genannt hat, kann, auch wenn sie mehrere Minuten lang (beim Kaninchen) gedauert hat, aufhören und von normalen Herzschlägen gefolgt sein, wenn nur die Reizung nicht zu stark gewesen ist und zu lange gedauert hat. Wenn dies aber der Fall ist, und besonders wenn die Reizung wiederholt wird,[2] so hört das Delirium nicht auf, und das Thier stirbt.

Bei constanten, dem Herzen direct zugeführten Strömen fand Einbrodt eine Beschleunigung der Herzschläge und Zunahme des Blutdruckes; bei zunehmender Stromstärke erreichte diese Beschleunigung bald ihr Maximum; wurde die Stromstärke noch weiter gesteigert, so traten diastolischer Stillstand und der Tod ein.[3] S. Mayer beobachtete bei Anwendung constanter Ströme nur Contractionswellen, welche in unregelmässiger und oft sehr rascher Weise über die Herzmusculatur hinliefen. Von einem Ansteigen des Druckes konnte niemals etwas beobachtet werden; immer war der erste Effect ein Absinken des Druckes, verbunden mit Intermissionen in den normalen Contractionen oder wogenden und wühlenden Bewegungen, die sich von dem Zustande der Diastole wesentlich unterschieden.[4]

Mc. William hat neuerdings einige neue Erfahrungen über dieses Herzdelirium mitgetheilt, welches er bei Kaninchen, Hunden, Katzen, Ratten, Hühnern, Tauben und Igeln constatirt hat. Er versucht nachzuweisen, dass diese Erscheinung von nervösem Einfluss unabhängig ist, und dass sie durch eine directe Einwirkung des Reizes auf die Muskelsubstanz hervorgerufen wird. Wenn man die Kammer kreuz und quer zerschneidet und dann durch Reizung der Spitze ein Delirium erzeugt,

[1] Ludwig und Hoffa, *Zeitschr. f. rat. Med.*, 9, S. 128 folg.; 1849.

[2] Gley, *Archives de physiologie*, 1891, S. 735.

[3] Einbrodt, *Sitz.-Ber. d. kais. Akad. d. Wiss.*, math.-naturw. Cl., 38, S. 356; 1859; — vgl. auch Neumann, *Arch. f. d. ges. Physiol.*, 39, S. 403 folg.; 1886.

[4] S. Mayer, *Sitz.-Ber. d. kais. Akad. d. Wiss.*, math.-naturw. Cl., 68, Abth. 3, S. 81; 1873; — vgl. auch Herbst, *Arch. f. exp. Pathol.*, 18, S. 426 bis 430; 1884.

so breitet sich dieses oft über die zerschnittene Kammer in ihrer ganzen Länge aus. Hier ist es schwierig, sich eine Nervenleitung vorzustellen.[1]

Kronecker und Schmey wollten nachweisen, dass die betreffende Störung der Herzthätigkeit von der Zerstörung eines coordinatorischen Centrums des Herzens bedingt sei. Dies Centrum sollte an der untern Grenze des obern Drittels der Kammerscheidewand liegen. Den Beweis für diese Auffassung finden sie darin, dass bei 8 Hunden und nicht selten auch bei Kaninchen ein Nadelstich an dieser Stelle das Herz lähmte und Delirium hervorrief, wonach das Thier starb, ohne dass die Kammern einen einzigen Schlag gethan hatten.[2] Ähnliche Erscheinungen erwähnen auch Sée und Gley.[3]

Mc. William bemerkt gegen diese Hypothese eines coordinatorischen, scharf localisirten Herzcentrums, dass wenigstens nicht jedes Herzdelirium von dessen Zerstörung bedingt sein kann, denn sowohl er selbst, als auch mehrere Forscher vor ihm haben gefunden, dass die Herzschläge nach einiger Zeit wieder normal werden, und dann kann ein derartiges Centrum, wenn es überhaupt existirt, nicht zerstört sein. Ferner erscheint dieses Delirium oft bei Eingriffen, welche dieses tief liegende Centrum gar nicht erreichen können, wie z. B. bei mechanischer, thermischer oder elektrischer Reizung der Kammeroberfläche an der Herzspitze. Endlich hebt Mc. William hervor, dass man auch bei einer abgeschnittenen Herzspitze eines warmblütigen Thieres ein ähnliches Delirium erzeugen kann, obgleich der Schnitt tief unterhalb des Kronecker-Schmey'schen Centrums gelegt worden ist.[4] Diese Thatsachen sind mit der betreffenden Hypothese nur schwer zu vereinigen.

In Bezug auf das Herzdelirium und die Bedingungen seines Auftretens theilt Mc. William noch folgende Angaben mit. Es tritt leichter auf und dauert nach Ende der Reizung länger fort, wenn das Herz leicht erregbar ist; ist die Erregbarkeit des Herzens durch Abkühlung oder irgend etwas anderes herabgesetzt, so verschwindet das Delirium gleich nach Schluss der Reizung. Dasselbe fand auch Gley.[5] Zuweilen lässt es sich gar nicht erzeugen. Dagegen giebt Kronecker an, dass er bei Hunden nach einmal erzeugtem Delirium nie eine Wiederherstellung der normalen Herzschläge gesehen habe.[6] Auf der

[1] Mc. William, *Journal of physiology*, 8, S. 296 folg.; 1887.

[2] Kronecker und Schmey, *Sitz.-Ber. der Akad. d. Wiss. zu Berlin*, 1884, S. 87.

[3] Sée und Gley, *Comptes rendus de l'academie des sciences*, 104, S. 827; 1887.

[4] Mc. William, *Journal of physiology*, 8, S. 298—301; 1887.

[5] Gley, *Comptes rendus de la société de biologie*, 1891, S. 108.

[6] Kronecker, ib., 1891, S. 258.

andern Seite bemerkt Mc. William, dass bei sehr kräftigen Herzen das Delirium nur bei sehr starker elektrischer Reizung und gar nicht bei mechanischer oder thermischer Reizung erscheint. Unter gewissen Umständen tritt es dagegen äusserst leicht ein. Es ist schwierig, diese Umstände genau festzustellen; Mc. William hebt unter denselben eine starke Abnahme des Blutdruckes hervor, welche zu Anämie des Herzmuskels führt. Das Delirium erscheint auch, wenn man bei geschlossenem Brustkasten tetanisirende Inductionsströme durch das Herz leitet. Dagegen üben einzelne Inductionsströme keine Wirkung aus.

Von den Vorhöfen erhielt Vulpian bei tetanisirender Reizung mittelst genügend starker Inductionsströme ein arhythmisches, dem Delirium der Kammern ähnliches Flattern; nach Ende der Reizung nahmen sie aber, im Gegensatz zum Verhalten der Kammern, schnell ihre normale Coordination und ihren normalen Rhythmus wieder an.[1]

Ich würde diese Erscheinung, welche, so interessant sie an und für sich auch sein mag, dennoch vorläufig in keinem höhern Grade beiträgt, die Innervationsverhältnisse des Säugethierherzens aufzuklären, nicht so ausführlich besprochen haben, wenn sie nicht von einer gewissen praktischen Bedeutung sein würde. Man hat nämlich, und auch in der letzten Zeit, seitens mehrerer Kliniker die Anwendung tetanisirender Inductionsströme bei plötzlicher Herzschwäche vorgeschlagen. Aus dem oben Erwähnten geht aber hervor — was schon seit 1849 durch die Arbeit von Ludwig und Hoffa bekannt war —, dass eine derartige Behandlung zu äusserst bedenklichen Consequenzen leiten kann.

Unter den Versuchen, welche von v. Ziemssen, Herbst, Dixon Mann u. a. in dieser Richtung gemacht worden sind, haben nur die von dem erstgenannten einen positiven Erfolg gehabt. v. Ziemssen machte seine Versuche an einer Frau, bei welcher in Folge der Exstirpation eines Eccondroms aus der Brustwand das Herz in grosser Ausdehnung von den Rippen unbedeckt war. Er fand, dass man durch Reizung des Herzens mit rhythmisch geschlossenen und geöffneten constanten Strömen je nach deren Stärke und dem Rhythmus der Reizung die Herzschläge beschleunigen oder verzögern konnte. Dabei war die diastolische Erschlaffung eine unvollständige. Ein continuirlicher constanter Strom rief eine Beschleunigung hervor, wenn er an gewissen bestimmten Stellen des Herzens angebracht wurde. Ähnliche Resultate erhielt v. Ziemssen auch, als er das Herz bei gesunden Menschen durch die Brustwand hindurch mit einem constanten Strom reizte. Dagegen waren Inductionsströme in der von ihm benutzten Stärke ganz unwirksam.[2]

[1] Vulpian, *Archives de physiol.*, 1874, S. 976.

[2] v. Ziemssen, *Deutsches Arch. f. klin. Med.*, 30, S. 292 folg.; 1882; — vgl. auch Aptekmann, ib., 45, S. 160 folg.; 1889.

Völlig negativ sind auf der andern Seite die Ergebnisse, welche Dixon Mann[1] und Herbst[2] bei ähnlichen Versuchen erhielten.

Ich meinerseits kann zu keinem andern Resultate kommen, als dass die physiologischen Erfahrungen, über welche ich hier berichtet habe, stark gegen die Anwendung der Inductionsströme sprechen, wie überhaupt gegen jeglichen Gebrauch von Elektricität auf das menschliche Herz. Irgend eine bestimmte Indication einer derartigen Behandlung liegt kaum vor, der Nutzen derselben ist wenigstens sehr problematisch — und man kann nie wissen, wann die traurigsten Resultate auftreten können.[3]

§ 17. **Die Fortpflanzung der Erregung durch das Herz.**

Trotzdem das unter den verschiedenen Abtheilungen des Herzens wenigstens einige eine eigene Automatie besitzen, treten sie jedoch bei dem normalen Herzschlage immer in einer gewissen Ordnung, die eine nach der andern in Thätigkeit, und zwar in der Weise, dass jede frühere Abtheilung ihr Contractionsmaximum erreicht hat, bevor die folgende sich zu contrahiren beginnt. Bevor ich die Darstellung der Lehre von den intracardialen Herzcentren abschliesse, muss ich noch die Erfahrungen besprechen, welche wir über die Fortpflanzung der Erregung durch das Herz besitzen.

Bei diesen Erörterungen müssen wir die aus allen hierher gehörigen Untersuchungen für die Herzen aller bisher untersuchten Thierarten hervorgehende Thatsache festhalten, dass nämlich die Eigenschaft der Automatie bei den verschiedenen Herzabtheilungen verschieden stark entwickelt ist, und zwar in der Weise, dass sie bei der Abtheilung, deren Contraction den Herzschlag einleitet, am grössten ist, gleichviel ob dies von verschiedenen Eigenschaften der Nervenzellen oder der Musculatur der verschiedenen Abtheilungen bedingt ist.

Was eigentlich die Ursache der Reizung dieser Herzabtheilung bildet, wollen wir unentschieden lassen. Das Beobachtungsmaterial, welches wir in dieser Hinsicht besitzen, lehrt uns nur, dass unter völlig normalen Verhältnissen der Blutdruck oder irgend ein im Blut oder in der Gewebsflüssigkeit enthaltenes Agens im Stande ist, diese am meisten automatische Herzabtheilung zu erregen. Dass hierzu nämlich jedenfalls irgend eine Reizung nothwendig ist, können wir als völlig erwiesen ansehen.

[1] Dixon Mann, *Medical chronicle*, 2, S. 1 folg.; 1885.
[2] Herbst, *Arch. f. exp. Pathol.*, 18, S. 430—440; 1884.
[3] Vgl. Mc. William, *British med. journal* 1889, 1, S. 348 folg.

Wie aber wird nun die im Sinus, bezw. in der zuerst sich contrahirenden Herzabtheilung auftretende Reizung nach den übrigen Abschnitten des Herzens fortgeleitet? Diese Frage wollen wir zuerst bei den kaltblütigen Thieren und dann bei den warmblütigen behandeln.

Mit grossem Erfolg hat Gaskell nachzuweisen gesucht, dass bei den kaltblütigen Thieren diese Fortpflanzung rein musculär geschieht. Er hat gezeigt, dass die Muskelfasern, welche die verschiedenen Herzabtheilungen bilden, unter einander in directem Zusammenhang stehen, und dass sie beim Übergang vom Sinus zum Vorhof, sowie von diesem zu der Kammer um die entsprechenden Öffnungen herum circulär verlaufen, bevor sie zur nächstfolgenden Abtheilung des Herzens übergehen.[1]

Wenn dies der Fall ist, so muss eine Contraction, welche durch eine äussere Reizung bei der Kammer ausgelöst wird, über das ganze Herz in einer der normalen entgegengesetzten Richtung fortgeleitet werden können. Dies ist auch der Fall. Schon lange vor Gaskell hatten Ludwig und Hoffa entdeckt, dass bei einer gewissen allgemeinen Abschwächung der Nerven die Reihenfolge der Contractionen eine beliebige werden kann. Reizt man die Vorhöfe zuerst, so tritt der normale Rhythmus ein; reizt man dagegen die Kammer, so schlägt diese zuerst und dann die Vorhöfe und der Aortenbulbus.[2] v. Bezold hatte gefunden, dass es, wenn man während des durch die erste Stannius'sche Ligatur hervorgebrachten Stillstandes beim Froschherzen die Herzspitze abschneidet, in den meisten Fällen gelingt, rhythmische Pulsationen bei dem übrig gebliebenen Stück auszulösen, wobei diese meist von dem Kammerrande aus beginnen und von dort auf den Vorhof übergehen.[3] Bei Leitung eines constanten Stromes durch ein Stannius'sches Präparat fanden Bernstein,[4] Foster und Dew-Smith,[5] dass die unversehrte Kammer sich unter gewissen Umständen vor dem Vorhof contrahirte. H. Munk[6] zeigte, dass sogar eine Reizung des Aortenbulbus in entgegengesetzter Richtung durch die Kammer auf den Vorhof übergeht.

Gaskell selbst fand, dass es bei dem Rochen äusserst leicht gelingt, Herzschläge in umgekehrter Ordnung zu erhalten.[7] Mc. William[8] und Mills[9] erwähnen ähnliche Erscheinungen bei den Herzen verschiedener anderer Fische.

In Bezug auf die musculäre Fortpflanzung der Erregung beweisen diese Thatsachen jedoch nicht so viel, wie es beim ersten Anblick erscheint, da wir nämlich

[1] Gaskell, *Journal of physiology*, 4, S. 69 folg.; 1883.

[2] Ludwig und Hoffa, *Zeitschr. f. rat. Med.*, 9, S. 139; 1849.

[3] v. Bezold, *Arch. f. pathol. Anat.*, 14, S. 292; 1858.

[4] Bernstein, *Unters. über den Erregungsvorg. im Nerven- und Muskelsysteme.* Heidelberg 1871, S. 213 folg.

[5] Foster und Dew-Smith, *Journal of anat. and physiol.*, 10, S. 753 folg.; 1876.

[6] H. Munk, *Arch. f. Anat. u. Physiol.*, physiol. Abth., 1878, S. 569—570

[7] Gaskell, *Journal of physiology*, 4, S. 79; 1883.

[8] Mc. William, ib., 6, S. 199; 1885.

[9] Mills, ib., 7, S. 84, 1886.

erfahren, dass Mc. William[1] sowie Bayliss und Starling[2] nachgewiesen haben, dass eine ähnliche Umkehrung der Ordnung, in welcher die verschiedenen Herzabtheilungen thätig werden, auch bei dem Säugethierherzen vorkommt, bei welchem ja nach Donders die Musculatur der Vorhöfe von der der Kammern vollständig getrennt ist, und wo also die Fortpflanzung der Erregung von der Kammer zum Vorhof unter Mitwirkung von Nerven stattfinden muss.

Diese Einwendung ist aber von keiner Bedeutung, wenn sich die Angabe Paladino's bestätigt, dass die Vorhofsmusculatur nicht bei den fibrocartilaginösen Ringen endet, sondern grossentheils in die Kammerwand und die Papillarmuskeln weitergeht.[3]

Von noch grösserem Interesse ist eine andere Eigenthümlichkeit, welche Gaskell[4] beim Frosch- und Schildkrötenherzen nachgewiesen, und die Mc. William[5] später auch beim Aalherzen angetroffen hat. Wenn man die Vorhofswand in der Mitte quer durchschneidet, und zwar so, dass sie nur durch einen dünnen Streifen mit dem untern Theil des Vorhofes und mit der Kammer zusammenhängt, so folgt auf jede Contraction, die von dem Venensinus ausgeht, auch eine Contraction der unter dem Schnitte liegenden Herztheile. Der Schnitt kann noch weiter geführt werden, ohne dass eine Veränderung eintritt, bis endlich die zusammenbindende Brücke gar zu dünn wird. Dann aber sieht man, wie die von dem Sinus ausgehende Contraction sich bis zum Schnitte fortpflanzt, dort einen Aufenthalt macht und zuletzt auf den untern Theil des Vorhofes, sowie von diesem auf die Kammer übergeht.

Verlängert man den Schnitt so weit, dass die Brücke noch schmäler wird, dann passirt nicht mehr jede, sondern nur jede zweite Contraction dieselbe und geht auf die Kammer über. Diese contrahirt sich nämlich nur, wenn die Erregung durch die verbindende Brücke von dem obern nach dem untern Theil des Vorhofes übergeht. Bei noch weiter getriebener Abtrennung contrahirt sich die unterhalb des Schnittes liegende Herzabtheilung nur bei jeder 5. oder 6. Contraction, welche den mit dem Sinus in unversehrtem Zusammenhang stehenden Theil des Vorhofes durchläuft. Endlich, wenn die Brücke allzu klein wird, geht gar keine Erregung durch sie hindurch: die Kammer steht in der Diastole still.

---

[1] Mc. William, ib., 9, S. 185; 1888.

[2] Bayliss und Starling, ib., 13, S. 409; 1892.

[3] Paladino, *Contribuzione all' anatomia, istologia e fisiologia del cuore.* Napoli 1876; cit. nach *Jahresber. d. Anat. u. Physiol.*, 5, 1, S. 251.

[4] Gaskell, *Philosophical transactions*, 1882, 3, S. 997 folg.; — *Journal of physiol.*, 4, S. 64 folg.; 1883.

[5] Mc. William, *Journal of physiol.*, 6, S. 202 folg.; 1885.

Ich bemerke hier gelegentlich, dass dieser Versuch über die Ursache des Stillstandes nach der ersten Stannius'schen Ligatur ein helles Licht wirft, in dem derselbe ziemlich deutlich beweist, dass die Deutung, bei welcher wir stehen geblieben, in der That derjenigen vorzuziehen ist, welche in diesem Stillstand die Wirkung einer prolongirten Reizung hemmender Nerven findet, denn hier kann ja nicht gut von einer Reizung hemmender Nerven die Frage sein. Der Stillstand entsteht dadurch, dass die Automatie der Kammer geringer als die des Venensinus ist, und wenn die von diesem ausgehende Erregung die dünne Brücke des Vorhofes nicht durchlaufen kann, so tritt ein Stillstand der abgetrennten Herzabtheilung ein.

Wenn die verbindende Brücke aber etwas breiter ist, so dass die Erregung, obschon geschwächt, dennoch passiren kann, so ist die Schlagfolge der tiefern Herzabtheilung von derjenigen des Venensinus nicht unabhängig. Es kommen zwar auf je eine Kammercontraction zwei, drei oder mehrere Contractionen des Venensinus. Der regelmässige Ausfall jener ist dann aller Wahrscheinlichkeit nach davon bedingt, dass die durch die verbindende Brücke fortgepflanzte Erregung an und für sich zu schwach ist, um jedesmal eine Kammercontraction hervorzurufen. Da aber, wie wir schon gesehen haben (vgl. oben S. 162), auch eine erfolglose Reizung die Erregbarkeit der Kammer erhöht, so wird durch je zwei, drei oder mehrere vom Sinus ausgehende Reizungen die Kammer endlich zu einer Contraction befähigt. Dann wiederholt sich derselbe Vorgang aufs neue, doch kann auch der Fall eintreten, dass die betreffende Erhöhung der Erregbarkeit so weit geht, dass sich die Kammer bei jeder zweiten und endlich bei jeder einzelnen Contraction des Venensinus contrahirt. Dann ist die ursprüngliche Zusammenwirkung der verschiedenen Herzabtheilungen wiederhergestellt: eine neue Verminderung der verbindenden Brücke ruft dann den Ausfall jeder zweiten oder dritten u. s. w. Kammercontraction wieder hervor.[1]

Die eben mitgetheilten Erfahrungen berechtigen uns, die musculäre Fortpflanzung der Erregung durch die Vorhöfe als nicht unwahrscheinlich anzunehmen. Dass der Übergang der Erregung vom Vorhof auf die Kammer ebenfalls musculär stattfindet, stellt sich Gaskell, nicht ohne guten Grund, mit Hinweis auf den folgenden Versuch vor. Er schneidet zuerst die ganze eine Hälfte der Verbindung zwischen Vorhof und Kammer fort: die Kammer contrahirt sich fortwährend. Dann trennt er die zweite Hälfte dieser Verbindung allmählich und findet dabei, dass der Theil derselben, dessen Durchschneidung die

[1] Vgl. Gaskell, *Philosophical transactions*, 1882, 3, S. 999—1005.

kleinste Störung der Kammerthätigkeit bedingt, eben die grösste Menge Nervenzellen enthält.[1]

Marchand[2] und Löwit[3] haben angegeben, dass die Exstirpation des Bidder'schen Ganglions beim Frosch Stillstand der Kammer hervorrufen sollte. Dagegen hatte Bidder[4] schon lange vorher ausgeführt, dass diese Operation die Theilnahme der Kammer an den rhythmischen Actionen des ganzen Organs weder aufhebe, noch in merklicher Weise abschwäche. Eckhard[5] fand, dass die betreffende Exstirpation nur einen vorübergehenden Stillstand hervorrief: bald pulsirte die Kammer trotz der Exstirpation des betreffenden Ganglions wieder normal, und zwar bisweilen so, dass nahezu auf einen Vorhofsschlag wieder ein Kammerschlag folgte. Gaskell hat endlich gefunden, dass man das betreffende Ganglion vollständig ausrotten kann, ohne dass die Pulsationen der Kammer auch nur in geringstem Grade verändert werden, im Gegentheil folgen sie wie gewöhnlich auf jede Contraction des Vorhofes.[6]

Ferner giebt Gaskell an, dass bei der Landschildkröte die Durchtrennung der Vorhofsscheidewand und ihrer Nerven, sofern die lateralen Theile der Vorhöfe beibehalten sind, auch wenn sie nur durch eine schmale Brücke mit der Kammer zusammenhängen, keine Störung der Kammerthätigkeit hervorruft, während umgekehrt, sobald die Scheidewand unversehrt ist, die lateralen Vorhofswände aber weggeschnitten sind, zuerst ein langer Stillstand eintritt, nach welchem die Kammer langsam und von den Vorhöfen unabhängig zu schlagen beginnt.[7]

Wir müssen zugeben, dass in allen diesen Umständen schwerwiegende Gründe für die Ansicht Gaskell's vorliegen, dass beim normalen Herzschlage die Erregung durch das Herz musculär fortgepflanzt wird. Es könnte indessen auch der Fall sein, dass die in den lateralen Theilen des Vorhofes vorhandenen Nerven die Leitung der Erregung besorgen. Die Frage ist also noch nicht vollständig entschieden.

Unserm jetzigen Wissen entsprechend stellt sich in Bezug auf die Ansicht Gaskell's eigentlich nur eine Schwierigkeit dar: Wie ist der Aufenthalt zu erklären, welcher zwischen der Contraction des Vorhofes und der der Kammer stattfindet?

Gaskell sucht denselben derart zu deuten, dass die circular ver-

---

[1] Gaskell, *Journal of physiol.*, 4, S. 67 folg.; 1883.
[2] Marchand, *Arch. f. d. ges. Physiol.*, 17, S. 148, 149; 1878.
[3] Löwit, *Arch. f. d. ges. Physiol.*, 23, S. 334; 1880.
[4] Bidder, *Arch. f. Anat. u. Physiol.*, 1852, S. 175.
[5] Eckhard, *Beiträge zur Anat. u. Physiol.*, 7, S. 192, 193; 1876.
[6] Gaskell, *Journal of physiol.* 4, S. 76; 1883.
[7] Gaskell, ib., 4, S. 74, 75.

laufenden Muskelfasern, welche die Grenze zwischen Vorhof und Kammer bilden, weniger differenzirt sind als die, welche die Wände des Vorhofes und der Kammer bilden; sie leiten eine Erregung langsamer als die übrigen Muskelfasern des Herzens fort. In dieser Weise würde die vorliegende Schwierigkeit vermieden werden können.[1]

Aber welche Bedeutung kommt dem Bidder'schen Ganglion bei den Verrichtungen des Herzens zu? Die Antwort auf diese Frage muss ich schuldig bleiben. Eine Zeit lang nahm man an, dass alle durch directe Reizung der Herzsubstanz hervorgerufenen Contractionen reflectorisch wären, und zwar unter Vermittelung dieses Ganglions hervorgebracht wurden. Dieser Standpunkt ist indessen nicht haltbar, denn wir besitzen so entscheidende Beweise wie möglich dafür, dass der Herzmuskel direct, ohne jede Betheiligung von Nervenzellen, erregt werden kann, und ich habe schon mehrmals hervorgehoben, dass bedeutende Forscher den Nervenzellen jede Bedeutung bei der normalen Contraction des Herzens absprechen und ihre Ursache in einer automatischen, an verschiedenen Stellen verschieden hoch ausgebildeten Fähigkeit der Muskelsubstanz sehen wollen. Möglicherweise ist die Aufgabe des betreffenden Ganglions nur eine rein nutritive.

Ich darf indessen nicht unerwähnt lassen, dass nach Pagliani bei mechanischer Reizung des Herzens die Contraction nicht immer an dem primär gereizten Punkt beginnt, was auf eine nervöse Wirkung hindeutet.[2] Irgend eine andere, in derselben Richtung gehende Angabe habe ich in der von mir benutzten Literatur nicht finden können.

Wie die Erregung durch das Herz der warmblütigen Thiere fortgeleitet wird, und von welchem Orte sie ausgeht, darüber sind wir viel weniger unterrichtet, als in Bezug auf die entsprechenden Verhältnisse bei den kaltblütigen Thieren. Nach einer Untersuchung über diese Frage, welche neuerdings von Mc. William ausgeführt worden ist, werde ich die wenigen hierauf bezüglichen Angaben, die wir zur Zeit besitzen,[3] darstellen.

Der Herzschlag wird durch die Contraction der grossen Venen, welche in die Vorhöfe münden, eingeleitet; — wir lassen es aber unentschieden, ob dies eben bei ihrer Vereinigung mit den Vorhöfen oder etwas weiter davon geschieht.

Dass die centralen Venen jedenfalls eine gewisse automatische Fähigkeit

[1] Gaskell, ib., 4, S. 72—74; 1883.

[2] Pagliani, *Unters. zur Naturlehre*, 11, S. 377; 1876.

[3] Mc. William, *Journal of physiol.*, 9, S. 173 folg.; 1888.

besitzen, geht aus den Beobachtungen Colin's,[1] Brunton und Fayrer's[2] hervor, nach welchen sowohl die Hohlvenen, wie auch die Lungenvenen nach dem Tode des Herzens selbständig pulsiren.

Von den Venen aus breitet sich die Erregung möglicherweise rein musculär, vielleicht auch unter Mitwirkung feiner Nervenfasern über die Vorhöfe aus. Wenn nun Vorhöfe und Kammern nicht unmittelbar durch Muskeln mit einander vereinigt sind (vgl. S. 223), so fragt es sich, wie die Übertragung der Erregung vom Vorhof auf die Kammer stattfindet, denn in diesem Falle kann sie selbstverständlich keine musculäre sein.

Mc. William hat einige Möglichkeiten besprochen, nämlich: das Füllen der Kammern mit Blut durch die Zusammenziehung der Vorhöfe, die Spannung der Sehnenfäden bei dem Aufheben der Atrioventricularklappen durch die Muskeln, welche von den Vorhöfen auf sie übergehen (vgl. S. 39, 40), u. s. w.; er ist jedoch zu der Erkenntniss gelangt, dass keine von diesen eine befriedigende Erklärung geben kann. Unter solchen Umständen bleibt nichts anderes übrig, als eine nervöse Leitung der Erregung vom Vorhof zur Kammer anzunehmen,[3] denn die Annahme, dass die verschiedenen Herzabtheilungen in einem immer gleichen, aber jeder derselben ganz eigenen und von den anderen unabhängigen Rhythmus schlagen sollten, dass mit anderen Worten zwischen ihnen eine Harmonia praestabilita stattfinden sollte, wird durch die Thatsache widerlegt, dass der Rhythmus der isolirten Kammern langsamer als der der Vorhöfe ist.

Unsere Betrachtungen über die intracardialen Centren haben also zu einem recht eigenthümlichen Ergebniss geführt. Alle die verschiedenen Abtheilungen des Herzens besitzen in einem höhern oder geringern Grade die Fähigkeit einer rhythmischen Thätigkeit und der Automatie. Die meisten pulsiren jedoch nicht in einem, dieser eigenen Fähigkeit entsprechenden Rhythmus, sondern in Übereinstimmung mit dem Rhythmus, worin die mit der am meisten entwickelten Automatie begabte Abtheilung pulsirt. Sie folgen dieser Abtheilung, welche den Leiter des Herzschlages bildet. Die Automatie der übrigen Herzabtheilungen ist also nur eine potentielle, sie kann mehr oder weniger leicht nachgewiesen werden, macht sich aber im Leben unter völlig normalen Verhältnissen niemals geltend.

[1] Colin, *Comptes rendus de l'académie des sciences*, 55, S. 495; 1862.

[2] Brunton und Fayrer, *Proceedings of the Royal Society*, 25, S. 174 bis 176; 1876.

[3] Vgl. auch Bayliss und Starling, *Int. Monatsschr. f. Anat. u. Physiol.*, 9, S. 271, 272; 1892.

Siebente Vorlesung.

Die centrifugalen Herznerven.

Die Thätigkeit des Herzens kann freilich, wie schon Galenos wusste,[1] fortdauern, auch wenn letzteres von dem centralen Nervensystem vollständig isolirt ist; dieselbe wird aber in mannigfacher Weise durch Impulse geregelt, welche dem Herzen von den nervösen Centralorganen zugeführt werden. Ebenfalls gehen vom Herzen centripetale Nerven aus, welche sowohl das Herz selbst, als auch die Gefässe reflectorisch beeinflussen.

Die Herznerven entstammen aus dem Vagus und dem Sympathicus. Die Herznerven des Vagus sind: 1. Die Rami cardiaci superiores, zwei bis drei an Zahl; sie entspringen in verschiedenen Höhen aus dem zwischen den beiden Nn. laryngei gelegenen Abschnitte des Vagus und ziehen sich längs der Carotis communis nach der obern Brustapertur herab. Der oberste dieser Herznerven kommt häufig ganz oder zum Theil aus dem Anfange des N. laryngeus superior. Schon im untern Halsgebiet verbinden sie sich mit Herzzweigen des Sympathicus. 2. Die Rami cardiaci inferiores, von schwankender Zahl. Sie gehören ganz dem Brusttheile des Vagus an und entspringen theils aus dem Vagus selbst, theils aus dem Anfange des N. laryngeus inferior. Sie verbinden sich unter einander, sowie mit den Herzästen des Sympathicus und den oberen des Vagus.

Die Herznerven des Sympathicus sind: 1. Der N. cardiacus superior, welcher vom distalen Theile des Ganglion cervicale supremum entsteht und sich öfter durch Fäden vom Stamme des Sympathicus selbst verstärkt. 2. N. cardiacus medius, welcher mit mehreren Wurzeln aus dem Ganglion cervicale medium oder, falls dies fehlt, direct aus dem Stamme des Halssympathicus entspringt. 3. N. cardiacus inferior, welcher gewöhnlich mit mehreren Wurzeln vom untersten Hals- und ersten Brustganglion entspringt. Zuweilen verläuft der aus dem ersten Brustganglion entspringende Faden einige Zeit selbständig. Häufig verbindet sich der untere Herznerv bald nach seinem Ursprunge mit dem mittlern zu einem starken Stamm.

Der aus diesen Nerven gebildete Plexus cardiacus setzt sich aus einem schwächern oberflächlichen und einem stärkern tiefern Theile zusammen. Ersterer liegt vor, letzterer hinter dem Aortenbogen; beide treten aber am untern Rande des letztern mit einander in Verbindung. Das oberflächliche Herzgeflecht enthält das Ganglion cardiacum s. Wrisbergi.

Von den beiden Abtheilungen des Plexus cardiacus entwickeln sich unter anderen directe Zweige nach der Wand der Vorhöfe, der Plexus coronarius dexter und sinister.[2] Über die Ganglien des Säugethierherzens vgl. oben S. 212.

---

[1] S. bei v. Bezold, *Untersuchungen über die Innervation des Herzens,* 1, Leipzig 1863, S. 4.

[2] Vgl. Schwalbe, *Lehrbuch d. Neurologie.* Erlangen 1881, S. 879, 1003 bis 1006.

Diese Beschreibung bezieht sich auf den Menschen. Die Verschiedenheiten, welche sich bei den verschiedenen zu physiologischen Zwecken benutzten Thieren zeigen, ebenso wie nähere Einzelheiten in Bezug auf den Ursprung und den Verlauf der Herznerven, werde ich im Zusammenhang mit der Darstellung ihrer Einwirkung auf das Herz besprechen.

§ 18. Die hemmenden Herznerven.

Auf der Versammlung der italienischen Naturforscher in Neapel im September 1845 theilte Ernst Heinrich Weber die Ergebnisse mit, die er und sein Bruder Eduard Weber bei Reizung des peripheren Endes des N. vagus mit tetanisirenden Inductionsströmen erhalten hatten.

Ich stehe nicht an, das oft benutzte und noch öfter missbrauchte Epitheton: epochemachend auf diese Untersuchung anzuwenden, denn mit derselben begründeten die Gebrüder Weber die specielle Nervenphysiologie und wiesen gleichzeitig eine neue Art Nervenwirkung nach, von welcher man bis dahin kaum eine Ahnung gehabt hatte, und welche auf rein anatomischem Wege niemals hätte entdeckt werden können. Sie reizten einen Nerven, welcher sich in einen Muskel verzweigte; statt nun die Bewegungen dieses Muskels zu verstärken oder beschleunigen, rief die Reizung eine Retardation oder einen Stillstand desselben hervor.

Wegen der grossen Bedeutung dieser Entdeckung glaube ich, die betreffende Arbeit darüber etwas näher berücksichtigen zu müssen, bevor ich unsere jetzige, durch das Zusammenwirken einer sehr bedeutenden Anzahl Forscher gewonnene Kenntniss der hemmenden Herznerven erörtere.

Leider ist die Originalabhandlung der Gebrüder Weber in einer mir nicht zugänglichen italienischen Zeitschrift (Omodei Annali di medicina) veröffentlicht worden, weshalb ich sie nicht als Grundlage meiner Darstellung benutzen konnte. In Wagner's Handwörterbuch der Physiologie findet sich dagegen ein von Eduard Weber ungefähr gleichzeitig erstatteter Bericht über diese Entdeckung,[1] auf den ich mich im Nachfolgenden stütze.

Ihre Reizungen der N. vagi oder der Hirntheile, von denen sie entspringen, machten die Gebrüder Weber mit tetanisirenden Inductionsströmen, welche sie durch den zuerst von ihnen zu Reizungsversuchen benutzten magneto-elektrischen Inductionsapparat erhielten.

Wurden die Ströme von diesem Apparat in der Weise durch einen

[1] Eduard Weber, *Handwörterbuch d. Physiol.*, 3, 2, S. 42 folg.; 1846.

Frosch geleitet, dass der eine Draht in die eine Nasenhöhle hineingeführt wurde und der andere mit dem quer durchschnittenen Rückenmark am vierten oder sechsten Wirbel in Berührung gebracht wurde, so stand das Herz nach ein paar Pulsationen völlig still und blieb auch noch eine Anzahl Secunden bewegungslos, nachdem der Strom unterbrochen worden war. Dann fing es an einer kleinen beschränkten Stelle wieder an, erst äusserst schwach und in sehr langen Zwischenräumen sich zu bewegen; die Bewegung breitete sich darauf mit jeder neuen Pulsation über einen grössern Theil des Herzens aus und wurde kräftiger; die Pulsationen folgten in immer kürzer werdenden Zwischenräumen, bis endlich das Herz das vorige Tempo der Schläge und seine volle Thätigkeit wieder erreicht hatte. Während des Stillstandes war das Herz nicht zusammengezogen, sondern erschlafft, denn es war platt zusammengefallen und vergrössert, wie in der Diastole, und füllte sich allmählich mit Blut.

Um nun den Theil des Nervensystems, von dem dieser hemmende Einfluss auf das Herz ausgeübt wurde, zu finden, wurde bei einem Frosch der Kopf von dem Rückgrat zwischen dem Hinterhaupt und dem ersten Halswirbel so getrennt, dass das Herz, die Lungen und die Eingeweide mit dem Kopfe in Verbindung blieben, und darauf wurden beide Schliessungsdrähte des Rotationsapparates nahe neben einander an die obere Schnittfläche des verlängerten Markes gebracht. Auch jetzt erfolgte die Hemmung der Herzthätigkeit.

Um nun genauer zu bestimmen, von welchen Theilen des Gehirnes diese Wirkung auf die Herzthätigkeit ausgehe, wurden die Enden der Leitungsdrähte einander so genähert, dass man nur eben noch zwischen ihnen durchsehen konnte, wonach verschiedene Stellen des Gehirns mit denselben gereizt wurden. Es fand sich, dass dieser Theil beim Frosch von den Vierhügeln bis zum untern Ende des Calamus scriptorius an dem Kopfmark[1] reichte.

Es entstand nun die Frage, durch welche Nerven dieser Hirntheil den hemmenden Einfluss auf die Pulsation des Herzens ausüben möge? Es waren die Nn. vagi. Jedoch fanden die Gebrüder Weber die Mitwirkung beider Nn. vagi für nothwendig, um beim Frosch Verlangsamung und Stillstand der Herzbewegungen bewirken zu können. Wenn nur der eine N. vagus gereizt wurde, erfolgte keine Einwirkung auf das Herz. Diese Angabe ist jedoch nicht richtig; auch bei Reizung

[1] Mit Goltz bezeichne ich der Kürze halber mit diesem Wort die Medulla oblongata.

eines N. vagus tritt Herzstillstand ein, wie bald nachher von Budge,[1] Schiff[2] und von Ludwig und Hoffa[3] beim Frosch, Kaninchen und Hund nachgewiesen wurde.

Unter den warmblütigen Thieren untersuchten die Gebrüder Weber die Katze, den Hund und das Kaninchen, ausserdem auch Vögel, und beobachteten bei diesen, ebensowie bei Fischen dieselbe hemmende Einwirkung auf die Bewegungen des Herzens, wenn sie den Strom des Rotationsapparates auf beide Nn. vagi oder auf das Kopfmark einwirken liessen.

Im Anschluss an diese Versuche machte Eduard Weber folgende allgemeine Betrachtungen: „Die Thatsache, dass ein unwillkürlich in Thätigkeit befindliches Muskelorgan durch den Einfluss zu ihm gehender Nerven in seiner Thätigkeit gehemmt werde, ist neu und würde ganz ohne Beispiel dastehen, wenn wir die Nn. vagi als die eigentlichen zu den Muskelfasern gehenden Herznerven und die Hemmung als die Folge ihrer unmittelbaren Einwirkung auf dieselben betrachten wollten. Wir haben zwar Beispiele von ähnlichen Hemmungen der unwillkürlichen Thätigkeit animalischer Muskeln; aber diese entstehen vielmehr dadurch, dass die Nerven nicht in, sondern ausser Thätigkeit versetzt werden, nämlich durch die Einwirkung auf das Rückenmark, welches ihre Thätigkeit unterhält. Hierher gehört das Beispiel der Sphincteren des Afters und der Blase, welche durch ihre Thätigkeit die Öffnungen derselben verschlossen halten und dadurch, dass ihre Thätigkeit suspendirt wird, den Durchgang der Auswurfsstoffe gestatten. Auch die Erfahrung, dass der Wille krampfhafte Zusammenziehungen, wenn sie nicht zu heftig eintreten, beschränken und die Entstehung mancher Reflexbewegungen hemmen könne, welche daher viel leichter entstehen, wenn das Gehirn weggenommen oder betäubt worden ist, als bei gesunden und unverletzten Thieren, beweist, dass vom Gehirn aus hemmend auf die Bewegungen eingewirkt werden könne. So wie aber auf diese animalischen Muskeln der hemmende Einfluss nicht unmittelbar durch ihre motorischen Nerven, sondern zunächst auf das Rückenmark ausgeübt wird, von dem aus ihre Thätigkeit unterhalten wird: so scheint auch der hemmende Einfluss der Nn. vagi auf die Herzbewegungen nicht unmittelbar auf die Muskelfasern, sondern zunächst auf diejenigen Nerveneinrichtungen einzuwirken, von denen die Herzbewegungen ausgehen, welche aber hier in der Substanz des Herzens

[1] Budge, *Handwörterbuch d. Physiol.*, 3, 1, S. 415; 1846; — *Arch. f. physiol. Heilkunde*, 5, S. 580; 1846.

[2] Schiff, *Arch. f. physiol. Heilkunde*, 8, S. 181; 1849.

[3] Ludwig und Hoffa, *Zeitschr. f. rat. Med.*, 9, S. 116 folg.; 1849.

selber befindlich sind; die durch Reizung der Nn. vagi unterbrochene Herzthätigkeit kehrt daher von selbst zurück und trotz der Fortsetzung der Reizung dieser Nerven, wenn nämlich durch Erschöpfung derselben die motorischen Nerven des Herzens, von ihrem hemmenden Einfluss befreit, wieder frei zu wirken beginnen."[1]

Man fragt sich, wie es hat möglich sein können, dass eine so merkwürdige Erscheinung wie der Stillstand des Herzens bei der Vagusreizung so lange unbekannt geblieben ist, und das Erstaunen, welches man darüber empfindet, kann nur zunehmen, wenn man bedenkt, dass der N. vagus tonisch erregt ist, und dass also seine Durchschneidung sehr oft eine Beschleunigung der Herzschläge bedingt. Hatte man vor den Gebrüder Weber den Vagus nie gereizt und ihn nie durchschnitten?

Freilich, ja; schon seit Rufus von Ephesus und Galenos hatten viele Forscher die Durchtrennung des Vagus ausgeführt. Zu Ende des 17. Jahrhunderts hoben Willis und Lower hervor, dass das Herz nach Durchschneidung des Vagus stärker und heftiger pulsirte; sie hatten aber keine Ahnung von der wirklichen Bedeutung dieser Thatsache, sondern betrachteten die Acceleration der Herzschläge nach Durchschneidung des Vagus als ein Zeichen von Schwäche und Verwirrung des seiner Nerven beraubten Organes.[2]

Die Durchtrennung des N. vagus wird aber nicht immer von der betreffenden Beschleunigung der Herzschläge begleitet; im Gegentheil ereignet es sich sogar, dass diese statt dessen langsamer werden.[3] Das Ergebniss der Vagus-Durchschneidung ist also kein constantes, und bis in die neueste Zeit ist keine Übereinstimmung in dieser Frage erzielt worden. Die Ursache dieser Differenz der Ansichten in einer Frage, deren Entscheidung so einfach erscheint, liegt in zwei Umständen: einmal hebt die Durchtrennung des N. vagus nicht allein den Zusammenhang mit dem centralen Nervensystem auf, sondern ruft auch eine Reizung hervor, welche zuweilen ziemlich lange dauern kann. Ferner ist die tonische Erregung des N. vagus ihrer Stärke nach sehr verschieden und wird, besonders bei gewissen Thieren, wie z. B. dem Kaninchen, nicht selten vollständig vermisst. Dies alles erklärt, warum man durch die Vagusdurchschneidung keine übereinstimmenden Ergebnisse erhalten konnte. Auf die tonische Erregung des N. vagus werde ich bei der Erörterung des Centrums der hemmenden Herznerven näher eingehen.

Durch die Entdeckungen Galvani's wurde der physiologischen Forschung ein neues Mittel zum Studium der physiologischen Aufgaben der Nerven gegeben. Man war nunmehr nicht gezwungen, sich auf die Durchtrennung eines Nerven zu beschränken, um seine Verrichtungen zu ermitteln, man war auch nicht auf die mechanische Reizung allein hingewiesen, welche, wie sie zu jener

---

[1] Eduard Weber, a. a. O., S. 46, 47.

[2] Eine geschichtliche Darstellung der früheren Arbeiten über den Einfluss des Vagus auf das Herz findet sich bei v. Bezold, *Innervation des Herzens*, 1, S. 4 folg.

[3] Vgl. Kohts und Tiegel, *Arch. f. d. ges. Physiol.*, 13, S. 84—88; 1876.

Zeit ausgeführt wurde, den Nerven gar zu schnell zerstörte, sondern man konnte durch die dem Nerven weniger schädliche Reizung mit dem constanten Strom den Einfluss des Nerven auf die Verrichtungen der Organe untersuchen. Und es dauerte nicht lange, bevor man dies neue Mittel auf das Herz und seine Nerven prüfte.

Nun sind aber die Wirkungen einer einzelnen Reizung des N. vagus sehr schwach. Bevor die graphische Methode in der Physiologie eingeführt wurde, — dies geschah durch Ludwig[1] im Jahre 1847, also zwei Jahre nach der Entdeckung der Gebrüder Weber, — war es kaum möglich, den Einfluss festzustellen, welchen die Schliessung oder Öffnung eines durch den N. vagus geleiteten Stromes auf das Herz ausübte. Um die hemmende Einwirkung des N. vagus auf das Herz zu entdecken, waren Reizungen in schnellem Rhythmus nothwendig. Volkmann hatte schon im Jahre 1838 mit constanten Strömen solche ausgeführt und dabei in der That Verlangsamung und Stillstand der Herzschläge beobachtet.[2] Diese Erfahrungen wurden aber wenig beachtet.

Es war also erst die Anwendung inducirter Ströme in schnellem Rhythmus, welche die Erscheinung deutlich hervortreten liess. Was für ein schöner Beweis dafür, wie sehr die Fortschritte der einen Naturwissenschaft von denen der andern abhängig sind! War es ja Faraday's Entdeckung der Inductionsströme, die eine ausgedehntere Anwendung schnell nach einander folgender Nervenreizungen ermöglichte.

Jedenfalls darf ich nicht unterlassen zu erwähnen, dass zu gleicher Zeit, als die Gebrüder Weber und unabhängig von ihnen auch ein anderer Forscher, Budge, den elektro-magnetischen Rotationsapparat in der Physiologie einführte, denselben auf den N. vagus und das Kopfmark anwendete und dabei einen Herzstillstand beobachtete. Budge sagt aber ausdrücklich, dass er es nicht wagt, eine bestimmte Antwort auf die Frage zu geben, ob dieser Stillstand eine grosse Zahl so kleiner Bewegungen darstellte, dass sie nicht beobachtet werden konnten, oder ob das Herz gelähmt und unfähig war, sich zu bewegen. Mit anderen Worten, er wollte nicht entscheiden, inwiefern der von ihm beobachtete Stillstand ein diastolischer oder ein systolischer war. Zum Schluss hebt er jedoch hervor, dass dieser Stillstand einem Herztetanus gleichzustellen sei.[3]

Nachdem ihm die Untersuchungen der Gebrüder Weber bekannt geworden waren, gab Budge diesen Standpunkt auf und schloss sich ihrer Ansicht von der Art des Stillstandes an. Betreffs der theoretischen Deutung desselben hat er aber eine ganz andere Auffassung. Nach ihm wäre nämlich der Stillstand die Folge einer momentanen, durch

[1] Ludwig, *Arch. f. Anat. u. Physiol.*, 1847, S. 257—267.

[2] Volkmann, ib., 1838, S. 87.

[3] Budge, *Arch. f. physiol. Heilkunde*, 5, S. 319—348, 540—612; vgl. bes. S. 581—593; 1846; — *Arch. f. Anat. u. Physiol.*, 1846, S. 295—297; — 1860, S. 257—261.

die elektrische Reizung hervorgerufenen Erschöpfung des Nerven. Kann es nicht möglich sein, fragt Budge, dass durch den elektrischen Reiz ein Stillstand entsteht, während durch die passenden normalen Erregungen der normale Herzschlag erhalten wird?[1]

Diese Auffassung Budge's wurde bald auch von Schiff[2] getheilt, und die Erörterung über die Einwirkung des N. vagus auf das Herz bewegte sich lange um die Frage nach der Ursache des Herzstillstandes bei Reizung dieses Nerven. Es waren eigentlich drei Ansichten, welche hier erörtert wurden: 1. die Auffassung der Gebrüder Weber, dass der Vagus einen wirklichen Hemmungsnerven der Herzbewegung darstelle, 2. die eben erwähnte Vorstellung Budge's und Schiff's, dass der Vagus der Bewegungsnerv des Herzens sei, welcher bei elektrischer Reizung sehr schnell ermüde, 3. eine von Brown-Séquard aufgestellte Hypothese, dass der Vagus der vasomotorische Herznerv sei, durch dessen Reizung die Kranzarterien verengt würden, so dass das Herz kein Blut bekomme und in Folge davon in der Diastole still stehe, weil eben das in den Herzwandungen eingeschlossene Blut Träger der Reizung sei.[3]

Bevor wir weitergehen und die Erscheinungen, welchen wir bei der Prüfung der Vaguswirkung auf das Herz begegnen, näher erörtern, müssen wir uns klarzulegen suchen, welche dieser drei Auffassungen die grösste innere Wahrscheinlichkeit für sich hat. Ich fange mit der Erschöpfungshypothese von Budge und Schiff an. Es ist ganz selbstverständlich, dass man zu der Zeit, als die so merkwürdige Thatsache der hemmenden Wirkung des N. vagus auf das Herz zuerst bekannt wurde, nach einer Erklärung derselben fahnden sollte, welche mehr als die Annahme einer „Hemmung" mit dem damaligen Wissen von dem Einfluss der Nerven auf die Verrichtungen der Organe übereinstimmte. Auf der andern Seite aber konnte die Erschöpfungshypothese die vorliegenden Thatsachen nur in einer sehr gekünstelten Weise erklären. Der elektrische Strom, welcher nöthig ist, um durch Reizung des Vagus den Stillstand oder die Verlangsamung des Herzens hervorzurufen, ist keineswegs übermässig stark, sondern von derselben Ordnung wie die Ströme, welche bei Anwendung auf andere Nerven sie in Thätigkeit versetzen, ohne sie lange zu ermüden. Ferner wissen wir ja, dass das Herz bei Durchschneidung des Vagus schneller als vorher pulsirt, dass ein vom Körper ausgeschnittenes Herz noch lange schlägt — alles Umstände, welche aus dem Gesichtspunkte der betreffenden Hypothese wenigstens sehr schwer zu erklären sind. Ich kann hier nicht über die Art und

[1] Budge, *Handwörterb. d. Physiol.*, 3, 1, S. 417—421; 1846.

[2] Schiff, *Arch. f. physiol. Heilkunde*, 8, S. 209—234, 442—488; 1849; — *Untersuchungen zur Naturlehre*, 6, S. 201—253; 1859; — ib., 10, S. 98—124; 1866; — Moleschott, ib., 7, S. 401—468; 1860; — Moleschott und Hufschmid, ib., 8, S. 52—120; 1861; — ib., 8, S. 572—600; 1862; — Moleschott, ib., 8, S. 601—618; 1862.

[3] Brown-Séquard, *Comptes rendus de la société de biologie*, 1853, S. 40, 153—154.

Weise berichten, in welcher Schiff diese Thatsachen mit seiner Hypothese in Übereinstimmung bringen wollte, und darf dies um so eher unterlassen, als wir im folgenden sehen werden, wie sich eine wirkliche Ermüdung des N. vagus darstellt und übrigens Schiff selbst später von seiner ursprünglichen Auffassung abgekommen ist.[1]

Auch in Bezug auf die vasomotorische Hypothese Brown-Séquard's, für welche, obgleich mit einem gewissen Zögern, eine Zeit lang Goltz und andere eintraten,[2] kann ich mich kurz fassen. Wäre diese Hypothese richtig, so müsste das Herz nach Bindung der Kranzarterien augenblicklich stillstehen, wie es bei der Vagusreizung der Fall ist. Wir haben aber schon gesehen, dass dies nicht stattfindet. Ferner hat das Froschherz keine Blutgefässe,[3] und dennoch wird es durch die Vagusreizung zum Stillstand gebracht. Man könnte dabei freilich an das Gefäss im Sinusganglion des Froschherzens denken. Dass der Stillstand bei Vagusreizung nicht durch dessen Verengerung bedingt ist, geht unzweideutig daraus hervor, dass auch ein vom Körper ausgeschnittenes Froschherz schlägt und dies sogar, wenn es mit Kochsalzlösung sehr gründlich ausgespült und viel blutleerer geworden ist, als es durch die postulirte Gefässverengerung bei Vagusreizung wohl nie werden könnte.

Es bleibt also nur die Annahme einer „Hemmung" übrig. Wie wir uns die dabei im Herzen stattfindenden Processe vorstellen sollen, wollen wir näher erörtern, nachdem wir vorerst die wichtigsten Thatsachen kennen gelernt haben, welche über die Art und Weise, wie die Vaguswirkung sich am Herzen darstellt, gesammelt worden sind.

In erster Linie muss ich hervorheben, dass die hemmende Wirkung des Vagus bei allen Wirbelthieren, welche man bis jetzt darauf hin untersucht hat, nachgewiesen worden ist. Bezüglich des N. vagus der Vögel lehrte Rudolph Wagner,[4] dass dessen Reizung in der Regel eine Verlangsamung und nur ausnahmsweise einen Stillstand hervorrief, dessen Dauer höchstens 2—3 Sec. betrug. Und ein solcher Forscher wie Claude Bernard erwähnt ausdrücklich, dass er bei den Vögeln nie einen Stillstand nach Vagusreizung bemerkt hat.[5] Dagegen hoben Einbrodt[6] und später R. Wagner[7] sowie A. B. Meyer[8] hervor, dass eine tetanisirende Reizung des Vagus bei Vögeln ebenso wie bei den Säugethieren und Fröschen einen Herzstillstand hervorbringt, obgleich dieses, nach den vorliegenden Er-

---

[1] Schiff, *Untersuchungen zur Naturlehre*, 11, S. 188 folg.; 1873.

[2] Goltz, *Arch. f. path. Anat.*, 23, S. 517; 1862; — 26, S. 23; 1863; — *Arch. f. Anat. u. Physiol.*, 1863, S. 85; — Bernstein, ib., 1862, S. 530.

[3] Vgl. oben S. 187.

[4] R. Wagner, *Neurologische Untersuchungen.* Göttingen 1854, S. 149.

[5] Cl. Bernard, *Leçons sur la physiologie du système nerveux*, 2. Paris 1858, S. 394.

[6] Einbrodt, *Arch. f. Anat. u. Physiol.*, 1859, S. 443.

[7] R. Wagner, ib., 1860, S. 256.

[8] A. B. Meyer, *Das Hemmungsnervensystem des Herzens.* Berlin 1869, S. 70.

fahrungen zu urtheilen, bei den Vögeln eine viel kürzere Zeit als bei den Säugethieren dauert.

Auch bei den wirbellosen Thieren sind hemmende Herznerven nachgewiesen worden.

Die ausführlichste Untersuchung dieses Gegenstandes ist von Ransom an Mollusken und besonders an einem Cephalopoden (Octopus) ausgeführt worden.[1] Die Nerven, welche nach dem Herzen dieses Thieres verlaufen, bewirken bei ihrer Reizung nur eine Hemmung und keine Beschleunigung. Bei schwacher Reizung tritt nur eine Verlangsamung der Herzschläge ein; wenn die Reizung stark ist, steht das Herz in der Diastole still. Auch bei directer Reizung des Herzens treten Hemmungserscheinungen auf. Aus gewissen Gründen glaubt Ransom jedoch, dass auch diese Hemmung von einer Reizung hemmender Nervenapparate und nicht von einer directen Wirkung des elektrischen Stromes auf die Muskelsubstanz bedingt ist.

Eine ähnliche Hemmung durch directe Reizung des Herzens hatte Foster schon vorher bei Gastropoden (Helix) beobachtet. Weil er bei dem Herzen dieses Thieres keine Nerven noch Nervenzellen gefunden hatte, nahm er an, dass der Strom hier durch eine directe Einwirkung auf die Herzmusculatur seinen hemmenden Einfluss ausübte.[2] Ramson gelang es indessen auch bei den Gastropoden einen wirklich hemmenden Nerven nachzuweisen,[3] und demnach, wie auch zufolge dessen, was oben in Bezug auf Octopus gesagt worden, ist es nicht gerade unwahrscheinlich, dass auch bei jenen Thieren die hemmende Einwirkung bei directer Herzreizung auf einem nervösen Einfluss beruht.

Bei den Crustacéen verlangsamt, nach Dogiel[4] und Plateau,[5] Reizung der Brustganglienkette den Herzschlag; Durchschneidung derselben beschleunigt ihn.

Bei den Wirbelthieren ist die Wirkung der Vagusreizung viel eingehender als bei den wirbellosen untersucht worden. Je nach der Stärke der stattgefundenen Reizung tritt eine Verlangsamung der Herzschläge oder ein Stillstand des Herzens in der Diastole ein. Die Zeit, während welcher das Herz durch Vagusreizung in vollständiger Diastole gehalten werden kann, schwankt bei verschiedenen Thierarten und bei verschiedenen Individuen derselben Art. Ich habe schon erwähnt, dass man bei den Vögeln, den wärmsten unter den warmblütigen Thieren, durch Vagusreizung oft nur sehr schwierig einen vollständigen Stillstand hat herbeiführen können. Bei den Säugethieren gelingt es viel leichter, aber auch bei diesen dauert der Vagusstillstand nicht

[1] Ransom, *Journal of physiol.*, 5, S. 261—341; 1885.

[2] Foster, *Arch. f. d. ges. Physiol.*, 5, S. 191; 1872; — vgl. Foster und Dew-Smith, *Proceedings of the Royal Society*, 23, S. 318—343; 1875 und Biedermann, *Sitz.-Ber. d. kais. Akad. d. Wiss.*, math.-naturw. Cl., 89, Abth. 3, S. 37 folg.; 1881.

[3] Ransom, a. a. O., S. 327, 328.

[4] Dogiel, *Archives de physiol.*, 1877, S. 404.

[5] Plateau, *Archives (belges) de biologie*, 1, S. 652 folg.; 1880. Daselbst ist auch die einschlägige Literatur zusammengestellt.

länger als etwa eine Minute. Trotz fortgesetzter Vagusreizung stellt sich der eine Herzschlag nach dem andern ein, zuerst in einem langsamen Rhythmus, allmählich aber immer schneller.

Ganz anders bei den kaltblütigen Thieren. Bei mehreren unter diesen erhielt A. B. Meyer einen sehr lange dauernden Stillstand entweder durch Reizung des Vagusstammes selbst oder von dem Venensinus aus.[1] Den im letzten Falle erzielten Stillstand deutet Meyer, übereinstimmend mit den Gebrüdern Weber,[2] als gleichartig mit demjenigen, welcher durch Reizung des Vagus erhalten wird. Der längste von ihm durch Reizung nur eines Vagus beobachtete Stillstand dauerte $2^1/_2$ St. (Tropidonatus). Es muss jedoch bemerkt werden, dass im Verlaufe dieses Versuches von Zeit zu Zeit, und zwar zusammen 15 spontane Pulsationen erschienen; sobald eine solche sich zeigte, wurde die Reizung verstärkt, und das Herz stand wieder still.

Nach diesem allen scheinen die hemmenden Nerven oder, genauer ausgedrückt, ihre Endapparate im Herzen bei den kaltblütigen Thieren einer andauernden Wirkung in höherem Grade fähig zu sein als bei den warmblütigen. Dennoch würden wir uns sehr irren, wenn wir uns vorstellen wollten, dass ein so lange dauernder Stillstand, wie der eben erwähnte, unter den kaltblütigen Thieren Regel wäre. Denn auch bei A. B. Meyer[3] finden wir eine Menge Angaben über einen Vagusstillstand, der nur einige Minuten lang gedauert hat, obgleich die Versuche an Individuen derselben Art ausgeführt worden sind, bei welchen der lange dauernde Stillstand aufgetreten ist.

Über die Ursache dieser Verschiedenheit sind wir vorläufig noch ganz im Dunkeln.

Dass der Vagus beim Menschen dieselbe hemmende Einwirkung wie bei den Säugethieren ausübt, können wir von vornherein annehmen. An einem Enthaupteten, dessen rechter Vorhof noch regelmässige Contractionen ausführte, erhielt Henle bei Vagusreizung einen typischen Stillstand.[4] An lebenden Menschen ist dasselbe von Czermak,[5] Thanhoffer,[6] Malerba,[7] Wasilewsky[8] und Cardarelli[9] durch

[1] A. B. Meyer, *Das Hemmungsnervensystem des Herzens*, S. 32 folg.
[2] Eduard Weber, *Handwörterbuch d. Physiol.*, 3, 2, S. 46.
[3] A. B. Meyer, a. a. O., S. 50, 51.
[4] Henle, *Zeitschr. f. rat. Med.*, N. F. 2, S. 299—300; 1852.
[5] Czermak, *Prager Vierteljahrsschrift*, 100, S. 30—39; 1868.
[6] Thanhoffer, *Centralbl. f. d. med. Wiss.*, 1875, S. 405.
[7] Malerba, *Archives de physiol.*, 1875, S. 765.
[8] Wasilewsky, *Krakauer med. Wochenschr.* 1876, No. 31; cit. nach *Jahresber. d. Anat. u. Physiol.*, 1876, 2, S. 54.
[9] Cardarelli, *Archives italiennes de biologie*, 14, S. 205; 1891.

mechanische Reizung des Vagus am Halse nachgewiesen worden. Czermak übte an der rechten Seite seines Halses da, wo die Art. carotis unter dem obern Rande des M. sternocleidomastoideus hervortritt, einen Druck aus. In Folge der Vagusreizung wurden die Herzschläge in einem erheblichen Grade verlangsamt. Czermak hebt ferner hervor, dass diese Erscheinung nicht von irgend einem directen Einfluss auf die Art. carotis oder V. jugularis bedingt sein kann, denn ein Druck, welcher auf die Gefässe an anderen Stellen ihres Verlaufes am Halse ausgeübt wird, ruft keine ähnliche Veränderung in der Schlagfolge des Herzens hervor.

Thanhoffer machte einmal bei einem jungen Mann eine Druckreizung der beiden Vagi am Halse. Ich theile seine Beschreibung dieses Versuches in extenso mit, weil es sich hier wahrscheinlich um ein Unicum handelt und es ausserdem wichtig ist, die Gefahren hervorzuheben, welche bei derartigen Versuchen erscheinen können.

„Die bei diesem Experiment erhaltene Pulslinie zeigt, dass vom Augenblick des Druckes an der Hebel abwärts sank und erst 67 Sec. später eine kleine Elevation machte, dann stillstand und somit auch das Herz zum Stillstand gebracht war, während welcher Zeit die Pulslinie fortwährend sank und nur viele ganz kleine Wallungen zeigte.

K. starrte mich plötzlich mit gläsernen Augen an, ohne seinen Hals loszulassen und ohne zu antworten; ich konnte seine Hand nur mit grosser Gewalt vom Halse entfernen, die noch immer die Krümmung, die Genannter beim Drücken des Vagus machte, hatte; und sogar nach Entfernung der Hand kehrte das Bewusstsein nicht gleich zurück.

Voll Angst hoben wir den Bewusstlosen von seinem Sessel, und da begann die Muskelthätigkeit aufs neue; das Bewusstsein kehrte allmählich wieder, und er war im Stande, mit unserer Hülfe sich Haupt und Angesicht mit kaltem Wasser zu waschen; frei stehen konnte er aber nicht.

Ich untersuchte seinen Puls, er war anormal aber kräftig, das Herz schlug stark, die Herztöne waren rein aber nicht klangvoll." — Alles ging jedoch wohl.

Ich werde jetzt versuchen, die Einwirkung des Vagus auf das Herz näher zu analysiren. In dieser Hinsicht werde ich untersuchen: 1. die Latenzdauer bei Vagusreizung, 2. die Wirkung einzelner oder schnell nach einander stattfindender Reizungen, 3. die Veränderung der Grösse der Herzcontraction durch die Vagusreizung, sowie die Einwirkung des Vagus auf die verschiedenen Herzabtheilungen, 4. die Nachwirkung der Vagusreizung in Bezug auf die Frequenz und Stärke der Contractionen. Erst nachdem wir diese Fragen näher beleuchtet haben, werden wir versuchen können, die Art und Weise, wie der Vagus seine Wirkung entfaltet, zu erklären und seine Bedeutung für die Herzthätigkeit festzustellen.

Wie die Herznerven überhaupt hat der Vagus eine lange Latenzdauer, d. h. es dauert verhältnissmässig lange, bevor eine Vagusreizung sich durch Abnahme der Frequenz der Herzschläge zu erkennen giebt. Die Untersuchungen, welche in dieser Hinsicht von Schiff,[1] Pflüger,[2] Czermak[3] und Tarchanoff[4] u. a. ausgeführt worden sind, zeigen, dass sowohl bei den kaltblütigen als bei den warmblütigen Thieren im allgemeinen ein Herzschlag völlig normal verläuft, bevor eine Wirkung der Reizung erscheint. Es ist aber von dem Augenblick der Reizung bedingt, ob nicht sogar zwei ganz normale Herzschläge stattfinden, bevor die Vagusreizung sich geltend macht, auch wenn dieselbe maximal ist.[5]

Donders hat versucht, die Latenzdauer bei Vagusreizung genauer zu ermitteln. Gesetzt, die Reizung findet bei *a* statt (Fig. 69). Die Contraction Nr. 2 zeigt keine Verzögerung, dagegen trifft die Contraction 3 entschieden später als normal ein. Die Latenzdauer ist also kürzer als die Zeit $a-c$. Dagegen ist sie länger als die Zeit $a-b$. Diese stellt also die minimale, jene die

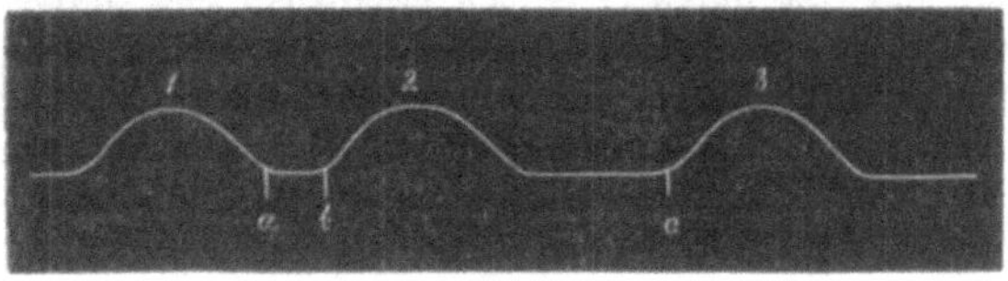

Fig. 69.

maximale Grenze der Latenzdauer dar. Durch Combination mehrerer Beobachtungen findet Donders nun das Maximum der minimalen Grenze und das Minimum der maximalen. Bei einer genügend grossen Menge von Beobachtungen werden diese Zahlen nur wenig unter einander differiren, und es kann also dadurch die Latenzdauer in absolutem Mass bestimmt werden. Das Ergebniss Donders' lautet, dass die Latenzdauer bei Vagusreizung kürzer als eine Herzperiode ist, und dass sie bei abnehmender Pulsfrequenz zunimmt. Die von Donders für Kaninchen, Hund und Pferd gefundenen mittleren Werthe sind in der folgenden Tabelle zusammengestellt.

	Pulsperiode:	Latenzdauer:	Latenzdauer: / Pulsperiode:
Kaninchen	0·205 Sec.	0·167 Sec.	0·812
Hund	0·343 „	0·208 „	0·615
Pferd	0·851 „	0·309 „	0·362[6]

[1] Schiff, *Arch. f. physiol. Heilk.*, 8, S. 167; 1849.

[2] Pflüger, *Unters. aus dem physiol. Laborat. zu Bonn*, S. 30 folg.; 1865.

[3] Czermak, *Arch. f. d. ges. Physiol.*, 1, S. 644—650; 1868; — *Prager Vierteljahrsschrift*, 100, S. 32; 1868.

[4] Tarchanoff, *Travaux du laboratoire de Marey*, 2, S. 299 folg.; 1876.

[5] Nähere Angaben über die Bedeutung einiger Variabeln für die Latenzdauer der Vagusreizung finden sich bei Pruszynski, *Centralbl. f. Physiol.* 1889, S. 569.

[6] Donders, *Arch. f. d. ges. Physiol.*, 1, S. 338—344; 1868; — 5, S. 6, 7; 1872; — *Onderzoekingen ged. in het physiol. Laborat. d. Utrechtsche Hooge-*

In Bezug auf den Rhythmus der Reizung gilt, dass einzelne Reize eine kleinere Wirkung als tetanisirende hervorrufen. Ein Stillstand scheint in jenem Falle gar nicht erzielt werden zu können. Dagegen erscheint (beim Kaninchen) nach Donders sowohl bei einzelnen Inductionsströmen, als auch bei Reizung mit dem constanten Strom während der ersten 5 bis 10 Herzschläge eine Verlangsamung der Schlagfolge. Diese Verlangsamung ist anfangs am grössten und wird während der folgenden Herzschläge immer unbedeutender, wie dies aus dem folgenden Beispiel hervorgeht: die Dauer eines Herzschlages vor der Reizung (in $^1/_{30}$ Sec.) 3·6—3·5—3·5—3·6; nach derselben 5·5—4·9—4·1—3·7—3·7—3·7—3·6—3·6 u. s. w.[1]

Von den kaltblütigen Thieren bemerkt Tarchanoff, dass eine einzelne Reizung nur eine unbedeutende Verlangsamung der Schlagfolge hervorbringt. Er benutzte Inductionsströme aus einem Ruhmkorff'schen Apparat.[2] Nach Donders sind aber die durch denselben erhaltenen sehr starken Ströme auf den Vagus weniger wirksam als die, welche durch die bei physiologischen Versuchen gewöhnlich benutzten Inductionsapparate hervorgebracht werden.[3] Bei zwei schnell nach einander folgenden (Öffnungs- und Schliessungs-)Inductionsströmen fand Heidenhain[4] eine völlig unzweideutige Einwirkung auf das Herz.

Bei Reizung mit Strömen verschiedener Stärke nimmt, wie dies die Versuche von v. Bezold,[5] Pflüger,[6] Donders[7] u. a. nachgewiesen haben, die Stärke der Hemmung mit der der Reizung zu. Welche Stromstärke diese Verfasser auch benutzten, so haben sie, im Gegensatz zu Schiff und Moleschott,[8] immer nur eine Verlangsamung der Herzschläge oder einen diastolischen Stillstand beobachtet (vgl. jedoch später, S. 265).

In Bezug auf die Wirkung der Frequenz und der Stärke der tetanisirenden Reize haben Legros und Onimus gefunden, dass die Abnahme der Pulsfrequenz um so grösser ist, je schneller die Reizfolge, sowie dass die Frequenz der Reize einen beträchtlich grössern Einfluss als die Stärke derselben ausübt.[9]

school. Derde Reeks, 1, S. 272—281; 1872; — vgl. auch Nuël, *Arch. f. d. ges. Physiol.*, 9, S. 90 folg.; 1874.

[1] Donders, *Arch. f. d. ges. Physiol.*, 1, S. 344—357; 1868; — vgl. auch Donders, ib., 5, S. 5 folg.; 1872.

[2] Tarchanoff, a. a. O., S. 303.

[3] Donders, *Arch. f. d. ges. Physiol.*, 1, S. 356.

[4] Heidenhain, ib., 27, S. 386; 1882.

[5] v. Bezold, *Unters. über die Innervation des Herzens*, 1, S. 50 folg.

[6] Pflüger, *Arch. f. Anat. u. Physiol.*, 1859, S. 15—19; — *Unters. aus dem physiologischen Laborat. zu Bonn*, S. 1 folg.; 1865.

[7] Donders, *Arch. f. d. ges. Physiol.*, 1, S. 357—361.

[8] Vgl. die S. 234 citirten Arbeiten.

[9] Legros und Onimus, *Journal de l'anat. et de la physiol.*, 1872, S. 565—585.

Wenigstens bei gewissen Thierarten hat man quantitative Verschiedenheiten zwischen der Wirkung der beiden Vagi auf das Herz beobachtet.

A. B. Meyer lenkte zuerst die Aufmerksamkeit darauf, dass bei Emys lutaria der linke Vagus gar keinen Einfluss auf das Herz ausübte, während der rechte den gewöhnlichen Stillstand erzeugte. Bei zwei Individuen war auch der linke Vagus, obgleich in einem sehr geringen Grade, thätig. Dagegen fand bei Schildkröten anderer Arten kein Unterschied in dieser Hinsicht zwischen den beiden Vagi statt.[1]

Ähnliche Erscheinungen sind auch bei anderen kaltblütigen Thieren beobachtet worden. So hat Gaskell bei der Landschildkröte nur eine verhältnissmässig geringe Wirkung bei Reizung des linken Vagus beobachtet.[2] Mc. William hat bei Lacerta palustris eine stärkere Wirkung bei dem rechten Vagus bemerkt.[3] Wesley Mills erwähnt, dass bei den Wasser- und Meeresschildkröten, sowie bei den Schlangen vielfach, wenn auch nicht immer, der rechte Vagus kräftiger ist als der linke.[4] Dasselbe sagt auch Tarchanoff in Bezug auf den Frosch.[5]

Unter den warmblütigen Thieren sind das Kaninchen, das Pferd und der Hund in dieser Hinsicht näher untersucht worden. Masoin erwähnte, dass beim Kaninchen der rechte Vagus kräftiger wirksam sei als der linke[6] — eine Angabe, welche Langendorff nicht bestätigen konnte.[7] Arloing und Tripier fanden beim Pferd und Hund den rechten Vagus thätiger als den linken.[8] Es muss jedoch bemerkt werden, dass sie den undurchschnittenen Vagus reizten, wobei also Reflexe nicht ausgeschlossen waren. Die letzterwähnten Autoren geben auch an, dass das Herzgeflecht vom rechten Vagus zahlreichere Äste als vom linken erhält, und sie finden in diesem Umstande die Erklärung für die betreffende Erscheinung.

Wir haben schon gesehen, dass das Herz bei vielen Thieren, und ganz besonders bei den warmblütigen, nur eine verhältnissmässig kurze Zeit durch die Vagusreizung in diastolischem Stillstand gehalten werden kann. Was geschieht aber, wenn der andere Vagus dann unmittelbar gereizt wird?

---

[1] A. B. Meyer, *Das Hemmungsnervensystem des Herzens*, S. 60 folg.

[2] Gaskell, *Journal of physiol.*, 4, S. 82; 1882.

[3] Mc. William, *Proceedings of the physiological society*, 21 march 1885 (*Journal of physiol.*, 6).

[4] Wesley Mills, *Journal of physiol.*, 6, S. 259; 1885; — *Journal of anat. and physiol.*, 21, S. 10 folg.; 1887; — 22, S. 2; 1888; — vgl. ib., 21, S. 11—12, Mills' Deutung der betreffenden Erscheinung.

[5] Tarchanoff, *Travaux du laboratoire de Marey*, 2, S. 292; 1876.

[6] Masoin, *Bull. de l'acad. de médecine de Belgique.* 3 série, 6, nr. 4; 1872.

[7] Langendorff, *Mitth. aus dem Königsberger physiol. Laborat.*, S. 68 bis 75; 1878; — vgl. auch die negativen Ergebnisse von Legros und Onimus (Ratte, Meerschweinchen), *Journal de l'anat. et de la physiol.*, 1872, S. 575.

[8] Arloing und Tripier, *Archives de physiologie*, 4, S. 420—425.

Bei kaltblütigen Thieren übt nach Tarchanoff,[1] Eckhard[2] und Mc. William[3] der eine Vagus auf die Leistungsfähigkeit des andern gar keinen Einfluss aus. Bei warmblütigen Thieren dagegen fanden Tarchanoff und Puelma,[4] dass dann, wenn der eine Vagus ermüdet worden war, eine Ruhepause von etwa 1 bis 2 Min. verstrich, bevor der zweite Vagus auf das Herz einwirken konnte. Diese Ruhepause wurde von Tscherepin auf 10—13 Sec. herabgesetzt.[5] Gamgee und Priestley theilten jedoch Versuche mit, welche ziemlich bestimmt nachweisen, dass eine derartige Ruhepause gar nicht nöthig ist, sofern nur die beiden Vagi nicht zu lange angestrengt worden sind. Sie liessen es unentschieden, ob jeder Vagus auf seinen besondern Endapparat im Herzen einwirkt, oder ob beide denselben Apparat beeinflussen, denn es konnte ja möglich sein, dass ein den beiden Vagi gemeinsamer Endapparat eine grosse Ausdauer besass, während die Verbindungen desselben mit den Vagi verhältnissmässig leicht ermüdeten.[6]

Hüfler,[7] der letzte Autor, welcher diese Frage behandelt hat und mit sehr vervollkommneten Methoden arbeitete, fand jedoch, dass nach einer, trotz fortgesetzter Reizung des einen Vagus, in hohem Grade erfolgten Wiederabnahme in der Dauer der einzelnen Herzschläge eine unmittelbar darauf stattfindende Reizung des zweiten Vagus oder der beiden Vagi keine Zunahme in der Dauer der Herzschläge bewirkte. Dass die Ursache dazu nicht darin zu suchen ist, dass der Nerv selbst ermüdet war, leuchtet ohne weiteres ein. Die Erscheinung ist ohne Zweifel von dem Herzen selbst bedingt. Entweder ermüden die Endapparate des Vagus im Herzen, oder auch nimmt die innere Reizung, welche den Herzschlag auslöst, trotz der fortgesetzten Vagusreizung so stark zu, dass diese der ersteren nicht mehr entgegenzuwirken vermag.

Bei nicht zu starker Reizung kann man aber lange Zeit hindurch das Herz in einer verhältnissmässig langsamen Schlagfolge erhalten (Laulanié[8]) — was übrigens aus der Thatsache des Vagustonus unzweifelhaft hervorgeht. Wir können also jedenfalls sagen, dass bei mässiger

---

[1] Tarchanoff, *Travaux du laboratoire de Marey*, 2, S. 297; 1876.

[2] Eckhard, *Beitr. zur Anat. u. Physiol.*, 8, S. 180 folg.; 1878.

[3] Mc. William, *Journal of physiol.*, 6, S. 217; 1885; — vgl. auch Mills, ib., 6, S. 259; 1885.

[4] Tarchanoff und Puelma, *Archives de physiol.*, 1875, S. 457.

[5] Tscherepin, *Militärärztl. Journal* 1881 (russisch); cit. nach *Jahresber. d. Anat. u. Physiol.*, 1881, 2, S. 58.

[6] Gamgee und Priestley, *Journal of physiol.*, 1, S. 39 folg.; 1878.

[7] Hüfler, *Arch. f. Anat. u. Physiol.*, physiol. Abth., 1889, S. 305—310.

[8] Laulanié, *Comptes rendus de l'académie des sciences*, 109, S. 378, 407; 1889.

Vagusreizung die Endapparate nicht leicht ermüden, noch von der „innern Herzreizung" vollständig überwunden werden können.

Bis jetzt habe ich nur die durch Vagusreizung hervorgerufenen Veränderungen in der Schlagfolge des Herzens berücksichtigt. Es ist jedoch nothwendig, dass wir auch die Veränderungen in der Grösse der Herzschläge erörtern.

Der Erste, welcher genauere Untersuchungen in dieser Hinsicht ausführte, war Coats. Unter Anwendung des Manometers fand er, dass beim Froschherzen jede Systole während der Vagusreizung schwächer als vor derselben war, dass sich nicht selten als erste Wirkung der Vagusreizung eine Abnahme der Contractionsgrösse ohne Verlangsamung der Herzschläge bemerkbar machte, sowie dass endlich das Herz während der Diastole bei Vagusreizung mehr als sonst erschlafft war.[1]

Diese Ergebnisse sind von Heidenhain und Gaskell vollständig bestätigt und weiter fortgeführt worden. Ersterer hat namentlich die Frage berücksichtigt, unter welchen Umständen eine Abnahme in der Grösse der Herzschläge ohne Veränderung ihrer Frequenz erzielt werden kann. Er fand, dass beim Frosch eine Vagusreizung mittelst doppelter Inductionsschläge bei 2—5 Sec. langem Intervall den Umfang der Herzschläge bis dahin herabsetzte, dass letztere fast unmerkbar wurden, ohne dass ihre Frequenz dabei abnahm. Er bemerkt, dass es nicht immer gelingt, dasjenige Verhältniss zwischen der Stromstärke und dem Rhythmus der Reizung zu treffen, bei welchem nur der Umfang der Contractionen abnimmt. Am leichtesten erreicht man dies bei schon etwas ermüdeten Herzen.[2] Dies hängt unzweifelhaft mit der Erfahrung Gaskell's zusammen, dass der Vagusstillstand eigentlich nur bei einem wohl nutriirten Herzen eintritt.[3] Hofmeister fasst jedoch diese Erscheinung als die Folge einer individuell verschiedenen Erregbarkeit auf, denn bei den Thieren (Kröten), wo er dieselbe bemerkte, trat sie unter ganz denselben Umständen auf, unter denen bei einem andern Thier Herzstillstand erfolgte.[4]

Die grössere Erschlaffung des Herzmuskels bei Vagusreizung ist nicht davon bedingt, dass die Herzschläge dabei seltener sind und also der Herzmuskel während der länger dauernden Diastole mehr Zeit hat zu erschlaffen. Dies geht aus einigen Versuchen Gaskell's hervor, wo sowohl die Pulsfrequenz wie auch, wenigstens nahezu, der Umfang

[1] Coats, *Ber. d. sächs. Gesellsch. d. Wiss.*, math.-phys. Cl., 1869, S. 360 folg.
[2] Heidenhain, *Arch. f. d. ges. Physiol.*, 27, S. 388; 1882.
[3] Gaskell, *Philosophical transactions*, 1882, 3, S. 1011.
[4] F. Hofmeister, *Arch. f. d. ges. Physiol.*, 44, S. 417; 1889.

der Contractionen bei der Vagusreizung unverändert war und die diastolische Linie sich dennoch mehr als vor der Reizung der Abscisse näherte.[1]

Dies Alles gilt von der Herzkammer. Über die Vorhöfe besitzen wir Angaben von Nuël,[2] Gaskell[3] und Mills.[4] Nuël registrirte mittelst an dem Vorhof und der Kammer angelegter Hebel deren Bewegungen. Gaskell fixirte das Herz in der Atrioventriculargrenze durch eine Klemme, welche nur so weit zugeschraubt wurde, dass die Contractionen der Kammer denjenigen der Vorhöfe regelmässig folgten. Durch Hebel, welche mittelst Fäden mit dem Vorhof und der Kammer vereinigt waren, registrirte er ihre Bewegungen.

Nuël fand beim Frosch, dass der Umfang der Contractionen bei dem Vorhof viel leichter und regelmässiger als bei der Kammer abnahm. Werden alle beide gleichzeitig registrirt, so trifft man oft auf Fälle, wo nach einer unbedeutenden Verlängerung der Herzpause die Kammercontractionen gar nicht verändert sind, während eine grössere Anzahl Vorhofscontractionen kleiner sind als vorher. Auch sind solche Fälle nicht selten, wo die Vorhofscontractionen ohne gleichzeitige Verlängerung der Pause und ohne irgend welche Veränderung der Kammercontractionen abgenommen haben. Die Verminderung der Contractionsgrösse des Vorhofes tritt früher zum Vorschein als die Periodenverlängerung.

Auf der andern Seite erwähnt Gaskell sogar Fälle, bei welchen die Kammercontractionen bis zum unmerklichen abnehmen, während die Contractionen des Vorhofes immer kräftiger werden.[5]

Jedenfalls erscheint es, als ob, wenigstens bei gewissen Thieren, der Vagus leichter auf die Vorhöfe als auf die Kammer einwirken sollte. Nach Eckhard steht bei Reizung des Froschvagus zuerst der Venensinus, dann die Vorhöfe und zuletzt die Kammer still.[6] Und noch bemerkenswerther ist es, dass Gaskell bei Testudo graeca keine Wirkung des Vagus auf die Kammer hat constatiren können. — Wenn in Folge der Vagusreizung die Vorhöfe, ohne dass ihr Rhythmus verlangsamt wird, kleinere Contractionen machen, so bleibt die Kammer davon ganz unberührt und schlägt ganz wie vor der Reizung. Schlägt

---

[1] Gaskell, *Philosophical transactions*, 1882, 3, S. 1021.
[2] Nuël, *Arch. f. d. ges. Physiol.*, 9, S. 83—105; 1874.
[3] Gaskell, a. a. O., 1882, 3, S. 992 folg.
[4] Mills, *Journal of physiol.*, 6, S. 250 folg.; 1885; — *Journal of anat. and physiol.*, 20, S. 550 folg.; 1886.
[5] Gaskell, a. a. O., 1882, 3, S. 1009—1010.
[6] Eckhard, *Beiträge z. Anat. u. Physiol.*, 2, S. 140; 1860; — 3, S. 112; 1863.

der Vorhof langsamer, so pulsirt auch die Kammer langsamer; ihre Contractionen werden jetzt aber grösser, was davon bedingt ist, dass bei der Schildkröte wie beim Frosch der normale Rhythmus des Herzens schneller ist als derjenige, bei welchem die grössten Contractionen auftreten.[1]

Im Zusammenhang hiermit steht auch, dass nach Gaskell unzweideutige Hemmungserscheinungen eintreten, wenn ein Muskelstreifen aus dem Vorhof oder der Kammer des Frosches oder aus dem Vorhof der Schildkröte mittelst nicht zu starker Inductionsströme direct gereizt wird, und zwar bestehen diese Hemmungserscheinungen in einer Verminderung des Umfanges der spontanen Contractionen dieses Streifens. Dagegen finden keine derartigen Hemmungserscheinungen bei einem ähnlichen, von der Kammer des Schildkrötenherzens ausgeschnittenen Streifen statt, welcher ja, wie wir gesehen haben, von dem Vagus nicht direct, sondern nur unter Vermittelung des Vorhofes beeinflusst wird. Da, wo Vagusfasern sich vorfinden, kann ihre hemmende Wirkung nachgewiesen werden, auch wenn das Präparat nur aus einem schmalen Muskelstreifen besteht.[2]

Ebenso ist nach Mills bei der Wasserschildkröte, der Schlange und dem Alligator der Einfluss des Vagus auf die Vorhöfe grösser als auf die Kammer,[3] und dasselbe sagt auch Mc. William vom Aalherzen.[4] Um so merkwürdiger ist es, dass der letztere bei der Eidechse das Gegentheil gefunden hat, dass nämlich bei Reizung des rechten Vagus Kammer und Bulbus stillstehen, während Sinus und Vorhöfe weiter pulsiren.[5] Bei Menobranchus wirkt die Vagusreizung am schnellsten und stärksten auf die Kammer.[6]

Wie diese eigenthümliche Verschiedenheit in Bezug auf den Einfluss des Vagus auf die ungleichen Herzabtheilungen bei verschiedenen Thieren theoretisch aufgefasst werden soll, darüber können wir gar keine Vermuthung aussprechen. Irgend ein Versuchsfehler dürfte kaum die Ursache dieser Differenz sein können, denn eben die Herzen der zwei Thierarten, welche fast am höchsten von einander differiren, sind die, welche in dieser Hinsicht am genauesten untersucht worden sind.

In der letzten Zeit hat Franck jedoch einen Versuch veröffentlicht, aus welchem hervorzugehen scheint, dass auch bei der Schildkröte der Vagus eine primäre Wirkung auf die Herzkammer ausübt. Durch elektrische Reizung erzeugt er ein Delirium der Vorhöfe und reizt währenddessen den Vagus; dabei

---

[1] Gaskell, *Journal of physiol.*, 4, S. 89 folg.; 1883.

[2] Gaskell, ib., 4, S. 106—109; 1883; — 7, S. 47; 1886; — vgl. auch oben S. 166.

[3] Mills, ib., 6, S. 251; 1885; — *Journal of anat. and physiol.*, 20, S. 550; 1886; — 22, S. 2; 1888.

[4] Mc. William, *Journal of physiol.*, 6, S. 223 folg.

[5] Mc. William, *Proceedings of the physiol. society*, 21. march 1885 (*Journal of physiol.*, 6).

[6] Mills, *Journal of physiol.*, 7, S. 94; 1886.

treten bei der jetzt von dem Einflusse der Vorhöfe unabhängigen Kammer die gewöhnlichen Hemmungserscheinungen auf.[1]

Über die Art und Weise, wie sich bei den Warmblütern das Herz und seine verschiedenen Abtheilungen bei Vagusreizung verhalten, sind wir bis in die letzte Zeit hinein sehr mangelhaft unterrichtet gewesen.

Es ist allerdings wahr, dass wir eine überaus grosse Zahl von Untersuchungen über den Blutdruck bei Vagusreizung besitzen. Diese Untersuchungen können jedoch nicht zur Beantwortung der vorliegenden Frage benutzt werden, weil die Grösse der bei jedem Herzschlag stattfindenden Druckschwankungen nicht allein von der bei jeder Systole herausgetriebenen Blutmenge, sondern auch von dem Widerstand in den Gefässen und von dem Grade ihrer Füllung abhängig ist. Da nun diese beiden letzterwähnten Factoren vor und nach der Vagusreizung nicht unverändert sind, ist es selbstverständlich, dass die Druckschwankungen an und für sich keine bestimmte, eindeutige Lösung der vorliegenden Frage, insofern sie sich auf die Kammern bezieht, geben können. Dazu kommt, dass bei der Mehrzahl der hierher gehörigen Untersuchungen das Quecksilbermanometer zur Registrirung des Blutdruckes angewendet worden ist. Bei langsamem Herzrhythmus sind aber die durch dieses Instrument angegebenen Druckschwankungen zu gross, bei schnellem zu klein.

Wir sind also hier wie bei der Prüfung der Vaguswirkung auf das Herz der kaltblütigen Thiere zur Beobachtung am Herzen selbst hingewiesen.

Arloing und Tripier fanden beim Pferd, dass die bei fortgesetzter Vagusreizung erscheinenden Kammercontractionen schwächer als normal waren.[2]

Bei einem Versuch an Kaninchen fand Nuël, dass die Kammercurve nach der Vagusreizung gar keine Veränderung in der Höhe der Wellengipfel, sondern nur eine Verlängerung der Pausen zeigte. Dagegen kehrten bei der Vorhofscurve nach jeder Pausenverlängerung die Gipfel mit einer viel geringern Höhe zurück und erreichten ihre frühere Excursion nur nach einem sehr ausgesprochenen, treppenförmigen Ansteigen. Auch beim Säugethierherzen hat die Vagusreizung einen grössern Effect auf die Vorhöfe als auf die Kammern.[3]

Eingehender wurde diese Frage von Mc. William,[4] Johansson und mir,[5] Franck,[6] Bayliss und Starling,[7] Roy und Adami[8] an verschiedenen Säugethierarten untersucht.

In Bezug auf die Vorhöfe geben sämmtliche Forscher, welche

[1] Franck, *Archives de physiologie* 1891, S. 583.

[2] Arloing und Tripier, *Archives de physiol.*, 4, S. 594; 1871.

[3] Nuël, *Arch. f. d. ges. Physiol.*, 9, S. 105, 106; 1874.

[4] Mc. William, *Journal of physiol.*, 9, S. 345 folg.; 1888.

[5] Johansson und Tigerstedt, *Mittheil. v. physiol. Laborat. in Stockholm*, 6, Nr. 8; 1889.

[6] Franck, *Archives de physiologie*, 1890, S. 401 folg.; — 1891, S. 478 folg.; 575 folg.

[7] Bayliss und Starling, *Journal of physiol.*, 13, S. 407 folg.; 1892.

[8] Roy und Adami, *Philosophical transactions*, 183, B, S. 199 folg.; 1892.

diese besonders berücksichtigt haben, an, dass bei der Vagusreizung vor allem die Stärke der Contractionen abnimmt. Es kann sogar eintreffen, dass trotz einer mehr oder weniger beträchtlichen Abnahme der Contractionsgrösse der Rhythmus der Vorhofscontractionen ganz unverändert bleibt.[1] Dagegen ruft die Vagusreizung nie eine Frequenzabnahme ohne gleichzeitige Abnahme der Contractionsgrösse hervor.[2] Die Contractionen können sehr schwach werden, ohne jedoch aufzuhören.

Diese Erscheinungen treten auch bei blutleerem Vorhofe auf und sind also nicht von der Blutstauung abhängig; ebenso wenig hängen sie mit der Drucksenkung in den Coronararterien zusammen.[3]

Wie die Kammercontractionen sich verhalten, darüber gehen die vorliegenden Angaben ziemlich weit auseinander. Nach Mc. William sind die Kammercontractionen, wenn bei Vagusreizung nur eine Verlangsamung der Herzschläge, aber keinen vollständigen Stillstand hervorruft, in der Regel sehr geschwächt; sie sind umgekehrt stärker als normal, wenn die Vagusreizung verhältnissmässig schwach ist.[4] Bei diesen Versuchen wurden die Kammercontractionen entweder mit dem „Pince cardiographique“ oder mit einem auf die Kammer gelegten Hebel registrirt.

Durch Registrirung der Volumschwankungen des ganzen Herzens fanden Johansson und ich,[5] dass die Kammercontractionen bei schwacher Reizung langsamer, aber umfangreicher als vor der Reizung wurden; bei etwas stärkerer Reizung stellten sich abwechselnd wenig frequente, starke und sehr schwache Systolen ein; bei noch stärkerer Reizung erschienen vor dem vollständigen Stillstande nur die wenig frequenten und sehr schwachen Systolen. Zwischen den starken und den ganz schwachen Contractionen fanden sich keine Übergänge.

Roy und Adami[6] beobachteten beim Studium der Volumschwankungen des Herzens nur eine Zunahme des Schlagvolumens. Dabei war aber die in der Zeiteinheit herausgetriebene Blutmenge nach ihren Ermittelungen etwa 30—35 $^0/_0$ geringer als vorher. Bei Registrirung der Verkürzung des Herzens in einem Diameter (vgl. S. 73) erwies sich freilich der Umfang der Verkürzung kleiner als vorher,

[1] Franck, a. a. O., 1891, S. 484, 485; — Bayliss und Starling, a. a. O., S. 410.

[2] Bayliss und Starling, a. a. O., S. 410; — Roy und Adami, a. a. O., S. 221, 222.

[3] Mc. William, a. a. O., S. 349, 350.

[4] Mc. William, a. a. O., S. 356, 363.

[5] Johansson und Tigerstedt, a. a. O., S. 12.

[6] Roy und Adami, a. a. O., S. 217, 218.

dies war jedoch nicht von einer Abnahme der Contractionskraft, sondern einzig davon bedingt, dass die absolute lineäre Verkürzung der verschiedenen Herzdiameter, bei gleichbleibender Ausflussmenge, um so mehr abnimmt, je stärker die Füllung der Kammerhöhle ist.

Bayliss und Starling stellen sich vor, dass die Vagusreizung gar keinen Einfluss auf die Contractionsgrösse der Kammern ausübt, sondern glauben, dass die von ihnen beobachtete geringe Abnahme der Contractionsgrösse allein von Nebenumständen, wie der stetig zunehmenden Erstickung des Herzmuskels und der Ausdehnung der Herzwand, bedingt sei.[1]

Dagegen theilt Franck Versuche mit, bei welchen der Blutdruck bei Vagusreizung beträchtlich abnahm ohne gleichzeitige Abnahme der Pulsfrequenz, und dies auch in dem Falle, wenn der Vagus unterhalb des Herzens sowie das Kopfmark durchschnitten waren, und also die etwaigen indirecten Wirkungen der Vagusreizung ausgeschlossen waren.[2]

Es ist nicht leicht, diese einander widerstreitenden Angaben zu vereinigen. Roy und Adami heben freilich hervor, dass die von anderen Forschern gewonnenen, von den ihrigen abweichenden Ergebnisse durch unzureichende Versuchsmethoden bedingt seien. Ich glaube jedoch, dass diese Frage von diesem Gesichtspunkt allein aus nicht zu beantworten ist, denn zunächst scheint es, als ob die von Roy und Adami benutzte Reizstärke verhältnissmässig gering gewesen ist. Wenn dies der Fall ist, so stellen ihre Angaben keine Ausnahme von denen der übrigen Forscher dar, denn fast alle stimmen darin überein, dass bei schwacher Vagusreizung die Kammercontractionen ausgiebiger werden. — Auch die Deutung von Bayliss und Starling, dass die bei genügend starker Vagusreizung auftretenden schwachen Kammercontractionen nur durch Nebenumstände bedingt seien, scheint angesichts der von Mc. William ermittelten Thatsachen nicht ganz stichhaltig zu sein. Mc. William erörterte nämlich ganz besonders gerade diese Umstände und fand, dass dieselben auf den Erfolg der Vagusreizung keinen Einfluss ausüben.[3]

Die Abnahme des Herzmuskeltonus, die wir beim Herzen der kaltblütigen Thiere kennen gelernt haben, wird auch bei dem Säugethierherzen beschrieben. Mc. William beobachtete diese Tonusabnahme bei den Vorhöfen auch dann, wenn die Hohlvenen vorher gebunden und die Vorhöfe also blutleer waren.[4] Franck fand, dass die Kammerwand bei der Vagusreizung weicher als sonst war, sogar dann, wenn die Herzhöhlen durch Bindung der grossen Venen ziemlich blutleer

[1] Bayliss und Starling, a. a. O., S. 411.
[2] Franck, a. a. O., 1891, S. 485, 575 folg.
[3] Mc. William, a. a. O., S. 357 folg. [4] Mc. William, a. a. O., S. 352.

waren.[1] Und wie bereits erwähnt, hat Stefani bei der Vagusreizung folgende merkwürdige Erscheinung beobachtet. Er füllte die Pericardialhöhle mit Flüssigkeit unter einem Druck, der da genügte, um die diastolische Erweiterung des Herzens aufzuheben. Wenn er nun den Vagus reizte, so erweiterte sich das Herz wieder. Um diese Erweiterung zu verhindern, war nun ein beträchtlich höherer intrapericardialer Druck als vorher nöthig (vgl. S. 143).[2]

Roy und Adami leugnen dagegen jede Einwirkung des Vagus auf den Herzmuskeltonus und erklären die Zunahme des Herzvolumens während der Diastole allein durch den gleichzeitig stattfindenden erhöhten venösen Druck.[3] Schon die von Stefani mitgetheilten hohen Zahlen für die Expansionskraft des Herzens während der Vagusreizung legen dieser Deutung Schwierigkeiten in den Weg; die Erfahrungen Franck's an blutleeren Herzen scheinen vollends dieselbe ganz bestimmt zu widerlegen.

Beim Vorhof des Schildkrötenherzens hat Fano unter Umständen langgezogene, von den einzelnen Contractionen unabhängige Tonusschwankungen beobachtet. Diese Tonusschwankungen werden nicht, wie die Contractionen, von der Vagusreizung beseitigt, sondern im Gegentheil davon hervorgerufen.[4]

Nach den meisten Autoren ist die Wirkung einer Vagusreizung in der Regel auf die Vorhöfe stärker als auf die Kammern. Die Vorhöfe können vollständig stillstehen oder nur fast unmerkbare Contractionen machen, während die Kammern fortwährend pulsiren.[5]

Der diastolische Stillstand der Kammern bei Vagusreizung kann entweder darin seine Ursache haben, dass die Vorhöfe stillstehen und nunmehr keine Kammercontraction auslösen, oder auch darin, dass der Vagus seine Wirkung direct auf die Kammer ausübt. Nach den Erfahrungen Gaskell's wäre wenigstens bei der Landschildkröte der Kammerstillstand eine Folge des Vorhofsstillstandes, denn nach demselben übt der Vagus bei diesem Thier keinen Einfluss auf die Kammer aus. Nach Franck würde dies jedoch der Fall sein, und bei den

[1] Franck, a. a. O., 1891, S. 484 folg.

[2] Stefani, *Intorno al modo con cui il vago agisce sul cuore. Memoria letta all' accad. med. di Ferrara* 1 *dicembre* 1882; — *Cardiovolume, press. pericardica e attività della diastole. Memoria letta all' accad. med. di Ferrara il 5 agosto*, 1891, S. 103 folg.

[3] Roy und Adami, a. a. O., S. 226, 227.

[4] Fano, *Beiträge zur Physiologie*, C. Ludwig gewidmet. Leipzig 1887, S. 286; — *Archives italiennes de biologie*, 9, S. 61—72; — Fano und Fayod, ib., 9, S. 143—164; 1888.

[5] Mc. William, a. a. O., S. 354; — Bayliss und Starling, a. a. O., S. 411; Roy und Adami, a. a. O., S. 219 folg.; — vgl. auch Franck, a. a. O., 1890, S. 404.

meisten anderen Thieren ist der Stillstand der Kammern, wenigstens zum Theil, von einer directen Vaguswirkung auf die Kammern selbst bedingt. Was speciell das Säugethierherz betrifft, so scheint dies vollkommen sichergestellt zu sein, denn die von den Vorhöfen isolirten Kammern besitzen ja, wie schon erwähnt (vgl. S. 217), eine so grosse rhythmische Fähigkeit, dass die Vorhöfe ganz wohl stillstehen könnten, ohne dass die Kammern dadurch ihre Arbeit einzustellen brauchten.[1]

Wir haben gesehen, dass bei den meisten Thieren der diastolische Herzstillstand wenigstens auf zwei verschiedene Weisen entstehen kann, und zwar entweder durch eine allmählich stattfindende Abnahme in der Stärke der Herzschläge bis zum unmerklichen, oder dadurch, dass die Ruhepausen immer länger werden. Gaskell hat noch eine dritte Möglichkeit nachgewiesen: das Aufheben der Fortpflanzung der Erregung von einer Herzabtheilung zu der folgenden. Er fand nämlich bei dem Schildkrötenherzen, dass die Reizung des rechten Vagus bei den Vorhöfen und der Kammer einen vollständigen Stillstand hervorbrachte, während der Venensinus wie früher pulsirte. Seine Contractionen waren gut ausgeprägt, und man konnte sich davon überzeugen, wie sie, bei der Sinus-Vorhofsgrenze angelangt, aufhörten, sogar in Fällen, wo ihre Stärke gar nicht abgenommen hatte. Eine ähnliche Erscheinung hat Gaskell bei demselben und anderen Thieren auch an der Atrioventriculargrenze beobachtet, jedoch nur in dem Falle, wenn dort die Fortpflanzung der Erregung auf ein Hinderniss in Form einer in genügendem Grade zugeschraubten Klemme gestossen ist. Gaskell erklärt diese Erscheinung als eine durch die Vagusreizung bewirkte Herabsetzung der Fähigkeit des Herzmuskels, die Erregung weiter fortzupflanzen.[2]

Eine ganz ähnliche Erscheinung erwähnt Mc. William beim Säugethierherzen. Er begegnete Fällen, wo die Vorhöfe in schnellerem Rhythmus als die Kammern schlugen, wo also die Erregung nicht von der einen Herzabtheilung auf die folgende überging. Dasselbe constatirte er auch dann, wenn er sich ziemlich sicher davon überzeugt hatte, dass die Erregbarkeit der Kammern gar nicht herabgesetzt war.[3]

Bayliss und Starling konnten die Abnahme der Fortpflanzungsfähigkeit bei Vagusreizung ohne Schwierigkeit nachweisen, als sie durch directe Reizung der Vorhöfe einen künstlichen Herzrhythmus hervorgerufen hatten. Wenn die Vorhöfe 3—4 mal in der Secunde gereizt

---

[1] Vgl. auch die Beobachtung Franck's, *Archives de physiol.*, 1891, S. 584.
[2] Gaskell, *Journal of physiol.*, 4, S. 100 folg.; 1883.
[3] Mc. William, ib., 9, S. 367 folg.; 1888.

wurden, so contrahirten sich die Kammern in der Regel bei jeder Vorhofscontraction. Wurde jetzt der Vagus schwach gereizt, so fiel jede zweite Kammerpulsation aus, oder es trat ein kurzdauernder Kammerstillstand ein.[1]

Eine nähere Kenntniss von der Bedeutung des Vagus erhalten wir beim Studium der elektrischen Erscheinungen im Herzmuskel, welche die Vagusreizung begleiten. Wir finden hier ein neues Beispiel von der grossen Bedeutung, welche die bei der Thätigkeit der Organe auftretenden elektrischen Ströme für die theoretische Deutung der in ihnen stattfindenden Vorgänge haben.

Durch das Telephon untersuchte Wedenskii den Muskelton bei Reizung des Vagus beim Frosch.[2] Als das Herz stillstand, wurde kein Ton gehört. Bei der hemmenden Vaguswirkung sollte also keine elektrische Stromesschwankung auftreten. Unter Anwendung des Capillarelektrometers kam auch Taljantzeff zu demselben Ergebniss.[3]

Gaskell[4] ist in dieser Hinsicht glücklicher gewesen, indem es ihm nämlich gelang, bei einem durch Vagusreizung stillstehenden Herzen eine der Vaguswirkung charakteristische Stromschwankung nachzuweisen. Er ging von dem völlig richtigen Gedanken aus, dass eine derartige Untersuchung an einem schon vor der Vagusreizung stillstehenden Herzen ausgeführt werden müsste, denn nur dann könnte man eindeutige Ergebnisse erwarten. Ein zu diesem Zwecke anwendbares Präparat fand er im Schildkrötenherzen. Bei diesem findet sich nämlich ein besonderer Nerv, der mit einer der Kranzvenen vom Venensinus nach der Herzfurche verläuft, und den man, ohne ihn zu beschädigen, mit dem Sinus zusammen von den übrigen Herzabtheilungen trennen kann. Nach einer solchen Trennung stehen diese Abtheilungen eine kürzere oder längere Zeit still und pulsiren auch nicht bei Reizung des Vagus, als dessen Fortsetzung dieser die Kranzvene begleitende Nerv anzusehen ist. Gaskell leitet den einen Vorhof von seiner Basis und Spitze, nachdem diese durch Eintauchen in heisses Wasser getödtet worden ist, zum Galvanometer ab. Bei einem solchen

---

[1] Bayliss und Starling, a. a. O., S. 412.

[2] Wedenskii, *Centralbl. f. d. med. Wiss.*, 1884, S. 1. Bei einer Reizung, welche die Herzschläge nur verlangsamte, ohne sie aufzuheben, hörte Wedenskii eine Reihe von kurzen, mit den Herzperioden zusammenfallenden Tönen, deren Höhe derjenigen des Inductoriums entsprach. Wedenskii fasst dieselben als Ausdruck der Wirkung motorischer Fasern im Vagus auf.

[3] Taljantzeff, *Archiv f. Anat. und Physiol.*, physiol. Abth., 1886, Suppl.-Bd., S. 31—34.

[4] Gaskell, *Beiträge zur Physiol.*, Carl Ludwig gewidmet. Leipzig 1887, S. 114; — *Journal of physiol.*, 8, S. 404; 1887.

Präparat ist nach bekannten Gesetzen die beschädigte Stelle im Verhältniss zu jeder unbeschädigten negativ elektrisch.

Wird nun der Vagus gereizt, so erscheint, wie schon gesagt, keine Contraction; statt dessen tritt aber eine positive Stromschwankung auf, d. h. die Stärke des Ruhestromes nimmt zu. Dies kann entweder davon bedingt sein, dass die Negativität der abgestorbenen Stelle zunimmt, oder auch davon, dass die unversehrte Stelle stärker positiv elektrisch wird. Die erstere Annahme ist unmöglich. Aus dem Versuche geht also hervor, dass bei Reizung des Vagus an einem stillstehenden Herzen in der That eine moleculare Veränderung stattfindet, und dass diese Veränderung als eine elektrische Stromschwankung erscheint, welche ihrem Zeichen nach derjenigen, welche bei der Arbeit des Herzmuskels auftritt, entgegengesetzt ist. Denn in diesem Falle wird ja die erregte Stelle negativ elektrisch, und bei einem Präparat, wie das vorliegende, erhalten wir eine negative Stromschwankung.

Nachdem ich nun das thatsächliche Material, das wir über die hemmende Einwirkung des Vagus besitzen, vorgelegt habe, erübrigt es, zu versuchen, eine theoretische Anschauung von der Art und Weise, wie der Vagus auf das Herz einwirkt, zu entwickeln. Schon im Anfang meiner Darstellung habe ich die Hypothese von Budge, Schiff und Moleschott, sowie die von Brown-Sequard näher beleuchtet und die Gründe hervorgehoben, welche nach meinem Dafürhalten gegen diese Hypothesen sprechen.

Wenn wir die Wirkung des Vagus als eine „Hemmung" bezeichnen, so haben wir jedoch nur ein Wort statt einer Erklärung gewonnen. Sind wir genöthigt, uns damit zu begnügen, oder reicht unser Versuchsmaterial dazu aus, um uns einen Versuch zu erlauben, den Angriffspunkt des Vagus im Herzen und die Natur seiner Einwirkung näher festzustellen?

Dabei haben wir zuerst die Frage zu erörtern, ob der Vagus auf die excitirenden Nervenzellen des Herzens einwirkt, oder ob er dessen Musculatur direct beeinflusst.

Dass eine Nervenreizung einen contrahirten Muskel zur Ruhe bringen kann, ohne dass dabei irgend welche Nervenzellen mitwirken, lehren uns mehrere Thatsachen. So z. B. fand Pawlow, dass die tonische Contraction, in welche der Schliessmuskel der Anodonta leicht verfällt, durch Reizung des zugehörigen Nerven aufgehoben wird. In diesem Muskel finden sich keine Nervenzellen vor.[1] Ebenso beobachtete Biedermann, dass Skeletmuskeln, die mit Veratrin

[1] Pawlow, *Arch. f. d. ges. Physiol.*, 37, S. 18 folg.; 1885.

vergiftet waren, und deren Zuckungsverlauf sehr ausgezogen ist, durch Reizung ihrer Nerven erschlaffen. Auch hier werden Nervenzellen gänzlich vermisst.[1]

Bei vielen Wirbellosen ermangelt das Herz der Nervenzellen, und dennoch treten bei Reizung der Herznerven dieser Thiere ganz typische Hemmungserscheinungen auf, wie dies z. B. von Ransom[2] nachgewiesen worden ist.

Es ist also von vornherein nicht unmöglich, dass der Vagus den Herzmuskel selbst beeinflussen konnte. Und als Stütze für diese Auffassung können wir auch einige Thatsachen heranziehen. Wir haben schon gesehen, dass bei den Herztheilen, welche direct vom Vagus beeinflusst werden, die Reizung eines kleinen Muskelstreifens Hemmungserscheinungen erzeugt. Da sich unter diesen ganglienfreie Bildungen finden, wie dies z. B. mit der Herzkammer des Frosches und den Herzen wirbelloser Thiere (Ransom) der Fall ist, spricht schon dies dafür, dass der Vagus unmittelbar auf den Herzmuskel einwirkt. In derselben Richtung gehen auch die Erfahrungen Eckhard's[3] und Dogiels;[4] sie bestätigen nämlich, dass der Froschvagus nach Durchschneidung der Scheidewandnerven seine hemmende Wirkung auf die Kammer nicht verliert, wenn auch auf der andern Seite hervorgehoben werden muss, dass nach Eckhard auch die Reizung des peripheren Endes der durchschnittenen Scheidewandnerven einen diastolischen Stillstand der Kammer hervorbringt.

Vielleicht noch deutlicher sprechen hierfür die eben citirten Versuche Gaskell's hinsichtlich der Stromschwankung im Vorhofe des Schildkrötenherzens bei Vagusreizung. Wenn der Vagus ausschliesslich auf Nervenzellen einwirkte, so wäre die positive Stromschwankung, die wir durch Gaskell kennen gelernt haben, äusserst schwierig zu erklären, denn wenn der Vagus überhaupt nicht auf den Muskel, sondern nur auf die Nervenzellen einwirkt, so dürfte bei jenem auch keine Stromschwankung nachgewiesen werden können.

Nach der allgemein geltenden Ansicht von dem Zustande des Herzens während des Vagusstillstandes würde der Herzmuskel dabei direct reizbar sein. Dies wäre in der That ein sehr wichtiger Grund gegen die Auffassung, die aus den ebenerwähnten Thatsachen hervorzugehen scheint, und es läge dann die Annahme näher, dass der Herzstillstand von einer Wirkung des Vagus auf die Nervenzellen bedingt wäre, in deren Thätigkeit wir ja die Ursache der normalen Contractionen

---

[1] Biedermann, *Sitz.-Ber. d. kais. Akad. d. Wiss.*, math.-naturw. Cl., 92, Abth. 3, S. 8 folg.; 1885.

[2] Ransom, *Journal of physiol.*, 5, S. 276 folg.; 1885.

[3] Eckhard, *Beiträge zur Anat. u. Physiol.*, 7, S. 191—196; 1876.

[4] Dogiel, *Centralbl. f. d. med. Wiss.*, 1890, S. 260. Auch bei centraler Reizung der Scheidewandnerven erhielt Dogiel einen Herzstillstand.

des Herzens sehen. Schiff[1] und Eckhard[2] haben aber gefunden, dass bei einer genügend starken Vagusreizung das Herz durch die directe Reizung seines Muskels nicht zur Contraction gebracht werden kann (Frosch, Schildkröte).

Dasselbe hat später Mills auch beim Vorhofe des Schlangenherzens[3] und Mc. William[4] beim Vorhofe des Aalherzens gefunden. Bei der Eidechse sind während des Vagusstillstandes alle Herzabtheilungen, Sinus, Vorhöfe und Kammer, bei directer Reizung unerregbar.[5]

In Bezug auf das Säugethierherz bemerkt Einbrodt, dass bei gleichzeitiger Erregung des Vagus und des Herzens die Zahl der Herzschläge sich nicht bis zu der Höhe erhob, die vor aller Reizung vorhanden war.[6] Mc. William giebt an, dass beim Vagusstillstande ein beträchtlich stärkerer Strom als sonst nothwendig ist, um bei den Vorhöfen Contractionen auszulösen. Bei der Kammer ist der Unterschied der hierzu nothwendigen Stromstärke vor und während der Vagusreizung nur unbedeutend. Aber für die Kammer wie für die Vorhöfe gilt, dass die während des Vagusstillstandes ausgelösten Contractionen kleiner sind als die vor demselben. Ferner fand derselbe, dass die Fähigkeit der Vorhöfe, eine Erregung fortzupflanzen, während des Vagusstillstandes abnahm: von einer primär gereizten Stelle aus verbreitete sich die Erregung nur über ein umgrenztes Feld des Vorhofes.[7]

Dies Alles bezeugt, dass der Vagus in der That die Erregbarkeit des Herzmuskels herabsetzt. Dass bei schwacher Vagusreizung der stillstehende Herzmuskel durch eine ihm direct zugeführte Reizung zur Contraction gebracht werden kann, beweist nur, dass die Abnahme, welche die Erregbarkeit des Muskels erlitten hat, je nach der Stärke der Vagusreizung schwankt.

Wenn es also wahrscheinlich erscheint, dass der Vagus auch bei den höheren Thieren seine Wirkung direct auf den Herzmuskel ausübt, so ist damit nicht gesagt, dass seine ganze Thätigkeit darauf beschränkt ist. Im Gegentheil ist es durch die vorliegenden Erwägungen gar nicht ausgeschlossen, dass er nicht auch die Nervenzellen des Herzens beeinflussen kann. Meines Wissens

---

[1] Schiff, *Arch. f. physiol. Heilkunde*, 9, S. 64; 1850; — vgl. aber auch Schiff, *Arch. des sciences phys. et nat.*, nouv. sér. 60, S. 494; 1877.

[2] Eckhard, *Beiträge zur Anat. u. Physiol.*, 10, S. 24 folg.; 1883.

[3] Mills, *Journal of anat. and physiol.*, 22, S. 3; 1888.

[4] Mc. William, *Journal of physiol.*, 5, S. 222; 1885.

[5] Mc. William, *Proceedings of the physiol. Society*, 21. march 1885.

[6] Einbrodt, *Sitz.-Ber. d. kais. Akad. d. Wiss.*, math.-naturw. Cl., 38, S. 353; 1859.

[7] Mc. William, *Journal of physiol.*, 9, S. 351—367; 1888.

besitzen wir aber in dieser Richtung kein Experimentum crucis. Ich muss mich also darauf beschränken, die Möglichkeit zu betonen, dass der Vagus auch auf die Nervenzellen des Herzens einwirken kann. Als Beweis dafür könnte man die bei nicht zu starker Reizung des Vagus stattfindende Verlangsamung der Schlagfolge anzuführen geneigt sein. Diese Verlangsamung aber, welche, wenigstens bei einigen Thierarten, nur bei einer stärkern Reizung hervortritt als bei derjenigen, welche eine Verkleinerung der Herzschläge ohne Veränderung ihres Rhythmus bedingt, dürfte aus dem Gesichtspunkte der variablen Erregbarkeit des Herzens während der verschiedenen Abschnitte der Herzperiode erklärt werden können (vgl. S. 165). Denn da das Herz unter völlig normalen Verhältnissen nur während gewisser Abschnitte der Herzperiode erregbar ist, so könnte ja die Retardation dadurch zu Stande kommen, dass der refractäre Abschnitt oder die Latenzdauer der Contractionen etwas länger geworden ist.[1]

Die betreffende Verlangsamung lässt sich auch während gewisser Stadien der Vaguswirkung ganz einfach dadurch erklären, dass die Kammern dann, wenn die von den Vorhöfen ausgehende Reizung durch die Vagusreizung aufgehoben wird, von diesen physiologisch isolirt werden und also in ihrem eigenen Rhythmus schlagen.[2]

Als Beweis für die Möglichkeit einer Einwirkung des Vagus auf die Nervenzellen liesse sich anführen, dass nach Mc. William am Säugethierherzen, an der hintern Wand der Vorhöfe ganz nahe der Atrioventriculargrenze ein kleines Feld vorhanden ist, bei dessen Reizung äusserst leicht eine Hemmung erzeugt werden kann.[3] Dieses Feld enthält eine reichliche Menge Nervenzellen. Ebenso wissen wir ja, dass die Herzen der Kaltblütler eine grosse Zahl Nervenzellen enthalten, welche mit dem Vagus im Zusammenhang stehen können. Aber auch angenommen, dass dies der Fall wäre, so ginge daraus doch nicht mit Bestimmtheit hervor, dass der Vagus nur auf diese Zellen einwirkt, denn es lässt sich sehr wohl denken, dass die endliche Wirkung unter Vermittelung dieser Nervenzellen auf die Muskelfasern ausgeübt wird, d. h. dass der Vagus keine von diesen ausgehende excitirende Reizung aufhebt, sondern im Gegentheil unter ihrer Vermittelung dem Muskel selbst einen hemmenden Impuls sendet, dass mit anderen Worten die betreffenden Nervenzellen mit der Auslösung des Herzschlages nichts zu thun haben.

Welcher Natur ist diese Einwirkung des Vagus auf das Herz?

In der letzten Zeit hat Gaskell nachdrücklich betont, dass der Vagus einen trophischen, nutriirenden Herznerven darstellt.[4] Diese seine Auffassung stützt er theils auf die schon mehrmals

[1] Vgl. Mc. William, ib., S. 365, 366.
[2] Vgl. Roy und Adami, a. a. O., S. 232—238.
[3] Mc. William, *Journal of physiol.*, 9, S. 380 folg.; 1888.
[4] Gaskell, ib., 7, S. 50; 1885.

besprochenen elektrischen Erscheinungen bei der Vagusreizung — derselben Ansicht ist auch Fano —, theils auf die Nachwirkung der Vagusreizung. Er hat nämlich bei vergleichenden Versuchen über die Nachwirkung einer isolirten Reizung der hemmenden und der beschleunigenden Herznerven gefunden, dass in diesem Falle die Herzcontractionen schneller abnahmen, dass das Herz schneller ermüdete, als wenn es ganz unbeeinflusst gewesen, oder wenn der Vagus gereizt worden ist. Dagegen nahmen Kraft und Leistungsfähigkeit des Herzens, sowie die Fähigkeit des Herzmuskels, eine Erregung fortzupflanzen, nach der Vagusreizung zu. Ich bemerke, dass bei diesen Versuchen der Vagus intracraniel gereizt wurde, und dass dabei jede Reizung der beschleunigenden Herznerven ausgeschlossen war.[1]

Ferner muss auch erwähnt werden, dass die Vagusreizung die Fähigkeit des Herzens, eine Erregung fortzupflanzen, erhöht. Wenn in Folge von Abklemmung oder partieller Durchtrennung der Vorhöfe die Kammer nur bei jeder 2. oder 3. Sinuscontraction pulsirt, so stellt sich als Nachwirkung einer Vagusreizung die normale Schlagfolge wieder her. Dies hat Gaskell sowohl beim Frosch,[2] als bei der Schildkröte[3] beobachtet. Wenn das Herz sich vor der Vagusreizung in unregelmässiger Folge contrahirt hat, so sind diese Unregelmässigkeiten nach der Vagusreizung aufgehoben (Mills, Alligator).[4]

Diese trophischen Nerven würden nach Gaskell die Aufgabe haben, beim Herzmuskel Veränderungen constructiver, aufbauender Art hervorzubringen. Sowohl durch die handgreiflicheren, äusseren Erscheinungen ihrer Thätigkeit, wie durch die innere Natur derselben stellen sie Antagonisten der Bewegungsnerven dar. Diese rufen bei jeder Contraction, die durch sie ausgelöst wird, eine Destruction, eine Zersetzung der Substanz hervor. Die hemmenden Nerven, welche den Muskel erschlaffen, bedingen eine Neubildung von Substanz. „Also ist meiner Meinung nach,“ sagt Gaskell — und ich stimme ihm gern bei, — „ein hemmender Nerv in keinem höhern Grade mystisch als ein Bewegungsnerv.“

Als eine fernere Stütze für die Wahrscheinlichkeit dieser Auffassung von dem Vagus, als einem nutriirenden Nerven könnte noch

[1] Gaskell, *Journal of physiol.*, 7, S. 50; 1886. Schon Ludwig und und Hoffa bemerkten, dass die Stärke der Herzschläge nach Vagusreizung zunahm; *Zeitschr. f. rat. Med.*, 9, S. 123; 1849.

[2] Gaskell, *Philosophical transactions*, 1882, 3, S. 1014 folg.

[3] Gaskell, *Journal of physiol.*, 4, S. 94—99; 1883; — vgl. auch ib., 7, S. 45.

[4] Mills, *Journal of anat. and physiol.*, 20, S. 551; 1886.

erwähnt werden, dass Durchschneidung dieses Nerven nach Eichhorst[1] bei Vögeln, nach Wassilieff[2] bei Kaninchen von einer fettigen Degeneration des Herzmuskels begleitet wird. Die Beweiskraft dieser Versuche für die vorliegende Frage scheint jedoch keine besonders grosse zu sein, weil die Vagusdurchschneidung so viele und eingreifende Störungen bei sämmtlichen vegetativen Verrichtungen des Körpers hervorruft, dass diese schon an und für sich die fettige Degeneration des Herzmuskels erklären können, ohne dass wir darum einen trophischen Einfluss des Vagus anzunehmen gezwungen sind.[3] Auch andere Umstände, welche ich hier nicht besprechen kann, machen die theoretische Deutung dieser Versuche sehr verwickelt.

Etwas durchsichtiger liegt die Sache bei den Versuchen Fantino's und Timofeew's. Bei jenen wurde nur der eine Vagus durchgeschnitten. Die Thiere zeigten keine Störungen in ihrem Befinden, sie frassen, und ihr Körpergewicht nahm zu. Nach ihrer Tödtung zeigten sich Milz, Leber und Lungen ganz normal; Magen und Därme waren mit Speiseresten angefüllt. Dagegen zeigte das Herz atrophische und degenerative Veränderungen, jedoch nie eine Fettdegeneration. Sehr bemerkenswerth ist, dass diese Veränderungen, je nachdem der rechte oder linke Vagus durchschnitten war, auf verschiedene Theile der Herzkammern begrenzt waren. Bei Durchschneidung des rechten Vagus waren die zwei mittleren Drittel der Kammerscheidewand, die beiden grossen Papillarmuskeln, sowie die Mitte der vordern äussern Wand der linken Kammer von der Degeneration angegriffen. Nach Durchschneidung des linken Vagus erschienen die Degenerationsprocesse hauptsächlich in der Gegend der Herzspitze.[4] — Timofeew durchschnitt den Vagus auf der rechten Seite unterhalb des Abhanges des N. recurrens, sowie die Herzfasern desselben, und nach etwa 8 Tagen den linken Vagus am Halse. Das Thier starb in 3—5 Tagen. Der Tod war indessen nicht durch Hungern, pathologische Processe in den Lungen oder ungewöhnliche Beschleunigung in der Herzthätigkeit, noch durch die Operation selbst verursacht, sondern durch die Schwächung der

---

[1] Eichhorst, *Die trophischen Beziehungen der Nervi vagi zum Herzmuskel.* Berlin 1879, S. 18 folg.

[2] Wassilieff, *Zeitschr. f. klin. Med.*, 3, S. 316—356; 1881.

[3] Vgl. auch Zander, *Centralbl. f. d. med. Wiss.*, 1879, S. 113, 114; — *Arch. f. d. ges. Physiol.*, 19, S. 324 folg.; 1879; — Klug, *Zeitschr. f. Heilkunde* (Prag), 1, S. 290—312; 1880; — v. Anrep, *Verhandl. d. physikal.-med. Gesellsch. in Würzburg.* N. F. 14, S. 34—43; 1880.

[4] Fantino, *Archives italiennes de biologie*, 10, S. 242—247; 1888.

Herzkraft in Folge von degenerativen Processen im Herzmuskel, die als Folge der Entfernung des trophischen Einflusses der Vagi auftraten.[1]

Beim Frosch fand Bidder, dass die Thiere nach doppelseitiger Durchschneidung des Vagus mehrere Monate lang am Leben erhalten werden konnten, und erwähnt keine anatomischen Veränderungen beim Herzmuskel der so behandelten Thiere.[2] Dagegen starben bei ähnlichen Versuchen von Klug die Thiere meistens schon in der zweiten Woche. Bei mikroskopischer Untersuchung des Herzens dieser Thiere konnte Klug keine Degeneration der Nervenzellen entdecken.[3]

Panum[4] und Gianuzzi[5] beobachteten beim Kaninchen, dass bei schwacher Herzthätigkeit eine Vagusreizung dieselbe wesentlich erhöht. Traube giebt an, dass bei einem curarisirten Thiere das Herz nach Unterbrechung der künstlichen Athmung länger schlägt, wenn die Vagi unversehrt sind, als wenn sie vorher abgeschnitten waren.[6] Brown-Séquard hat gefunden, dass, wenn zwei Kaninchen durch Verblutung getödtet werden und bei dem einen der Vagus kurz vorher gereizt worden ist, bei dem andern aber nicht, das Herz des erstern kräftiger und eine längere Zeit schlägt als das des letztern.[7]

Konow und Stenbeck[8] erwähnen, dass das in situ befindliche, vom centralen Nervensystem aber vollständig isolirte Herz des Kaninchens bei Erstickung kürzere Zeit schlägt, als wenn bei zerstörtem Rückenmark die Vagi unversehrt sind.

Einbrodt und Schiff[9] haben auch angegeben, dass die Vagusreizung das Delirium, in welches das Herz bei directer elektrischer Reizung geräth (vgl. S. 218), aufheben kann. In naher Übereinstimmung hiermit erwähnt Laffont, dass die directe Reizung der Herzkammern während gleichzeitiger Reizung des Vagus ihre deletären

[1] Timofeew, *Botkin's klin. Wochenschrift* 1889, Nr. 28—30 (russisch); cit. nach *Jahresber. d. Anat. u. Physiol.*, 1889, 2, S. 58.

[2] Bidder, *Arch. f. Anat. u. Physiol.*, 1868, S. 41—46.

[3] Klug, *Centralbl. f. d. med. Wiss.*, 1881, S. 946.

[4] Panum, *Bibliotek for Laeger*, 10, S. 46; 1858; cit. nach *Schmidt's Jahrbücher*, 100, S. 153; 1858.

[5] Gianuzzi, *Ricerche eseguite nel gabinetto di fisiologia di Siena* 1871 bis 1872. Siena-Roma 1872, S. 29 folg.

[6] Traube, *Gesammelte Beiträge zur Pathol. u. Physiol.*, 1, S. 382. (Die Abh. ist vom Jahre 1864.)

[7] Brown-Séquard, *Comptes rendus de la société de biologie*, 1880, S. 211.

[8] Konow und Stenbeck, *Skand. Arch. f. Physiol.*, 1, S. 414; 1889.

[9] Einbrodt, *Sitz.-Ber. d. kais. Akad. d. Wiss.*, math.-naturw. Cl., 38, S. 353; 1859; — Schiff, *Arch. des sciences phys. et nat.*, nouv. sér. 63, S. 16; 1878.

Wirkungen nicht entfaltet.[1] Vulpian sah dagegen nur beim Vorhofe diese günstige Wirkung der Vagusreizung.[2] Ganz negative Ergebnisse erhielten aber S. Mayer[3] und Mc. William,[4] Sée, Bochefontaine und Roussy.[5]

Auch wenn wir die Auffassung, dass der Vagus einen trophischen Einfluss auf das Herz ausübt, noch nicht als vollständig bewiesen ansehen können, so stützt sie sich doch, wie es scheint, auf nicht ganz unwichtige Gründe und stellt jedenfalls die einzige, einigermassen rationelle Hypothese dar, die in dieser Hinsicht bis jetzt aufgestellt worden ist.[6]

Da der Vagus Fasern von dem 10. und 11. Nervenpaar enthält, erübrigt zu entscheiden, von welcher Nervenwurzel diese hemmenden Fasern stammen, und wo ihr Centrum zu finden ist.

Im Jahre 1850 brachte Waller folgende für das Studium des Verlaufes der Nervenbahnen, wie für die Auffassung der Verrichtungen des centralen Nervensystems gleich wichtige Thatsache zur Kenntniss: Wird ein Nerv von dem Zusammenhang mit seinem trophischen Centrum getrennt, so degenerirt der Theil desselben, der nunmehr in keinem Zusammenhang damit steht. Für die centrifugalen Nerven stellen die Nervenzellen, aus welchen sie entspringen, dies trophische Centrum dar.

Waller selbst war der Erste, der diese Methode zum Studium der Frage, ob die hemmenden Herznerven dem 10. oder 11. Nervenpaare entstammen, benutzte. Er riss, hauptsächlich an Kaninchen, die Accessoriuswurzel im Foramen jugulare heraus und prüfte 10—12 Tage später die Reizbarkeit des peripheren Endes des entsprechenden Vagus. Dabei fand er, dass die Reizung jetzt keine Wirkung auf die Herzfrequenz ausübte, während der andere Vagus seine volle Thätigkeit entfaltete. Die hemmenden Fasern im Vagus würden also dem Accessorius entstammen.[7]

---

[1] Laffont, *Comptes rendus de l'académie des sciences*, 105, S. 1092; 1887.

[2] Vulpian, *Archives de physiologie*, 1874, S. 978, 1092; 1887.

[3] S. Mayer, *Sitz.-Ber. d. kais. Akad. d. Wiss.*, math.-naturw. Cl., 68, Abth. 3, S. 83; 1874.

[4] Mc. William, *Journal of physiol.*, 8, S. 310; 1887. Dagegen erwähnt Mc. William, dass die fibrillären Contractionen der Vorhöfe durch Vagusreizung nicht selten aufgehoben werden.

[5] Sée, Bochefontaine und Roussy, *Comptes rendus de l'académie des sciences*, 92, S. 87; 1881.

[6] Vgl. auch die neue Theorie Schiff's, *Arch. des sciences phys. et nat.*, nouv. sér., 60, S. 488—502; 1877; — 61, S. 234—251; — 62, S. 47—60; — 63, S. 12—30; — 64, S. 59—72; 1878.

[7] Waller, *Gazette méd. de Paris*, 1856, S. 420.

Dies Ergebniss wurde von Schiff,[1] Heidenhain[2] und Franck[3] bestätigt. Heidenhain bemerkt noch, dass die Frequenz der Herzschläge unmittelbar nach Herausziehung des Accessorius in der Regel sehr beträchtlich zunimmt. Durch zweckmässig gelegte Schnitte im Hals- und Kopfmark fand er ferner, dass die hemmenden Fasern des Accessorius nicht vom Halsmark, sondern vom verlängerten Mark austreten.

Es muss jedoch bemerkt werden, dass Gianuzzi bei Kaninchen 4—14 Tage nach der Ausrottung des Accessorius die Vagusreizung wirksam gefunden hat, und dass also sowohl der Vagus als auch der Accessorius hemmende Herzfasern führen.[4]

Das Studium der Lage und der Ausdehnung des Centrums der hemmenden Herznerven wollen wir aufschieben, bis wir die reflectorische Erregung dieser Nerven erörtert haben.

§ 19. Die beschleunigenden Herznerven.

Bei Reizung des Hals- oder Kopfmarkes, bei durchschnittenen Vagi und Halssympathici, beobachtete v. Bezold im Jahre 1862 (beim Kaninchen) eine starke Beschleunigung der Herzschläge und eine Zunahme des Blutdruckes und wollte dadurch die Existenz excitirender Herznerven nachgewiesen haben[5]. Nachdem Ludwig und Thiry[6] darauf aufmerksam gemacht hatten, dass die Steigerung des Blutdruckes durch die Reizung der im Rückenmark verlaufenden gefässverengernden Nerven bedingt wäre, und dass hierbei, auch wenn sämmtliche zum Herzen gehende Nerven zerstört wären, dennoch eine Beschleunigung der Schlagfolge erzielt würde, wiederholte v. Bezold in Gemeinschaft mit Bever[7] (1866) seine früheren Versuche in der Weise, dass er, um die Gefässnerven zu erlähmen, das Rückenmark zwischen dem ersten und zweiten Brustwirbel durchschnitt und dann

---

[1] Schiff, *Lehrbuch d. Physiologie*, 1, Lahr 1858—59, S. 420.

[2] Heidenhain, *Studien des physiol. Instituts zu Breslau*, 3, S. 109 folg.; 1865.

[3] Franck, *Travaux du laborat. de Marey*, 2, S. 264; 1876.

[4] Gianuzzi, *Ricerche eseguite nel gabinetto di fisiologia di Siena* 1871 bis 1872. Siena-Roma 1872, S. 3—33.

[5] v. Bezold, *Unters. über die Innervation des Herzens*, 2, S. 191—232; 1863.

[6] Ludwig und Thiry, *Sitz.-Ber. d. kais. Akad. d. Wiss.*, math.-naturw. Cl., 49, 2, S. 429—442; 1864.

[7] v. Bezold und Bever, *Centralbl. f. d. med. Wiss.*, 1866, S. 833—835; — *Unters. aus d. physiol. Laborat. in Würzburg*, 2, S. 226 folg.; 1867.

das Halsmark reizte. Hierbei erhielten sie gleichfalls eine Beschleunigung der Pulsfrequenz, ohne gleichzeitige Steigerung des Blutdruckes. Durch fortgesetzte Versuche fanden dieselben Autoren, dass die hierbei thätigen Fasern vom Rückenmark nach dem letzten Halsganglion und von dort nach dem Herzen verlaufen[1].

Zu gleicher Zeit beobachteten die Gebrüder M. und E. Cyon, unabhängig von den ebenerwähnten v. Bezold'schen Untersuchungen, beim Kaninchen dieselbe Erscheinung, wenn eine Steigerung des Blutdruckes bei Reizung des Halzmarkes mittelst Durchtrennung der Splanchnici ausgeschlossen war. Sie hoben ferner hervor, dass nach Zerstörung des ersten Brustganglions diese Beschleunigung des Herzens bei durchschnittenen Vagi, Halssympathici und Splanchnici nicht beobachtet werden konnte. Endlich wiesen sie durch directe Reizungsversuche nach, dass auch eine directe Reizung der Herznerven eine Beschleunigung der Schlagzahl veranlassen kann[2].

Es dauerte nicht lange, als Schmiedeberg auch bei einem kaltblütigen Thiere, dem Frosch, die Anwesenheit beschleunigender Herznerven bestätigte[3] und beim Hunde ähnliche beobachtete, welche letztere hinsichtlich ihres Verlaufes mit den beschleunigenden Herznerven des Kaninchens wesentlich übereinstimmten.[4]

Diese, unabhängig vom Vagus und Halssympathicus vom Rückenmark nach dem Herzen gehenden Nerven werden als die beschleunigenden Herznerven, Nervi accelerantes, bezeichnet.

Zuerst wollen wir die beschleunigenden Nerven bei den kaltblütigen Thieren kurz besprechen und dann ihren Verlauf und ihre Eigenschaften bei den Warmblütern näher erörtern.

Bei einem Cephalopoden, Octopus, bemerkte Ransom[5] keine Erscheinung, die seiner Ansicht nach für die Gegenwart beschleunigender Nervenfasern sprechen könnte.

Die als beschleunigte Schlagfolge und grössere Energie der Herzschläge auftretende Nachwirkung der Reizung des Herznerven bei obigem Thiere macht er von dem trophischen Einfluss dieses Nerven auf das Herz abhängig. Damit ist freilich, so weit ich die Sache zu beurtheilen vermag, die Möglichkeit nicht ausgeschlossen, dass in demselben Nervenstamm auch accelerirende Nervenfasern verlaufen könnten, deren Wirkung während der stattfindenden Rei-

---

[1] v. Bezold und Bever, *Unters. aus d. physiol. Laborat. in Würzburg*, 2, S. 235—248; 1867.

[2] M. und E. Cyon, *Centralbl. f. d. med. Wiss.*, 1866, S. 801—805; — *Arch. f. Anat. u. Physiol.*, 1867, S. 389—416.

[3] Schmiedeberg, *Ber. d. sächs. Gesellsch. d. Wiss.*, math.-phys. Cl., 1870, S. 135 folg.

[4] Schmiedeberg, ib., 1871, S. 148 folg.

[5] Ransom, *Journal of physiol.*, 5, S. 279; 1885.

zung durch die hemmenden Nerven übercompensirt war, nach Aufhören der Reizung sich aber als Nachwirkung geltend machen kann. Aehnlichen Erscheinungen begegnen wir bei den Wirbelthieren.

Für das Herz der Crustaceen geben Lemoine[1] und Plateau[2] dagegen an, dass Reizung des N. cardiacus (Lemoine) den Herzschlag beschleunigt; Durchschneidung desselben ihn aber verlangsamt.

Wie schon erwähnt, wies Schmiedeberg beim Frosch accelerirende Herznerven nach. Dies geschah dadurch, dass er bei Thieren, die mit Nicotin oder Atropin vergiftet waren, den Vagus reizte. Die Wirkung dieser Reizung war eine Beschleunigung der Herzschläge. Unter gewöhnlichen Verhältnissen tritt diese Wirkung nicht ein, weil die hemmenden Fasern die beschleunigenden überwinden. Nur wenn jene durch die eben genannten Gifte ausser Thätigkeit versetzt worden sind, können sich die beschleunigenden Fasern unmittelbar geltend machen.[3] Dasselbe hatten schon früher Wundt und Schelske[4] bei starker Curarevergiftung beobachtet. Bei Reizung des einige Zeit vorher durchschnittenen Vagus erhielt Klug Beschleunigung des Froschherzens.[5]

Dass diese beschleunigenden Fasern im centralen Nervensystem nicht denselben Ursprung wie die hemmenden haben, wurde von Heidenhain[6] und Gaskell[7] nachgewiesen. Gaskell zeigte (beim Krokodil und Frosch), dass sie sympathische Fasern sind, welche sich eben beim Austritt des Vagus aus der Schädelhöhle mit ihm vereinigen.

Bei der Kröte entdeckte Hofmeister eine sehr merkwürdige Erscheinung. Die Thiere waren atropinisirt, und die Beobachtungen geschahen bei normaler Circulation. Zur Reizung wurde der eine durchschnittene Vagus benutzt, jegliche Pulsbeschleunigung blieb dabei aus. Erst wenn der andere Vagus abgeschnitten wurde, trat die Beschleunigung ein. Wir müssen also annehmen, sagt Hofmeister, dass durch die Reizung eines Vagus, welche an sich Beschleunigung hervorrufen würde, im Herzmuskel Veränderungen geschaffen werden, der Art, dass eine Erregung centripetaler Fasern des andern Vagus erfolgt, welche im nervösen Centrum einen der Beschleunigung entgegenwirkenden Impuls hervorruft, der natürlich auch wieder in dem unverletzten Vagus, aber centrifugal, dem Herzen zugeleitet wird.[8]

Zusammen mit Gadow untersuchte Gaskell ferner die beschleunigenden Fasern bei mehreren kaltblütigen Thieren. Bei Krokodilen, Schildkröten und Fröschen gehen die beschleunigenden Herznerven wenigstens von einem sym-

---

[1] Lemoine, *Annales des sciences naturelles*, 5e série, 9; 1868; cit. nach Plateau (siehe unten).

[2] Plateau, *Archives (belges) de biologie*, 1, S. 644—650; 1880. Daselbst ist auch die einschlägige Literatur zusammengestellt.

[3] Schmiedeberg, *Ber. d. sächs. Gesellsch. d. Wiss.*, math.-phys. Cl., 1870, S. 135 folg.; — vgl. auch Nuël, *Arch. f. d. ges. Physiol.*, 9, S. 101—102; 1874.

[4] Wundt und Schelske, *Verh. d. naturhist.-med. Vereins zu Heidelberg*, 1859; cit. nach Meissner's *Jahresber.*, 1859, S. 503.

[5] Klug, *Centralbl. f. d. med. Wiss.*, 1881, S. 946.

[6] Heidenhain, *Arch. f. d. ges. Physiol.*, 27, S. 401—407; 1882.

[7] Gaskell, *Journal of physiol.*, 5, S. 46—48; 1884; — vgl. auch Mills, *Journ. of anat. and physiol.*, 20, S. 553; 1886.

[8] Hofmeister, *Arch. f. d. ges. Physiol.*, 44, S. 421—423; 1889.

pathischen Ganglion aus, zu welchem sie durch den entsprechenden Ramus communicans kommen. Dieses Ganglion liegt bei allen diesen Thieren so, dass es einigermassen dem Anfang der A. vertebralis entspricht. Im grossen ganzen liegt dieses Ganglion etwa im obern Theil der Brustregion, ohne dass man es darum als das erste Brustgaglion bezeichnen darf.[1]

Die warmblütigen Thiere, welche in Bezug auf die beschleunigenden Herznerven untersucht wurden, sind Kaninchen, Hund und Katze. Der Hauptsache nach stimmt der Verlauf dieser Nerven bei allen diesen Thieren gut überein, obgleich mehrere Verschiedenheiten in den Details vorkommen. Weil unter diesen Thieren der Hund am genauesten untersucht worden ist, werde ich hier nur die Anatomie der Acceleratoren bei diesem Thiere besprechen, und weise bezüglich der übrigen auf die Arbeiten von Bever[2] (Kaninchen) und Boehm[3] (Katze) hin.

Schmiedeberg[4] hat folgende anatomische Beschreibung von den Herznerven des Hundes gegeben.

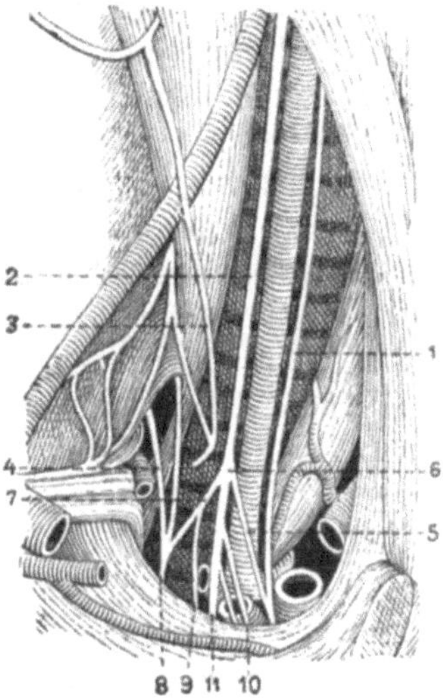

Fig. 70. Die Herznerven des Hundes; nach Schmiedeberg. 1. N. recurrens. 2. N. vago-sympathicus. 3. N. phrenicus. 4. N. vertebralis. 5. N. recurrens vagi. 6. Ggl. cerv. infer. 7. N. sympath. colli. 8. Ggl. thor. prim. 9. R. cardiac. sup. 10. R. cardiac. inf.? 11. Trunc. N. vagi.

Das erste Brustganglion (s. Fig. 70), Ganglion stellatum, ist der Ausgangspunkt für den Brustgrenzstrang und erhält aus den unteren Halsnerven zwei Rückenmarkswurzeln, von welchen die kürzere anfangs mit der A. vertebralis verläuft und daher als N. vertebralis bezeichnet wird (4). Das erste Brustganglion giebt meist zwei Verbindungsnerven zum untersten Halsknoten (6) oder zum Vagus, welche die A. subclavia umfassen (Ansa Vieussenii). Von dem untern Halsknoten sind Vagus und Sympathicus in einer gemeinsamen Scheide bis zum obersten Halsknoten vereinigt. Beim Hunde kann man also nicht von einem Halsvagus und Halssympathicus, sondern nur von einem Vago-sympathicus (2) sprechen.

Entweder aus dem untern Halsganglion selbst, oder aus der Ansa Vieussenii oder auch gleich unterhalb des letzten Halsknotens aus dem Stamm des Vagus entspringt der R. cardiacus superior, um nach dem Herzen zu

[1] Gadow und Gaskell, *Journal of physiol.*, 5, S. 362—372; 1885; — vgl. auch Mills, *Journal of anat. and physiol.*, 21, S. 16—19; 1887.

[2] Bever, *Unters. aus d. physiol. Laborat. in Würzburg*, 2, S. 248 bis 255; 1867.

[3] Boehm, *Arch. f. exp. Pathol.*, 4, S. 256 folg.; 1875.

[4] Schmiedeberg, *Ber. d. sächs. Gesellsch. d. Wiss.*, 1871, S. 148 folg.

gelangen. Als R. cardiacus inferior bezeichnet Schmiedeberg einen stärkern Ast, der in der Nähe des untern Halsknotens vom Vagus abgeht und sich zum Herzplexus begiebt.

Die beschleunigenden Herznerven findet Schmiedeberg in den Verbindungszweigen des ersten Brustknotens zum untern Halsknoten oder zum Vagus; diese werden nach dem Herzen zu von einem der oben erwähnten Nervenzweige fortgesetzt. Es muss jedoch bemerkt werden, dass hierbei recht viele individuelle Variationen vorkommen, was übrigens gar nicht merkwürdig ist, da ja schon in Bezug auf die Zahl der Hemmungsfasern in den beiden Vagi ähnliche Variationen gar nicht selten sind.

Diese Nerven erhält der erste Brustknoten vom Rückenmark. Nach Stricker und Wagner würden sie durch die Rami communicantes vom 1. bis zum 6. Brustnerven herab davon austreten und sich in dem sympathischen Grenzstrang sammeln, dessen Reizung eine um so stärkere Beschleunigung hervorrufen würde, je näher am ersten Brustknoten sie angebracht würde.[1] Wesentlich hiermit übereinstimmend geben Albertoni und Bufalini an, dass die beschleunigenden Nerven den 3.—5. Dorsalwurzeln entstammen; unter diesen ist die dritte die wichtigste.[2]

Nach v. Bezold und Bever[3] enthält auch der N. vertebralis (Fig. 70, 4) beschleunigende Fasern. Diese stehen, laut den Angaben Franck's durch die Rami communicantes des 5., 6. und 7. Halsnerven mit dem Halsmark in Verbindung. Der Ramus comm. des 8. Halsnerven geht direct zum 1. Brustganglion. Der grösste Theil der Beschleunigungsnerven scheint aber jedenfalls durch den 1. und 2. Brustnerven auszutreten.[4]

Dieser Weg durch das Rückenmark, die Rami communicantes und den ersten Brustknoten ist aber nicht der einzige, den die beschleunigenden Nerven einschlagen. Wie beim Frosch enthält der Vagus auch bei den Säugethieren beschleunigende Fasern. Schiff hat lange den Vagus als den „motorischen“ Nerven des Herzens aufgefasst,[5] und so-

---

[1] Stricker und Wagner, *Wiener med. Jahrbücher*, 1878, S. 363—370.

[2] Albertoni und Bufalini, *Rediconto del gabin. di fisiol. di Siena*, 2, S. 27—37; 1876; cit. nach *Jahresber. d. Anat. u. Physiol.*, 1872, 2, S. 54.

[3] v. Bezold und Bever, *Unters. aus d. physiol. Laborat. in Würzburg*, 2, S. 235 folg.; 1867.

[4] Franck, *Gazette hebdomadaire*, 1879, S. 232; — *Dictionnaire encyclopédique des sciences médicales*, 3ᵉ série, 14. Art. Sympathique (grand), S. 26; 1884.

[5] Schiff, *Arch. f. physiol. Heilk.*, 8, S. 209—234; 1849; — *Unters. zur Naturlehre*, 10, S. 98—124; 1866; sowie die S. 234 angegebenen Abhandlungen.

wohl er als Moleschott[1] und Andere geben an, dass sie bei einer äusserst schwachen Reizung des Vagus eine Beschleunigung der Herzschläge gefunden haben. Die Thatsache dieser Beschleunigung wurde aber heftig bestritten, bis Rutherford durch Reizung des Vagus an atropinisirten Thieren dieselbe zur vollen Evidenz nachwies, obgleich er die betreffende Erscheinung in einer ganz andern Weise auffasste.[2]

Schiff geht sogar so weit, dass er behauptet, der Vagus und seine Zweige, speciell der N. laryngeus sup., stellten den einzigen Weg dar, auf welchem das Herz seine accelerirenden Fasern empfängt.[3]

Aus Controlversuchen von François Franck wie aus den schon besprochenen Untersuchungen geht jedoch hervor, dass diese Ansicht nicht haltbar ist.[4] Wir können daher auf dem jetzigen Standpunkt unseres Wissens als mit den thatsächlichen Ergebnissen der vorliegenden Untersuchungen am meisten übereinstimmend annehmen, dass das Herz auf zwei verschiedenen Wegen, nämlich theils durch den Halsvagus, theils durch das Rückenmark und die oben erwähnten sympathischen Knoten seine beschleunigenden Nerven erhält.

Endlich hat v. Bezold[5] angegeben, dass auch in dem Halssympathicus beschleunigende Herznerven enthalten sein sollen. Dies ist jedoch von anderen Forschern, wenigstens nicht als Regel, constatirt worden.[6] Und sogar v. Bezold selbst fand diese beschleunigende Wirkung nicht in allen Fällen. Es ist nicht unmöglich, dass die Ursache dieser Differenz der Ergebnisse darin liegt, dass die betreffenden beschleunigenden Fasern solche sind, welche in der Regel im Vagus verlaufen, in diesen Fällen sich aber dem Sympathicus angeschlossen haben. Diese Auffassung wird dadurch bestätigt, dass R. Wagner[7] und v. Bezold[8] bei Reizung des Halssympathicus zuweilen sogar eine Hemmung des Herzens beobachtet haben, welche dann aller Wahrscheinlichkeit nach davon bedingt gewesen ist, dass einige dem Vagus entstammende Fasern zufälligerweise mit dem Sympathicus verlaufen. Uebrigens wissen wir, dass der

---

[1] Moleschott, s. die S. 234 angegebenen Arbeiten.

[2] Rutherford, *Journal of anat. and physiol.*, 3, S. 408; 1869; — vgl. auch ganz besonders die bei Curarevergiftung bei der Katze erhaltenen Ergebnisse Boehm's (*Arch. f. exp. Pathol.*, 4, S. 363—368; 1875).

[3] Schiff, *Unters. zur Naturlehre*, 11, S. 236 folg.; 1873; — *Centralbl. f. d. med. Wiss.*, 1873, S. 21; — *Arch. f. d. ges. Physiol.*, 18, S. 172 folg.; 1878.

[4] François-Franck, *Travaux du laborat. de Marey*, 4, S. 74 folg.; 1880.

[5] v. Bezold, *Unters. über die Innervation des Herzens*, 1, S. 87—164; 1863; — vgl. auch Moleschott und Nauwerk, *Unters. zur Naturlehre*, 8, S. 36 bis 51; 1862; — Boehm, *Arch. f. exp. Pathol.*, 4, S. 369; 1875; — Arloing und Tripier, *Archives de physiologie*, 5, S. 164; 1873; — Franck, *Dictionnaire encyclopédique*, 3e sér., 14, S. 29; 1884.

[6] Vgl. Ludwig, *Lehrbuch d. Physiol.*, 1, 2. Aufl., S. 217; 1858; — R. Wagner, *Neurol. Unters.* Göttingen 1854, S. 220—222.

[7] R. Wagner, a. a. O. [8] v. Bezold, a. a. O., S. 131 folg.

Zusammenhang zwischen dem Vagus und dem Halssympathicus besonders bei gewissen Thierarten ein sehr intimer ist; so verlaufen ja die genannten Nerven beim Hunde und bei der Katze innerhalb derselben gemeinsamen Scheide.

Gaskell hat den Zusammenhang der hemmenden und beschleunigenden Herznerven mit den peripheren Ganglien, sowie das Verhalten ihrer Myelinscheide anatomisch untersucht und dabei folgende wichtige Unterschiede gefunden. Jene behalten ihre Myelinscheide bis zu ihrem Eintritt ins Herz und verlieren sie aller Wahrscheinlichkeit nach in den Ganglienzellen des Herzens. Die beschleunigenden Herznerven verlieren ihrerseits die Myelinscheide in den Ganglien des sympathischen Grenzstranges, in welche sie eintreten.[1]

Es giebt kaum einen, die vegetativen Verrichtungen des Körpers beeinflussenden Nerven, dessen Eigenschaften genauer untersucht worden sind, als den N. accelerans, wenn wir damit die Nervenfasern verstehen, welche vom untersten Halsknoten zum Herzen verlaufen. Aus diesen Untersuchungen. welche an kaltblütigen Thieren hauptsächlich von Heidenhain[2] und Gaskell,[3] an warmblütigen von Schmiedeberg,[4] Bowditch,[5] Baxt,[6] Boehm,[7] François-Franck,[8] E. Voit,[9] Roy und Adami[10] ausgeführt worden sind, gehen folgende Ergebnisse hervor.

Die Acceleranzreizung hat eine ziemlich lange Latenzdauer, auch wenn wir sie mit der des Vagus vergleichen. Während der zwei ersten Secunden nach Anfang der Reizung nimmt beim Hunde die Herzfrequenz, auch bei maximaler Reizung, nur mit etwa $^1/_2$ Herzschlag zu. Bevor das Maximum der Frequenz erreicht wird, dauert es bei diesem Thiere gegen 10 Secunden[11] und bei der Katze noch länger.[12]

Die Folge davon ist, dass bei einer kurzdauernden Reizung des N. accelerans sich nicht nur das Maximum der Wirkung, sondern sogar auch der Anfang derselben erst nach beendeter Reizung einstellt.

[1] Gaskell, *Journal of physiol.*, 7, S. 12—18, 28—31; 1886.

[2] Heidenhain, *Arch. f. d. ges. Physiol.*, 27, S. 401 folg.; 1882.

[3] Gaskell, *Journal of physiol.*, 5, S. 46—48; 1884.

[4] Schmiedeberg, *Ber. d. sächs. Gesellsch. d. Wiss.*, math.-phys. Cl., 1871, S. 148.

[5] Bowditch, ib., 1873, S. 195.

[6] Baxt, ib., 1875, S. 323; — *Arch. f. Anat. u. Physiol.*, physiol. Abth., 1877, S. 521; — 1878, S. 122.

[7] Boehm, *Arch. f. exp. Pathol.*, 4, S. 255, 351; 1875.

[8] François-Franck, *Travaux du laborat. de Marey*, 4, S. 74; 1880; — *Archives de physiologie*, 1890, S. 810, 833.

[9] E. Voit, *Ber. d. sächs. Gesellsch. d. Wiss.*, math.-phys. Cl., 1886, S. 207.

[10] Roy und Adami, *Philosophical transactions*, 183. B., S. 239 folg.; 1892.

[11] Baxt, *Arch. f. Anat. u. Physiol.*, physiol. Abth., 1877, S. 526—531.

[12] Boehm, a. a. O., S. 273.

Jedenfalls ist das Maximum der Frequenz, das durch eine maximale Acceleransreizung erreicht wird, im grossen ganzen von der Dauer der Reizung unabhängig, wenigstens wenn dieselbe länger als 1 Secunde dauert.[1] Wie sich der Accelerans bei einer noch flüchtigern Reizung verhält, darüber besitzen wir keine Angaben.

Die Zeit, während welcher die Herzschläge in Folge einer Acceleransreizung beschleunigt bleiben, ist von der Dauer der Reizung abhängig; der Accelerans ermüdet nämlich nicht leicht und kann zwei Minuten lang gereizt werden, ohne dass dabei irgend eine Abnahme der Beschleunigung auftritt. Dabei wird aber die Frequenz der Herzschläge während der Zeiteinheit nicht grösser, als sie bei einer kürzer dauernden Reizung ist.[2]

Die Grösse der Zunahme der Pulsfrequenz beträgt zwischen 7 und 70 Proc. der Frequenz vor der Reizung. Die Ursache der Verschiedenheit liegt zunächst in der Frequenz vor der Reizung; war diese eine hohe, so wird die procentische Zunahme gering, und umgekehrt. Jedenfalls ist das absolute Maximum der Frequenz, das durch die Acceleransreizung erreicht wird, von der Zahl der Herzschläge vor derselben unabhängig.[3]

Das Maximum, welches man durch die Reizung des einen Accelerans erzielt, wird bei gleichzeitiger Reizung der beiden Accelerantes nicht überschritten.[4]

Nachdem die Reizung aufgehört hat, hinterbleibt eine Nachwirkung, welche je nach der Dauer der Reizung mehr oder weniger lange währt. Hat die Reizung nur eine kurze Zeit stattgefunden, so nehmen die Herzschläge ihre vorherige Frequenz früher an, als bei länger fortgesetzter Reizung, vorausgesetzt, dass diese nicht länger als 30 bis 40 Secunden lang gedauert hat, denn bei einer noch länger dauernden Reizung nimmt die Zeit, während welcher nach beendigter Reizung die Beschleunigung nachgewiesen werden kann, wieder ab. Bemerkenswerth ist, dass die Zeit, während welcher nach Aufhören der Reizung die Herzschläge ihre höchste Frequenz haben, von der Dauer der Reizung (1 bis 36 Secunden) unabhängig ist.[5]

Es muss ausdrücklich hervorgehoben werden, dass die Nachwir-

---

[1] Baxt, *Arch. f. Anat. u. Physiol.*, physiol. Abth., 1877, S. 523 folg.

[2] Baxt, ib., S. 531 folg.; — Boehm, a. a. O., S. 275; — Schmiedeberg, a. a. O., 1871, S. 152.

[3] Boehm, a. a. O., S. 272; — Baxt, *Arch. f. Anat. u. Physiol.*, physiol. Abth., 1877, S. 525; — Roy und Adami, a. a. O., S. 240.

[4] Franck, *Travaux du laborat. de Marey*, 4, S. 85—87; 1880.

[5] Baxt, *Arch. f. Anat. u. Physiol.*, physiol. Abth., 1877, S. 531 folg.

kung der Acceleransreizung in günstigen Fällen verhältnissmässig lange anhält, 2 Minuten und mehr.[1]

In Bezug auf den Umfang der Herzschläge bei der Acceleransreizung geben Heidenhain[2] und Gaskell[3] an, dass dieser beim Frosch zunimmt, und dass gleichzeitig auch der Tonus des Herzmuskels und dessen Fähigkeit, eine Erregung fortzupflanzen, erhöht werden. Wir begegnen also beim Froschaccelerans ganz entgegengesetzten Eigenschaften als wie beim Vagus. Gaskell bemerkt ferner, dass das Herz kurz nach diesen kräftigeren und frequenteren Contractionen bald ermüdet, und dass seine Fähigkeit, eine Erregung fortzupflanzen, abnimmt; auch hier haben wir also einen ausgesprochenen Unterschied zwischen dem Vagus und dem Accelerans.

Beim Alligator ist die Zunahme der Contractionskraft nach Mills die am deutlichsten hervortretende Erscheinung bei Acceleransreizung.[4]

Beim Hunde fand Franck, dass die Acceleransreizung die intraventriculare Druckschwankung sowie die Contractionsgrösse der Vorhöfe steigert. Es kann zwar eintreffen, dass die intraventricularen Druckschwankungen merkbar zunehmen ohne jegliche Veränderung der Contractionsgrösse der Vorhöfe. In der Regel werden aber die Contractionen beider verstärkt. Ebenso nimmt sowohl die Pulsfrequenz als die Contractionsenergie gleichzeitig zu. Dies ist jedoch nicht immer der Fall, denn die Beschleunigung kann ohne Energiezunahme stattfinden, und umgekehrt.[5]

Roy und Adami beobachteten mit den schon erwähnten Methoden bei demselben Thiere, dass der Umfang des Vorhofs- und der Kammercontractionen bei der Acceleransreizung in den meisten Fällen zunahm. Diese Zunahme der Contractionsgrösse stand in keinem bestimmten Verhältniss zu der etwaigen Beschleunigung und trat auch dann ein, wenn die Herzfrequenz durch die Reizung fast gar nicht beeinflusst wurde. Die Kammern contrahirten sich vollständiger, und die nach der Systole darin zurückbleibende Blutmenge war geringer.[6] Zu etwa demselben Ergebnisse sind auch Bayliss und Starling gelangt.[7]

---

[1] v. Bezold und Bever, a. a. O., S. 245; — Schmiedeberg, *Ber. d. sächs. Gesellsch.*, 1870, S. 136; — 1871, S. 157; — Boehm, a. a. O., S. 273.

[2] Heidenhain, *Arch. f. d. ges. Physiol.*, 27, S. 396 folg; 1882.

[3] Gaskell, *Journal of physiol.*, 5, S. 46 folg.; 1884; — 7, S. 42 folg.; 1886.

[4] Mills, *Journal of anat. and physiol.*, 20, S. 554; 1886.

[5] Franck, *Archives de physiologie*, 1890, S. 810—822.

[6] Roy und Adami, a. a. O., S. 239—244.

[7] Bayliss und Starling, *Journal of physiol.*, 13, S. 414, 415; 1892.

Nach Roy und Adami setzt die Acceleransreizung den Tonus der Vorhofsmuskulatur, nicht aber den der Kammern herab. Diese Tonusabnahme erscheint jedoch nicht immer, auch dann nicht, wenn die übrigen Wirkungen der Acceleransreizung deutlich hervortreten.[1]

Bei einer starken Beschleunigung scheint jedoch aus rein mechanischen Gründen die bei jeder Systole herausgetriebene Blutmenge geringer zu sein als vor der Beschleunigung, denn unter solchen Umständen hat das Herz keine Zeit, zwischen je zwei Systolen eine so grosse Blutmenge zu erhalten, wie dies bei normaler Schlagfolge der Fall ist, besonders da, wie wir schon gesehen haben (S. 131), die Dauer der Diastole beträchtlich abgenommen hat (vgl. auch Vorlesung X). Das in der Zeiteinheit herausgetriebene Blutvolumen wird aber jedenfalls durch die Beschleunigung vermehrt.

Endlich wird nach Bayliss und Starling auch bei den Säugethieren die Erregung von den Vorhöfen nach den Kammern unter dem Einfluss der Acceleransreizung leichter fortgepflanzt.[2]

Ich habe schon erwähnt, dass wir gute Gründe haben, im Vagusstamme sowohl accelerirende als hemmende Nervenfasern anzunehmen. Da nun die Vagusreizung bei einem unvergifteten Säugethiere niemals oder wenigstens nur in seltenen Ausnahmefällen eine Beschleunigung der Herzschläge hervorruft, so folgt daraus, dass bei einer gleich starken Reizung die Wirkung der beschleunigenden Nerven von der der hemmenden überwunden wird.

Dass dies auch zutrifft, wenn man den Vagus und den eigentlichen sog. Accelerans reizt, geht aus den Versuchen von Bowditch,[3] Baxt[4] und Boehm[5] hervor. Und dies findet statt, auch wenn der Vagus mit schwachen, der Accelerans aber mit verhältnissmässig starken Strömen gereizt wird.

Dies Ergebniss ist aber nur für die warmblütigen Thiere gültig, und auch für diese, wie es scheint, nicht ganz constant, denn Bayliss und Starling erwähnen, dass die Kammercontractionen bei einer Acceleransreizung auch dann beschleunigt werden können, wenn durch eine gleichzeitige, nicht zu starke Vagusreizung die Vorhofscontractionen aufgehoben sind.[6] In Bezug auf die kaltblütigen sind wir, hauptsächlich wegen der Versuche Gaskell's und Heidenhain's[7], gezwungen, diesen Satz etwas zu modificiren, denn es zeigt

---

[1] Roy und Adami, a. a. O., S. 240—244.

[2] Bayliss und Starling, a. a. O., S. 414 folg.

[3] Bowditch, a. a. O., S. 209 folg.

[4] Baxt, *Ber. d. sächs. Gesellsch. d. Wiss.*, math.-phys. Cl., 1875, S. 323 bis 372.

[5] Boehm, a. a. O., S. 278, 279.

[6] Bayliss und Starling, a. a. O., S. 414.

[7] Gaskell, *Philosophical transactions,* 1882, 3, S. 1009; — Heidenhain, *Arch. f. d. ges. Physiol.*, 27, S. 396; 1882; — vgl. auch Metschnikow

sich hier, dass wenigstens unter Umständen der Accelerans die hemmenden Fasern des Vagus überwindet, so dass bei der Reizung des Vagusstammes beim Frosch als primäre Wirkung eine Beschleunigung oder Zunahme der Schlaggrösse eintritt.

Die allgemeine Regel ist aber jedenfalls die, dass der Vagus den Accelerans überwindet. Dies darf aber nicht in der Weise aufgefasst werden, als ob bei gleichzeitiger Reizung des Vagus und des Accelerans die Wirkung des erstern in derselben Stärke erscheinen sollte, als wenn er allein gereizt wird. Im Gegentheil zeigen die Versuche von Baxt[1], Boehm[2], Stricker und Wagner[3], wie von Meltzer[4], dass im ersten Falle die Vaguswirkung in einem gewissen Grade von der gleichzeitigen Reizung des Accelerans beeinträchtigt wird. Nach der Reizung tritt aber jedenfalls die dem Accelerans charakteristische Nachwirkung auf und giebt sich durch eine schnellere Schlagfolge und, bei gewissen Thieren, durch kräftigere Herzschläge zu erkennen.

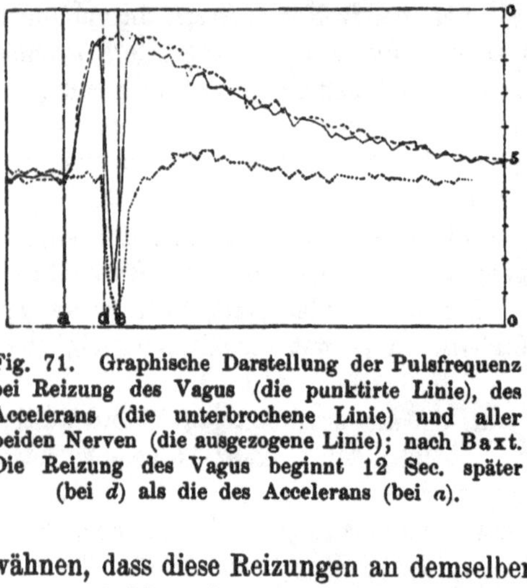

Fig. 71. Graphische Darstellung der Pulsfrequenz bei Reizung des Vagus (die punktirte Linie), des Accelerans (die unterbrochene Linie) und aller beiden Nerven (die ausgezogene Linie); nach Baxt. Die Reizung des Vagus beginnt 12 Sec. später (bei *d*) als die des Accelerans (bei *a*).

Zur Illustration des Verhältnisses zwischen dem Vagus und dem Accelerans theile ich in Fig. 71 eine nach Baxt copirte graphische Darstellung mit. Diese stellt die Pulsfrequenz in Perioden von je 2 Sec. bei Reizung 1. des Vagus, 2. des Accelerans, 3. aller beider dar. Ich brauche kaum zu erwähnen, dass diese Reizungen an demselben Thiere ausgeführt sind, und zwar so bald nach einander, dass die Nachwirkung der einen Reizung eben verschwunden war, als die folgende Reizung stattfand. Wir sehen die den beiden Nerven charakteristischen Eigenthümlichkeiten in den denselben entsprechenden Curven. Aus der Curve, die die Puls-

und Setschenow, *Centralbl. f. d. med. Wiss.*, 1873, S. 163, 289; — Gaglio, *Archives italiennes de biologie*, 13, S. 71—74; 1890; — Stewart, *Journal of physiol.*, 13, S. 114—118; 1892.

[1] Baxt, *Ber. d. sächs. Gesellsch.*, 1875, S. 348—350.

[2] Boehm, a. a. O., S. 278—279.

[3] Stricker und Wagner, *Wiener med. Jahrbücher*, 1878, S. 373—378.

[4] Meltzer, *Arch. f. Anat. u. Physiol.*, physiol. Abth., 1892, S. 376 folg.

frequenz bei gleichzeitiger Reizung des Vagus und des Accelerans bezeichnet, geht hervor, dass der Vagus während der Reizung siegt, auf der andern Seite aber die Nachwirkung der Reizung ganz so erscheint, als wenn der Accelerans allein gereizt worden wäre.

Beiläufig kann bemerkt werden, dass auch die Curve der Pulsfrequenz bei alleiniger Reizung des Vagus nach beendigter Reizung eine indessen unbeträchtliche Steigerung zeigt. Diese Steigerung ist wahrscheinlich die Folge der Reizung der beschleunigenden Fasern, die im Vagus verlaufen. Wir sehen, dass die Beschleunigung keine grosse ist, besonders wenn wir sie mit der Nachwirkung der Reizung des eigentlichen Accelerans vergleichen. Der Vergleich zwischen diesen beiden Curven liefert, wie mir scheint, einen neuen Beweis gegen die Ansicht Schiff's, dass alle beschleunigenden Herznerven dem Vagus entstammen, denn in diesem Falle sollte ja die Nachwirkung der Vagusreizung mit derjenigen, wo die beiden Nerven gereizt werden, ganz übereinstimmen.

Aus den eben besprochenen Erscheinungen bei gleichzeitiger Reizung des Vagus und des Accelerans geht hervor, dass diese beiden Nerven nicht als reine Antagonisten betrachtet werden können. Denn wenn dies der Fall wäre, so müssten sich ihre Wirkungen algebraisch summiren, m. a. W., da der Vagus in der Regel den Accelerans überwindet, dürfte bei gleichzeitiger Reizung der beiden Nerven die Sache sich so gestalten, als ob der Accelerans gar nicht gereizt worden wäre, und dann dürfte also die dem Accelerans eigenthümliche Nachwirkung nicht erscheinen.

Weil diese Nerven keine Antagonisten sind, so müssen sie das Herz an zwei verschiedenen Punkten angreifen.[1]

Wir haben gesehen, dass wir mit einer gewissen Wahrscheinlichkeit behaupten können, dass der Vagus die Muskulatur des Herzens direct beeinflusst, wenn auch die Möglichkeit, dass er auch auf die Ganglien einwirkt, damit nichts ausgeschlossen ist.

Dass der Accelerans, der ja in einer gewissen Beziehung als der „motorische" Herznerv bezeichnet werden kann, dennoch mit den gewöhnlichen Bewegungsnerven nicht parallisirt werden darf, ist selbstverständlich. Seine eigentliche Aufgabe ist, die Frequenz der Herzschläge zu vergrössern. Früher sind wir zu dem Ergebniss gelangt, dass die Herzschläge durch die Thätigkeit der Ganglienzellen des Herzens ausgelöst werden. Es ist daher nicht gerade unmöglich, dass diese den Angriffspunkt des Accelerans darstellen.

---

[1] Baxt, *Ber. d. sächs. Gesellsch.*, 1875, S. 357 folg.

Eine solche Hypothese ist nicht ohne weiteres zu verwerfen. Etwas Aehnliches haben wir bereits beim Remak'schen Ganglion gefunden; schon eine einzelne Reizung desselben vermag, die Frequenz der Herzschläge während einer verhältnissmässig langen Zeit zu erhöhen (vergl. S. 206). Ferner wird sie durch die Thatsache, dass der Vagus den Accelerans überwindet, gestützt. Wir sahen, dass der Vagus die directe Erregbarkeit des Herzmuskels herabsetzt oder sogar aufhebt. Der Accelerans wirkt auf die Ganglien des Herzens ein, erhöht die Frequenz und die Stärke ihrer Impulse zum Herzmuskel; diese werden aber machtlos, weil der Herzmuskel in Folge der Vagusreizung nicht für diese von den Ganglien ausgehende Reizung empfänglich ist.

Die Vagusreizung hinterlässt aber beim Herzmuskel einen Zustand erhöhter Leistungsfähigkeit; die Acceleransreizung erzeugt ihrerseits bei den Ganglien eine erhöhte Leistungsfähigkeit, und so wird von diesen beiden Factoren die kräftigere Herzthätigkeit erzeugt, welche die Nachwirkung einer gleichzeitigen Reizung des Vagus und des Accelerans auszeichnet.

Roy und Adami sind zu ganz anderen Schlüssen gekommen. Nach ihnen würde der Vagus durch seine Einwirkung auf das automatisch thätige Herzcentrum die Herzfrequenz beherrschen. Die Acceleratoren beeinflussen den Herzrhythmus nicht unmittelbar, sondern nur indem sie der hemmenden Wirkung des Vagus entgegenarbeiten. Wenn beide Vagi durchschnitten sind, würde die Acceleransreizung daher keine Beschleunigung der Herzschläge hervorrufen.[1] Diese Angabe wird aber von den Untersuchungen Baxt's widerlegt, denn bei diesen waren die beiden Vagi durchschnitten und die Schlagfolge des Herzens wurde dennoch durch Acceleransreizung beschleunigt.[2]

Auf der andern Seite würde die Stärke der Kammercontractionen allein von dem Accelerans direct beeinflusst werden, während der Vagus nur eine vom Accelerans hervorgebrachte Zunahme der Contractionsgrösse beseitigen könnte. — Auf die Stärke der Vorhofscontractionen würden die beiden Nerven direct einwirken.[3]

Beim Studium der beschleunigenden und hemmenden Nerven des Herzens habe ich in Uebereinstimmung mit der allgemeinen Auffassung angenommen, dass beide eine zweifache Aufgabe haben, und zwar sollen die hemmenden die Zahl der Herzschläge herabsetzen und, wenigstens bei gewissen Herzabtheilungen, auch den Umfang ihrer Contractionen verringern; die beschleunigenden dagegen haben die Zahl der Herzschläge zu vermehren und, wenigstens bei gewissen Herzabtheilungen, die Stärke ihrer Contractionen zu vergrössern. Vor einigen Jahren hat aber Pawlow nachzuweisen gesucht, dass diese

[1] Roy und Adami, a. a. O., S. 267.
[2] Baxt, *Arch. f. Anat. u. Physiol.*, physiol. Abth., 1877, S. 522.
[3] Roy und Adami, a. a. O., S. 269.

Veränderungen der Herzthätigkeit von je einer verschiedenen Nervengattung bedingt sind, dass wir also vier verschiedene Gattungen centrifugaler Herznerven hätten[1]. Da seine Untersuchung von keiner geringen Bedeutung erscheint, werde ich über dieselbe berichten, obgleich die hierher gehörigen Erfahrungen noch nicht so vollständig durchgearbeitet worden sind, dass sie als Grundlage für die Darstellung der Lehre von der Herzinnervation benutzt werden können.

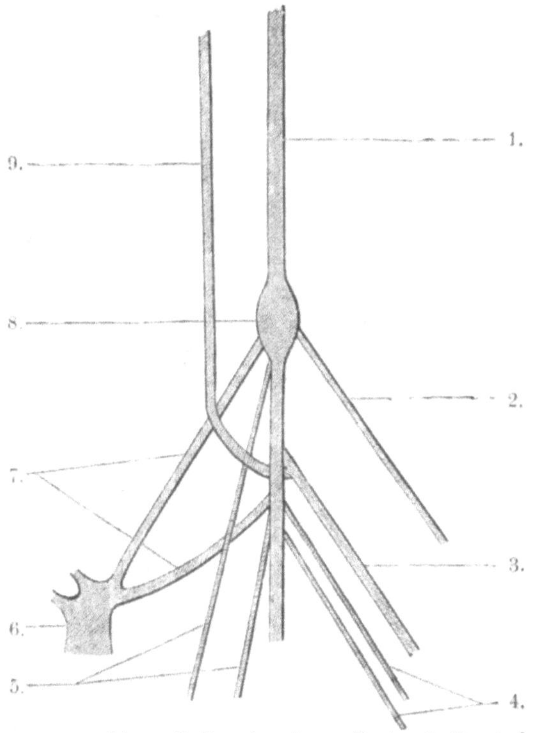

Fig. 72. 1. N. vago-sympathicus. 2. Der obere innere Zweig. 3. Der starke innere Zweig. 4. Die unteren inneren Zweige. 5. Die oberen und unteren äusseren Zweige. 6. Ganglion stellatum. 7. Ansa Vieussenii. 8. Ganglion cervicale inferius. 9. N. laryngeus inferior.

Als Grund für die Annahme, dass die hemmenden Herznerven zweierlei Art seien, hob **Pawlow** hervor, dass man beim Hund durch Vergiftung mit Convallariatinctur bei Reizung des Vagus am Halse in gewissen Stadien der Vergiftung eine Abnahme des mittlern Blutdruckes ohne irgend eine Veränderung der Pulsfrequenz bemerkt. Hierbei waren alle Aeste des Vagus, mit alleiniger Ausnahme von denen, welche zum Herzen (und den Lungen) verlaufen, durchschnitten.

Um diese Hypothese von zwei Gattungen hemmender Nerven näher zu prüfen und zu begründen, untersuchte **Pawlow** die Aeste, welche vom Vagus

[1] **Pawlow**, *Arch. f. Anat. u. Physiol.*, physiol. Abth., 1887, S. 498—569.

und Sympathicus zum Herzen verlaufen (vergl. das Schema Fig. 72). systematisch. Hierbei fand er allerdings keinen Nervenast, dessen Reizung immer und ohne Ausnahme als einziges Ergebniss eine Senkung des Blutdruckes ohne irgend welche Veränderung der Herzfrequenz bedingt hätte. Es zeigte sich aber dennoch, dass bei Reizung des Astes 3, auch bei völlig unvergifteten Thieren, eine Drucksenkung bei schwankender Frequenz der Herzschläge auftrat, wie z. B. in folgendem Falle, wo das Thier mittelst Durchschneidung des Rückenmarkes gelähmt war.

Blutdruck ^{mm} Hg	Herzschläge in 2 Sec.	Blutdruck ^{mm} Hg	Herzschläge in 2 Sec.
52	4	45	5
52	4	44½	5
52	4	44	5
Reizung bei RA 8^{cm}		44	4½
		44	4½
50	3½	Die Reizung hört auf	
48	3½	47	4
56	4	49	4
45½	5	50	4
45	5	51	4

Hier ist die Drucksenkung ohne Zweifel von der Reizung bedingt, aber zu gleicher Zeit von der stattfindenden Pulsfrequenz unabhängig.

In Bezug auf die verstärkenden Nervenfasern hat Pawlow constantere Ergebnisse erzielt; bei Reizung gewisser Aeste, speciell Nr. 5, erhielt er im Allgemeinen eine Acceleration der Herzschläge ohne Drucksteigerung. Dagegen trat bei Reizung des oben erwähnten Astes Nr. 3 eine Drucksteigerung ein, ohne von einer Veränderung der Schlagfolge des Herzens begleitet zu sein.

Ebenfalls fand Wooldridge[1], dass der Blutdruck ohne irgend eine Veränderung der Pulsfrequenz bei peripherer Reizung gewisser hinterer Kammernerven zunahm. Dies kann von nichts Anderem als von einer Kraftzunahme der Herzcontractionen bedingt sein.

Durch eine im Laboratorium Ludwig's ausgeführte Untersuchung bestätigte Pawlow seine früheren Ergebnisse durch Messung der aus der linken Kammer beim vereinfachten Kreislauf herausgetriebenen Blutmenge[2]. Es stellte sich heraus, dass bei Reizung des Astes Nr. 3, auch ohne jede Beschleunigung der Herzschläge, die bei jeder Systole herausgetriebene Blutmenge zunahm, dass also die Leistung des Herzens hier in der That erhöht war.

Weitere Versuche lehrten Pawlow, dass sowohl die verstärkenden als die reinen Beschleunigungsfasern in der Regel dem Rückenmark entstammen und durch die Ansa Vieussenii (7) zum Plexus cardiacus verlaufen.[3]

Endlich beobachtete Pawlow eine Thatsache, die, wenn sie näher untersucht sein wird, geeignet ist, über den Angriffspunkt der verschiedenen Herznerven Aufklärung zu geben. Bei Reizung der rein beschleunigenden Herznerven fand er nämlich, dass der Rhythmus der

[1] Wooldridge, ib., 1883, S. 537.

[2] Pawlow, ib., 1887, S. 452 folg. [3] Pawlow, ib., S. 543 folg.

Vorhöfe schneller werden konnte, ohne dass die Pulsationen der Kammern dabei beschleunigt wurden.[1] Dies scheint zu bezeugen, dass die betreffenden Nerven eigentlich nur auf die Theile des Herzens, die den Herzschlag leiten, wirken, und bestätigt seinerseits das Ergebniss, wozu wir oben kamen. Auf der andern Seite scheinen die verstärkenden Nerven hauptsächlich die Kammern zu beeinflussen.

In der letzten Zeit haben Roy und Adami Erfahrungen am Hunde mitgetheilt, welche die Auffassung Pawlow's wesentlich unterstützen. Sie bemerkten, dass von Ganglion stellatum Nervenfasern ausgehen, welche die Stärke der Herzcontractionen herabsetzen, ohne den Herzrhythmus zu beeinflussen. Sie glauben, dass diese Fasern, welche nicht constant vorkamen, vielleicht gefässverengende Nerven sind. Ferner fanden dieselben, dass die Herzschläge bei Vagusreizung unter Umständen kräftiger und auch frequenter wurden. Auch sie nehmen also mehrere Arten von centrifugalen Herznerven an.[2]

Wenn sich diese Auffassung bestätigen sollte, so würde in Bezug auf die Innervation des Herzens eine continuirliche Entwickelung von den niederen bis zu den höheren Thieren stattfinden.

Wir haben gesehen, dass Ransom bei den Mollusken nur eine Art Herznerven — die hemmenden — anerkennt, während nach Plateau Acceleratoren sich bei den Crustaceen vorfinden.

Bei den kaltblütigen Wirbelthieren haben wir zwei Arten von Herznerven, nämlich hemmende und beschleunigende. Keine der Thatsachen, die wir in Bezug auf die centrifugalen Herznerven dieser Thiere kennen, nöthigt uns vorläufig, bei denselben die Gegenwart vier verschiedener Nervengattungen anzunehmen, obwohl Grützner und Hofmeister eine derartige Ansicht, aber wie mir scheint, ohne zwingende Gründe ausgesprochen haben.[3]

Die Erscheinungen, die wir durch Pawlow u. a. kennen gelernt haben, machen es wenigstens nicht unwahrscheinlich, dass die Säugethiere vier verschiedene Arten von Herznerven besitzen.

In welcher Richtung künftige Untersuchungen den Ausschlag geben werden, darüber wage ich keinerlei Vermuthung auszusprechen.

---

[1] Pawlow, ib., S. 540 folg.

[2] Roy und Adami, a. a. O., S. 245—250, 268; — vgl. auch Bayliss und Starling, a. a. O., S. 413.

[3] Hofmeister, *Arch. f. d. ges. Physiol.*, 44, S. 425 folg.; 1889; — vgl. auch Nuël, ib., 9, S. 103; 1874.

Achte Vorlesung.

Herzreflexe. Die Centren der Herznerven.

Die centrifugalen Herznerven, deren Einfluss auf die Herzthätigkeit wir in der vorhergehenden Vorlesung kennen gelernt haben, werden theils von den centripetalen Nerven des Herzens selbst, theils von anderen centripetalen Nerven aus reflectorisch in Thätigkeit versetzt. Ich beginne mit den ersteren.

§ 20. Die centripetalen Nerven des Herzens selbst.

Schon von vornherein könnte man voraussetzen, dass ein Organ, dessen Thätigkeit für das Wohlbefinden des ganzen Körpers so ausserordentlich bedeutungsvoll ist, dem centralen Nervensystem Nachrichten sendet, durch welche seine Wirksamkeit in der einen oder andern Hinsicht geregelt wird. Dass dies auch in der That der Fall ist, hat man schon verhältnissmässig lange gewusst. Durch eine centrale Reizung der Nervenstämme, welche, wie nachweisbar, Nervenfasern aus dem Herzplexus enthalten, hat man nämlich unzweideutige Reflexwirkungen auf das Herz bekommen. Die Endverzweigungen dieser Nerven im Herzen sind jedoch erst kürzlich untersucht worden.

Diese Untersuchung wurde im Laboratorium Ludwig's von Wooldridge ausgeführt. Er fand folgendes. Eine centrale Reizung der an der vordern Kammerwand oberflächlich verlaufenden Nerven bewirkte, je nachdem verschiedene Aeste gereizt wurden,

1. Verlangsamung der Pulsfolge mit Erhöhung des Blutdruckes;

2. Verlangsamung der Pulsfolge bei unverändertem Blutdruck; als Nachwirkung zeigte sich eine Beschleunigung der Herzschläge, der Druck ging dagegen unter den vor der Reizung vorhandenen Werth hinab.

Eine centrale Reizung der an der hintern Kammerwand oberflächlich verlaufenden Nerven rief hervor

3. Beschleunigung der Pulsfolge ohne Veränderung des Blutdruckes;

4. Verlangsamung der Herzschläge mit Verminderung des Blutdruckes;

5. keine Änderung der Schlagfolge des Herzens, aber eine geringe Erhöhung des Blutdruckes;

6. keine Änderung der Schlagfolge des Herzens, aber eine Abnahme des Blutdruckes.[1]

Wie man sieht, können die centripetalen Herznerven reflectorisch den Blutdruck erhöhen oder senken und die Schlagfolge des Herzens beschleunigen oder verlangsamen. Das Herz selbst kann also durch seine eigenen centripetalen Nerven Mechanismen in Thätigkeit versetzen, durch welche, je nach dem augenblicklichen Bedürfniss, der Zustand des Kreislaufsapparates in der einen oder andern Hinsicht verändert wird.

Vom parietalen Pericardium aus kann man, wie Bochefontaine und Bourceret durch mechanische Reizung nachgewiesen haben, eine Steigerung des arteriellen Blutdruckes erhalten.[2]

Unter den Nervenstämmen, welche Fasern aus dem Plexus cardiacus enthalten, sind in Bezug auf ihren eventuellen centripetalen Einfluss hauptsächlich der Vagus und seine Äste untersucht worden.

Einer dieser Nervenstämme ist in dieser Hinsicht von einer besonders hervorragenden Bedeutung, nämlich der von Ludwig und Cyon im Jahre 1866 beim Kaninchen entdeckte N. depressor.[3] Dieser verläuft (Fig. 73) zum Plexus cardiacus und entsteht in der Regel mit zwei Wurzeln, die eine (7) aus dem Halsvagus, die andere (8) aus dem N. laryngeus sup. Reizung seines peripheren Endes hat gar keine Wirkung. Dagegen ruft eine Reizung des centralen Endes dieses Nerven eine Drucksenkung und Verlangsamung der Schlagfolge des Herzens hervor. Wenn die Vagi durchschnitten sind, bleibt letztere aus, die Drucksenkung erscheint aber dessenungeachtet wie vorher. Die Verlangsamung ist also von einer reflectorischen Erregung des Herzvagus, die Druckabnahme noch von einer reflectorischen Er-

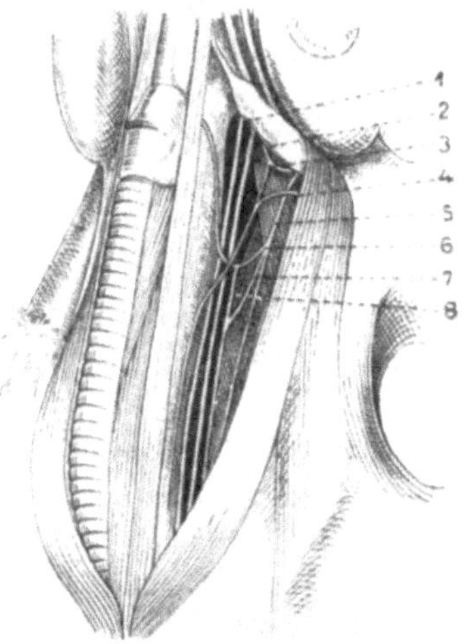

Fig. 73. **Die Halsnerven des Kaninchens; nach Ludwig und Cyon. 1. N. sympathicus. 2. N. hypoglossus. 3. R. descend. hypoglossi. 4. R. e plexo cervicali. 5. N. vagus. 6. N. laryngeus sup. 7. Radix prima und 8. Radix secunda N. depressoris.**

[1] Wooldridge, *Arch. f. Anat. u. Physiol.*, physiol. Abth., 1883, S. 539—541.

[2] Bochefontaine und Bourceret, *Comptes rend. de l'acad. des sciences*, 85, S. 1168; 1877.

[3] Ludwig und Cyon, *Ber. d. sächs. Gesellsch.*, math.-phys. Cl., 1866, S. 307.

weiterung der Blutgefässe bedingt. Dass die Drucksenkung ihren Grund nicht darin hat, dass möglicherweise durch irgend einen andern Nerven als den Vagus eine reflectorische, die Kraft des Herzens herabsetzende Reizung zum Herzen geführt worden ist, wiesen Ludwig und Cyon in der Weise nach, dass sie nach Durchtrennung der beiden Vagi die beiden Ggl. stellata und die davon entspringenden Nerven exstirpirten. Bei centraler Reizung des N. depressor nahm der Blutdruck gleichwohl ab. Endlich zeigten sie, dass die Gefässerweiterung, von welcher hier die Frage ist, hauptsächlich in dem vom N. splanchnicus versorgten Gebiete stattfindet. Nach Durchtrennung dieses Nerven bedingte nämlich die Reizung des Depressors lange nicht eine procentisch so starke Drucksenkung als bei unversehrten Splanchnici. Dies bezeugt, dass der Depressor auch auf andere Gefässnerven als den Splanchnicus einwirkt, dass aber auf der andern Seite dieser Nerv hierbei die Hauptrolle spielt.

Die Ergebnisse Ludwig's und Cyon's wurden bald darauf von Stelling völlig bestätigt[1] und das Vorhandensein eines besonders für sich verlaufenden N. depressor kurz nachher bei der Katze von Bernhardt,[2] Aubert und Roever,[3] Kowalewsky und Adamük,[4] beim Pferde vom erstgenannten Autor, Cyon[5] und Finkelstein nachgewiesen. Roever,[6] Langenbacher,[7] Kreidmann[8] und Finkelstein[9] fanden innerhalb der gemeinsamen Scheide des Vagus und Sympathicus beim Hunde einen Nerven, dessen Verlauf mit dem des Kaninchen-Depressors übereinstimmte. Dasselbe fand Langenbacher auch beim Schwein.[10] Durch Reizungsversuche wiesen Finkelstein[11] beim Hund und Kazem-Beck[12] beim Hund und Schwein nach, dass der betreffende Nerv auch physiologisch dem Depressor entspricht.

---

[1] Stelling, *Exp. Unters. über den Einfluss d. Nervus depressor auf die Herzthätigkeit und den Blutdruck.* Diss. Dorpat 1867.

[2] Bernhardt, *Anat. u. physiol. Unters. über den Nervus depressor.* Diss. Dorpat 1868.

[3] Aubert und Roever, *Arch. f. d. ges. Physiol.*, 1, S. 214; 1868.

[4] Kowalewsky und Adamük, *Centralbl. f. d. med. Wiss.*, 1868, S. 545.

[5] Cyon, *Bull. de l'académie des sciences de St. Petersbourg* 15, S. 261 bis 263; 1870.

[6] Roever, *Krit. und exp. Unters. des Nerveneinflusses auf die Erweiterung u. Verengerung der Blutgefässe.* Rostock 1869, S. 71.

[7] Langenbacher, *Inaug.-Diss.*, 1877 (russisch); cit. nach Kazem-Beck (s. unten).

[8] Kreidmann, *Arch. f. Anat. u. Physiol.*, anat. Abth., 1878, S. 411.

[9] Finkelstein, ib., 1880, S. 247.

[10] Langenbacher, a. a. O.

[11] Finkelstein, a. a. O., S. 248.

[12] Kazem-Beck, *Arch. f. Anat. u. Physiol.*, anat. Abth., 1888, S. 335, 337.

Gaskell und Gadow,[1] Kronecker und Mills,[2] Kazem-Beck[3] haben noch bei mehreren kaltblütigen Thieren, wie bei der Schildkröte, dem Alligator und dem Hecht Untersuchungen angestellt, um das Vorkommen eines Depressors zu constatiren. Bei Reizung des dem Depressor homologen Nervenastes bei diesen Thieren fand der letzterwähnte einen Reflex auf den Herzvagus, dagegen keinen derartigen auf die Gefässnerven.[4] Ebensowenig konnte Mills bei der Wasserschildkröte eine depressorische Wirkung dieses Nervenastes feststellen.[5]

In Bezug auf die periphere Ausbreitung des Depressors bei den Säugethieren giebt Kazem-Beck[6] an, dass bei allen von ihm untersuchten Thieren wenigstens ein Theil seiner Fasern nach der Wand der Kammer verliefen. Die oben erwähnten, von Wooldridge näher untersuchten Kammernerven enthalten also in der That die Anfangsäste des Depressors.

Beim Menschen haben Bernhardt, Kreidmann[7] und Finkelstein[8] durch anatomische Zergliederung einen dem Depressor homologen Nerven gefunden, welcher vom Ramus ext. des N. laryngeus sup. entspringt und auch vom Vagusstamme eine Wurzel erhalten kann. Über dessen weitern Verlauf gehen die Angaben dieser Forscher aus einander. Nach Kreidmann würde sich der Depressor mit dem Vagus wieder vereinigen, nach Finkelstein würde er dagegen entweder isolirt verlaufen oder sich mit dem N. cardiacus aus Gangl. cerv. I vereinigen. Übrigens variirt dieser Nerv sehr beträchtlich. Bei 9 Fällen unter 14 sah Békésy beim Menschen einen Depressor. Dieser verlief nur ca. 1 ^{cm} nach seinem Ursprung gesondert, später war er mit dem Vagusstamm vereint.[9]

In Bezug auf die physiologische Bedeutung des Depressors muss ich noch einige Worte sagen. Wir haben bereits gesehen, dass der Depressor aus der Kammer kommt. Es liegt daher nahe, anzunehmen, dass er durch eine starke Erweiterung der Kammer gereizt wird, z. B. wenn der Aortadruck ein sehr hoher ist und die Kammer sich nur schwierig entleert. In diesem Falle werden die Gefässe in Folge der Depressorreizung erweitert, und das Herz stösst bei seiner Systole auf einen geringern Widerstand. Da ferner das Herz durch Reflex auf

---

[1] Gaskell und Gadow, *Journal of physiol.*, 5, S. 371; 1885.
[2] Kronecker und Mills, *Journal of physiol.*, 5, S. 360; 1885.
[3] Kazem-Beck, a. a. O., S. 338—347.
[4] Kazem-Beck, a. a. O., S. 347, 348.
[5] Mills, *Journal of physiol.*, 6, S. 269; 1885.
[6] Kazem-Beck, a. a. O., S. 326—337.
[7] Kreidmann, a. a. O., S. 408. [8] Finkelstein, a. a. O., S. 249 folg.
[9] Bekésy, *Orvosi hetilap*, 1888, 20. mai; cit. nach *Centralbl. f. Physiol.*, 1888, S. 176.

den Vagus langsamer schlägt, findet es auch eine bessere Gelegenheit, sich nach der vorangegangenen Überanstrengung auszuruhen.

Dass diese Auffassung nicht allein eine blosse teleologische Construction ist, geht aus folgenden Thatsachen hervor. Schon Ludwig und Cyon[1] erwähnen, dass Durchschneidung des Depressors weder den Blutdruck noch die Pulsfrequenz verändert. Der Depressor ist also nicht tonisch erregt; er tritt aber in Thätigkeit, wenn dies nothwendig ist. Und dass dies in der That der Fall ist, haben Sewall und Steiner[2] nachgewiesen. Durch Bindung der beiden Art. carotis erzeugten sie eine wesentlich von nervösem Einfluss bedingte Steigerung des arteriellen Blutdruckes. Wenn sie dabei die Halsvagi durchschnitten, trat keine Veränderung ein. Wurden dagegen die Depressoren durchschnitten, so erhöhte sich bei der Carotiscompression der arterielle Blutdruck viel mehr, als wenn diese Nerven unversehrt waren. Dieser Versuch bezeugt also in einer sehr klaren Weise die Bedeutung des Depressors in der angegebenen Hinsicht. Ferner heben die zuletztgenannten Forscher noch hervor, dass Durchtrennung der Depressoren im allgemeinen eine Drucksteigerung von 10 bis 30 ^{mm} Hg bewirkt. Ohne darum behaupten zu wollen, dass die Depressoren tonisch erregt wären, glauben sie jedoch annehmen zu können, dass dieselben gegen jede Zunahme des vom Herzen zu überwindenden Widerstandes sehr empfindlich sind.[3]

Beim Studium der Veränderungen, welche der Blutdruck und die Herzthätigkeit bei Erstickung erleiden, fanden Konow und Stenbeck,[4] dass diese sich im allgemeinen viel unregelmässiger darstellen, wenn die Depressoren durchschnitten, als wenn sie unversehrt sind. Auch diese Thatsache illustrirt deren Bedeutung bei der Regulation des Kreislaufes.

Spalitta und Consiglio haben die Frage zu beantworten gesucht, ob die Fasern des N. depressor das Kopfmark erreichen, indem sie gemeinsam mit den Vagusfasern verlaufen, oder ob sie sich an jener Stelle von den letzteren trennen, wo diese sich mit dem Ramus int. des N. accessorius vereinen. Zu diesem Zwecke haben sie die Resultate verglichen, welche sie erhielten, einerseits bei Reizung des centralen Depressorstumpfes, andererseits, wenn vorher der Ramus int. des Accessorius durchschnitten worden war. Die Wirkung der Depressorreizung war in beiden Fällen eine ganz verschiedene; während das eine Mal bei intactem Accessorius dieselbe ausser der Blutdruckerniedrigung

[1] Ludwig und Cyon, *Ber. d. sächs. Gesellsch. d. Wiss.*, math.-phys. Cl., 1866, S. 319.

[2] Sewall und Steiner, *Journal of physiol.*, 6, S. 162 folg.; 1885.

[3] Sewall und Steiner, a. a. O., S. 168; — vgl. auch Roy und Adami, *Philosophical transactions*, 183 B, S. 263.

[4] Konow und Stenbeck, *Skand. Arch. f. Physiol.*, 1, S. 432; 1889.

auch eine bedeutende Verlangsamung der Pulse zur Folge hatte, war das andere Mal nach Exstirpation des Accessorius nur die Blutdrucksenkung nachweisbar. Daraus schliessen dieselben, dass im N. depressor zwei Faserarten unterschieden werden müssen, deren eine in der Vagusbahn verläuft und die Gefässerweiterung hervorruft, während die andere, welche das Herzhemmungscentrum erregt, die Accessoriusfasern begleitet.[1]

Besitzt das Herz Nerven, welche bewusste Empfindungen vermitteln? Als Antwort auf diese Frage wird gewöhnlich eine von Harvey an einem jungen Viscount Montgomery gemachte Beobachtung angeführt. Dieser junge Mann hatte in Folge eines Unglücksfalles einen Theil der Brustwand verloren, so dass das Herz blossgelegt lag. „Factumque est, ut serenissimus rex, una mecum cor sensu tactus privatum esse agnosceret. Quippe adolescens, nos ipsum tangere (nisi visu, aut cutis exterioris sensatione) neutiquam intelligebat.“[2]

Bei den ähnlichen Fällen, die in der letztern Zeit näher untersucht worden sind, hat man, soweit ich habe finden können, dieser Frage im allgemeinen keine eingehendere Aufmerksamkeit gewidmet. Jedoch giebt v. Ziemssen an, dass seine Kranke bei Druck auf das Herz und die Lungenarterie nur eine unbedeutende Unannehmlichkeit verspürte, und dass sie bei Reizung des Herzens mit sehr starken Inductionsströmen hinter dem untern Theil des Brustbeines ein stechendes Gefühl, aber keinen Schmerz empfand.[3] Diese Erfahrungen sprechen nicht wider die Angabe Harvey's, denn bei einer Compression des Herzens können unangenehme Empfindungen entstehen, ohne von sensiblen Herznerven direct hervorgerufen zu sein; das stechende Gefühl bei elektrischer Reizung war wahrscheinlich von Stromschleifen auf die angrenzenden Theile der Brustwand bedingt.[4]

In diesem Zusammenhange darf ich nicht unerwähnt lassen, dass Budge,[5] Goltz[6] und Gurboki[7] bei Pinselung des Herzens Reflexe auf die Skeletmuskeln beobachteten, welche nach Durchtrennung der Vagi wegfielen (Frosch, Kaninchen). Wenn also die centripetalen Nerven des Herzens keine bewusste Empfindung vermitteln können, so rufen sie doch allgemeine Reflexe hervor.

---

[1] Spalitta und Consiglio, *La Sicilia medica*, 1891; cit. nach *Centralbl. f. Physiol.*, 1892, S. 376, 377.

[2] Harvey, *De generatione animalium*, Exc. LII.

[3] v. Ziemssen, *Deutsches Arch. f. klin. Med.*, 30, S. 298; 1882.

[4] Über schmerzhafte Empfindungen bei Herzkrankheiten vgl. Nothnagel, *Zeitschr. f. klin. Med.*, 19, S. 209—214; 1891.

[5] Budge, *Arch. f. physiol. Heilk.*, 5, S. 588; 1846.

[6] Goltz, *Arch. f. pathol. Anat.*, 26, S. 5 folg.; 1863.

[7] Gurboki, *Arch. f. d. ges. Physiol.*, 5, S. 289; 1872.

Dies bezeugt auch die Erfahrung Franck's,[1] wonach eine chemische Reizung der innern Oberfläche des Herzens einen reflectorischen Stillstand der Respiration hervorruft. Dieser Reflex wird durch den Vagus vermittelt.

§ 21. Herzreflexe von anderen centripetalen Nerven als denen des Herzens selbst.

Dass die Reizung des centralen Endes des Vagusstammes am Halse einen Einfluss auf das Herz ausübt, ist unzweifelhaft. Wir haben jedoch gar keine nähere Kenntniss, woher die hierbei thätigen Fasern entstammen. Sie können vom Herzen selbst kommen; es ist aber auch möglich, dass sie anderen Organen entstammen, an welche der Vagus Fasern vertheilt, und also der Gruppe centripetaler Nerven angehören, welche von allen möglichen Organen des Körpers aus nach dem centralen Nervensystem Erregungen hinleiten, welche die Herzthätigkeit reflectorisch beeinflussen.

Die Sache ist auch in der Hinsicht verwickelt, dass die Angaben der verschiedenen Forscher über den Erfolg der centralen Vagusreizung lange nicht so eindeutig sind wie diejenigen, die uns beim Studium des Depressors zur Verfügung standen. Und die Deutung der vorliegenden Versuche wird noch dadurch erschwert, dass die Ergebnisse der Versuche an Thieren, bei welchen der Depressor innerhalb der Vagusscheide verläuft, von einer Reizung des Depressors und nicht von den übrigen Fasern des Vagus bedingt sein können.

Die thatsächlichen Ergebnisse, welche v. Bezold,[2] Dreschfeld,[3] Aubert und Roever,[4] Franck,[5] Roy und Adami[6] u. a. in dieser Hinsicht mitgetheilt haben, können, mit der Reservation, die in den eben hervorgehobenen Umständen liegt, etwa folgendermassen zusammengefasst werden.

Wenn der eine Vagus unversehrt ist, bewirkt die centrale Reizung des anderen durchschnittenen Vagus bei allen untersuchten Säugethieren (Hund, Katze, Kaninchen, Schaf) eine Pulsverlangsamung.

---

[1] Franck, *Travaux du laboratoire de Marey*, 4, S. 382—383; 1880.

[2] v. Bezold, *Unters. über die Innervation des Herzens*, 2, S. 281; 1863.

[3] Dreschfeld, *Unters. aus dem physiol. Laboratorium in Würzburg*, 2, S. 326; 1867.

[4] Aubert und Roever, *Arch. f. d. ges. Physiol.*, 1, S. 211; 1868.

[5] Franck, a. a. O., 4, S. 281; 1880.

[6] Roy und Adami, *Philosophical transactions*, 183. B., S. 251 folg.

Diese erscheint jedoch nicht, wenn auch der zweite Vagus durchschnitten ist, sie ist also von einem Reflex auf diesen bedingt.

Der Blutdruck stellt sich hierbei in verschiedener Weise dar. Nur bei einem einzigen Thiere, der Katze, tritt in den meisten Fällen eine Drucksenkung ein, welche sich nach Franck ganz wie bei Depressorreizung verhält. Auch wenn der zweite Vagus durchschnitten ist, erscheint diese Druckabnahme.[1] — Bei gewisser Stärke der Reizung kann aber auch eine bedeutende Drucksteigerung primär oder secundär erscheinen (Kowalewsky und Adamük[2]).

Bei den übrigen eben erwähnten Säugethieren sind die verschiedenen Forscher in Bezug auf den Blutdruck bei centraler Vagusreizung zu verschiedenen Resultaten gekommen. Da ja eine Drucksenkung von der Verlangsamung der Herzschläge bedingt sein kann, wird diese zweckmässig mittelst Durchtrennung des zweiten Vagus ausgeschlossen. Unter solchen Umständen findet man, auch bei Thieren, bei welchen, wie immer beim Kaninchen, der Depressor und der Vagus nicht in derselben Scheide verlaufen, verschiedene Ergebnisse bei verschiedenen Individuen derselben Thierart; das eine Mal erscheint eine Drucksteigerung, das andere Mal eine Drucksenkung. Erstere wird bei gewissen Thieren als Regel angegeben, jedoch finden sich aber auch widersprechende Angaben. Diese können möglicherweise durch den variablen Verlauf der centripetalen Fasern oder auch in Uebereinstimmung mit dem oben (S. 208) erwähnten Verhalten erklärt werden, dass nämlich die Reizung eines Centrums unter verschiedenen Umständen entweder eine verstärkte Thätigkeit oder eine Hemmung der Thätigkeit bedingen kann. Endlich kann auch die verschiedene Stärke der angewendeten Reizung die Ursache dieser Variationen sein. Meines Erachtens ist die Frage aber noch lange nicht für eine nähere Erörterung reif, und ich meinerseits bin daher geneigt, bis auf weiteres mich der Formulirung anzuschliessen, die Aubert und Roever ihren Versuchsergebnissen geben, nämlich: „Der Vagus kann hinsichtlich der pressorischen und depressorischen Fasern bei verschiedenen Thierarten und bei verschiedenen Individuen derselben Art, ja sogar auf den beiden Seiten eines und desselben Individuums ungleich zusammengesetzt sein.“[3]

---

[1] Franck, a. a. O., S. 341.

[2] Kowalewsky und Adamük, *Centralbl. f. d. med. Wiss.*, 1868, S. 546.

[3] Aubert und Roever, *Arch. f. d. ges. Physiol.*, 1, S. 219; 1868; — vgl. auch Cybulski und Wartanow, *Klin. Wochenschr.*, 1883, Nr. 4 (russisch); cit. nach *Jahresber. d. Anat. u. Physiol.*, 1883, 2, S. 58; — Rey und Aducco,

Nach Kowalewsky und Adamük findet sich zuweilen bei der Katze ein dünnes von Vagus, Depressor und Sympathicus gesondertes Nervenstämmchen, dessen Reizung constant eine starke Erhöhung des Blutdruckes bewirkt.[1]

Beim Menschen beobachteten Eulenburg und Schmidt, als sie einen elektrischen Strom in aufsteigender Richtung vom Manubrium sterni nach der Gegend unter und hinter dem Angulus mandibuli leiteten, eine Verlangsamung der Herzschläge, welche sie als die Folge von einer Reizung centripetaler Fasern des Vagus auffassten.[2]

Unter den verschiedenen Aesten des Vagus sind die, welche den Lungen entstammen, sowie den N. laryngeus sup. und den N. laryngeus inf. in dieser Hinsicht untersucht worden.

Von den ersteren giebt Hering an, dass eine nicht zu starke Aufblasung der Lunge, auch bei eröffnetem Brustkasten, die Herzschläge beschleunigt. Diese Wirkung verschwand nach Durchtrennung des Halsvagus.[3] Aehnliche Erscheinungen treten nach Sommerbrodt unter entsprechenden Verhältnissen auch beim Menschen auf.[4]

Bei jeder intrabronchialen Drucksteigerung, lauter Rede, Gesang, beschleunigter und forcirter Athmung, Husten, Inhalation verdichteter Luft u. s. w., sah er nämlich eine deutliche Beschleunigung der Herzschläge.

Bei chemischer Reizung der Schleimhaut der Lunge, mit Ausschliessung des Kehlkopfes, beobachtete Franck Verlangsamung der Herzschläge und Abnahme des Blutdruckes.[5]

Vom N. laryngeus sup. giebt Franck an, dass beim Hunde centrale Reizung dieses Nerven oder Reizung der Schleimhaut des Kehlkopfes bis zur untern Grenze der Stimmbänder bei unversehrten Vagi Herzstillstand oder Verlangsamung der Schlagfolge hervorbringt. Beim Kaninchen zeigte sich nur Verlangsamung.[6] Das Gegentheil haben Aubert und Roever, hauptsächlich beim Hunde, beobachtet.[7] Bei diesen Versuchen war der eine Vagus durchschnitten, der andere unversehrt oder durchschnitten. Centrale Reizung des N. laryngeus sup. bewirkte Drucksteigerung bei unveränderter Pulsfrequenz. Es

R. Accad. med. di Roma, 13, 3; 1887; cit nach *Centralbl. f. Physiol.*, 1887, S. 586; — Arendt, *Ann. de la soc. de med. de Gand*, 1890, S. 11; cit. nach *Centralbl. f. Physiol.*, 1890, S. 390. — Roy und Adami, a. a. O., S. 250—254.

[1] Kowalewsky und Adamük, *Centralbl. f. d. med. Wiss.*, 1868, S. 546.

[2] Eulenburg und Schmidt, ib., 1868, S. 323, 339.

[3] Hering, *Sitz.-Ber. d. kais. Akad. d. Wiss.*, math.-naturw. Cl., 64, 2, S. 333—353; 1871.

[4] Sommerbrodt, *Zeitschr. f. klin. Med.*, 2, S. 601 folg.; 1881. — *Über eine bisher nicht gekannte wichtige Einrichtung des menschlichen Organismus.* Tübingen, 1882.

[5] Franck, a. a. O., S. 378—380. [6] Franck, a. a. O., S. 357.

[7] Aubert und Roever, *Arch. f. d. ges. Physiol.*, 1, S. 242—246; 1868.

muss doch bemerkt werden, dass bei den betreffenden Versuchen Abnormitäten stattfanden, welche die Deutung der Versuchsergebnisse etwas unsicher machen. Es ist vielleicht nöthig, hier speciell hervorzuheben, dass bei sämmtlichen oben erwähnten Versuchen an dem Vagusstamm die Reizung unterhalb des Abganges des N. laryngeus sup. geschehen ist. Dieser Nerv hat also bei den betreffenden Versuchen keinen Einfluss ausgeübt.

Nach Franck übt dagegen die Reizung des N. laryngeus inf. und der Schleimhaut des Kehlkopfes unterhalb der Stimmbänder keine reflectorische Wirkung auf die Herzthätigkeit aus.[1]

Ich gehe jetzt zur Erörterung der reflectorischen Einwirkung sympathischer Nerven auf das Herz über. Ob der proximale Theil des Halssympathicus centripetale Nerven enthält, werde ich unentschieden lassen. Da wir aber wissen, dass in ihm Gefässnerven nach dem Kopf hin verlaufen, so ist es jedenfalls möglich, dass eine Reizung des proximalen Endes des Halssympathicus, wenn nicht in anderer Weise, durch ihre Einwirkung auf die Blutströmung zum Gehirn die centralen Organe der centrifugalen Herznerven in irgend einer Weise zu beeinflussen vermag. Bei derartigen Versuchen hat Bernstein beim Kaninchen in Bezug auf die Herzschläge eine Verlangsamung bemerkt, die jedoch bei Durchschneidung der Vagi verschwand.[2] Es ist aber nicht unmöglich, dass der damals noch nicht bekannte Depressor zu gleicher Zeit gereizt wurde. Aubert und Roever beobachteten bei demselben Thiere keine constante Wirkung, beim Hunde aber, in einem besondern Falle, wo der Sympathicus am Halse vom Vagus getrennt verlief, bei durchschnittenen Vagi eine Drucksteigerung und eine Beschleunigung der Herzschläge.[3] Diese Beschleunigung erschien aber nicht immer, und wir können daher vorläufig annehmen, dass die Wirkung einer centralen Reizung des Halssympathicus auf die Frequenz der Herzschläge von keiner grössern Bedeutung ist und lange nicht mit derjenigen verglichen werden kann, welche wir bei einer grossen Zahl anderer centripetaler Nerven bemerken können.

---

[1] Franck, *Travaux du laboratoire de Marey,* 2, S. 243 folg.; 1876; — 4, S. 365 folg.; 1880.

[2] Bernstein, *Arch. f. Anat. u. Physiol.*, 1864, S. 630—638.

[3] Aubert und Roever, *Arch. f. d. ges. Physiol.*, 1, S. 240; 1868; — vgl. auch Roever, *Krit. u. exp. Unters. d. Nerveneinflusses auf die Erweiterung u. Verengerung d. Blutgefässe.* Rostock 1869, S. 38—56; — Bernstein, *Arch. f. d. ges. Physiol.*, 1, S. 601, 602; 1868; — Aubert und Roever, ib., 2, S. 94; 1869.

Von einem viel grössern Interesse sind die reflectorischen Erscheinungen bei der Reizung des Bauchsympathicus.

Beim Frosch sah Goltz[1] einen Herzstillstand eintreten, als er mittelst schnell nach einander folgenden Schlägen auf den Bauch eine mechanische Reizung ausübte (Klopfversuch). Dieser Stillstand trat bei durchschnittenen Vagi nicht hervor, war also von einem Reflex auf diese Nerven bedingt.

Bernstein setzte diese Versuche fort. Er fand, dass die Nerven, durch deren Reizung der Vagusreflex ausgelöst wurde, im Bauchsympathicus verlaufen (Frosch). Beim Kaninchen erzielte er ebenso einen Reflex auf den Vagus durch centrale Reizung des Bauchsympathicus.[2] Dagegen übte der Splanchnicus keine reflectorische Wirkung auf das Herz aus.[3]

Asp war in dieser Beziehung glücklicher. Bei centraler Reizung des Splanchnicus beim Hunde beobachtete er eine von einer Drucksteigerung begleitete, ziemlich starke Verlangsamung der Schlagfolge.[4] Gewisse Umstände sprachen jedoch dafür, dass auch die beschleunigenden Herznerven von der Splanchnicusreizung reflectorisch beeinflusst werden können.[5] Bei Reizung des peripheren Endes des Splanchnicus fand die erwähnte Verlangsamung gleichfalls, und zwar in noch höherem Grade statt.[6] Die Abnahme der Herzfrequenz ist also theils von einer reflectorischen Einwirkung auf das Vaguscentrum abhängig, theils davon, dass die Druckzunahme an und für sich das Herz und seine Nervencentren beeinflusst. Ich werde später diese Erscheinungen näher erörtern.

Ferner haben Mayer und Přibram,[7] sowie Simanowsky[8] die Veränderung der Schlagfolge des Herzens bei Reizung der Bauchein-

[1] Goltz, *Arch. f. pathol. Anat.*, 26, S. 10 folg.; 1863.

[2] Bernstein, *Centralbl. f. d. med. Wiss.*, 1863, S. 816—817; — *Arch. f. Anat. u. Physiol.*, 1864, S. 616—626, 640—648.

[3] Bernstein, *Arch. f. Anat. u. Physiol.*, 1864, S. 628.

[4] Asp, *Ber. d. sächs. Gesellsch. d. Wiss.*, math.-phys. Cl., 1867, S. 153.

[5] v. Bezold, *Unters. über die Innervation des Herzens*, 2, S. 246—260; 1863; — Asp, a. a. O., S. 172—173. Bei Wiederholung des Goltz'schen Klopfversuches am Frosch constatirte Sabbatani (*Archives ital. de biol.*, 15, S. 218; 1891) als Nachwirkung der Reizung eine Beschleunigung der Herzschläge und schliesst daher, dass sowohl die beschleunigenden als die hemmenden Nerven bei diesem Versuch reflectorisch erregt worden waren.

[6] Asp, a. a. O., S. 148 folg., 155 folg.

[7] Mayer und Přibram, *Sitz.-Ber. d. kais. Akad. d. Wiss.*, math.-naturw. Cl., 66, Abth. 3, S. 102—116; 1872.

[8] Simanowsky, *Inaug.-Diss.* St. Petersburg 1881; cit. nach *Jahresber. d. Anat. u. Physiol.*, 1881, 2, S. 62.

geweide untersucht. Bei unversehrten Vagi beobachteten sie eine Steigerung des Blutdruckes und eine Verlangsamung der Herzschläge, also wahrscheinlich Reflexe auf den Vagus und das Gefässcentrum. Mayer und Přibram theilen auch Versuche mit, welche dafür zu sprechen scheinen, dass dieser Reflex nicht durch die Magenschleimhaut, sondern wesentlich durch die Nerven der Muskellage des Magens oder durch dessen seröse Haut vermittelt wird.[1] Unter den Reizen, welche diesen Reflex erzeugen, muss Aufblasung des Magens hier speciell erwähnt werden.

Reizung der Gallenblase bewirkt nach Simanowsky Drucksteigerung und Verlangsamung der Herzschläge. Eine Reizung des Nierenbeckens ruft zuerst Drucksenkung und Pulsbeschleunigung hervor, welchen später Drucksteigerung und Verlangsamung der Herzfrequenz folgen.[2]

Die sensiblen Nerven, sensu strictiori, scheinen im Allgemeinen eine zweifache Wirkung, eine verlangsamende und eine beschleunigende, auf die Herzschläge auszuüben. Nach Lovén ruft die Reizung des N. dorsalis pedis oder des N. auricularis beim Kaninchen eine Verlangsamung hervor; nach Durchschneidung der Vagi erschien diese nur schwach oder gar nicht.[3] Ebenso fanden Claude Bernard[4] und Franck,[5] dass die Reizung sensibler Nerven und der hinteren Rückenmarkwurzeln eine Verlangsamung bewirkt. Dagegen beobachtete Asp bei Reizung des centralen Endes des in der Lendengegend durchschnittenen Rückenmarkes in der Regel eine Beschleunigung, zuweilen aber auch eine Verlangsamung der Herzschläge. Eine mechanische Reizung des Plexus ischiadicus rief Verlangsamung, eine elektrische dagegen Beschleunigung hervor. Bei Reizung der Muskelnerven wurde der Regel nach eine Beschleunigung, zuweilen jedoch eine Verlangsamung erhalten.[6] Alle diese zum Theil einander widersprechenden Angaben lassen sich vereinigen, wenn wir annehmen, dass die Reizung sensibler Nerven reflectorisch sowohl die verlangsamenden, als die beschleunigenden Herznerven beeinflusst, dass bei verschiedener Stärke der Reizung die einen leichter als die anderen in Thätigkeit versetzt werden, und dass bei starker Reizung die hemmenden Herznerven die beschleunigenden überwinden. Diese Auffassung wird durch die Angaben Simanowsky's bestätigt, nach welchen derselbe

[1] Mayer und Přibram, a. a. O., S. 111.
[2] Simanowsky, a. a. O.
[3] Lovén, *Ber. d. sächs. Gesellsch. d. Wiss.*, math.-phys. Cl., 1866, S. 85—90.
[4] Claude Bernard, *Leçons sur la physiol. du système nerveux*, 1. Paris 1858, S. 291.
[5] Franck, *Travaux du laboratoire de Marey*, 2, S. 246 folg.; 1876.
[6] Asp, a. a. O., S. 175—189.

Nervenstamm bei starker Reizung eine Verlangsamung. bei schwacher eine Beschleunigung der Herzschläge hervorruft.[1]

Nach Roy und Adami ruft die Reizung sensibler Nerven (Ischiadicus) in der Regel einen Reflex auf den beschleunigenden und verstärkenden Herznerven hervor. Dabei ist die Zunahme der Contractionsgrösse von der Beschleunigung ziemlich unabhängig. Nicht selten (öfter bei Reizung des Splanchnicus als bei Ischiadicusreizung) erstreckt sich der Reflex auch auf die hemmenden Herznerven, dabei treten aber in der Regel merkwürdigerweise die verstärkenden Herznerven zuerst in Thätigkeit, und die Erregung der hemmenden Nerven macht sich später bemerkbar. Eine centrale Reizung des Ischiadicus oder des Splanchnicus wirkt auf die beiden Arten von Herznerven ein; das Accelerans-centrum wird aber kräftiger als das Vaguscentrum erregt, ermüdet jedoch leichter als dieses. Bei der reflectorischen Erregung der Herznerven stellen sich also ganz entgegengesetzte Erscheinungen dar, als bei directer Reizung derselben.[2]

Mit diesen Erfahrungen stimmt auch folgende, von Kauders beobachtete Erscheinung überein. Wenn der Blutdruck durch Abklemmung der Aorta oder durch periphere Reizung des N. splanchnicus gesteigert wird, so tritt wegen des grössern Widerstandes in der Gefässbahn eine Stauung in der linken Herzkammer ein, in Folge dessen auch im linken Vorhof ein Druckanstieg erscheint. Wenn dagegen die Drucksteigerung im arteriellen System durch eine Reizung des centralen Stumpfes des Ischiadicus erzielt wird, so sinkt der Druck im Vorhofe trotz der Drucksteigerung herab. Dies scheint eine reflectorische Verstärkung der Herzcontractionen zu bezeugen.[3]

Unter den sensiblen Nerven scheint der Trigeminus in Bezug auf seine reflectorische Einwirkung auf die Herzfrequenz eine besondere Stellung einzunehmen. Dass Herzstillstand oder Verlangsammung erscheint, wenn man einem Kaninchen Chloroform zu riechen giebt, wurde zuerst von Dogiel beobachtet; er glaubte zuerst, dieser Reflex sei durch den N. olfactorius vermittelt,[4] änderte aber in Folge neuer Versuche seine Auffassung dahin, dass der Reflex durch die Lunge ausgelöst wurde.[5] Kurz nacher wies jedoch Holmgren nach, dass der Laryngeus sup., hauptsächlich aber der Trigeminus den hierbei thätigen centripetalen Nerven darstellt,[6] und dies Ergebniss ist dann von Kratschmer,[7] Franck[8] u. a. bestätigt worden. So viel ich weiss, hat man bei unversehrten Vagi bei Reizung des Trigeminus niemals eine Beschleunigung der Herzschläge gefunden. In dieser

[1] Simanowsky, a. a. O.
[2] Roy und Adami, a. a. O., S. 258—262.
[3] Kauders, *Zeitschr. f. klin. Med.*, 21, S. 76—79; 1892.
[4] Dogiel, *Arch. f. Anat. u. Physiol.*, 1866, S. 236—237.
[5] Dogiel, ib., S. 415—416.
[6] Holmgren, *Upsala Läkareförenings förhandlingar*, 2, S. 139 folg.; 1867.
[7] Kratschmer, *Sitz.-Ber. d. kais. Akad. d. Wiss.*, math.-naturw. Cl, 62, Abth. 2, S. 147; 1870.
[8] Franck, *Travaux du laboratoire de Marey*, 2, S. 227—239; 1876.

Hinsicht nimmt also der Trigeminus eine von den übrigen sensiblen Hautnerven abweichende Stellung ein.

Wenn wir noch hinzufügen, dass nach Angaben von Couty und Charpentier die Reizung der specifischen Sinnesnerven (Opticus, Acusticus, Olfactorius und Glossopharyngeus) sowohl verlangsamend als beschleunigend auf das Herz wirkt,[1] so können wir den Satz aufstellen, dass die centrifugalen Herznerven, sowohl die verlangsamenden als die beschleunigenden, von so gut wie allen möglichen centripetalen Nerven reflectorisch beeinflusst werden.

§ 22. Die Centren der Herznerven.

Über die Lage des Centrums der beschleunigenden Herznerven wissen wir noch nichts Bestimmtes. Da ja eine im obern Theil des Halsmarkes angebrachte Reizung Beschleunigung der Herzschläge hervorruft, so liegt es nahe, dies Centrum wie die übrigen Centren der vegetativen Verrichtungen des Körpers in das Kopfmark zu verlegen. Nähere Bestimmungen hierüber besitzen wir aber nicht.

Schon die Gebrüder Weber hoben hervor, dass das Centrum der hemmenden Herznerven im Kopfmark zu finden sei. Der Theil des Gehirnes, von welchem aus sie bei elektrischer Reizung eine hemmende Wirkung auf das Herz erzielten, streckte sich beim Frosch von den Lobi optici bis zum untern Ende des Calamus scriptorius am Kopfmark.[2] Spätere Untersuchungen haben die Lage dieses Centrums näher festgestellt.

Beim Frosch fand Eckhard[3] durch Einstich mit feinen Nadeln, dass die Frequenz der Herzschläge am stärksten abnahm, wenn der Stich in das Kopfmark in seiner Ausdehnung von der Spitze des Calamus bis etwas unterhalb der Anheftung des Kleingehirns geschah. Es ist daher am wahrscheinlichsten, dass dieser Theil des Froschgehirnes das Centrum der hemmenden Herznerven dieses Thieres enthält. Dagegen erhielt Klug nach derselben Methode die stärkste Wirkung bei Reizung der Lobi optici.[4]

Beim Kaninchen beobachtete Franck, dass die Durchtrennung des Halsmarkes unterhalb des Kopfmarkes die Reflexe aufhebt, welche von den unterhalb des Schnittes in das Rückenmark eintretenden

[1] Couty und Charpentier, *Archives de physiologie*, 1877, S. 525—583.
[2] Eduard Weber, *Handwörterb. d. Physiol.*, 3, 2, S. 45; 1846.
[3] Eckhard, *Beiträge z. Anat. u. Physiol.*, 8, S. 187; 1878.
[4] Klug, *Arch. f. Anat. u. Physiol.*, physiol. Abth., 1880, S. 516.

centripetalen Nerven auf den Vagus vermittelt werden, dagegen die reflectorische Reizung des Vagus durch den Trigeminus gar nicht beeinträchtigt.[1] Das Vaguscentrum liegt also auch beim Kaninchen im Kopfmark.

Durch Einstiche hat Laborde die Lage des Vaguscentrums bei der Katze näher abzugrenzen gesucht. Er fand, dass ein Stich in die Mitte des Kopfmarkes ziemlich weit nach der Seite hin (*NC* Fig. 74) Verlangsamung und sogar Stillstand der Herzschläge hervorrief.[2]

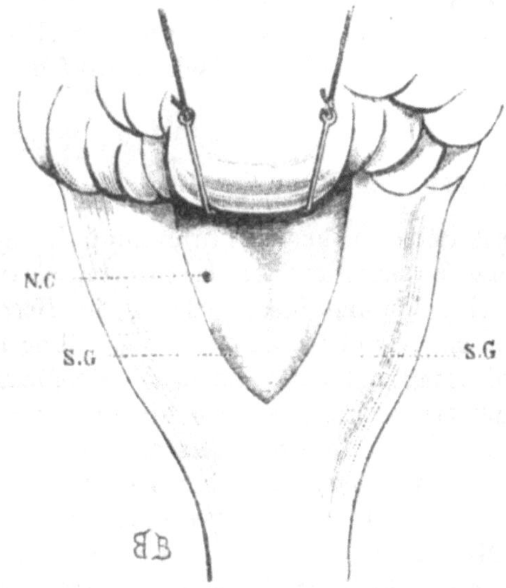

Fig. 74. Das Vaguscentrum (*NC*) bei der Katze; nach Laborde.

Die vor dem Kopfmark liegenden Theile des Gehirnes üben aber auch einen Einfluss auf die Centren der Herznerven aus. Wir wissen alle, dass psychische Zustände, wie Freude, Furcht, Hoffnung u. s. w., die Frequenz der Herzschläge entweder erhöhen oder vermindern können. Dessenungeachtet können wir aber die Centren der Herznerven durch den Willen nicht direct beeinflussen.

Es giebt jedoch Fälle, wo Menschen das Herz zur langsamern Schlagfolge haben bringen können, entweder dadurch, dass sie an etwas Trauriges gedacht, oder ganz einfach dadurch, dass sie ihre Aufmerksamkeit auf das Herz concentrirt haben. So erwähnt Botkin eines an progressiver Muskelatrophie leidenden Kranken, dessen Herzschläge verlangsamt wurden, sobald er an seinen traurigen Zustand dachte.[3] Und Morgagni citirt einen Professor

[1] Franck, *Travaux du laboratoire de Marey*, 2, S. 255 folg.; 1876.

[2] Laborde, *Archives de physiologie*, 1888, 1, S. 397. Die anatomische Lage dieser Stelle präcisirt Laborde folgendermassen: „il est situé en dehors et au delà des colonnes de substance grise, sur le trajet des fibres et du noyau restiformes, non loin de la couronne radiculaire du noyau sensitif (racine bulbaire on descendante) du trijumeau; exactement un niveau des amas cellulaires que les récentes rcherches histologiques nous ont si bien fait connaître, sous le nom de noyaux accessoires de l'hypoglosse et des nerfs mixtes (pneumogastrique, spinal, glossopharyngien)."

[3] Botkin, *Klinische Wochenschrift*, 1881, Nr. 10 (russisch); cit. nach Tarchanoff (s. unten).

in Bologna, dessen Puls intermittent wurde, wenn er denselben zählte.[1] Diese und andere gleichartige Fälle bezeugen indessen kein Vermögen, durch den Willen das Herz direct zu beeinflussen. Sie stellen nur Illustrationen zu der allgemein bekannten Thatsache dar, dass die Frequenz der Herzschläge durch gewisse psychische Zustände leicht beeinflusst wird.

Aus neuerer Zeit besitzen wir einige Angaben, welche nachzuweisen scheinen, dass einzelne Individuen durch ihren freien Willen, ohne begleitende Störungen des Respirationsrhythmus und ohne irgend welche specielle psychische Vorstellungen hervorzurufen, in der That ihre Herzfrequenz zu beschleunigen vermögen. Tarchanoff beobachtete dies an einem jungen Studirenden der Medicin, und merkte dieselbe Erscheinung auch bei einigen anderen Leuten.[2] Alle diese, welche also nach ihrem Belieben das Herz zur schnellern Schlagfolge bringen konnten, zeichneten sich auch sonst durch eine merkwürdige Beherrschung ihrer Muskeln aus; sie konnten die Finger im dritten Gelenke isolirt beugen, sie konnten das Plathysma isolirt contrahiren u. s. w.

Der unverkennbare Einfluss, den psychische Zustände auf die Herzthätigkeit ausüben, beweist, dass die Centren der Herznerven im Kopfmark in irgend einer Weise mit den höheren Theilen des Gehirns im Zusammenhang stehen müssen, und sind deshalb Untersuchungen in dieser Richtung an Thieren vorgenommen worden. Man hat verschiedene Theile des Gehirns gereizt und je nach dem Orte der Reizung verschiedene Ergebnisse erhalten.

Ich fange mit denjenigen der hierher gehörigen Versuche an, welche von Danilewsky,[3] Bochefontaine,[4] Eckhard,[5] Bechterew und Mislawsky,[6] Franck[7] und mehreren Anderen an der Grosshirnrinde, hauptsächlich bei Hunden und Kaninchen ausgeführt worden sind. Elektrische Reizung der Grosshirnrinde ruft bekanntlich sehr leicht epileptische Anfälle mit denselben begleitenden Thätigkeitsäusserungen der vegetativen Organe des Körpers, auch des Herzens hervor. Diese Wirkungen dürfen aber nicht als Beweise für den eventuellen Einfluss der Grosshirnrinde auf das Herz dienen, sondern können von verschiedenen anderen Umständen abhängig sein. Bei curarisirten Thieren

---

[1] Morgagni, s. *Handwörterb. d. Physiol.*, 2, S. 82; 1844.

[2] Tarchanoff, *Arch. f. d. ges. Physiol.*, 35, S. 109 folg., 198; 1884; — vgl. auch Pease, *Boston med. and surgical journal*, 1889, 30 may.

[3] Danilewsky, *Arch. f. d. ges. Physiol.*, 11, S. 129—132; 1875.

[4] Bochefontaine, *Archives de physiol.*, 1876, S. 142—159; — 1883; S. 33—41.

[5] Eckhard, *Beiträge zur Anat. u. Physiol.*, 8, S. 190—192; 1878.

[6] Bechterew und Mislawsky, *Neurologisches Centralbl.*, 1886, S. 193, 416.

[7] Franck, *Leçons sur les fonctions motrices du cerveau.* Paris 1887, S. 162—210. Daselbst auch eine eingehende Darstellung der einschlägigen Litteratur.

werden die Muskelkrämpfe beim epileptischen Anfall natürlich durch die Vergiftung maskirt. Franck hat aber durch partielle Curarisirung nachgewiesen, dass die den Anfall begleitenden Erscheinungen bei den vegetativen Organen dessenungeachtet auftreten.[1] Unter solchen Umständen können wir zur Erörterung der vorliegenden Frage nur die Versuche verwenden, wo kein epileptischer Anfall stattgefunden hat, und müssen daher hauptsächlich solche Versuche benutzen, bei welchen das Thier nicht mit Curare vergiftet gewesen, und wo man also aus dem Verhalten des Thieres beim Versuch bestimmt angeben kann, dass kein epileptischer Anfall die Ergebnisse hat trüben können. Durch Unterlassung dieser Vorsichtsmassregel sind, nach Franck und Eckhard, die vielen, einander widersprechenden Angaben der verschiedenen Forscher aller Wahrscheinlichkeit nach zu erklären.

Seine eigenen Ergebnisse bei Versuchen, wo bei Reizung der Grosshirnrinde keine Epilepsie, sondern nur Muskelzuckungen aufgetreten sind, fasst Franck dahin zusammen, dass die Reizung entweder eine Verlangsamung oder eine Beschleunigung der Herzschläge, aber keinen launenhaften Wechsel der beiden hervorruft. Der Ort der Rindenreizung ist belanglos, wenn er nur auf einen Punkt innerhalb der motorischen Zone fällt. Die Beschleunigung scheint bei schwacher, die Verlangsamung bei starker Reizung stattzufinden.[2]

In Bezug auf die übrigen Theile des Gehirns erwähnt Danilewsky, dass die Reizung des vordern Theiles vom Corpus striatum, Thalamus opticus, Cornu Ammonis und der oberen Theile der Corpora quadrigemina beim Hunde fast ohne jede Wirkung auf den Blutdruck bleibt. Dagegen ruft die Reizung der tieferen Theile der Vierhügel ein starkes Steigen des Blutdruckes mit Pulsverlangsamung hervor. Letztere verschwindet nach Durchschneidung der Vagosympathici. Reizung des N. caudatus und lentiformis und der zunächst angrenzenden Theile der weissen Substanz steigert den Blutdruck, macht aber gleichzeitig den Puls langsamer.[3]

Dagegen erhielt Balogh[4] bei demselben Thiere Verlangsamung der Herzschläge bei Reizung des untern Theils des Sehhügels, des Ammonshorns und des Wurmes des Kleinhirns; Beschleunigung fand bei Reizung des Streifenhügels, des obern Theils des Sehhügels und der Hemisphären des Kleinhirns (in der Regel) statt. Die Vierhügel ergaben eine Verlangsamung, wenn ihre grosse Erregbarkeit etwas abgenommen hatte, sonst Beschleunigung.

Über das Verhalten des Kleinhirns zu der Herzthätigkeit

[1] Franck, a. a. O., S. 189 folg.; — vgl. auch Eckhard, a. a. O.

[2] Franck, a. a. O., S. 204, 205.

[3] Danilewsky, *Arch. f. d. ges. Physiol.*, 11, S. 129, 130; 1875.

[4] Balogh, *Sitz.-Ber. d. ungar. Akad. d. Wiss.*, 7; 1876; cit. nach *Jahresbericht d. Anat. u. Physiol.*, 1876, 2, S. 38.

giebt Eckhard an, dass beim Hunde ein Stich durch den hintern Theil des Wurmes oder neben demselben eine Verlangsamung der Herzthätigkeit und Abnahme des Blutdruckes, mit Beschleunigung und Drucksteigerung umwechselnd, bewirkte oder auch eine ausgeprägte Verlangsamung hervorrief. Dieselben Erscheinungen machten sich auch bei elektrischer Reizung des Kleingehirns bemerkbar; sie verschwanden nach Durchschneidung der Vagi.[1]

Vorausgesetzt, dass alle diese Angaben richtig sind, fragt es sich, ob wir in diesen Punkten des Gehirns ebenso viele neue Centren der Herznerven sehen sollen? Ich glaube nicht. Es scheint mir richtiger, in Uebereinstimmung mit Franck, die Grosshirnrinde und die übrigen vor dem Kopfmark liegenden Theile des Gehirns in Bezug auf ihren Einfluss auf die Herzcentren und überhaupt auf alle vegetativen Centren des Kopfmarkes letzteren gegenüber als peripherische Organe aufzufassen, von welchen aus die Centren des Kopfmarkes reflectorisch erregt werden, und zwar in derselben Weise, wie sie durch centripetale, aus den übrigen Theilen des Körpers kommende Fasern in Thätigkeit versetzt werden. Nach dieser Auffassung würde das wirkliche Centrum der hemmenden Herznerven nur im Kopfmark liegen. Es kann von einer Menge in Bezug auf dieses Centrum centripetale Nerven, von der Haut, vom Herzen selbst, von den Baucheingeweiden, den Lungen, den Sinnesorganen und von verschiedenen Theilen des Gehirnes beeinflusst werden.

Ich habe früher bemerkt, dass die Drucktrennung der beiden Vagi in vielen Fällen, wenn auch nicht immer, eine erhöhte Herzfrequenz hervorruft. Auf Grund dessen sagt man, der Vagus sei tonisch erregt. Wovon aber ist dieser Tonus abhängig?

Die Antwort darauf lässt sich kaum mit voller Bestimmtheit geben. Es ist möglich, dass das Vaguscentrum im Kopfmark automatisch erregt wird, und dies ist wohl eine ziemlich allgemeine Auffassung. Da wir jedoch gesehen haben, wie fast alle Organe des Körpers den Vagus durch ihre centripetalen Nerven reflectorisch beeinflussen können, so ist es nicht gerade unmöglich, dass, wie Bernstein schon im Jahre 1864 hervorhob, der Tonus des Vagus, wie der der Skeletmuskeln, von einem Reflex bedingt ist, dass er einen Reflextonus darstellt.[3] Ich beschränke mich darauf, diese beiden Möglich-

[1] Eckhard, *Beiträge zur Anat. u. Physiol.*, 6, S. 180—187; 1872.
[2] Franck, a. a. O., S. 205.
[3] Bernstein, *Arch. f. Anat. u. Physiol.*, 1864, S. 650—666.

keiten nur zu erwähnen, da es vorläufig kaum möglich ist, der einen oder der andern den Vorzug zu geben. Für einen Reflextonus spricht jedoch z. B. die von Bernstein erwähnte Thatsache, dass eine Vagusdurchschneidung, welche nach Durchschneidung des Halsmarkes stattfindet, keine Zunahme der Schlagfolge bedingt, sowie die Erfahrung Asp's, dass Durchschneidung der Splanchnici die Pulsfrequenz erhöht.[1]

Ich bemerke jedoch, dass keine dieser Beobachtungen das thatsächliche Vorhandensein eines Reflextonus bestimmt beweist, denn sie lassen sich alle beide auch anders deuten.

Der Tonus des Vagus scheint nach Soltmann,[2] Langendorff,[3] und v. Anrep[4] bei neugeborenen Thieren zu fehlen; weder Durchtrennung der Vagi, noch Vergiftung mit Atropin rief bei diesen eine Beschleunigung der Herzschläge hervor. Dazu geben Soltmann und v. Anrep noch an, dass bei einige Stunden alten Thieren (Kätzchen) Stillstand des Herzens durch Vagusreizung gar nicht erzielt werden konnte. Bei 2 bis 7 Tage alten Thieren fand v. Aurep Stillstand bei den Kammern, nicht aber bei den Vorhöfen. Erst während der zweiten Woche des extrauterinen Lebens soll der Vagus seinen hemmenden Einfluss auf das Herz völlig entfalten. Tarchanoff,[5] Bochefontaine[6] und Langendorff haben dagegen bei neugeborenen Thieren in Folge von Vagusreizung einen deutlichen Herzstillstand gesehen. Kehrer[7] comprimirte bei ganz jungen Kaninchen den Schädel und fand die Herzfrequenz vermindert, Engström[8] machte dieselbe Beobachtung auch bei neugeborenen Kindern und Heinricius[9] zeigte, dass der Vagus, sogar bei beibehaltenem Placentarkreislauf die Herzschläge hemmt.

Inwiefern die beschleunigenden Herznerven einen Tonus haben oder nicht, ist ziemlich wenig erörtert worden. Schon auf Grund

---

[1] Asp, *Ber. d. sächs. Gesellsch. d. Wiss.*, math.-phys. Cl., 1867, S. 136 folg.

[2] Soltmann, *Jahrb. f. Kinderheilk.*, 1877, S. 101; cit. nach Heinricius (s. unten).

[3] Langendorff, *Breslauer ärztliche Zeitschr.*, 1879, S. 247.

[4] v. Anrep, *Arch. f. d. ges. Physiol.*, 21, S. 78 folg.

[5] Tarchanoff, *Gazette méd. de Paris*, 1878, S. 341. Neugeborenes Meerschweinchen.

[6] Bochefontaine, ib., 1877, S. 273. Hunde von 3 Tagen.

[7] Kehrer, *Beiträge zur klin. u. experim. Geburtskunde u. Gynäk.*, 1, S. 19; 1879; cit. nach Heinricius (s. unten).

[8] Engström, *Förlossningens inverkan på fostrets respiration.* Helsingfors 1889, S. 245 folg.

[9] Heinricius, *Zeitschr. f. Biologie*, 26, S. 197 folg.; 1889.

dessen, dass, wie wir bereits gesehen haben, Vagus und Accelerans aller Wahrscheinlichkeit nach das Herz nicht in demselben Punkt angreifen, ist es nicht unmöglich, dass die beiden Nerven tonisch erregt sind, obgleich der Tonus des Vagus wegen der stärkern Wirkung dieses Nerven leichter nachzuweisen ist. Dass auch der Accelerans tonisch erregt ist, geht nach Tschirjew,[1] Stricker und Wagner[2] daraus hervor, dass eine doppelseitige Ausrottung der untersten Hals- und obersten Brustknoten, bei vorher durchschnittenen Vagi, die Pulsfrequenz ganz unzweideutig herabsetzt, sowie dass dasselbe auch nach Durchschneidung des Rückenmarkes (bei abgeschnittenen Vagi) der Fall ist. Die letztere Thatsache kann möglicherweise von der durch die Erlahmung der Gefässnerven bedingten starken Drucksenkung hergeleitet werden. Bei jenen Versuchen veränderte sich der Blutdruck aber in keinem nennenswerthen Grade nach der Ausrottung der genannten Knoten. In derselben Richtung gehen auch die Beobachtungen Sustschinsky's.[3] Er fand nämlich, dass man bei durchschnittenen Accelerantes oder bei durchschnittenem Rückenmark durch Vagusreizung einen Herzstillstand leichter als sonst, bei unversehrten Accelerantes, resp. Rückenmark, erzwang. Neuerdings hat Timofeew nachgewiesen, dass sich die Abnahme der Herzfrequenz nach Acceleransdurchschneidung darstellt, auch wenn das Thier längere Zeit nach der Operation beobachtet wird.[4]

§ 23. Die Einwirkung des Blutdruckes auf die Schlagfolge des Herzens.

Ausser den Umständen, welche wir bis jetzt besprochen haben, wirkt auch der Blutdruck auf die Schlagfolge des Herzens ein. Dass dies bei einem unversehrten Thiere stattfindet, ist nichts Merkwürdiges, da wir ja speciell in dem N. depressor einen Nerven haben, der bei hohem Blutdruck unter anderem die Pulsfrequenz reflectorisch verringert. Die Erscheinungen, denen wir beim näherer Erörterung dieser Frage begegnen, sind aber so verwickelt und die Angaben der verschieden Forscher unter einander so abweichend, dass es vorläufig

---

[1] Tschirjew, *Arch. f. Anat. u. Physiol.*, physiol. Abth., 1877, S. 164.

[2] Stricker und Wagner, *Wien. medizinische Jahrbücher*, 1878, S. 370 bis 372.

[3] Sustschinsky, *Unters. aus dem physiol. Laborat. in Würzburg*, 3, S. 164; 1868.

[4] Timofeew, *Klinische Wochenschr.* 1889, 22. Febr. (russisch); cit. nach *Centralbl. f. Physiol.*, 1889, S. 235.

nothwendig ist, die Aufgabe möglichst zu vereinfachen. Wir werden also zuerst die Schlagfolge des vom Körper ganz isolirten Herzens in ihrer Abhängigkeit von dem Blutdruck erörtern.

Um die Abhängigkeit der Schlagfolge von dem arteriellen Druck d. h. von dem Widerstand in den Gefässen an und für sich feststellen zu können, müssen wir den venösen Druck constant erhalten. Unter solchen Bedingungen fanden Howell und Mactier Warfield am Frosch- und Schildkrötenherzen, dass der arterielle Druck innerhalb der weitesten Grenzen keinerlei Einfluss auf die Pulsfrequenz hatte.[1]

Dagegen giebt Marey für das isolirte Schildkrötenherz an, dass bei constantem venösen Druck jede Steigerung des arteriellen Widerstandes eine Verlangsamung, jede Abnahme im Gegentheil eine Beschleunigung der Pulsfrequenz erzeugt.[2]

Bei den Versuchen von Tschirjew zeigte es sich, dass der diastolische (venöse) Druck einen erheblichen Einfluss auf die Schlagfolge des Froschherzens ausübt, und zwar in der Weise, dass Steigerung des Druckes bis zu einer gewissen Grenze eine Beschleunigung der Herzschläge erzeugt. Wenn der arterielle Blutdruck bei constantem venösen Druck gesteigert wurde, nahm die Pulsfrequenz ebenfalls zu. Diese Zunahme war aber eine verhältnissmässig unbedeutende.[3]

Auch J. M. Ludwig und Luchsinger fanden, dass das mit physiologischer Kochsalzlösung gespeiste Froschherz eine um so höhere Pulsfrequenz zeigte, je höher der venöse Druck war. Dasselbe gilt übrigens auch für die isolirte Herzspitze.[4]

Für das vom centralen Nervensystem isolirte, ausgeschnittene Herz der kaltblütigen Thiere nimmt also die Pulsfrequenz bis zu einer gewissen Grenze mit dem diastolischen (venösen) Druck zu, während sie dagegen von dem arteriellen Widerstand nur wenig oder gar nicht abhängig ist.

In Bezug auf die warmblütigen Thiere fand Martin bei Hundeherzen, durch welche in der früher (S. 213) dargestellten Weise eine künstliche Circulation hergestellt worden war, dass Variationen des arteriellen Blutdruckes, wenn der venöse Einströmungsdruck nicht

[1] Howell und Mactier Warfield, *Studies from the physiological laboratory of the John Hopkins University*, 2, S. 235—245; 1881; cit. nach *Jahresber. d. Anat. u. Physiol.*, 1881, 2, S. 63.

[2] Marey, *Comptes rendus de l'acad. des sciences*, 77, S. 367 folg.; 1873.

[3] Tschirjew, *Arch. f. Anat. u. Physiol.*, physiol. Abth., 1877, S. 179—187.

[4] J. M. Ludwig und Luchsinger, *Arch. f. d. ges. Physiol.*, 25, S. 228 bis 235; 1881; — vgl auch Fodera, *Arch. ital. de biologie*, 14, S. 184; 1891.

höher als 10^{cm} Blut betrug, durchaus keinen Einfluss auf die Pulsfrequenz hatten. Nur wenn der arterielle Druck längere Zeit auf weniger als 20^{mm} Hg herabgesetzt ist, tritt eine Verlangsamung ein, wahrscheinlich wegen ungenügender Speisung der Coronargefässe. Ist der venöse Druck sehr hoch (40^{cm} Blut) und gleichzeitig der arterielle Abfluss sehr gehemmt, so hat der hohe Arteriendruck anfangs keinen Einfluss; nach einiger Zeit werden die Pulse unregelmässig und bei der Entlastung vorübergehend dikrotisch. Innerhalb der vitalen Druckgrenzen ist also der arterielle Blutdruck ohne Einfluss auf die Pulsfrequenz.[1] Bei sehr grossen Variationen des venösen Druckes (10 bis 70^{cm} Blut) finden wir in den Tabellen Howell's und Donaldson's[2] Schwankungen in der Pulsfrequenz, diese sind aber nicht sonderlich gross und gehen bei verschiedenen Versuchen nicht in derselben Richtung. Bei dem Präparate von Martin ist also im grossen Ganzen die Pulsfrequenz auch von dem venösen Druck ziemlich unabhängig.

Bei normal stattfindender Circulation stellen sich dagegen in Folge von Druckschwankungen deutliche Variationen der Pulsfrequenz nicht selten dar, auch wenn das Herz von jeglichem nervösen Zusammenhang mit dem centralen Nervensystem abgetrennt ist. Aus den Erfahrungen Martin's scheint jedoch hervorzugehen, dass hierbei nicht der arterielle Blutdruck an und für sich, sondern andere Umstände die wesentliche Rolle spielen. Bei einer durch Reizung der Gefässnerven bewirkte Drucksteigerung strömt eine grosse Menge venösen Blutes zum Herzen und erhöht also den diastolischen Druck. Bei einer durch Compression der Bauchaorta erzielten Drucksteigerung werden die Nieren vom Kreislauf ausgeschlossen, und das Blut kommt also reicher an Zersetzungsproducten als unter normalen Umständen zum Herzen zurück. Welche Bedeutung dieser und anderer Umstände für die Schlagfolge des Herzens hat, ist freilich noch nicht entschieden. Jedenfalls steht fest, dass sich das Herz unter derartigen Umständen anders verhalten kann, als bei den von Martin eingehaltenen, einfachen Versuchsbedingungen.

In der That fanden schon Ludwig und Thiry, als sie das Halsmark durchschnitten und sämmtliche Herznerven abgebrannt oder die Vagi bis zur Lungenwurzel abgetrennt hatten, bei Reizung des Rückenmarkes oder bei Compression der A. anonyma und subclavia sinistra, sowie der Brustaorta unmittelbar über dem Zwerchfell, dass die Puls-

[1] Martin, a. a. O., 2, S. 213—233; 1881; cit. nach *Jahresber. d. Anat. u. Physiol.*, 1881, 2, S. 63.

[2] Howell und Donaldson, *Philosophical transactions*, 1884, S. 152—154.

frequenz im Allgemeinen zunahm, zuweilen sich aber auch verminderte oder constant blieb.[1] v. Bezold und Stezinsky beobachteten an Thieren mit durchschnittenen Halsnerven und Halsmark, wenn sie in verschiedener Weise (durch Hebung des Hinterkörpers, durch Verschliessung der Aorta oder durch Bluttransfusion in die Carotis) den arteriellen Blutdruck erhöhten, eine Beschleunigung der Herzschläge. Nur wenn der Blutdruck über eine gewisse Grenze hinausstieg, nahmen die früher beschleunigten Herzschläge wieder an Zahl ab.[2] Auf der andern Seite nahm in Versuchen von v. Bezold die Pulsfrequenz bei Verblutung ab, wenn vorher alle Herznerven galvanocaustisch abgebrannt waren.[3]

Dem gegenüber hat Knoll, wenn Halsnerven und Halsmark durchschnitten waren, nach Verschluss der Bauchaorta keine gleichmässige Veränderung des Herzschlages, sondern nur die später zu erwähnenden arythmischen Unregelmässigkeiten beobachtet.[4] Und auch Nawrocki findet bei Druckschwankungen an derartig operirten Thieren keine Veränderung der Pulsfrequenz.[5]

Ferner ist auch Tschirjew dieser Frage näher getreten. Wenn die Halsnerven durchschnitten und ausserdem entweder die Gglia cervicalia inferiora und stellata beiderseits entfernt waren oder das Rückenmark oberhalb des Atlas durchtrennt wurde, machte sich in seinen Versuchen bei Drucksteigerung durch Zuklemmung der Aorta dicht unterhalb des Zwerchfells in den meisten Fällen eine Verlangsamung, zuweilen aber auch eine Beschleunigung der Herzschläge bemerkbar. Nach beendigter Zuklemmung, wenn der Druck wieder herabsank, trat in der Regel Beschleunigung ein; in gewissen Fällen erschien dagegen eine Verlangsamung.[6]

Endlich hat Johansson an Hunden mit auf beiden Seiten durchschnittenen Accelerantes und Vagi durch Reizung des Halsmarkes oder des N. splanchnicus eine Beschleunigung des Herzschlages bei zunehmendem Druck gefunden. Dies traf jedoch nur in dem Falle ein, wenn sich die Geschwindigkeit der Drucksteigerung dem Werthe von

---

[1] Ludwig und Thiry, *Sitz.-Ber. d. kais. Akad. d. Wiss.*, math.-naturw. Cl., 49, 2, S. 433, 442—454; 1864.

[2] v. Bezold und Stezinsky, *Unters. aus dem physiol. Laborat. in Würzburg*, 2, S. 194—214; 1867.

[3] v. Bezold, ib., 2, S. 221—222; 1867.

[4] Knoll, *Sitz.-Ber. d. kais. Akad. d. Wiss.*, math.-naturw. Cl., 66, Abth. 3, S. 209, 210; 1872.

[5] Nawrocki, *Beiträge zur Anat. u. Physiol.*, Festgabe f. C. Ludwig, Leipzig 1875, 1, S. 207—214.

[6] Tschirjew, a. a. O., S. 157—179.

1 ^{mm} in einer Secunde näherte. Nach Ende der Drucksteigerung schlug das Herz nur während einer kurzen Zeit in dem beschleunigten Rhythmus; die Pulsfrequenz nahm dann wieder ab, und die Pulszahl ging zu ihrer frühern Norm zurück oder sank noch tiefer. Bei langsam stattfindender Drucksteigerung wurde keine Veränderung der Pulsfrequenz beobachtet.[1]

Da bei allen diesen Versuchen das Herz mit dem centralen Nervensystem in keinem nervösen Zusammenhang stand, müssen die besprochenen Schwankungen der Pulsfrequenz von einer directen Einwirkung eines bei der Druckveränderung betheiligten Momentes auf das Herz selbst bedingt sein.

Es ist kaum anzunehmen, dass der arterielle Druck an und für sich dieses Moment darstellt. Man könnte sich freilich vorstellen, dass die bei einem höhern Druck ausgiebigere Durchblutung der Kranzarterien die Ernährung und die Erregbarkeit des Herzens erhöht. Gegen diese Deutung sprechen aber theils die Erfahrungen Martin's (vgl. oben S. 297), theils die von mehreren Forschern erwähnte Verlangsamung in Folge einer Drucksteigerung, theils auch die Beobachtung Johansson's, dass nicht der hohe Druck an und für sich, sondern die schnelle Druckzunahme die Beschleunigung hervorruft.

Es scheint daher, dass, wenigstens bei der durch ausgiebige Gefässcontraction bedingten Drucksteigerung, die Hauptursache der Beschleunigung in der plötzlich vermehrten Blutzufuhr zum Herzen zu suchen ist. Dadurch werden die Abtheilungen des Herzens, welche den ganzen Herzschlag einleiten, zu einer schnellern Thätigkeit gebracht.

Da wir aber gefunden haben, dass bei Drucksteigerung auch eine Verlangsamung der Herzschläge erfolgen kann, so ist die Annahme wohl kaum zu umgehen, dass neben den motorisch wirkenden Mechanismen auch hemmende dabei in Thätigkeit versetzt werden. Dann ist es, wie Tschirjew[2] bemerkt hat, von der gegenseitigen Erregbarkeit dieser Mechanismen abhängig, ob eine Beschleunigung oder eine Verlangsamung erscheint. Es kann aber auch der Fall sein, dass alle beide gleich stark erregt werden, und dann tritt keine Veränderung der Schlagfolge ein.

Wenn die hemmenden Mechanismen gewinnen, so machen sich die beschleunigenden in der Nachwirkung geltend: daher die Beschleunigung, die nach Aufhören der Drucksteigerung nicht selten erscheint.[2]

---

[1] Johansson, *Arch. f. Anat. u. Physiol.*, physiol. Abth., 1891, S. 111, 112, 142—151.

[2] Tschirjew, a. a. O., S. 187 folg.

Im Zusammenhang damit erinnere ich an die Untersuchungen über die Einwirkung eines verschieden grossen intracardialen Druckes auf die Erregbarkeit des Vagus. Sustschinsky fand beim Kaninchen, dass dann, wenn der Blutdruck durch Schliessung der Aorta oder der A. pulmonalis in einem sehr hohen Grade gesteigert wird, der Vagus seine Fähigkeit verliert, das Herz zum Stillstand zu bringen. Bei vermindertem intracardialen Druck nimmt dagegen die Erregbarkeit des Vagus erst zu, um später, bei weitergehender Drucksenkung, wieder abzunehmen.[1]

Schiff constatirte diese Thatsache, bemerkte aber, dass nicht der Druck, sondern vielmehr eine durch die Stauung veränderte chemische Beschaffenheit des Blutes die Unwirksamkeit des Vagus hervorriefe.[2]

Um diese Meinungsdifferenz zu entscheiden, machten J. M. Ludwig und Luchsinger ihre Beobachtungen am Froschherzen, dessen Leistungsfähigkeit viel weniger als die des Warmblüterherzens von der normalen Circulation abhängig ist. Sie fanden, dass, je höher die Spannung des Herzens steigt, es um so schwieriger gelingt, durch Vagusreizung einen Stillstand des Herzens zu erhalten. Sie deuten diese Erscheinung in der Weise, dass der hohe Druck die motorischen Elemente des Herzens in einem so hohen Grade reizt, dass die hemmenden Impulse dieser Reizung nicht mehr gewachsen sind.[3] Dasselbe Ergebniss erhielten auch Sewall und Donaldson,[4] Durdufi,[5] Gaglio[6] und Stewart.[7]

In dem Falle, dass die beschleunigenden Herznerven noch unversehrt und nur die Vagi durchschnitten sind, können die Herzschläge bei Drucksteigerungen sowohl beschleunigt, als verlangsamt werden. Unter diesen Versuchsbedingungen sah Asp eine Verlangsamung bei Drucksteigerung in Folge einer Reizung des peripheren Endes des abgeschnittenen Splanchnicus. Jedoch traf es öfter ein, dass der Puls häufiger wurde.[8] Wenige Secunden nach Eintritt einer durch Compression der Bauchaorta erzielten Drucksteigerung trat bei Versuchen von Knoll eine mässige, aber allmählich anwachsende Verlangsamung der Herzschläge ein, welche bis zur Lüftung der Aorta anhielt.[9] Tschirjew beobachtete diese Verlangsamung ebenfalls; in einigen Fällen jedoch constatirte er eine Beschleunigung als Folge der Druck-

[1] Sustschinsky, *Unters. aus dem physiol. Laborat. in Würzburg*, 3, S. 165—180; 1868.

[2] Schiff, *Archives des sciences phys. et natur.*, Genève; nouv. pér., 63, S. 30; 1878.

[3] J. M. Ludwig und Luchsinger, *Arch. f. d. ges. Physiol.*, 25, S. 235; 1881.

[4] Sewall und Donaldson, *Journal of physiol.*, 3, S. 357—368; 1882.

[5] Durdufi, *Arch. f. exp. Pathol.*, 25, S. 443; 1889.

[6] Gaglio, *Arch. ital. de biologie*, 12, S. 384; 1889.

[7] Stewart, *Proceedings of the physiol. society*, 21 march 1891 (*Journal of physiol.*, 12).

[8] Asp, *Ber. d. sächs. Ges. d. Wiss.*, math.-phys. Cl., 1867, S. 152.

[9] Knoll, *Sitz.-Ber. d. kais. Akad. d. Wiss.*, math.-naturw. Cl., 66, Abth. 3, S. 208; 1872.

steigerung.[1] Aubert und Roever fanden bei Drucksteigerung und abgeschnittenen Halsnerven entweder fast gar keine Veränderung der Pulsfrequenz, oder sie war, wo sie vorkam, in der Regel sehr gering und in verschiedenem Sinne vorhanden. Bei einigen Versuchen, wo der Anfangsdruck aber sehr niedrig war, stellte sich jedoch eine sehr beträchtliche Zunahme der Frequenz dar.[2] Mc. William beobachtete bei durchschnittenen Vagi und Compression der Brustaorta öfter eine geringe Beschleunigung der Herzschläge.[3] Horsley und Spencer bemerkten, wenn sie bei durchschnittenem Vagi den intracranialen Druck steigerten, eine Steigerung des Blutdruckes, welche von einer Zunahme der Herzfrequenz begleitet war.[4] Dagegen fanden Bernstein[5] und Nawrocki[6] bei durchschnittenen Halsnerven keine Beschleunigung bei Drucksteigerung.

Auf der andern Seite nahm nach v. Bezold die Pulsfrequenz bei Verblutung entschieden zu, bis der Druck sehr tief herabsank, in welchem Falle er ein jähes Sinken der Pulsfrequenz beobachtete.[7]

Dass bei dieser Gruppe von Versuchen der bei der ersten Gruppe schon erörterte Mechanismus sich geltend macht, ist ersichtlich. Es fragt sich nur, ob und in welcher Weise die hier beibehaltenen beschleunigenden Nerven bei den betreffenden Erscheinungen mitwirken.

Dieser Frage wollen wir näher treten, sobald wir die bei unversehrtem Vagus hervortretenden Veränderungen geprüft haben.

Wenn die gesammten Herznerven beibehalten sind, so sinkt die Pulsfrequenz bei Drucksteigerung und steigt bei Drucksenkung. Diese speciell von Marey[8] hervorgehobenen Thatsachen sind von allen Forschern, die sich mit dieser Frage beschäftigt haben, im allgemeinen bestätigt worden, gleichviel in welcher Weise die Druckschwankungen stattgefunden haben.

Da Verlangsamung der Herzschläge in Folge einer Steigerung des Blutdruckes bei durchschnittenen Vagi lange nicht Regel ist, so leuchtet ein, dass sie im vorliegenden Falle unter Mitwirkung des Vaguscentrums stattfinden muss. Ob aber dieses Centrum reflectorisch (z. B.

[1] Tschirjew, a. a. O., S. 131—151.

[2] Aubert und Roever, *Arch. f. d. ges. Physiol.*, 1, S. 246—250; 1868.

[3] Mc. William, *Proceedings of the Royal Society*, 44, S. 287; 1888.

[4] Horsley und Spencer, *Philosophical transactions*, 182, B., S. 235; 1891.

[5] Bernstein, *Centralbl. f. d. med. Wiss.*, 1867, S. 1—4.

[6] Nawrocki, a. a. O., S. 214—220.

[7] v. Bezold, *Unters. aus dem physiol. Laborat. in Würzburg*, 2, S. 215; 1867.

[8] Marey, *Mémoires de la société de biologie*, 1859, S. 301 folg.; — vgl. *Comptes rendus de l'académie des sciences*, 53, S. 95—98; 1861; — *La circulation du sang*, Paris 1881, S. 334—340.

durch den N. depressor) oder direct durch den erhöhten Blutdruck gereizt wird, ist damit nicht entschieden. Aus den vorliegenden Thatsachen scheint jedoch hervorzugehen, dass beide Möglichkeiten in der That mitwirken. Die Betheiligung des Depressors bei der Regulirung der Schlagfolge des Herzens haben wir schon kennen gelernt. Auf der andern Seite geht die directe Wirkung des erhöhten Blutdruckes auf das Vaguscentrum aus folgendem Versuch Franck's deutlich hervor. Er isolirte beim Hund und Kaninchen das Gehirn vom übrigen Körper in der Weise, dass es nur durch den Vagus mit demselben in Verbindung stand. Durch die beiden durchschnittenen Carotiden leitete er unter einem schwankenden Druck Blut nach dem Gehirn: Jedes Mal, wenn der Blutdruck in den Gefässen des Gehirns zunahm, wurden die Herzschläge langsamer. Hier konnte kein Reflex von den peripheren Organen des Körpers stattfinden, denn sie waren ja vom Gehirn isolirt und die Drucksteigerung fand nur im Gehirn selbst statt.[1]

Zu demselben Ergebniss kam Franck,[2] wie auch vor ihm schon Leyden,[3] wenn der intracraniale Druck von einem Trepanloch aus gesteigert wurde. Franck nimmt an, dass dies auf der Einwirkung des Druckes auf die nervösen Elemente des Gehirns beruht, giebt jedoch zu, dass bei länger fortgesetzter Compression auch die Hirnanämie hierbei mitwirken kann.

In der durch erhöhten intracranialen Druck hervorgerufene Vagusreizung sehen Roy und Adami eine Schutzvorrichtung des centralen Nervensystemes gegen eine zu starke Blutcongestion.[4]

In der letzten Zeit haben Horsley und Spencer die vorliegende Frage näher erörtert und u. a. gefunden, dass bei künstlicher Respiration ein höherer intracranialer Druck als sonst nothwendig ist, um das Herz zum Stillstand zu bringen. Daraus scheint hervorzugehen, dass Menge und Beschaffenheit des in den Hirngefässen strömenden Blutes bei der betreffenden Erscheinung einen nicht unerheblichen Einfluss ausüben. Wenn die intracraniale Drucksteigerung länger dauert, stellen sich allmählich immer häufigere Herzschläge ein, und endlich schlägt das Herz wieder in seinem normalen Rhythmus. Bei noch höherm intracranialem Druck werden die Herzschläge schliesslich ebenso häufig,

[1] Franck, *Travaux du laboratoire de Marey*, 3, S. 276 folg.; 1877.

[2] Franck, a. a. O., S. 280 folg.; — vgl. auch die oben S. 294 angeführten Beobachtungen an Neugeborenen; — ferner Landois, *Centralbl. f. d. med. Wiss.*, 1867, S. 146 und Bastgen, *Verhandl. d. physikal.-medicin. Gesellsch. in Würzburg*, N. F., 15, S. 220—246; 1881.

[3] Leyden, *Arch. f. pathol. Anat.*, 37, S. 550; 1866.

[4] Roy und Adami, *Philosophical transactions*, 183. B., S. 264; 1892.

als wenn die Vagi durchschnitten werden. Diese Paralyse des Vaguscentrums geht bei jetzt erfolgender Aufhebung des Hirndruckes allmählich zurück, und das betreffende Centrum erhält seine Erregbarkeit wieder.[1]

Auch eine reine Anämie des Gehirns scheint, ganz wie die Abnahme des arteriellen Blutdruckes, die Pulsfrequenz zu erhöhen. Dies geht daraus hervor, dass eine doppelseitige Compression der Carotiden, wie man seit A. Cooper und Magendie weiss, die Herzschläge beschleunigt.[2] Hierbei nimmt also jedenfalls der Vagustonus ab, wie er bei erhöhtem Druck im Gehirn zunimmt.

Wie verhält sich aber bei diesen Druckschwankungen das Centrum der beschleunigenden Nerven? Darüber wage ich nichts Bestimmtes zu sagen. Es ist möglich, dass dasselbe ebenso wie das Vaguscentrum bei Drucksteigerung zu einer erhöhten Thätigkeit gereizt wird, obgleich diese von der gleichzeitigen Erregung des Vaguscentrums maskirt wird. Es ist ferner auch nicht unmöglich, dass das erregte Vaguscentrum in irgend einer Weise das beschleunigende Centrum beeinflussen und also seinen Tonus unter Umständen herabsetzen kann. Endlich kann man sich denken, dass das beschleunigende Centrum bei Drucksenkung, bei Gehirnanämie und erhöhtem intracranialen Druck widerstandsfähiger als das Vaguscentrum ist, was durch die Beschleunigung der Herzschläge bei Verblutung, Carotiscompression und in dem spätern Stadium einer intracranialen Drucksteigerung zu einem gewissen Grade angedeutet wird.

Ich will mich aber auf diese hypothetischen Speculationen nicht weiter einlassen, sondern bemerke zum Schluss nur, dass es nicht als völlig sichergestellt angesehen werden darf, dass die Einwirkungen auf die centrifugalen Herznerven, die wir oben bei Reizung verschiedener centripetaler Nerven kennen gelernt haben, ausschliesslich von einem Reflex auf die Centren der Herznerven bedingt gewesen sind; im Gegentheil ist es nicht unmöglich, dass die durch eine reflectorische Einwirkung auf das Gefässsystem hervorgebrachte Veränderung der Blutzufuhr zum Gehirn hierbei in einem grössern oder geringern Grade mitbetheiligt gewesen ist.

Im Zusammenhang mit dem Studium der durch Druckschwankungen hervorgerufenen Variationen in der Zahl der Herzschläge ist es nothwendig, noch einiges über die schon kurz erwähnte arythmische Herzthätigkeit

---

[1] Horsley und Spencer, *Philosophical transactions*, 182. B., S. 201 bis 254; 1891.

[2] Vgl. Landois, *Centralbl. f. d. med. Wiss.*, 1865, S. 689—691; — Franck, *Travaux du laboratoire de Marey*, 4, S. 74 folg.; 1880.

zu sagen. Als Heidenhain[1] bei durchschnittenen Vagi das Kopfmark des Hundes reizte und dadurch eine starke Beschleunigung der Herzschläge und eine maximale Steigerung des Blutdruckes erzielte, beobachtete er beim Herzen eine Arythmie, d. h. plötzlich eintretende Veränderungen der Frequenz und Stärke der Herzschläge, durch welche die Curve des Blutdruckes eine Menge Unregelmässigkeiten zum Vorschein brachte. Nach einer sorgfältigen Prüfung aller Möglichkeiten, diese auffallende Erscheinung zu erklären, gelangte er zu dem Schlusse, dass sie nicht von einer momentanen Ermüdung des Herzens bedingt sein konnte, denn die langsamen Herzschläge dauerten nur eine kurze Zeit und wurden bald durch schnellere wieder ersetzt. Vielmehr war es wahrscheinlich, dass hier eine durch den hohen Blutdruck ausgelöste Reizung der zweifachen intracardialen Nervenapparate vorlag, welche beide um die Macht stritten. Die beschleunigenden intracardialen Centren wurden noch durch die Reizung des beschleunigenden extracardialen Centrums unterstützt, welches, da die beschleunigenden Herznerven nicht durchschnitten waren, noch mit dem Herzen im Zusammenhang stand. Übrigens trat diese arythmische Herzthätigkeit auch bei durchschnittenen Accelerantes auf.

Wegen Mangels an einem geeigneten elastischen Manometer registrirte Heidenhain den Blutdruck und den Puls mittelst eines Hg-Manometers. Dieses ist jedoch nicht im Stande, schnelle Schwankungen in der Stärke des Herzschlages exact wiedergeben zu können, und Heidenhain liess es daher unentschieden, ob nicht während des verlangsamten Rhythmus möglicherweise eine Anzahl schwächerer Herzschläge vorkamen. Dass dies in der That der Fall ist, hat Knoll angegeben.[2] Unter Anwendung eines elastischen Manometers fand er, dass die betreffenden Unregelmässigkeiten von einer Anzahl sehr schwacher Herzschläge bedingt waren. Zu demselben Ergebniss gelangte Schiff.[3] Auch hier können wir die Einwirkung hemmender Apparate finden, denn diese vermögen wahrscheinlich auch eine Abnahme der Contractionsgrösse hervorzurufen (vgl S. 246 folg.).

Neunte Vorlesung.

Über die Strömung einer Flüssigkeit in Röhren.

Bevor wir zur Darstellung der Bewegung des Blutes in den Gefässen übergehen, müssen wir die allgemeinen Gesetze von Flüssigkeitsströmungen in Röhren kennen lernen. Es ist freilich wahr, dass die Verhältnisse, die beim Gefässsystem stattfinden, so verwickelt sind, dass ihre vollständige physikalische Behandlung vorläufig noch nicht möglich

[1] Heidenhain, *Arch. f. d. ges. Physiol.*, 5, S. 143—153; 1872.

[2] Knoll, *Sitz-Ber. d. kais. Akad. d. Wiss.*, math.-naturw. Cl., 66, Abth. 3, S. 195—231; 1872.

[3] Schiff, *Arch. f. d. ges. Physiol.*, 18, S. 193; 1878.

ist. Nichtsdestoweniger ist es aber nothwendig, die Ergebnisse der Hydrodynamik hier zu berücksichtigen, weil dieselben beim Gefässsystem unbedingt gültig sind, auch wenn sie uns nicht erlauben, eine vollständige Theorie der Blutbewegung aufzustellen. In dieser Vorlesung werde ich die Wellenbewegung in elastischen Röhren übergehen und sie erst später im Zusammenhange mit dem Arterienpuls erörtern.

§ 24. Die Strömung einer Flüssigkeit in starren Röhren.[1]

Eine ruhende Flüssigkeit, welche in einem Gefäss mit senkrechter Wand eingeschlossen ist, übt auf dessen Boden einen Druck aus, welcher dem Gewicht einer Flüssigkeitssäule gleich ist, deren Querschnitt dem Boden und deren Höhe derjenigen der Flüssigkeit im Gefässe gleich sind.

Bei gleicher Höhe der Flüssigkeit wird auf den Boden des Gefässes der gleiche Druck ausgeübt, auch wenn die Wände des Gefässes nicht senkrecht auf dem Boden stehen, sondern mit demselben einen stumpfen oder spitzen Winkel bilden. In allen diesen Fällen wirkt auf den Boden ein Druck, welcher dem Gewicht einer Flüssigkeitssäule entspricht, deren Querschnitt überall ebenso gross ist wie die Bodenfläche und deren Höhe derjenigen der Flüssigkeit gleich ist.

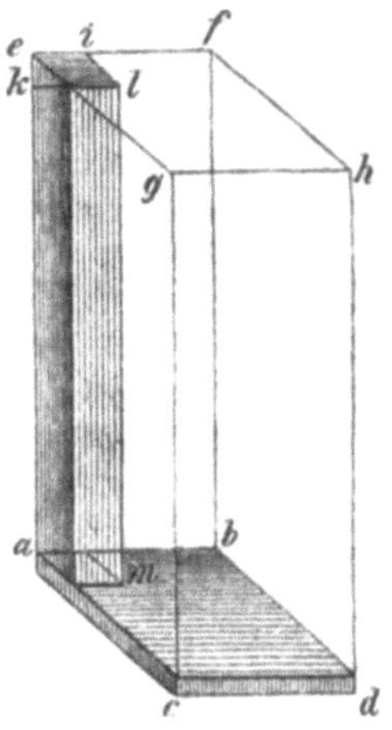

Fig. 75. Nach Ludwig.

Die Ursache hierzu liegt darin, dass der Druck sich durch die Flüssigkeit nach allen Richtungen hin ganz gleichmässig ausbreitet. Gesetzt, es laste auf der sehr dünnen Wasserschicht *abcd* (Fig. 75) das Gewicht der prismatischen Wassersäule *aeiklm*. Wegen des eben erwähnten Umstandes wird diese Wassersäule ihren Druck nicht allein auf die unmittelbar unter ihr liegende Abtheilung der Wasserschicht ausüben, sondern er theilt sich auch der ganzen Wasserschicht *abcd* mit, deren Spannung in jedem Punkte der Höhe der Wassersäule *ae* gleich kommt, wie klein deren Querschnitt auch angenommen werden mag. Der Druck, welchen das Wasser auf den

[1] Vgl. Ludwig, *Lehrbuch d. Physiol.*, 2. Aufl., 2, S. 44 folg.; 1861; — Rollett, *Handb. d. Physiol.*, 4, 1, S. 199 folg.; 1880; — Fick, *Die medicinische Physik*, 3. Aufl., S. 99 folg.; — de Jager, *Journal of physiol.*, 7, S. 132 bis 159; 1886.

Boden des Gefässes ausübt, ist in diesem Falle ganz derselbe, wie wenn auf dem Boden ein rechtwinkeliges Wasserprisma von der Höhe der Flüssigkeit mit der Basis *abcd* aufgestellt worden wäre.

Aus demselben Gesichtspunkte erklärt es sich, wie der Druck einer Flüssigkeit auf den Boden eines Gefässes, das sich nach oben erweitert, nicht grösser sein kann, als der Druck einer ebenso hohen, gleichartigen Flüssigkeitssäule, deren Querschnitt überall dem Boden des Gefässes entspricht, denn wie breit auch die obere Begrenzungsfläche der Flüssigkeit sein mag, so kann doch deren Druck auf die Flächeneinheit des Bodens nicht höher sein als eben die Höhe der Flüssigkeit.

Wenn man in dem Boden eines Gefässes, das zu einer gewissen Höhe, h, Flüssigkeit enthält, eine kreisförmige Öffnung anbringt, so erhält die ausströmende Flüssigkeit nach dem Toricelli'schen Satze eine Geschwindigkeit (v)

$$v = \sqrt{2gh},$$

wo g die Beschleunigung der Schwerkraft bezeichnet.

Da nun die Geschwindigkeit eines Körpers beim freien Fall, wenn er eine Strecke $= h$ durchlaufen hat, $\sqrt{2gh}$ gleich ist, so folgt daraus, dass die Geschwindigkeit einer Flüssigkeit, welche durch eine Öffnung im Boden eines Gefässes ausströmt, gleich jener ist, welche die Flüssigkeit erhält, wenn sie Höhe h frei durchfallen hat.

Die Richtigkeit des Toricelli'schen Satzes lässt sich leicht durch einen Versuch nachweisen, am leichtesten, wenn man die Öffnung in einer Seitenwand des Gefässes anbringt, so dass die Flüssigkeit in horizontaler Richtung ausströmt.

Kennt man die Ausflussgeschwindigkeit einer Flüssigkeit und den Querschnitt der Ausflussöffnung, so erhält man in dem Product beider unmittelbar das in der Zeiteinheit ausfliessende Flüssigkeitsvolumen, denn dieses Product liefert uns den in der Zeiteinheit aus der Öffnung hervortretenden Flüssigkeitscylinder. Darnach sollte also das in der Zeiteinheit ausfliessende Flüssigkeitsvolumen

$$A = \pi r^2 \sqrt{2gh}$$

sein, wo r den Radius des Querschnittes bezeichnet.

Die Erfahrung zeigt aber, dass die thatsächliche Ausflussmenge beträchtlich geringer ist als die nach der Theorie berechnete.

Dieser Widerspruch zwischen Theorie und Praxis wird durch eine genauere Betrachtung des austretenden Strahles sofort gehoben.

Der austretende Strahl ist nämlich kein Cylinder, sondern er hat unmittelbar an der Ausflussöffnung eine conische Form, da er sich dort sofort zusammenschnürt. Diese Contraction des Strahles wird dadurch verursacht, dass nicht die Geschwindigkeit aller die Öffnung passirender Flüssigkeitstheile normal zur Öffnung ist.

Es bewegen sich nämlich nicht nur die senkrecht über der Öffnung befindlichen Theilchen, sondern auch die seitlich liegenden gegen die Öffnung hin. Diese haben somit eine seitliche, gegen das Innere des Strahles gerichtete Geschwindigkeit; der Strahl aber besteht aus einem axialen Theile, dessen Geschwindigkeit sofort zur Oeffnung normal war, und aus einer conischen Hülle, welche von convergirenden Flüssigkeitsfäden gebildet ist. Der Strahl muss sich demnach von der Öffnung ab bis zu der Stelle zusammenziehen, wo die von entgegengesetzter Seite herkommenden Wasserfäden sich treffen. Dort hat die Contractio venae ihren grössten Werth erreicht, denn dort müssen die seitlichen Geschwindigkeiten der von entgegengesetzter Seite kommenden Flüssigkeitstheilchen sich aufheben und eine zur Öffnung normale Resultirende geben.

Wenn das Volumen der in der Zeiteinheit thatsächlich hervorgetretenen Flüssigkeit A ist, so entspricht diesem ein Cylinder mit der Öffnung (πr^2) als Basis und einer Höhe von $\frac{A}{\pi r^2}$.

Die Höhe oder Länge dieses Cylinders ist aber der Wegstrecke gleich, welche jeder Flüssigkeitsquerschnitt von der Grösse der Öffnung in der Zeiteinheit zurückgelegt hat, denn der Flüssigkeitsquerschnitt, der sich bei Beginn der Beobachtung in der Ebene der Öffnung befand, würde sich in der Zeiteinheit um $\frac{A}{\pi r^2}$ cm bewegt haben, wenn nämlich die Cohäsion der Flüssigkeitstheilchen genügend stark gewesen wäre, um der Einwirkung der Schwerkraft zu widerstehen. $\frac{A}{\pi r^2}$ ist also die mittlere Geschwindigkeit der Flüssigkeit in der Zeiteinheit, wenn sie auf den Querschnitt der Öffnung bezogen wird.

Wenn wir den so erhaltenen Werth der auf den Querschnitt der Öffnung bezogenen Geschwindigkeit in die Formel $v = \sqrt{2gh}$ einsetzen, so finden wir die Druckhöhe, h, welche nach dem Toricelli'schen Satz theoretisch nothwendig gewesen wäre, um dieselbe Geschwindigkeit zu erzeugen:

$$h = \frac{v^2}{2g}.$$

Dieser Werth ist, wie aus dem Gesagten hervorgeht, kleiner als die thatsächliche Höhe, H, der Flüssigkeit im Gefäss. Die Differenz $H - h$ kann als Mass für den Verbrauch von Druckkraft, welcher bei dem Ausströmen der Flüssigkeit durch die Öffnung entstanden ist, aufgefasst werden.

Wenn die Flüssigkeit aus dem Gefäss nicht frei herausfliessen kann, sondern durch eine seitlich nahe dem Boden angesetzte starre gleichweite cylindrische Röhre gehen muss, deren Radius demjenigen der Öffnung gleich ist, so ist die in derselben Weise wie eben vorher bestimmte mittlere Geschwindigkeit, mit welcher die Flüssigkeit aus der Röhre fliesst, trotz derselben Druckhöhe noch geringer als beim freien Abfluss. Die Ursache davon liegt darin, dass die Flüssigkeit bei ihrer Strömung durch die Röhre auf einen neuen Widerstand stösst, zufolge dessen nur ein Theil der disponiblen Treibkraft (= der Höhe der Flüssigkeit im Druckgefäss) dazu verwendet wird, um der durch die Röhre strömenden Flüssigkeit eine gewisse Geschwindigkeit zu ertheilen.

Der Theil der ganzen Druckhöhe, H, welcher laut dem Toricelli'schen Satz genügte, um einer aus dem Gefässe frei ausströmenden Flüssigkeit dieselbe Geschwindigkeit zu geben als die, mit welcher die Flüssigkeit thatsächlich aus der Röhre hervorströmt, wird als die Geschwindigkeitshöhe (h) bezeichnet. Da der Radius der Röhre und das Volumen der ausgeströmten Flüssigkeit bekannt sind, kann diese Höhe in der schon besprochenen Weise berechnet werden.

Der Widerstand, von welchem hier die Rede ist, wird als von einer innern Reibung zwischen den strömenden Flüssigkeitstheilchen bedingt aufgefasst, wenn wir der Einfachheit wegen nur den Fall berücksichtigen, bei welchem die Flüssigkeit die innere Röhrenwand befeuchtet, und noch voraussetzen, dass der Radius der betreffenden Röhre eine gewisse Grenze nicht überschreitet. Wenn nämlich die Röhre einen allzu grossen Radius hat, so werden die Erscheinungen vermuthlich wegen Wirbel längs der Röhrenwand, so verwickelt, dass man sie theoretisch nicht mehr verfolgen kann. Übrigens haben die Gesetze von der Strömung einer Flüssigkeit durch weite Röhren beim Studium des Kreislaufes keine grössere Bedeutung, denn es treten höchstens die grösseren Venenstämme aus den Gesetzen der Enge heraus, innerhalb deren jene einfacheren Gesetze Geltung haben.

Die übrigen Gefässe mit constanter Strömung, die Capillaren und kleinen Arterien und Venen, sind hinlänglich eng, denn sobald der Acteriendurchmesser auch nur etwa 1 ^{mm} nahe kommt, ist schon die Wellenbewegung im Gefässe bemerkbar.[1]

Und da das Blut die Gefässwand befeuchtet, brauchen wir die Fälle, wo dies nicht stattfindet, nicht zu berücksichtigen.

In einer cylindrischen Röhre von der erwähnten Dimension und

[1] Fick, *Medicinische Physik*, S. 101.

Beschaffenheit bewegt sich die Flüssigkeit unter dem Einfluss eines constanten Druckes in folgender Weise.

Alle Flüssigkeitstheilchen bewegen sich der Axe der Röhre parallel, aber mit verschiedener Geschwindigkeit, und zwar so, dass die Geschwindigkeit der Flüssigkeitstheilchen in der Axe grösser als gegen die Wand hin und an der Wand selbst vielleicht Null oder wenigstens sehr unbedeutend ist. Unter solchen Umständen ist es klar, dass das Material der Röhrenwand auf die Strömung der Flüssigkeit keinen Einfluss ausüben kann, denn zwischen der Röhrenwand und der Flüssigkeit findet ja gar keine Reibung statt, sondern die ganze Reibung liegt in der Flüssigkeit selbst. Bei gleich langen und gleich weiten Röhren wird also nur die chemische und physikalische Beschaffenheit der Flüssigkeit selbst die Geschwindigkeit der Strömung beeinflussen können. (Vgl. hierüber Vorl. XII.)

Von der Axe der Röhre, wo die Geschwindigkeit am grössten ist, bis zu der Wand, wo sie gleich Null ist, finden sich alle Übergänge in Bezug auf die Geschwindigkeit der Flüssigkeitsfädchen. Je näher der Axe sich ein Flüssigkeitsfädchen befindet, um so schneller strömt es und umgekehrt. Alle Flüssigkeitsfädchen, die in derselben Entfernung von der Axe liegen, bewegen sich mit derselben Geschwindigkeit. Die in der Röhre strömende Flüssigkeit stellt also gewissermassen eine unendliche Menge concentrischer Cylinderoberflächen dar, welche an einander vorübergleiten und sich um so schneller bewegen, je kleiner ihr Radius ist.

Die Geschwindigkeit, die wir oben bestimmt haben, ist die mittlere Geschwindigkeit der Flüssigkeit. Bei Röhren, deren Dimensionen derartig sind, dass die Flüssigkeitsfädchen parallel verlaufen, ist die mittlere Geschwindigkeit, wie v. Kries nachgewiesen hat, die Hälfte von der in der Axe stattfindenden maximalen Geschwindigkeit.[1]

Die mittlere Geschwindigkeit der Flüssigkeit ist in jedem Querschnitt der Röhre gleich gross. Dies folgt daraus, dass Flüssigkeiten, praktisch genommen, nicht compressibel sind, und dass also die Flüssigkeit während ihrer Strömung durch die Röhre weder verdünnt noch verdickt werden kann, was der Fall wäre, wenn die Flüssigkeit nicht in allen Querschnitten der Röhre die gleiche Geschwindigkeit hätte.

Die innere Reibung in der Flüssigkeit bildet einen Widerstand, der verursacht, dass die Flüssigkeit in einer Röhre langsamer fliesst,

[1] v. Kries, *Beiträge zur Physiol.*, C. Ludwig gewidmet, Leipzig 1887, S. 101—113.

als wenn sie durch eine Öffnung aus dem Druckgefäss frei ausströmt: ein Theil der Druckhöhe im Gefäss wird nämlich dazu verbraucht, diese Reibung zu überwinden. In Folge dieser Reibung wird die Flüssigkeit in der Röhre einer gewissen Spannung ausgesetzt, die jedoch geringer ist als diejenige, die bei gänzlich verhinderter Ausströmung stattfindet. In diesem Falle wird nämlich die in der Röhre befindliche Flüssigkeit dieselbe Spannung haben wie die Flüssigkeit am Boden des Gefässes. Würde dagegen gar kein Reibungswiderstand da sein, so würde die Flüssigkeit mit einer der ganzen Druckhöhe im Gefäss entsprechenden Geschwindigkeit durch die Röhre strömen; ihre Spannung wäre dabei aber nicht höher als der atmosphärische Druck.

Diese Spannung der Flüssigkeit giebt sich als der Seitendruck zu erkennen, welchen wir durch senkrechte, auf die Axe der Röhre eingesetzte Druckmesser, Piëzometer, bestimmen können. Wird die

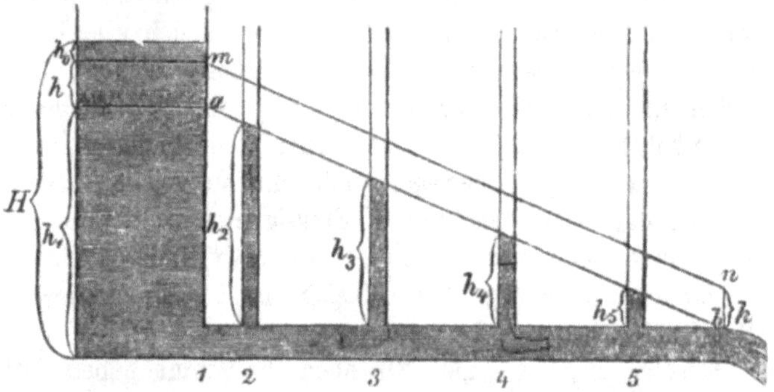

Fig. 76. Nach Rollett.

Ausflussöffnung der Röhre abgesperrt, so stellen die Piëzometer Röhren dar, welche mit der Flüssigkeit im Gefäss communiciren, und die Flüssigkeit erhebt sich in allen auf dieselbe Höhe. Wird nun die Ausflussöffnung wieder frei, so sinkt die Flüssigkeit in den Piëzometern und zwar so, dass sie am höchsten in dem Piëzometer steht, das sich in der Nähe der Einströmungsöffnung befindet, und am tiefsten in demjenigen, das in der Nähe der Ausflussöffnung eingesetzt ist (vgl. Fig. 76).

Wenn wir die höchsten Punkte der Flüssigkeitssäulen in allen Piëzometern verbinden, so erhalten wir eine gerade Linie (ab): der Seitendruck nimmt in der Richtung des Stromes geradlinig ab; am Röhrenende ist der Seitendruck Null. Der von uns gemessene Seitendruck ist natürlich der Überschuss des Flüssigkeitsdruckes über den Atmosphärendruck: wo der Seitendruck gleich Null ist, ist also der Flüssigkeitsdruck dem atmosphärischen gleich.

Da der Seitendruck in der Richtung des Stromes geradlinig abnimmt und an der Ausflussöffnung gleich Null ist, können wir den Druck an jeder Stelle der Röhre berechnen, wenn der Druck an irgend einer Stelle sowie die Entfernung derselben von der Ausflussöffnung bekannt sind. Gesetzt, die Röhre sei 5000 ^{mm} lang und der Seitendruck betrage 500 ^{mm} von der Ausflussöffnung 25 ^{mm}, wie hoch ist dann der Druck in einer Entfernung von 1000 ^{mm}? Wir erhalten 500 : 1000 = 25 : x; $x = 50^{mm}$.

In derselben Weise können wir den Seitendruck (h^1) am Anfang der Röhre berechnen. Dass dieser Druck geringer ist als die Höhe der Flüssigkeit im Druckgefäss, ist selbstverständlich, da ja, wie schon erwähnt, ein Theil der ganzen Treibkraft dazu verwendet wird, um der Flüssigkeit eine gewisse Geschwindigkeit zu ertheilen. Weil h_1 demjenigen Theil der Treibkraft entspricht, welcher zum Überwinden des Widerstandes bei der Strömung der Flüssigkeit verbraucht wird, bezeichnet man sie als Widerstandshöhe. Die Summe der Widerstandshöhe und der Geschwindigkeitshöhe ist kleiner als die ganze Druckhöhe im Druckgefäss, H. Der Rest entspricht dem Verlust an bewegender Kraft, welcher mit dem Eintritt der Flüssigkeit aus dem Behälter verbunden ist (h_0). Wir erhalten also

$$H = h + h_1 + h_0.$$

Die gerade Linie, welche von den Gipfeln der Flüssigkeitssäulen in den Piëzometern bestimmt wird, bildet mit der Axe der Röhre einen Winkel, der für jeden Strom eine charakteristische Constante ist. Wenn wir die Druckdifferenz an zwei Stellen der Röhre bestimmen und diese Differenz durch die Entfernung der beiden Stellen dividiren, so bekommen wir einen einfachen Ausdruck für die Neigung dieser Geraden gegen die Röhrenaxe. Ist die Entfernung z. B. 100 ^{mm} und der Druck an der einen Stelle 500, an der andern 450 ^{mm}, so ist die Differenz 50 ^{mm}, und auf die Längeneinheit 1 ^{mm}, $\frac{50}{100} = 0 \cdot 5^{mm}$. Diese Druckdifferenz für jede Längeneinheit der Strombahn heisst Gefälle.

Bei Röhren, wo man annehmen darf, dass sich die Flüssigkeitsfädchen einander parallel bewegen, hat Poiseuille folgenden Zusammenhang zwischen der mittlern Geschwindigkeit, dem Querschnitt der Röhre und dem Gefälle gefunden: die mittlere Geschwindigkeit ist dem Querschnitt der Röhre und dem Gefälle proportional. Oder mit anderen Worten: man kann die mittlere Geschwindigkeit der Flüssigkeit stets darstellen durch das Product aus drei Factoren: Röhrenquerschnitt, Gefälle und einem constanten Coëfficienten, welcher die innere Natur der Flüssigkeit in dem Zustande, in welchem sie zu den Versuchen verwandt wird, charakterisirt. Man kann den Coëfficienten definiren als diejenige mittlere Geschwindigkeit, welche der Strom für ein Gefälle = 1 in einer Röhre, deren Querschnitt der Flächeneinheit gleich ist, haben würde.

Um die Sache anschaulicher zu machen, werde ich aus einer Untersuchung von Jacobson ein Beispiel anführen. In einem Versuch floss Wasser durch ein 437 ^{mm} lange Röhre von 1·147 ^{mm} Radius mit einer mittlern Geschwindigkeit von 802·54 ^{mm} in der Secunde. Das Gefälle in diesem Versuch war 0·5485 ^{mm} und der Flächenraum des Querschnittes 4·132 ^{qmm}. Nach dem Gesetz von Poiseuille erhalten wir, wenn der betreffende Coëfficient mit *c* bezeichnet wird:

$$802 \cdot 54 = c \times 4 \cdot 132 \times 0 \cdot 5485.$$

Der Coëfficient ist also = 353·85.

Wenn nun das Gesetz von Poiseuille richtig ist, so muss sich unter Anwendung dieser Zahl die Geschwindigkeit für jeden Versuch berechnen lassen, bei welchem Wasser in demselben Zustande durch eine Röhre von bekanntem Querschnitte mit bekanntem Gefälle strömt. Dies wird durch den folgenden Versuch Jacobson's bestätigt. Der Radius der Röhre war 0·8769 ^{mm}, der Querschnitt also 2·4157 ^{qmm}; das Gefälle war 0·6798 ^{mm}. Nach dem Gesetz von Poiseuille wäre also die mittlere Geschwindigkeit, *v*,

$$v = 2 \cdot 4157 \times 0 \cdot 6798 \times 353 \cdot 85 = 581^{mm}.$$

Die bei diesem Versuch wirklich beobachtete mittlere Geschwindigkeit betrug 577·51 ^{mm}. Die Differenz zwischen dem berechneten und dem gefundenen Werth ist also äusserst gering, sie steigt nur auf 0·6 Procent.[1]

Der betreffende Coëfficient hat bei derselben Temperatur für verschiedene Flüssigkeiten im Allgemeinen verschiedene Werthe. Je kleiner er ist, um so geringer ist die Geschwindigkeit, um so zäher die Flüssigkeit (vergl. Vorl. XII).

Bisher haben wir nur den Fall betrachtet, dass die Röhre, durch welche die Flüssigkeit strömt, geradlinig, unverzweigt und überall gleich weit gewesen ist. Um nicht zu viel Zeit auf diese Darstellnng zu verwenden, werde ich die Frage bezüglich der Strömung einer Flüssigkeit in gebogenen Röhren nicht behandeln, sondern gehe unmittelbar zum Studium der Strömung in einem System über, das von einer Anzahl unter einander verbundenen, ungleich weiten Röhren zusammengesetzt ist (Fig. 77).

Dasselbe Grundgesetz, das wir für gleich weite Röhren gefunden haben, ist auch in diesem Falle gültig: die ganze disponible Treibkraft wird nicht verwendet, um der strömenden Flüssigkeit eine gewisse Geschwindigkeit zu ertheilen, sondern ein beträchtlicher Theil derselben wird zur Überwindung des innern Widerstandes und des Übergangswiderstandes bei der Einflussöffnung verbraucht. Wie in

[1] Jacobson, *Arch. f. Anat. u. Physiol.*, 1860, S. 85—87; — vgl. Fick, *Med. Physik*, S. 105, 106.

dem eben erörterten Falle nimmt auch hier während der Strömung der Flüssigkeit durch die Röhre die Treibkraft ununterbrochen ab, und in jedem spätern Querschnitt der Röhre ist die Treibkraft geringer als in dem zunächst vorhergehenden.

Ein sprungweiser Kraftverbrauch findet wegen der dabei entstehenden Wirbel bei jeder Verengerung oder Erweiterung der Röhre statt.

Weil die Flüssigkeit nicht compressibel ist, muss durch jeden Querschnitt der Röhre — unabhängig von dessen Grösse — in der Zeiteinheit die gleiche Menge Flüssigkeit strömen. Infolgedessen steht die Geschwindigkeit in den verschiedenen Abschnitten der Röhre im umgekehrten Verhältniss zu deren Querschnitt.

Das Druckgefälle ist innerhalb der verschiedenen Röhrenabschnitte verschieden gross, am steilsten in dem engsten Abschnitt, am wenigsten steil in dem weitesten Abschnitt. Denn in einem engen Abschnitt ist

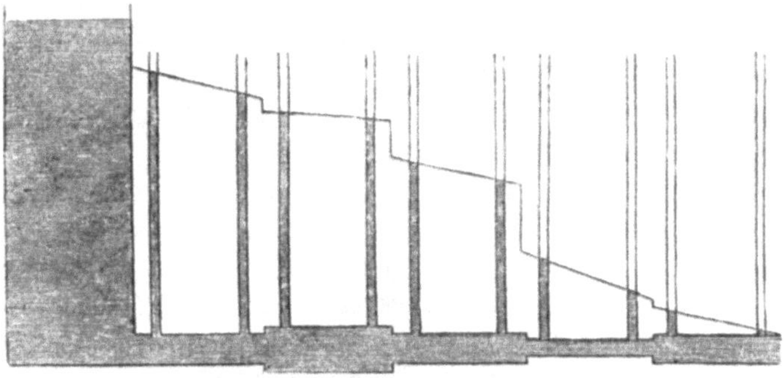

Fig. 77. **Nach Rollett.**

sowohl die Geschwindigkeit wie die innere Reibung und also auch der Verbrauch der disponiblen Treibkraft grösser als in einem weiten Abschnitt. In gleich weiten Abschnitten, welche durch engere oder weitere Abschnitte getrennt sind, ist das Gefälle gleich gross, denn die Geschwindigkeit und also auch die innere Reibung ist bei diesen die gleiche.

Hinsichtlich des Seitendruckes beim Übergange zwischen den verschiedenen Abschnitten müssen wir zwei Fälle unterscheiden. Wenn ein enger Abschnitt auf einen weiten folgt, so sinkt der Druck beträchtlich in Folge des Übergangswiderstandes bei der Strömung der Flüssigkeit aus der weiten Röhre in die enge.

Wenn dagegen eine weite Röhre auf eine enge folgt, kann der Seitendruck entweder sinken oder unverändert bleiben oder sogar steigen. Der letzte Fall traf bei Versuchen von Volkmann ein, wenn auf den erweiterten Abschnitt wieder ein verengerter folgte. Hier fand also das paradoxe Verhältniss statt, dass Flüssigkeit von einem niedern zu einem höhern Druck strömt.[1]

Diese merkwürdige Thatsache erklärt sich nach Donders[2] folgendermassen. Im ganzen Röhrensysteme nimmt die disponible Treibkraft, T, in der Richtung des Stromes ununterbrochen ab. Wenn wir mit dem Indices 1, 2, 3 Stellen bezeichnen, welche immer weiter von der Einflussöffnung entfernt sind, so ist immer $T_1 > T_2 > T_3$.

T ist aber die Summe der Geschwindigkeitshöhe h und der Widerstandshöhe h'; also ist $T_1 = h_1 + h'_1$; $T_2 = h_2 + h'_2$; $T_3 = h_3 + h'_3$; u. s. w. Weil nun in dem weitern Abschnitte die Geschwindigkeit und also auch h kleiner ist, wird sich ein grösserer Theil der Treibkraft daselbst als Seitendruck geltend machen, als dies in dem vorhergehendem engern Abschnitte der Fall ist. Beim Übergange eines engern Abschnittes in einen weitern kann also der Seitendruck zunehmen, trotzdem dass T, die Summe von h und h', kleiner wird. Dies trifft aber nur in dem Falle zu, dass bei dem betreffenden Übergang die Wirbel unbedeutend sind, so dass kein besonderer Verlust an bewegender Kraft vorkommt.

Über den Strom in verzweigten Röhren besitzen wir Untersuchungen von Volkmann,[3] Jacobson[4] u. a., aus welchen ich hier nur einige Hauptresultate mittheilen will. Der einfachste Fall ist der, wo zu einer Stammröhre eine Zweigröhre hinzugefügt wird (Fig. 78).

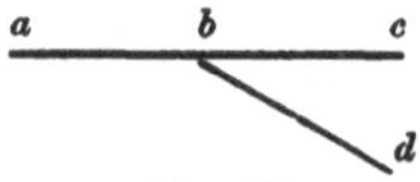

Fig. 78.

Es ist selbstverständlich, dass die Flüssigkeitsmenge, die aus der Röhre *abc* allein ausströmt, kleiner ist, als diejenige, die bei gleicher Druckhöhe im Druckgefäss aus den Öffnungen *c* und *d* ausfliesst, wenn der Seitenzweig *bd* geöffnet wird. — Sehr merkwürdig ist, dass die Eröffnung eines Seitenzweiges den Strom in merklich gleichem Masse beschleunigt, unter welchem Winkel auch der Seitenzweig abgeht. So fand Jacobson bei einem Versuche, dass die in einer gewissen Zeit ausströmende Flüssigkeit bei einem Verzweigungswinkel (*cbd*) von 45° 30557 g betrug, bei einem Winkel von 135° 30643 g und bei einem Winkel von 150° 30470 g.[5] Diese drei Zahlen weichen trotz der grossen Unterschiede der Verzweigungswinkel nicht um $^1/_{100}$ von einander ab. Dagegen hängt das Verhältniss, nach welchem sich der Stammstrom in die beiden Zweigströme theilt, von dem Verzweigungswinkel ab, und zwar fliesst von der gesammten

[1] Volkmann, *Die Hämodynamik*, S. 50.
[2] Donders, *Arch. f. Anat. u. Physiol.*, 1856, S. 452 folg.; — vgl. auch de Jager, *Journal of physiol.*, 7, S. 137 folg.; 1886.
[3] Volkmann, a. a. O., S. 54 folg.
[4] Jacobson, *Arch. f. Anat. u. Physiol.*, 1860, S. 100—113.
[5] Jacobson, a. a. O., S. 103.

Flüssigkeitmenge um so mehr durch den die Verlängerung der Stammröhre bildenden Zweig, je grösser der Winkel ist.[1]

Ein verwickelterer Fall, der sich den beim Gefässsysteme obwaltenden Verhältnissen mehr nähert, ist der, wenn eine Stammröhre sich in eine Menge kleiner Zweige theilt, deren Gesammtquerschnitt grösser ist als derjenige der Stammröhre, und wenn diese Zweige sodann wieder in eine einzige Röhre von kleinerem Querschnitt zusammengehen. Gleich wie in einer aus ungleich weiten Abschnitten zusammengesetzten Röhre ist auch hier die in der Zeiteinheit durch jeden Gesammtquerschnitt strömende Flüssigkeitsmenge gleich gross und also ihre Geschwindigkeit dem Gesammtquerschnitt umgekehrt proportional. Bei dieser Vergrösserung des Querschnittes wird die Berührungsoberfläche zwischen der Flüssigkeit und der Röhrenwand wegen des geringen Durchmessers der Zweigröhren grösser, und also auch der Widerstand grösser. Dieser vermehrte Widerstand, der um so grösser wird, in je mehr und je kleinere Zweige die Stammröhre getheilt ist, wirkt dem günstigen Einfluss entgegen, der die Erweiterung der Strombahn an und für sich verursacht. Von dem gegenseitigen Verhalten dieser beiden Momente ist die Richtung abhängig, in welcher eine Verzweigung der Strombahn auf den Strom wirkt.

§ 25. Die Strömung einer Flüssigkeit in elastischen Röhren.

Die Gesetze eines beharrlichen Stromes in starren Röhren gelten auch für Röhren mit elastischen Wänden, wenn der Strom dort ein continuirlicher ist. Gleich zu Anfang der Strömung wird die Lichtung der Röhre durch den Flüssigkeitsdruck diesem entsprechend erweitert; darnach aber geht der Strom in ganz derselben Weise fort wie in einer starren Röhre, und als eine solche kann eine elastische Röhre unter diesen Umständen angesehen werden. Da das Blut in der Regel in den Capillaren und besonders in den Venen continuirlich strömt, sind die Gesetze, die wir jetzt kennen gelernt haben, auf die Strömung des Blutes in diesen Abtheilungen des Gefässsystemes direct übertragbar.

Dagegen findet sich eine bedeutende Differenz zwischen starren und elastischen Röhren, wenn die Flüssigkeit intermittirend, rhythmisch in dieselben hineingetrieben wird. Wie schon bemerkt, sehe

[1] Jacobson, a. a. O., S. 105.

ich von der Wellenbewegung in elastischen Röhren vorläufig ganz ab und werde hier nur das Endresultat der Strömung erörtern.

Wenn Flüssigkeit in eine starre Röhre rhythmisch hineingetrieben wird, so fliesst sie auch rhythmisch aus derselben heraus. Wie die Versuche auch angeordnet werden, sei es, dass wir die Ausflussöffnung verengern oder sie weit offen halten, immer strömt die Flüssigkeit nur so lange aus derselben heraus, als der Zufluss von dem Druckgefäss stattfindet; wenn er unterbrochen wird, hört der Ausfluss fast unmittelbar auf. Ich sage fast unmittelbar, weil die Flüssigkeit in Folge ihrer Trägheit noch einen Augenblick nach Aufhören der Einströmung in fortschreitender Bewegung ist.

Wenden wir zu einem derartigen Versuch einen elastischen Schlauch an, so können wir auch hier einer rhythmischen Ausströmung begegnen, welche zu dem Zufluss in einer sehr nahen Beziehung steht. Dies trifft zu, wenn der Widerstand, auf den die Flüssigkeit bei ihrer Strömung stösst, so gering ist, dass die Wand des Schlauches von der Flüssigkeit nicht gespannt und also ihre Elasticität nicht in Anspruch genommen wird. Dies ist der Fall, wenn der Schlauch im Verhältniss zu seiner Weite und Dehnbarkeit zu kurz ist.

Wenn der Schlauch dagegen genügend lang ist, um dem Strom einen starken Widerstand zu leisten, oder wenn er an seinem peripheren Ende oder während seines Verlaufes in genügendem Grade verengt ist, so dass hierdurch ein hinlänglich grosser Widerstand entsteht, so wird seine Wand durch die einströmende Flüssigkeit gespannt. Wenn nun der Zufluss aufhört, übt die gespannte Wand auf die eingeschlossene Flüssigkeit einen Druck aus, in Folge dessen die Flüssigkeit eine Zeit lang aus dem Schlauche hervorströmt, bis dessen Wand wieder ihre Gleichgewichtslage einnimmt. Wenn die Periode des Zuflusses in geeigneter Weise geregelt wird, so kann die Flüssigkeit, trotz des rhythmisch unterbrochenen Zuflusses dennoch in einem absolut continuirlichen Strom ausfliessen. Dies ist in dem Gefässsystem realisirt. Durch das Herz wird das Blut in die Arterien rhythmisch hineingetrieben; die Arterienwände sind elastisch; in den kleinen Arterien und in den Capillaren findet ein starker Widerstand statt; dadurch wird die Arterienwand bei jeder Herzsystole von dem Blute gespannt, und die Arterien treiben daher, auch während der Diastole, das Blut in die Capillaren, wo die Blutströmung also eine continuirliche ist.[1]

[1] Vgl. Hales, *Statick des Geblüts*, deutsche Übersetzung. Halle 1748, S. 30; — E. H. Weber, *Annotationes anat. et physiol.*, Programmata collecta, 1, Leipzig 1834, S. 8—9.

In seiner Abhandlung vom Pulse bemerkt E. H. Weber, dass die Elasticität der Arterien für die Herzarbeit von einer sehr grossen Bedeutung ist. Wenn nämlich die Arterien starre Röhren wären, so wäre das Herz gezwungen, die ganze, in allen Gefässen eingeschlossene Blutmasse mit einem Mal vorwärts zu treiben. Da sie nun aber elastisch sind, so wird das aus dem Herzen herausgetriebene Blut in die centralen Arterien aufgenommen und dann von diesen vermöge ihrer Elasticität weiter getrieben. Die hierzu nothwendige Arbeitsleistung ist indessen viel geringer als in jenem Falle; denn bei starren Röhren muss die ganze Blutmenge, bei elastischen aber nur ein Theil des Blutes durch die Herzcontraction vorwärts getrieben werden.[1]

Zur Demonstration dieser Thatsache eignet sich ein Versuch von Marey besonders gut. — Er nimmt zwei Röhren, die eine mit starrer, die andere mit elastischer Wand, durch welche bei ununterbrochenem Zufluss in der Zeiteinheit eine ebenso grosse Flüssigkeitsmenge ausströmt. Bei rhythmischem Zufluss zeigen sie aber ein verschiedenes Verhalten, indem nämlich bei gleicher Zuflusszeit die elastische Röhre eine grössere Ausflussmenge als die starre Röhre ergiebt.[2]

Die rhythmische Speisung der Gefässe hat endlich noch einen wichtigen Einfluss auf den Blutstrom. Wenn man nämlich durch die Blutgefässe von Froschmuskeln Blut oder Kochsalzlösung in einem ununterbrochenen Strome hindurchleitet, so nimmt die Ausflussmenge bald ab, und selbst bei niedrigen Druckhöhen entstehen Ödeme, die über 50 % des Präparates betragen können. Werden dagegen die Gefässe rhythmisch gespeist, so wächst, gleiche Zeiten vorausgesetzt, die jetzt durchströmende Flüssigkeitsmenge sogar auf das Vierfache, nnd dabei kommen, wenn überhaupt, nur ganz unbeträchtliche Ödeme vor. (Hamel.)[3]

Zehnte Vorlesung.

Die Strömung des Blutes in den Arterien.

§ 26. Die Elasticität der Arterienwand.

Schon in der vorigen Vorlesung hob ich die Bedeutung der Elasticität der Arterienwand für die Strömung des Blutes hervor. Es ist daher nothwendig, dieselbe etwas näher zu besprechen, bevor ich zum Studium der Blutströmung in den Arterien übergehe.

[1] E. H. Weber, ib., S. 10—11.

[2] Marey, *Annales des sciences nat.*, 4e série, Zoologie, 8, S. 330 folg.; 1858.

[3] Hamel, *Zeitschr. f. Biologie*, 25, S. 474—495; 1888.

In Bezug auf die Elasticität der Arterienwand hat man theils die Dehnung derselben bei verschiedener Belastung, theils die kubische Erweiterung eines Arterienstückes bei verschiedenem innern Druck untersucht.

Seit Wertheim[1] haben alle Autoren, welche dieses Problem behandelt haben, gefunden, dass, wenn ein aus einer Arterie ausgeschnittener Streifen mit zunehmenden Gewichten belastet wird, die Verlängerung dieses Streifens bei gleich grossem Zuwachs der Belastung sich als eine um so geringere erweist, je grösser die absolute Belastung ist. Die Dehnungscurve entspricht nach Wertheim[2] und Roy[3] einer Hyperbel. Der Elasticitätscoëfficient eines aus einer Arterie ausgeschnittenen Streifens ist also nicht constant, sondern nimmt mit der Dehnung des Streifens zu.

Damit ist aber nichts Bestimmtes über die kubische Erweiterung der Arterien bei verschiedenem innern Druck entschieden, und doch ist es gerade diese, die beim Studium der Blutströmung in den Arterien von Belang ist. Marey, Roy, Thoma und Kaefer u. a. haben Untersuchungen in dieser Richtung ausgeführt, bei welchen sie mittelst geeigneter Apparate, deren Beschreibung ich hier nicht mittheilen kann, die Volumenschwankungen der Arterien bei verschiedenem innern Druck graphisch registrirt haben.

Dabei haben sie jedoch merkwürdigerweise keine übereinstimmenden Ergebnisse erhalten. Nach Marey würde die kubische Erweiterung der Aorta (Ochs, Mensch) der linearen Verlängerung derselben ganz entsprechen, d. h. bei gleicher Drucksteigerung würden sich die Arterien immer weniger erweitern, je höher der absolute Druck ist.[4] Thoma und Kaefer bestimmten die Zunahme des Arteriendurchmessers bei verschiedenem innern Druck; sie fanden bei Art. iliacae ext. und carotis comm. (Mensch), dass der Durchmesser bei zunehmendem Druck zuerst stark, dann immer langsamer zunahm.[5] Im Gegensatz hierzu beobachtete Roy,[6] dass bei gesunden Arterien der Volumenzuwachs bei gleicher Steigerung des innern Druckes zuerst bis zu einer gewissen Grenze zunahm. Diese Grenze, welche dem Maximum

---

[1] Wertheim, *Ann. de chimie et de phys.*, 3e sér., 21, S. 385—414; 1847.

[2] Wertheim, ib., S. 389.

[3] Roy, *Journal of physiology*, 9, S. 227—228; 1888.

[4] Marey, *Travaux du laboratoire*, 4, S. 178 folg.; 1880.

[5] Thoma und Kaefer, *Arch. f. pathol. Anat.*, 116, S. 9 folg.; 1889; — vgl. auch Luck, *Über Elasticitätsverhältnisse gesunder und kranker Arterienwände*, Inaug.-Diss., Dorpat 1889; — Kaefer, *Zur Methodik der Elasticitätsmessungen an der Gefässwand*, Inaug.-Diss., Dorpat 1891.

[6] Roy, *Journal of physiology*, 3, S. 133 folg.; 1881.

der Dehnbarkeit der Arterien entspricht, betrug bei der Aorta des Kaninchens etwa 70 mm Hg, bei der der Katze etwa 110—120 und bei der des Hundes ein wenig mehr.[1] Unter fortgesetzter Steigerung des Druckes nahm die Dehnbarkeit allmählich ab. Die Curve der kubischen Erweiterung der Arterien würde also zuerst ihre Convexität und dann ihre Concavität der Abscisse wenden.

Auch Zwaardemaker fand, dass die kubische Dehnbarkeit der Arterien bei einem mittlern Druck ihr Maximum hatte. Dieser Druck betrug bei seinen Versuchen an ausgeschnittenen Arterien beim Pferde und Hunde etwa 32—50 mm Hg, beim Ochsen 100—150 mm Hg. Bei einem Versuch an der A. carotis in situ bei einem lebenden Hunde stellte sich die grösste Dehnbarkeit bei einem Druck von etwa 75 bis 100 mm Hg dar.[2]

Bei Arterien, welche Thieren oder Menschen entstammten, die an einer zehrenden Krankheit gelitten hatten, fand Roy für die kubische Erweiterung Curven, welche mit den von Marey und Thoma mitgetheilten vollkommen übereinstimmen,[3] und dies auch in dem Falle, dass die betreffenden Arterien keinerlei makroscopische oder mikroscopische Veränderungen darboten.

Es ist nicht gerade unmöglich, dass die Verschiedenheit zwischen den Ergebnissen Roy's und Zwaardemaker's einerseits und den der anderen Autoren andererseits eben davon bedingt ist, dass die letzteren ihre Versuche an Arterien ausgeführt haben, deren Elasticität durch die Krankheit des betreffenden Individuums in irgend welcher Weise verändert gewesen ist, ohne dass jedoch bei diesen Arterien anatomische Veränderungen beobachtet werden konnten. Jedenfalls verdient die Frage eine neue experimentelle Prüfung, bevor sie als entschieden angesehen werden kann.

Aus diesen Untersuchungen geht aber sicher hervor, dass bei einem hohen arteriellen Druck jede Zunahme der aus dem Herzen herausgetriebenen Blutmenge den Blutdruck in einem sehr bedeutenden Grade steigern muss. Denn je höher der intraarterielle Druck ist, um so weniger wird die Arterie bei jeder gleich grossen Drucksteigerung erweitert, und um so höher steigt der Druck bei jedem gleich grossen Zuwachs der Füllung der Arterie.

Da die Arbeit des Herzens hauptsächlich von dem arteriellen Druck und der ausgetriebenen Blutmenge bestimmt wird (vergl. S. 146), so

[1] Roy, a. a. O., S. 141.

[2] Zwaardemaker, *Nederlandsch Tijdschrift voor Geneeskunde*, Tweede Reeks, 24, 1, S. 61—76; 1888.

[3] Roy, a. a. O., S. 142.

folgt hieraus, dass bei einem hohen arteriellen Druck jede Zunahme der von dem Herzen ausgetriebenen Blutmenge die Arbeit des Herzens wesentlich erhöhen muss. Wir haben auch gute Gründe, anzunehmen, dass das Herz unter solchen Verhältnissen in der That eine kleinere Blutmenge als sonst austreibt (vergl. unten).

Betreffs der cubischen Erweiterung bei verschiedenen Arterien hat Roy in der Regel gefunden, dass die Aorta bei gleicher Drucksteigerung weniger als die A. femoralis oder carotis erweitert wird.[1] An kleineren Arterien hat er keine Beobachtungen gemacht. Es liegt aber nahe, diese Thatsache zu generalisiren und also anzunehmen, dass die Arterien bei gleicher Drucksteigerung relativ stärker erweitert werden, je entfernter sie vom Herzen sind.

Die Arterienelasticität ist sehr vollkommen, d. h. wenn die Arterien einem sehr starken innern Druck ausgesetzt gewesen sind, so nehmen sie, wenn der Druck vermindert wird, ihr früheres Volumen wieder an. Ferner ist die Festigkeit der Arterien bei hohem Druck ungeheuer gross, wie schon Hales ausdrücklich bemerkte.[2] Vor einigen Jahren haben Gréhant und Quinquaud dieselbe wieder untersucht.

Sie fanden, dass der zur Sprengung der Arterien nöthige Druck viel höher als der normale Blutdruck ist: so wurde die A. carotis (Hund) erst bei einem innern Druck von $3—8^1/_2{}^m$ Hg (= 4—11·2 Atmosphären) zerrissen. Da der Blutdruck in der Carotis des Hundes auf etwa $0·150^m$ Hg. geschätzt werden kann, so geht aus diesen Bestimmungen hervor, dass die Festigkeit dieses Gefässes wenigstens 20 Mal grösser ist als der Druck, welchen es normal zu ertragen hat. Bei ihren zahlreichen Versuchen an der Carotis des Menschen fanden dieselben Forscher als den kleinsten Werth des zum Zerreissen nothwendigen Druckes $1·29^m$ Hg (= 1·7 Atmosphären). Das Mittel ist etwa 7—8 Atmosphären und entspricht für 1^{qcm} der Arterienwand einer Belastung von $13—25^{kg}$.

Ferner geben Gréhant und Quinquaud an, dass unter normalen Verhältnissen die Festigkeit grösserer Arterien kleiner ist als diejenige der kleineren; so wird die Aorta leichter als die A. radialis zerrissen.[3]

Bei pathologischen Verhältnissen nimmt die Festigkeit der Ar-

---

[1] Roy, a. a. O., S. 139—141.

[2] Hales, *Statick des Geblüts.* Deutsche Übersetzung. Halle 1748, S. 156 folg.

[3] Gréhant und Quinquaud, *Journal de l'anat. et de la physiol.*, 21, S. 287—297; 1885.

terien ab. Der grosse Druck, den vollkommen gesunde Arterien ertragen können, zeigt, dass die Arterien im Leben nie in Folge eines zu hohen arteriellen Blutdruckes springen, wenn sie nicht in irgend einer Weise krankhaft verändert sind.

§ 27. Die Methoden zur Bestimmung des Blutdruckes.

Der erste, der den Blutdruck mass, war der englische Geistliche Stephen Hales (1733). Hales vereinigte eine Arterie mit einer langen Glasröhre und beobachtete, bis zu welcher Höhe das Blut in dieser Röhre aufstieg.[1]

Diese primitive Methode konnte, vor allem wegen der schnell eintretenden Gerinnung, nicht zu eingehenderen Untersuchungen über den Blutdruck und dessen Schwankungen benutzt werden. Es war daher ein wesentlicher Fortschritt, als Poiseuille (1828) statt des Hales'schen Rohres ein U-förmiges Rohr, welches er mit Quecksilber füllte, zur Verwendung brachte (Hg-Manometer). Da das specifische Gewicht des Quecksilbers etwa 11·7 Mal grösser als dasjenige des Blutes ist, konnte niemals eine beträchtlichere Blutmenge aus der Arterie in die Leitung zum Manometer strömen. Um die Gerinnung zu vermeiden, füllte Poiseuille vor Beginn des Versuches die Lei-

[1] Hales, a. a. O., S. 9 folg.: „Im Monat December liess ich ein lebendig Mutterpferd auf den Rücken legen und in dieser Stellung fest anbinden. Es war vierzehn Hände breit hoch und ungefähr vierzehn Jahre alt, hatte auf dem Bug eine Fistel, und war weder mager, noch gar stark an Kräften. Nach entblösster Schenkel-Pulsader stach ich drei Zoll unter der Falte von der Weiche durch, und steckte eine kupferne gekrümmte Röhre darein, an welche eine gläserne Röhre befestigt war, neun Fuss lang, und gleich der erstern einen sechsten Theil vom Zoll im Durchmesser war. Beide Röhren waren durch einen kupfernen Ring aneinander feste, der über beide geschoben war. Ehe ich in die Pulsader der Länge nach den Stich machte, darein die beschriebene Röhre gesteckt werden sollte, hatte ich diese Arterie beim Gemächt gebunden. Wie aber alles so weit richtig war, band ich sie los, und das Blut fing an, in der gerade aufwärts stehenden Röhre zu steigen, bis es acht Fuss drei Zoll über der Flächenhöhe der linken Herzenskammer kam, welche weiter hinterwärts liegt als die rechte. Man muss aber nicht meinen, das Blut sei sogleich und auf einmal zu solcher Höhe gestiegen, sondern in einer Secunde vollbrachte es den halben Weg und stieg folgends in ungleichen Graden zu acht, sechs, vier, zwei und zuletzt einem Zoll. Als es seine grösste Höhe erreicht hatte, ging es auf und nieder, zu zwei, drei, vier Zoll. Zuweilen sah man es bis zwölf oder vierzehn Zoll fallen, und alsdann wankete es bei jedem Schlage des Herzens wie vorhin, da es am höchsten stand; welche grösste Höhe es auch nach vierzig oder funfzig Pulsschlägen wieder erreichte."

tung von der Arterie bis zum Manometer mit einer gesättigten Lösung von kohlensaurem Natrium.[1]

Es war jedoch mit vielerlei Schwierigkeiten verbunden, die unter dem Einfluss der Herzschläge stattfindenden unaufhörlichen Schwankungen des Quecksilbermeniscus vom Manometer abzulesen. Der letzte grosse Fortschritt in der Methodik der Blutdruckversuche und zugleich der wichtigste von allen geschah, als Ludwig (1847) auf die freie Oberfläche des Quecksilbers einen Schwimmer mit einem langen Stäbchen stellte und am obern Ende dieses Stäbchens eine Schreibfeder befestigte, welche auf eine rotirende Trommel alle Bewegungen des Quecksilbers schrieb.[2]

Diese Anordnung war um so bedeutungsvoller, als sie zu gleicher Zeit die Erfindung der graphischen Methode darstellte. Zu speciellen Zwecken war freilich die graphische Methode von einigen früheren Autoren, wie d'Ons-en-Braye, Watt, Thomas Young, W. Weber benutzt worden;[3] sie war aber völlig in Vergessenheit gerathen, bis Ludwig und mit ihm gleichzeitig Morin auf's Neue, selbständig und von einander unabhängig, diese wichtige Erfindung machten, welche seitdem besonders innerhalb der Physiologie unabsehbare Dienste geleistet hat.

Mit dem Hg-Manometer sind die meisten und, insofern es absolute Bestimmungen gilt, fast alle Unternehmungen über den Blutdruck und dessen Schwankungen ausgeführt worden. Unter solchen Umständen ist es nothwendig, dass wir die Zuverlässigkeit des mit demselben zu erhaltenden Angaben näher erörtern.

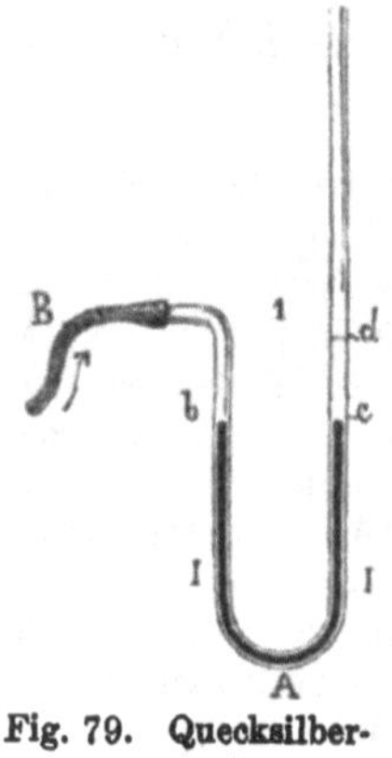

Fig. 79. Quecksilbermanometer.

In Fig. 79 ist *A* das Manometer, das unter Vermittlung der Röhre *B* mit einer Arterie in Verbindung gesetzt wird. Die Röhre *A* ist zum Theil mit Quecksilber gefüllt. Die Leitung *B* und das Manometer oberhalb *b* sind mit z. B. Sodalösung gefüllt. Auf der freien Oberfläche des Quecksilbers ruht ein Schwimmer, der das Stäbchen zur Aufnahme der schreibenden Feder trägt.

Wenn nun auf die Flüssigkeit in der Manometerleitung von *B* aus ein plötzlicher Druck ausgeübt wird, so sinkt das Quecksilber in der Röhre *b* und steigt in der Röhre *c*. Wegen seiner Trägheit steigt aber das Quecksilber in der Röhre *c* höher, als es der Drucksteigerung in der Leitung *B* entspricht. Je schneller und plötzlicher diese Drucksteigerung oder mit anderen Worten je grösser die Beschleunigung des Quecksilbers ist, um so höher steigt das Quecksilber oberhalb des Niveaus, auf dem es der thatsächlichen Drucksteigerung das Gleichgewicht hält.

---

[1] Poiseuille, *Recherches sur la force du coeur aortique.* Thèse. Paris 1828, S. 23 folg.

[2] Ludwig, *Arch. f. Anat. u. Physiol.*, 1847, S. 261 folg.

[3] Vgl. Marey, *La méthode graphique*, Paris 1878, S. 113 folg.

Das Quecksilber kann aber auf dieser Höhe nicht dauernd bleiben. Die Bewegung nach oben geschieht mit abnehmender Geschwindigkeit, bis die freie Oberfläche des Quecksilbers ihren höchsten Punkt erreicht hat. Dann sinkt es anfangs mit immer zunehmender Geschwindigkeit herab, passirt seine Gleichgewichtslage und erreicht unterhalb derselben einen Punkt, welcher der Beschleunigung der abwärts gerichteten Bewegung entspricht. Es bleibt aber auch hier nicht stillstehen. Von der Röhre *b* aus wirkt nun wieder ein Überdruck, welcher das Quecksilber in der Röhre *c* nach oben treibt, und so oscillirt es hin und zurück, bis die Bewegung durch die Reibung endlich aufgehoben wird und die freie Oberfläche des Quecksilbers ihre Gleichgewichtslage einnimmt.

In ganz derselben Weise verhält sich das Quecksilber im Manometer, wenn der von *B* aus einwirkende Druck plötzlich abnimmt; dann oscillirt das Quecksilber eine Zeit lang um eine neue Gleichgewichtslage, bis es sich auf dieselbe einstellt.

Nun bietet der Blutdruck aber bei jedem Herzschlage so beträchtliche Schwankungen dar, dass wir uns fragen müssen, ob der Rhythmus der Herzschläge überhaupt mit dem Hg-Manometer richtig wiedergegeben werden kann.

Die mathematische Behandlung dieses Problemes, sowie auch die praktische Erfahrung ergiebt, dass dies im Allgemeinen der Fall ist, wenn nicht der Widerstand gegen die Oscillationen des Quecksilbers ein gar zu geringer ist. Bei Blutdruckversuchen findet sich der Widerstand theils in der Reibung im Manometer und in der Leitung, theils in der Arterie selbst, und in der Regel verzeichnet das Manometer die Zahl der Herzschläge richtig. Unter Umständen, z. B. bei sehr frequenten, aber schwachen Herzschlägen, oder bei sehr langsamer Herzthätigkeit mit starken Druckschwankungen, kann es jedoch eintreffen, dass das Hg-Manometer uns keine eindeutigen Angaben über die thatsächliche Zahl der Herzschläge giebt.

Dagegen kann man von dem Hg-Manometer nie eine getreue Darstellung des Verlaufes der Druckschwankungen bei dem Herzschlage erwarten, denn die Curve wird wegen der Trägheit des Quecksilbers in einem sehr beträchtlichen Grade deformirt.

Auch nicht die jeder Systole und Diastole entsprechenden Maxima und Minima des Blutdruckes werden richtig dargestellt. Wenn man mittelst einer Spritze gleich grosse Flüssigkeitsmengen in die Leitung zum Hg-Manometer eintreibt, dabei aber die Perioden der Eintreibung variirt, so findet man, dass bei einem langsamen Rhythmus die Maxima zu hoch, die Minima zu klein sind, während im Gegentheil bei einem schnellern Rhythmus die Maxima zu klein und die Minima zu gross werden (Fick[1]). Eine mit dem Hg-Manometer geschriebene Blutdruckcurve lehrt uns also nie die thatsächliche Grösse der bei jedem Herzschlage stattfindenden Schwankungen des Blutdruckes kennen. Daher können wir auch nicht aus der Blutdruckcurve ohne Weiteres die Frage von der Einwirkung der Vagusreizung auf die Grösse der Herzcontraction beantworten, denn bei einer langsamen Herzthätigkeit werden ja die Oscillationen des Quecksilbers grösser als bei einer schnellern Pulsfrequenz, unabhängig von einer präsumtiven Veränderung der Stärke des Herzschlages.

A priori können wir sogar nicht entscheiden, inwiefern es möglich ist,

[1] Fick, *Arch. f. Anat. u. Physiol.*, 1864, S. 587.

aus der Manometercurve einen genügend exacten Werth des zu einer gewissen Zeit herrschenden mittlern Blutdruckes[1] zu erhalten. v. Kries hat jedoch gezeigt, dass bei geeigneter Beschaffenheit des Manometers der Fehler verhältnissmässig klein sein kann. Da diese Frage von sehr grosser Bedeutung ist, erachte ich es für nöthig, dieselbe etwas näher zu erörtern.

Mittelst eines Apparates, dessen Construction im Originale nachzusehen ist, konnte v. Kries während ganz gleicher Zeiten einen hohen und einen niedrigen, vorher genau bestimmten Druck auf das Manometer einwirken lassen. Der thatsächliche mittlere Druck entsprach natürlich der Durchschnittszahl aus diesen beiden Druckwerthen. Es zeigte sich, dass der vom Manometer angegebene und in der eben dargestellten Weise aus der Druckcurve berechnete mittlere Druck mehr oder weniger von dem thatsächlichen abwich. Die Grösse der Differenz war theils von dem Rhythmus der Druckschwankungen, theils von der Weite des benutzten Manometers abhängig. Wenn diese 4 ^{mm} betrug, so überstieg die betreffende Differenz nicht 3 Procent. Unter solchen Umständen können wir also ziemlich genaue Werthe des mittlern Druckes erwarten. War dagegen die Weite grösser, so ergab sich der mit dem Manometer bestimmte mittlere Druck bis 30 Procent niedriger als der thatsächliche; bei einem engern Manometer konnte er den richtigen Druck um 17 Procent übersteigen.[2]

Durch einen kleinen Kunstgriff können wir aber das Hg-Manometer in ein Instrument verändern, das mit nur sehr geringen Fehlern den richtigen mittlern Druck angiebt.

Wenn man nämlich an irgend einer Stelle, am besten ganz nahe der Arteriencanüle, die Manometerleitung stark verengert, so kann jede einzelne Druckschwankung das Manometer nur sehr wenig beeinflussen; es stellt sich statt dessen allmählich auf einen Werth ein, der dem stattfindenden mittlern Druck

---

[1] Fig. 80 stellt eine Blutdruckcurve dar. In derselben entsprechen die kleinen Oscillationen (x, x, x) den einzelnen Herzschlägen, die grossen den von den Athembewegungen bedingten Druckvariationen; die Linie *c d* ist die Abscisse des Manometers, und die Linie *Sec.* giebt die Zeit in Secunden an. In einem gegebenen Augenblick ist der Blutdruck, wenn der wegen der Trägheit des Quecksilbers entstandene Fehler vernachlässigt wird, der doppelten Entfernung von der Abscisse zu der Blutdruckcurve gleich. Denn wenn das Quecksilber im freien Aste des Manometers von *c* bis *d* steigt (Fig. 79), so sinkt es natürlich in dem zweiten Aste ebenso viel, und der Blutdruck wird also von einer Quecksilbersäule der doppelten Höhe *c—d* im Gleichgewicht gehalten.

Um aus dieser Curve den mittlern Blutdruck während einer bestimmten Periode *c—d* zu bestimmen, misst man planimetrisch die Oberfläche *abcd* und dividirt den gefundenen Werth durch *cd*. Der Quotient ist natürlich die Höhe eines Rechteckes von demselben Fächeninhalt wie *abcd* und der Basis *cd*. Diese Höhe, verdoppelt, ist der mittlere Druck.

Wenn die Blutdruckcurve keine grösseren Schwankungen darbietet, sondern, wie die in Fig. 80 abgebildete, unter gleichmässigen Erhebungen und Senkungen verläuft, so können wir den mittlern Druck in einer weniger beschwerlichen Weise bestimmen, und zwar dadurch, dass wir den höchsten und niedrigsten Druck messen, der während der Periode stattfindet, und daraus die Durchschnittszahl berechnen.

[2] v. Kries, *Arch. f. Anat. u. Physiol.*, physiol. Abth., 1878, S. 430 folg.

entspricht. Eine derartige Anordnung wurde zuerst von Marey[1] benutzt; er brachte die Verengerung am Manometer selbst an und nannte ein solches Manometer ein compensirtes. Durch die Verengerung werden die Bewegungen des Quecksilbers im freien Aste des Manometers gedämpft, und das Quecksilber stellt sich auf einen Punkt ein, der dem in den Arterien herrschenden Druck entspricht. Wie v. Kries nachgewiesen hat, übt die Weite des Manometerrohres hierbei keinen Einfluss aus. Bei angemessener Verengerung kann sich das Quecksilber binnen etwa 5 Secunden auf den richtigen Druck einstellen.[2]

Um den Nachtheilen des Hg-Manometers vorzubeugen und besonders um die bei jedem Herzschlage stattfindenden Druckschwankungen zu studiren, haben zuerst Chauveau und Marey[3] sowie Fick[4] und

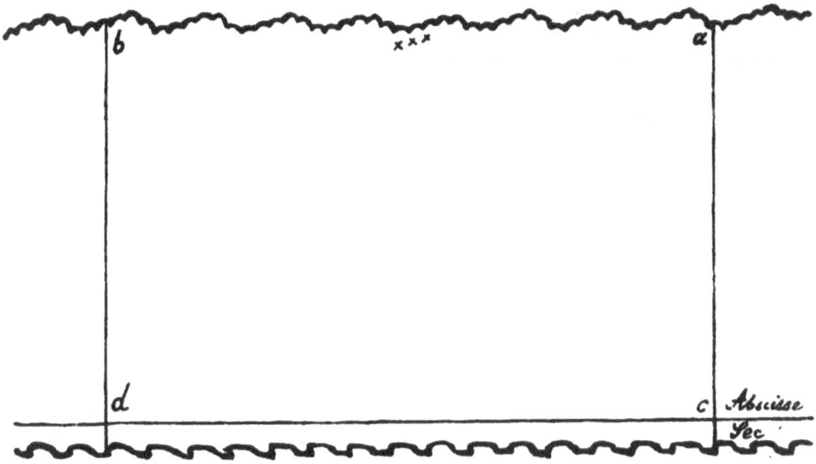

Fig. 80. **Blutdruckcurve; von rechts nach links zu lesen.**

später mehrere andere Forscher (vergl. oben S. 83) elastische Manometer construirt, bei welchen sie die Anwendung träger Massen thunlichst vermieden und also das Quecksilber durch eine gespannte Feder oder eine elastische Membran oder eine hohle Metallfeder ersetzt haben. Durchgehend hat man, trotz aller Variationen in den Details sich darum bemüht, den Widerstand gegen den Blutdruck so gross zu machen, dass die Membran oder die Feder bei der Variation des

[1] Marey, *Ann. des sciences nat.*, 4e série, Zoologie, 8, S. 350; 1858; — vgl. auch Setchenow, *Zeitschr. f. rat. Med.*, 3. Reihe, 12, S. 334 folg.; 1861.

[2] v. Kries, a. a. O., S. 433, 440.

[3] Chauveau und Marey, *Mém. de l'academie de medicine*, 26; 1863.

[4] Fick, *Arch. f. Anat. u. Physiol.*, 1864, S. 583 folg.

Druckes keine grösseren Verschiebungen erleiden und also keine grössere Beschleunigung annehmen sollte. Die Bewegungen dieser aufnehmenden Apparate sind dann in geeigneter Weise vergrössert worden. — Bei der Darstellung des Druckverlaufes in den Herzkammern habe ich die neuesten Manometer dieser Art erwähnt und brauche also dieselben hier nicht noch einmal zu beschreiben.[1]

Bei Blutdruckversuchen, wo ja der Druck unaufhörlich schwankt, kann es in keinerlei Weise vermieden werden, dass Blut in die Manometerleitung hineindringt und dort gerinnt.

Um die Coagulation zu verhindern, füllte Poiseuille, wie schon genannt, die Leitung sowie die Arteriencanüle mit einer gesättigten Sodalösung.[2] Diese vermag es, die Gerinnung zu verzögern, nicht aber gänzlich aufzuheben. Man hat daher versucht, theils durch verschiedene Formen der Arteriencanüle, theils in anderer Weise der Gefahr der Gerinnung vorzubeugen. Unter diesen Methoden sei hier Injection von Pepton (Fano)[3] oder Blutigelextract (Haycraft)[4] in das Gefässsytem erwähnt. Diese Stoffe besitzen nämlich das Vermögen, die Gerinnungsfähigkeit des Blutes aufzuheben. Jedoch ist es bei eingreifenderen Operationen, wo eine Menge kleiner Gefässe durchschnitten werden müssen, lästig, wenn das Blut nicht gerinnt, sondern das Operationsfeld ununterbrochen berieselt.

Eine Methode, die mir sehr befriedigende Resultate ergeben hat, ist, die Canüle und den derselben zunächst liegenden Theil der Manometerleitung mit 8-procentiger Peptonlösung zu füllen; der übrige Theil der Leitung wird mit 25-procentiger Lösung von Magnesiumsulphat gefüllt.[5]

Im Manometer von Hürthle dringt eine so geringe Blutmenge in die Manometerleitung, dass bei gut angeordneten Versuchen die Gefahr der Gerinnung ganz beträchtlich herabgesetzt wird.

Die Technik der Blutdruckversuche werde ich hier nicht näher beschreiben. Ich erwähne nur, dass die Leitung zum Manometer aus einer unnachgiebigen Röhre hergestellt werden muss. Zu diesem Zwecke benutzte Ludwig ein Bleirohr; andere haben kurze Glasröhrchen mit Schläuchen verbunden, und zwar so, dass jene sich berührten; ich meinestheils finde einen metallenen Spiralschlauch zu diesem Zwecke sehr geeignet. Übrigens ist es nicht schwierig, auch Kautschuckschläuche von genügender Unnachgiebigkeit zu erhalten.

Es ist noch zu bemerken, dass es nicht gleichgültig ist, in welcher Weise die Canüle mit der Arterie verbunden wird. Benutzt man eine T-Canüle und vereinigt ihren unpaarigen Zweig mit der Mano-

---

[1] Betreffs der elastischen Manometer sei noch auf folgende Mittheilungen hingewiesen: Sewall, *Journal of physiol.*, 8, S. 349—353; 1887; — Marey, *Travaux du laboratoire*, 2, S. 196 folg.; 1876.

[2] Poiseuille, *Recherches sur la force du coeur aortique*, S. 24.

[3] Fano, *Arch. f. Anat. u. Physiol.*, physiol. Abth., 1881, S. 278 folg.

[4] Haycraft, *Arch. f. exp. Pathol.*, 18, S. 209—217; 1884.

[5] Tigerstedt, *Skand. Arch. f. Physiol.*, 1, S. 245; 1889.

meterleitung, so wird dadurch die Blutströmung in der betreffenden Arterie nicht unterbrochen, und das Manometer verzeichnet den Seitendruck des Blutes an dem Orte, wo die Canüle angebracht ist.[1]

Wird dagegen die Canüle endständig in das centrale Ende der Arterie eingesetzt, so wird diese Arterie ganz einfach eine Fortsetzung der Manometerleitung zu denjenigen Arterienstämme, von welchem der betreffende Ast ausgeht. Wenn dieser rechtwinklig von der Stammarterie abgeht, so giebt das Manometer den Seitendruck des Blutes in dieser Stammarterie an. Wir könnten also den Seitendruck der Aorta bestimmen, indem wir in das centrale Ende der Carotis eine Canüle hineinführten, wenn sich nämlich die Carotis genau rechtwinklig von der Aorta abzweigte. Das ist jedoch nicht der Fall und in Folge dessen wird auf das Manometer nicht allein der Seitendruck des Blutes in der Aorta einwirken, sondern auch die der Carotis parallele Componente der Geschwindigkeit des Blutes in der Aorta. Da letztere jedoch sehr klein ist (vergl. S. 153), hat der hierdurch entstehende Fehler keine Bedeutung, und wir sind daher vollkommen berechtigt anzunehmen, dass ein im centralen Ende der Carotis eingesetztes Manometer den Seitendruck des Blutes in der Aorta angiebt.

Da ich im Folgenden von Blutdruck spreche, ohne näher anzugeben, in welchem Gefäss derselbe gemessen worden ist, so bemerke ich hier, dass ich darunter immer den Blutdruck in der Aorta verstehe und von den Druckverhältnissen im kleinen Kreislaufe vorläufig ganz absehe.

§ 28. **Der Blutdruck bei verschiedenen Säugethieren.**

Zur Zeit ist es nicht möglich, bestimmte Werthe für die Grösse des Blutdruckes bei verschiedenen Thierarten aufzustellen. Die Erfahrung zeigt nämlich, dass der Blutdruck sowohl bei einem und demselben Individuum, wie auch bei verschiedenen Individuen derselben Art, innerhalb weiter Grenzen schwankt, trotz der mannigfachen regulirenden Mechanismen, welche ihn constant erhalten sollen. Daher hat man meines Wissens kaum versucht, Normalwerthe des Blutdruckes aufzustellen, gleichwie im allgemeinen seit Volkmann die Frage von dem Blutdrucke bei verschiedenen Thierarten verhältnissmässig wenig erörtert worden ist. Um jedoch eine Vorstellung von

[1] Vgl. Hales, a. a. O., S. 36; — Spengler, *Arch. f. Anat. u. Physiol.*, 1844, S. 50 folg.

der ungefähren Grösse des Blutdruckes zu ermöglichen, werde ich nach dem eben angeführten Forscher eine Zusammenstellung des Blutdruckes bei verschiedenen Säugethieren mittheilen. Ich habe die Angaben über den Blutdruck bei den übrigen Wirbelthieren hier ausgeschlossen, weil ich im Folgenden fast ausschliesslich die Säugethiere berücksichtigen werde.

Thierart	Blutdruck		Thierart	Blutdruck	
	mm Hg	mm Blut		mm Hg	mm Blut
Pferd	321	3756	Katze	150	1755
Pferd	214	2504	Hund	143	1673
Schaf	206	2410	Ziege	135	1578
Kalb	177	2071	Kalb	133	1556
Grosser Hund	172	2012	Grosser Hund	123	1439
Schaf	169	1977	Pferd, alt und elend	122	1427
Hund	166	1942	Ziegenbock, klein	118	1381
Kalb	165	1931	Pferd, alt	110	1287
Hund	157	1837	Kaninchen	108	1264
Schaf	156	1825	Hund, jung	104	1217
Kalb	153	1790	Schaf, alt	98	1147
Pferd	150	1755	Kaninchen	90	1053[1]

Aus diesen Beobachtungen zieht Volkmann den Schluss, dass die Grösse der Thiere für die Stärke des Druckes durchaus nicht massgebend ist.[2]

Wenn auch nicht in Abrede gestellt werden kann, dass diese Schlussfolgerung etwas übertrieben ist, so geht jedenfalls aus diesen und aus den zahlreichen späteren Bestimmungen des Blutdruckes bei verschiedenen Thierarten hervor, dass bei den Säugethieren die Körpergrösse einen merkwürdig geringen Einfluss auf den Blutdruck ausübt. Dies für den ersten Augenblick ziemlich paradox erscheinende Ergebniss verliert jedoch bald zum grossen Theil seine Eigenthümlichkeit, wenn wir bedenken, dass die Arbeit des Herzens nicht allein von dem Blutdrucke (Widerstande), sondern auch von dem Schlagvolumen des Herzens abhängig ist. Wenn nun also der Blutdruck bei einem Pferde ebenso gross ist wie bei einem Kaninchen, so treibt doch jedenfalls das Herz des Pferdes eine viel grössere Blutmenge in die Arterien als dasjenige des Kaninchens: ebenso viel mal ist die Herzarbeit beim Pferde grösser als beim Kaninchen. Dagegen ist es

[1] Volkmann, *Die Hämodynamik*, S. 177, 178; 1850. Bei Schafembryonen bestimmten Zuntz und Cohnstein (*Arch. f. d. ges. Physiol.*, 34, S. 215 folg.; 1884) den Blutdruck in dem fötalen Ende einer Nabelarterie. Sie fanden ihn bei einem fast reifen Embryo gleich etwa 84 mm Hg; bei drei jüngeren Embryonen betrug der Druck 43—51 mm Hg.

[2] Volkmann, a. a. O., S. 179.

aus mehreren Gründen wahrscheinlich, dass die Herzarbeit im Verhältniss zur Körpergrösse bei grossen Thieren geringer ist als bei kleineren (vgl. S. 35, 36).

Ferner üben individuelle Umstände einen grossen Einfluss auf den Blutdruck aus. Schlecht ernährte Thiere haben einen niedrigern Blutdruck als kräftige Individuen derselben Art. Und endlich kann der Blutdruck bei einem und demselben Individuum binnen wenigen Minuten, ja Secunden innerhalb sehr weiter Grenzen schwanken. Wir müssen alle diese Verhältnisse berücksichtigen, um Zusammenstellungen der Art, wie die eben mitgetheilten, richtig beurtheilen zu können.

Auf wie hoch ist der Blutdruck beim Menschen zu schätzen?

Aus der Tabelle auf voriger Seite finden wir, dass nur bei zwei unter den dort aufgenommenen Fällen der Blutdruck höher als 210 mm gewesen ist. Alle beiden Bestimmungen beziehen sich auf das Pferd. Sämmtliche übrigen Werthe sind kleiner. Unter Berücksichtigung des Umstandes, dass der Blutdruck zu der Körpergrösse des Thieres in keinem directen Verhältniss steht, können wir, wenn es gilt, den mittlern Blutdruck beim Menschen festzustellen, als den oberen Grenzwerth kaum eine höhere Zahl als 210 mm Hg aufstellen. Der untere Grenzwerth dürfte bei einem gesunden Menschen im Allgemeinen nicht niedriger als 100 mm liegen. Zwischen diesen Werthen würde also der Aortadruck beim Menschen schwanken. Wollten wir den mittlern Druck in einer einzigen Zahl angeben, so wäre also etwa 150 mm Hg die wahrscheinlichste.

Einige Forscher haben sich erlaubt, den Blutdruck des Menschen mittelst des Hg-Manometers bei Amputationen direct zu bestimmen, und haben gefunden, dass derselbe in der A. femoralis, bezw. A. brachialis zwischen 100 und 160 mm Hg liegt.[1] Obgleich die Individuen, an welchen diese Bestimmungen ausgeführt worden sind, keinen Schaden dadurch erlitten haben, bin ich doch der Ansicht, dass derartige Experimente in keiner Weise berechtigt sind. Und wenn wir bedenken, in einem wie hohen Grade der Blutdruck bei Thieren schwankt, so können wir ähnlichen zufälligen Bestimmungen am Menschen kaum irgend einen erheblichern Werth beimessen.

Es ist ohne Weiteres ersichtlich, wie bedeutungsvoll es wäre, wenn wir eine Methode besässen, die uns erlaubte, ohne chirurgische Eingriffe den Blutdruck beim Menschen zu bestimmen. Marey,[2]

[1] Faivre, *Gazette méd. de Paris*, 1856, S. 727. Der Blutdruck betrug in der A. femoralis 120 mm, in der A. brachialis 120, bezw. 115 mm Hg; — Albert. *Medicinische Jahrbücher*, 1883, S. 248—255.

[2] Marey, *Travaux du laboratoire*, 2, S. 309—318; 1876; — 4, S. 253 bis 257; 1880.

v. Basch,[1] Waldenburg,[2] Hoorweg,[3] Potain,[4] Bloch,[5] Mosso,[6] haben zu diesem Zwecke Apparate angegeben. Unter diesen hat vorläufig nur der Apparat von v. Basch eine grössere Verbreitung gefunden, und ich werde daher nur diesen hier besprechen.

Dieses Instrument bezweckt, denjenigen Aussendruck zu bestimmen, welcher die Lichtung einer grössern Arterie zu verschliessen im Stande ist. Es besteht aus einer mit Wasser gefüllten Druckpelotte, welche mit einem Manometer verbunden ist. Anfangs benutzte v. Basch das Hg-Manometer; praktische Gründe veranlassten ihn aber bald, an Stelle desselben ein Metallmanometer zu setzen, das er nach dem Princip des Aneroïdbarometers construiren liess.[7] Die Pelotte besteht in ihrer neuesten Gestalt aus einem Messingringe, über welchen zwei Kautschukkappen gebunden sind. Die eine dieser Kappen — die Pulskappe — besteht in ihrem Seitentheile aus dickerem Kautschuk, nur der Boden derselben, d. h. jener Theil, den man auf die zu comprimirende Arterie aufsetzt, besteht aus dünnem Kautschuk. Die zweite Kappe — die Druckkappe — ist aus einer gleichmässig starken Kautschukplatte gefertigt. Die durch diese beiden Kappen und den Metallring begrenzte Höhlung ist durch einen dünnen und ziemlich starrwandigen Kautschukschlauch von 20^{cm} Länge mit dem Innern des mit Luft gefüllten Metallmanometers verbunden.[8]

Die Methode der Blutdruckmessung mit dem Sphygmomanometer ist eigentlich eine sehr einfache. Man setzt die Pelotte auf eine freiliegende, auf fester Unterlage ruhende Arterie, befühlt möglichst nahe dem Rande der Pelotte, selbstverständlich da, wo die Arterie heraustritt, mit dem Finger den Puls und drückt nun die Pelotte so fest auf, bis der fühlende Finger keinen Puls verspürt. Der jetzt vom Manometer angezeigte Druck stellt den zu bestimmenden Werth dar.

v. Basch[9] und andere Forscher[10] haben durch Versuche an Thieren

---

[1] v. Basch, *Zeitschr. f. klin. Med.*, 2, S. 79—96; 1880; — *Berl. klin. Wochenschr.*, 1887, Nr. 11 und folg. (darin eine Zusammenstellung der zu dieser Zeit mit dem Sphygmomanometer gewonnenen Ergebnisse); — Rosen, *Über die Verwendbarkeit des v. Basch'schen Sphygmomanometers zu Blutdruckmessungen an Thieren.* Inaug.-Diss. Dorpat 1891 (enthält eine ausführliche Literaturübersicht).

[2] Waldenburg, *Die Messung des Pulses und des Blutdruckes am Menschen.* Berlin 1880; — *Arch. f. pathol. Anat.*, 90, S. 33—72; 1882.

[3] Hoorweg, *Arch. f. d. ges. Physiol.*, 46, S. 166; 1889.

[4] Potain, *Archives de physiol.*, 1889, S. 556—569; — 1890, S. 300—314, 681—689.

[5] Bloch, *Comptes rendus de la société de biologie*, 1888, S. 84—86; 1889, S. 456—458.

[6] Mosso, *Verhandl. des X. internat. med. Congresses*, Berlin 1890; Physiol. und physiol. Chemie, S. 53—55.

[7] v. Basch, *Wiener med. Wochenschr.*, 1883.

[8] S. bei Rosen, a. a. O., S. 13 folg.

[9] v. Basch, *Zeitschr. f. klin. Med.*, 2, S. 88.

[10] Zadek, ib., 2, S. 511; — Babajew-Babajan, *Inaug.-Diss.* Petersburg 1887 (russisch); cit nach Rosen, a. a. O., S. 58; — Rosen, a. a. O., S. 67 folg.

nachgewiesen, dass der zur Compression der Arterie, bezw. zum Unterdrücken des Pulses nöthige Pelottendruck dem wirklichen Blutdruck im grossen Ganzen gleichkommt, wenn die freigelegte isolirte Arterie auf einer festen Unterlage ruht.

Beim Menschen ist aber die Arterie von der Haut und dem subcutanen Gewebe bedeckt, sie ruht nicht auf einer völlig unnachgiebigen Unterlage, und die Fehler, die infolgedessen entstehen, sind sogar nicht constant, sondern variiren von dem einen Individuum zum andern. v. Basch selbst hat diese Fehler eingehend erörtert und dabei gefunden, dass der zur Compression einer blossgelegten Arterie nöthige Druck 6—8^{mm} Hg weniger beträgt, als wenn die Haut dieselbe bedeckt. v. Basch nimmt an, dass dieser Fehler keinen wesentlichen Schwankungen unterliegt.

Dagegen ist nach ihm der Fehler, der durch die Lage der Arterie bedingt ist, sehr variabel. Aus den oben erwähnten Thierversuchen folgt, dass die Arterie, deren Spannung man messen will, auf möglichst ebener harter Grundlage ruhen muss. Bei der A. radialis begegnet man nicht selten dieser für die Messung günstigen Bedingung, doch stösst man auch oft genug auf Radialarterien, die sehr ungünstig gelagert sind. Man kann sich in solchen Fällen einigermassen helfen und durch die Hyperextension der Hand die Radialis hervortreten lassen, so dass sie auf den gespannten Sehnen, die auch eine ziemlich feste Unterlage abgeben, ruht; dies gelingt jedoch nicht immer.

Wie sehr sich der sphygmomanometrische Druck mit der wechselnden Lage der Arterie ändert, geht aus vergleichenden Messungen an A. radialis und A. temporalis desselben Individuums hervor. Diese ergaben nach v. Basch nur in seltenen Fällen eine Übereinstimmung oder nur eine geringe Differenz, meistens war der zur Compression der A. radialis nöthige Druck etwa 20^{mm} höher als jener, der die A. temporalis comprimirte. Bei besonders ungünstig situirter Radialis betrug die Differenz bis zu 60^{mm} Hg. Es kommt aber auch vor, dass der Compressionsdruck für die Temporalis etwas höher ist als für die Radialis. v. Basch fasst den kleinern Druckwerth als massgebend auf.

Allein diese Umstände veranlassen, dass die am Sphygmomanometer abgelesenen Werthe um mehr als 50^{mm} Hg von dem thatsächlich stattfindenden Druck differiren können. Hierzu kommt aber noch, dass der zur vollständigen Compression der Arterie nöthige Druck den in derselben herrschenden Blutdruck übersteigt, denn wir wissen ja, dass die grösseren Arterien, auch wenn sie ganz leer sind, nicht vollständig zusammenfallen, sondern klaffen. Der zur Verschliessung der leeren Arterie nöthige Druck beträgt nach v. Basch bei normalen Arterien kaum 1^{mm} Hg und selbst an sclerosirten Arterien nicht viel über 5^{mm} Hg.

Endlich ist es auch nicht möglich genau zu entscheiden, wann die Pulsationen peripher von dem Orte, wo das Sphygmomanometer angebracht ist, aufhören, bezw. wiedererscheinen. v. Basch hat gefunden, dass der am Manometer abgelesene Druckwerth um 5^{mm} Hg variirt, je nachdem derselbe nach dem Verschwinden oder dem Wiedereintreten der Pulsationen bestimmt wird.[1]

Wenn wir diese Fehler summiren, so finden wir, dass sie, niedrig geschätzt, $6 + 20 + 1 + 5^{mm} = 32^{mm}$ Hg betragen, in ungünstigen Fällen aber bis auf $8 + 60 + 5 + 5 = 78^{mm}$ Hg steigen können.

---

[1] v. Basch, *Berl. klin. Wochenschr.*, 1887, S. 181—182.

Unter solchen Umständen ist es klar, dass die absoluten Werthe, die unter Anwendung dieses Instrumentes zu erhalten sind, keine Bedeutung haben können, und dies wird auch von den meisten Forschern, welche dasselbe benutzt haben, zugegeben.

Auf der andern Seite geht aus den vorliegenden Untersuchungen hervor, dass das Sphygmomanometer zur Bestimmung der Blutdruckschwankungen an einer und derselben Person, soweit sie sich nicht in zu kurzer oder zu langer Zeit abspielen, vorzüglich geeignet ist. Infolgedessen hat es innerhalb der klinischen Medicin bereits grosse Anwendung gefunden.

§ 29. Die Factoren, von welchen der Blutdruck abhängig ist.

Die Factoren, von welchen der Blutdruck bei einem und demselben Individuum abhängig ist, sind wesentlich drei, nämlich 1. die Energie des Herzens, 2. der Widerstand in den Gefässen, 3. die Blutmenge.

1. Die Energie des Herzens macht sich theils durch die Blutmenge geltend, welche das Herz bei jeder Systole, bezw. in der Zeiteinheit in die Arterien heraustreibt, theils durch die Kraft und Plötzlichkeit, womit dies stattfindet. Es ist einleuchtend, dass diese beiden Umstände nicht unauflöslich an einander gekettet sind. Zwei Systolen, welche die gleiche Blutmenge aus dem Herzen herauswerfen, können, bei gleichem Initialdruck im arteriellen Systeme, je nach der Plötzlichkeit der Herzcontraction den Blutdruck in einem verschieden hohen Grade steigern. Über diese Frage besitzen wir indessen keine Untersuchungen und sind daher genöthigt, als Mass der Energie des Herzens die Blutmenge zu wählen, welche das Herz in der Zeiteinheit in das arterielle System austreibt, selbstverständlich unter der Voraussetzung, dass alle übrigen Umstände, vor allem aber der Widerstand in den Gefässen, unverändert sind.

Wenn die vom Herzen in der Zeiteinheit herausgetriebene Blutmenge abnimmt, so sinkt der Blutdruck. Den besten Beweis dafür haben wir in dem Verhalten des Blutdruckes bei Vagusreizung. Auch in dem Falle, dass hierbei das Herz nicht vollkommen still steht, wird die in der Zeiteinheit ausgetriebene Blutmenge geringer als früher, und der Druck sinkt. Ist dagegen die Abnahme der Herzfrequenz nur gering und wird sie durch ein grösseres Pulsvolumen compensirt (vergl. S. 247), so sinkt der mittlere Druck nicht.

Auch ohne dass die Frequenz der Herzschläge abnimmt, kann die Herzenergie sinken, so dass das Herz bei jeder Systole eine geringere Blutmenge als sonst heraustreibt, und dabei sinkt der Blutdruck.

Beispiele davon finden wir bei den früher erwähnten Versuchen von Pawlow (vergl. S. 274).[1]

Auf der andern Seite kann die Energie des Herzens, trotz unveränderter Pulsfrequenz, zunehmen und infolgedessen der Druck steigen. Auch dies geht aus den Versuchen Pawlow's hervor (vergl. S. 274), bei welchen durch directe Aichung nachgewiesen wurde, dass die bei jeder Systole herausgetriebene Blutmenge in der That zunahm.[2] Da hierbei die Veränderung des Pulsvolumens durch Reizung von Nervenzweigen, welche sich nur nach dem Herzen vertheilten, zuwege gebracht wurde und also jede Wirkung auf die Gefässe ausgeschlossen war, ergiebt sich, dass die Zunahme des Pulsvolumens nicht gut von einer vermehrten Zuströmung zum Herzen bedingt sein konnte. Hieraus geht ferner hervor, dass das Herz bei gleicher Blutzufuhr und unveränderter Pulsfrequenz unter verschiedenen Umständen verschieden grosse Blutmengen in die Aorta heraustreibt.

Wenn durch irgend welchen Eingriff, z. B. durch Trennung der beiden Vagi oder durch Reizung der beschleunigenden Herznerven, die Frequenz der Herzschläge zunimmt, so dürfen wir daraus nicht ohne Weiteres folgern, dass die Energie des Herzens gesteigert ist. Denn es kann sehr wohl der Fall sein, dass die ganze Blutmenge, welche während der beschleunigten Herzthätigkeit in der Zeiteinheit herausgetrieben wird, nicht grösser, sondern vielleicht sogar kleiner wird als bei einer etwas langsamern Herzfrequenz vor der Beschleunigung. Es ist von vornherein ersichtlich, dass, unter sonst gleichen Umständen, bei sehr frequenter Schlagfolge nicht die gleiche Blutmenge in das Herz zurückströmen kann wie bei einer langsamern Schlagfolge. In diesem Falle ist die bei jeder Systole herausgetriebene Blutmenge bei einer beschleunigten Schlagfolge kleiner als bei einer langsamern. Dann ist der Druck von der gegenseitigen Beziehung zwischen der Zunahme der Frequenz und der Abnahme des Schlagvolumens abhängig.

Über diese Frage liegen nicht wenige Untersuchungen vor, aus welchen hervorgeht, dass hierbei mehrere verschiedene Umstände mit einander zusammenwirken.

Pawlow fand, dass bei einem mit Atropin vergifteten Thiere, bei welchem also die hemmende Wirkung des Vagus auf das Herz ausgeschlossen war, die Durchschneidung der beiden Vagi, ohne eine Ver-

---

[1] Pawlow, *Arch. f. Anat. u. Physiol.*, physiol. Abth., 1887, S. 516.

[2] Pawlow, ib., S. 462, 534; — vgl. auch ganz besonders Roy und Adami, *Philosophical transactions*, 183. B., S. 254 folg.; 1892.

änderung der Schlagfolge des Herzens zu bewirken, dennoch eine nicht unerhebliche Drucksteigerung hervorrief. Dies eigenthümliche Verhalten sucht er dadurch zu erklären, dass bei der Vagusdurchtrennung ein von dem Herzen ausgehender depressorischer Reflex aufgehoben werde (vergl. S. 280).[1] Oder auch könnte es, wie Münzel vermuthet, davon bedingt sein, dass die bei der Durchtrennung stattfindende mechanische Reizung des Vagus einen vaso-constrictorischen Reflex auslöste.[2] Die Wahrscheinlichkeit beider Deutungen wird wesentlich dadurch unterstützt, dass nach Durchtrennung des Rückenmarkes die Vagusdurchtrennung bei einem atropinisirten Thiere von keiner Drucksteigerung begleitet wird. — Dazu kommt möglicherweise noch eine durch den Schnitt bewirkte Reizung der Vagusäste für die Baucheingeweide, zufolge welcher nach Rossbach,[3] Boehm[4] u. A. eine Gefässcontraction entstehe. (Vergl. Vorlesung XV.)

Zur Aufklärung der Drucksteigerung, welche bei einem nicht atropinisirten Thiere der Vagusdurchtrennung und der davon bedingten Frequenzzunahme folgt, hat Münzel an Hunden eine Versuchsreihe angestellt, bei welcher er vor dem Vagus das Rückenmark durchschnitt. Seine Ergebnisse sind an und für sich ziemlich verwickelt, lassen sich aber aus der Annahme einer nach der Durchschneidung des Halsmarkes in Folge des mechanischen Eingriffes stattfindenden Reizung der beiden Markstümpfe, des centralen und des peripheren, erklären.

Dann stellen sich folgende Möglichkeiten dar:

1. Beide Stümpfe sind stark erregt. Die Erregung des peripheren Stumpfes bewirkt Gefässcontraction und Thätigkeit der beschleunigenden Herznerven. Der Einfluss dieser Erregung wird durch den sehr seltenen Herzschlag niedergehalten, der von der reizenden Einwirkung des Schnittes auf den centralen Stumpf des Halsmarkes (Erregung des Vaguscentrums) bedingt wird. Werden nun die Vagi durchschnitten, so tritt die Beschleunigung der Schlagfolge in ihrer vollen Stärke hervor, und gleichzeitig geht der Blutdruck beträchtlich empor.

2. Beide Stümpfe sind nicht mehr erregt, was gewöhnlich eine Stunde nach der Durschschneidung des Markes der Fall ist. Der Blutdruck ist, wegen der Erlahmung der Gefässnerven, niedrig und bleibt es nach der folgenden Durchschneidung der Vagi, trotz einer noch immer anwachsenden Pulszahl.

3. Der Hirnstumpf ist erregt, das Rückenmarksende nicht. Der Gefässtonus ist sehr klein. Nach Durchschneidung der Vagi wird der vordem seltenere Puls häufiger, der Druck steigt nur um wenige Millimeter.

---

[1] Pawlow, *Arch. f. d. ges. Physiol.*, 20, S. 211; 1879.

[2] Münzel, *Arch. f. Anat. u. Physiol.*, physiol. Abth., 1887, S. 136.

[3] Rossbach, *Arch. f. d. ges. Physiol.*, 10, S. 439—460; 1875.

[4] Boehm, *Arch. f. exp. Pathol.*, 4, S. 368; 1875.

4. Das Hirnende ist in Ruhe, das Rückenmark erregt. Der Blutdruck ist hoch. Die Durchschneidung der N. vagi ändert weder die Frequenz, noch den Druck.[1]

Bei durchschnittenem Rückenmark und herabgesetztem Gefässtonus erhielt Münzel bei Reizung des N. accelerans nur eine unbedeutende Drucksteigerung trotz der Beschleunigung der Schlagfolge.[2]

Ich habe die Ergebnisse Münzel's ausführlich erwähnt, weil dieselben so deutlich wie möglich darthun, dass die Beschleunigung nicht an und für sich den Druck steigert, sondern dass hierbei auch andere Umstände in Betracht gezogen werden müssen.

Diese Thatsachen, mit den eben angeführten zusammengestellt, ergeben, dass wir keine bestimmte Relation zwischen Herzfrequenz und Blutdruck aufstellen können. Findet sich in den grossen Venen eine grosse Blutmenge, die nur darauf wartet, Platz im Herzen zu bekommen, und ist der Widerstand im arteriellen Systeme gross genug, so kann eine Beschleunigung eine beträchtliche Drucksteigerung hervorrufen. Ist dies dagegen nicht der Fall, wie z. B. dann, wenn der Gefässtonus durch Trennung des Halsmarkes aufgehoben ist, so wird die Frequenzzunahme keine nennenswerthe Drucksteigerung veranlassen. Dies geht auch aus der Beobachtung Franck's hervor, wonach bei durchschnittenen Splanchnici die Vagusdurchtrennung wohl die Herzfrequenz, nicht aber den Blutdruck steigert.[3]

---

2. Diese Erörterungen führen uns zu der Frage von der Bedeutung des Widerstandes im Gefässsysteme für den arteriellen Druck.

Es ist selbstverständlich, dass, wenn der Widerstand in den Gefässen herabsinkt, der Druck bei gleicher Herzenergie auch herabsinken muss. Steigt dagegen der Widerstand, so muss auch der Druck steigen.

Eine Drucksenkung in Folge Abnahme des Widerstandes entsteht, wenn die Gefässe in einem grössern Gefässgebiet ihren Tonus verlieren. Dies geschieht z. B. bei Durchschneidung der Nn. splanchinici, welche die Gefässe der Baucheingeweide innerviren, in einem noch höhern Grade aber bei hoher Durchschneidung des Rückenmarkes, in welchem Falle sämmtliche Gefässe des Körpers sich erweitern und der Druck in einem sehr beträchtlichen Grade herabsinkt. Hierbei kommen jedoch nicht allein die Arterien, sondern auch die Venen in Betracht.

[1] Münzel, *Arch. f. Anat. u. Physiol.*, physiol. Abth., 1887, S. 134 folg.
[2] Münzel, a. a. O., S. 131.
[3] Franck, *Travaux du laboratoire de Marey*, 4, S. 296; 1880.

Denn wie Goltz[1] schon vor mehreren Jahren am Frosche und Mall[2] neuerdings durch Versuche an der Portalvene von Säugethieren nachgewiesen haben, besitzen auch die Venen einen nervösen Tonus, bei dessen Wegfallen sie sich sehr erheblich erweitern und eine grosse Blutmenge fassen. Das Blut staut sich in den Venen, und die Blutzufuhr zum Herzen nimmt beträchtlich ab. Das Sinken des Blutdruckes ist daher hier nicht allein von der Abnahme des Widerstandes, sondern auch von einer mangelhaften Speisung des Herzens bedingt.

Der Widerstand in den Gefässen wird entweder dadurch erhöht, dass sich die Gefässe in einem grössern Gefässgebiet zusammenziehen, oder dass ein Arterienstamm, z. B. die Bauchaorta, gebunden wird. Die Drucksteigerung ist im ersten Falle grösser, wie dies in Bezug auf die Reizung der Splachnici am schärfsten von v. Basch[3] und S. Mayer[4] hervorgehoben worden ist. Die Ursache dazu ist leicht zu finden. Wenn wir einen grossen Arterienstamm binden, so staut sich das Blut, das sich in den peripheren Verästelungen dieses Stammes jenseit der Ligatur findet, zum grössten Theil dort und in den dazugehörigen Venen. Denn dabei wird das betreffende Blut nur in so grosser Menge weiter getrieben, bis die Gefässe jenseit der Ligatur mit ihrem Inhalt in's Gleichgewicht kommen. Ganz anders, wenn die Verengerung durch Contraction der Gefässmusculatur, wie bei Reizung des N. splanchnicus, zu Stande gebracht wird. Dann treiben die Gefässmuskeln bei ihrer Contraction eine beträchtlich grössere Blutmenge in die Capillaren und Venen. Da ferner die letzteren sich zu gleicher Zeit zusammenziehen, werden sie keine grosse Blutmenge fassen können, und also wird das Herz viel mehr Blut erhalten, als dies bei Bindung eines grossen Arterienstammes der Fall ist. Es wird ihm daher möglich, eine grössere Blutmenge herauszutreiben, und daraus resultirt eine stärkere Steigerung des Blutdruckes.

Eine schöne Illustration hierzu finden wir in Versuchen von v. Bezold und Gscheidlen. Bei stillstehendem Herzen beobachteten sie nämlich, dass eine Rückenmarksreizung, d. h. eine Reizung der gefässverengenden Nerven eine beträchtliche Strömung von den Arterien nach den Venen hervorrief, infolgedessen der Druck in diesen

[1] Goltz, *Arch. f. pathol. Anat.*, 29, S. 406—410; 1864.

[2] Mall, *Arch. f. Anat. u. Physiol.*, physiol. Abth., 1890, Suppl.-Bd., S. 57, 58; — 1892, S. 409—453.

[3] v. Basch, *Ber. d. sächs. Ges. d. Wiss.*, math.-phys. Cl., 1875, S. 383 folg.

[4] S. Mayer, *Sitz.-Ber. d. kais. Akad. d. Wiss.*, math.-naturw. Cl., 79, Abth. 3, S. 91; 1879.

anstieg, während er in jenen herabsank.[1] Dasselbe zeigte Slavjansky unter gleichen Verhältnissen durch directe Messung der aus der untern Hohlvene strömenden Blutmenge.[2] Durch Reizung des N. splanchnicus und dessen Wurzeln hat Mall diese Thatsache noch weiter erhärtet und die durch diese Reizung bewirkte Umlagerung des Blutes quantitativ bestimmt.[3]

Von vornherein könnte man annehmen, dass der Druck in dieser Weise auf jede beliebige Höhe getrieben werden könnte. Dies ist jedoch nicht der Fall. Schon beim Studium der Innervation des Herzens haben wir gesehen, wie eben bei derartigen Verhältnissen unter Vermittlung des N. depressor ein Reflex vom Herzen ausgelöst wird, wodurch theils die Gefässe erweitert, theils die Herzschläge retardirt werden. Bei Bindung eines grossen Arterienstammes kann selbstverständlich der gefässerweiternde Reflex nur in einem verhältnissmässig geringen Grade sich geltend machen, und dies um so weniger, je näher dem Herzen die Arterienbindung stattfindet. Der Umstand, dass sich eine beträchtliche Blutmenge jetzt in den Venen staut, bedeutet, wenn die Arterienunterbindung nahe dem Herzen stattfindet, nicht so viel, und übrigens kann man mittelst einer zweckmässig ausgeführten Massage dies Blut zum Herzen bringen.

Dessenungeachtet findet sich auch hier eine obere Grenze, welche nicht überschritten werden kann. Die Leistungsfähigkeit des Herzens ist nämlich keine unbegrenzte, und man hat im Gegentheil Grund, anzunehmen, dass bei einem starken Widerstand im Gefässsysteme die bei jeder Systole aus dem Herzen geworfene Blutmenge abnimmt.

Durch die Systole der Vorhöfe wird Blut in die Kammern getrieben, und zwar unter einem Druck, der nach Bestimmungen an dem rechten Vorhof des Hundeherzens höchstens auf 20^{mm} Hg geschätzt werden kann, und bei dem linken Vorhof wahrscheinlich von etwa derselben Stärke ist (vgl. S. 97, 98). Wie der von den Vorhöfen ausgeübte Druck bei verschiedener Zufuhr von den Venen aus variirt, davon wissen wir kaum etwas (vgl. die XIV. Vorlesung); es liegt aber die Voraussetzung nahe, dass hierbei im Allgemeinen keine grösseren Schwankungen stattfinden werden.

Dieser Druck stellt die Belastung des Kammermuskels dar, wenn er sich zusammenziehen soll. Die Atrioventricularklappen werden geschlossen, und der Druck steigt ununterbrochen in den Kammern, bis

[1] v. Bezold und Gscheidlen, *Unters. aus dem physiol. Laborat. in Würzburg*, 2, S. 355 folg.; 1867.
[2] Slavjansky, *Ber. d. sächs. Ges. d. Wiss.*, math.-phys. Cl., 1873, S. 675.
[3] Mall, *Arch. f. Anat. u. Physiol.*, physiol. Abth., 1892, S. 418 folg.

endlich die Semilunarklappen geöffnet werden (vgl. S. 90 folg.). Hiernach fährt der Druck in den Kammern noch zu steigen fort, bis er sein Maximum erreicht; sodann fängt er an wieder herabzusinken.

Wir wissen, dass die Dehnbarkeit der Arterien bei steigendem Druck abnimmt. Wenn der Druck in der Aorta während der Diastole des Herzens hoch ist, so muss der Druck bei der Herzsystole viel mehr zunehmen, als dies der Fall ist, wenn bei einem niedrigern Druck die gleiche Blutmenge herausgetrieben wird. Mit anderen Worten, bei einem höhern Aortadruck bedarf das Herz einer grössern Anstrengung, um die gleiche Blutmenge wie bei einem niedrigern Druck heraustreiben zu können.

Nun hat freilich Santesson an Skeletmuskeln gefunden, dass diese, wenn sie gegen eine gespannte Feder Arbeit leisten und ihre Spannung also, wie es beim Herzen der Fall ist, während der Contraction unaufhörlich zunimmt, bei gleicher Anfangsspannung sich bei einer starken Feder eben so viel und sogar noch stärker als bei einer schwachen verkürzen können.[1] Dies trifft aber nur selten zu, und in der Regel ist der Umfang der Contraction um so geringer, je stärker die Feder ist, während sich zu gleicher Zeit beim Muskel eine nicht zu verkennende Tendenz zeigt, bei einer und derselben Anfangsspannung trotz der verschiedenen Stärke der Feder und der davon abhängigen Grösse der Zuckung, einen constanten Arbeitswerth zu erlangen.[2]

Wären wir berechtigt, dies Ergebniss auf das Herz zu übertragen, so hätten wir Grund, anzunehmen, dass das Herz bei einem hohen Blutdruck freilich ebensoviel Blut als bei einem niedrigen in die Gefässe hineintreiben könnte, dass dies aber nur innerhalb gewisser Grenzen und unter besonders günstigen Verhältnissen stattfände, sowie dass wahrscheinlich in den meisten Fällen die aus dem Herzen hinausgeworfene Blutmenge bei einem starken Zuwachs des Blutdruckes abnähme. Das Schlagvolumen wäre also, ganz unabhängig von der Pulsfrequenz, bei einem hohen Druck kleiner als bei einem niedern.

Die Verschiedenheit zwischen dem Herzen und den Skeletmuskeln ist indessen doch zu gross, um diese Schlussfolgerung zu erlauben. Wir müssen uns also dem Herzen selbst zuwenden, um sichere Ergebnisse zu erhalten.

Hierbei müssen wir zuerst die Versuche berücksichtigen, welche an den Herzen kaltblütiger Thiere ausgeführt worden sind.

Am ausgeschnittenen Froschherzen fanden Blasius[3] und Dreser[4] und an ausgeschnittenen Schildkrötenherzen Marey,[5] dass bei constantem venösen Druck die bei jeder Systole aus dem Herzen herausgetriebene Blutmenge abnimmt, je grösser der arterielle Widerstand ist. — Wird der Versuch in der Weise angeordnet, dass die Herz-

[1] Santesson, *Skand. Arch. f. Physiol.*, 1, S. 35; 1889.

[2] Santesson, ib., S. 45.

[3] Blasius, *Arbeiten aus dem physiol. Laborat. der Würzburger Hochschule*, 1, S. 1—51; 1872.

[4] Dreser, *Arch. f. exp. Pathol.*, 24, S. 225 folg.; 1887.

[5] Marey, *Travaux du laboratoire*, 4, S. 167—173; 1880.

kammer während ihrer Diastole demselben Druck, gegen den sie sich bei der Systole contrahiren soll, ausgesetzt ist, so wächst, wie speciell Roy[1] und Dreser[2] nachgewiesen haben, das Schlagvolumen mit dem Drucke bis zu einer gewissen Grenze und nimmt dann bei noch weiter gesteigertem Druck wieder ab. Nach Roy würde sich das Froschherz bis zu einem Druck von über 20^{mm} Hg vollständig entleeren.

Unter Martin's Leitung haben Howell und Donaldson an isolirten Hundeherzen nach der oben beschriebenen Methode Versuche ausgeführt.[3] Sie fanden, dass das Schlagvolumen der linken Kammer von der venösen Zufuhr in der Weise bedingt ist, dass die von der Kammer bei ungefähr constantem Aortadruck ausgetriebene Blutmenge um so grösser ist, je bedeutender die venöse Zufuhr war. Die Blutmenge nimmt aber trotzdem nicht proportionell zu der venösen Zufuhr zu; im Gegentheil geben dieselben Verfasser an, dass die linke Kammer eine kleinere Blutmenge als die zu dem rechten Vorhof strömende heraustreibt.

Bei constanter venöser Zufuhr fand sich das Schlagvolumen innerhalb weiter Grenzen (58—147^{mm} Hg) von dem Widerstande unabhängig. Hierzu muss aber bemerkt werden, dass bei den betreffenden Versuchen die Blutzufuhr erheblich kleiner war als diejenige, bei welcher das Herz die grösste Blutmenge herauszutreiben vermochte. Diese Ermittelungen lassen sich daher nicht auf den normalen Kreislauf übertragen.

Um diese Frage näher zu erörtern, haben Roy und Adami,[4] sowie Johansson und ich[5] die Volumschwankungen des ganzen Herzens oder der Herzkammern bei intacter Circulation plethysmographisch untersucht. Als Ergebniss dieser Untersuchungen in Bezug auf die Herzthätigkeit bei Variationen des Gefässtonus ist hervorgegangen, dass, wenn eine durch Gefässcontraction hervorgerufene Drucksteigerung sich innerhalb nicht zu weiter Grenzen bewegt, das Herz bei dem höhern Druck in der That eine grössere Blutmenge als bei dem niedern in die Arterien heraustreibt. Wenn dagegen die Drucksteigerung, d. h. die Zunahme des Widerstandes, sehr bedeutend ist, so wird die bei jeder Systole ausgetriebene Blutmenge kleiner. Im

---

[1] Roy, *Journal of physiology*, 1, S. 452—496; 1879.

[2] Dreser, a. a. O., S. 224.

[3] Howell und Donaldson, *Philosophical transactions*, 1884, S. 139—160.

[4] Roy und Adami, *British medical Journal*, 1888, 2, S. 1321 folg.; — vgl. auch *Philosophical transactions*, 183, B, S. 254 folg., 270; 1892.

[5] Johansson und Tigerstedt, *Skand. Arch. f. Physiol.*, 2, S. 409 folg.; 1892.

letzterwähntem Falle findet natürlich immer eine Blutstauung im Herzen statt. Bei kleineren Drucksteigerungen kann es sich ereignen, dass die herausgetriebene Blutmenge der durch die Venen zuströmenden entspricht, und dass also nach beendigter Systole die Füllung des Herzens nicht grösser wie bei einem niedern Druck ist. Als Regel scheint jedoch aufgestellt werden zu können, dass bei einem höhern Drucke, trotz der Zunahme des Schlagvolumens, die in den Herzkammern zurückbleibende Blutmenge eine grössere ist. Dies geht übrigens aus der directen Inspection des blossgelegten Herzens bei starker Gefässverengerung unmittelbar hervor.

Diese Beobachtungen beziehen sich aber auf das ganze Herz oder auf die beiden Kammern. Es fragt sich, wie jede Kammer dabei an und für sich betheiligt ist. Der Vergleich der Blutdruckcurve und der entsprechenden plethysmographischen Herzcurve ergiebt, dass die Steigerung des Blutdruckes genau zu derselben Zeit beginnt, da die Volumcurve eine Entfernung von der Abscisse zeigt, d. h. die Füllung des ganzen Herzens sowie der beiden Herzkammern wird gleich bei der eintretenden Drucksteigerung vermehrt.

Dies kann aber von nichts anderem bedingt sein, als von einer vermehrten Zufuhr aus den Hohlvenen. Die Zunahme der Herzfüllung ist also die Folge der durch die Contraction der Gefässe bedingten, vermehrten Überführung von Blut aus dem grossen Kreislaufe in die Venen. Die erste Volumenzunahme des Herzens im Maximum der Diastole ist also von einer vermehrten Füllung des rechten Herzens bedingt. — Zu gleicher Zeit ist aber das Volumen der Kammern im Maximum der Systole grösser als vor der Drucksteigerung. Da dies eben im Beginn der Drucksteigerung stattfindet, bevor ein vermehrter Zufluss zum linken Herzen durch die Lungen zu Stande kommt, scheint es erlaubt, daraus zu schliessen, dass die rechte Kammer es nicht vermag, die gesammte vermehrte Blutmenge herauszutreiben, und dass also schon hier eine Blutstauung eintritt. Jedenfalls ist aber die von der rechten Kammer herausgetriebene Blutmenge grösser wie vorher, durch die Lungen kommt eine grössere Blutmenge zu dem linken Herzen, und die Füllung der linken Kammer wird grösser.[1]

Wie sich die Dinge im weitern Verlauf der Drucksteigerung darstellen, ist mit Hilfe der volumetrischen Herzcurve nicht leicht festzustellen. Dieselbe lehrt uns nur, dass eine stetig zunehmende Stauung im Herzen stattfindet, wenn auch dabei in der Regel die herausgetriebene Blutmenge zunimmt. Wie aber diese Stauung und diese

[1] Vgl. Johansson und Tigerstedt, ib., S. 430 folg.

vermehrte Blutaustreibung auf die beiden Kammern sich vertheilen, darüber giebt die plethysmographische Curve keinen eindeutigen Aufschluss.

Bei meinen Untersuchungen über das Schlagvolumen der linken Herzkammer (vgl. S. 151) habe ich einige directe Beobachtungen über das Secundenvolumen des Herzens in seiner Abhängigkeit von dem Widerstande in den Gefässen gemacht. Es zeigte sich bei Versuchen, wo die Blutzufuhr zum Herzen nicht künstlich beeinflusst wurde, dass das Secundenvolumen der linken Kammer bei zunehmendem Widerstand im allgemeinen abnimmt; dass dasselbe aber innerhalb gewisser Grenzen von dem Widerstande unabhängig ist; und dass es endlich unter günstigen Umständen bei einem grössern Widerstande sogar zunehmen kann. Aus der Thatsache aber, dass der Blutdruck trotz der Abnahme des Secundenvolumens sehr oft zunimmt, folgt ferner, dass die Abnahme des Secundenvolumens geringer ist, als es der Zunahme des Widerstandes entspricht.

Wenn eine ausgiebige Gefässcontraction durch Erstickung ausgelöst wird, so stellt sich die Abnahme des Secundenvolumens bei vermehrtem Widerstande sehr prägnant dar, obgleich ich auf der andern Seite auch Beobachtungen besitze, wo trotz der schädlichen Einflüsse, welche bei der Erstickung auf das Herz einwirken, und wo trotz der Contraction der Gefässe das Secundenvolumen dennoch constant bleibt, ja sogar, wenn auch nicht viel, zunimmt.

Wenn man die Blutzufuhr zum Herzen künstlich, etwa durch ein nicht zu starkes Drücken auf den Bauch, steigert — wo natürlich auch der Widerstand im grossen Kreislauf etwas, jedoch in keinem beträchtlichen Grade — erhöht wird, so treibt die linke Kammer in der Regel auch eine vermehrte Blutmenge heraus. Wir begegnen aber auch der Thatsache, dass bei stark contrahirten Gefässen der Druck auf den Bauch gar keine Vermehrung der systolisch herausgetriebenen Blutmenge bedingt.[1]

Obgleich die vorliegenden, mehr oder weniger directen Beobachtungen über die bei verschiedenem Widerstande aus dem Herzen herausgetriebene Blutmenge noch in vielerlei Hinsicht mangelhaft sind, scheint jedoch aus denselben hervorzugehen, dass bei einem Widerstande von gewisser Stärke das Herz weniger Blut als bei einem geringern Widerstande heraustreibt. Dies Ergebniss wird durch die Erfahrungen Claude Bernard's,[2] Marey's[3] und

[1] Tigerstedt, *Skand. Arch. f. Physiol.*, 3, S. 207—219; 1891.

[2] Claude Bernard, *Leçons sur les liquides de l'organisme*, 1, S. 205; 1859.

[3] Marey, *La circulation du sang*, S. 288.

Hürthle's[1] hinsichtlich der bei jeder Kammersystole in den Arterien stattfindenden Druckschwankungen wesentlich gesichert.

Vor einigen Jahren beobachtete Fick,[2] dass der (mit einem elastischen Manometer bestimmte) Blutdruck während eines Herzschlages viel grössere Schwankungen darbietet, als man in der Regel anzunehmen gewohnt war. Hürthle bestätigte dies und fand gleichzeitig, dass die jeder Herzperiode entsprechenden Druckschwankungen bei einem höhern Drucke in der Regel kleiner und nur ausnahmsweise grösser als bei einem niedern Druck waren. Nun wissen wir aber, dass die Dehnbarkeit der Arterien bei einem höhern Druck geringer ist als bei einem niedern. Wird bei einem hohen und einem niedern diastolischen Blutdruck dieselbe Blutmenge in die Aorta getrieben, so muss der Blutdruck bei jeder Systole in jenem Falle viel mehr als in diesem ansteigen (vgl. S. 319). Da dies aber nicht stattfindet, sondern im Gegentheil die systolischen Druckvariationen in der Regel bei einem höhern Druck diejenigen bei einem niedern nicht übersteigen, so darf man schliessen, dass die Blutmenge, welche bei einem hohen Blutdrucke von der linken Kammer herausgetrieben wird, im allgemeinen kleiner ist als die bei einem niedern Drucke herausgetriebene.

Als Belege dafür und um gleichzeitig eine Vorstellung von den bei jeder Herzperiode stattfindenden Schwankungen des Blutdruckes zu ermöglichen, theile ich hier einige von den Werthen Hürthle's mit. Der betreffende Versuch ist am Kaninchen ausgeführt.

	Druckschwankungen in der Aorta während jeder Herzperiode; mm Hg:	Der Umfang der Druckschwankung; mm Hg:	Die Pulsfrequenz in 1 Sec.:	Bemerkungen.:
1	115—156	41	238	Ohne Eingriff.
2	133—182	49	210	Compression der Bauchaorta.
3	86—130	44	227	Unmittelbar nachher.
4	140—178	38	255	Compression der Carotis sin.
5	90—144	54	210	Reizung des N. depressor.
6	124—162	38	242	Ohne Eingriff.[3]

Ich bemerke jedoch, dass die von Fick und Hürthle ermittelten Thatsachen bezüglich des Umfanges der systolischen Druckschwankung in hohem Grade der Controle durch ein Maximum- und Minimummanometer (vgl. S. 97)

[1] Hürthle, *Arch. f. d. ges. Physiol.*, 43, S. 433 folg.; 1888; — vgl. auch Hürthle, ib., 47, S. 30 folg.; 1890.

[2] Fick, *Arbeiten aus dem physiol. Laborat. d. Würzburger Hochschule*, 2, S. 193; 1873; — *Festschrift zur dritten Säcularfeier der Universität Würzburg*, 1, S. 277; 1882.

[3] Hürthle, a. a. O., S. 437. Betreffs dieser Werthe dürfen wir nicht vergessen, die verschieden grosse Pulsfrequenz zu berücksichtigen, denn es ist ja klar, dass die Druckschwankungen bei einem seltenern Puls wegen der reichlichern Blutmenge, die dem Herzen zur Verfügung steht, sowie wegen der längern Dauer der Diastole grösser als bei einem frequentern Puls sein können.

bedürfen, weil man auch bei den besten Instrumenten vor Eigenschwingungen nie vollständig sichergestellt ist, wenn es sich um schnelle Druckschwankungen handelt.

3. Es erübrigt nun, den Einfluss der Blutmenge auf den arteriellen Druck zu erörtern.

Die Blutmenge eines Thieres genau zu bestimmen ist keine leichte Aufgabe, weil man nicht durch Verblutung allein die ganze Blutmenge aus dem Körper herausschaffen kann.

Der erste, der mit voller Kenntniss davon Versuche in dieser Richtung ausführte, war Valentin.[1] Seine Ergebnisse sind aber fehlerhaft, weil er die Transsudation, die bei Einspritzung von Wasser in das Gefässsystem durch dessen Wände stattfindet, nicht berücksichtigte.

Eine genauere Methode wurde von Welcker[2] benutzt und später von Heidenhain[3] und Gscheidlen[4] weiter ausgebildet. Das Princip dieser Methode ist folgendes.

Man nimmt zuerst eine normale Blutprobe (b), darnach lässt man das Thier verbluten und spült dessen Gefässsystem mit Wasser aus, bis dieses klar und ungefärbt heraustritt. Das bei der Verblutung erhaltene Blut wird zu dem Spülwasser hinzugefügt; die ganze Menge des bei der Verblutung erhaltenen Blutes + der benutzten Spülflüssigkeit bezeichnen wir mit w. Nun wird die normale Blutprobe b durch Zusatz von Wasser (v) auf dieselbe Farbekraft wie eine Probe von w gebracht. Dann muss natürlich, wenn y die thatsächliche Blutmenge des Körpers bezeichnet, nachdem die Normalprobe genommen worden ist, folgende Relation stattfinden:

$$b : b + v = y : w;$$

$$y = \frac{b}{b + v} \cdot w:$$

Die ganze Blutmenge des Thieres ist also:

$$b + y = b + \frac{b}{b + v} \cdot w.$$

Die Verbesserungen, welche diese Methode erhalten hat, sind theils Zerschneiden und Ausspülen der Organe, um die Blutrückstände, die trotz des Ausspülens in irgend welchem Gefässgebiet zurückgeblieben sind, mit zu bekommen, theils Anwendung der physiologischen Kochsalzlösung statt des destillirten Wassers als Spülflüssigkeit, um derart die Auflösung von Blutkörperchen und die Imbibition dieser Lösung in den Organen zu vermeiden,[5] theils Entfernung der willkürlichen Muskeln vor der Herstellung des Thierbreies, theils endlich vervollkommnete Methoden, um die Farbekraft der Blutproben

---

[1] Valentin, *Repertorium f. Anat. u. Physiol.*, 3, S. 281—293; 1838.

[2] Welcker, *Vierteljahrsschrift f. die prakt. Heilkunde*, 24, S. 63 folg.; 1854; — *Zeitschr. f. rat. Med.*, dritte Reihe, 4, S. 147—167; 1858.

[3] Heidenhain, *Arch. f. physiol. Heilkunde*, 1857, S. 528.

[4] Gscheidlen, *Unters. aus dem physiol. Laborat. in Würzburg*, 3, S. 141 bis 158; 1868.

[5] Gscheidlen, a. a. O., S. 150—151.

zu bestimmen. Ich werde alle diese Einzelheiten nicht besprechen, sondern gehe direct zu den Ergebnissen über.

In der folgenden Tabelle habe ich dieselben zusammengestellt und dort die verschiedenen von ungleichen Autoren erhaltenen Werthe gesondert aufgeführt, weil die angewandten Methoden in der einen oder andern Hinsicht verschieden gewesen sind, und weil es von Bedeutung ist, die individuellen Schwankungen der Blutmenge kennen zu lernen. Es ist nämlich bei mehreren physiologischen Betrachtungen nothwendig, die Blutmenge des Thieres zu berücksichtigen, und ferner ist es auch von Nutzen, zu wissen, innerhalb welcher Grenzen sie schwanken kann. Einige Autoren haben bei ihren Berechnungen der Blutmenge im Verhältniss zum Körpergewicht den Darminhalt — der ja bei den pflanzenfressenden Thieren sehr beträchtlich ist — abgezogen. Daher habe ich in der nachstehenden Tabelle für diese Thiere die Blutmenge sowohl für das Rohgewicht des Thieres, wie für dessen Reingewicht (Gewicht nach Abzug des Darminhaltes) nach dem Procent berechnet.

Der nach dem Procent berechnete Gehalt an Blut.

Nach Bestimmungen von	Hund:	Katze:	Kaninchen:		Meerschweinchen:	
			Rohgew.	Reingew.	Rohgew.	Reingew.
Welcker[1]	—	6·7	—	—	—	—
Heidenhain[2]	8·1—6·6	—	—	4·8—6·1	—	4·0
Panum[3]	7·9	—	—	—	—	—
Gscheidlen[4]	8·9—7·1	—	—	5·9—4·4	—	5·4—4·2
Ranke[5]	7·0—6·4	4·8—4·6	—	8·2—3·0	—	5·8
Steinberg[6]	8·9—5·6	9·6—5·5	—	8·7—7·2	—	8·3—6·3
Jolyet und Laffont[7]	8·1—6·9	5·9	5·5	—	5·6	—

Die Frage, wie die Blutmenge bei Thieren von verschiedenem Alter und bei verschiedenem Zustande schwankt, werde ich hier nicht erörtern, weil sie zweckmässiger im Zusammenhange mit der Physiologie des Blutes behandelt wird.

Die Blutmenge des Menschen wurde nach der Methode Welcker's an den Leichen zweier hingerichteter Verbrecher von Bischoff bestimmt: er fand sie gleich 7·1—7·7 % des Körpergewichtes.[8] Früher hatten E. F. Weber und Lehmann ähnliche Bestimmungen gemacht,

[1] Welcker, *Zeitschr. f. rat. Med.*, dritte Reihe, 4, S. 158; 1858.

[2] Heidenhain, *Arch. f. physiol. Heilkunde*, 1857, S. 528.

[3] Panum, *Arch. f. pathol. Anat.*, 29, S. 267; 1864.

[4] Gscheidlen, a. a. O., S. 153; — vgl. auch *Arch. f. d. ges. Physiol.*, 7, S. 530 folg.; 1873.

[5] Ranke, *Die Blutvertheilung und der Thätigkeitswechsel der Organe.* Leipzig 1871, S. 32—42. Auch für die Fleischfresser beziehen sich die Zahlen Ranke's auf das Reingewicht.

[6] Steinberg, *Arch. f. d. ges. Physiol.*, 7, S. 101—107; 1873.

[7] Jolyet und Laffont, *Comptes rendus de la soc. de biol.*, 1877, S. 153.

[8] Bischoff, *Zeitschr. f. wiss. Zoologie*, 7, S. 336; 1856; — 9, S. 65; 1857.

jedoch nach einer Methode, die wahrscheinlich zu hohe Werthe gegeben hat.[1]

Unsere Kenntniss von dem Einfluss der Blutmenge auf den arteriellen Blutdruck verdanken wir hauptsächlich den Untersuchungen, welche im Laboratorium Ludwig's von Tappeiner, Worm-Müller und Lesser ausgeführt worden sind und später von mehreren anderen Autoren fortgesetzt wurden.

Tappeiner fand, dass allerdings ein Blutverlust von 1·3 % des Körpergewichtes (= etwa $^1/_5$ der Blutmenge) den Druck senkt, dass dieser aber binnen kurzem einen Werth erreicht, der genügt, um das Leben zu erhalten. Sogar nach grösserer Blutentziehung (bis 3 % und mehr vom Körpergewichte) erhöhte sich der Druck beträchtlich, ohne dass hierzu die Beihülfe krampfhafter Gliederbewegungen nothwendig gewesen wäre.[2]

Worm-Müller untersuchte die Frage näher und beobachtete speciell den Einfluss von Transfusion auf den arteriellen Blutdruck. Seine Ergebnisse, welche die von Magendie und Poiseuille[3] schon viel früher gewonnenen vollständig bestätigen, können folgendermassen kurz zusammengefasst werden: der mittlere Druck des Blutes kann nach stattgefundener Transfusion sowohl steigen als sinken, er überschreitet dabei jedoch nicht einen gewissen Werth, der niemals höher ist als die Werthe, welche der Blutdruck auch bei normaler Füllung der Gefässhöhle erreichen kann. Und doch transfundirte er Blutmengen, welche bis 12·7 % des Körpergewichtes betrugen.

Blutentziehungen von 1·88—2·82 % des Körpergewichtes wurden ohne irgend welches bedeutenderes Herabsinken des Blutdruckes ertragen.[4]

Die fortgesetzten Untersuchungen dieses Gegenstandes haben dieses Ergebniss vollends bestätigt. Unter diesen muss eine von Pawlow ausgeführte besonders hervorgehoben werden, weil hier die Verhältnisse den normalen so nahe wie möglich kommen.

Pawlow hatte einen Hund so gut dressirt, dass dieser, ohne betäubt zu sein, beim Versuch vollkommen still lag. Der Blutdruck wurde in der Regel in einer auf der Innenseite des Kniegelenkes ganz

---

[1] C. G. Lehmann, *Lehrbuch d. physiol. Chemie*, 2, Leipzig 1853, S. 234.

[2] Tappeiner, *Ber. d. sächs. Gesellsch. d. Wiss.*, math.-phys. Cl., 1872, S. 199 folg.

[3] Magendie, *Comptes rendus de l'académie des sciences*, 1838, 1, S. 55; cit. nach E. H. Weber, *Ber. d. sächs. Gesellsch. d. Wiss.*, math.-phys. Cl., 1850, S. 192.

[4] Worm-Müller, ib., 1873, S. 573—664.

an der Oberfläche liegenden Arterie gemessen. Nachdem Pawlow den normalen Werth des Blutdruckes beobachtet hatte, fütterte er das Thier mit trockenem Brot oder auch trockenem Fleisch, um auf diese Weise theils eine Gefässerweiterung im Darme, theils eine starke Absonderung von Verdauungsflüssigkeiten hervorzubringen. Dessenungeachtet sank der Blutdruck nur um höchstens 10 mm Hg herab.[1]

Ferner gab Pawlow seinem Hunde grosse Mengen Bouillon zu trinken; trotz der dadurch auf natürlichem Wege einverleibten grossen Flüssigkeitsmenge stieg der Blutdruck dennoch nicht an.[2]

Wir sind also zu der Behauptung berechtigt, dass der Blutdruck bei vermehrter Füllung der Gefässhöhle seine physiologischen Grenzen bei normaler Füllung nicht überschreitet; auch bei verminderter Blutfüllung finden sich Mechanismen, welche bezwecken, den Blutdruck auf seiner normalen Höhe zu erhalten.

Es gilt nun zu untersuchen, welche diese regulirenden Mechanismen sind. Hierbei werde ich zuerst die Verhältnisse bei einer vermehrten Füllung untersuchen.

Gesetzt, es wird einem Thiere in eine Vene Blut oder irgend eine andere, nicht giftige Flüssigkeit transfundirt.

Dann muss zuerst bemerkt werden, dass nicht die ganze transfundirte Flüssigkeitsmenge zum Herzen geht. Im Gegentheil strömt ein nicht unbeträchtlicher Theil davon in die centralen Venen, welche dadurch überfüllt werden.[3] Ferner sammelt sich eine Menge der Flüssigkeit in der Leber, die laut den Untersuchungen Stolnikow's,[4] welche ich in einer folgenden Vorlesung näher besprechen werde, die Aufgabe hat, das rechte Herz vor einem zu grossen Blutzufluss zu schützen. Bei Transfusion einer grössern Flüssigkeitsmenge wird die Leber fast hart wie ein Brett; wird sie nach dem Tode des Thieres aus dem Körper herausgeschnitten, so strömt in reichlicher Menge Flüssigkeit aus derselben heraus. Eine nicht unbeträchtliche Menge Flüssigkeit wird also von der Leber aufgenommen und dem allgemeinen Kreislauf entzogen.[5]

Ferner bleibt die ganze transfundirte Flüssigkeit nicht in dem Gefässsystem. Schon Worm-Müller beobachtete eine vermehrte

[1] Pawlow, *Arch. f. d. ges. Physiol.*, 16, S. 266—271; 1878.
[2] Pawlow, ib., 20, S. 213—214; 1879.
[3] Stolnikow, *Arch. f. Anat. u. Physiol.*, physiol. Abth., 1886, S. 46; — Johansson und Tigerstedt, *Skand. Arch. f. Physiol.*, 1, S. 395; 1889.
[4] Stolnikow, *Arch. f. d. ges. Physiol.*, 28, S. 267—271; 1882.
[5] Dastre und Loye, *Archives de physiol.*, 1889, S. 280; — Johansson und Tigerstedt, a. a. O., S. 396; 1889.

Transsudation in der Brust- und der Bauchhöhle, sowie hier und da Ödemen; auch fand er, dass die Geschwindigkeit des Lymphstromes in dem Brustgange zunahm.[1] Die Gefässe befreien sich also mittelst Transsudation von einem Theil ihres vermehrten Inhaltes. Dass es jedoch nicht, wie dies v. Regéczy will,[2] möglich ist, aus dieser Transsudation allein die Constanz des Blutdruckes zu erklären, geht zur Genüge daraus hervor, dass, wie speciell Cohnstein und Zuntz nachgewiesen haben,[3] der Gehalt des Blutes an Blutkörperchen unmittelbar nach stattgefundener Transfusion einer physiologischen Kochsalzlösung nahezu mit dem, nach der Verdünnung des Blutes berechneten übereinstimmt. Erst eine Stunde später war das Blut wieder concentrirter, in den meisten Fällen dauerte es aber mehrere Stunden, bevor es seine normale Zusammensetzung wieder erlangt hatte.

Grosglik transfundirte an Hunden eine der Blutmenge gleiche Quantität Kochsalzlösung. Aus der Zählung der Blutkörperchen ging hervor, dass freilich schon während der ersten zehn Minuten nach Aufhören der Transfusion eine beträchtliche Transsudation stattfand, sowie dass während der ersten Stunde 69—79 % der transfundirten Flüssigkeit aus den Gefässen herausgetreten war. Erst aber nach 3—6 Stunden hatte das Blut seine normale Zusammensetzung wieder erreicht. Von dieser Flüssigkeit blieb eine grosse Menge im Körper zurück, ohne während der Beobachtungsdauer durch die Nieren oder die Speicheldrüsen abgesondert zu werden. Ja es konnte sogar geschehen, dass gar keine Harnsecretion stattfand, und dennoch war das Gefässsystem von der überschüssigen Flüssigkeit befreit.[4]

Ferner ist die eigene Beschaffenheit der transfundirten Flüssigkeit von Bedeutung. Mittelst Zählung der Blutkörperchen fand Worm-Müller, im Gegensatz zu den eben erwähnten Autoren, dass bei Transfusion vom Blut noch am Ende des ersten Tages etwa die Hälfte der transfundirten Blutmenge in den Gefässen zurückgeblieben war,[5] während auf der andern Seite v. Regéczy beobachtete, dass das Blut seine normale Zusammensetzung sehr schnell wieder erhielt, wenn destillirtes Wasser zur Transfusion benutzt wurde.[6] Endlich zeigt die Erfahrung, dass Kaninchen die Transfusion einer Kochsalzlösung leichter als eine Bluttransfusion ertragen.[7]

Nebst der Transsudation wirkt auch eine vermehrte Secretion mit. Wenigstens die Schleimhaut des Darmes und die Nieren gerathen bald

---

[1] Worm-Müller, a. a. O., S. 647.
[2] v. Regéczy, *Arch. f. d. ges. Physiol.*, 37, S. 73—106; 1885.
[3] Cohnstein und Zuntz, ib., 42, S. 317—324; 1888.
[4] Grosglik, *Archives de physiol.*, 1890, S. 704—713.
[5] Worm-Müller, *Transfusion u. Plethora.* Christiania 1875, S. 55—73.
[6] v. Regéczy, a. a. O., S. 94—99.
[7] Johansson und Tigerstedt, a. a. O., 1, S. 397; 1889.

in einen Zustand stark vermehrter Thätigkeit. Wird Kochsalzlösung transfundirt, und geschieht die Transfusion genügend langsam (Maximum beim Kaninchen 3 ccm, beim Hunde 1 ccm in der Minute pro 1 kg Körpergewicht), so verlaufen nach Dastre und Loye Transfusion und Harnsecretion vollkommen parallel. Es muss aber bemerkt werden, dass diese vermehrte Harnsecretion nicht sogleich eintritt, und dass sie bei einer schnellern Transfusion ganz versiegen kann, ohne dass darum der Blutdruck oberhalb seiner physiologischen Grenze bei normaler Blutfüllung steigt.[1]

Durch Transfusion und Secretion geht die Füllung des Gefässsystems allmählich wieder zur Norm zurück. Dies geschieht aber in der Regel verhältnissmässig langsam, und andere Umstände müssen daher bei der Regulirung des Blutdruckes zusammenwirken.

Ein Moment, in welchem Worm-Müller den wichtigsten Factor sah, und welchem auch nach der neuern Erfahrung eine sehr grosse Bedeutung anerkannt werden muss, ist die Gefässerweiterung. In welcher Weise diese eigentlich zu Stande kommt, darüber können wir uns nicht mit voller Bestimmtheit aussprechen. Es ist möglich, dass die vermehrte Blutmenge in irgend einer Weise die Gefässmuskeln direct lähmt. Wahrscheinlicher ist es jedoch, dass die Gefässerweiterung unter Vermittelung des N. depressor von dem überfüllten Herzen reflectorisch ausgelöst wird.[2]

Endlich spielt auch die Herzthätigkeit hierbei eine nicht unbedeutende Rolle. Schon von vornherein kann man voraussetzen, dass das Herz, wenn die Blutmenge eine gewisse Grenze überschreitet, dieselbe nicht vollkommen bewältigen kann. In der That haben auch Johansson und ich gefunden, dass, wenn die Transfusion mit genügender Langsamkeit stattfindet, das Herz eine entsprechend grössere Blutmenge in die Gefässe heraustreibt. Geschieht dagegen die Transfusion schneller oder ist bei verhältnissmässig langsamer Transfusion die transfundirte Blutmenge ziemlich bedeutend, so treibt das Herz in die Gefässe eine Blutmenge, welche zwar grösser als vor der Transfusion sein kann, jedoch nicht genügt, um eine Blutstauung im Herzen zu vermeiden. Es kann schliesslich auch geschehen, dass die transfundirte Blutmenge so gross ist, dass von Anfang an oder später zu grosse Anforderungen an die Leistungsfähigkeit des Herzens gestellt werden: trotz der grossen Füllung der Gefässhöhle sinkt dabei der arterielle Blutdruck.

[1] Dastre und Loye, *Archives de physiologie*, 1888, 2, S. 93—114; — 1889, S. 253—285.

[2] Vgl. Sewall und Steiner, *Journal of physiol.*, 6, S. 162—176; 1885.

Johansson und ich haben auch Fälle gesehen, wo das Herz während der Transfusion selbst kräftig gearbeitet und ohne Zweifel die vermehrte Blutmenge bewältigt hat, während der Fortsetzung des Versuches, nach Aufhören der Transfusion, aber plötzlich alle Symptome einer acuten Ermüdung gezeigt hat. In derartigen Fällen hat das Herz jedoch nach einer genügend starken Blutentziehung seine Leistungsfähigkeit wiedergewonnen; und dies bezeugt vielleicht noch deutlicher als irgend etwas anderes, wie nothwendig es ist, bei der Erörterung der Frage bezüglich der Abhängigkeit des Blutdruckes von der Blutmenge auch das Herz zu berücksichtigen.[1]

Diese Beobachtungen enthalten die Erklärung der von Lesser[2] und Worm-Müller[3] erwähnten Thatsache, dass Thiere, welchen sehr grosse Blutmengen transfundirt worden sind, freilich die Operation überstanden haben, jedoch einige Tage später zu Grunde gegangen sind. Die Factoren, welche die Blutmenge des Körpers reguliren, wirken verhältnissmässig langsam. Besonders bei Transfusion von Blut dauert es lange genug, bevor die Blutmenge zur Norm gelangt ist, denn die Zählung der Blutkörperchen ergiebt, wie ich schon bemerkt habe, dass Ende des ersten Tages etwa die Hälfte der transfundirten Blutmenge noch im Gefässsystem zurückgeblieben ist. Unter solchen Umständen kann die Arbeit, die dem Herzen obliegt, dieses endlich ermüden, und die eben erwähnte acute Herzschwäche tritt ein, auch wenn 24 Stunden oder mehr nach beendigter Transfusion verflossen sind.

Ohne das meinen eigenen Studien fremde Gebiet der Herzkrankheiten betreten zu wollen, glaube ich jedoch berechtigt zu sein, die Bedeutung dieser Umstände für die theoretische Auffassung der Oertelschen Cur bei Herzerkrankungen anzudeuten, bei welchen u. a. sorgfältig darauf geachtet wird, dass der Kranke nicht durch Genuss von allzugrossen Mengen flüssiger Nahrung seine Blutmenge und die vom Herzen auszuführende Arbeit in einem zu hohen Grade steigert.[4]

Bei einer Blutentziehung stellen sich die Vorgänge in umgekehrter Richtung dar. Das Herz entleert sich so vollständig wie möglich und treibt also eine möglichst grosse Blutmenge in die Gefässe hinaus. Zu derselben Zeit ziehen sich die Gefässe zusammen und leisten

[1] Johansson und Tigerstedt, a. a. O., S. 394. Über die Wirkung der Transfusion auf das Herz vgl. auch Roy und Adami, *British med. journal*, 1888, 2, S. 1321; — *Philosophical transactions*, 183, B, S. 270 folg.; 1892.

[2] Lesser, *Ber. d. sächs. Ges. d. Wiss.*, math.-phys. Cl., 1874, S. 172—176.

[3] Worm-Müller, *Transfusion u. Plethora*, S. 9—56.

[4] Oertel, *Handbuch d. allgemeinen Therapie d. Kreislaufsstörungen*. 1. Aufl. Leipzig 1884; — 4. Aufl., ib., 1891.

hierdurch der Blutströmung einen grössern Widerstand. Ferner ist es nicht unwahrscheinlich, dass von der Gewebsflüssigkeit aus die Füllung der Gefässhöhle vermehrt wird, und dass das in der Leber sich stauende Blut in höherm Grade wie sonst dem allgemeinen Kreislauf zu Gute kommt. Es ist auch nicht von vornherein die Möglichkeit zu leugnen, dass während und nach einer Blutentziehung die secernirenden Organe des Körpers ihre Thätigkeit in grösserm oder geringerm Grade einstellen und dadurch ihrerseits der verminderten Füllung der Gefässhöhle entgegenwirken. Von den Nieren weiss man schon lange, dass sie bei einem niedern Blutdrucke weniger als bei einem hohen secerniren; dass auch die Speichelsecretion bei Blutentziehung abnimmt, hat Langley nachgewiesen.[1] Klemensiewicz hat beim Frosch bei Blutentziehung sowohl die Gefässverengerung wie den vermehrten Übergang der Gewebsflüssigkeit in die Blutgefässe direct unter dem Mikroskop beobachtet.[2]

Durch das Zusammenwirken der zahlreichen Umstände, die wir hier erörtert haben, und möglicherweise auch noch anderer, die wir noch nicht kennen, bewegt sich der Blutdruck unter normalen Verhältnisse, trotz der mannigfachen Einflüsse, welche denselben in verschiedener Richtung zu verändern streben, dennoch im allgemeinen nur innerhalb wahrscheinlich ziemlich enger Grenzen.

Bei vollständiger körperlicher Ruhe und wenn alle Sinneserregungen möglichst ausgeschlossen sind, hält sich der Blutdruck ziemlich lange absolut constant, ja Pawlow hat an seinem dressirten Hunde beobachtet, dass der Blutdruck von Tag zu Tag fast gar nicht schwankt. Als Beispiel theile ich hier mit: 1878 3/IV: 128 ^{mm}; — 4/IV: 131 ^{mm}; — 6/IV: 128 ^{mm}; — 10/IV: 129 ^{mm}; — 24/IV: 131 ^{mm}.[3] Ähnliche Ergebnisse hat Zadek am Menschen mit v. Basch's Sphygmomanometer gewonnen, wie aus der folgenden Beobachtungsreihe an einer gut genährten Frau von 60 Jahren hervorgeht:

Datum:	Zeit, n. M.:	Blutdruck; ^{mm} Hg:	Datum:	Zeit, n. M.:	Blutdruck; ^{mm} Hg:
28/VI	3	126—130	9/VIII	5	134—138
29/VI	$3^1/_4$	126—136	10/VIII	$2^1/_2$	126—134
3/VIII	$3^1/_2$	132—144	11/VIII	$3^3/_4$	134—138
7/VIII	$2^3/_4$	134—140	12/VIII	$3^1/_2$	136—144[4]
8/VIII	$1^3/_4$	130—134			

[2] Langley, *Philosophical transactions*, 180, B, S. 128; 1889.

[3] Klemensiewicz, *Sitz.-Ber. d. kais. Akad. d. Wiss.*, 96, Abth. 3, S. 51 bis 68; 1887.

[3] Pawlow, *Arch. f. d. ges. Physiol.*, 20, S. 216; 1879.

[4] Zadek, *Zeitschr. f. klin. Med.*, 2, S. 517; 1881. Ich bemerke, dass diese Werthe nicht als absolute, sondern nur als relative aufgefasst werden müssen.

Nach den Mahlzeiten steigt der Blutdruck, und auch unabhängig von denselben wird der Blutdruck Nachmittags etwas höher, um Abends wieder abzunehmen.[1]

Um bedeutende Schwankungen des Blutdruckes hervorzubringen, bedarf es indessen oft nur ganz schwacher Reizungen, welche so gering sein können, dass es zuweilen gar nicht gelingt, die Ursache einer plötzlich erscheinenden Drucksteigerung oder Druckabnahme ausfindig zu machen. Diese Schwankungen des Blutdruckes werde ich im Zusammenhang mit der Lehre von der Gefässinnervation behandeln.

§ 30. Der Blutdruck in verschiedenen Arterien.

Auf Grund seiner ersten Druckmessungen mit dem Hg-Manometer gab Poiseuille an, dass der mittlere Druck des Blutes in verschiedenen Arterien gleich und von deren Entfernung vom Herzen unabhängig ist.[2]

Wenn wir auch die absolute Richtigkeit dieses Satzes nicht mehr anerkennen können, so zeigen doch auf der andern Seite alle hierher gehörigen Untersuchungen, dass der Seitendruck des Blutes im arteriellen Systeme nur verhältnissmässig langsam mit der Entfernung vom Herzen abnimmt. So fand Volkmann bei zwei Versuchen an Kälbern den Druck in der A. metatarsea gleich 89·3 bezw. 146^{mm} Hg, während der Druck in der A. carotis 116·3 bezw. $165·5^{mm}$ Hg betrug.[3] Unter Anwendung eines elastischen Manometers ermittelte Fick den Druck in der A. tibialis (Hund) zu 132^{mm} Hg, während der gleichzeitig bestimmte Aortadruck während der Systole des Herzens zwischen 176 und 210^{mm} Hg schwankte und bei der Diastole $88—134^{mm}$ betrug.[4] Es ist indessen möglich, dass die benutzten Manometer nicht ganz aperiodisch waren. v. Schultén beobachtete beim Kaninchen den intraoculären Druck, bei welchem der Blutstrom in den Gefässen der Ader- und der Netzhaut unterbrochen wurde, und bestimmte also den maximalen Blutdruck in den A. ophthalmicae. Es ergab sich, dass der Blutdruck in diesen Arterien dem in der Aorta fast gleich war; die Differenz betrug nur $2—15^{mm}$ Hg.[5]

---

[1] Zadek, a. a. O., S. 520—522.

[2] Poiseuille, *Recherches sur la force du coeur aortique*, Thèse. Paris 1828, S. 31 folg.

[3] Volkmann, *Hämodynamik*, S. 168.

[4] Fick, *Festschr. zur dritten Säcularfeier d. Universität Würzburg*, 1, S. 278 folg.; 1882.

[5] v. Schultén, *Arch. f. klin. Chirurgie*, 32, S. 463; 1885.

Neuerdings hat Hürthle mit seinem Manometer am Hunde vergleichende Bestimmungen des Seitendruckes in verschiedenen Arterien ausgeführt. Seine Ergebnisse sind in folgender Tabelle zusammengestellt.

Nr.	Arterien	Druckvariation bei einer Herzperiode. (Mittel aus drei Beobachtungen.) mm Hg	Entfernung der untersuchten Arterien mm
I.	A. carotis, centr. Ende	80—160	140
	A. carotis, perif. Ende	66—117	
II.	A. carotis, centr. Ende	60—172	175
	A. lingualis	58—118	
III.	A. carotis	74—168	525
	A. cruralis	78—220	
IV.	A. carotis	94—183	400[1]
	A. cruralis	94—249	

Aus diesen Bestimmungen geht hervor, dass der während der Herzdiastole in den untersuchten Arterien herrschende Druck nur sehr wenig mit ihrer Entfernung vom Herzen abnimmt. Dagegen bietet der systolische Druck grössere Verschiedenheiten dar, und — was am meisten frappirt — der systolische Maximaldruck ist in der A. cruralis beträchtlich höher als in der A. carotis. Diese Erscheinung dürfte kaum auf irgend eine andere Weise zu erklären sein, als so, dass an den peripheren Verästelungen der A. cruralis die Pulswelle ohne Zeichenwechsel reflectirt worden ist, und dass die so entstandene Reflexwelle sich der primären Welle addirt hat (vergl. die folgende Vorlesung[2]). Auch könnte es möglicherweise der Fall sein, dass diese grossen Druckschwankungen von einer Eigenschwingung des Manometers bedingt wäre. Hier, wie in so vielen anderen ähnlichen Fällen, sind vollkommen sichere Ergebnisse nur mit Maximum- und Minimum-Manometern zu erhalten.

Die Ursache, dass der Druck im arteriellen Systeme im allgemeinen nur langsam abnimmt, ist eine rein hydrodynamische. Der Widerstand, auf den das Blut bei seiner Bewegung in Arterien nicht zu kleinen Kalibers stösst, ist gering im Vergleich zu demjenigen, welchem es in den kleinsten Arterien und in den Capillaren ausgesetzt ist. Die Folge davon ist, dass ein grösserer Verbrauch von Treibkraft nur beim Übergange zu diesen stattfindet, und dass also das Gefälle in den grossen und mittelgrossen Arterien ein verhältnissmässig geringes wird.

---

[1] Hürthle, *Arch. f. d. ges. Physiol.*, 47, S. 32—34.

[2] v. Kries, *Studien zur Pulslehre.* Freiburg 1892, S. 67, 68; — vgl. auch Hoorweg, *Arch. f. d. ges. Physiol.*, 52, S. 488; 1892.

§ 31. Die Geschwindigkeit des Blutes in den Arterien.

Bei der Bestimmung der Geschwindigkeit des Blutes in den Arterien ist man in zweierlei Weise zuwegegegangen, indem man theils die mittlere Geschwindigkeit des Blutes in der Zeiteinheit, theils die bei jedem Herzschlage stattfindenden Variationen dieser Geschwindigkeit zu ermitteln gesucht hat.

Als die mittlere Geschwindigkeit des Blutes in einer Arterie bezeichnen wir die Länge der Blutsäule, welche in der Zeiteinheit (1 Sec.) durch den Querschnitt der Arterie strömt. Wie für die Flüssigkeitsströmung im Allgemeinen gilt auch hier, dass diese Geschwindigkeit berechnet werden kann, wenn der Querschnitt der Arterie und die in der Zeiteinheit daraus hervorströmende Blutmenge bekannt sind. Es ist selbstverständlich, dass die Geschwindigkeit des Blutes nicht dadurch bestimmt werden kann, wenn man eine Arterie durchschneidet und die ausströmende Blutmenge misst, denn in diesem Falle strömt das Blut hervor, ohne auf einen nennenswerthen Widerstand zu stossen. Man könnte daran denken, die Ausflussöffnung durch einen Hahn zu verengen und auf diese Weise denselben Widerstand, welchen die kleinen Arterien und die Capillaren unter normalen Verhältnissen darbieten, künstlich zu erzeugen. Aber auch so ausgeführt, hat diese Bestimmung jedoch keinen eigentlichen Werth, denn das Thier verliert ja jedenfalls das ausströmende Blut, und die Beobachtung findet unter ganz abnormen Verhältnissen statt.

Der erste, der in einer exacten Weise die mittlere Geschwindigkeit des Blutes in den Arterien zu bestimmen versuchte, war Volkmann (1846).[1] Seine Methode bezweckte, die Geschwindigkeit der bei normalem Kreislauf in der Zeiteinheit durch eine Arterie strömenden Blutmenge zu messen.

Zu einem hohen Grade von Vollkommenheit wurde die Stromaichung von Ludwig ausgebildet, und in der letzten Form, die er seiner Stromuhr gegeben hat, ist dieselbe ein Instrument geworden, das, wenigstens in den bis jetzt geprüften Fällen, allen Anforderungen Genüge leistet.

Von den hierher gehörigen Apparaten werde ich nur die erste Form der Ludwig'schen Stromuhr beschreiben: Sie besteht aus zwei gleichgrossen Glaskugeln (*K*, *K'*, Fig. 81), deren Inhalt bekannt ist, und welche nach oben durch eine U-förmige Biegung direct in einander übergehen. An der convexen Seite

[1] Volkmann, *Hämodynamik*, S. 185 folg. Das Instrument Volkmann's ist zuerst in der Dissertation von Hüttenhain, *Observationes de sanguinis circulatione haemodromometri ope institutae*, Halle 1846, beschrieben.

des Bogens sitzt ein kurzes, verschliessbares Abzugsrohr (*o*). Die beiden Kugeln stehen mit je einem Ende (*H*, *C*) der Arterie in Verbindung. Wenn *K* bei Beginn des Versuches mit dem centralen Ende und *K'* mit dem peripheren Ende der Arterie communiciren soll, so wird *K'* mit defibrinirtem Blute, *K* mit Öl gefüllt. Die beiden Flüssigkeiten berühren einander nach oben an der Grenze der beiden Kugeln. Nun wird das Blut zugelassen: es dringt das Öl aus *K* nach *K'*, während das Blut dieser letztern Kugel durch *C* entweicht. Ist die Kugel *K'* bis zu ihrer untern Grenze mit Öl gefüllt, so dreht man rasch die Kugel um, so dass nun *K'* dem centralen und *K* dem peripheren Ende der Arterie zugekehrt ist. In dieser Weise kann der Versuch fortgesetzt werden, bis das Blut gerinnt oder die Grenze zwischen dem Öl und dem Blute in Folge ihrer Mischung verwischt wird.[1]

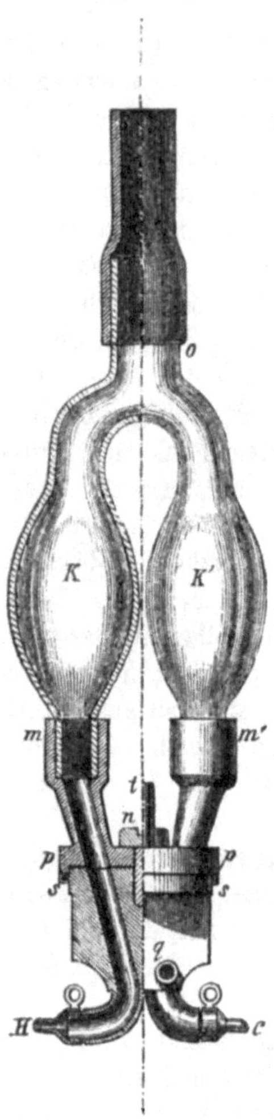

Fig. 81. Ludwig's Stromuhr.

Da die Räumlichkeit der Kugeln und die Zahl der Umdrehungen in einer gewissen Zeit bekannt sind, ergiebt sich die Stromgeschwindigkeit des Blutes in der betreffenden Arterie ohne weiteres. Die Umdrehungen werden mittelst eines elektrischen Contacts selbstthätig registrirt.

Diese Stromuhr habe ich in folgender Weise modificirt. In einem horizontal gestellten sehr gut geschliffenem Glascylinder findet sich eine hohle, der Lichtung des Cylinders angepasste Metallkugel (Fig. 82). Diese Kugel wird von dem durch den Apparat strömenden Blut vorwärts bewegt. Wenn die Kugel an dem peripheren Ende des Cylinders angekommen ist, wird der Cylinder mittelst des bei Ludwig's Stromuhr benutzten Mechanismus umgedreht, und das Blut schiebt die Kugel wieder vorwärts. Die Abgrenzung des strömenden Blutes geschieht durch die Kugel: die zwischen je zwei Umdrehungen des Messcylinders durch den Apparat strömende Blutmenge ist dem Cubikinhalt des Cylinders (die Kugel abgerechnet) gleich.[2]

Die Versuche, welche Dogiel und später Nicolaides mit der Ludwig'schen Stromuhr ausgeführt haben, haben ergeben, dass die Geschwindigkeit des Blutes in der Art. carotis oder Art. femoralis von dem einen Augenblick zum andern sehr erheblich

[1] Dogiel, *Ber. d. sächs. Gesellsch. d. Wiss.*, math.-phys. Cl., 1867, S. 199 folg. Die neueren Modelle der Ludwig'schen Stromuhr sind beschrieben bei Stolnikow, *Arch. f. Anat. u. Physiol.*, physiol. Abth., 1886, S. 6 folg.; — Pawlow, ib., 1887, S. 452 folg.; — Bohr, *Skand. Arch. f. Physiol.*, 2, S. 238 folg.; 1890.

[2] Tigerstedt, *Skand. Arch. f. Physiol.*, 3, S. 151 folg.; 1891.

variirt, wie aus folgender Zusammenstellung von einigen Versuchen Dogiel's am besten hervorgeht.

Thier	Beobachtungs-dauer, Sec.	Geschwindig-keit, mm	Gewicht des Thieres, kg	
Kaninchen	110	226—94	1·7	
Hund	80	733—349	23·3	
„	127	520—243	12·1	
„	63	458—411	3·2	
„	45	339—204	3·6	Die Nn. vago-sympathici durchschnitten.[1]

Man könnte meinen, dass diese Schwankungen von irgend einem Versuchsfehler bedingt waren, vor Allem von einer beginnenden Ge-

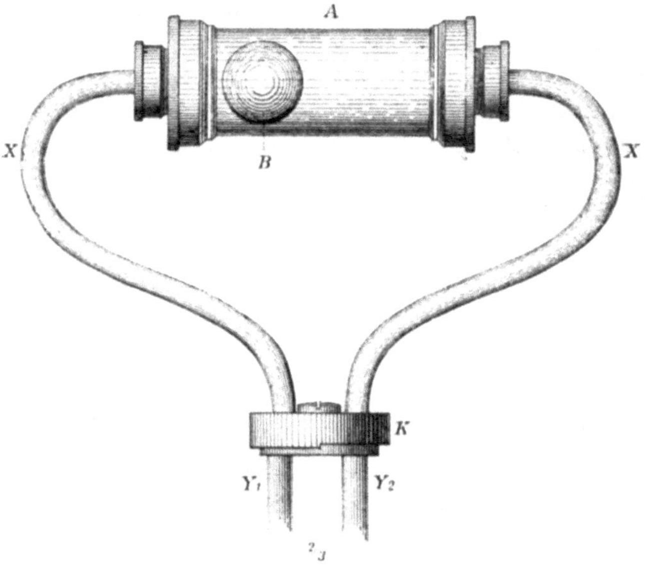

Fig. 82. Stromuhr.

rinnung, wie man wegen der Thatsache, dass die Geschwindigkeit am Ende der Beobachtungsdauer in der Regel, wenn auch nicht immer, geringer war, als bei Beginn, dies auch angenommen hat. Dieser Standpunkt scheint indessen nicht ganz berechtigt zu sein. Die Geschwindigkeit des Blutstromes ist wesentlich eine Function des Widerstandes in dem Gefässgebiete, wo die Stromuhr eingesetzt ist. Nimmt der Widerstand zu, so muss unter sonst gleichen Umständen die Geschwindigkeit abnehmen. Die Präparation der Arterie, behufs Einführung

[1] Dogiel, a. a. O., S. 239, 240.

der Canüle u. s. w., dauert immer mehrere Minuten; diese Zeit aber genügt vollkommen, um die Wand der kleinen Gefässe zu erschlaffen.[1] Nach dem Wiederbeginn des Fliessens stellt sich der normale Gefässtonus allmählich wieder dar, und die Stromgeschwindigkeit nimmt infolge des gesteigerten Widerstandes ab. Übrigens zeigen die Versuche von Nicolaides, welche unter Beihilfe des Peptons stattfanden, dass auch in diesem Falle, wo die Gerinnbarkeit des Blutes aufgehoben ist, die Geschwindigkeit mit der Dauer des Versuches stetig abnimmt, seltener in der A. carotis, häufiger in der A. cruralis.[2]

Indessen kann auch der grössere oder geringere Widerstand in anderen Gefässgebieten die Geschwindigkeit in der A. carotis beeinflussen. Denn es ist klar, dass das Blut, wenn bei gleicher Herzenergie ein grosses Gefässgebiet verengert wird, nach den noch offenen Gefässgebieten in grosser Menge strömen muss. Dass dies in der That der Fall ist, hat Dogiel durch Reizung des N. splanchnicus nachgewiesen. Dieser Nerv bewirkt eine Contraction der Gefässe der Bauchhöhle und übt auf das Gefässgebiet des A. carotis keinen unmittelbaren Einfluss aus. Nichtsdestoweniger zeigte es sich, dass die Geschwindigkeit in der A. carotis bei Reizung des genannten Nerven beträchtlich zunahm.[3]

Wie ich schon früher erwähnt habe, glaubte man aus der experimentell ermittelten Geschwindigkeit in einer Arterie, z. B. der A. carotis, nach allgemeinen hydrodynamischen Gesetzen die mittlere Geschwindigkeit des Blutes in der Aorta berechnen zu können. Ich habe bereits gezeigt, dass dies nicht möglich ist, und zwar hauptsächlich, weil die Geräumigkeit der verschiedenen Gebiete des Gefässsystems unaufhörlich variirt (vgl. S. 148). Dies wird nochmals dadurch bestätigt, dass, wie Dogiel fand, die Geschwindigkeit in der A. carotis und der A. femoralis theils in derselben, theils in entgegengesetzter Richtung variirt.[4]

Die zweite Methode, die Geschwindigkeit des Blutes in den Arterien zu bestimmen, bezweckt, die bei jedem Herzschlage stattfindenden Variationen der Geschwindigkeit zu ermitteln. Der erste, der es wagte, dies Problem zur experimentellen Behandlung vor-

[1] Vgl. Mosso, *Ber. d. sächs. Gesellsch. d. Wiss.*, math.-phys. Cl., 1874, S. 323 folg.; 363 folg.

[2] Nicolaides, *Arch. f. Anat. u. Physiol.*, physiol. Abth., 1882, S. 166 folg.

[3] Dogiel, a. a. O., S. 266.

[4] Dogiel, a. a. O., S. 253 folg.

zunehmen, war K. Vierordt (1858);[1] nach seinem Princip hat dann besonders Chauveau (1860) die Methode ausgebildet und mit seinen Schülern Bertolus, Laroyenne und Lortet am Pferde sehr interessante Untersuchungen damit ausgeführt.

Die Methode Vierordt's stützt sich auf das Princip des hydrometrischen Pendels. Hängt ein Pendel in einer strömenden Flüssigkeit, so macht sie Ausschläge, deren Grösse von der Geschwindigkeit der Strömung abhängt. Ist die Masse des Pendels klein, so dass das Pendel keine Eigenschwingungen macht, so giebt das Pendel alle Variationen der Geschwindigkeit richtig wieder. Unter den verschiedenen Apparaten, welche zum Studium der Stromgeschwindigkeit des Blutes construirt worden sind,[2] werde ich nur den letzten von Chauveau angegebenen, welcher die Geschwindigkeitsvariationen selbstthätig registrirt, hier beschreiben.

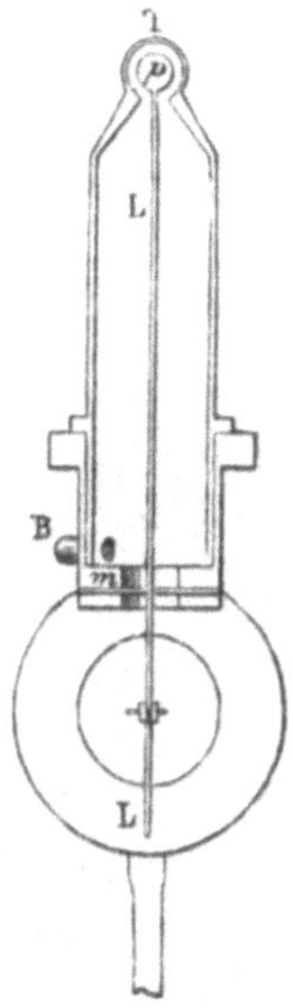

Fig. 83. Hämodromograph; nach Chauveau.

In Fig. 83 bedeutet *L* die Pendelstange und *p* die Pendelkugel, welche in das strömende Blut gesenkt ist. Die Axe des Pendels geht durch *m*. Die Pendelstange wird nach aussen von dieser Axe fortgesetzt und steht mit einer aufnehmenden Trommel Marey's in Verbindung. Die Röhre *T*, welche mit der Arterie vereinigt ist, hat nur eine ganz kleine Spalte für die Pendelstange (*L*); durch diese Spalte kann kein Blut aus der Arterie in den äussern Raum hineindringen. Um die Stromgeschwindigkeit in absolutem Masse zu erhalten, muss man den Apparat in der oben, in Bezug auf die elastischen Manometer, angegebenen Weise (S. 85) aichen.

Einige mit Apparaten dieser Art ermittelte Werthe der Stromgeschwindigkeit des Blutes bei den verschiedenen Phasen der Herzthätigkeit sind in folgender Tabelle zusammengestellt.

Arterie	Thier	Geschwindigkeit, mm Sec. Systole	Dikrotie	Diastole	Forscher
Carotis	Hund	297	—	215	Vierordt[3]
Cruralis	„	203	—	127	„
Carotis	Pferd	520	220	150	Chauveau.[4]

Die Geschwindigkeit ist also während der Systole beträchtlich grösser als während der Diastole und erreicht auch während der dikrotischen Erhebung einen verhältnissmässig hohen Werth.

In Fig. 84 ist einer der Versuche Lortets über die Geschwindigkeit und den Druck in der A. carotis des Pferdes reproducirt. Die

[1] Vierordt, *Die Erscheinungen und Gesetze der Stromgeschwindigkeiten des Blutes.* Frankfurt a. M., 1858, S. 10 folg.

[2] Chauveau, Bertolus und Laroyenne, *Journal de la physiologie*, 3, S. 695; 1860; — Lortet, *Recherches sur la vitesse du cours du sang.* Paris 1867, S. 9 folg.; — Marey, *La méthode graphique.* Paris 1878, S. 235, 634 folg.

[3] Vierordt, a. a. O., S. 203—206.

[4] Chauveau, Bertolus und Laroyenne, a. a. O., S. 705.

Curve *V* entspricht der Geschwindigkeit, die Curve *P* dem mit einem elastischen Manometer geschriebenen Blutdruck. Die mit *a*, *b*, *c* bezeichneten Linien geben synchronisch geschriebene Punkte der beiden Curven an. Wenn der Blutdruck beim Öffnen der Semilunarklappen zunimmt, steigt auch die Geschwindigkeit von dem verhältnissmässig geringen Werth, den sie während der Herzdiastole hat. Die Geschwindigkeitscurve erreicht aber ihr Maximum früher als die Druckcurve. Schon bevor alles Blut aus der Herzkammer herausgetrieben worden ist, werden die Arterien in einem so hohen Grade gefüllt, dass die fortgesetzte Anstrengung des Herzens es nicht vermag, dem Blute dieselbe Beschleunigung wie im Beginn der Systole zu ertheilen. Sodann nehmen Druck und Geschwindigkeit alle beide ab, um bei der dikrotischen Erhebung *c* (vgl. Vorl. XI) einen neuen Anstieg vorzuzeigen, wonach sich die beiden Curven dem Minimum am Ende der Diastole allmählich nähern. Dieses Minimum ist in der Regel grösser als Null.[1]

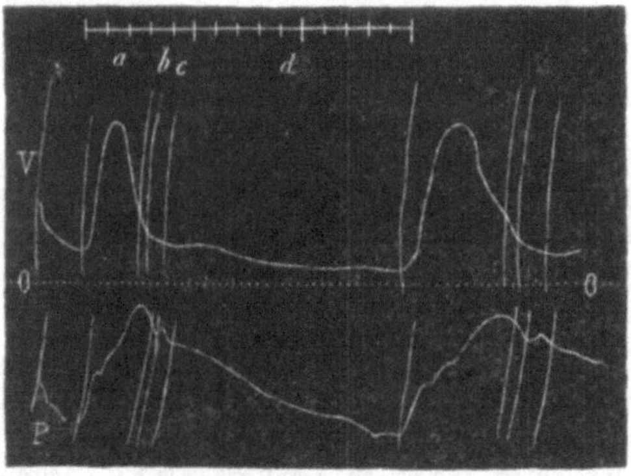

Fig. 84. **Geschwindigkeits- (*V*) und Blutdruckcurve (*P*), Carotis, Pferd; nach Lortet.**

Unter den übrigen Thatsachen, welche durch diese Untersuchungen bekannt geworden sind, bieten die folgenden ein so grosses Interesse dar, dass ich sie hier nicht übergehen darf.

Wenn die eine A. carotis gebunden wird, so nimmt die Geschwindigkeit in der andern compensatorisch zu.[2] Dasselbe fand auch Nicolaides mit der Ludwig'schen Stromuhr, wenn der gleichseitige Hals-Sympathicus durchschnitten war. Bei unversehrtem Hals-Sympathicus zeigte die Stromstärke in der Carotis bei seinen Versuchen kein constantes Verhalten; sie nahm allerdings während der Zeit, in welcher die andere Carotis geschlossen war, sehr oft zu, verminderte sich andererseits aber auch zuweilen. Der Einfluss der Bindung der andern A. carotis kann also durch die Gefässnerven maskirt werden.[3]

Ebenso steigt die Geschwindigkeit in der Carotis beim Kauen,

[1] Lortet, a. a. O., S. 15 folg. [2] Lortet, a. a. O., S. 34 folg.
[3] Nicolaides, a. a. O., S. 174, 175.

wegen der Gefässerweiterung, die dabei in den Kaumuskeln und den Speicheldrüsen stattfindet. Dabei kann die Geschwindigkeit auf das 5- bis 6fache ihrer ursprünglichen Grösse steigen.[1] Derselbe Fall tritt auch dann ein, wenn der Hals-Sympathicus durchschnitten und also ein grosser Theil der Kopfgefässe erweitert wird; bei einem Versuch am Pferde fand Chauveau die Geschwindigkeit während der Herzsystole vor der Durchschneidung des N. sympathicus 540^{mm}, nach derselben = 750^{mm}.[2]

Auch bei einer durch Rückenmarksdurchschneidung hervorgebrachten Gefässerweiterung steigt die Geschwindigkeit während der Systole beträchtlich an; während der Diastole ist sie dagegen ausserordentlich gering.[3]

In Bezug auf die Geschwindigkeit in grossen und kleinen Arterien erwähnt Chauveau folgende Verschiedenheiten, die er bei vergleichenden Versuchen an der A. carotis und A. facialis beim Pferde beobachtet hat. Zu Ende der Diastole ist die Geschwindigkeit in jener Arterie unbedeutend, in dieser ziemlich gross; bei Beginn der Systole nimmt sie in der A. carotis beträchtlich, in der A. facialis verhältnissmässig wenig zu; der Zuwachs der Geschwindigkeit, welcher während der dikrotischen Erhebung stattfindet, ist in der A. carotis viel grösser als in der A. facialis.[4]

Nach dem Principe der Pitot'schen Röhren hat Cybulski die Stromgeschwindigkeit des Blutes photographisch registrirt. Um in meiner Darstellung nicht zu ausführlich zu werden, will ich auf die Beschreibung der Methode selbst verzichten und nur die thatsächlichen Ergebnisse derselben hier mittheilen. Die von Cybulski ermittelten Werthe, welche sich wahrscheinlich auf den Hund beziehen, sind folgende:

Arterie	Geschwindigkeit; ^{mm} Sec. Systole	Dikrotie	Diastole[5]		
Carotis	248—238	248—225	127—156	Dasselbe Thier.	
Femoralis	356	300	177		
Carotis	238	—	177	Dasselbe Thier.	Vagi unversehrt.
„	440	—	425		Vagi durchschnitten.
Femoralis, mittl. Geschw.	287			Dasselbe Thier.	Vagi unversehrt.
„ „ „	457				Vagi durchschnitten.

[1] Lortet, a. a. O., S. 24—29.
[2] Chauveau, Bertolus und Laroyenne, a. a. O., S. 710.
[3] Lortet, a. a. O., S. 30 folg.
[4] Chauveau, Bartolus und Laroyenne, a. a. O., S. 706.
[5] Cybulski, *Arch. f. d. ges. Physiol.*, 37, S. 382—394; 1885.

Ich habe schon mehrmals bemerkt, dass man durch die Bestimmung der Geschwindigkeit in einer einzigen Arterie keine Schlüsse hinsichtlich der Geschwindigkeit in der Aorta ziehen kann, weil der Widerstand in den verschiedenen Arterien unaufhörlich variirt. Könnten wir die Stromgeschwindigkeit in der Aorta in derselben einfachen Weise wie den Blutdruck bestimmen, so hätten wir darin ein äusserst wichtiges Mittel, mehrere Fragen zu entscheiden, welche sich auf die Variationen der Herzenergie und des Gefässwiderstandes beziehen.

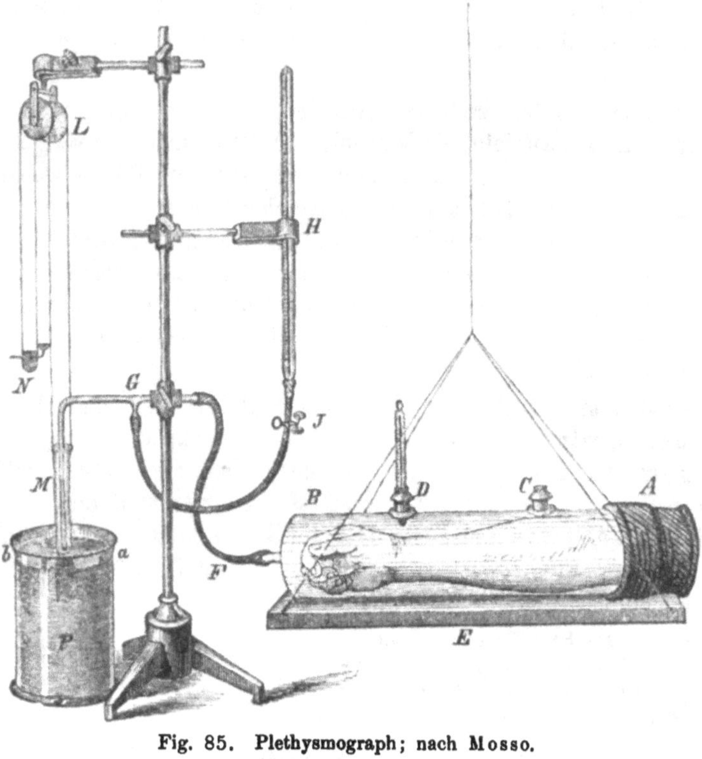

Fig. 85. Plethysmograph; nach Mosso.

Ohne eine genaue Erörterung giebt der Blutdruck keine Antwort auf diese Frage, denn sein Ansteigen oder Herabsinken kann entweder von einer Veränderung der Herzleistung oder von einer Variation des Gefässwiderstandes bedingt sein. Von vornherein kann man freilich mit Marey folgenden Satz aufstellen: Wenn der Druck infolge eines vermehrten peripheren Widerstandes ansteigt, so nimmt die Geschwindigkeit ab; ist der Druckanstieg von einer vermehrten Leistung des Herzens bedingt, so nimmt die Geschwindigkeit zu.[1] Dies bezieht sich aber nur auf die unverzweigte Aorta und kann also nur bei der directen Bestimmung der Stromgeschwindigkeit daselbst von Belang sein.

Am Menschen kann man mittelst einer, zuerst von Fick angegebenen geistreichen Methode die Variationen der Geschwindigkeit in einer peripheren Arterie bestimmen, ohne jedoch absolute Werthe dabei zu erhalten. Um das Princip dieser Methode zu verstehen, müssen wir daran festhalten, dass das Blut in den peripheren Venen continuirlich strömt, ohne irgend welche von dem Herzschlage oder den Respirationsbewegungen abhängige Schwankungen darzubieten.

Es ist mit keinerlei Schwierigkeit verbunden, die Volumenschwankungen einer Extremität, eines Armes z. B., graphisch zu registriren; zu diesem Zwecke braucht man nur den Arm in einen luftdicht schliessenden Blechcylinder einzuschliessen und dessen Hohlraum mit einer geeigneten Schreibvorrichtung, der Einfachheit wegen mit einer Marey'schen Registrirtrommel zu verbinden.[2] Ein derartiger Plethysmograph ist in Fig. 85 abgebildet.

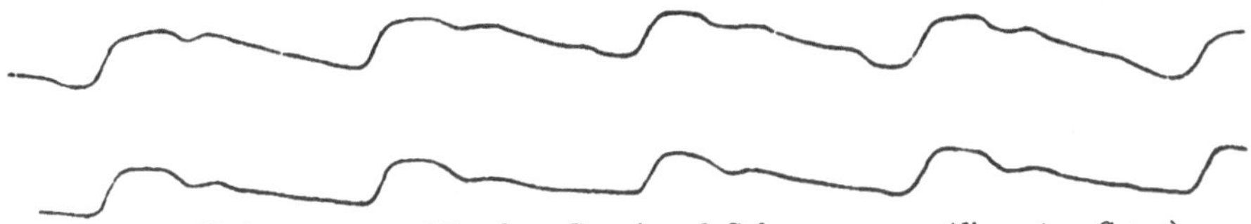

Fig. 86. Plethysmogramm (die obere Curve) und Sphygmogramm (die untere Curve), Mensch; nach Fick. Von links nach rechts zu lesen.

Der Unterarm ist dort in den Cylinder eingeführt; durch den Kautschukstreifen *A* ist die weite Öffnung des Cylinders luftdicht verschlossen, jedoch nicht so, dass die Gefässe des Armes comprimirt werden. Mittelst des Schlauches *F* steht der Hohlraum des Plethysmographen mit der Schreibvorrichtung in Verbindung.

Bei jedem Herzschlage wird der Arm durch die dorthin strömende Blutmenge erweitert. Die plethysmographische Curve (Fig. 86) erhält dadurch wesentlich das Aussehen einer Pulscurve, von welcher sie jedoch scharf zu scheiden ist.

Wenn wir eine Pulscurve schreiben, registriren wir die Druckschwankungen in der Arterie, was ohne weiteres daraus hervorgeht, dass bei jedem zu diesem Zwecke benutzten Apparate eine gespannte Feder oder ein belastendes Gewicht auf die Arterie drückt. Die Pulscurve ist also eine Druckcurve (vgl. die folgende Vorlesung).

---

[1] Marey, *La circulation du sang*, S. 323.

[2] Piégu ist der erste, der nach dieser Methode die Volumenschwankungen der Extremitäten beobachtete (*Comptes rendus de l'acad. des sciences*, 22, S. 682; 1846).

Die plethysmographische Curve ist dagegen eine Volumencurve. Die Schwankungen, welche der Schreibhebel hier verzeichnet, sind von den Variationen des Volumens des Armes bedingt, und beim Schreiben dieser Volumencurve darf principiell gar kein Druck auf den Arm ausgeübt werden. Man hat daher ziemlich verwickelte Apparate construirt (s. Fig. 85), um auch die geringste Druckvariation zu vermeiden und in vielen Fällen auf die Anwendung der Registrirtrommel Marey's ganz verzichtet, weil die Membran einen um so grössern Druck ausübt, je mehr sie sich vorwölbt.[1]

Wovon sind die plethysmographisch registrirten Volumenschwankungen des Armes bedingt?

Da, wie schon bemerkt, der venöse Rückfluss constant ist, müssen sie von Variationen der arteriellen Zufuhr hervorgerufen werden. Wenn die Curve sich erhebt, ist die arterielle Zufuhr grösser als die venöse

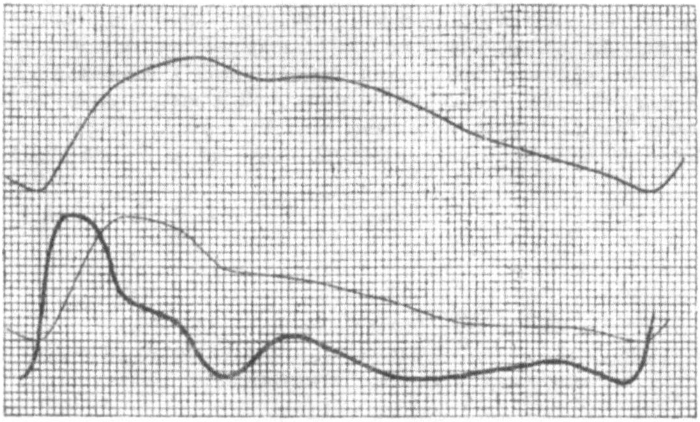

Fig. 87. **Plethysmogramm (die oberste Linie), Sphygmogramm (die mittlere Linie) und Geschwindigkeitscurve (die untere Linie), Mensch; nach Fick. Von links nach rechts zu lesen.**

Abfuhr; wenn die Curve horizontal verläuft, halten sich Zufuhr und Abfuhr im Gleichgewicht; sinkt die Curve herab, so ist die Zufuhr geringer als die Abfuhr.

Es ist aber klar, dass die Volumenveränderungen des Armes um so schneller eintreten müssen, je schneller das Blut in die zuführenden Arterien hineinströmt. Schon von dem Aussehen der Volumencurve können wir daher eine gewisse Vorstellung von der Stromgeschwindigkeit des Blutes gewinnen. Wenn wir aber die Steilheit der

[1] Vgl. Mosso, *Ber. d. sächs. Gesellsch. d. Wiss.*, math.-phys. Cl., 1874, S. 208. Betreffend die übrigen Formen des Plethysmographen und der Schreibvorrichtung verweise ich auf folgende Arbeiten: v. Basch, *Medic. Jahrbücher*, 4, S. 8 folg.; 1876; — Franck, *Travaux du laboratoire de Marey*, 2, S. 15; 1876; — Franck, *Arch. de physiologie*, 1890, S. 118—132.

Veränderungen in den verschiedenen Abschnitten des Curve berechnen, können wir aus der Volumencurve die Geschwindigkeitscurve für die zuführende Arterie herleiten.

Diese Berechnung hat Fick gemacht.[1] In Fig. 87 stellt die dick ausgezogene Linie die aus der Volumencurve (die oberste Linie) hergeleitete Geschwindigkeitscurve dar. Die Ähnlichkeit mit der von Lortet mitgetheilten, direct geschriebenen Geschwindigkeitscurven ist unverkennbar, und auch hier vermissen wir nicht die Geschwindigkeitszunahme bei der dikrotischen Erhebung. Absolute Werthe können natürlich nicht berechnet werden, da wir nicht wissen, wie schnell das Blut in ununterbrochener Strömung durch die Venen fliesst.

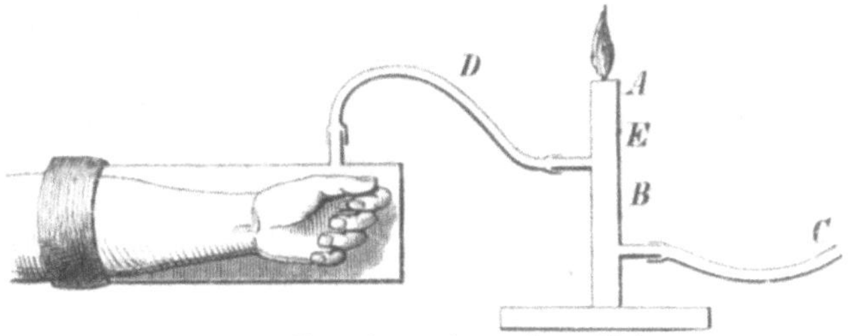

Fig. 88. Gastachograph; nach v. Kries.

v. Kries ist es gelungen, beim Menschen die Geschwindigkeitscurve mit dem in Fig. 88 abgebildeten Apparate zu photographiren.

Der Arm ist in einem gewöhnlichen, mit Luft gefüllten Plethysmographen eingeschlossen. Der Hohlraum des Plethysmographen steht durch den Schlauch *D* mit einem Bunsen'schen Gasbrenner in Verbindung. Zu diesem kommt das Gas durch den Schlauch *C*. Wenn das Volumen des Armes zunimmt, wird Luft aus dem Plethysmographen in den Brenner *A* herausgetrieben, und die Gasflamme schiesst augenblicklich empor, um sich sodann auf ihre frühere Höhe wieder einzustellen. Ist die Öffnung des Brenners weit genug, so dass sie der Ausströmung des Gasstromes kein Hinderniss in den Weg legt, so ist die Höhe, auf welche die Flamme emporschiesst, nur von der Geschwindigkeit abhängig, mit welcher das Gas aus dem Plethysmographen herausströmt, was seinerseits aber von der Stromgeschwindigkeit in der zuführenden Arterie bedingt ist. Bei jedem Zuwachs der Stromgeschwindigkeit schiesst die Flamme empor, bei jeder Abnahme derselben sinkt sie herab. Diese Schwankungen finden äusserst schnell statt. v. Kries hat dieselben auf lichtempfindliches Papier photographirt.[2]

[1] Fick, *Unters. aus dem physiol. Laborat. d. Züricher Hochschule*, 1. Wien 1869, S. 50—70; — *Die Druckcurve und die Geschwindigkeitscurve in der A. radialis des Menschen.* Würzburg 1886.

[2] v. Kries, *Arch. f. Anat. u. Physiol.*, physiol. Abth., 1887, S. 254—284; — *Studien zur Pulslehre*, Freiburg 1891, S. 143—146; — vgl. auch Abeles, *Arch. f. Anat. u. Physiol.*, physiol. Abth., 1892, S. 22—23 sowie Hoorweg, *Arch. f. d. ges. Physiol.*, 47, S. 444—447; 1890; — 52, S. 480—481; 1892.

Auch diese Curven, „Tachogramme" nach v. Kries (Fig. 89). zeigen eine grosse Übereinstimmung mit denjenigen von Lortet. Unmittelbar nach der ersten Erhebung sehen wir eine tiefe Einsenkung. Bei der Pulscurve finden wir keine Drucksenkung entsprechenden Umfanges. Die Bedeutung dieser Umstände werden wir beim Studium der Pulscurve erörtern.

Elfte Vorlesung.

Der Arterienpuls.

Beim Studium der Gesetze, welche für die Strömung einer Flüssigkeit in einem elastischen Schlauch gelten, überging ich die in derartigen Röhren stattfindende Wellenbewegung, denn bei Erörterung

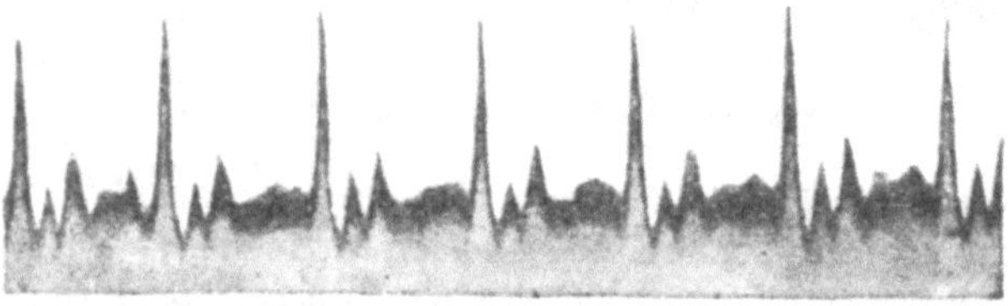

Fig. 89. Tachogramm des Unterarmes; nach v. Kries. Von links nach rechts zu lesen.

der Fragen, welche sich in Bezug auf die Bewegung des Blutes uns in erster Linie entgegenstellten, war es vorläufig nicht nöthig, diese Wellenbewegung zu berücksichtigen. Jetzt aber, da wir den Arterienpuls untersuchen wollen, müssen wir die betreffende Erscheinung genau ins Auge fassen, denn der Puls ist nichts anderes als eine Wellenbewegung im arteriellen Systeme.

§ 32. Die Wellenbewegung in einer incompressiblen Flüssigkeit mit freier Oberfläche und in elastischen Röhren.

In einer berühmten Arbeit, welcher ich hier wesentlich folgen werde, gab E. H. Weber im Jahre 1850 eine Darstellung dieser Erscheinungen.[1]

---

[1] E. H. Weber, *Ber. d. sächs. Gesellsch. d. Wiss.*, math.-phys. Cl., 1850, S. 164—204. Abgedruckt in Ostwald's *Klassiker d. exakten Wissenschaften*, Nr. 6. Leipzig, Engelmann 1889 (herausgegeben von v. Frey).

Der einfachste Fall von einer Wellenbewegung ist die Wellenbewegung in einer incompressiblen Flüssigkeit mit freier Oberfläche, wie sie erscheint, wenn ein Stein ins Wasser geworfen wird. Von dem Punkte aus, wo der Stein die Wasseroberfläche trifft, breitet sich nach allen Seiten hin eine Wellenbewegung aus.

Hierbei bewegt sich jedes Wassertheilchen in einer elliptischen Bahn, die in der Verticalebene liegt, und die einem Kreise um so ähnlicher ist, je tiefer das Wasser und je entfernter der Boden ist, die dagegen desto gestreckter und einer Linie ähnlicher wird, je näher der Boden dem bewegten Wassertheilchen ist.

Wie die Wellenbewegung aus dieser Bewegung der Wassertheilchen entsteht, geht aus folgenden Figuren (Fig. 90—92) hervor. In denselben bezeichnen *A* bis *N* diejenigen Bahnen, welche von einer Anzahl Wassertheilchen durchlaufen werden. Jede dieser Bahnen ist in 6 gleichgrosse Abschnitte getheilt. Wir nehmen an, dass in einem gegebenen Augenblick die Welle das Aussehen hat, welches die stark ausgezogene Linie (Fig. 90) darstellt, dass das Profil der Welle von den Wassertheilchen *A* bis *G* bestimmt ist, sowie dass letztere

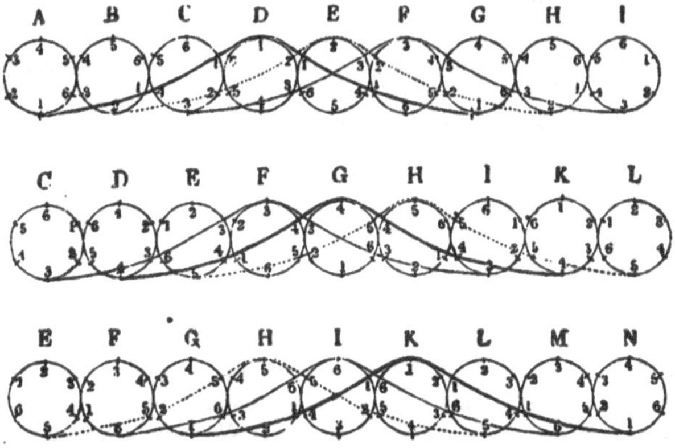

Fig. 90—92. Schema einer Wellenbewegung; nach E. H. Weber.

sich in derselben Richtung wie die Zeiger einer Uhr bewegen. Die hier dargestellte Welle, welche aus einem Wellenberge mit dem Gipfel bei *D* und zwei halben Wellenthälern mit den tiefsten Punkten bei *A* und *G* besteht, hat, nachdem die Wassertheilchen $^1/_6$ ihrer Bahn zurückgelegt haben, d. h. nachdem sie sich vom Punkte *1* bis zum Punkte *2* derselben bewegt haben, das Profil, welches von der punktirten Linie angegeben ist, die in den Punkten *2* die Bahnen der Wassertheilchen schneidet. Dadurch hat sich ihr Gipfel von *D* bis *E* bewegt. Nachdem die Wassertheilchen noch $^1/_6$ ihrer Bahn zurückgelegt haben, stellt die Linie, welche diese Bahnen in den Punkten *3* schneidet, das Profil der Welle dar. Und so geht es weiter fort. Nachdem das Wassertheilchen *G*, das im Beginn des von uns untersuchten Abschnittes seine tiefste Lage einnahm, einen ganzen Kreislauf vollendet hat, hat sich der Gipfel der Welle von *D* bis *K* bewegt. Zwischen *G* und *N* haben wir nun wieder eine vollständige, aus einem Wellenberge mit dem Gipfel bei *K* und zwei halben Wellenthälern mit den tiefsten Punkten bei *G* und *N* bestehende Welle.

Während also das Wassertheilchen seine Bahn einmal durchlaufen hat, ist die Welle um ihre ganze Länge fortgerückt. Dies findet natürlich auch in dem Falle statt, wenn die Welle bei gleicher Höhe 50- oder 100mal länger ist als die hier gezeichnete, denn es ist zu bemerken, dass die Wellen in der Wirklichkeit im Verhältniss zu ihrer grossen Länge sehr niedrig sind, während sie hier zur Ersparniss des Raumes sehr schmal und hoch gezeichnet sind.

Aus diesen Betrachtungen geht hervor, dass die Veränderung der Wasseroberfläche, welche stattfindet, wenn eine Welle über dieselbe fortschreitet, nicht von einer Fortbewegung der Wassertheilchen bedingt ist, denn diese bewegen sich, wie wir gesehen haben, in elliptischen Bahnen um eine gewisse Gleichgewichtslage. Bei der Wellenbewegung findet eine Störung des Gleichgewichtes nur in einem Theile der Flüssigkeit statt, und das Streben dieses Theiles, in den Gleichgewichtszustand zurückzukehren, bedingt successiv eine Störung des Gleichgewichtes in der benachbarten und successiv in der übrigen Flüssigkeit hervor, und dadurch gerade schreitet die Welle im Wasser fort. Die Welle ist keineswegs ein sich fortbewegender Körper, sondern eine in dem Medium der Flüssigkeit sich fortbewegende Form. Davon kann man sich sehr leicht überzeugen, wenn man an einer stillstehenden Wasseroberfläche in irgend einer Weise eine Wellenbewegung hervorruft und die Bewegung eines auf dem Wasser schwimmenden leichten Gegenstandes beobachtet. Wenn die Wellen über die Wasseroberfläche fortschreiten, wird dieser Gegenstand in eine schaukelnde Bewegung versetzt, doch verändert derselbe seinen Ort nicht.

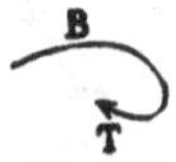

Fig. 93.

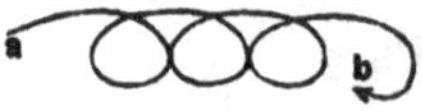

Fig. 94.

Nach E. H. Weber.

Wenn wir die Bahn jedes Wassertheilchens näher analysiren, so finden wir, dass dieselbe in zwei Hälften getheilt werden kann, und zwar liegt die eine über dem Niveau (Bergwelle, positive Welle), die andere unter dem Niveau der Flüssigkeit (Thalwelle, negative Welle). In der Bergwelle bewegt sich jedes Wassertheilchen in der Fortpflanzungsrichtung der Welle; in der Thalwelle dagegen in entgegengesetzter Richtung.

Dies alles bezieht sich auf den Fall, dass in einer Reihe Wellen gleich grosse Berge und Thäler abwechselnd auf einander folgen. Es kann aber auch geschehen, dass die Ursache, welche die Wellenbewegung bedingt, derartig ist, dass eine Reihe von Wellen entsteht, deren Berge sehr gross und deren Thäler sehr klein sind.

Fig. 93 zeigt die Bahn, die ein Wassertheilchen durchläuft, wenn der Wellenberg ungefähr noch einmal so gross ist als das darauf folgende Wellenthal. Unter diesen Umständen bleibt das Wassertheilchen nicht an seiner Stelle, sondern rückt bei jeder Welle ein Stück vorwärts, so viel nämlich, als hier die Spitze des gekrümmten Pfeils vom Anfange des Pfeils entfernt ist. Wenn eine Reihe von solchen Wellen auf einander folgen, so kann das Wassertheilchen durch die Wellenbewegung sehr weit fortgeführt werden, wie in Fig. 94, wo das Wassertheilchen durch vier Wellen auf dem von der Linie angegebenen Wege von *a* nach *b* geführt wird.

Unter Umständen kann das Wellenthal äusserst klein sein im Verhältniss zum Wellenberg, oder sogar ganz fehlen, z. B. wenn die Wellen am Anfange eines schmalen, mit Wasser gefüllten Grabens dadurch erregt werden, dass periodisch und schnell genug hinter einander gewisse Mengen Wasser hineingepumpt werden. Wenn dieses Pumpen so schnell geschieht, dass, nachdem der Wellenberg um seine Breite fortgeschritten ist, ein neuer Wellenberg gebildet wird, so entstehen gar keine Wellenthäler (unter dem Niveau vertiefte Wellen), sondern nur eine Reihe von Wellenbergen, und dann rücken die Wassertheilchen mit dem Durchgange jedes neuen Wellenberges vorwärts.

Ebenso verhält es sich nun auch mit den Wellenthälern. Wenn am Anfange eines schmalen, mit Wasser gefüllten Grabens durch eine Saugpumpe Wasser eingesogen wird, so entsteht bei jedem Einsaugen ein Wellenthal, und wenn das zweite Einsaugen nicht schnell genug auf das erste folgt, hinter dem Wellenthale ein kleinerer Wellenberg. Das Wellenthal und der Wellenberg laufen im Graben weit fort, und an jedem Orte des Grabens bewegt sich das an demselben befindliche Wassertheilchen im Momente, wo die Welle durchgeht, in der Bahn Fig. 95, nämlich erst ein grösseres Stück rückwärts, und hierauf ein kleineres Stück vorwärts. Das Endergebniss dieser Bewegung wird also dies, dass die Wassertheilchen von der Wellenbewegung in umgekehrter Richtung, nämlich in der Richtung vom Ende des Grabens nach dem Anfange zu fortgeführt werden. Vier nach einander folgende Wellenthäler, welche noch

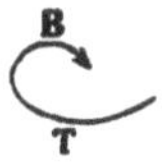

Fig. 95.

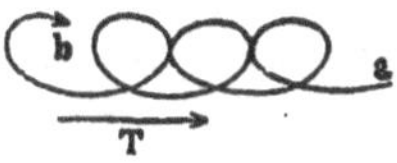

Fig. 96.

Nach E. H. Weber.

einmal so gross sind als die darauf folgenden Wellenberge, führen also das Wassertheilchen auf dem von der Linie angegebenen Wege von *a* nach *b* fort (Fig. 96), während die Welle selbst sich in der Richtung des Pfeils von *b* nach *a* fortpflanzt.

Unter solchen Umständen könnte man vielleicht die immer nach einer und derselben Richtung fortschreitende Bewegung, in welche das Wasser durch eine Reihe von Bergwellen versetzt wird, zwischen welchen keine oder nur kleine Thalwellen vorhanden sind, mit einem Strome verwechseln und glauben, dass hier eine Ausnahme von der oben aufgestellten Behauptung stattfinde, dass die Welle kein fortschreitender Körper, sondern eine sich fortbewegende Form sei. Jede Wellenbewegung ist mit einer Bewegung der Wassertheilchen verbunden, und ohne eine solche würde das Wasser seine Form nicht verändern und die Welle nicht fortschreiten können. Werden nun freilich abwechselnd gleichgrosse Bergwellen und Thalwellen erregt, so kehren die sich bewegenden Wassertheilchen immer an ihren vorigen Ort zurück, weil die mit dem Fortschreiten der Thalwelle verbundene Bewegung in entgegengesetzter Richtung geschieht, wie die mit dem Fortschreiten der Bergwelle verbundene. In allen den Fällen aber, wo die erregten Bergwellen grösser sind als die ihnen nachfolgenden Thalwellen, hebt die Thalwelle die Bewegung, die mit der vorausgehenden Bergwelle verbunden war, nicht ganz auf, und die Wassertheilchen rücken absatzweise nach einer und derselben Richtung fort und können durch eine grosse Reihe solcher Wellen weit fortgeführt werden. Die Fortbewegung der Wassertheilchen durch Bergwellen unterscheidet sich eben dadurch von der Strombewegung, dass erstere eine absatzweise periodisch sich wiederholende Bewegung ist, und dass eine Reihe Wellen dieselbe verursacht. Dass aber die Welle auch in diesem Falle nur eine in dem Medium des Wassers sich fortbewegende Form und keineswegs ein sich fortbewegender Körper ist, liegt klar am Tage. Während eine 2 Zoll hohe Bergwelle einen 100 Fuss langen Graben durchläuft, bewegt sich ein an der Oberfläche liegendes Wassertheilchen, welches durch die Bergwelle in Bewegung gesetzt wird, nur 2 Zoll weit. Folgt nun freilich dieser Bergwelle eine zweite, dritte, vierte Welle u. s. w., die alle die ganze Länge des Grabens durchlaufen, so rückt jedes Wassertheilchen, wenn es durch die 2. Bergwelle in Bewegung gesetzt wird, abermals 2 Zoll weiter, und ebenso bei jeder nachfolgenden Bergwelle. Wird nun durch das Abfliessen des Wassers der am Ende des Grabens anlangenden Wellen verhindert, dass die Bergwellen reflectirt werden und den Graben in umgekehrter Richtung durchlaufen, so kann auf diese Weise ein Wassertheilchen durch eine lange Reihe von Bergwellen allmählich und absatzweise vom Anfang des Grabens bis zum Ende fortgeführt werden. Wie sehr hierbei die Wellenbewegung von der Strombewegung zu unterscheiden ist, sieht man am deutlichsten bei den Thalwellen. Denn werden am Anfange eines langen, mit Wasser gefüllten Grabens durch das periodische Einsaugen von Wasser mittelst einer Saugpumpe eine Reihe 2 Zoll tiefe Thalwellen erregt, so bewegen sich die Wellen vom Anfange des Grabens nach dem andern Ende desselben fort, während ein Wassertheilchen, das durch diese Reihe von Wellen in Bewegung gesetzt wird, durch jede Welle etwa 2 Zoll weit in der Richtung nach dem Anfange des Grabens zu fortgerückt wird, d. h. die Wassertheilchen bewegen sich in entgegengesetzter Richtung wie die Wellen.

Die Wellenbewegung, welche bei einer Veränderung des Druckes in einem mit incompressibler Flüssigkeit gefüllten, dehnbaren elastischen Schlauch auftritt, wird durch diesen in der Weise fortgepflanzt, dass die bewegte Flüssigkeit die Schlauchwand in einer gewissen Strecke ausdehnt und spannt und der gespannte Theil der Wand die Flüssigkeit bewegt, indem er auf sie drückt und dadurch wieder eine Ausdehnung und Anspannung im nächsten Theile des Schlauches hervorbringt. Ein gespannter Theil der elastischen Wand wirkt nicht unmittelbar bewegend auf den benachbarten Theil, sondern nur mittelbar durch die incompressible Flüssigkeit.

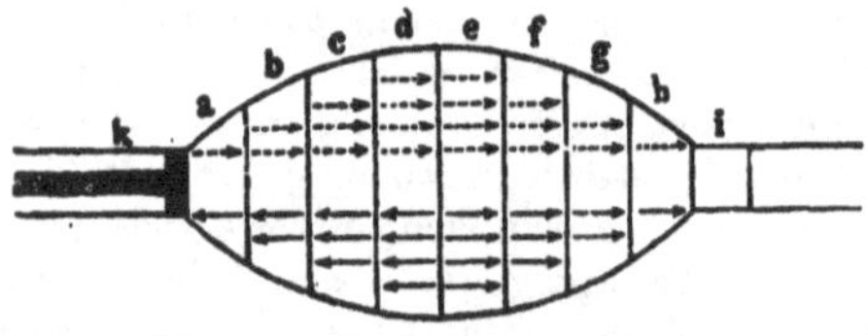

Fig. 97. Nach E. H. Weber.

E. H. Weber hat die Wellenbewegung in einem elastischen Schlauch auf folgende Weise erklärt. Wir denken uns einen von einer Flüssigkeit erfüllten und ausgedehnten elastischen Schlauch (Fig. 97) durch unveränderliche Grenzen, die den Querschnitten des Schlauches entsprechen, in die Röhrenelemente *a, b, c, d, e, f, g, h, i* getheilt. Der Stempel hat, wie wir annehmen, Wasser aus der unausdehnbaren Röhre *k* in den ausdehnbaren Schlauch *a i* mit einer anfangs zunehmenden und dann abnehmenden Geschwindigkeit hineingedrängt und dadurch den Schlauch so erweitert, dass das in den verschiedenen Röhrenelementen enthaltene Wasser die durch die Zahl der punktirten Pfeile angedeuteten Geschwindigkeiten angenommen hat. Wenn dann die ringförmigen Theile der Schlauchwand, welche die Röhrenelemente *d e* umschliessen, denjenigen Druck auf das eingeschlossene Wasser ausüben, welchen die durch Linien dargestellten Pfeile anschaulich machen, so übersieht man, dass die in den Röhrenelementen *e, f, g, h* enthaltenen Wassertheilchen in der Richtung *i* beschleunigt werden müssen, da sie sich selbst in dieser Richtung schon bewegen und in Folge des durch die linearen Pfeile angedeuteten Druckes in dieser Richtung eine Zunahme der Geschwindigkeit erhalten. Dagegen werden die in den Röhrenabschnitten *d, c, b, a* enthaltenen Wassertheilchen in ihrer Bewegung retardirt, da auf sie in der Richtung *k* der durch die linearen Pfeile angedeutete Druck ausgeübt wird, welcher der Bewegung entgegen ist, in der sich die Theilchen schon befinden. Hierdurch kommt die Flüssigkeit in *a* im nächsten Zeitmomente zur Ruhe, und die ausgedehnte Schlauchwand dieser Abtheilung kehrt zu ihrem ursprünglichen Durchmesser zurück, während in demselben Zeitmomente in der Abtheilung *i*, in welcher bis jetzt keine Bewegung des Wassers und keine Ausdehnung des Schlauches stattfand, das Wasser in Bewegung gesetzt wird und durch dasselbe die Schlauchwand eine Ausdehnung erleidet; auf diese Weise schreitet die Welle um eine Abtheilung in der Richtung fort, welche die punktirten Pfeile angeben. Man übersieht hiernach auch, dass sich das Wasser in dem Röhrenabschnitte *f* anhäufen und die Schlauchwandung noch mehr ausdehnen und dadurch selbst wieder den Druck vergrössern muss, den das ringförmige Stück der elastischen Schlauchwand auf das enthaltene Wasser ausübt, wenn durch den grössern scheibenförmigen Querschnitt zwischen *e* und *f* mehr Wasser in die Abtheilung *f* hineindringt, als durch den kleinern scheibenförmigen Querschnitt zwischen *f* und *g* aus *f* herausdringt. Dasselbe gilt von den Röhrenelementen *g* und *h*. Das entgegengesetzte ereignet sich im Hintertheile der Welle in der Abtheilung *d*, in welche durch den scheibenförmigen kleinen Querschnitt zwischen *d* und *c* weniger Flüssigkeit nach *d* hineindringt, als durch den scheibenförmigen grossen Querschnitt zwischen *d* und *e* aus *d* heraustritt; dasselbe gilt von den Röhrenabtheilungen *a* und *b*.

Die derart erzeugte Welle pflanzt sich nach Moens durch den Schlauch mit einer constanten Geschwindigkeit fort, welche durch folgende Formel ausgedrückt wird

$$Vp = k\sqrt{\frac{g e a}{\Delta d}},$$

wo Vp der Weg ist, den der Puls in einer Secunde zurücklegt; g die Beschleunigung der Schwerkraft; e der Elasticitätscoefficient und a die Dicke der Schlauchwand; d der Durchmesser des Schlauches; Δ das specifische Gewicht der Flüssigkeit; k eine Constante.

Die Fortpflanzungsgeschwindigkeit der Wellenbewegung in einem elastischen Schlauch verhält sich also umgekehrt wie die Quadratwurzel aus dem specifischen Gewichte der Flüssigkeit und aus dem innern Durchmesser des Schlauches, sowie gerade wie die Quadratwurzel aus der Wanddicke und aus dem Elasticitätscoefficienten des Schlauches. Hierbei wird aber vorausgesetzt, dass die Wanddicke gegen den Durchmesser des Schlauches klein und dass die Wellenlänge gegen den Röhrendurchmesser sehr gross ist.[1]

Bei ihrer Fortpflanzung im Schlauche wird die Welle durch die Reibungswiderstände, welche jede Bewegung der Wassertheilchen zu überwinden hat, mehr oder weniger verändert. Erstens wird ihr Umfang geringer, und dies um so mehr, je weiter vom Anfangspunkt die Welle beobachtet wird. Zweitens wird die Welle ihrer Form nach deformirt, indem sie einen mehr ausgezogenen Verlauf hat, weniger steil aufsteigt und herabsinkt, je weiter sie sich vom Anfangspunkte fortgepflanzt hat.[2]

Sowohl durch Rechnung als durch directe Beobachtung hat v. Kries gefunden, dass, wenn keine Reflexion der Wellen stattfindet und der Schlauch genügend weit ist, der Druck in jedem Punkte des Schlauches der daselbst stattfindenden Geschwindigkeit proportional ist, dass also bei einem grössern Druck auch die Geschwindigkeit grösser ist, sowie dass speciell das Maximum und das Minimum des Druckes mit dem Maximum und Minimum der Geschwindigkeit zusammenfallen. Findet man also in einem gegebenen

---

[1] Moens, *Die Pulscurve.* Leiden 1878, S. 87 folg.; — vgl. auch W. Weber, *Ber. d. sächs. Gesellsch. d. Wiss.*, math.-phys. Cl., 1866, S. 353 folg.; — Résal, *Journal des mathematiques*, 2, S. 344; 1876; cit. nach Korteweg; — Korteweg, *Annalen d. Physik u. Chemie*, N. F. 5, S. 525 folg., 1878; — v. Kries, *Festschr. d. naturforsch. Gesellsch. zu Freiburg i. B.*, 1883, S. 67 bis 88; — Grunmach, *Arch. f. Anat. u. Physiol.*, physiol. Abth., 1888, S. 129 folg.; — v. Kries, *Studien zur Pulslehre*, Freiburg i. B. 1892, S. 6—7.

[2] Vgl. Marey, *Travaux du laboratoire*, 1, S. 105 folg.; 1876; — v. Kries, *Studien zur Pulslehre*, S. 13—14.

Falle, dass bei Zunahme des Druckes die Geschwindigkeit abnimmt, so liegt dann ein deutlicher Beweis vor, dass eine Reflexion der Welle irgendwo stattgefunden hat.

Wenn periodische Schwankungen des Druckes am Anfange eines engen Schlauches unterhalten werden, so können dieselben jedoch wegen der Reibung nicht mit der Strömung parallel gehen und umgekehrt. Denken wir uns die Geschwindigkeit sprungweise zwischen zwei Werthen wechselnd, wie die ausgezogene Linie in Fig. 98 angiebt, so würde der gleichzeitige Druck den durch die punktirte Linie dargestellten Verlauf nehmen. Wechselte dagegen der Druck sprungweise zwischen zwei Werthen, so würde der Verlauf der Geschwindigkeit nun ein anderer sein, wie dies Fig. 99 zur Anschauung bringt, in welcher wieder die gestrichelte Linie den Druck und die ausgezogene die Geschwindigkeit bedeutet. Stellten wir endlich Wellen in der Art her, dass wir die Verbindung des Schlauchanfanges mit einem Druckgefäss abwechselnd öffneten und schlössen, so würde jedesmal während eines Theiles der Periode der Druck, während eines andern Theiles dagegen die Geschwindigkeit einen constanten Werth haben. Der Vorgang muss also etwa den durch Fig. 100 dargestellten Verlauf nehmen.[1]

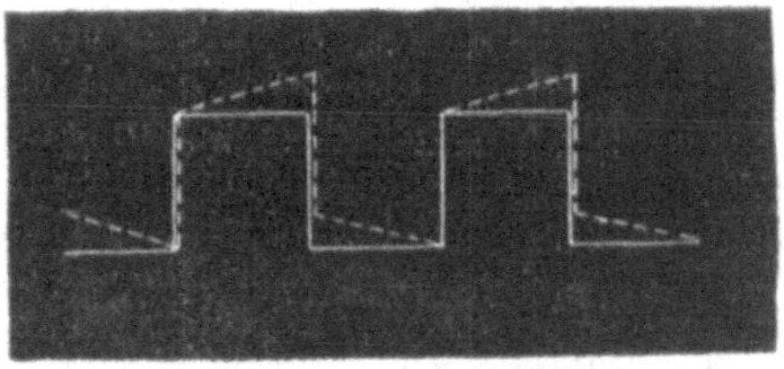

Fig. 98. Nach v. Kries.

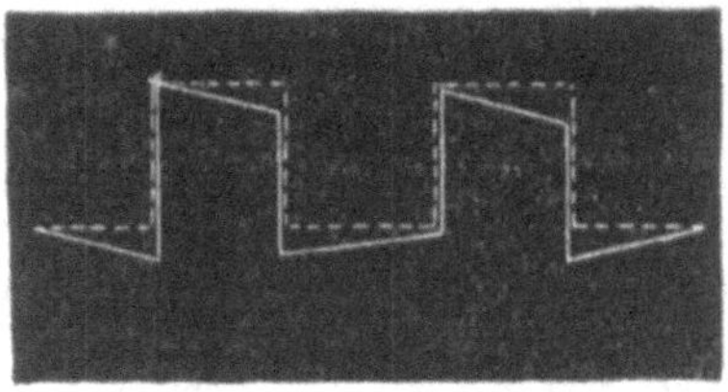

Fig. 99. Nach v. Kries.

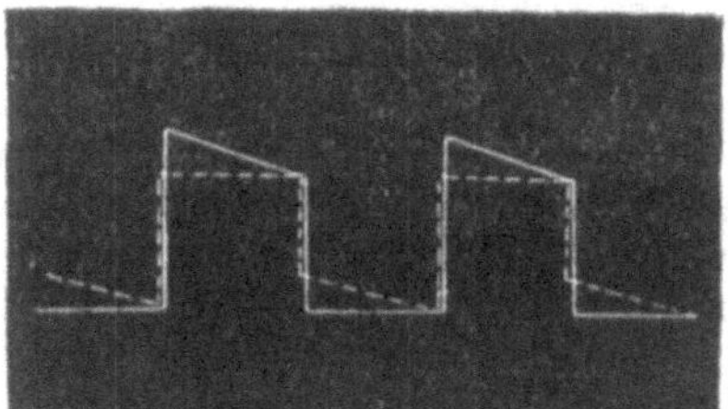

Fig. 100. Nach v. Kries.

Diese allgemeinen Betrachtungen genügen indessen lange nicht, wenn es gilt, den Arterienpuls näher zu analysiren. In Hinsicht auf die Deutung der graphischen Aufzeichnung des Pulses haben viele Forscher nähere Untersuchungen über die Wellenbewegung in elastischen Schläuchen ausgeführt.

[1] v. Kries, *Festschr. d. Freiburger naturforsch. Gesellsch.*, 1883, S. 69 folg.; — *Studien zur Pulslehre*, S. 9 folg., 14 folg.; — vgl. auch Hoorweg, *Arch. f. d. ges. Physiol.*, 52, S. 480—482; 1892.

Wir müssen jedoch sehr vorsichtig sein, wenn wir die so gewonnenen Ergebnisse zur theoretischen Deutung der Pulscurve verwenden wollen. Denn das arterielle System ist seiner Anordnung nach so complicirt, und die Umstände, welche auf die daselbst stattfindende Wellenbewegung einwirken, so mannigfach, dass auch die mit der grössten Umsicht zusammengestellten schematischen Vorrichtungen derartig werden können, dass die an ihnen gewonnenen Ergebnisse bei der Entzifferung der Details der Pulscurve nicht anwendbar sind.

Unter solchen Umständen könnte man geneigt sein, in einer für Ärzte bestimmten Darstellung der Pulslehre die hierher gehörigen, rein physikalischen Versuche ganz zu übergehen und nur die Ergebnisse, welche durch directe Beobachtungen der Pulscurve gewonnen sind, zu berücksichtigen. Bei einer solchen Darstellung würde man aber auf die Möglichkeit einer physikalischen Deutung der betreffenden Erscheinungen von vornherein verzichten müssen.

Da indessen die physikalischen Untersuchungen betreffs der Wellenbewegung in elastischen Schläuchen die vorliegende Frage jedenfalls in einem wesentlichen Grade aufgeklärt haben, so kann ich es nicht unterlassen, dieselben hier wenigstens kurz zu besprechen; eine eingehende Erörterung der Ergebnisse der verschiedenen Forscher würde zu viel Zeit beanspruchen. In meiner Darstellung gehe ich daher hauptsächlich nach Grashey,[1] Hoorweg[2] und v. Kries[3] und verweise in Bezug auf die früheren Untersuchungen auf die unten citirten Arbeiten von Landois,[4] Marey,[5] Moens[6] und G. v. Liebig.[7]

Wie wir bereits gesehen haben, entsteht in einem mit einer incompressiblen Flüssigkeit gefüllten elastischen Schlauch, sobald eine neue Flüssigkeitsmenge dorthin getrieben wird, eine Wellenbewegung, welche sich als Drucksteigerung durch den Schlauch fortpflanzt.

Strömt die Flüssigkeit eine Zeit lang durch den Schlauch, so behält der Druck, wie wir wissen, an jedem Orte des Schlauches einen gewissen Werth, dessen Grösse von denselben Gesetzen bestimmt wird, welche für die Strömung einer Flüssigkeit in einem starren Rohr gelten.

Wird das eine Ende eines mit Wasser gefüllten und ausgedehnten elastischen Schlauches durch Entfernung eines Quantums Wasser plötzlich entspannt, so pflanzt sich eine Druckminderung nach dem andern Ende des Schlauches fort, und gleichzeitig wird der Inhalt des Schlauches in entgegengesetzter Richtung bewegt, d. h. eine negative Welle läuft durch den Schlauch. Man kann derartige, von dem peripheren Ende des Schlauches ausgehende negative Wellen hervorrufen, wenn man den Schlauch mit Wasser füllt und mit dem Finger sein peripheres Ende verschliesst. Wird der Finger abgehoben, so strömt Wasser aus dem Schlauch ab, und eine negative Welle pflanzt sich vom peripheren Ende des Schlauches nach dem centralen fort.

Geht ein gleichmässiger Flüssigkeitsstrom durch einen am peripheren Ende offenen, elastischen Schlauch in centrifugaler Richtung, so wird durch Unter-

[1] Grashey, *Die Wellenbewegung elastischer Röhren.* Leipzig 1881.

[2] Hoorweg, *Arch. f. d. ges. Physiol.*, 46, S. 132—159; 1889.

[3] v. Kries, *Studien zur Pulslehre.* Freiburg i. B. 1892.

[4] Landois, *Die Lehre vom Arterienpuls.* Berlin 1872.

[5] Marey, *Travaux du laboratoire*, 1, S. 87—122; 1876.

[6] Moens, *Die Pulscurve.* Leiden 1878.

[7] G. v. Liebig, *Arch. f. Anat. u. Physiol.*, physiol. Abth., 1882, S. 193 bis 232; — 1883, Supplbd., S. 1—47.

brechung des Stromes eine negative Welle erregt, welche sich von der Unterbrechungsstelle gegen das periphere Schlauchende hin fortpflanzt.

Um einem eventuellen Missverständniss vorzubeugen, muss ich noch bemerken, dass eine negative Welle keineswegs einen wellenförmig fortschreitenden negativen Druck, sondern nur eine wellenförmig sich fortpflanzende Druckabnahme bedeutet.

In einem elastischen Schlauch, in welchen Wasser rhythmisch hineingetrieben wird, entsteht also bei jeder Eintreibung von Wasser eine positive Welle und bei jedem Aufhören der Zuströmung eine negative Welle, welche sich alle beide von dem centralen Ende aus nach dem peripheren Ende hin fortpflanzen.[1]

Ausser diesen Wellen entstehen aber durch Reflexion neue Wellen, welche die Wellenbewegung im Schlauch wesentlich beeinflussen. Dies findet jedoch nur in dem Falle statt, dass der Schlauch nicht so lang ist, dass die Wellen ganz erlöschen.

Ist nun der Schlauch nicht lang genug, um die Welle erlöschen zu lassen, so kehrt die Welle am Ende des Schlauches um und durchläuft als Reflexwelle denselben in entgegengesetzter Richtung. Ist die primäre Welle gross und der Schlauch, welchen sie durchläuft, relativ kurz, so kann die Welle an den Enden des Schlauches wiederholt zurückgeworfen werden und den Schlauch mehrmals durchlaufen, ehe sie erlischt. Um jegliche Zweideutigkeit zu vermeiden, werden wir die vom peripheren Ende gegen das Centrale laufenden Reflexwellen centripetale nennen, diejenigen aber, welche vom centralen Ende des Schlauches reflectirt werden, centrifugale. Wenn die Reflexwelle eine Drucksteigerung bedingt, ist sie positiv, in entgegengesetztem Falle negativ. Als primäre Wellen bezeichnen wir, wie bisher, die Wellen, welche dadurch entstehen, dass Wasser in das centrale Ende des Schlauches hineingetrieben oder von demselben abgeschlossen wird.

Wir nehmen an, dass die Versuchsbedingungen das Entstehen von Reflexwellen begünstigen. Dann entsteht bei Eintreibung von Wasser in den Schlauch eine primäre positive Welle; am peripheren Ende des Schlauches wird sie als die erste, centripetale Reflexwelle zurückgeworfen. Diese wird ihrerseits am centralen Ende des Schlauches als die zweite, centrifugale Reflexwelle reflectirt. Durch Reflexion am peripheren Ende des Schlauches entsteht von dieser die dritte, centripetale Reflexwelle. Und so geht es weiter fort, bis die Welle endlich erlischt, nachdem sie zu verschiedenen Malen reflectirt worden ist.

Hiernach strömt das Wasser, ohne eine Wellenbewegung zu zeigen, ununterbrochen durch den Schlauch, bis die Zuströmung in irgend einer Weise aufhört. Da entsteht an dem centralen Ende des Schlauches eine negative Welle. Ganz in derselben Weise wie bei der primären positiven Welle, wird nun diese am peripheren Ende des Schlauches als die erste, centripetale Reflexwelle zurückgeworfen. Diese wird wiederum am centralen Ende des Schlauches als die zweite, centrifugale Reflexwelle reflectirt u. s. w., ganz wie im eben dargestellten Falle, bis die Welle nach wiederholter Reflexion erlischt.

Bei der Besprechung der Reflexwellen habe ich noch nicht die Frage erörtert, in welchem Falle die Welle positiv oder negativ ist. In dieser Hinsicht gilt folgende Regel: Wenn das Ende des Schlauches, wo die Reflexion

---

[1] Vgl. Grashey, a. a. O., S. 26—42.

stattfindet, vollständig verschlossen ist, so wird die Welle ohne Zeichenwechsel zurückgeworfen, eine positive als positiv, eine negative als negativ. Ist dagegen das betreffende Ende offen, so geschieht die Reflexion mit Zeichenwechsel; eine positive Welle wird als negativ, eine negative als positiv reflectirt.

Hieraus folgt, dass, wenn der Schlauch, durch welchen eine positive Welle läuft, an beiden Enden vollständig geschlossen ist, auf eine primäre positive Welle nur positive Reflexwellen folgen. Ist der Schlauch an beiden Enden vollständig offen und die primäre Welle positiv, so ist die erste, centripetale Reflexwelle negativ, die zweite, centrifugale Reflexwelle positiv, die dritte, centripetale Reflexwelle negativ, u. s. w. Ist dagegen die primäre Welle negativ, so ist die erste Reflexwelle positiv, die zweite negativ, die dritte positiv, u. s. w.

Ist das centrale Schlauchende vollständig offen, das periphere geschlossen und die primäre Welle positiv, so ist die erste Reflexwelle positiv, die zweite negativ, die dritte ebenfalls negativ, die vierte positiv, die fünfte positiv, u. s. w.

Wenn endlich das centrale Ende des Schlauches geschlossen, das periphere vollständig geöffnet ist, so ist bei einer primären positiven Welle die erste Reflexwelle negativ, die zweite negativ, die dritte positiv, die vierte positiv, u. s. w.

Das nachfolgende Schema fasst diese Schlussfolgerungen übersichtlich zusammen. Dort bedeutet *P* die primäre, *R* die reflectirte Welle; die Zahlen bei *R* geben die Ordnung der Reflexwellen an; *cf* bezeichnet eine centrifugale, *cp* eine centripetale Welle; + und − bedeuten, dass die Welle positiv oder negativ ist.

A. Der Schlauch an beiden Enden vollständig geschlossen.

1. P^+ cf : R^I cp^+, R^{II} cf^+, R^{III} cp^+, R^{IV} cf^+, u. s. w.
2. P^- cf : R^I cp^-, R^{II} cp^-, R^{III} cp^-, R^{IV} cf^-, u. s. w.

B. Der Schlauch an beiden Enden vollständig offen.

1. P^+ cf : R^I cp^-, R^{II} cf^+, R^{III} cp^-, R^{IV} cf^+, u. s. w.
2. P^- cf : R^I cp^+, R^{II} cf^-, R^{III} cp^+, R^{IV} cf^-, u. s. w.

C. Das centrale Schlauchende offen, das periphere geschlossen.

1. P^+ cf : R^I cp^+, R^{II} cf^-, R^{III} cp^-, R^{IV} cf^+, R^V cp^+, R^{VI} cf^-, u. s. w.
2. P^- cf : R^I cp^-, R^{II} cf^+, R^{III} cp^+, R^{IV} cf^-, R^V cp^-, R^{VI} cf^+, u. s. w.

D. Das centrale Schlauchende geschlossen, das periphere offen.

1. P^+ cf : R^I cp^-, R^{II} cf^-, R^{III} cp^+, R^{IV} cf^+, R^V cp^-, R^{VI} cf^-, u. s. w.
2. P^- cf : R^I cp^+, R^{II} cf^+, R^{III} cp^-, R^{IV} cf^-, R^V cp^+, R^{VI} cp^+, u. s. w.

Dies gilt aber nur in dem Falle, dass das Schlauchende vollständig offen oder geschlossen ist. Ist es dagegen nur eingeengt, d. h. hat dasselbe einen kleinern innern Durchmesser als der Schlauch selbst, so wird jede primäre positive Welle zum Theil in eine positive und zum Theil in eine negative Reflexwelle verwandelt. Die beiden Reflexwellen entstehen gleichzeitig und laufen gleichzeitig in derselben Richtung durch den Schlauch. Von dem Grade der Verengerung des Schlauchendes hängt es ab, ob die positive oder die negative Reflexwelle grösser ist. Da diese Reflexwellen gleiche Geschwindigkeit haben und in gleicher Richtung durch den Schlauch gehen, also nicht vorübergehend zusammentreffen, sondern beständig beisammen bleiben, so werden sie unter einander interferiren, und dementsprechend wird nur die grössere Reflexwelle zum Vorschein kommen, und zwar verkleinert durch die kleinere. Sind die beiden ungleichnamigen, in gleicher Richtung verlaufenden Reflexwellen gleich gross, so müssen sie sich durch Interferenz aufheben. Für jedes elastische Röhrenende existirt also ein Verengungsgrad, welcher die Reflexwellen vernichtet.[1]

In der von Landois aufgestellten Deutung der Pulsform spielen die sogen. „Elasticitätselevationen" eine hervorragende Rolle. Sie rühren nach ihm von den Schwingungen der elastischen Schlauchwand her. Die Schlauchwand macht vermöge ihrer Elasticität ihre Excursionen in den Zustand der Dehnung und zurück in den der Verengerung nicht im einfachen ununterbrochenen Zuge, sondern unter Oscillationen, gerade wie das mit Gewichten plötzlich belastete und dann wieder entlastete Gummiband.[2] Dass solche Eigenschwingungen stattfinden können, ist allerdings nicht zu bezweifeln. Die Rechnung zeigt indessen, wie v. Kries bemerkt, dass diese Eigenschwingungen von einer Frequenz sind, welche ihre Wahrnehmung ungemein schwierig machen muss, und dass jedenfalls die betreffenden Schwingungen Landois' in dieser Weise nicht zu erklären sind.[3] Vielmehr stellen sie entweder Reflexwellen dar, oder sie sind einfach von Eigenschwingungen des Sphygmographen-Hebels verursacht.[4]

Bis jetzt haben wir nur von der Wellenreflexion in einem ungetheilten elastischen Schlauche gesprochen, dessen Enden mehr oder weniger vollständig offen oder geschlossen gewesen sind, und wo also jedenfalls ein sprungweiser Übergang stattgefunden hat. Für das Studium der Wellenbewegung im Gefässsysteme genügt jedoch diese Kenntniss bei weitem nicht. Wir müssen daher noch untersuchen, wie sich die Wellenreflexion in folgenden zwei Fällen gestaltet: 1. wenn der Schlauch auf der Strecke *ab* seine Beschaffenheit stetig ändert, indem er z. B. von *a* nach *b* enger, seine Wand aber stärker wird; und 2. wenn ein weiter Schlauch sich an einer gewissen Stelle in viele enge Äste auflöst.

Im ersten Falle wird man erwarten dürfen, dass an jeder Stelle der betreffenden Strecke *ab* ein Vorgang stattfindet, welcher der Reflexion bei einer plötzlichen, aber äusserst geringen Änderung der Beschaffenheit ganz analog ist. Die Folge hiervon muss offenbar die sein, dass schliesslich durch Zusammenfügung aller dieser Theilreflexionen eine rückläufige Welle von ähnlichem Betrage entsteht, wie wenn die beiden Stücke nicht durch *ab* vermittelt, sondern unvermittelt an einander stiessen. Diese Voraussetzung hat v. Kries experimentell bestätigt.

Im Zusammenhang hiermit muss bemerkt werden, dass auch die Reibung zu Reflexionen führen kann, und dies wird, wie v. Kries hervorhebt, physiologisch von vornherein um so wichtiger erscheinen, als man ja weiss, dass bei dem Übergange von den grossen zu den kleinen Gefässen vor allem der Reibungswiderstand erheblich zunimmt. Nehmen wir an, dass ein Schlauch, in dem keine merkliche Reibung stattfindet, an eine Bahn anstösst, in welcher die Reibung sehr bedeutend ist, so entstehen Reflexionen ganz wie bei Veränderung der Weite und der Dehnbarkeit des Schlauches. Um eine Discontinuität des

[1] Grashey, a. a. O., S. 45, 84.

[2] Landois, *Die Lehre vom Arterienpuls*, S. 114.

[3] v. Kries, *Studien zur Pulslehre*, S. 42 folg.

[4] Vgl. Grashey, a. a. O., S. 147 folg.; — Fick, *Arch. f. d. ges. Physiol.*, 49, S. 109—110; 1891.

Widerstandes ohne Wechsel des Querschnittes und der Dehnbarkeit zu bewirken, füllte v. Kries einen Theil eines etwa 12 mm weiten Schlauches mit Wollenfäden. Der Gesammtquerschnitt der Wollenfäden betrug höchstens 3 qmm, der des Schlauches 150 qmm. Die Veränderung des Querschnittes war also eine sehr kleine. Dennoch wirkte der eingesetzte Widerstand in Bezug auf die Wellenreflexion ganz ähnlich wie ein Verschluss, obgleich nicht ganz so stark.[1]

Als Illustration hierzu sei noch auf die Erfahrungen v. Frey's hingewiesen, dass bei einem aus der Aorta und deren Zweigen hergestellten Präparat die Reflexion der Wellen bei Anwendung von Kochsalzlösung weniger deutlich und auch in anderer Weise stattfindet, als bei Blut. D. h. sofern in der Flüssigkeit Körperchen aufgeschwemmt sind, so können dieselben zu Reflexionen Veranlassung geben, wenn irgendwo der Durchmesser des Rohres auf den Durchmesser der angeschwemmten Theilchen herabsinkt.[2]

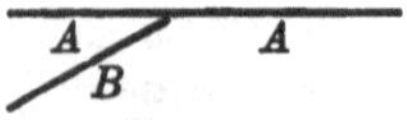

Fig. 101.

Wir fassen nun den zweiten Fall ins Auge. Geht von einem einfachen elastischen Schlauch (Fig. 101, A) an irgend einer Stelle ein Seitenzweig *B* ab, so dringt jede Wellenbewegung, welche *A* durchläuft, auch in den Seitenzweig *B* ein, gleichviel ob dieser in spitzem oder stumpfem Winkel von *A* abgeht, oder ob derselbe weiter oder enger als *A* ist; mit anderen Worten: an der Theilungsstelle theilt sich die primäre Welle *p* in zwei Zweige *a* und *b*. Dabei ist es gleichgültig, ob die Wellenbewegung in dem engen oder in dem weiten Schlauch entsteht.

Dieser Satz gilt selbstverständlich auch bei mehrfacher Verzweigung, und es lässt sich also allgemein sagen: Geht von irgend einer Stelle eines verzweigten Gefässsystemes eine Wellenbewegung aus, so pflanzt sie sich in alle Zweige fort, welche in Communication mit diesem System stehen. — Dieser Satz ist von grosser Bedeutung für die Pulslehre.

Was die Reflexion der primären Welle in einem solchen System betrifft, lehrt Grashey, dass an der Theilungsstelle des Schlauches in der Regel irgend eine Reflexwelle entsteht. Nur wenn für eine gleichgrosse Druckdifferenz die Inhaltsdifferenz der Längeneinheit des Hauptrohres derjenigen der Zweigröhren gleich ist, unterbleibt das Auftreten von Reflexwellen. Sonst erscheint Reflexion mit oder ohne Zeichenwechsel. Und zwar geschieht die Reflexion ohne Zeichenwechsel, wenn 1 m des Hauptrohres bei einer gleich grossen Druckdifferenz eine grössere Wassermenge als ein ebenso langer Abschnitt sämmtlicher Zweigröhren fasst. Wenn dagegen die Erweiterung, die bei einer gewissen Druckdifferenz bei einem 1 m langen Abschnitt sämmtlicher Zweigrohre stattfindet, grösser ist als die bei derselben Druckdifferenz beim Hauptrohr erscheinende Erweiterung, so wird die Welle mit Zeichenwechsel reflectirt.[3]

v. Kries bemerkt, dass diese Darstellung Grashey's nicht ganz correct sei, denn die analytische Behandlung des Problemes ergiebt als Bedingung dafür, dass keine Reflexion stattfinden wird, dass an der Stelle der Discontinuität die Querschnitte sich in demselben Verhältniss ändern wie die Fortpflanzungsgeschwindigkeiten. Wenn Q und P den Querschnitt, bezw. den Druck, ΔQ und ΔP derer Zunahme, α die Fortpflanzungs-

[1] v. Kries, *Studien zur Pulslehre*, S. 22—24.
[2] v. Frey, *Die Untersuchung des Pulses*, S. 173—175.
[3] Grashey, a. a. O., S. 53, 87.

geschwindigkeit der Welle und σ das specifische Gewicht der Flüssigkeit bezeichnen, so findet nach Grashey keine Reflexion statt, wenn der Werth $\frac{\Delta Q}{\Delta p}$ für die beiden Schläuche übereinstimmt, während es in Wirklichkeit erforderlich ist, dass für beide Schläuche die Werthe $\frac{Q}{\alpha}$ gleich sind. Da nun $\alpha = \sqrt{\frac{Q \cdot \Delta p}{\sigma \cdot \Delta Q}}$, so können wir die Bedingung auch so angeben, dass die einer bestimmten Drucksteigerung entsprechende Volumenzunahme nicht für beide Schläuche gleich, sondern den Querschnitten umgekehrt proportional sein muss.[1]

Im Zusammenhang mit dieser Frage behandelt v. Kries die folgende: Welche Beziehungen müssen zwischen der Weite des Stammes und derjenigen der Äste, der Zahl der Äste und den Wandstärken bestehen, wenn keine Reflexion stattfinden soll? Unter der Voraussetzung, dass die Wände allenthalben aus dem gleichen Material gebildet sind, findet er, dass, wenn der Gesammt-Querschnitt bei der Theilung der gleiche bleibt, die Wandstärke sich proportional dem Radius der Einzelgefässe ändern muss. Da bei der Verzweigung der Arterien der Gesammtquerschnitt beständig zunimmt, so müsste, damit keine Reflexion stattfindet, die Wandstärke nicht in dem Masse wie der Radius abnehmen, sondern in den kleinen Gefässen relativ grösser sein.[2]

Durch Interferenz der Wellen, die in verschiedener Richtung das Rohrsystem durchlaufen, kann die Wellenbewegung in jedem einzelnen Punkte desselben wesentlich beeinflusst werden. Zwei Wellen desselben Zeichens verstärken, zwei von entgegengesetzten Zeichen schwächen einander.

Im arteriellen Systeme finden sich alle Bedingungen für das Entstehen von primären und reflectirten Wellen und von Interferenz. Die Schwierigkeit liegt nur darin, unter den theoretisch möglichen Wellenbewegungen diejenigen herauszufinden, welche die Eigenthümlichkeit des Arterienpulses bewirken. Die hierher gehörigen Untersuchungen werde ich besprechen, nachdem ich zuerst die graphische Registrirung des Pulses erörtert habe.

§ 33. **Die graphische Aufzeichnung des Arterienpulses (die Pulscurve).**

Schon die älteren Ärzte widmeten dem Arterienpuls und dessen Variationen unter verschiedenen Umständen eine grosse Aufmerksamkeit. Im Laufe der Zeit entstand eine grosse Zahl von Pulsbenennungen, mit welchen die Eigenthümlichkeiten des Pulses, die Pulsqualitäten,

---

[1] Wenn wir mit den Indices 1 und 2 die beiden Schläuche bezeichnen, so finden wir nämlich

$$\frac{Q_1}{\alpha_1} = \frac{Q_2}{\alpha_2}; \quad \frac{Q_1}{\sqrt{\frac{Q_1}{\sigma} \cdot \frac{\Delta p}{\Delta Q_1}}} = \frac{Q_2}{\sqrt{\frac{Q_2}{\sigma} \cdot \frac{\Delta p}{\Delta Q_2}}}; \quad \frac{Q_1}{Q_2} = \sqrt{\frac{\Delta Q_2}{\Delta Q_1} \cdot \frac{Q_1}{Q_2}}; \quad \sqrt{\frac{Q_1}{Q_2}} = \sqrt{\frac{\Delta Q_2}{\Delta Q_1}};$$

$\frac{Q_1}{Q_2} = \frac{\Delta Q_2}{\Delta Q_1}$. Vgl. v. Kries, *Studien zur Pulslehre*, S. 21, 130 folg.

[2] v. Kries, *Studien zur Pulslehre*, S. 132.

bezeichnet werden sollten. Alle diese Pulsqualitäten lassen sich auf vier Grundqualitäten zurückführen. Diese sind: die Frequenz, die Grösse, die Schnelligkeit und die Härte des Pulses.

1. In Bezug auf die Frequenz des Pulses unterscheidet man den häufigen (P. frequens) und seltenen Puls (p. rarus). Diese Ausdrücke bedürfen keiner Erklärung.

2. In Bezug auf die Grösse unterscheidet man einen grossen (p. magnus) und kleinen Puls (p. parvus). Ein grosser Puls ist derjenige, bei welchem die Excursion, welche die Arterie unter dem tastenden Finger macht, gross, ein kleiner, bei welchem diese Excursion klein ist.

3. In Bezug auf die Schnelligkeit unterscheidet man den schnellen (p. celer) und trägen Puls (p. tardus). Unter dem erstern versteht man einen Puls, bei welchem die Arterie rasch gegen den Finger andringt und ebenso rasch zurückgeht; ein träger Puls ist der, bei welchem dies weniger rasch geschieht. Alle Momente, welche das Austreiben des Blutes aus dem Herzen erleichtern, begünstigen das Zustandekommen des p. celer. Dieser tritt also hervor, wenn der Widerstand im Gefässsysteme gering ist, wenn das Herz sich schnell entleert und wenn die Arterien nach stattgefundener Erweiterung durch die Pulswelle ihre frühere Form rasch wieder annehmen.

4. In Bezug auf die Härte des Pulses unterscheidet man einen harten (p. durus) und einen weichen Puls (p. mollis). Unter dem erstern versteht man den Puls an einer Arterie, welche sich nur schwer mit dem Finger zusammendrücken lässt; das Gegentheil ist der Fall beim weichen Puls.[1]

Auf diese vier Grundqualitäten lassen sich eine Reihe weiter benannter Pulsqualitäten zurückführen.

Wir unterscheiden z. B. einen pulsus fortis, das ist nichts anderes als ein grosser und harter Puls, einen pulsus debilis, der nichts anderes ist als ein kleiner und weicher Puls, einen pulsus undosus, das ist ein grosser und weicher Puls, und einen pulsus contractus, das ist ein kleiner, harter Puls. Man hat weiter einen pulsus vermicularis unterschieden, einen Puls, der klein und dabei sehr frequent ist; dann unterschied man einen pulsus plenus und einen pulsus inanis, gleichsam als ob man mit dem aufgelegten Finger den Füllungsgrad der Arterie direct messen könnte. Ein pulsus plenus ist aber im Grunde nichts anderes als ein pulsus fortis; wenn man einen Unterschied zwischen beiden machen will, so kann man sagen, dass beim pulsus fortis mehr Werth auf die Härte, beim pulsus plenus dagegen mehr Werth auf die Grösse des Pulses gelegt wird. Ebenso ist der pulsus inanis wiederum nichts anderes als ein pulsus debilis; man kann nur wiederum sagen, dass beim pulsus debilis mehr Werth auf die Weichheit, beim pulsus inanis mehr Werth auf die Kleinheit des Pulses gelegt wird. Man hat ferner einen pulsus serratus unterschieden; das ist ein pulsus fortis et celer, dessen bildliche Bezeichnung von dem Bilde der Zacken einer Säge herrührt; es erfolgt der Pulsschlag kräftig und dabei plötzlich, mit geschwinder Locomotion gegen den Finger, als ob die Zähne einer Säge unter dem Finger weggezogen würden. Mit dem Namen des pulsus vibrans hat man einen pulsus fortissimus, einen sehr grossen und harten Puls bezeichnet, bei

---

[1] Vgl. Rollett, *Handb. d. Physiol.*, 4, 1, S. 251—255.

dem man mit jedem Schlage eine vibrirende Bewegung unter dem Finger zu fühlen vermeint.[1]

An der normalen Arterie erkennt der tastende Finger keinen besondern Rhythmus, es folgt vielmehr einfach Schlag auf Schlag in annähernd gleichen Intervallen. Alle abweichenden Rhythmen gehören den abnormen Pulsbewegungen an. Unter diesen unterscheidet man mehrere verschiedene Pulsrhythmen. Als aussetzender Puls (pulsus intermittens) wird der Puls bezeichnet, wenn in einer Reihe sonst mehr oder weniger gleichmässiger Pulsationen eine plötzlich zu schwach ist, um durch das Tastgefühl erkannt zu werden. Wenn sie wirklich fehlt, nennt man den Puls pulsus deficiens. Der pulsus myurus kennzeichnet sich dadurch, dass auf eine grosse Pulswelle eine Reihe nach und nach stets kleiner werdender Schläge folgt. Erscheint in einer Reihe an sich ungefähr gleich grosser und gleich dauernder Pulse ein oder anderer kleiner Pulsschlag wie eingeschoben, so wird dieser Puls mit dem Namen pulsus intercurrens bezeichnet. Wenn nach einem normalen Schlage ein grösserer zweiter anhebt, sodann ein noch grösserer dritter, u. s. w., so heisst der Puls pulsus incidens.[2]

Indessen ist die Pulslehre erst während der letzten 50 Jahre Gegenstand einer wirklich wissenschaftlichen Forschung geworden, nachdem E. H. Weber die Theorie der Wellenbewegung in elastischen Schläuchen entwickelt (1850[3]) und Vierordt seine Ergebnisse über die graphische Registrirung des Pulses mitgetheilt (1855[4]), sowie Marey (1860[5]) ein Instrument construirt hatte, welches die Wellenbewegung in den Arterien getreu wiedergab.

Ich werde hier das Instrument Vierordt's nicht beschreiben, weil dasselbe nur noch ein geschichtliches Interesse besitzt. Die mit diesem Instrument gezeichneten Pulsbilder stellen wegen der mangelhaften Beschaffenheit des benutzten Apparates die Druckveränderungen in den Arterien ganz unrichtig dar und haben jetzt nur deswegen Bedeutung, weil sie die ersten Beispiele davon sind, dass auch die Pulsbewegung graphisch registrirt werden kann.

Dagegen sind die Pulscurven, welche mit dem Sphygmographen Marey's erhalten werden, in allem Wesentlichen getreue Reproductionen der in den Arterien stattfindenden Wellenbewegung. Die mannigfache Prüfung, welcher dieses Instrument unterworfen worden ist, hat gezeigt, dass dasselbe trotz aller Einwendungen, welche anfangs dagegen gemacht wurden,[6] dennoch den Process, den es aufzeichnen soll, im

[1] Vgl. Brücke, *Vorlesungen über Physiol.*, 4. Aufl. 1, Wien 1885, S. 159.

[2] Vgl. Landois, *Die Lehre vom Arterienpuls*, S. 249—252.

[3] E. H. Weber, *Ber. d. sächs. Gesellsch. d. Wiss.*, math.-phys. Cl., 1850, S. 164—204.

[4] Vierordt, *Die Lehre vom Arterienpuls*, Braunschweig 1855.

[5] Marey, *Journal de la physiol.*, 3, S. 243 folg.; 1860.

[6] Vgl. Meissner, *Jahresber.* 1859, S. 537; 1861; — Vierordt, *Arch. d. Heilkunde*, 4, S. 513; 1863.

grossen Ganzen richtig darstellt. Ich werde hier nur das Princip des Instrumentes darstellen und die theoretischen und practischen Beweise für seine Anwendbarkeit erörtern. Dagegen werde ich die mannigfachen Modificationen desselben, welche veröffentlicht worden sind, nicht näher besprechen, weil dies ausserhalb meiner gegenwärtigen Aufgabe liegt.

Fig. 102 stellt die Construction des Sphygmographen Marey's schematisch dar.[1] Der wichtigste Theil desselben ist die Stahlfeder *r*, welche bei *i* eine Pelotte trägt, die gegen die Arterie drückt. Diese Feder nimmt die Bewegungen der Arterie auf und überträgt sie dem Schreibhebel, welcher dieselben in vergrössertem Massstabe auf eine von einem kleinen Uhrwerk bewegte Schreibfläche aufzeichnet. Die Bewegungen der Feder werden durch die mit der Pelotte gelenkig verbundene Schraube *b*, welche in ein an derselben Axe wie der Schreibhebel befestigtes Zahnrädchen *g* eingreift, auf den Schreibhebel übertragen. Jedesmal wenn die Schraube gehoben oder gesenkt wird, wird auch das Zahnrädchen und mit ihm der Schreibhebel bewegt. Die Schraube und das Rädchen sind so genau mit einander verbunden, dass sich weder dieses noch jene allein für sich bewegen kann.

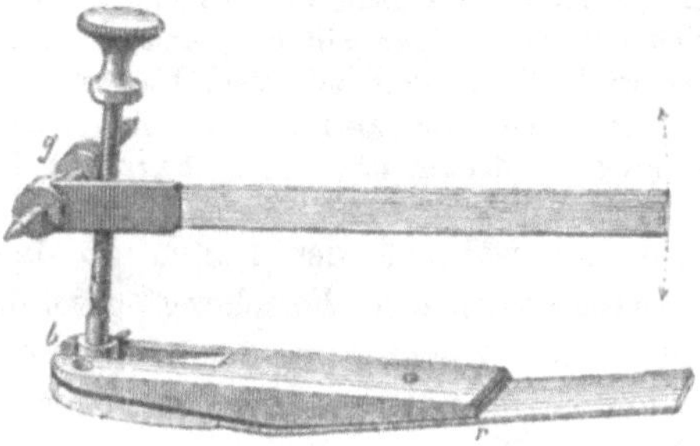

Fig. 102. Marey's Sphygmograph.

Der Marey'sche Sphygmograph wird mittelst einer Bandage an das untere Ende des Unterarmes befestigt. Mittelst einer Schraube kann die Spannung der Feder regulirt werden.

Das Uhrwerk und die Schreibtafel sind bei diesem Instrumente ziemlich gross und das Instrument daher verhältnissmässig schwer. Eine sehr handliche Modification des Sphygmographen ist von Dudgeon[2] angegeben und von Jaquet wesentlich verbessert worden.[3]

Welche Garantien besitzen wir dafür, dass die mit dem Sphygmographen Marey's geschriebenen Pulscurven getreu und nicht durch das Instrument selbst entstellt sind?

---

[1] Marey, *La circulation du sang.* Paris 1881, S. 214.

[2] Vgl. Schliep, *Berl. klin. Wochenschr.*, 1880, S. 741.

[3] Jaquet, *Zeitschr. f. Biologie*, 28, S. 29—35; 1891. Verschiedenartige Modificationen des Sphygmographen sind von vielen Autoren beschrieben. Das folgende Verzeichniss macht keinen Anspruch auf Vollständigkeit: Mach, *Sitz.-Ber. d. kais. Akad. d. Wiss.*, math.-naturw. Cl., 47, Abth. 2, S. 53—56; 1863; — Garrod, *Journal of anat. and physiol.*, 5, S. 399; 1872; — Burdon-Sanderson, *Handbook of the sphygmograph.* London 1867; — Foster, *Journal of anat. and physiol.*, 1, S. 62; 1867; — Thanhoffer, *Zeitschr. f. Biologie*, 15, S. 69; 1879; — Baker, *British med. journ.*, 1867, S. 604; — Longuet, *Bull. de l'acad. de médecine*, 33, S. 962; 1868; — Landois, *Die Lehre vom*

A priori können wir sagen, dass die Eigenschwingungen der Feder hierbei keine grosse Rolle spielen können. Denn erstens ist die träge Masse der Feder sehr gering. Ferner ist die Feder sehr stark und macht nur ganz kleine Oscillationen, weshalb ihre Masse nur geringe Beschleunigungen annehmen wird.

In der Feder wird sich also keine bedeutende Fehlerquelle finden. Mit der Feder ist der Schreibhebel unzertrennlich verbunden, und alle Bewegungen der Feder werden daher auf den Hebel unverändert übertragen. Bei den grossen Ausschlägen, welche die Spitze des Hebels macht, kann es sich aber leicht ereignen, dass sie in Eigenschwingungen geräth, welche der Pulscurve eine ganz unrichtige Form geben.

Dies ist jedoch nicht der Fall. Wir besitzen im Gegentheil eine Menge Beobachtungen, welche zeigen, dass der Sphygmograph Marey's die zu registrirenden Bewegungen überraschend richtig darstellt. Ich will im nachstehenden die wichtigsten unter diesen Beobachtungen besprechen.

Mach entwickelte die Theorie des Sphygmographen und prüfte ihn unter anderem dadurch, dass er mittelst desselben die von vornherein bekannte Wellenbewegung in einem elastischen Schlauch registrirte; es zeigte sich da, dass sowie die Theorie auch das Experiment zu einem sehr günstigen Urtheil über das Instrument führte.[1]

Buisson[2] unterstützte den Schreibhebel des Sphygmographen, wodurch dieser die Bewegungen der Feder nach unten nicht folgen konnte (die betreffenden Versuche wurden mit einem Sphygmographen älterer Construction gemacht, bei welchem die Feder und der Hebel nicht unzertrennlich verbunden waren). Je nachdem die Stütze höher oder tiefer angebracht war, wurde der Hebel später oder früher von der Feder angegriffen. Wären die gewöhnlichen, mit dem Sphygmographen geschriebenen Curven in Folge von Eigenschwingungen des Hebels unrichtig, so dürften die Curven, welche bei unterstütztem Schreibhebel gewonnen wurden, jenen nicht congruent sein. Fig. 103 zeigt jedoch keine derartige Verschiedenheit. Die schiefe Linie bezeichnet die Höhe, in welcher der Hebel bei jeder einzelnen Pulsation

---

Arterienpuls. Berlin 1872, S. 70; — Sommerbrodt, *Ein neuer Sphygmograph.* Breslau 1876; — Ludwig, s. bei v. Frey, *Die Untersuchung des Pulses.* Berlin 1892, S. 23; — v. Frey, ib., S. 24; — Vaughan, *British med. journ.*, 1888, 2, S. 1379; — v. Basch, *Zeitschr. f. klin. Med.*, 2, S. 654; 1881; — Béhier, *Bull. de l'acad. de médecine*, 33, S. 176; 1868; — Brondel, *Arch. de méd. nav.*, 31; 1879.

[1] Mach, *Sitz.-Ber. d. kais. Akad. d. Wiss.*, math.-naturw. Cl., 46, Abth. 2, S. 157—174; 1863; — 47, Abth. 2, S. 33—48; 1863.

[2] S. bei Marey, *La circulation du sang*, S. 217.

unterstützt war. Der vollständig ausgezogene, oberhalb dieser Linie liegende Theil der Pulscurven stellt die thatsächlich geschriebene Linie dar. Die punktirten Linien geben die etwaige Fortsetzung derselben an. Die erste Curve ist eine in gewöhnlicher Weise erhaltene, vollständige Pulscurve. Wir sehen, dass die Gipfel der folgenden Curven, insofern sie vom Schreibhebel thatsächlich geschrieben worden sind, mit dem entsprechenden Theil der vollständig geschriebenen Pulscurve genau congruiren. Diese kann also nicht durch Eigenschwingung des Hebels deformirt sein.

Marey schrieb mit einem besondern Instrument die Pulsationen, ohne sie zu vergrössern. Dabei waren natürlich die Eigenschwingungen des Hebels auf ein Minimum reducirt. Diese Curven hatten aber ganz dasselbe Aussehen wie die in gewöhnlicher Weise aufgenommenen Pulscurven.[1]

Czermak befestigte an der Haut über der Arterie einen äusserst kleinen Spiegel, der einen Lichtstrahl auf die gegenüberliegende Wand

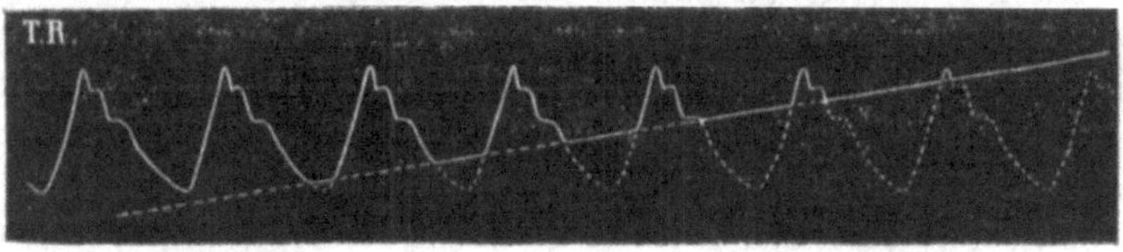

Fig. 103. Prüfung des Sphygmographen; nach Buisson.

reflectirte, und konnte auf diese Weise die Pulsbewegung ohne Anwendung eines Schreibhebels sichtbar machen.[2] Stein[3] und Bernstein[4] photographirten die so erhaltenen Pulsbilder; die Photogramme stimmten in allem Wesentlichen mit den Pulscurven Marey's überein.

Endlich muss erwähnt werden, dass Landois das aus einem kleinen Loch in einer Arterie herausströmende Blut auf die rotirende Trommel eines Kymographions auffing; bei jedem Herzschlage erhielt er eine Curve von vollständig demselben Charakter wie die gewöhnliche Pulscurve.[5]

Wir können also aus guten Gründen annehmen, dass die mit dem

[1] Marey, *La circulation du sang*, S. 257, 708.

[2] Czermak, *Sitz.-Ber. d. kais. Akad. d. Wiss.*, math.-naturw. Cl., 47, Abth. 2, S. 438—442; 1863.

[3] Stein, *Das Licht*. Leipzig 1877, S. 319; cit. nach Marey, *La circulation du sang*, S. 702.

[4] Bernstein, *Fortschritte d. Medicin*, 1890, S. 130 folg.

[5] Landois, *Arch. f. d. ges. Physiol.*, 9, S. 71 folg.; 1874.

Sphygmographen gewonnenen Curven die in den Arterien stattfindenden Druckschwankungen der Hauptsache nach richtig darstellen.

Ich muss jedoch bemerken, dass dies Alles nur in dem Falle gilt, wenn die nach oben oder unten gerichtete Geschwindigkeit der Schreibspitze keine zu grosse ist. Sobald die Spitze des Hebels sich langsamer als 90 ^{mm} in einer Secunde bewegt, ist nach Grashey die Curve zuverlässig. Ist dagegen die maximale Geschwindigkeit grösser als 120 ^{mm} in einer Secunde, so giebt das Instrument sicher zu grosse Ausschläge.[1] Bei einem Sphygmographen mit Lufttransport (s. unten) fand Hoorweg die erlaubte maximale Geschwindigkeit = 130 ^{mm} in einer Secunde.[2]

Diese Ermittelungen gelten aber selbstverständlich nur für die Exemplare, an welchen sie erhalten sind. Bei jeder genauern Untersuchung über die in der Pulscurve ausgedrückte Bewegung des Blutes in den Arterien ist es daher nothwendig, das anzuwendende Instrument in Bezug auf die erlaubte maximale Geschwindigkeit sowie auf seine Leistungsfähigkeit überhaupt zu prüfen.[3]

Der directe Sphygmograph, den wir jetzt kennen gelernt haben, leidet jedoch an einem Übelstand, der nähere Untersuchungen über den Puls nicht unerheblich erschwert. Es ist nämlich nicht möglich, mit demselben eine längere, ununterbrochene Reihe von Pulsationen aufzuzeichnen, weil das Papier, auf welches die Registrirung geschieht, eine gewisse, verhältnissmässig geringe Länge nicht überschreiten kann. Dazu kommt noch, dass man mit dem directen Sphygmographen die Pulsationen zweier oder mehrerer Arterien oder den Arterienpuls und den Herzstoss nicht gleichzeitig und auf dieselbe Oberfläche schreiben kann, was doch für viele hierhergehörige Fragen von sehr grosser Bedeutung ist.

Zu diesen Zwecken ist der in Übereinstimmung mit dem oben beschriebenen Cardiographen construirte Sphygmograph mit Lufttransport und registrirender Trommel sehr werthvoll. Der erste Apparat dieser Art wurde von Brondgeest[4] construirt; später sind ähnliche Apparate von mehreren anderen Autoren benutzt worden.[5]

---

[1] Grashey, a. a. O., S. 6.

[2] Hoorweg, *Arch. f. d. ges. Physiol.*, 46, S. 125; 1889.

[3] Vgl. in dieser Hinsicht Grashey, a. a. O., S. 1 folg.; — Hoorweg, a. a. O., S. 124 folg.; — v. Frey, *Die Untersuchung des Pulses*, S. 30 folg.

[4] Brondgeest, *Onderzoekingen gedaan in het physiol. Laborat. d. Utrechtsche Hoogeschool. Derde Reeks*, 2, S. 326; 1873.

[5] Vgl. in dieser Hinsicht Marey, *Travaux du laboratoire*, 1, S. 343; 1876; — *La circulation du sang.* Paris 1881, S. 222; — Mathieu und Meurisse, *Archives de physiologie*, 1875, S. 257; — Grunmach, *Berliner klin.*

Es bietet keine Schwierigkeit, eine aufnehmende Lufttrommel an eine oberflächlich verlaufende Arterie anzulegen und sie mit der Schreibtrommel in gewöhnlicher Weise zu verbinden. Je nachdem die eine oder die andere Arterie benutzt werden soll, werden verschiedene Apparate verwendet, um die Aufnahmetrommel an dem richtigen Orte zu befestigen. Nur muss, wie beim Cardiographen, durch eine im Innern der Trommel angebrachte Spiralfeder dafür gesorgt werden, dass die Trommel einen genügend starken Druck auf die Arterie ausübt.

Beim Studium des Arterienpulses haben wir zu erörtern: 1. die Fortpflanzungsgeschwindigkeit der Pulswelle, 2. die Länge der Pulswelle, 3. die in der Pulscurve oder dem Sphygmogramm ausgedrückten, dem Pulse charakteristischen Eigenthümlichkeiten.

Die Geschwindigkeit der Pulswelle wurde zum ersten Male von E. H. Weber direct gemessen, nachdem schon im Jahre 1734 Weitbrecht bemerkt hatte, dass er den Carotispuls früher als den Radialispuls fühlte.[1] Mit Hülfe einer Uhr, welche Terzen schlug, konnte er die Verspätung des Pulses an der A. tibialis ant. gegenüber der A. maxillaris auf $^1/_6$—$^1/_7$ Sec. bestimmen. Dies giebt bei einer Wegdifferenz von $1 \cdot 32\ ^m$ eine Geschwindigkeit von $7 \cdot 92$—$9 \cdot 24\ ^m$ in einer Secunde.[2]

Spätere Beobachter haben zu diesem Zwecke die graphische Methode benutzt und den Puls an zwei verschiedenen Arterien gleichzeitig registrirt (vgl. S. 104). Hierdurch wird die Zeitdifferenz des Pulses in den beiden Arterien bestimmt. Die entsprechende Wegstrecke kann am lebenden Menschen nur approximativ geschätzt werden, der hierbei entstehende Fehler wird aber, angesichts der grossen Fortpflanzungsgeschwindigkeit der Pulswelle, kaum von einer grössern Bedeutung sein können.

Der bessern Übersicht wegen habe ich in der folgenden Tabelle einige hierhergehörige, sich auf den Menschen beziehende Zahlenangaben zusammengestellt.

Wochenschr., 1876, S. 473; — Knoll, *Prager med. Wochenschr.*, 1879; — Klemensiewicz, *Sitz.-Ber. d. kais. Akad. d. Wiss.*, math.-naturw. Cl., 74, Abth. 3, S. 487; 1876; — Keyt, *Sphygmography and cardiography.* New-York 1887, S. 4—26; — Edgren, *Skand. Arch. f. Physiol.*, 1, S. 76 folg.; 1889.

[1] Weitbrecht, *Commentarii acad. imp. scient. Petropol.* 7, 1734—1735, St. Petersburg 1740, S. 317.

[2] E. H. Weber, *Programm. d. 20. Nov. 1827 editum;* abgedruckt in *Annotationes anatomicae et physiologicae*, 1. Leipzig 1834, S. 1—2; — *Ber. d. sächs. Gesellsch. d. Wiss.*, math.-phys. Cl., 1850, S. 196.

Arterien:	Wegdifferenz; Meter:	Zeitdifferenz; Sec.:	Fortpflanzungsgeschwindigkeit der Pulswelle; Meter:	Autor:
A. maxill. int. A. dors. ped.	1·320	$^1/_6$—$^1/_7$	7·92—9·24	E. H. Weber, 1827
A. carotis A. radialis	—	0·094	6·70	Czermak[1]
A. carotis A. dors. ped.	—	0·117	11·16	„
A. femoralis A. dorsalis pedis	0·991	0·154	6·43	Landois, 1872[2]
A. axillaris A. radialis	0·500	0·087	5·77	„
A. carotis A. tibialis	1·40	0·167	8·4	Moens, 1878[3]
A. radialis A. tibialis	0·85	0·100	8·5	„
A. radialis A. dors. ped.	0·64	0·075	8·53	Grashey, 1881[4]
A. carotis A. radialis	0·63	0·076	8·29	Grunmach, 1879[5]
A. carotis A. pediaea	1·25	0·114	10·97	„
A. radialis A. pediaea	0·62	0·05	12·4	„
A. carotis A. radialis	0·58	0·080	7·37	Keyt[6]
A. carotis A. femoralis	0·46	0·070	6·83	„
A. carotis A. radialis	0·60	0·079	7·63	Edgren, 1889[7]
A. carotis A. radialis	0·58	0·079	7·32	„
A. carotis A. femoralis	0·52	0·084	6·20	„
A. carotis A. femoralis	0·52	0·079	6·59	„
A. carotis A. dorsalis ped.	1·20	0·133	9·00	Hoorweg, 1889.[8]

[1] Czermak, *Mittheil. aus d. physiol. Privat-Laborat. in Prag.* Wien 1864, S. 40 folg. Aus den von Czermak gemessenen Verspätungsintervallen hat v. Frey (*Die Unters. d. Pulses*, S. 127) die Fortpflanzungsgeschwindigkeit unter Annahme mittelgrosser Statur berechnet.

[2] Landois, *Die Lehre vom Arterienpuls*, S. 297—303; 1872.

[3] Moens, *Die Pulscurve*, S. 111. [4] Grashey, a. a. O., S. 171.

[5] Grunmach, *Arch. f. Anat. u. Physiol.*, physiol. Abth., 1879, S. 429 folg.; — *Arch. f. pathol. Anat.*, 102, S. 570; 1885. Die Berechnung der Pulsgeschwindigkeit in den Versuchen Grunmach's ist von Grashey (a. a. O., S. 172) ausgeführt.

[6] Keyt, *Sphygmography and cardiography.* New-York 1887, S. 41.

[7] Edgren, *Skand. Arch. f. Physiol.*, 1, S. 96—107; 1889.

[8] Hoorweg, *Arch. f. d. ges. Physiol.*, 46, S. 132; 1889.

Wenn wir von den Werthen Landois', welche nach einer nicht völlig einwurfsfreien Methode gewonnen sind, absehen, so finden wir, dass die Fortpflanzungsgeschwindigkeit des Pulses nach den verschiedenen Autoren zwischen 6·20 und 12·4 ᵐ in einer Secunde schwankt.

Die Ursache dieser Variation liegt aller Wahrscheinlichkeit nach in erster Linie in der verschieden grossen Elasticität der untersuchten Arterien. Wir wissen nämlich, dass in einem mit Wasser gefüllten elastischen Schlauch die Wellenbewegung sich um so schneller fortpflanzt, je grösser die Elasticität der Schlauchwand ist. Übrigens besitzen wir auch directe Versuche von Moens, welche zeigen, dass bei einer und derselben Person die Pulswelle sich schneller oder langsamer fortpflanzt, je nachdem der Blutdruck hoch oder niedrig ist. Mit steigendem Druck nimmt aber, wenigstens von einer gewissen Grenze an, der Elasticitätscoefficient der Arterienwand zu (vgl. oben S. 318).

Wie wir schon gesehen haben (vgl. S. 134), wird die Rückströmung des Blutes zum Herzen verhindert, wenn der Athem angehalten und stark gepresst wird; in Folge dessen sinkt der Blutdruck im arteriellen Systeme. Dabei pflanzt sich auch die Pulswelle langsamer fort. So fand Moens in drei verschiedenen Fällen beim Pressen die Fortpflanzungsgeschwindigkeit des Pulses (Carotis—Tibialis oder Radialis—Tibialis) gleich 7, 7·3, 7·6 ᵐ, während sie bei ruhiger Athmung beziehungsweise 8·4, 8·0, 8·5 ᵐ betrug.

Ferner bestimmte Moens bei einer Ziege die Fortpflanzungsgeschwindigkeit der Pulswelle vor und nach einem durch Vagusreizung hervorgebrachten Herzstillstand mit einem denselben begleitenden niedrigen Blutdruck (Carotis—Cruralis). Vor der Vagusreizung betrug die Geschwindigkeit 11·5 ᵐ; während der ersten 6 Herzschläge nach dem Stillstand war sie beziehungsweise 4·5, 4·5, 6·0, 7·5, 12·0 und 13·5 ᵐ in einer Secunde.[1]

Ganz ähnliche Ergebnisse erwähnt Grunmach. Er fand z. B. bei Hunden, dass starke Narkotisirung, wodurch der Blutdruck abnimmt, das Zeitintervall zwischen dem Herzstoss und dem Beginn des Pfotenpulses beträchtlich vergrössert; nach Durchschneidung des Rückenmarkes und der damit verbundenen Verminderung des Blutdruckes erhöhte sich das betreffende Intervall von 0·195 auf 0·243 Sec. Auf der andern Seite rief eine durch Rückenmarksreizung erzielte starke Drucksteigerung eine Abnahme des Intervalls von 0·238 auf 0·136 Sec. hervor. Beim Menschen beobachtete Grunmach, dass das Intervall zwischen dem Herzstoss und dem Radialispuls von 0·162 auf 0·194 Sec.

[1] Moens, *Die Pulscurve*, S. 111—112.

zunahm, wenn der Blutdruck durch Compression des Brustkastens bei zugeschlossenen Athmungswegen herabgesetzt wurde.[1]

Übrigens müssen wir einen gewissen Unterschied zwischen dem allgemeinen Blutdruck und dem Gefässtonus machen. In der Regel steigt ja der Blutdruck mit zunehmendem Gefässtonus. Wenn aber die Gefässe in einem verhältnissmässig kleinen Theil des Körpers sich zusammenziehen oder erschlaffen, so wird der gesammte Blutdruck dadurch in keinem erheblichen Grade beeinflusst. Der Elasticitätscoefficient der betreffenden Gefässe muss sich aber aller Wahrscheinlichkeit nach dabei verändern und also auch die Fortpflanzungsgeschwindigkeit der Pulswelle in dem betreffenden Gefässgebiet zu- oder abnehmen. Hier würden wir also einem Falle begegnen, wo bei constantem Blutdruck eine Variation der Fortpflanzungsgeschwindigkeit in Folge Tonusveränderungen der Gefässe stattfinden konnte.[2] Bei einem Versuche von Grunmach finden wir diese Schlussfolgerung in der That bestätigt. Wurde der Arm in Wasser von etwa 40° C. getaucht, so stieg die Pulsverspätung zwischen Carotis und Radialis von 0·07 auf 0·096 Sec.[3] In Folge der localen Erschlaffung der Arterien stellte sich also eine Verlangsamung der Fortpflanzung um 14 % dar. Und wir können kaum voraussetzen, dass der betreffende Eingriff irgend welche bedeutende Änderung des gesammten Blutdruckes bedingt hätte.

Ferner kann die Elasticität verschiedener Arterien bei einer und derselben Person und bei derselben Wandspannung, unabhängig von dem eben stattfindenden Tonus, eine sehr verschiedene sein und daraus eine verschieden grosse Fortpflanzungsgeschwindigkeit resultiren. In dieser Hinsicht können jedoch keine allgemein gültigen Regeln aufgestellt werden, wie aus den in der Tabelle S. 385 verzeichneten Beobachtungen hervorgeht. Denn während einige Autoren, wie Czermak, Landois und Grunmach, die Geschwindigkeit in der untern Extremität grösser fanden als in der obern, beobachteten andere Autoren, wie Keyt und Edgren, das gerade Gegentheil.

In einer ganz besonders schönen Weise geht die Bedeutung der verschieden grossen Elasticität der Arterien für die Fortpflanzungsgeschwindigkeit der Pulswelle aus den Erfahrungen bei Erkrankungen der Arterien hervor. So fand Grunmach bei Arteriosclerose die Fortpflanzungsgeschwindigkeit statt 9 und 11 m in einer Secunde für die obere, bezw. untere Extremität die Zahlen 11·5 und 13·8.[4] Ähnlich hohe Werthe fanden sich bei chronischer Nephritis mit Herzhypertrophie. Auch Edgren beobachtete bei Arteriosclerose und bei Schrumpfniere sehr hohe Werthe der Pulsgeschwindigkeit.[5]

Auch die Athemphasen oder richtiger die Stellung des Thorax beeinflussen die Pulsgeschwindigkeit. Nach Martini ist sie bei den Pulsen, die während

---

[1] Grunmach, *Arch. f. Anat. u. Physiol.*, physiol. Abth., 1879, S. 424 bis 434.

[2] Vgl. v. Frey, *Die Untersuchung des Pulses*, S. 137.

[3] Grunmach, a. a. O., S. 433.

[4] Grunmach, *Arch. f. pathol. Anat.*, 102, S. 572; 1885. Vgl. auch die übrigen daselbst mitgetheilten analogen Beobachtungen.

[5] Edgren, *Nordiskt medicinskt Arkiv*, 20, Nr. 7, S. 40 folg.; 1888.

andauernder Inspirationsstellung des Thorax stattfinden, geringer als bei den in die Exspirationsstellung fallenden, und zwar beträgt sie in jenem Falle etwa 6 ^{m}, in diesem etwas über 8 ^{m} in einer Secunde. Die bei ruhiger Athmung aufgenommene Pulsgeschwindigkeit ist stets grösser als die der Inspirationsstellung des Thorax angehörige, dagegen der exspiratorischen ziemlich gleich.[1]

Das bis jetzt über die Fortpflanzungsgeschwindigkeit des Pulses gesammelte Material ist jedoch noch viel zu gering, um eine Zusammenfassung der hierher gehörigen Erfahrungen zu einem allgemeinen Gesetz zu erlauben.

Aus der Fortpflanzungsgeschwindigkeit (h) und der Schwingungszahl (n) lässt sich die Wellenlänge (λ) nach der folgenden Relation berechnen:

$$n \times \lambda = h; \quad \lambda = \frac{h}{n}.$$

Wenn wir annehmen, dass bei jeder Kammersystole während 0·2 Sec. Blut in die Aorta getrieben wird, so wird die Schwingungszahl $n = 5$ und die Wellenlänge, wenn die Fortpflanzungsgeschwindigkeit h auf 8 ^{m} in einer Secunde geschätzt wird, $= \frac{8}{5} = 1 \cdot 6$ ^{m}. Bei einem erwachsenen Manne aber beträgt die Wegstrecke vom Herzen bis zu den kleineren Arterien des Fusses etwa eben so viel. Hieraus folgt, dass unter den gegebenen Voraussetzungen nur die allerlängsten Arterienbahnen des Körpers lang genug sind, um eine ganze Länge der Pulswelle aufzunehmen, und dass das Ende der Pulswelle in der Aorta entsteht, erst nachdem der Anfang bereits zu den peripheren Arterien gelangt ist.

Als ich nun zum Studium der graphischen Aufzeichnung des Pulses, der Pulscurve oder des Sphygmogrammes übergehe, muss ich hervorheben, dass diese Curve den Druckverlauf in der Arterie darstellt, da ja die Bewegungen der Pelotte durch die Druckveränderungen in der Arterie hervorgerufen werden. Indessen dürfen wir nicht meinen, dass diese Druckcurve die absolute Grösse der arteriellen Druckschwankungen darstellt. Ohne weiteres ersehen wir dies daraus, dass der arterielle Druck nicht allein von der Pelotte, sondern auch von der Arterienwand und von den umgebenden Weichtheilen getragen wird. Die vom Sphygmographen angezeigten Druckschwankungen sind also keine absolute, sondern nur relative: „Die sphygmographische Curve ist eine Blutdruckcurve, bei welcher aber der Massstab, mit welchem die Ordinaten gezeichnet sind, unbekannt bleibt“ (v. Frey).[2]

Es ist aber noch zu bemerken, dass der Sphygmograph auch von

---

[1] Martini, *Arch. f. Anat. u. Physiol.*, 1891, S. 169—175.

[2] v. Frey, *Die Untersuchung des Pulses*, S. 36.

anderen Bewegungen beeinflusst wird. Unter diesen werde ich nur die Veränderungen im Turgor der Haut speciell erwähnen. Wenn der Rückfluss des Blutes aus den Venen, z. B. durch eine locker angelegte Schlinge, erschwert wird, so steigt im Sphygmogramm die ganze Curvenreihe, weil die schwellende Haut die Federspannung erhöht. Aus dem Ansteigen der Curvenreihe darf man also hier nicht auf eine Erhöhung des Blutdruckes schliessen.[1]

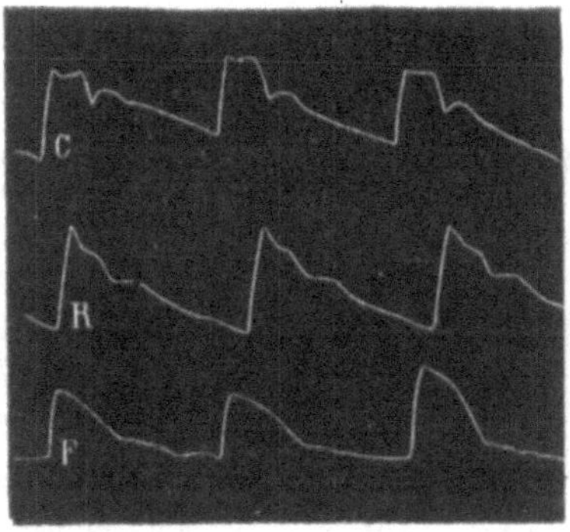

Fig. 104. Pulscurven; nach Marey. *C*, Carotis; *R*, Radialis; *F*, Femoralis.

Bei Anwendung geeigneter Apparate bietet die Pulscurve eine Reihe Eigenthümlichkeiten dar, unter welchen sich einige, mehr oder weniger ausgeprägt, constant wiederfinden, gleichgültig, an welcher Arterie die Pulscurve aufgenommen ist.

Zur vorläufigen Orientirung theile ich eine Anzahl von verschiedenen Autoren entlehnte Pulscurven hier mit, um die wesentliche Übereinstimmung nachzuweisen, welche unter ihnen stattfindet, trotz der Differenzen, die möglicherweise im ersten Augenblick die Aufmerksamkeit auf sich lenken können. Fig. 104 ist von Marey, Fig. 105 von Moens, Fig. 106 bis 108 von Edgren und Fig. 109 von v. Frey entlehnt. Die Arterien, an welchen sie gewonnen sind, sind bei jeder Abbildung angegeben.

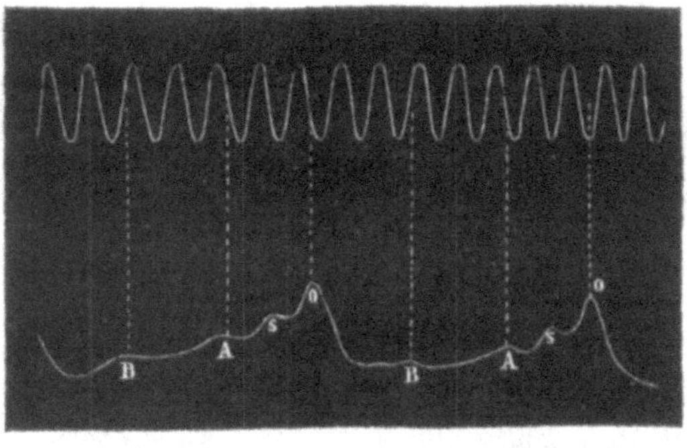

Fig. 105. Carotiscurve; nach Moens. Von rechts nach links zu lesen.

Die Pulscurve beginnt mit einem ziemlich steil aufsteigenden Aste, welcher augenscheinlich der bei der Einströmung des Blutes in die Aorta entstehenden primären positiven Welle entspricht. Diese Linie erreicht gewöhnlich in einer ununterbrochenen Steigerung ihren höchsten Gipfel, von wo aus sodann der herabsteigende Ast der Pulscurve beginnt. Dieser zeigt mehrere

[1] Vgl. ferner v. Frey, ib., S. 35—42.

Discontinuitäten, unter welchen wenigstens eine, und zwar die der Erhebung bei *f* (vgl. Fig. 106), an allen Pulscurven erscheint. Diese Erhebung wird als dikrotische Erhebung bezeichnet.

Nach dem Vorgange Landois' werden wir die auf dem aufsteigenden Aste der Pulscurve erscheinenden Discontinuitäten als anakrote, die auf dem absteigenden Aste erscheinenden als katakrote bezeichnen.

Wir werden vorläufig von den übrigen singulären Punkten absehen und nur die dikrotische Erhebung näher erörtern.

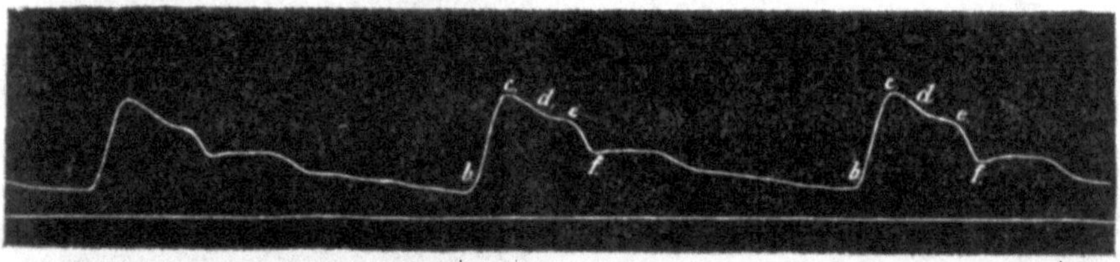

Fig. 106. Carotiscurve; nach Edgren.

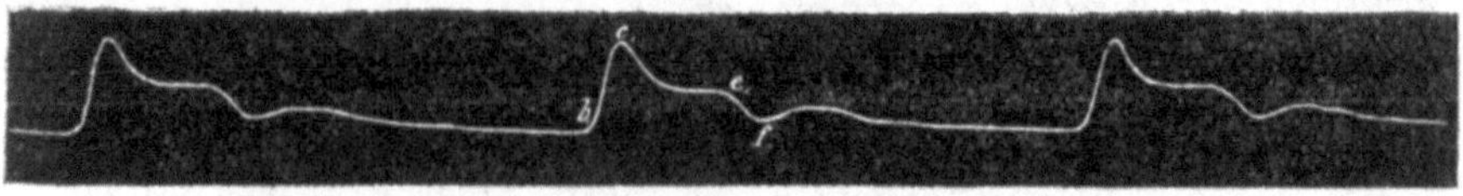

Fig. 107. Radialiscurve; nach Edgren.

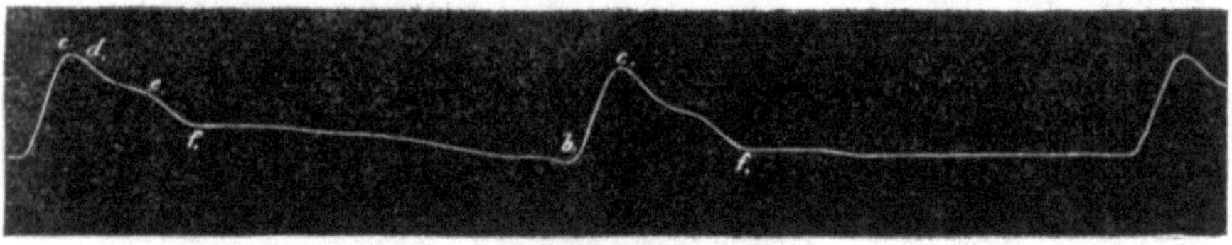

Fig. 108. Femoraliscurve; nach Edgren.

Man kann zuweilen und besonders bei gewissen Krankheiten die Dikrotie des Pulses mit dem tastenden Finger als einen nach der primären Pulswelle folgenden, schwächern Stoss fühlen. Dass die Dikrotie bei jedem Puls normal vorkommt, obgleich sie ihrer geringen Stärke wegen durchaus nicht immer gefühlt werden kann, wurde zuerst von Chelius[1] hervorgehoben, welcher sie im Jahre 1850 mittelst eines ursprünglich von Hérisson[2] construirten kleinen Apparates nachwies.

Dieser Apparat bestand aus einer Glasröhre, die an ihrem untern Ende mit einer elastischen Membran verschlossen und in ihrem Innern bis zu einer

[1] Chelius, *Vierteljahrsschrift f. prakt. Heilkunde*, 21, S. 101; 1850.
[2] S. bei Landois, *Die Lehre vom Arterienpuls*, S. 35.

gewissen Höhe mit Quecksilber gefüllt war. Das mit der Membran verschlossene Ende wurde an solchen Körperstellen auf die Haut gesetzt, wo die Arterien hinlänglich nahe an der Oberfläche liegen. Bei jeder Pulsation steigt dann das Quecksilber; nach dem Steigen fällt es wieder auf seinen tiefsten Stand herab, nachdem es zuvor an einer mittlern Stelle nochmals einen kurzen Halt gemacht hat. „Theilt man den Zeitraum zwischen zwei Systolen in vier Momente, so kommt ungefähr dem Steigen das erste, dem anfänglichen Fallen auf den mittlern Standpunkt das zweite, dem Beharren auf demselben das dritte und dem endlichen Niederfallen auf die tiefste Stelle das vierte Zeitmoment zu.“

Graphisch wurde die Dikrotie als eine jeder Pulscurve zugehörige Erscheinung zuerst von Marey nachgewiesen (1860).[1] Die Einwendungen, welche von mehreren Seiten gegen diese Behauptung gemacht wurden, und die sich darauf stützten, dass es nicht bewiesen sei, dass die vom Sphygmographen gezeichnete Curve einen genauen Ausdruck der Pulsbewegung darstellte, wurden zu gleicher Zeit widerlegt, als die Beweise für die Anwendbarkeit des Sphygmographen gegeben wurden (vgl. S. 381).

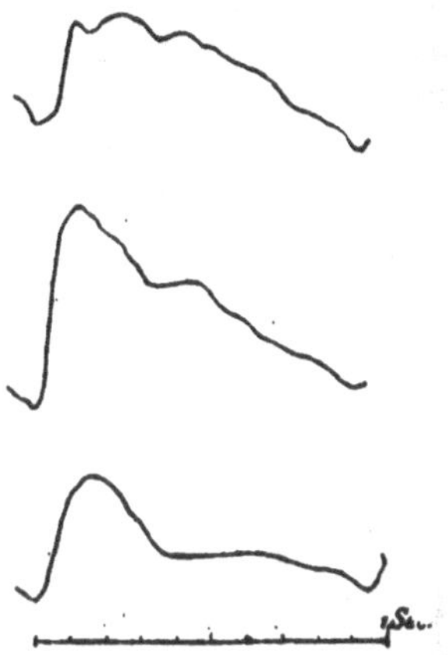

Fig. 109. Pulscurven; nach v. Frey. *a*, Temporalis; *b*, Radialis; *c*, Pediaea.

Welches ist nun die Bedeutung der dikrotischen Erhebung?

Als völlig sichergestellt hebe ich zuerst hervor, dass dieselbe eine centrifugale, positive Welle darstellt. Den Beweis dafür finden wir darin, dass bei zwei gleichzeitig, von verschiedenen Arterien aufgenommenen Pulscurven die Dikrotie in der Arterie zuerst auftritt, die dem Herzen näher liegt. Diese positive Welle pflanzt sich also centrifugalwärts vom Herzen fort.

Nach einigen Autoren, wie Grashey[2] und Hoorweg,[3] pflanzt sich die dikrotische Welle in allen Arterien mit gleicher Geschwindigkeit fort. Hürthle findet, dass die dikrotische Welle in Carotis und Cruralis (beim Hunde) in vielen Fällen genau zur gleichen Zeit nach Beginn der primären Welle auftritt und an der Cruraliscurve noch häufiger kurze Zeit früher (höchstens um 0·014 Sec.) als an der Carotiscurve erscheint.[4] Im Gegensatz hierzu geben Landois,[5]

---

[1] Marey, *Journal de la physiol.*, 3, S. 249; 1860. Anfangs glaubte Marey, dass die Dikrotie in dem Femoralispuls nicht vorkam. Buisson (*Thèse inaug.* 1862) wies die Existenz der Dikrotie auch in dieser Arterie nach.

[2] Grashey, a. a. O., S. 205; — Radialis—Pediaea.

[3] Hoorweg, *Arch. f. d. ges. Physiol.*, 46, S. 170; 1889; — Radialis—Cruralis—Dorsalis pedis.

[4] Hürthle, ib., 47, S. 28 folg.; 1890.

[5] Landois, *Die Lehre vom Arterienpuls*, S. 177 folg.

v. Kries[1] und Edgren[2] an, dass die dikrotische Welle in den Arterien der untern Extremität etwas verspätet erscheint. Nach dem letzterwähnten Autor pflanzt sich die dikrotische Welle in den Arterien der obern Extremität mit gleicher Geschwindigkeit als die primäre Pulswelle fort, während ihre Fortpflanzungsgeschwindigkeit in den Arterien der untern Extremität geringer als die der primären Pulswelle ist, wie aus folgender Zusammenstellung hervorgeht:

		Geschwindigkeit in Meter in einer Secunde	
		der prim. Pulswelle:	der dikrot. Welle:
Obere Extremität	Th.	7·63	7·57
	P.	7·32	7·32
Aorta-Femoralis	Th.	6·20	5·20
	P.	6·59	5·24

Wenn also nachgewiesen ist, dass die dikrotische Welle centrifugal verläuft, so ist dadurch doch nicht entschieden, dass sie ihr Entstehen allein centralen Ursachen verdankt. Es ist um so nothwendiger, diese Frage genauer zu erörtern, als bis in die letzte Zeit hinein die Ansichten der Forscher, die sich mit dieser Frage beschäftigt haben, sehr verschieden gewesen sind.

Wie wir schon gesehen haben, wird in einem verzweigten elastischen Schlauch in der Regel eine Wellenreflexion stattfinden, und dies können wir von vornherein auch vom Gefässsysteme voraussetzen. In einem verzweigten elastischen Schlauch dringen aber die durch Reflexion entstandenen Wellen nicht allein in die Stammleitung, sondern auch in die Zweige, welche mit dem Systeme in Communication stehen. Also wird eine an irgend einer peripheren Stelle, z. B. in der A. radialis, entstehende Reflexwelle nicht bloss wieder zum Herzen zurückkehren, sondern auch in alle übrigen Arterien sich fortpflanzen, so dass nach dem Herzen nur ein Theil dieser Reflexwelle gelangt.

Der Ort der Reflexion liegt nicht in allen Arteriengebieten in derselben Entfernung vom Herzen, daher entstehen auch nicht die Reflexwellen in derselben Entfernung davon. Der in der Aorta eintretende Theil der Reflexwellen wird demnach nicht von allen Gefässgebieten gleichzeitig zum Herzen kommen, und kann sich dort also auch nicht zu einer einzigen Welle sammeln, sondern muss als eine grössere oder kleinere Reihe von mit einander interferirenden Wellen erscheinen.

Es fragt sich daher, ob die durch Reflexion entstehenden Wellen mit einer so grossen Intensität in der Aorta auftreten, dass sie mit unseren experimentellen Hilfsmitteln in der That nachgewiesen werden können. Bernstein[3] und Hoorweg[4] verneinen dies ganz bestimmt.

[1] v. Kries, *Arch. f. Anat. u. Physiol.*, physiol. Abth., 1887, S. 275.

[2] Edgren, *Skand. Arch. f. Physiol.*, 1, S. 104; 1889.

[3] Bernstein, *Ber. über die Sitzungen der naturforsch. Gesellsch. zu Halle*, 1887, S. 42 folg.

[4] Hoorweg, *Arch. f. d. ges. Physiol.*, 46, S. 167; 1889; — 47, S. 439 folg.; 1890.

Dagegen ist es v. Frey und Krehl,[1] sowie v. Kries[2] gelungen, eine derartige Reflexion nachzuweisen. Diese Reflexion findet ohne Zeichenwechsel statt.

v. Frey machte seine Versuche an eben verbluteten Thieren (Hunden oder Kaninchen), deren Herz und Lungen entfernt waren. Die Aorta wurde mit einem Druckgefäss in Verbindung gesetzt und elastische Manometer in die A. subclavia sin. und in die A. coeliaca endständig eingebunden. Zwischen Aorta und Druckgefäss befand sich ein leicht spielender Hahn. — Zu den Versuchen v. Kries' diente meist die hintere Hälfte des verbluteten Versuchsthieres. Die Wellen wurden durch Compression eines mit der Brustaorta verbundenen Ballons erzeugt. Dabei war das Compressorium mit einem Anschlag versehen, so dass der Ballon nach Ausübung der Compression in der ihm ertheilten Stellung genau festgehalten wurde. Die entstandenen Wellen wurden mittelst eines in die Cruralarterie eingesetzten Federmanometers beobachtet.

Die an der Peripherie des arteriellen Systemes entstehenden Reflexwellen können also in der Aorta in nachweisbarer Grösse erscheinen.[3] Die dikrotische Erhebung könnte dann davon bedingt sein, dass diese Reflexwellen an den geschlossenen Semilunarklappen nochmals, und zwar wieder ohne Zeichenwechsel reflectirt wurden. Auch könnte die dikrotische Erhebung von einer rein centralen Ursache bedingt sein, wobei jedoch ihre Erscheinungsweise von den reflectirten Wellen beeinflusst werden könnte. Nach meinem Dafürhalten kann diese Frage mit dem vorliegenden Beobachtungsmaterial nicht endgültig entschieden werden. Wir müssen uns daher damit begnügen, die grössere innere Wahrscheinlichkeit der beiden Erklärungsmöglichkeiten zu erörtern.

Die erste Erklärung ist sehr früh aufgestellt worden. Schon im Jahre 1863 wurde sie von Marey[4] und Rive[5] ausgesprochen und ist dann mehr oder weniger explicit von mehreren anderen Forschern acceptirt worden. In der letzten Zeit wurde sie besonders von v. Frey[6] und v. Kries[7] vertreten.

Grashey, Edgren, Hoorweg und Hürthle schliessen sich dem zweiten Erklärungsprincip an und deuten also die dikrotische Erhebung

---

[1] v. Frey und Krehl, *Arch. f. Anat. u. Physiol.*, physiol. Abth., 1890, S. 77 folg.; — *Centralbl. f. Physiol.*, 1890, 11. Oct.; — v. Frey, *Die Unters. d. Pulses*, S. 164 folg.

[2] v. Kries, *Studien zur Pulslehre*, S. 62.

[3] Vgl. jedoch Hoorweg, *Arch. f. d. ges. Physiol.*, 47, S. 447—453; 1890; — 52, S. 480—494; 1892.

[4] Marey, *Physiologie médicale de la circulation du sang.* Paris 1863, S. 271; Citat nach Landois, *Die Lehre vom Arterienpuls*, S. 210.

[5] Rive, *De sphygmograaf en de sphygmographische Curve*, Acad. proefschrift. Utrecht 1866, S. 73 folg.

[6] v. Frey, *Die Unters. des Pulses*, S. 159 folg.

[7] v. Kries, *Studien zur Pulslehre*, S. 55 folg.

als eine vom centralen Ende des arteriellen Systemes ausgehende positive Welle, welche nicht durch eine zweite Reflexion einer centripetalen Reflexwelle bedingt ist. Grashey erläutert ihr Entstehen in folgender Weise. Das am Aortenanfang rückwärts ausweichende Blut entfaltet die Semilunarklappen und bringt sie zum Schluss. Der Schluss der Semilunarklappen hält den Rückstrom des Blutes auf und bewirkt im Aortenanfang eine theilweise Wiederherstellung des plötzlich gesunkenen, positiven Druckes. Diese neue Drucksteigerung pflanzt sich als positive Welle durch das arterielle System fort.[1]

Grashey, Hoorweg und Hürthle haben versucht, diese mit dem Klappenschluss zusammenhängende primäre positive Welle durch directe Experimente nachzuweisen. Zu diesem Zwecke benutzte Grashey ein ausgeschnittenes Kalbsherz, an welchem in die linke Atrioventricularöffnung eine

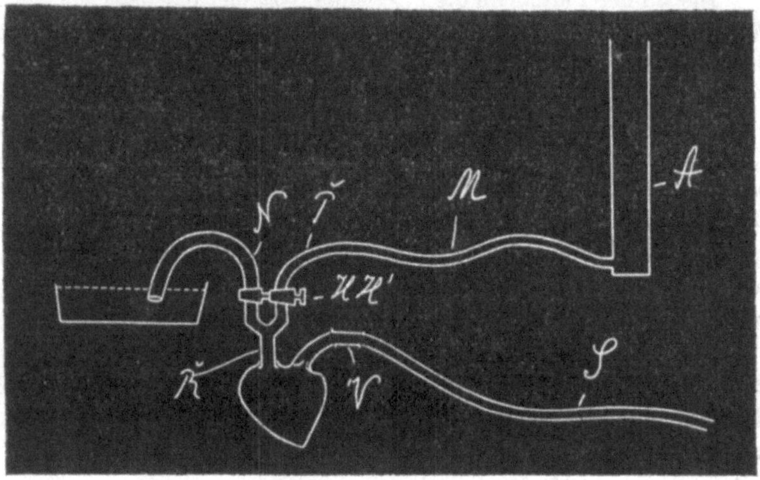

Fig. 110. Nach Grashey.

Metallröhre *R* (Fig. 110) eingebunden wurde. Diese Röhre theilte sich gabelförmig in zwei Zweige, *N* und *P*; der Zweig *P* wurde mit dem Standgefäss *A* verbunden; an den Zweig *N* wurde ein ganz kurzer Schlauch angesetzt, dessen freies, offenes Ende in ein mit Wasser gefülltes Gefäss getaucht war. In den Röhren *N* und *P* war ein Doppelhahn so eingesetzt, dass eine Umdrehung desselben den Zweig *P* schloss und den Zweig *N* gleichzeitig öffnete, oder umgekehrt. Die Aorta wurde mit einem langen Schlauch vereinigt. Vom Standgefäss *A* aus liess Grashey durch das Herz und den Schlauch *S* einen gleichmässigen Flüssigkeitsstrom fliessen. Wurde nun der Doppelhahn rasch gedreht, so dass der Zweig *P* verschlossen und der Zweig *N* geöffnet wurde, so hörte der Zufluss ins Herz auf, und gleichzeitig entleerte sich der Kammerinhalt durch den Zweig *N*: der Druck in der Herzkammer sank auf Null. Unter diesen Be-

[1] Grashey, a. a. O., S. 165.

dingungen, welche die Druckverhältnisse im lebenden Herzen nachahmen, zeichnete der Sphygmograph nach der von der Stromunterbrechung auftretenden Thalwelle in der That eine positive Welle, die in keinem Falle von einer Reflexion am Ende des Schlauches bedingt sein konnte, sondern in der eben erörterten Weise durch den Klappenschluss erklärt werden musste.[1]

Hoorweg presste durch Zusammendrücken eines Gummiballons Flüssigkeit in einen elastischen Schlauch. Wenn der Druck auf den Ballon aufhörte, wurde eine an der Einströmungsöffnung angebrachte Klappe geschlossen. Gleichzeitig schloss diese Klappe einen elektrischen Strom und erzeugte dadurch bei einem grossen Rumkorff'schen Inductor einen elektrischen Funken, welcher durch den zur Registrirung der Wellenbewegung benutzten Hebel die Registrirtrommel traf, auf dem Papier den Russ wegschlug und auf der Stelle, wo sich gerade die Spitze des Schreibhebels befand, ein scharfes, deutlich begrenztes Loch bohrte. Es zeigte sich, dass der Funke, also der Klappenschluss, genau mit dem Fusspunkt einer der Dikrotie analogen Erhebung übereinstimmte. Bei Entfernung der Klappe kam keine derartige Erhebung zu Stande.[2] Nach Hoorweg entsteht also die dikrotische Erhebung im menschlichen Pulse zufolge und nach Schluss der Semilunarklappen.[3]

Hürthle hat ganz ähnliche Versuche mit vollkommen gleichlautendem Ergebniss ausgeführt.[4]

Gegen diese Ansichten und die dadurch veranlassten Versuche macht v. Kries folgende Einwendungen. Die betreffende Anschauung setzt die Existenz eines Rückstromes voraus, und dies geben auch alle Autoren zu. Die Frage ist dann die, ob ein Rückstrom von genügender Grösse in der That stattfindet oder stattfinden kann. Nehmen wir an, dass die Rückströmung nur sehr kurze Zeit andauert, so könnten allerdings wohl nennenswerthe Druckschwankungen durch dieselbe bewirkt werden, ohne dass die in das Herz zurückgelangende Blutmenge eine sehr erhebliche wäre. Unter dieser Voraussetzung könnten wir aber auch nur Pulsformen mit ganz scharfen und kurz dauernden Einsenkungen erklären. Namentlich müssten wir wohl erwarten, dass die Rückströmung durch den Klappenschluss plötzlich unterbrochen wird, und dass somit auch der den dikrotischen Gipfel bildende Anstieg steil und scharf in die Höhe geht. Thatsächlich sehen wir aber, dass dies auch im Carotispuls keineswegs der Fall ist, sondern dass die dikrotische Welle meist von gestreckter und breitgipfliger Form ist. Wenn wir die ganze Pulsform in Betracht ziehen, so würden wir, um den sogenannten typisch dikrotischen Puls, wie er sich in gewissen Stadien der Amylnitritwirkung und im Fieber darbietet, erklären zu können, eine länger andauernde und zeitweilig sehr bedeutende Geschwindigkeitswerthe erreichende Rückströmung annehmen müssen, um durch ihre

[1] Grashey, a. a. O., S. 168 folg.
[2] Hoorweg, *Arch. f. d. ges. Physiol.*, 46, S. 143—155; 1889.
[3] Hoorweg, ib., S. 174. [4] Hürthle, ib., 49, S. 78 folg.; 1891.

Sistirung die dikrotische Erhebung verständlich zu machen. Hierbei müsste die maximale Geschwindigkeit des Rückstromes einen nennenswerthen Bruchtheil von derjenigen Geschwindigkeit betragen, welche die rechtläufige Strömung bei der Kammersystole erreicht. Dies ist aber kaum anzunehmen.[1]

v. Kries sucht daher, ebenso wie v. Frey und Krehl, die dikrotische Erhebung wesentlich durch die Wellenreflexion zu erklären.

Nach den Erfahrungen der letztgenannten Autoren scheint es unzweifelhaft zu sein, dass in der That reflectirte Wellen in den grossen Arterien nachgewiesen werden können. Ob aber die Grösse dieser Reflexion genügend ist, um die Grösse der dikrotischen Drucksteigerung zu erklären, ist dadurch nicht entschieden. Hoorweg, der die Wellenreflexion im Gefässsysteme vollkommen verneint,[2] bemerkt, dass sogar unter den möglichst günstigen Umständen die secundären Erhebungen, welche v. Frey und Krehl fanden, sehr unbedeutend sind, und dass sie, auf das Mass gewöhnlicher Pulscurven reducirt, für das Auge ganz verschwinden.[3]

Gegen die schematischen Versuche Hoorweg's hebt v. Kries hervor, dass der entscheidende Punkt gerade in demjenigen Factor der ganzen Versuchsanordnung gegeben ist, bezüglich dessen die Übereinstimmung mit anderen Klappenapparaten und speciell auch mit dem Herzen ganz problematisch ist, nämlich die Stärke und Dauer der Regurgitation, welche dem Klappenschluss vorangeht, und bemerkt dazu, dass die Bewegung eines Spritzenstempels, die Sistirung einer Strömung durch Hahnenschluss theoretisch viel durchsichtigere Versuche sind. Diese Versuche bestätigen in vollem Masse die zu erwartenden Beziehungen zwischen Druck und Strömung und lehren namentlich, dass beim Aufhören des vorher bestandenen Stromes der Druck in weiten Schläuchen lediglich auf den Werth heruntersinkt, den er vor der Einpressung gehabt hatte.[4]

Meinerseits kann ich dieser Überlegung v. Kries' nicht vollständig zustimmen, denn es handelt sich hier nicht um die theoretisch einfacheren Bedingungen, sondern um die beim Kreislauf in der That stattfindenden. Und ich glaube nicht, dass man den Herzschlag mit der Bewegung eines Spritzenstempels oder mit dem Öffnen eines Hahnes vergleichen darf, wenn es nämlich gilt, denselben genau zu analysiren. Ich habe schon früher bemerkt, dass alle diesbezüglichen Erfahrungen

---

[1] v. Kries, *Studien zur Pulslehre*, S. 70—77.
[2] Hoorweg, *Arch. f. d. ges. Physiol.*, 52, S. 486, 487; 1892.
[3] Hoorweg, ib., 47, S. 451; 1890. [4] v. Kries, *Studien*, S. 41.

dafür sprechen, dass sich die Semilunarklappen schliessen oder wenigstens „stellen", bevor die eigentliche Erschlaffung des Herzmuskels stattfindet. Eine wirkliche Regurgitation von Blut aus der Aorta in das Herz braucht also nicht stattzufinden. Aber nur bis hierher streckt sich die Ähnlichkeit des Herzschlages mit der Bewegung eines Spritzenstempels. Dieser wird seine Stellung unverrückt behalten, bis er wieder in Bewegung gesetzt wird. Dies aber ist mit den Semilunarklappen nicht der Fall. Die Herzkammer erschlafft und mit ihr auch die Muskelpolster, welche während der Systole die Semilunarklappen unterstützen (vgl. S. 48). Dadurch werden diese von dem jetzt mit grossem Überdruck wirkenden Aortablute zu einem gewissen Grade in die Kammer hineingedrängt, und eine Rückströmung kommt also ohne Regurgitation ins Herz zu Stande. Die Semilunarklappen werden dadurch gespannt, und wenn nun das Blut in seiner centripetalen Bewegung von denselben aufgehalten wird, entsteht eine neue centrifugal verlaufende positive Welle, welche die dikrotische Erhebung darstellt.

Inwiefern diese Auffassung richtig ist, kann nur durch neue Versuche entschieden werden. Der oben mitgetheilte Versuch Grashey's spricht dafür. Auch könnten die schematischen Versuche Hürthle's über das Verhältniss zwischen der Grösse der dikrotischen Erhebung und derjenigen der rückläufigen Flüssigkeitsmenge[1] als Stütze dieser Auffassung gelten, wenn derselbe nicht, wie v. Kries bemerkt,[2] an das Arterienstück statt eines elastischen Schlauches ein verticales Glasrohr gesetzt hätte. Bei der Strömung bewegte sich also hier diese 1·5 m lange Flüssigkeitssäule als ein Ganzes; wurde ihre Rückströmung durch den Klappenschluss unterbrochen, so übte sie auf die Klappen natürlich einen sehr heftigen Stoss aus, und die Drucksteigerung müsste eine unvergleichlich stärkere sein, als dies unter ähnlichen Verhältnissen in einem elastischen Schlauche der Fall sein würde.

Nach der hier vorgetragenen Auffassung würde nicht allein die dikrotische Erhebung erklärt sein, sondern auch die derselben vorhergehende Senkung des Druckes, die Fick[3] als das eigentlich Ursprüngliche und Wesentliche an der ganzen Erscheinung bezeichnet. Gerade diese Drucksenkung ist aber durch die Reflexionshypothese nicht erklärt.

In einer Versuchsreihe über den Einfluss des Amylnitrits auf die Erscheinungsweise der Pulscurve hat v. Kries einen wichtigen Grund gegen die hier vorgetragene Anschauung gefunden. Wegen der grossen Bedeutung, die er diesen Beobachtungen beimisst, erlaube ich mir, nach ihm eine Reihe von hierhergehörigen Pulsbildern mitzutheilen (Fig. 111). Die Curven *a* und *b* zeigen den Normalpuls, Curve *c* ist unmittelbar nach Beginn der Einathmung aufgenommen. Man sieht hier die Pulsform von Schlag zu Schlag sich verändern.

---

[1] Hürthle, *Arch. f. d. ges. Physiol.*, 49, S. 82; 1891.

[2] v. Kries, *Studien zur Pulslehre*, S. 75.

[3] Fick, *Arch. f. d. ges. Physiol.*, 49, S. 105; 1891.

Gegen Ende der Reihe *c* ist die Pulscurve wohl am stärksten von dem ursprünglichen entfernt. Die Reihen *d* und *e* zeigen die allmähliche Rückkehr zur Norm, welche jedoch am Ende von *e* noch nicht völlig erreicht ist.

Fasst man nun die dikrotische Erhebung ins Auge, so zeigt sich, dass ein (allerdings schnell vorübergehendes) Stadium gefunden wird, in welchem die dikrotische Erhebung gering, ja fast unmerklich wird. Sie tritt erst im Anfang von *d* auf, um dann allerdings bis zum Schluss des Versuches sehr ausgeprägt zu bleiben. Ferner finden wir, dass die sphygmographische Curve nach dem

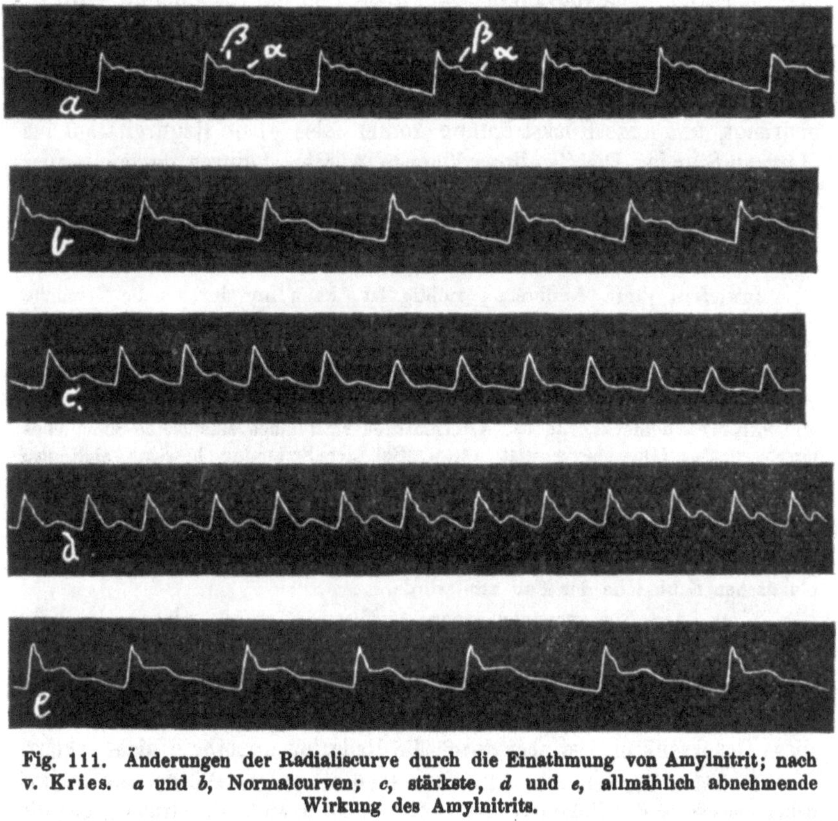

Fig. 111. Änderungen der Radialiscurve durch die Einathmung von Amylnitrit; nach v. Kries. *a* und *b*, Normalcurven; *c*, stärkste, *d* und *e*, allmählich abnehmende Wirkung des Amylnitrits.

Hauptgipfel schneller und stärker herabsinkt als in der Norm, dass sie unmittelbar nach derselben nahezu oder sogar vollständig auf der geringsten Höhe anlangt, die sie überhaupt erreicht, und dass der Anfang der dikrotischen Erhebung bedeutend tiefer als in der Norm liegt. Weiter ist die Gestalt der dikrotischen Welle in den Curven *d* und *e*, im Vergleich zur Norm, mehr gestreckt. Aus der Thatsache, dass in dem Stadium, welches die Curve *c* darstellt, der Puls fast gar nicht mehr dikrot ist, schliesst v. Kries, dass sich der grösste Theil der Gefässe in einer so hochgradigen Erweiterung befindet, dass die primäre Welle nicht mehr erheblich reflectirt wird, und findet also hier einen sehr bedeutungsvollen Beweis gegen die Erklärung der Dikrotie aus rein centralen Ursachen.[1]

Ich gebe es zu, dass diese Beobachtungen nicht sehr leicht zu erklären sind. Nach Hoorweg konnte aber die Erscheinung auf der Höhe der Amylnitritwirkung durch den erleichterten Abfluss des Blutes in die erweiterten kleinsten Arterien und Capillaren, sowie von einer abnehmenden Herzthätigkeit bedingt und also mit der centralen Hypothese der Dikrotie wohl vereinbar sein.[2]

Für die centrale Hypothese spricht noch folgende Beobachtung von Hoorweg.[3]

Er verglich die Radialiscurve eines gesunden Zwerges von 17 Jahren und 132 ^{cm} Körperlänge mit der Radialiscurve eines normalen Mannes von 160 ^{cm} Körperlänge. Bei beiden erschien die dikrotische Erhebung in derselben zeitlichen Entfernung vom Beginn des Pulses. Wenn die Wellenreflexion die alleinige Ursache des Dikrotismus darstellen würde, so hätte man doch erwarten können, dass die dikrotische Erhebung beim Zwerge früher als bei dem normalen Mann erschienen wäre.

Ich halte also bis auf weiteres folgende mit der von Grashey[4] entwickelten wesentlich übereinstimmende Anschauung mit den uns bislang bekannten Thatsachen am meisten vereinbar. Durch das plötzliche Einströmen des Blutes aus dem Herzen in die Aorta entsteht eine erste positive Welle, welche der primären Erhebung der Pulscurve entspricht. Wenn der Blutstrom aus dem Herzen aufhört, so wird sich, wie schon hervorgehoben, von dem Aortenanfang aus eine negative Welle in centrifugaler Richtung durch das arterielle System fortpflanzen. Wenn dann die Contraction des Herzmuskels aufhört und die Semilunarklappen nicht mehr von dem im Herzen noch befindlichen Blut und von den Muskelpolstern unterstützt sind, so entsteht eine zweite centrifugale negative Welle, und ein Theil des Aortablutes strömt gegen das Herz zurück. Geht das Herz, gleich nachdem das Blut ausgetrieben ist, in die Diastole über, so folgen die beiden negativen Wellen unmittelbar auf einander und können nicht jede für sich graphisch nachgewiesen werden. Da das zurückweichende Blut gegen die geschlossenen Semilunarklappen anschlägt, entsteht im Anfange der Aorta eine zweite centrifugale positive Welle, welche die dikrotische Erhebung veranlasst.

Diese vier primären centrifugalen Wellen würden der Pulscurve etwa das in Fig. 112 von Grashey schematisch dargestellte Aussehen geben. Die Linie *n* bezeichnet die erste positive Welle, die Linie *d' d'*

---

[1] v. Kries, *Studien zur Pulslehre*, S. 119—123, 124.

[2] Hoorweg, *Arch. f. d. ges. Physiol.*, 52, S. 486; 1892; — vgl. auch v. Frey, *Die Unters. des Pulses*, S. 232, 233.

[3] Hoorweg, *Arch. f. d. ges. Physiol.*, 46, S. 173; 1889.

[4] Grashey, a. a. O., S. 202.

die beiden unmittelbar in einander übergehenden negativen Wellen und die Linie *f* die zweite positive Welle.[1]

Durch diese Anschauung findet auch die Erhebung *f* an den Curven des Herzstosses und des intracardialen Druckes ihre Erklärung (vgl. S. 114 folg.). Der plötzliche Stoss des Blutes gegen die Semilunarklappen treibt sie in einem gewissen Grade ins Herz hinein und erhöht also den intracardialen Druck, und zu gleicher Zeit wird dadurch das ganze Herz eine gewisse Lageveränderung erleiden.

Wenn ich also glaube, dass die Hauptzüge der Pulscurve von centralen Ursachen herzuleiten sind, so verkenne ich keineswegs die Bedeutung der Wellenreflexion für die Pulsform. Dass im Gefässsysteme sich alle Bedingungen für eine Reflexion von Wellen vorfinden, habe ich schon bemerkt und kann deshalb der Auffassung Hoorweg's, dass eine peripherische Wellenreflexion gar nicht existirt, durchaus nicht beipflichten. Denn in einem stark verzweigten Systeme elastischer Schläuche ist das Ausbleiben einer Reflexion jedenfalls Ausnahme und erfordert, dass gewisse Bedingungen genau erfüllt werden sollen (vgl. oben S. 376). Da nun der Gefässtonus und also die Dicke und die Elasticität der Gefässwände von dem einen Augenblick zum andern schwankt, ist es nicht möglich, dass diese Bedingungen immer stattfinden können, und dann muss eine Wellenreflexion erscheinen.

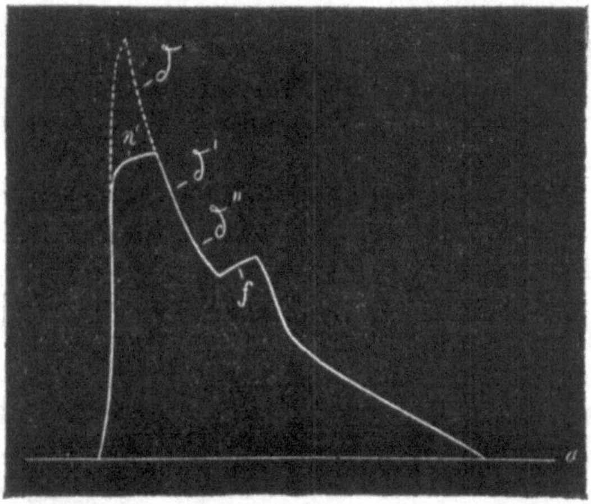

Fig. 112. Pulscurve; Schema nach Grashey.

Je nach dem Zustande der Gefässe werden die centrifugalen Wellen an der Peripherie mit oder ohne Zeichenwechsel reflectirt. Wenn die Reflexion ohne Zeichenwechsel stattfindet und also die primäre positive Welle positiv reflectirt wird, so wird diese centripetale positive Welle

[1] Grashey, a. a. O., S. 201, 202. Die unterbrochene Linie bezeichnet den bei zu grosser Geschwindigkeit des Schreibhebels gezeichneten künstlichen Curvengipfel.

an den Semilunarklappen wiederum positiv reflectirt, wenn diese beim Eintreffen dieser Welle schon geschlossen sind. Da wir angesichts der variirenden Wegstrecke, welche die Wellen in verschiedenen Arterienbahnen durchlaufen müssen, nicht annehmen können, dass diese reflectirten Wellen gleichzeitig zu dem Aortenanfang gelangen, so wird die durch dieselben bedingte zweite, centrifugale Reflexwelle eine zusammengesetzte.

Unter der Voraussetzung einer Reflexion ohne Zeichenwechsel kann sich diese centrifugale Reflexwelle zu der dikrotischen Welle addiren und also dieselbe höher machen. Dies trifft aber nur in dem Falle zu, dass sie etwa zu gleicher Zeit als diese Welle entsteht. Sonst wird sie für die Dikrotie natürlich von keiner directen Bedeutung sein können.

Diese Hypothese zeigt indessen nur die Möglichkeit einer Betheiligung der reflectirten Wellen an der Erscheinung der Dikrotie. Ob sie in der That existirt, darüber wage ich nichts Bestimmtes zu sagen, weil es ja noch nicht entschieden ist, wo die betreffende periphere Reflexion stattfindet, und wir daher nicht den zeitlichen Verlauf der betreffenden Wellen berechnen können. Auch kann ich aus den vorliegenden Erfahrungen keinen entscheidenden Beweis dafür finden, dass die periphere Reflexion in der Regel ohne Zeichenwechsel geschieht.

Nur für die Extremitäten können wir dies mit ziemlich grosser Sicherheit sagen. Bei seinen oben (S. 363) erwähnten Untersuchungen über die Geschwindigkeit des Blutes fand nämlich v. Kries in den Extremitäten ein starkes Sinken der Geschwindigkeitscurve, welches nicht von einem entsprechenden Sinken des Druckes begleitet war. Hieraus ergiebt sich, den oben (S. 370) dargestellten Erörterungen gemäss, in der That eine periphere Reflexion ohne Zeichenwechsel.[1]

Hoorweg hat gegen diese Schlussfolgerung bemerkt, dass die Verspätung, welche der Gipfel der Pulscurve auf dem der Geschwindigkeitscurve hat, ihren Grund allein in der Reibung findet, und dass also diese Verspätung niemals als Beweis der Existenz peripherer Reflexwellen dienen kann.[2] Dass die Reibung in der That den Parallelismus zwischen Druck und Geschwindigkeit aufhebt, hat ja Kries selbst hervorgehoben (vgl. oben S. 371). Es fragt sich aber, ob bei den jetzt vorliegenden Versuchen diese Reibung von Einfluss gewesen ist, und ob sie allein genügt, um die betreffende Verspätung zu erklären; dies scheint mir durch die Darstellung Hoorweg's nicht nachgewiesen zu sein.

Die Wellenreflexion kann aber auch in einer andern Weise auf die Dikrotie einwirken, nämlich wenn die reflectirten Wellen mit den rechtläufigen interferiren. Da wir, wie schon bemerkt, noch gar zu

[1] v. Kries, *Arch. f. Anat. u. Physiol.*, physiol. Abth., 1887, S. 274; — *Studien zur Pulslehre*, S. 57.

[2] Hoorweg, *Arch. f. d. ges. Physiol.*, 47, S. 447; 1890; — 52, S. 482; 1892

wenig über den zeitlichen Verlauf der reflectirten Wellen wissen, um bestimmte Schlussfolgerungen ziehen zu können, ist es nicht möglich, die Bedeutung dieser Interferenz sicher festzustellen. Um aber zu zeigen, wie die dikrotische Erhebung durch die Interferenz beeinflusst

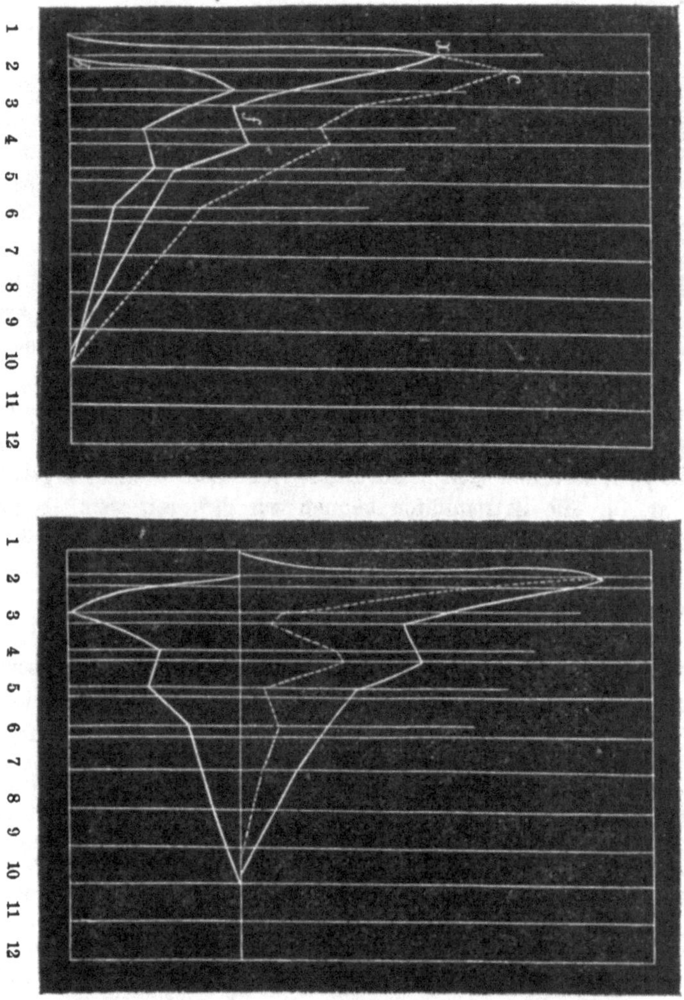

Fig. 113 und 114. Schema der Wellenreflexion; nach Grashey.

werden kann, werde ich — jedoch mit aller Reservation — die Betrachtungen Grashey's hier kurz darstellen. Dieselben beziehen sich auf die Interferenz zwischen den rechtläufigen Wellen und den im peripheren Verästelungsgebiet der untersuchten Arterie auftretenden centripetalen Reflexwellen.

In Fig. 113 stellt die Linie $1xf$ die Pulscurve der A. radialis schematisch dar, so wie sie erscheinen würde, wenn im Verästelungsgebiet der Arterie keine Wellenreflexion stattfindet. Die mit 1, 2, 3 u. s. w. bezeichneten Punkte der Abscisse sind durch gleiche Zwischenräume von 0·125 Sec. von einander getrennt. Die primäre positive Welle erstreckt sich von 1 bis x; bei x folgen die beiden, unmittelbar in einander übergehenden negativen Wellen und strecken sich bis f. Dort tritt die zweite positive Welle 0·250 Sec. nach der ersten auf. Wir nehmen an, dass diese Wellen ohne Zeichenwechsel reflectirt werden, dass die Reflexion 20 ^{cm} peripherisch von dem Orte, wo der Sphygmograph angebracht ist, stattfindet, und dass die Fortpflanzungsgeschwindigkeit der Wellen 5 ^{m} in einer Secunde beträgt. Damit die reflectirte Welle auf den Sphygmographen einwirken kann, muss die primäre positive Welle 20 ^{cm} zum Reflexionsort und dann die reflectirte Welle wieder 20 ^{cm} zum Sphygmographen fortgepflanzt werden. Die Zeit, die hierzu nothwendig ist, beträgt $\frac{0 \cdot 2 + 0 \cdot 2}{5} =$ 0·08 Sec. Die reflectirte Welle wird also erst nach 0·08 Sec. mit den primären Wellen interferiren können. In Fig. 113 stellt die Linie b die reflectirten Wellen dar, unter der Voraussetzung, dass sie die Hälfte der primären betragen. Die vom Sphygmographen geschriebene Curve (c) ist der Resultant dieser beiden Curven. Wir sehen, dass die dikrotische Erhebung jetzt beträchtlich geringer ist, als sie nach dem angenommenen Verlauf der primären Curven an und für sich sein sollte.

Setzten wir auf der andern Seite voraus, dass unter sonst gleichen Verhältnissen die Reflexion mit Zeichenwechsel stattfindet, so erhält die Pulscurve in Folge der Interferenz die in Fig. 114 durch die gestrichelte Linie dargestellte Form. Hier ist die Dikrotie viel stärker ausgeprägt, als sie nach den primären Wellen sein sollte.

Dies Beispiel mag genügen, um zu zeigen, eine wie durchgreifende Bedeutung die Wellenreflexion und die Interferenz für die Form der Pulscurve haben können, auch wenn nur die Reflexion im peripheren Verästelungsgebiet der untersuchten Arterie berücksichtigt wird.

Die Berechnungen Grashey's zeigen endlich, dass die zeitliche Differenz zwischen der primären und der dikrotischen Erhebung durch die Interferenz verändert werden kann. Hierdurch könnten wir möglicherweise erklären, wie die Entfernung der dikrotischen Erhebung vom Beginn der Pulscurve bei verschiedenen Arterien verschieden gross ist. Es kann allerdings der Fall sein, dass die centrifugalen Wellen sich in verschiedenen Arterien mit verschiedener Geschwindigkeit fortpflanzen, doch kann auch die Interferenz hierbei eine gewisse Rolle spielen.[1]

Ich hebe aber noch ausdrücklich hervor, dass ich aus den schon angegebenen Gründen diesen Betrachtungen keinen andern Werth beimesse, als zu zeigen, in welcher vielfachen Weise eine etwaige Wellenreflexion die dikrotische Erhebung der Pulscurve beeinflussen kann. Selbst bin ich weit davon entfernt, diese verwickelten Fragen an der Hand des vorliegenden Materials lösen zu wollen.

Die übrigen secundären Erhebungen haben bei der Discussion der Pulscurve lange keine so grosse Bedeutung wie die Dikrotie gehabt, und ich werde sie daher nur kurz besprechen.

[1] Grashey, a. a. O., S. 177 folg.

v. Kries fasst sie als Reflexwellen auf, welche theils im Verästelungsgebiet der untersuchten Arterie selbst entstehen und also centripetal verlaufen, theils aus anderen Arterien reflectirt sind und sich in der untersuchten Arterie rechtläufig fortpflanzen.

Als den Ausdruck einer Reflexwelle der ersten Art fasst v. Kries die erste Unstetigkeit am absteigenden Aste der Radialiscurve auf (vgl. S. 398, Fig. 111, *a*, *β*). Der Vergleich mit der Geschwindigkeitscurve ergiebt, dass wir gerade hier den Punkt vor uns haben, an welchem Druck und Geschwindigkeit sich am stärksten unterscheiden.[1]

Eine reflectirte Welle tritt sehr gut entwickelt bei mehreren unter den Druckcurven v. Frey's hervor, und zwar besonders bei einem hohen arteriellen Druck (s. Fig. 115). Wenn die Höhe des Blutdruckes allmählich steigt, zeigen sich die Curven endlich anakrot, und die erste secundäre Erhebung wird höher als der systolische Gipfel.[2]

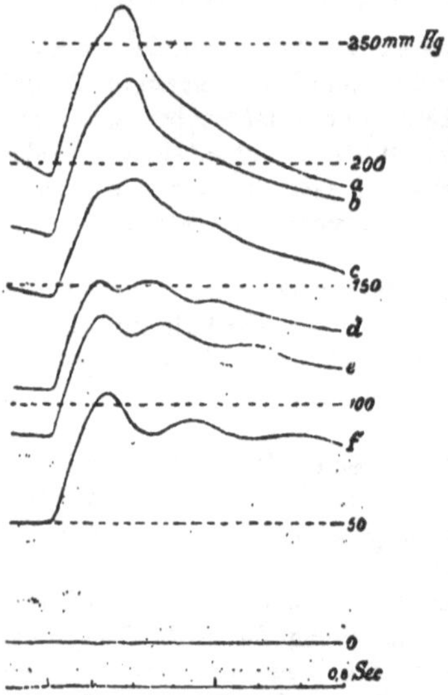

Fig. 115. Einfluss des Blutdruckes auf die Pulsform. Sechs auf einander folgende Druckpulse der Anonyma bei Vagusreizung. Die Curven mit ihren Anfangspunkten über einander gezeichnet. Vergr. 9/2; nach v. Frey.

Nach der ersten secundären Erhebung stellt sich an der Pulscurve vor der Dikrotie öfters eine zweite Erhebung dar, welche auch in den Geschwindigkeitscurven zuweilen zur Anschauung gebracht werden kann. Diese Erhebung fasst v. Kries als eine aus anderen, und zwar kürzeren Bahnen reflectirte und in der beobachteten Arterie rechtläufige Welle auf. Wir wissen ja, dass eine in einem Ast eines verzweigten Systemes, gleichgültig wie, entstandene Welle sich in alle übrigen Äste dieses Systemes fortpflanzt.[3]

Die Pulsform in einer bestimmten Arterie ist also bedingt: 1. durch die vom Anfang der Aorta kommenden centrifugalen, direct oder durch Reflexion entstandenen Wellen und durch die Modificationen, die sie während ihrer Fortpflanzung durch das arterielle System erleiden; 2. durch die aus dem peripheren Verbreitungsgebiete

[1] v. Kries, *Studien zur Pulslehre*, S. 94, 95.

[2] v. Frey, *Verhandl. des Congr. f. innere Med.*, 9, S. 348; 1890; — *Die Untersuchung des Pulses*, S. 155 folg.

[3] v. Kries, *Studien zur Pulslehre*, S. 86 folg.

der betreffenden Arterie reflectirten, centripetalen Wellen; 3. durch die aus mehr oder weniger benachbarten Arterien in die betreffende Arterie reflectirten, centrifugal verlaufenden Wellen.

Je nach der Variation dieser Bedingungen wird sich die beobachtete Pulscurve verschieden gestalten. Und zwar finden wir, wie die Erfahrung ergiebt, theils gewisse constante Merkmale, welche die Pulscurve verschiedener Arterien charakterisiren, theils auch Veränderungen bei der Pulscurve einer und derselben Arterie, welche von verschiedenen Einflüssen verursacht sind.

So ist z. B. in der Femoraliscurve sowohl die primäre, als die dikrotische Erhebung viel gestreckter als in der Radialiscurve (vgl. Fig. 104, 106—108, S. 389, 390). Die Ursache davon kann nicht allein von der Modification, welche die Wellen überhaupt bei Durchlaufung längerer Bahnen erfahren, bedingt sein, denn diese Arterie ist ja vom Aortenanfange durch keinen längern Weg getrennt als die A. radialis. Hier müssen also reflectirte Wellen einen bedeutenden Einfluss spielen, und zwar speciell die in den Unterleibsbahnen reflectirten, welche in der Bauchaorta sogleich wieder centrifugal laufen.[1]

Als Illustration der Veränderungen der Pulscurve einer und derselben Arterie, die aus verschiedenen Ursachen entstehen, theile ich noch einige Beobachtungen von v. Frey[2] und v. Kries[3] über den Radialispuls hier mit. Bei gesenktem Arm sinkt die sphygmographische Linie nach der Hauptspitze ziemlich steil ab, um sodann wieder zu einer sehr starken dikrotischen Erhebung anzusteigen. Die Pulscurve des erhobenen Armes zeigt dagegen ein viel langsameres Absinken. Auf dem absteigenden Schenkel ist eine stärkere dikrotische Erhebung nur mit Mühe wahrnehmbar. Dagegen zeigt sich ganz regelmässig schon im aufsteigenden Schenkel der Pulscurve ein kleiner Vorschlag: der Puls erscheint also anakrot (vgl. das Schema Fig. 116). v. Kries hat die Ursache dieser Differenz an der Hand entsprechender Tachogramme und Plethysmogramme studirt und hat dabei nachgewiesen, dass die (positive) Reflexion bei gesenktem Arm verhältnissmässig gering, bei gehobenem Arm viel stärker ist. Dies ist seinerseits dadurch bedingt, dass bei gesenktem Arm die Gefässe in Folge des

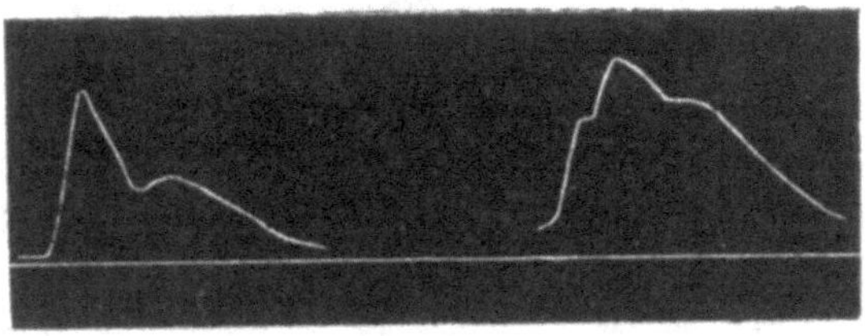

Fig. 116. Schema der Radialispulscurve bei gesenkter und erhobener Haltung des Armes; nach v. Kries.

[1] v. Kries, *Studien zur Pulslehre*, S. 100—102.
[2] v. Frey, *Die Untersuchung des Pulses*, S. 220.
[3] v. Kries, *Studien zur Pulslehre*, S. 106 folg.

hydrostatischen Druckes der Blutsäule mehr ausgedehnt sind, als dies bei gehobenem Arm der Fall ist. Aus diesem Grunde wird die positive Reflexion der rechtläufigen Wellen bei gehobenem Arm stärker. Diese stärkere Reflexion macht sich durch den anacroten Gipfel geltend, welcher sowohl durch die in der Radialis rückläufige (in der Hand entstandene), als durch die in dem ganzen übrigen Arm reflectirte, in der Radialis rechtläufige Welle hervorgerufen ist.[1]

Wenn ein grosses Arteriengebiet comprimirt wird, so lässt sich die an der Verschlussstelle reflectirte Welle nicht selten in anderen Arteriengebieten nachweisen. Als Beispiel hierfür verweise ich auf Fig. 117, in welcher (*a*) die Wellenreflexion in ganz entsprechender Weise wie bei erhobenem Arm zum Vorschein kommt. Nur ist die reflectirte Welle hier eine in der Carotis rechtläufige.[2]

Ich werde die Einzelheiten der Pulscurve und die von verschiedenen Autoren darüber gemachten Beobachtungen nicht weiter er-

a)

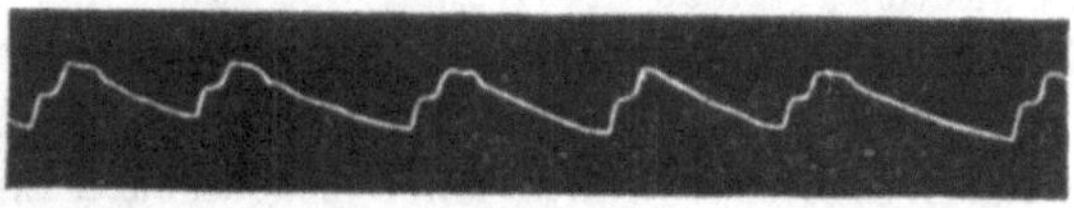

b)

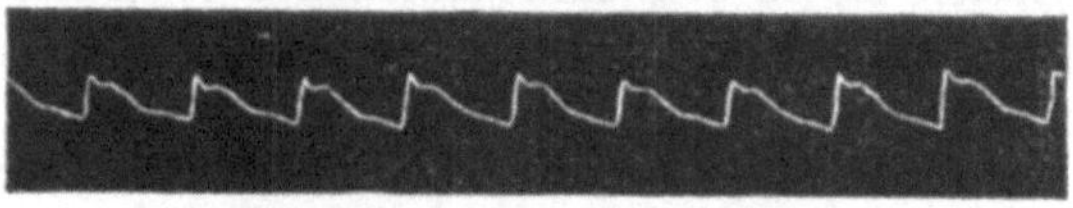

Fig. 117. Carotispuls eines Hundes bei Verschluss der Brustaorta (*a*). Bei *b* der gleiche Puls nach Öffnung der Aorta; nach v. Kries.

örtern, denn ein eingehendes Studium derselben würde zu viel Zeit beanspruchen. Aus dem hier Angeführten geht bereits hervor, dass die Pulscurve eine ausserordentlich complicirte Bewegung darstellt, und dass sie noch lange nicht als vollständig entziffert angesehen werden kann. Jedenfalls haben die bisherigen Forschungen wichtige Resultate ergeben und vor allem eine schärfere Fragestellung ermöglicht. Auf Grund dessen ist es erlaubt, die Hoffnung zu hegen, dass es nicht allzu lange dauern wird, bis die Pulscurve, wenigstens in ihren grossen Zügen, richtig gedeutet werden wird und wir also eine befriedigendere Kenntniss von der Bewegung des Blutes in den Arterien besitzen werden.

Können wir, auf dem jetzigen Standpunkt unsers Wissens, aus der Pulscurve irgend welche Schlüsse in Bezug auf die Herzthätigkeit, den Zustand der Gefässe oder den Blutdruck ziehen?

---

[1] Näheres hierüber s. bei v. Kries, ib., S. 110.

[2] v. Kries, ib., S. 116; — vgl. auch die Auseinandersetzung v. Kries' daselbst über die hierhergehörigen Versuche von Marey und Hürthle.

Der Vergleich zwischen der Herzstoss- und der Pulscurve zeigt, dass die Pulscurve einige, wenn auch nur approximative, Aufschlüsse über den zeitlichen Verlauf des Herzschlages ergiebt. Die erste Erhebung der Pulscurve (Fig. 118, b_1) entspricht natürlich dem Eintritt der Blutwelle in die Arterie und fällt oft, wenn auch nicht immer (vgl. S. 120), mit dem Punkte an der Herzstosscurve zusammen, wo diese ihren ersten Wendepunkt hat (b). Der Punkt e_1, wo die Pulscurve schnell herabsinkt, entspricht dem Beginn der Entspannung des Herzmuskels (e),[1] und der Anfang der dikrotischen Erhebung (f_1) ist mit dem Anfang der entsprechenden Erhebung am Ende des absteigenden Schenkels der Herzstosscurve (f) synchronisch. Da dieser Punkt ein klein wenig nach dem Schluss der Semilunarklappen erscheint, ist also die zeitliche Entfernung b_1—f_1 an der Pulscurve etwas grösser

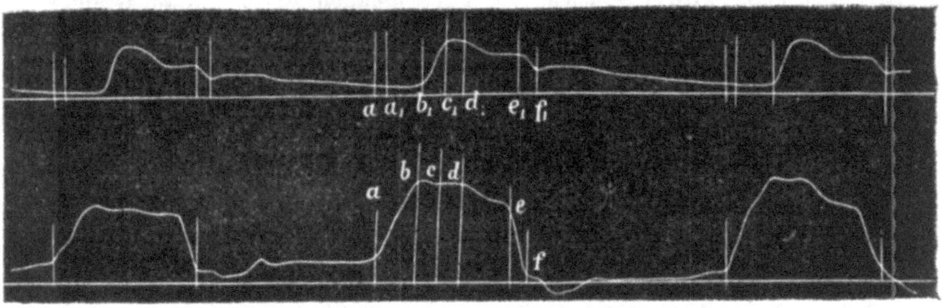

Fig. 118. Synchronisch geschriebene Curven des Herzstosses (die untere Linie) und des Carotispulses (die obere Linie); nach Edgren.

als die Zeit, während welcher die linke Herzkammer und die Arterien in offener Verbindung mit einander stehen. Weil aber die Entfernung b_1—f_1 an der Pulscurve nicht vollkommen constant ist, sondern bei verschiedenen Arterien in einem gewissen Grade variirt, so ist diese Zeitbestimmung nur approximativ und jedenfalls etwas zu gross.[2]

Es wäre von keiner geringen Bedeutung, wenn wir aus der Pulscurve bestimmte Schlüsse hinsichtlich der Energie der Herzthätigkeit ziehen könnten. Dies scheint jedoch kaum der Fall zu sein. Sogar der direct gemessene arterielle Blutdruck erlaubt ja lange nicht immer, ohne weiteres die Grösse der Herzenergie zu beurtheilen (vgl. S. 332 folg.), und um so weniger wird dies aus der Pulscurve möglich sein.

Man sollte sich von vornherein denken, dass, ceteris paribus, eine

[1] Der Punkt e_1 an der Pulscurve tritt im allgemeinen nur an der Carotiscurve mit genügender Bestimmtheit hervor.

[2] Vgl. Edgren, *Skand. Arch. f. Physiol.*, 1, S. 146 folg.; 1889.

Pulswelle von grosser Amplitude der Ausdruck eines grossen Schlagvolumens wäre. Dies ist jedoch nur sehr bedingt der Fall. Denn die Pulscurve einer bestimmten Arterie ist in einem so hohen Grade von dem Tonus dieser Arterie und von dem Widerstand in deren peripherer Verästelung abhängig, dass irgend eine bestimmte Beziehung zwischen Schlagvolumen und Pulsgrösse nicht aufgestellt werden kann. Die Bedeutung dieses Umstandes ergiebt sich ohne weiteres aus der Erfahrung, dass der Umfang des Radialispulses nicht selten an der einen Seite viel grösser als an der andern Seite ist. Eine solche Differenz kann nur von einer örtlichen Ursache bedingt sein, und bei näherer Untersuchung der betreffenden Individuen findet man auch, dass die beiden Radialis nicht gleich gross sind, sowie dass die grössere den umfangreichern Puls hat.[1]

Übrigens wird die Form des aufsteigenden Astes durch Wellenreflexion beeinflusst werden können.[2]

Dass die Pulscurve den arteriellen Druck in absolutem Masse nicht angeben kann, ist schon bemerkt. Auch die Frage, ob der Druck ein hoher oder ein niedriger ist, lässt sie unbeantwortet. Eine grosse Amplitude der Pulscurve ist keineswegs der Ausdruck eines hohen Blutdruckes, sondern bezeugt im besten Falle nur, dass die Druckschwankung eine grosse ist. Da wir nun aber wissen, dass die systolische Druckschwankung innerhalb gewisser Grenzen in der Regel bei einem hohen Druck geringer ist als bei einem niedrigen, so könnte man möglicherweise sagen, dass unter sonst gleichen Umständen die grössere Amplitude einem niedrigern Blutdruck entspricht. Dies ist aber auch nicht gestattet, denn hier spielt wieder die Contractionsgrösse der untersuchten Arterie eine bestimmende Rolle. Wenn es vergleichenden Bestimmungen an verschiedenen Individuen gilt, so kommt noch der Übelstand hinzu, dass die Bedeckung und die Lage der zu untersuchenden Arterie vielfache Schwankungen darbieten, welche verursachen, dass der Sphygmograph verschieden grosse Ausschläge giebt, auch wenn er mit ganz gleicher Federspannung angelegt wird und der arterielle Druck sowie die arterielle Druckschwankung bei den betreffenden Individuen vollständig gleich gross sind. Sogar bei einer und derselben Person ist es schwierig oder, richtiger, unmöglich, den Sphygmographen immer wieder in gleicher Weise über der Arterie zu befestigen und bei derselben Federspannung stets wieder dieselbe Curvenhöhe zu erhalten. Wenn es sich also um vergleichende Pulsunter-

[1] Vgl. Marey, *La circulation du sang.* Paris 1881, S. 284.
[2] Vgl. oben S. 405—406.

suchungen handelt, müssen die Pulscurven mit der grössten Vorsicht beurtheilt werden, sofern der Sphygmograph nicht die ganze Beobachtungszeit hindurch unverrückt an seinem Orte geblieben ist.

Die Grösse der dikrotischen Erhebung ist vielfach als Ausdruck des eben stattfindenden Druckes benutzt worden, und zwar soll die Dikrotie bei einem niedrigen Druck stärker als bei einem hohen entwickelt sein. Dies trifft in der That in vielen Fällen zu. So finden wir in dem Werke Marey's Pulsbilder mit ausgeprägter Dikrotie nach Haemorrhagien (S. 290, 336, 337), nach plötzlichem Aufheben einer Compression der beiden Femoralarterien (S. 338). Bei allen diesen Fällen ist wohl eine Senkung des arteriellen Druckes ganz sicher anzunehmen. Ebenso begegnet man bei dem sogen. Valsalva'schen Versuch (Exspirationsanstrengung bei geschlossener Stimmritze), welcher nach dem oben (S. 134) angeführten zu mehr oder weniger starker Herabsetzung des arteriellen Blutdruckes führt, in der Regel einer stärkern Dikrotie.[1]

Eine so enge Beziehung zwischen der Höhe des Blutdruckes und dem Grade der Dikrotie scheint jedoch kaum als allgemeine Regel aufgestellt werden zu können. Dagegen spricht u. a. die schon oben (S. 405) erwähnte Thatsache, dass die Dikrotie bei gesenktem Arm grösser als bei erhobenem ist. Diese Thatsache genügt, um zu beweisen, dass der Grad der Erweiterung eines einzelnen Arteriengebietes für die Stärke der Dikrotie im Pulse der betreffenden Arterie von massgebender Bedeutung sein kann, und es fragt sich, ob in einigen der eben angeführten Beispiele möglicherweise nicht der niedrige Druck, sondern vielmehr die Erweiterung der Gefässe das Hauptmoment gewesen ist.

Ich will jedoch diese Frage nicht näher erörtern. Denn angesichts der grossen Schwierigkeiten, welche schon die Deutung der normalen Pulscurve an und für sich darbietet, ist es kaum möglich, die diagnostische Verwerthung der Pulscurve mit irgend einer Bestimmtheit festzustellen. Ich habe, im Anschluss an die allgemeine Pulstheorie diese Fragen nur erwähnt, um zu zeigen, wie vorsichtig man sein muss, wenn man aus der Pulscurve Schlussfolgerungen hinsichtlich des Zustandes des Gefässsystemes ziehen will. Übrigens verweise ich auf die kürzlich erschienene ausführliche Darstellung, welche wir v. Frey verdanken, und schliesse mich vollständig seiner Auffassung an, dass, wenn die Pulsschreibung mehr als ein interessanter Zeitvertreib sein soll, sich die Beobachtung auf mehrere Orte des Körpers,

[1] Vgl. Rollett, *Handbuch d. Physiol.*, 4, 1, S. 298; 1880; — Marey, *La circulation du sang*, S. 464.

am besten gleichzeitig und womöglich mit verschiedenen einander ergänzenden Methoden ausdehnen muss.[1] Das alleinige Studium des Pulses an der Arteria radialis, hat meines Erachtens genügend gezeigt, wie wenig bestimmte Schlussfolgerungen aus dem Pulse einer einzelnen Arterie erhalten werden können.

Der Puls ist eine Erscheinung, welche in der Regel nur bei den Arterien vorkommt. In den Capillaren und den Venen begegnen wir im allgemeinen keiner Bewegung dieser Art, denn der sogen. Venenpuls hat eine ganz andere Entstehungsursache. Das ausschliessliche Vorkommen des Pulses in den Arterien erklärt sich dadurch, dass in jedem elastischen Schlauche die Welle in Folge der Reibung endlich erlischt. Bei einem unverzweigten Schlauch sind hierzu sehr grosse Wegstrecken nöthig, bei einem aus mehreren Ästen zusammengesetzten Systeme, wie dem Gefässsysteme, wird das Erlöschen der Wellen von jeder Verzweigung beschleunigt, gleichviel ob der Querschnitt des Systemes durch die Verästelung unverändert oder grösser wird. Denn in beiden Fällen wird die gesammte Röhrenwand durch die Verästelung grösser, und dies bedingt seinerseits einen stärkern Verbrauch der lebendigen Kraft der Welle. Ferner wird die Welle an jedem Ort, wo die Gefässwand Veränderungen darbietet, zum grössern oder kleinern Theil reflectirt. In Folge dessen wird die Welle früher als sonst erlöschen.

§ 34. Allgemeine Übersicht über die Bewegung des Blutes in den Arterien.

Nachdem wir die Einzelheiten der Blutbewegung in den Arterien kennen gelernt haben, erübrigt es, dieselben zu einem Ganzen zu verbinden. Hierbei werde ich zum grossen Theil die Darstellung E. H. Weber's benutzen und der Einfachheit wegen annehmen, dass das Herz nur aus einer Kammer besteht.

Wir stellen uns vor, dass in einem gegebenen Augenblick das Blut in sämmtlichen Abtheilungen des Gefässsystemes, in dem Herzen, den Arterien, Capillaren und Venen unter demselben Druck steht.

Bei der Contraction der Kammer schliessen sich die Atrioventricularklappen sogleich und hindern das Blut, rückwärts zu strömen; alles Blut wird daher in der Richtung nach den Arterien gedrängt. Wären diese völlig unausdehnbare Röhren, so könnte das Blut nicht

---

[1] v. Frey, *Die Untersuchung des Pulses*, S. 249.

eher in die Arterien eindringen, als die ganze Blutsäule in allen ihren Theilen gleichzeitig in Bewegung geriethe. Es würde also hierdurch keine Welle, sondern nur eine Strömung von Blut entstehen, die eben so lange dauerte als die Contraction der Kammer.

Da nun aber die Arterien ausdehnbare elastische Röhren sind, so geschieht die Verschiebung der Bluttheilchen successiv, und die von der Kammer ausgetriebene Blutmenge findet zunächst in dem sich ausdehnenden Theile des arteriellen Systemes Platz und erzeugt daselbst eine positive Welle, die mit einer gewissen Geschwindigkeit durch das Gefässsystem fortschreitet.

Wären keine Semilunarklappen vorhanden und hörte die Kammercontraction sogleich nach der Austreibung des Blutes auf, so würden die gespannten Arterien sogleich einen Theil des Blutes nöthigen, rückwärts nach der Kammer auszuweichen, und hierdurch würde in den Arterien eine negative Welle entstehen, welche der vorausgegangenen positiven Welle nachfolgen und mit einer gewissen Geschwindigkeit durch das Gefässsystem fortschreiten würde. Bei gänzlich mangelnden Klappen würden die Bluttheilchen in dem Gefässsysteme, während diese negative Welle hindurchging, um ein ebenso grosses Stück rückwärts bewegt werden, als sie sich vorher, während die positive Welle hindurchging, vorwärts bewegt hätten, und die Bluttheilchen würden also an ihren Ort zurückkehren.

Da nun aber die Semilunarklappen das Zurückweichen des Blutes nach der Kammer nicht zulassen, so findet diese letztere Möglichkeit nicht statt, sondern jede Kammercontraction bewegt die Bluttheilchen im Gefässsysteme wellenförmig ein Stückchen weiter fort und hilft so die Flüssigkeit im Kreise herumzubewegen, ohne dass sie durch Strömen fortfliesst.

Wir haben bis jetzt untersucht, was zufolge der Contraction des Herzens geschieht. Wir wollen nun sehen, welche Wirkungen die Erschlaffung der Kammer hervorbringt. Sobald das Herz erschlafft, würde sich, wenn keine Klappen vorhanden wären, die gepresste Flüssigkeit von beiden Seiten her, von den Arterien und den Venen, nach dem Herzen hereinstürzen und zwei negative Wellen hervorbringen, von welchen die eine durch die Arterien, die andere durch die Venen fortschritte. Da nun aber die Semilunarklappen sich der negativen Welle verschliessen, die Atrioventricularklappen sich ihr dagegen öffnen, so kann das Blut nur von den Venen her nach dem Herzen hineindringen und dadurch eine negative Welle bilden, die nach den Venen hin fortschreitet. Man sieht hieraus, dass die mit dem Herzen in Verbindung stehenden Klappen die Wirkung haben, dass bei der periodisch abwechselnden Systole und Diastole vom Herzen positive Wellen nur nach den Arterien, negative nur nach den Venen ausgehen. Beide Classen von Wellen bewegen die Bluttheilchen in demselben Sinne, und beide unterstützen sich. Dass man beim Menschen in der Regel die negativen Wellen in den Venen nicht als Puls fühlen kann, liegt darin, dass die Venen nicht so sehr angespannt sind als die Arterien, und dass die Erweiterung der Kammern und der Vorhöfe nicht so rasch geschieht als die Contraction derselben (vgl. Vorlesung XIII).

Wenn das Gefässsystem nirgends beengt wäre, durchliefe jede positive Welle das ganze System mit einer grossen Geschwindigkeit und bewirkte, dass sich schon, ehe eine neue Kammersystole erfolgt, das Blut im ganzen System ins Gleichgewicht setzte, so dass ein gleicher Druck vorhanden wäre. Anders verhält es sich aber, wegen des Widerstandes in den kleinsten Arterien und Venen und besonders in den Capillaren. Das Blut kann dort wegen der Friction nicht so schnell hindurchdringen, als es zur Fortpflanzung der positiven Welle erforderlich ist. Die Wellenbewegung wird daher durch die Capillaren u.s.w. reflectirt und unmerklich gemacht, so dass man in normalem Zustande in den Venen den Puls nicht mehr wahrnehmen kann.

Wiederholen sich nun die periodisch erfolgenden Herzcontractionen schnell genug, so entsteht in den Arterien eine Anhäufung des Blutes, denn mit jeder Systole wird eine neue Quantität Blut in die Arterien getrieben, während in derselben Zeit durch die Capillaren nicht so viel Blut nach den Venen hinüberdringen kann. In den Venen aber entsteht bei jeder Diastole des Herzens eine noch grössere Verminderung des Blutes, weil aus ihnen mehr Flüssigkeit in das Herz hinübertritt, als von den Arterien durch die Capillaren nach ihnen gelangt. In dieser Weise nimmt die Menge des Blutes in den Arterien so lange zu und in den Venen so lange ab, bis die Druckdifferenz zwischen beiden so gross ist, dass von einer Systole des Herzens zur andern gerade so viel Blut durch die Capillaren dringt, als vom Herzen in die Arterien getrieben wird. Ist dieser Grad der Druckdifferenz in den beiden Abtheilungen des Gefässsystemes eingetreten, so kann nun, wenn die Herzthätigkeit auf gleiche Weise fortgeht, ein beharrlicher Zustand eintreten, bei welchem der Druck in den Arterien beträchtlich grösser ist als in den Venen.

Sobald also eine in Betracht kommende Druckdifferenz in den Arterien und Venen eingetreten ist, so wird die Bewegung des Blutes aus jenen nach diesen nicht mehr bloss durch die Wellen, sondern auch durch Strömung bewirkt, und das Blut fährt daher noch einige

Zeit fort, sich von den Arterien nach den Venen zu bewegen, auch wenn das Herz stillsteht.

Der stationäre Zustand, welcher in der besprochenen Weise eintritt, wird durch alle Einflüsse, welche den Widerstand in den Gefässen oder die Herzenergie verändern, aufgehoben, bis wieder ein neuer Gleichgewichtszustand erzeugt wird. Bei jeder Druckschwankung treten also Veränderungen des Blutstromes in der einen oder andern Richtung ein.[1]

Zwölfte Vorlesung.

Die Strömung des Blutes in den Capillaren.

§ 35. Die Strömung des Blutes in den Capillaren.

Die Arterien theilen sich allmählich in immer kleinere Äste, welche endlich in die Capillaren übergehen.

Die Capillaren bilden Netzwerke, welche die Organe des Körpers durchziehen. In einem und demselben Capillarnetz haben die verschiedenen Äste etwa dieselbe Grösse, d. h. sie theilen sich nicht wie die Arterien in kleinere Zweige, auch sammeln sie sich nicht wie die Venen zu grösseren Stämmen. In verschiedenen Organen sind die Capillaren, sowohl in Bezug auf ihre allgemeine Anordnung, wie auch hinsichtlich ihrer Weite sehr verschieden. In den Lungen und in der Aderhaut des Auges bilden die Capillaren ein sehr dichtes Netzwerk; ebenso sind die Capillarnetze in den Muskeln, im Fett, in der Haut und den meisten Schleimhäuten, in den Drüsen und in der grauen Substanz des centralen Nervensystems sehr eng. Dagegen sind die Capillaren in Bändern, Sehnen und anderen bindewebigen Organen wenig zahlreich und ihre Maschen gross.

Die allgemeine Anordnung der Capillarnetze scheint nach dem betreffenden Gewebe abgepasst zu sein. So sind z. B. ihre Maschen in den Muskeln, Nerven und Sehnen lang und verhältnissmässig schmal; in den Lungen, im Fettgewebe und in den absondernden Drüsen sind sie gerundet oder polygonal und nicht in irgend welcher Richtung besonders ausgezogen; u. s. w.

Die Weite der Capillaren kann nicht bestimmt angegeben werden, weil sie unter dem Einfluss des innern Druckes und der eigenen Contractionsfähigkeit ihrer Wand vielfach variirt. Beim Menschen wird der Durchmesser der Capillaren bei normaler Blutfülle auf etwa 0·007—0·013 ^{mm} geschätzt. Man giebt auch an, dass ihre Weite in verschiedenen Organen bedeutend schwankt. In Bezug auf Einzelheiten verweise ich auf die anatomischen und histologischen Lehrbücher.

[1] Vgl. E. H. Weber, *Ber. d. sächs. Gesellsch. d. Wiss.*, math.-phys. Cl., 1850, S. 186 folg. (das „Kreislaufsschema" von E. H. Weber).

Die Länge der Capillaren, d. h. die Entfernung zwischen den kleinsten Arterien und den kleinsten Venen, wird auf etwa 0·2 mm geschätzt.

Lange glaubte man, die Wand der Capillaren sei aus einer structurlosen Haut gebildet, bis Auerbach,[1] Eberth,[2] Aeby[3] und Hoyer[4] gleichzeitig und unabhängig von einander im Jahre 1865 durch Silberfärbung nachwiesen, dass sie aus platten, ausgezogenen Cellen zusammengesetzt sind, welche mit ihren Rändern an einander stossen und ohne Unterbrechung mit der innersten Haut der Arterien und Venen zusammenhängen.

Im Gefässsystem stellen die Capillaren unbedingt den wichtigsten Abschnitt dar. Die Aufgabe des Kreislaufes besteht darin, den Organen das Verbrennungsmaterial und den zur Verbrennung nothwendigen Sauerstoff zuzuführen, wie auch darin, die Organe von den Abfallstoffen, in erster Linie von der Kohlensäure, zu befreien.

Dieser Austausch zwischen dem Blut und den Geweben findet in den Capillaren statt. In diesen ist das Blut nur durch eine dünne, aus einer einzigen Cellenschicht bestehende Wand von der Gewebsflüssigkeit getrennt. Die Arterien und die Venen sind nur Röhren, welche das Blut nach oder von den Capillaren leiten. Diese stellen den Knotenpunkt des ganzen Gefässsystemes dar.

Der hohe Druck, welcher in den Arterien herrscht, ist nothwendig, damit das Blut unter einem genügend hohen Druck und mit einer genügenden Geschwindigkeit durch die Capillaren strömen kann.

Da in den Geweben besonders Sauerstoff in reichlicher Menge verbraucht wird, ist es selbstverständlich von grosser Wichtigkeit, dass das Blut mit einer gewissen, nicht zu geringen Geschwindigkeit in den Capillaren strömt, weil das Blut im entgegengesetzten Falle, bei einer zu geringen Geschwindigkeit, während seiner Strömung in den Capillaren in einem zu hohen Grade arm an Sauerstoff wird und also in ungenügender Menge die Gewebe damit versorgt.

Wenn der Druck des Blutes in der Aorta herabsinkt, so wird auch der Druck in den Capillaren herabsinken und die eben erwähnten ungünstigen Umstände eintreten. Wenn eine Arterie verengt wird, so steigt freilich der Seitendruck in dieser Arterie central von dem Orte der Verengerung, zu gleicher Zeit werden aber Druck und Geschwindigkeit peripher davon, d. h. in den Capillaren, abnehmen. Im entgegengesetzten Falle, d. h. wenn eine Arterie erweitert wird, kann, unter sonst gleichen Umständen, der Seitendruck in dieser Arterie möglicherweise herabsinken; in die Capillaren strömt aber eine reichlichere Blut-

[1] Auerbach, *Centralbl. f. d. med. Wiss.*, 1865, S. 177 folg.
[2] Eberth, ib., 1865, S. 196—197. [3] Aeby, ib., 1865, S. 209—210.
[4] Hoyer, *Arch. f. Anat. u. Physiol.*, 1865, S. 244.

menge, und der Druck in denselben steigt. Dies wird z. B. durch den folgenden Versuch von Dastre und Morat nachgewiesen.

Sie registrirten am Pferd den Druck in der A. und V. facialis gleichzeitig und durchschnitten im Verlauf des Versuches den Hals-sympathicus. Unmittelbar nach dem Schnitt stieg der Druck sowohl in der Arterie als in der Vene an: der Nerv wurde durch den Schnitt mechanisch gereizt und dadurch eine Verengerung der kleineren Arterien hervorgebracht. In Folge dessen wurde der Widerstand in der Arterie gesteigert und gleichzeitig eine grössere Menge Blut in die Vene getrieben; daher der in beiden Gefässen beobachtete Druckanstieg. Nachdem diese unmittelbare Wirkung des Schnittes vorübergegangen war, trat das Ergebniss der Lähmung der gefässverengenden Nerven hervor: der Druck sank in der Arterie (*AF*, Fig. 119), stieg aber in der Vene (*VF*) an. Letzteres könnte nicht stattfinden, wenn nicht auch in den Capillaren der Blutdruck gleichzeitig angestiegen wäre.[1]

Alle die verwickelten Mechanismen, durch welche die Constanz des Blutdruckes geregelt wird, und die wir in einer

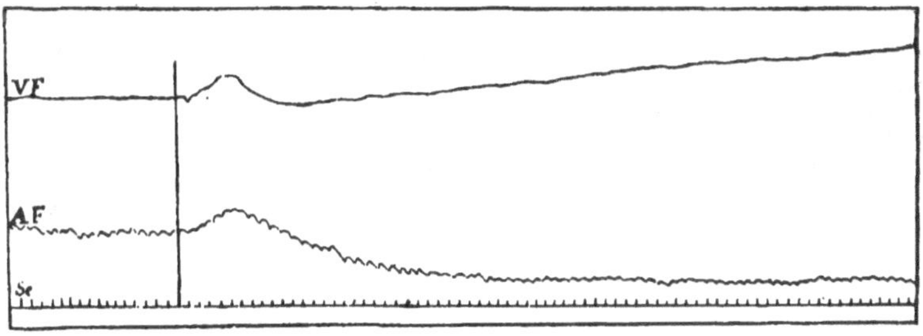

Fig. 119. Seitendruck in der A. und V. facialis, Pferd; nach Dastre und Morat. Die verticale Linie giebt den Augenblick der Sympathicus-Durchschneidung an.

frühern Vorlesung studirt haben, bezwecken, einen normalen Blutdruck in der Aorta herzustellen, damit das Blut auch in den Capillaren unter einem normalen Druck ströme.

Hierbei dürfen wir aber einen wichtigen Umstand nicht vergessen. Die Blutmenge des Körpers ist nicht so gross, dass dieselbe bei der bestehenden Anordnung des Gefässsystemes einen so hohen Aortendruck, wie den thatsächlich existirenden, ermöglichen könnte, wenn diese Blutmenge auf alle Capillarsysteme des Körpers gleichmässig vertheilt und überall so gross wäre, wie sie jedes Organ beim Maximum seiner Thätigkeit nöthig hat. In der That schwankt auch der Blutgehalt der Capillaren unaufhörlich, und zwar in der Weise, dass ein Organ, dem augenblicklich eine stärkere Arbeit obliegt, eine grössere Blutzufuhr bekommt, als wenn es verhältnissmässig ruhend ist.

---

[1] Dastre und Morat, *Recherches expérim. sur le système nerveux vasomoteur.* Paris 1884, S. 25.

Dies geschieht dadurch, dass sich die dem betreffenden Organ zugehörigen Arterien erweitern, während auf der andern Seite Arterien, die Blut zu anderen Organen leiten, enger werden. Hierdurch wird das Herabsinken des Aortendruckes vermieden, das sonst wegen der eben besprochenen Gefässerweiterung stattfinden würde. Dann muss natürlich das Blut reichlicher nach dem Capillarnetz strömen, welches durch die Erweiterung der zuführenden Arterie eben stärker geöffnet worden ist. Druck und Geschwindigkeit werden hier zunehmen.

Mit Rücksicht auf die hohe physiologische Bedeutung der Capillaren ist es nothwendig, die bisher gewonnenen, hierher gehörigen Ergebnisse sorgfältig zu beachten. Leider begegnet das Studium der Blutbewegung in den Capillaren vielen Schwierigkeiten und ist daher lange nicht so weit fortgeschritten wie das der Blutbewegung in den Arterien.

Wie schon erwähnt, war Malpighi der erste, der die Blutbewegung in den Capillaren mikroskopisch beobachtete; er machte seine Versuche an der Lunge, dem Mesenterium und der Harnblase des Frosches.[1] Leeuwenhoek studirte die Blutbewegung im Schwanz von Froschlarven und Fischen.

Bei den warmblütigen Thieren wurde die Blutbewegung in den Capillaren zuerst von Leeuwenhoek in der Flughaut der Fledermaus (1695) und von Cowper im Mesenterium (1704) beobachtet.[2] Als zu diesem Zwecke geeignete Organe hat man ferner empfohlen: das luxirte Auge albinotischer Kaninchen und Ratten, die Pulpebra tertia vom Kaninchen und Lamm, die Membrana nictitans von Tauben und Hühnern u. s. w.[2] Alle diese Beobachtungen sind bei durchfallendem Licht gemacht worden. Bei auffallendem Licht hat Hueter in der Schleimheit der innern Oberfläche der Unterlippe die Blutbewegung am Menschen beobachtet. Er ging hierbei in der Weise zuwege, dass er die innere Oberfläche der Lippe nach aussen kehrte und auf dieselbe Licht concentrirte. — Jedoch konnte er nur eine schwache Vergrösserung (52 mal) benutzen, weshalb auch die rothen Blutkörperchen nur als feine Punkte hervortraten.[3]

Leichter geht es, die Blutbewegung in den Capillaren des eigenen Auges entoptisch wahrzunehmen. Wie bekannt, liegen die Blutgefässe der Netzhaut nach innen von den lichtempfindlichen Elementen und werfen also ihren Schatten auf dieselben. Unter Umständen kann dieser

---

[1] Malpighi, *De pulmonibus epistola II,* 1661; — *Opera omnia.* Leiden 1687, 2, S. 328—330.

[2] S. bei Rollett, a. a. O., S. 309—310.

[3] Hueter, *Centralbl. f. d. med. Wiss.*, 1879, S. 225—227, 241—244.

Schatten eine bewusste Empfindung hervorbringen, wie der bekannte Versuch von Purkinje uns lehrt. Schon dieser Autor[1] und Johannes Müller[2] erwähnen, dass sie im entoptischen Bild die Blutbewegung beobachtet hätten. Später theilte Meissner[3] ähnliche Angaben mit, aber erst Vierordt[4] und Rood[5] beschrieben die betreffenden Erscheinungen genauer. Letzterer fand, dass die Blutströmung in den Capillaren der Netzhaut am leichtesten hervortritt, wenn man durch ein dunkelblaues Glas gegen den Himmel blickt.

Man sieht dann helle Punkte im Gesichtsfelde erscheinen. Sie laufen dort eine Strecke weit fort, verschwinden und tauchen wieder an demselben Ort auf, um dann dieselbe Strecke wieder mit derselben Geschwindigkeit zu durchlaufen. Man sollte glauben, dass die Bewegung eine ununterbrochene wäre. Dass dies jedoch nicht der Fall ist, erklärt v. Helmholtz dadurch, dass ein einzelnes grösseres Blutkörperchen sich in einem der engeren Gefässe festklemmt. Vor diesem Körperchen pflegt das Gefäss relativ leer zu werden, und hinter ihm stauen sich die Blutkörperchen in grösserer Menge an. Sobald das Hinderniss verschwindet, strömt diese ganze Masse schnell davon.[6]

Die Beobachtungen, die in dieser Weise gemacht werden können, vermögen jedoch in keiner Weise diejenigen zu ersetzen, welche bei durchfallendem Licht und starker Vergrösserung ohne Schwierigkeit an Thieren angestellt werden können.[7] Wenn das beobachtete Capillargefäss nicht gar zu klein ist, so dass es von den Blutkörperchen vollständig angefüllt ist, so findet man — was übrigens auch von den Arterien und Venen gilt —, dass sich die rothen Blutkörperchen im centralen Strahl bewegen, und dass zwischen diesem und der Gefässwand ein heller, von Plasma erfüllter Raum unterschieden werden kann (Poiseuille).[8] In diesem Raum findet man mehr oder weniger zahlreich farblose Blutkörperchen, welche sich daselbst bald in Ruhe befinden, bald eine kleine Strecke äusserst langsam fortrollen und dann wieder ein Weilchen liegen bleiben, und sich so äusserst langsam, ruckweise

[1] Purkinje, *Beobachtungen und Versuche zur Physiol. d. Sinne*, 1, Prag 1819; — 2, Berlin 1825; cit. nach Rollett, a. a. O., S. 310.

[2] Johannes Müller, *Handbuch d. Physiol.*, 2, S. 390; 1837.

[3] Meissner, *Beiträge zur Physiol. d. Sehorganes.* Leipzig 1854; cit. nach Rollett, a. a. O., S. 311.

[4] Vierordt, *Die Erscheinungen und Gesetze der Stromgeschwindigkeiten des Blutes.* Frankfurt a. M. 1858, S. 41 folg.

[5] Rood, *American Journal of science and arts*, 2. Ser., 30, S. 264 bis 265; 1860.

[6] v. Helmholtz, *Handbuch d. physiol. Optik*, S. 837—838; 1867.

[7] Eine vorzügliche Methode, den Capillarkreislauf in der Froschlunge zu beobachten, ist von Holmgren angegeben (*Beitr. zur Anat. u. Physiol.*, Festgabe für C. Ludwig, S. 33—50; 1874).

[8] Poiseuille, *Mémoires des savants etrangers*, 7, S. 151; 1835.

und wie eine Kugel rollend, fortbewegen (E. H. Weber,[1] Ascherson[2]). Schon früher hatte Poiseuille diese Art von Bewegung der wandständigen Blutkörperchen in den kleinen Arterien und Venen beobachtet.[3]

Wenn das Capillargefäss sehr eng ist, so geschieht es, dass die rothen Blutkörperchen, um vorwärts zu kommen, ihre Form verändern, indem sie sich nämlich in der Länge ausziehen und zusammendrücken oder sich bei Verästelungen dem Theilungswinkel des Gefässes entsprechend umbiegen. Im letztern Falle kann es auch stattfinden, dass das Blutkörperchen eine Zeit lang festgehalten wird und sich hin und her bewegt, bis es endlich los kommt und weiter vorwärts getrieben wird.

Alle diese Bewegungen der rothen Blutkörperchen sind vollständig passiv; die rothen Blutkörperchen folgen ganz einfach der strömenden Flüssigkeit, und ihre Formveränderungen sind nur von dem Druck der Flüssigkeit und der Gefässwand abhängig.

Da wir wissen, dass die farblosen Blutkörperchen sich selbständig contrahiren und von einem Ort zum andern wandern können, so liegt es nahe, hierin die Ursache ihrer eigenthümlichen Bewegungsweise zu suchen, und ich will auch nicht in Abrede stellen, dass dieser Umstand hierbei eine gewisse Rolle spielt. Auf der andern Seite muss ich aber bemerken, dass rein physikalische Verhältnisse, welche von Donders,[4] Gunning,[5] Schklarewsky[6] und Hamilton[7] näher untersucht worden sind, sowohl den Unterschied in Bezug auf die Bewegungsweise der rothen und der farblosen Blutkörperchen, als auch den Umstand, dass die rothen Blutkörperchen sich in der Axe und die weissen in der Peripherie des Stromes bewegen, einigermassen vollständig erklären können.

Dass sich die rothen Blutkörperchen, wenn sie einmal in den centralen Strahl gelangt sind, mit ihrem Durchmesser in die Richtung des Stromes stellen, ist leicht zu begreifen: unter diesen Umständen halten sich die auf die beiden Oberflächen der Blutkörperchen wirkenden Kräfte soweit als möglich im Gleichgewicht. Eine selbstverständliche Folge davon ist die, dass ihre Bewegung keine rollende sein kann.

---

[1] E. H. Weber, *Arch. f. Anat. u. Physiol.*, 1837, S. 267 folg.; — ib., 1838, S. 450 folg.

[2] Ascherson, ib., 1837, S. 452 folg.

[3] Poiseuille, a. a. O., S. 148 folg.

[4] Donders, *Nederl. Lancet*, 3. Ser., 5, S. 130; cit. nach Donders, *Physiol. des Menschen*, 1, S. 135 folg.; 1859.

[5] Gunning, *Arch. f. d. holländ. Beiträge zur Natur- und Heilk.*, 1, S. 310 bis 328; 1858.

[6] Schklarewsky, *Arch. f. d. ges. Physiol.*, 1, S. 603—644; 1868.

[7] Hamilton, *Journal of physiol.*, 5, S. 66—90; 1884.

Ebenso lässt sich leicht fassen, dass die farblosen Blutkörperchen, wenn sie einmal nach der Peripherie des Gefässes gekommen sind, eine rollende Bewegung darbieten werden. Wir wissen ja, dass der Flüssigkeitsstrom in einer engen Röhre als aus einer unendlichen Menge conaxialer Cylinderflächen bestehend aufgefasst werden kann, welche sich um so langsamer bewegen, je näher sie sich an der Peripherie der Röhre befinden. Wenn nun irgend eine Kraft das farblose Blutkörperchen nach der Wand treibt, so wird die eine Hälfte desselben, welche der Lichtung des Gefässes zugewandt ist, einem raschern Strom ausgesetzt, als die andere. Das Resultat davon ist die rollende Bewegung.[1]

Was aber treibt die rothen Blutkörperchen nach dem centralen Strahle und die farbigen nach der Peripherie? Die Ursache liegt in deren verschiedenem specifischen Gewicht. Hamilton will die Sache ganz einfach so erklären, dass die rothen Blutkörperchen etwa gleiches specifisches Gewicht als das Plasma haben, während das specifische Gewicht der farblosen Blutkörperchen kleiner als das des Plasmas ist. Infolgedessen bewegen sich die letzteren in der Regel an der obern Wand des Gefässes, oder sie streben wenigstens dorthin zu kommen.[2]

Gegen diese Auffassung kann aber bemerkt werden, dass es nicht bewiesen ist, dass das specifische Gewicht der farblosen Blutkörperchen kleiner als das des Plasmas sei. Im Gegentheil zeigen Versuche von Schklarewsky ziemlich bestimmt, dass sie schwerer als das Plasma sind.[3] Und ferner theilt der letztgenannte Autor Versuche mit, welche nachweisen, dass bei der Strömung einer Flüssigkeit in einer capillaren Glasröhre kleine feste in der Flüssigkeit suspendirte Körperchen von verschiedenem specifischen Gewicht sich in der Weise ordnen, dass die schwereren im centralen Strahl, die leichteren in der Peripherie strömen, und dies in einem gewissen Grade wenigstens von dem absoluten specifischen Gewicht dieser Körperchen unabhängig.

Werden Graphit- und Karminkörnchen in Wasser aufgeschlammt, so strömen jene im centralen Strahl, diese an der Peripherie. Wählt man dagegen Karmin- und Harzkörnchen, so begegnet man jenen in der Axe des Stromes und den Harzkörnchen in der Peripherie. Nimmt man farblose Blutkörperchen und Milchkügelchen, so nehmen erstere nun den Platz der rothen Blutkörperchen in der Axe des Stromes ein, und die Milchkügelchen bewegen sich in der Peripherie.[4] Es scheint also, als ob nicht das specifische Gewicht der farblosen Blutkörperchen an und für sich, sondern der Umstand, dass es geringer als dasjenige der rothen ist, die verschiedene Vertheilung der beiden Arten von

---

[1] Donders, a. a. O., S. 135, 136. [2] Hamilton, a. a. O., S. 89.

[3] Schklarewsky, a. a. O., S. 608 folg.

[4] Schklarewsky, a. a. O., S. 636—643.

Blutkörperchen in den Capillaren bedingt. Diese Erscheinung stellt also nur einen Specialfall einer allgemeinen Regel dar.

Wir haben gesehen, dass in Folge der Elasticität der Arterien und mehrerer anderer mitwirkender Umstände der Strom in den Capillaren continuirlich ist. Jedoch dürfen wir dies nicht als unbedingt gültig auffassen. Im Gegentheil lehrt die Erfahrung, dass bei einer genügend starken Erweiterung der kleinen Arterien in einem gewissen Gefässgebiet der Blutstrom in den Capillaren rhythmische, mit den Herzschlägen synchronische Schwankungen darbietet. Ebenso begegnet man ähnlichen rhythmischen Schwankungen des Stromes in den Capillaren bei einer so langsamen Herzthätigkeit, dass die Druckdifferenz zwischen Arterien und Venen während der Herzpause in einem erheblichern Grade ausgeglichen wird. Diese und ähnliche Erscheinungen werden durch die Erfahrungen, welche wir über den Strom in elastischen Röhren besitzen, ungezwungen erklärt. Der continuirliche Strom in den Capillaren setzt als eine nothwendige Bedingung voraus, dass das Blut in den kleinen Arterien einem genügend starken Widerstand begegnet. Werden diese in einem Organ erweitert, und stehen also die Capillaren in einer genügend weiten Communication mit den zuführenden Arterien, so wird der Widerstand in diesem Capillargebiet nicht grösser, als dass sich die bei jedem Herzschlage in den Arterien stattfindenden Schwankungen des Druckes und der Geschwindigkeit in einem grössern oder geringern Grade auch in den Capillaren geltend machen werden.

Bei seinen Versuchen über die Strömung von Flüssigkeiten in capillaren Röhren fand Poiseuille, dass die in der Zeiteinheit ausströmende Flüssigkeitsmenge, A, in ihrer Abhängigkeit von dem Radius (r) und der Länge (l) der Röhre sowie von der Druckhöhe (H) im Druckgefäss durch folgende Formel ausgedrückt werden konnte:

$$A = k \frac{r^4}{l} H;$$

d. h. die Ausflussmenge ist der Länge der Röhre umgekehrt proportional und der Druckhöhe, der vierten Potenz des Radius und einem gewissen Coefficienten direct proportional. Dieser Coefficient ist von der Natur und der Temperatur der Flüssigkeit abhängig, dagegen von der Zusammensetzung der Röhrenwand unabhängig, wenn diese nämlich von der Flüssigkeit befeuchtet wird.[1]

[1] Poiseuille, *Mémoires presentés par divers savants à l'académie des sciences*, 9, S. 519; 1846; — *Annales de phys. et de chimie*, 3. sér., 21, S. 76 bis 110; 1847.

Die Geschwindigkeit (V) ist natürlich durch Division von A durch πr^2 zu erhalten:

$$V = \frac{A}{\pi r^2} = \frac{k r^2}{\pi l} \cdot H = \frac{k}{\pi} \cdot \frac{r^2}{l} \cdot H.$$

Der Coefficient k heisst Transpirationsconstante und stellt einen die Beschaffenheit der Flüssigkeit charakterisirenden Factor dar. Je grösser er ist, um so grösser ist auch die Ausflussmenge und also die Stromgeschwindigkeit.

Meines Wissens besitzen wir bis jetzt nur drei hierhergehörige Versuche an nicht geronnenem Blute. Diese sind von Duncan und Gamgee an Röhren von 1·259, bezw. 0·9289 ^{mm} lichtem Durchmesser ausgeführt, während die Röhren, an welchen Poiseuille experimentirte, eine Weite von nur 0·139—0·652 ^{mm} hatten. Das Ergebniss lautet auch anders. Bei Versuchen mit Wasser strömten durch die Röhren Duncan's und Gamgee's Mengen, welche sich wie die zweiten Potenzen der Radien verhielten. Es ist daher schwierig, aus diesen Versuchen nähere Schlüsse in Bezug auf die Blutströmung in den Capillaren zu ziehen, da ja die Weite der Capillaren noch viel geringer ist als diejenige der Röhren von Poiseuille. Bemerkenswerth ist jedenfalls, dass die Ausflussmenge bei ungeronnenem Blut unter sonst gleichen Umständen grösser war als bei defibrinirtem.[1]

Mit defibrinirtem Blut und Blutserum, mit oder ohne Zusatz von fremden Stoffen, hat besonders C. A. Ewald nähere Untersuchungen an Röhren von 0·527—0·769 ^{mm} Durchmesser gemacht, bei welchen das Gesetz Poiseuille's für Strömung von Wasser gültig war. Da es nach den Versuchen Duncan's und Gamgee's nicht wahrscheinlich ist, dass sich das normale Blut vollständig als defibrinirtes und als Serum verhalten wird, werde ich hier die betreffenden Ergebnisse nur kurz zusammenstellen.

Bei defibrinirtem Blute wächst die Stromgeschwindigkeit mit steigender Temperatur; sie nimmt, obgleich nicht constant, bei zunehmendem specifischen Gewicht des Blutes, mit der Zeit, welche nach der Gewinnung des Blutes verstreicht, ab; u. s. w. Zusatz von verschiedenen Stoffen, wie Kohlensäure, Äther, Chloral, vermindert die Strömungsgeschwindigkeit.[2]

Ewald hat die Transpirationsconstante (k) für defibrinirtes Menschenblut berechnet und dabei gefunden, dass sie bei 37·5° C. bei Blut von verschiedenen Individuen zwischen 317·5 und 421·4 schwankt, während sie bei 23·5° C. für destillirtes Wasser 2269·9 beträgt. Das Blut ist also eine viel zähere Flüssigkeit als das Wasser.[3]

Obgleich wir, wegen der schon hervorgehobenen Umstände, nicht berechtigt

---

[1] Duncan und Gamgee, *Journal of anat. and physiol.*, 5, S. 155 folg.; 1871.

[2] C. A. Ewald, *Arch. f. Anat. u. Physiol.*, physiol. Abth., 1877, S. 217 bis 233; — vgl. auch die übereinstimmenden Ergebnisse von Haro, *Comptes rendus de l'acad. des sciences*, 83, S. 696—698; 1886.

[3] C. A. Ewald, a. a. O., 1877, S. 224; — 1878, S. 536.

sind, diese Ergebnisse direct auf den Blutstrom in den Capillaren zu übertragen, ist es jedoch wichtig, zu beachten, dass fremde Stoffe, auch wenn sie nur in geringer Menge dem Blute zugesetzt werden, unabhängig von ihrem Einfluss auf das Herz und die Gefässe, wegen ihrer directen Einwirkung auf das Blut selbst die Bedingungen der Blutströmung in den Gefässen verändern können.

Ich werde jetzt die Geschwindigkeit und den Druck des Blutes in den Capillaren besprechen.

Es ist mit keinerlei Schwierigkeit verbunden, die Geschwindigkeit des Blutstromes in der Axe der Capillaren zu bestimmen. Zu diesem Zwecke hat man nur im Mikroskop zu beobachten, wie lange Zeit ein bestimmtes Blutkörperchen braucht, um einen gewissen Weg, dessen Länge durch ein Ocularmicrometer bestimmt wird, zurückzulegen.

In dieser Weise hat man die in folgender Tabelle zusammengestellten Werthe gefunden.

Thierart:	Geschwindigkeit mm 1 Sec.:	Autor:
Frosch, Bauchmuskeln	0·28	Hales[1]
Froschlarve, Schwanz	0·57	E. H. Weber[2]
Frosch, Schwimmhaut	0·51	Valentin[3]
Salamanderlarve, Kiemen	0·25	Volkmann[4]
Froschlarve, Schwanz	0·40	„
Fisch, Schwanzflosse	0·12	„
Junger Hund, Mesenterium	0·80	„
Frosch, Schwimmhaut	0·36	Vierordt.[5]

In dem entoptischen Bilde des Kreislaufes in den Capillaren der Netzhaut bestimmte Vierordt die Geschwindigkeit der Blutkörperchen in folgender Weise. Er projicirte das Bild der Blutkörperchen auf eine 11—16 cm vom Auge entfernte Fläche und bestimmte an dieser den von einem Blutkörperchen in der Zeiteinheit zurückgelegten Weg. Wenn die Entfernung der Fläche von dem vordern Knotenpunkt mit a, die Entfernung der Netzhaut von dem hintern Knotenpunkt mit b und der von einem Blutkörperchen im entoptischen Bilde zurückgelegte Weg mit c bezeichnet wird, so ergiebt sich der von demselben Blutkörperchen thatsächlich zurückgelegte Weg (x) aus folgender Relation:

$$a : b = c : x; \; x = \frac{bc}{a}.$$

Bei seinen ersten Versuchen fand Vierordt diese Geschwindigkeit gleich 0·5 mm in einer Secunde, später erhielt er höhere Werthe, welche zwischen 0·6 und 0·9 mm schwankten.[6]

---

[1] Hales, *Statick des Geblüts*, Halle 1748, S. 66.
[2] E. H. Weber, *Arch. f. Anat. u. Physiol.*, 1838, S. 466 folg.
[3] Valentin, *Lehrbuch d. Physiol.*, 1, S. 469; 1844.
[4] Volkmann, *Hämodynamik*, S. 184, 185; 1850.
[5] Vierordt, a. a. O., S. 111; 1858.
[6] Vierordt, a. a. O., S. 42—48, 111.

Wir müssen indessen bedenken, dass die Geschwindigkeit in der Axe des Stromes maximal ist. Im Verhältniss zu der Weite der Capillaren ist jedoch die Grösse der Blutkörperchen, auch wenn sie sich mit ihrem Längendiameter in der Richtung des Stromes bewegen, so beträchtlich, dass wir die in der oben beschriebenen Weise bestimmte Geschwindigkeit nicht als maximal bezeichnen können, denn dann müssten die Blutkörperchen punktförmig sein. Die eben mitgetheilten Werthe entsprechen daher der mittlern Geschwindigkeit derjenigen centralen Schichten, deren totaler Querschnitt dem zur Stromrichtung senkrechten Querschnitt der Blutkörperchen gleich ist.

Die wirkliche mittlere Geschwindigkeit in den Capillaren ist natürlich geringer. Wie wir gesehen haben (S. 309), ist die mittlere Geschwindigkeit in einer capillaren Röhre gleich der Hälfte der maximalen. Da nun die Geschwindigkeit der Blutkörperchen in den Capillaren etwas geringer ist als die maximale Geschwindigkeit, so wird die mittlere Geschwindigkeit etwas grösser sein als die Hälfte der oben mitgetheilten Zahlen. Vorläufig können wir diese Geschwindigkeit nicht genauer bestimmen.

Jedenfalls ist die Blutgeschwindigkeit in den Capillaren im Vergleich mit derjenigen in den grossen Arterien und Venen eine sehr geringe. Dies ist schon von vornherein selbstverständlich, weil der totale Querschnitt der Capillaren viel grösser als derjenige der Aorta ist.

Da wir wissen, dass in einem aus weiteren und engeren Röhren zusammengesetzten System die Geschwindigkeit in den verschiedenen Abtheilungen ihrem Querschnitt umgekehrt proportional ist, so würden wir, wenn die mittlere Geschwindigkeit in der Aorta und in den Capillaren einigermassen genau bekannt wäre, berechnen können, wie viel mal der Totalquerschnitt der Capillaren grösser als der Querschnitt der Aorta ist. Derartige Werthe besitzen wir aber kaum. Um jedoch eine ungefähre Vorstellung darüber zu erhalten, werden wir von einigen approximativen Grenzwerthen ausgehen, indem wir die mittlere Geschwindigkeit des Blutes in der Aorta auf 0·5—1 ^{m} und in den Capillaren auf 0·5—1 ^{mm} in der Secunde schätzen.

Durch Combination dieser Werthe erhalten wir die folgenden Verhältnisszahlen zwischen dem Querschnitt der Aorta und dem der Capillaren:

Mittlere Geschwindigkeit; ^{mm} Aorta:	Capillaren:	Verhältniss zwischen dem Querschnitt der Aorta und dem der Capillaren:
1000	0·5	1 : 2000
1000	1·0	1 : 1000
500	0·5	1 : 1000
500	1·0	1 : 500

Da der Querschnitt der Aorta bei einem erwachsenen Menschen etwa 4·4 ^{qcm} beträgt, würde also der totale Querschnitt der Capillaren des grossen Kreislaufes etwa 8800—2200 ^{qcm} betragen.[1]

[1] Vgl. Vierordt, *Arch. f. physiol. Heilk.*, 1848, S. 184; — *Die Stromgeschwindigkeiten*, S. 69.

Um einem etwaigen Missverständniss vorzubeugen, bemerke ich nochmals ausdrücklich, dass diese ganze Berechnung nur als approximativ aufgefasst werden darf, da ja die Primärangaben, auf welchen sie sich stützt, nur sehr unsichere Schätzungen sind.

Es dauerte lange, bevor man den Versuch wagte, den Blutdruck in den Capillaren zu bestimmen. Erst 1875 gab Ludwig eine zu diesem Zwecke geeignete Methode an; nach derselben machte N. v. Kries eine Reihe Untersuchungen über den Blutdruck in den Hautcapillaren des Menschen und in den Capillaren des Zahnfleisches beim Kaninchen.[1]

Das Princip dieser Methode besteht darin, die Grösse des Druckes zu bestimmen, bei welchem der Blutdruck in den Capillaren überwunden wird. Hierbei wird vorausgesetzt, dass die Elasticität der Capillarwand so unbedeutend ist, dass sie vernachlässigt werden kann, sowie dass der Blutdruck in allen zu dem untersuchten Gebiete gehörigen Capillaren gleich gross ist.

Um dieses Princip zu realisiren, wurde auf die Haut ein Glasplättchen gelegt und dasselbe mittelst Gewichte belastet, bis die darunterliegende Haut ihre Farbe veränderte oder ganz weiss erschien. Die Entfärbung der untersuchten Hautstelle tritt allmählich ein; je mehr die Blutcapillaren zusammengedrückt werden, um so mehr erblasst die Haut. Nun ist es einleuchtend, dass anfangs die alleräussersten, in den Hautpapillen verlaufenden Capillaren und erst später die tieferen zusammengepresst werden. Weil aber bei dem Zusammendrücken der tieferen Capillaren die Lederhaut und die Epidermis einen Theil des einwirkenden Druckes tragen, würden zu grosse Werthe erhalten werden, wenn die Belastung bis zum vollständigen Weisswerden der Haut getrieben würde. Um richtigere Werthe zu erhalten, beobachtete daher v. Kries denjenigen Druck, bei welchem eine deutliche Farbenveränderung der Haut erschien. Hierbei ging er von der Annahme aus, dass keine deutliche Farbenveränderung wahrgenommen werden würde, bevor die oberflächlichsten Capillaren vollständig comprimirt wären. Unter solchen Umständen wird auch der Einfluss der Epidermis auf ein Minimum reducirt, weil hierbei ihre Depression nur eine sehr geringe ist.

Der Apparat, den v. Kries zu diesem Zwecke benutzte, ist in Fig. 120 abgebildet. *a* ist das Glasplättchen, welches auf die Haut gelegt wird und mittelst Damarlacks an einem Glasleistchen von etwa 2 ^{cm} Länge und 3—4 ^{mm} Breite befestigt ist. Letzteres trägt unter Vermittelung eines, in einer weiten Glasröhre beweglichen Stabes eine Gewichtsschale. Wenn der Flächengehalt des Glasplättchens (*a*) 4 ^{qmm} beträgt und der zum Hervorrufen der Farbenveränderung nothwendige Druck 1 ^{g} ist, so berechnet man den Druck in ^{mm} Wasser auf folgende Weise. Eine Oberfläche von 4 ^{qmm} trägt 1 ^{g} = 1 ^{ccm} Wasser. Die Höhe dieser Wassersäule ist

$$\frac{1\ ^{ccm}}{4\ ^{qmm}} = \frac{1000}{4} = 250\ ^{mm}.$$

---

[1] N. v. Kries, *Ber. d. sächs. Gesellsch. d. Wiss.*, math.-phys. Cl., 1875, S. 148—160.

Die Fehlergrenzen bei diesen Untersuchungen zeigten sich ziemlich gross. Theils war es schwierig, genau anzugeben, wann die Farbenveränderung erschien, theils war der kleinste Gewichtszuwachs, bei welchem sich eine Farbenveränderung zeigte, nicht geringer als 0·25 ^{g}. Bei einem Glasplättchen von 4 ^{qmm} Flächengehalt wird der Fehler also $\frac{250}{4} = 62 \cdot 5$ ^{mm} H_2O. Die betreffenden Bestimmungen können also nur als eine erste Approximation aufgefasst werden, und v. Kries selbst will ihnen keine grössere Bedeutung vindiciren.

Der Druck, der in dieser Weise bestimmt wird, ist nicht der ganze Capillardruck, denn auf die äussere Seite der Capillarwand wirkt die Gewebsflüssigkeit mit einem Gegendruck, der von der Spannung und dem Turgor der Haut abhängig ist. Der wirkliche Capillardruck ist also etwas grösser als der nach dieser Methode bestimmte, welcher die Differenz zwischen dem Capillardruck und dem Druck der Gewebsflüssigkeit darstellt. Letzterer ist aber, nach Roy und Brown, wenigstens beim Frosche so gering, dass er kaum berücksichtigt zu werden braucht.[1]

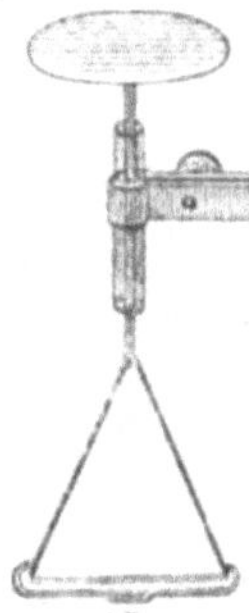

Fig. 120. Apparat zur Bestimmung des Blutdruckes in den Capillaren; nach Ludwig.

v. Kries machte seine Bestimmungen zum grössten Theil auf der Rückseite des letzten Fingergliedes. Es ist selbstverständlich, dass diese Werthe schwanken müssen, je nachdem die Hand tiefer oder höher gehalten wird, denn hierbei wird natürlich der hydrostatische Druck des Blutes seinen Einfluss ausüben. — Die folgenden Zahlen sind die mittleren Werthe einer grossen Zahl einzelner Bestimmungen.

Druck; ^{mm} H_2O:	Der verticale Abstand des Fingers unter der Scheitelhöhe; ^{mm}:
328	0
397	205
513	490
738	840.[2]

Man hätte erwarten können, dass der Druck, wenn der Finger tiefer gehalten wurde, mit einer, der Entfernung vom Scheitel genau gleichen Quantität zunehmen würde. Das ist jedoch nicht der Fall: der Druck nimmt in einem viel geringern Grade zu. Die Ursache dieser Erscheinung hat v. Kries erörtert, ohne jedoch zu einem bestimmten Ergebniss zu kommen.[2]

Am Ohr fand v. Kries den Capillardruck im Mittel gleich 272 ^{mm} H_2O oder 20 ^{mm} Hg. Am Zahnfleische des Kaninchens betrug er im Mittel 444 ^{mm} H_2O = 33 ^{mm} Hg.

[1] Roy und Brown, *Journal of physiol.*, 2, S. 328, 329; 1879.
[2] v. Kries, a. a. O., S. 155.

Wenn man den Finger zuschnürt, so dass die venöse Abfuhr, nicht aber die arterielle Zufuhr verhindert wird, muss der Capillardruck dem arteriellen gleich werden. Unter solchen Umständen fand auch v. Kries Druckwerthe von 1562—1953 mm H_2O = 114—143 mm Hg.[1]

Aus diesen Bestimmungen geht hervor, dass der Capillardruck nicht allein von dem Seitendruck des strömenden Blutes wesentlich beeinflusst ist, sondern auch von dem hydrostatischen Druck der Blutsäule, welche seinerseits von der Lage des betreffenden Capillargebietes bedingt ist. Bei v. Kries' Versuchen am Zahnfleisch des Kaninchens war die Einwirkung des hydrostatischen Druckes beseitigt; wir können daher diesen Werth als den genauesten Ausdruck des allein von der Blutströmung bedingten Capillardruckes auffassen. Der Aortadruck beträgt beim Kaninchen etwa 100—120 mm Hg. Dann wäre der Capillardruck $\frac{33}{100}$ — $\frac{33}{120}$, d. h. $^1/_3$—$^2/_7$ des Aortadruckes.[2]

Nach v. Kries' Methode nahm Nathanson eine Anzahl Untersuchungen vor, bei welchen er jedoch nicht, wie sein Vorgänger, die zuerst auftretende Farbenveränderung berücksichtigte, sondern den Druck beobachtete, bei welchem die Haut vollständig weiss ward, wo also auch die tieferen Capillaren zusammengedrückt wurden. Seine absoluten Werthe haben daher, wie oben bemerkt, keine Bedeutung; dagegen sind die verschiedenen Werthe, welche unter verschiedenen Verhältnissen an einer und derselben Versuchsperson erhalten wurden, unter einander vergleichbar.[3]

Nathanson untersuchte in dieser Weise, wie der Capillardruck schwankt, wenn die Extremität mehr oder weniger stark zusammengeschnürt wird. Wie v. Kries fand auch er, dass der Capillardruck anstieg, wenn in Folge der Umschnürung nur die Abfuhr durch die Venen, nicht aber die arterielle Zufuhr vermindert wurde. Eine bemerkenswerthere Thatsache war die, dass bei einer Umschnürung von mässiger Stärke der Capillardruck mehrere Minuten lang unaufhörlich zunahm. Einen Antheil hieran wird das allmähliche Nachströmen von Blut durch die noch offenen Arterien bei verschlossenen oder verengten Venen haben, aber es muss sich doch sehr schnell ein stationärer Zustand einstellen, während das Ansteigen bis 15 Min. in Anspruch nimmt. Man kann nun noch einen andern Umstand zur Erklärung herbeiziehen, nämlich die durch die Stagnation des Blutes bewirkten dyspnoischen Veränderungen der Gewebe, besonders der Gefässwände. Das zweite Stadium der Dyspnoe ist durch die paralytische Erschlaffung der feinsten Arterien gekennzeichnet. Dieselbe giebt sich direct durch eine enorme Röthung nach Lösung starker Umschnürungen zu erkennen und muss zu Erhöhung des Capillardruckes führen.[4]

---

[1] v. Kries, a. a. O., S. 160.

[2] Über das Gefälle des Blutdruckes von den Arterien bis zum Ende der Capillaren vgl. Fick, *Arch. f. d. ges. Physiol.*, 42, S. 482—488; — Gad, *Centralbl. f. Physiol.*, 2, S. 33—39; 1888.

[3] Nathanson, *Arch. f. d. ges. Physiol.*, 39, S. 386—397; 1886.

[4] Hermann, bei Nathanson, a. a. O., S. 394, 395.

Es erübrigt nun, die Eigenschaften der Capillarwand an und für sich zu erörtern.

Man kann nicht leicht daran zweifeln, dass die Capillarwand dehnbar und elastisch ist. Jedoch haben Roy und Brown gefunden, dass die Capillaren, trotz der grossen Schwankungen des auf ihre innere Wand wirkenden Druckes, nur geringe Veränderungen ihrer Weite zeigen. An einem lebenden Frosch bestimmten sie die Weite einiger Capillaren in der Schwimmhaut, amputirten darnach das Bein, wobei der Druck in den Capillaren natürlich fast bis auf Null herabsank. Dennoch waren die Capillaren jetzt nur wenig schmäler als eben vorher, bei ungestörtem Kreislauf. Ferner erzeugten sie bei einem unversehrten Thiere durch eine vorübergehende Anämie eine Erweiterung der Capillaren, brachten dann das Herz zum Stillstand und riefen also eine beträchtliche Drucksenkung hervor. Dessenungeachtet waren die Capillaren fortwährend erweitert.[1]

Diese und ähnliche Beobachtungen zeigen, dass die Weite der Capillaren von irgend etwas anderem als dem innern Druck und dem Gegendruck der Gewebsflüssigkeit wesentlich bedingt ist. Dieses haben wir in der Contractilität der Gefässwand zu suchen.

Kurze Zeit vor der Entdeckung der Zusammensetzung der Capillarwand aus Zellen (S. 414) beobachtete Stricker[2] (1863) bei den Capillaren der ausgeschnittenen Nickhaut des Frosches Veränderungen ihrer Weite. Später gelang es ihm, durch elektrische Reizung starke Contractionen bei den Capillaren der Froschlarven zu erhalten.[3] Golubew[4] beobachtete ähnliche Erscheinungen, bemerkte aber, dass die Verengerung des Gefässvolumens wesentlich von der Verdickung der Kerne in der Richtung gegen die Gefässaxe abhängig ist. Ganz übereinstimmend lauten die Ergebnisse, welche Tarchanoff[5] bei Versuchen an Froschlarven und ausgewachsenen Fröschen sowie an der abgeschnittenen Nickhaut des Frosches erhielt; er fügt aber hinzu, dass in einigen wenigen Fällen das Gefäss in seiner ganzen Länge bei der Reizung verengt wurde.

Dagegen behaupten Roy und Brown[6] in Übereinstimmung mit

---

[1] Roy und Brown, a. a. O., S. 338, 341.

[2] Stricker, *Sitz.-Ber. d. kais. Akad. d. Wiss.*, math.-naturw. Cl., 51, Abth. 2, 1865; — *Untersuchungen zur Naturlehre*, 10, S. 168—179.

[3] Stricker, *Sitz.-Ber. d. kais. Akad. d. Wiss.*, math.-naturw. Cl., 52, Abth. 2, 1866; — 74, Abth. 3, S. 316 folg.; 1876; — *Untersuchungen zur Naturlehre*, 10, S. 254.

[4] Golubew, *Arch. f. mikr. Anat.*, 5, S. 55—61; 1869.

[5] Tarchanoff, *Arch. f. d. ges. Physiol.*, 9, S. 407—416; 1874.

[6] Roy und Brown, a. a. O., S. 343.

Stricker[1] ganz bestimmt, dass sich die Capillarwand in ihrer ganzen Ausdehnung zusammenzieht, ohne jedoch verneinen zu wollen, dass das Dickerwerden der Kerne in einem mehr oder weniger beträchtlichen Grade an der Verengerung des Gefässes betheiligt ist.

Durch diese Beobachtungen kann es wohl als entschieden angesehen werden, dass die Capillaren in der That contractionsfähig sind. Welche Bedeutung diese Contractionsfähigkeit bei der normalen Strömung und Vertheilung des Blutes hat, ist dagegen noch lange nicht klar. Durch Roy und Brown wissen wir, dass die Weite der Capillaren unabhängig von dem Blutdrucke schwankt, so dass sogar in einem und demselben Gebiet einige Capillaren erweitert, andere dagegen contrahirt sind.[2] Und schon Worm-Müller hob bei der theoretischen Deutung der Constanz des Blutdruckes bei starker Transfusion hervor, dass diese Constanz zum Theil daraus erklärt werden könnte, dass sich eine Anzahl Capillaren, die früher verhältnissmässig geschlossen gewesen, bei der vermehrten Blutfüllung dem Blutstrome eröffneten. Die Capillaren würden also bei der Regulirung der Blutzufuhr zu den verschiedenen Organen die kleinen Arterien unterstützen.[3]

Trotzdem Nerven in reichlicher Menge nach den Capillaren laufen, hat man bis jetzt von einer Nervenreizung keine Wirkung auf die Weite der Capillaren beobachtet. Indessen ist diese Frage noch nicht endgültig entschieden. Es ist übrigens nicht unmöglich, dass diese Nerven ebenso wie die Formveränderungen der Capillarwand bei dem Stoffwechsel, der in den Capillaren zwischen dem Blute und der Gewebsflüssigkeit stattfindet, in irgend einer Weise mitwirken können. Hier ist jedoch nicht der Ort, die Art und Weise, wie dieser Stoffwechsel geschieht, zu erörtern.

Dreizehnte Vorlesung.

Die Strömung des Blutes in den Venen.

§ 36. Die Strömung des Blutes in den Venen.

In derselben Weise, wie sich die Capillaren aus den kleinen Arterien verzweigen, vereinigen sie sich zu den kleinen Venen. Diese

[1] Stricker, a. a. O., 74, Abth. 3, S. 327; — vgl. auch Rouget, *Comptes rendus de l'acad. des sciences*, 88, S. 916; 1879.

[2] Roy und Brown, a. a. O, S. 333.

[3] Worm-Müller, *Ber. d. sächs. Ges. d. Wiss.*, math.-phys. Cl., 1873, S. 650.

verbinden sich zu immer grösseren Stämmen und münden endlich durch die zwei Hohlvenen in den rechten Vorhof.

Wie die Arterien sind auch die Venen mit elastischen Membranen und glatten Muskeln versehen, obgleich diese in den Venen verhältnissmässig weniger reichlich sind als in den Arterien.

Die Venenelasticität bei longitudinaler Dehnung ist von Braune und Bardeleben u. a. untersucht worden; Roy hat ihre kubische Erweiterung bei verschieden grossem innern Druck beobachtet.

In Bezug auf die longitudinale Dehnbarkeit giebt Braune an, dass die Venen bei einer geringen Belastung dieser proportional verlängert werden; bei höherer Belastung wächst die Verlängerung langsamer als die Belastung.[1] Nach Bardeleben ist die Dehnungscurve der Venen, von einer gewissen Belastung an bis zu dem Augenblicke, wo die Vene nicht mehr oder nur sehr langsam nach der Entlastung auf die ursprüngliche Länge zurückgeht, eine Parabel. Bei sehr geringer Belastung zeigen sich Unregelmässigkeiten, welche von mehreren Umständen bedingt sein können.[2]

Die kubische Erweiterung hat nach Roy, im Gegensatz zu derjenigen der Arterien, bei den Venen ihr Maximum bei einem niedrigen innern Druck und nimmt bei zunehmendem Druck immer mehr ab.[3] Ferner beobachtete Roy, dass die Venen verhältnissmässig weniger extensibel als die Arterien sind, insofern es die im Leben vorkommenden Druckwerthe betrifft. Der Inhalt der Arterien verhielt sich bei einem innern Druck, der zwischen etwas über Null und 200 ^{mm} Hg schwankte, wie 1 : 3·6—7, d. h. bei einer Steigerung des innern Druckes von etwas über Null auf 200 ^{mm} Hg nimmt der Inhalt der Arterien 3·6—7 mal zu. Bei ähnlichen Versuchen an Venen stellte es sich heraus, dass ihr Inhalt bei einer Zunahme des innern Druckes von etwas über Null bis auf 500 ^{mm} Wasser nur verdoppelt wurde. Da der Venendruck unter normalen Verhältnissen die Höhe von 500 ^{mm} H_2O niemals erreicht, folgt hieraus, dass die grossen Volumenvariationen, denen wir im Leben bei den Venen begegnen, weniger von Variationen des venösen Blutdruckes als von Variationen der venösen Blutmenge bedingt sind.[4]

Schon 1740 hob Wintringham hervor, dass die Festigkeit der Venen grösser als die der Arterien ist.[5] Dies wird durch die Versuche

[1] Braune, *Beiträge zur Anat. u. Physiol.*, Festschrift für C. Ludwig, S. 7; 1874.

[2] Bardeleben, *Jenaische Zeitschrift*, 12, S. 40; 1878.

[3] Roy, *Journal of physiol.*, 3, S. 136; 1881.

[4] Roy, ib., S. 141. [5] S. bei Rollett, a. a. O., S. 329.

Gréhant's und Quinquaud's vollständig bestätigt.[1] Sie fanden nämlich, dass der innere Druck, bei welchem eine Vene zerrissen wird, in der Regel etwas grösser ist als derjenige, bei welchem die Carotiden des betreffenden Thieres springen. Dieser Druck betrug etwa 3·7 bis 9·2 Atmosphären. Die Festigkeit der Venen in normalem Zustande ist also mehrere Mal grösser als der innere Druck, den sie jemals zu ertragen haben.

Die wesentliche physiologische Aufgabe der Venen ist die, das Blut zum Herzen zurückzuführen. Die Kraft, welche das Blut in ihnen vorwärts treibt, ist natürlich die Herzcontraction. Die starke Reibung, welche in den kleinen Arterien und ganz besonders in den Capillaren stattfindet, hat aber den grössten Theil der disponiblen Triebkraft schon verbraucht, und demzufolge ist die totale Energie, welche das Blut nunmehr besitzt, nur ein kleiner Bruchtheil von derjenigen, die es beim Heraustreiben aus dem Herzen besass. Der grösste Theil davon ist während der Blutströmung durch die Arterien und die Capillaren in Wärme umgesetzt worden.

Damit keine Störungen in der Blutbewegung stattfinden, ist es nothwendig, dass das Blut im allgemeinen in gleich grosser Menge durch die Venen zu dem Herzen strömt, wie es aus dem Herzen in die Arterien hineingetrieben wird. Dass dies thatsächlich der Fall ist, zeigen Versuche von Cyon und Steinmann, welche mit der Stromuhr Ludwig's ausgeführt worden sind. Bei Parallelversuchen, wo bei Hunden die in einer gewissen Zeit durch die A. carotis und die V. jugularis strömende Blutmenge bestimmt wurde, fanden die genannten Autoren dieselbe in beiden Gefässen etwa gleich gross.[2] Zu demselben Ergebniss gelangten Zuntz und Cohnstein[3] bei einem Versuch über die Geschwindigkeit in der Nabelarterie und Nabelvene bei einem Schafsembryo.

Aus diesen Versuchen dürfen wir aber nicht folgern, dass die mittlere Geschwindigkeit in den Arterien und den entsprechenden Venen die gleiche sei. Der kubische Inhalt der Venen ist viel grösser als derjenige der Arterien, und wenn jene vollständig mit Blut gefüllt wären, so würde die mittlere Geschwindigkeit in ihnen selbstverständlich geringer als in den entsprechenden Arterien sein. Sind die Venen

---

[1] Gréhant und Quinquaud, *Journal de l'anat. et de la physiol.*, 21, S. 296; 1885.

[2] Cyon und Steinmann, *Mélanges biologiques de l'académie des sciences de St. Petersbourg*, 8, S. 55—66; 1871.

[3] Zuntz und Cohnstein, *Arch. f. d. ges. Physiol.*, 34, S. 224, 225; 1884.

dagegen nicht vollständig gefüllt, so kann es geschehen, dass sich die mittlere Geschwindigkeit in ihnen derjenigen in den Arterien mehr oder weniger nähert.

Das einzige, was vom hydrodynamischen Gesichtspunkte aus nothwendig ist, damit keine Störung des Kreislaufes stattfinde, ist, dass durch die Venen in der Zeiteinheit ebensoviel Blut als durch die entsprechenden Arterien strömen muss.

Dass der Seitendruck in den Venen bedeutend geringer als der in den Arterien sein muss, ist ohne weiteres einleuchtend, denn der zwischen Arterien und Venen eingesetzte starke Widerstand hat ja den grössten Theil der Triebkraft des Blutes verbraucht.

Um den Druck in einer Vene zu bestimmen, muss man eine wandständige Verbindung zwischen der Vene und dem Manometer gebrauchen.[1] Dazu benutzt man meistens eine T-Canüle, deren unpaariger Ast mit dem Manometer verbunden wird (vgl. S. 326). Oder auch kann man die Canüle endständig, mit der Spitze in der Richtung gegen das Herz, in einem Seitenast der zu beobachtenden Vene einsetzen: dann stellt dieser Seitenast eine Fortsetzung der Manometerleitung zum Hauptstamme dar, und der Seitendruck des Blutes wird wie im ersten Falle bestimmt, ohne dass die Blutströmung in der betreffenden Vene in irgend einer Weise beeinträchtigt wird. Hierbei wird vorausgesetzt, dass der Seitenast derjenigen Vene, in welcher der Seitendruck bestimmt werden soll, einigermassen senkrecht steht.

Würde eine einfache Canüle mit der Spitze in der Richtung gegen die Capillaren in einer Vene eingesetzt werden, so würde man ganz unrichtige Werthe erhalten. Wäre diese Vene die einzige, durch welche das Blut aus dem betreffenden Capillargebiet hervorströmt, so würde in der That der arterielle Druck hierdurch bestimmt werden, denn in diesem Falle wären ja die Capillaren und die Vene nur die unmittelbare Fortsetzung der Arterie zum Manometer. Nun finden sich aber in der Regel Anastomosen zwischen den Venen: das Blut kann also bei der betreffenden Versuchsanordnung durch diese Anastomosen strömen. Jedenfalls wird aber der Kreislauf dabei mehr oder weniger gehemmt, und zufolgedessen giebt das Manometer einen viel höhern Druck an als wie er in der Vene thatsächlich stattfindet.

Da der Venendruck sehr niedrig ist, wird zu seiner Registrirung nicht das Hg-Manometer, sondern ein mit Sodalösung gefülltes Manometer benutzt.

Zur Orientirung theile ich hier einige Angaben über die Grösse des Venendruckes in verschiedenen Venen mit. Die Versuche sind von Jacobson bei normaler Respiration an Schafen ausgeführt. Ein

[1] Ludwig und Mogk, *Zeitschr. f. rat. Med.*, 3, S. 46 folg.; 1844.

—Zeichen giebt an, dass der Druck negativ, d. h. kleiner als der atmosphärische Druck gewesen ist.[1]

Vene:	Druck; mm Hg:	
Anonyma sin.	— 0·1	
Jugularis dextr.	+ 0·2	Dicht am Ursprung der V. anonyma.
Subclavia dextr.	— 0·1	
Jugularis sin.	— 0·1	
Subclavia sin.	— 0·6	
Facialis ext.	+ 3·0	
Facialis int.	+ 5·2	
Brachialis	+ 4·1	
Ein Ast derselben	+ 9·0	
Cruralis	+11·4	

Der Druck ist in den centralen Venen am niedrigsten und nimmt gegen die peripheren Venen zu, wie wir schon von vornherein voraussetzen können. Ferner sehen wir, dass der venöse Druck auch in verhältnissmässig peripheren Stämmen beträchtlich niedriger als der Blutdruck in den Capillaren ist.

Dass der Druck in den centralen Venen, Anonyma und ihren Ästen, negativ ist, wird in erster Reihe durch die Ansaugung in der Brusthöhle bedingt; dazu kommen noch andere ansaugende Mechanismen, welche ich schon früher besprochen habe (vgl. S. 131—146).

Diese Ansaugung an den centralen Venen kann bei chirurgischen Operationen in der Nähe der obern Brustapertur den Tod hervorrufen, wenn zufälliger Weise dabei eine Vene geöffnet wird. Wir wissen ja, dass die Halsvenen bei ihrem Eintritt in die Brusthöhle an der Fascie festgewachsen sind und daher nicht wie andere Venen zusammenfallen, wenn sie entleert werden. Diese Anordnung ist unter normalen Verhältnissen sehr zweckmässig, weil sonst, wenn sich die Venenwände zusammenlegen könnten, immer die Gefahr einer Blutstauung in den Halsvenen vorhanden wäre. Wenn aber bei einer chirurgischen Operation eine Halsvene geöffnet wird, so wird in die Vene und also in das rechte Herz Luft angesaugt.

Kommt Luft mit einem Mal in reichlicher Menge ins Herz, so kann es sich ereignen, dass die rechte Kammer ganz davon erfüllt wird und also kein Blut mehr in die Lungenarterie heraustreibt. Der Tod findet durch die plötzliche Unterbrechung des Kreislaufes augenblicklich statt.

In dieser Weise erklären Nysten,[2] Couty[3] u. a. den Tod durch Lufteintritt in die Venen. Letzterer bemerkt sogar, dass in die Lungenarterien und von diesen aus weiter in den grossen Kreislauf keine oder doch nur eine verschwindend kleine Menge von Luft eintritt. Dies ist aber entschieden unrichtig. Auch wenn es unter Umständen geschehen mag, dass die angesaugte Luft in

[1] Jacobson, *Arch. f. Anat. u. Physiol.*, 1867, S. 226.

[2] Nysten, *Recherches de physiol. et de chimie pathologique.* Paris 1811, S. 27; in demselben Werke S. 2—15 eine Übersicht der ältern Literatur.

[3] Couty, *Étude exp. sur l'entrée de l'air dans les veines.* Thèse. Paris 1876; cit. nach *Archives de physiol.*, 1876, S. 181—184, und Jürgensen (s. unten).

der That vollständig im Herzen zurückbleibt, so geht doch aus mehreren Untersuchungen mit aller Bestimmtheit hervor, dass die eingetretene Luft in der Regel wenigstens in den Lungenkreislauf hineinkommt. In diesem Falle bildet sie dort in den feineren Gefässverzweigungen Embolien, welche den Kreislauf vollständig unterbrechen können (Passet,[1] Hauer).[2]

Die Luft kann endlich auch den kleinen Kreislauf durchsetzen und im linken Herzen erscheinen, wie Laborde und Muron dies nachgewiesen haben.[3] Ja bei Versuchen von Jürgensen erschien die in die Cruralarterie der rechten Seite eingeführte Luft in der Cruralvene der linken Seite wieder. Diese Luft hatte also — abgesehen von dem Capillargebiet, welches die rechte Cruralarterie mit der rechten Cruralvene verbindet — sicher zwei Capillarsysteme unter dem Einfluss der den Kreislauf beherrschenden Kräfte durchsetzt: das der Lungenarterie und dasjenige, welches sich zwischen der Cruralarterie und Cruralvene der linken Seite ausbreitet.[4]

Diese in den grossen Kreislauf hineingekommene Luft würde nach Bichat[5] durch Embolien der Hirngefässe den Tod hervorrufen. Dies, wenn auch nicht gerade unmöglich, wird jedenfalls äusserst selten geschehen, denn selbst bei den Versuchen Jürgensen's, bei denen auch in den Arterien stets Luft gefunden wurde, traten keine Zeichen von Embolie der Hirngefässe zu Tage.

Wenn nur eine geringe Luftmenge ins Blut hineinkommt, so wird sie natürlich vollständig gefahrlos sein können. Auch wenn die Luft in grösserer Menge, aber langsam, eingespritzt wird, kann das Thier am Leben erhalten werden.[6]

Durch Bestimmung des Seitendruckes in den Venen unter verschiedenen Verhältnissen haben besonders de Jager[7] und Klemensiewicz[8] die Umstände näher untersucht, welche den Blutstrom in den Venen und den Rückfluss des Blutes nach dem rechten Herzen beeinflussen. Wie im arteriellen Systeme ist auch in den Venen der Druck von der in der Zeiteinheit aus dem Herzen strömenden Blutmenge und vom Widerstande abhängig. Stossen die Venen bei ihrer Entleerung auf einen grossen Widerstand, so steigt der Druck in ihnen. Dies findet z. B. statt bei einer Verlangsamung der Herzschläge oder einem Herzstillstande in Folge einer Vagusreizung: hierbei vermag das rechte

---

[1] Passet, *Arbeiten aus dem pathol. Inst. zu München*, 1886, S. 293—309.

[2] Hauer, *Zeitschr. f. Heilkunde*, 11, S. 159—172; 1890; — vgl. auch Nysten, a. a. O., S. 38.

[3] Laborde und Muron, *Comptes rendus de la société de biologie*, 1873, S. 57—58, 84—92, 131—136.

[4] Jürgensen, *Deutsches Arch. f. klin. Med.*, 31, S. 453 folg.; 1882.

[5] Bichat, *Recherches physiol. sur la vie et la mort*, 3. éd., Paris 1805, S. 166 folg.; — vgl. auch Laborde und Muron, a. a. O., S. 135.

[6] Laborde und Muron, a. a. O., S. 87.

[7] de Jager, *Journal of physiol.*, 7, S. 159—192; 1886.

[8] Klemensiewicz, *Sitz.-Ber. d. kais. Akad. d. Wiss.*, math.-naturw. Cl., 94, Abth. 3, S. 17—141; 1886.

Herz nicht, alles Blut, das sich in den Venen sammelt, herauszutreiben, es bleibt dort stauen, und der venöse Druck steigt. Wenn das rechte Herz trotz der Verlangsamung dennoch in der Zeiteinheit ebensoviel Blut als vor der Vagusreizung heraustreibt, so erleidet der Venendruck keine Veränderung. Die betreffende Drucksteigerung ist also nicht von der Verlangsamung an und für sich, sondern von der davon bedingten Abnahme der in der Zeiteinheit aus dem rechten Herzen herausgetriebenen Blutmenge bedingt. Ebenso wird der Druck in den Venen gesteigert, wenn die Lungen unter einem genügend starken Druck aufgeblasen werden. In diesem Falle kann das Blut nicht in die intrathoracalen Venen hineinströmen, sondern bleibt in den extrathoracalen stauen.[1]

Auf der andern Seite sinkt der Venendruck zufolge aller der Umstände herab, welche die Rückkehr des Blutes nach dem rechten Herzen und dessen Entleerung begünstigen. Man findet also eine Senkung des venösen Druckes bei der Beschleunigung, welche auf die Durchschneidung des Vagus folgt, wenn zu gleicher Zeit auch der arterielle Druck ansteigt.[2] Sowohl die arterielle Drucksteigerung als die Abnahme des venösen Druckes bezeugen, dass das Herz hierbei eine grössere Blutmenge als eben vorher in der Zeiteinheit heraustreibt. Ich habe schon bemerkt, dass eine Beschleunigung der Herzschläge nicht immer von einem erhöhten arteriellen Druck begleitet wird; wir dürfen daher nicht voraussetzen, dass eine derartige Beschleunigung immer den venösen Druck zum Sinken bringen muss.

Diese Einflüsse werden zunächst auf die centralen Venen ausgeübt und machen sich in erster Linie auf sie geltend, obgleich man auch bei den peripheren Venen ihre Einwirkung mehr oder weniger deutlich hat nachweisen können.[3]

Auf diese üben dagegen Variationen der Blutfülle und des Widerstandes in den Arterien den stärksten Einfluss. Wenn eine Arterie vollständig zugeklemmt wird, so sinkt natürlich der Druck in der entsprechenden Vene sehr tief herab, jedoch nicht auf Null, denn in einer peripheren Vene kann der Druck nie tiefer herabsinken, als dass er sich mit dem Minimaldruck in demjenigen grössern Venenstamm, in welchen sie mündet, ins Gleichgewicht stellt. Es ist nämlich selbstverständlich, dass aus dem betreffenden Venengebiet das Blut nicht in eine Vene strömen kann, wo der Druck höher ist. Wo keine Klappen

[1] Vgl. Klemensiewicz, a. a. O., S. 28 folg., 50 folg.; — de Jager, a. a. O., S. 173 folg.; — Kornfeld, *Zeitschr. f. klin. Med.*, 21, S. 171—184; 1892.

[2] de Jager, a. a. O., S. 173. [3] Klemensiewicz, a. a. O., S. 138.

vorhanden sind, welche die Rückströmung verhindern, kann der Druck in einer Vene, deren zuführende Arterie gebunden worden, sogar ansteigen.[1]

Wenn eine Vene gebunden wird, so steigt der Druck peripher von der Ligatur, denn in diesem Falle stellt die Vene nur ein blindes Endstück der Arterie dar. Aus diesem Grunde sollte man glauben, dass der Druck in der Aorta ansteige, wenn eine grosse Vene, z. B. die untere Hohlvene, gebunden wird. Das ist jedoch nicht der Fall, denn bei der Bindung dieser Vene wird die beträchtliche Blutmenge, welche sich in ihrem Quellengebiet sammelt, der allgemeinen Circulation entzogen und in Folge dessen dem Herzen weniger Blut als sonst zur Verfügung gestellt. Bei jeder Systole wird nun eine geringere Blutmenge als die normale herausgetrieben, und wegen der grossen Capacität der Venen nimmt der Widerstand nicht dementsprechend zu. Nur in dem Falle, dass das Herz gleichzeitig durch Transfusion in eine andere Vene genügend mit Blut gespeist wird, kann die Bindung der untern Hohlvene eine Steigerung des arteriellen Blutdruckes bewirken.[2]

In einem Schema des Kreislaufes, wo die Verästelung der Gefässe bis in die kleinsten Einzelheiten nachgebildet ist, die Röhren aber starr und nicht elastisch sind, muss natürlich die im Röhrensysteme eingeschlossene Flüssigkeit ununterbrochen nach dem Herzen zurückströmen, und zwar ohne jegliche Stauung, denn jede aus dem Herzen herausgetriebene Flüssigkeitsmenge schiebt ein gleich grosses Quantum vor sich. In der Zeiteinheit strömt also ebensoviel Flüssigkeit nach dem Herzen, als von demselben herausgetrieben wird. In einem derartigen Schema ist es gleichgültig, welche Lage einer Extremität gegeben wird, ob sie erhöht oder gesenkt wird.

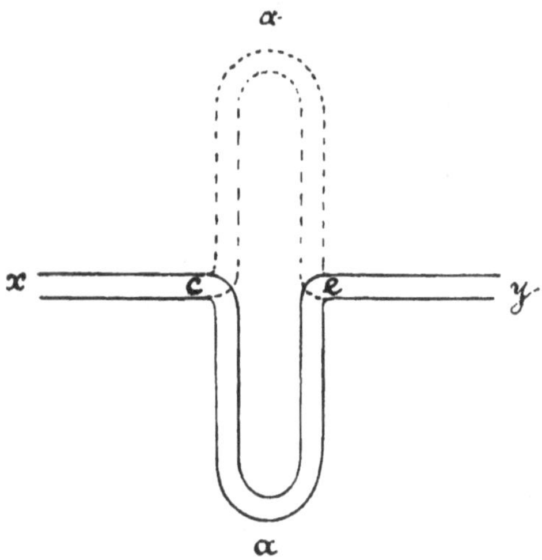

Fig. 121.

Strömt nämlich Flüssigkeit in der Röhre (Fig. 121) von x nach y, so ist

[1] Klemensiewicz, a. a. O., S. 44.

[2] de Jager, a. a. O., S. 180 folg.; — vgl. auch in Bezug auf die Unterbindung der Pfortader Tappeiner, *Ber. d. sächs. Gesellsch. d. Wiss.*, math.-

es von gar keiner Bedeutung, ob die U-förmige Abtheilung *cae* nach oben, nach unten oder horizontal gestellt wird: in jedem Falle strömt die Flüssigkeit mit gleicher Geschwindigkeit aus der Röhre, und der Seitendruck vor und nach dieser Abtheilung ist bei jeder Lage derselbe. Es ist freilich wahr, dass der Druck bei *a* steigt, wenn *cae* nach unten gestellt wird, und sinkt, wenn *cae* nach oben zu stehen kommt; dies übt aber keine Einwirkung auf das endliche Resultat aus, weil die Druckvermehrung *ca* von der Druckabnahme *ce* compensirt wird, und umgekehrt.

Etwas anders stellt sich die Sache, wenn die Röhre elastisch ist. Bei der Lage *a* nach unten ist die Röhre weiter, bei *a* nach oben schmäler. Wird die Uförmige Röhre in diese Lage gebracht, so wird sie verengt und Flüssigkeit daraus getrieben; wird sie in die Lage *a* nach unten geführt, so erweitert sie sich, und die Flüssigkeit bleibt dort stauen. Auf der andern Seite bietet aber die in dieser Lage erweiterte Röhre dem Flüssigkeitsstrom einen schwächern Widerstand, und im entgegengesetzten Falle nimmt der Widerstand, wegen der Verengerung der Röhre, zu. Wir müssen also zwischen dem Einfluss, den die Lageveränderung der Röhre bewirkt, und der statischen Einwirkung, welche durch die verschiedene Weite der Röhre in den beiden Lagen bedingt wird, einen bestimmten Unterschied machen.

Diese Erörterung lehrt uns, dass wir in Bezug auf den Kreislauf nicht berechtigt sind zu sagen, dass die Rückströmung des Blutes von den unteren Extremitäten nach dem Herzen darum erschwert wird, weil das Blut in der Richtung nach oben fliessen muss, denn eben die durch den grössern hydrostatischen Druck bewirkte Erweiterung der Gefässe bildet ein günstiges Moment für die Rückströmung des Blutes.

Auf der andern Seite sammelt sich wegen dieser Erweiterung in den Venen der unteren Gliedmassen eine grössere Blutmenge an, welche aus diesen herausgetrieben wird, wenn sie erhoben werden. Bei tiefer Lage einer Extremität ist also unter sonst gleichen Umständen ihre Blutfüllung grösser, zu gleicher Zeit aber auch die durchströmende Blutmenge grösser; bei hoher Lage ist die Blutfüllung geringer und ebenso auch die durchströmende Blutmenge.[1]

Um die praktische Bedeutung dieser Umstände darzulegen, brauche ich nur an die Ohnmacht oder den Schwindel zu erinnern, wovon eine Person mit schwacher Herzthätigkeit befallen wird, wenn sie sich von der horizontalen Körperlage plötzlich erhebt. Dabei erweitern sich zufolge des erhöhten hydrostatischen Druckes eine Anzahl Venen; das in denselben gestaute Blut wird dem allgemeinen Kreislauf entzogen, und es erscheint eine Gehirnanämie.

Das Schema, mit dessen Hilfe wir einige wichtige Fragen, betreffend die Blutströmung in den Venen, beleuchtet haben, ist jedoch nicht mit den im Körper obwaltenden Verhältnissen vollständig über-

phys. Cl., 1872, S. 220 folg.; — Kronecker, *Tageblatt d. 62. Versamml. deutscher Naturf. in Heidelberg*, 1889, S. 311; cit. nach *Centralbl. f. Physiol.*, 1889, S. 390.

[1] de Jager, a. a. O., S. 189 folg.

einstimmend, insofern wir nämlich vorausgesetzt haben, dass die Weite der Röhren nur von dem im Systeme herrschenden Drucke abhängig ist. Dies ist mit den Venen im Körper nicht der Fall. Im Gegentheil werden sie vielfach äusseren Umständen ausgesetzt, welche sie zusammenpressen und das Blut in ihnen zum Stauen bringen, was um so leichter geschieht, als der Blutdruck in den Venen an und für sich sehr niedrig ist. Bei jeder Muskelbewegung kann eine derartige Stauung stattfinden; ebenso können Kleider unzweckmässiger Art u. s. w. der Rückströmung des Blutes nach dem Herzen hinderlich sein.

Wenn keine derartigen Hindernisse vorhanden sind, strömt das Blut unter dem Einfluss des Herzens im Gefässsysteme ganz nach dem eben entworfenen Schema. Dies geht aus den Erfahrungen an curarisirten Thieren ohne weiteres hervor. Auch bei vollständig eröffnetem Brustkasten, wo jede Ansaugung durch die Lungen ausgeschlossen ist, strömt das Blut ohne die geringste Störung von und nach dem Herzen.

Die eben erwähnten Umstände würden jedoch gar zu leicht bedenkliche Störungen verursachen können, wenn nicht ihrem Einfluss durch besondere Mechanismen entgegengewirkt werden würde.

Einen derartigen Mechanismus haben wir bereits in der Ansaugung kennen gelernt, welche theils durch die Lungen, theils durch das Herz im Brustkasten stattfindet. Wegen der Ansaugung, die das Herz bei seinem Uebergang in die Diastole ausübt, wirkt es sowohl als Druck- wie als Saugpumpe auf das Blut. Die vom Herzen erzeugte Kraft, wodurch das Blut in beständigem Kreislauf bewegt wird, ist also zweierlei Art, eine austreibende und eine ansaugende.

Hierzu kommen noch andere mitwirkende Umstände, welche in Verbindung mit den Venenklappen der etwaigen Blutstauung in den Venen wesentlich entgegenwirken.

Die Venenklappen wurden im Jahre 1574 von Fabrizio ab Aquapendente entdeckt. Sie sind halbmondförmige Duplicatoren der innern Haut der Venen und so gestellt, dass sie sich in der Richtung nach dem Herzen öffnen, die Strömung des Blutes in entgegengesetzter Richtung aber verhindern. In der Regel stehen je zwei solcher Klappen einander gegenüber.

Viele Venen haben keine Klappen. Hierher gehören alle kleinen Venen von einer Weite unter 2 mm., ferner die beiden Hohlvenen, die Leber-, Nieren- und Uterinvenen, die Lungenvenen, die Venen des Schädels und des Rückgratkanals. In den grossen solitär verlaufenden Hautvenen kommen nur wenige Klappen vor. Auf der andern Seite besitzen die Venen der Extremitäten, besonders die der unteren, zahlreiche Klappen. Diese Venen sind übrigens auch bei Muskelbewegungen dem Gepresstwerden sehr ausgesetzt.[1]

[1] Schäfer, in Quain's *Anatomy*, 2.

Ueber die Klappen des Pfortadersystemes haben die neuesten Untersuchungen folgendes ergeben. Bei den Säugern ist das Vorkommen von Klappen in den Pfortaderverzweigungen des Magens und der Milz sehr verbreitet. Aber nur bei einzelnen Formen, wie bei den Raubthieren, besitzen die Klappen eine entschiedene Bedeutung mit Rücksicht auf die Circulationsverhältnisse, bei vielen sind sie vielmehr als rudimentäre Gebilde aufzufassen, die entweder nur in der Jugend, wie beim Menschen und auch vielleicht bei den Affen, functioniren, später aber zum Theil oder vollständig zu Grunde gehen, oder überhaupt ganz unvollständig angelegt sind, wie beim Kaninchen.[1] Auch in den Darmvenen sind von Bryant[2] und Koeppe[3] Klappen nachgewiesen worden. Nach dem letzterwähnten Autor finden sich diese in den von den Sammelvenen ausgehenden kurzen und langen Darmvenen. 1 bis 2 mm, oft auch weniger, je nach der Grösse der Vene, vor ihrer Mündung in die Sammelvene, trifft man auf die erste Klappe, der in kurzen Abständen weitere folgen bis in die feinen, die Ringmuskulatur des Darmes durchsetzenden Venen, die zusammengefallen auf dem Objectträger noch nicht 2 mm breit sind. Vor der Vereinigung zweier Venenäste zeigen beide oder wenigstens der kleinere Ast Klappen.

Die Anordnung der Klappen in verschiedenen Venen ist von Bardeleben näher untersucht worden. Von seinen Ergebnissen werde ich nur diejenigen, die vom physiologischen Gesichtspunkte aus von Bedeutung sind, hier besprechen.

Während die Entfernung zweier Klappen im frühern Embryonalleben in jeder Extremität an und für sich gleich gross ist, erleidet sie im weitern Entwicklungsverlauf der Frucht, und zwar schon vom 5. Monat an dadurch eine Veränderung, dass eine Zahl von Klappen verschwindet. In Folge dessen wird die Entfernung zweier Klappen in jeder Extremität ein Vielfaches einer bestimmten Grunddistanz, welche in einem bestimmten Verhältnisse zu der Länge der betreffenden Extremität steht. Bei einem und demselben Individuum verhalten sich also die Grunddistanzen an den oberen und unteren Gliedmassen, wie deren Längen.[4]

Die Ursache des Verschwindens gewisser Klappen sucht Bardeleben in den bei den Bewegungen der Gliedmassen erzeugten mechanischen Einwirkungen, wobei dann ausserdem Wachsthumsverschiebungen noch eine Rolle spielen dürften. Bei dem erwachsenen Menschen werden also Klappen vermisst hauptsächlich bei den Gelenken, wo die stärkste Dehnung der Venen stattfindet, sowie bei der Einmündung grösserer Äste, wo der Zufluss in den Hauptstamm reichlich ist. Ursprünglich findet sich peripherwärts von jedem solchen Ort eine Klappe oder eine Klappenanlage.[5]

Die physiologische Aufgabe der Klappen ist, das Blut zu verhindern, in peripherer Richtung nach den Capillaren zurückzuströmen. Wenn ein äusserer Druck auf eine Vene ausgeübt wird,

---

[1] Hochstetter, *Arch. f. Anat. u. Physiol.*, anat. Abth., 1887, S. 137 bis 142; — vgl. auch die dort angegebene Literatur.

[2] Bryant, *Boston medical and surgical journal*, 119, S. 400—403; 1888.

[3] Koeppe, *Arch. f. Anat. u. Physiol.*, physiol. Abth., 1890, Supplbd., S. 168—173.

[4] Bardeleben, *Jenaische Zeitschrift*, 14, S. 507 folg.; 1880.

[5] Bardeleben, a. a. O., S. 513 folg.

so wird die zurücklaufende Bewegung des Blutes von der nächsten Klappe gehemmt, und dies wird daher gezwungen, sich in die Richtung nach dem Herzen zu bewegen. Ein intermittirender Druck auf eine Vene fördert also die Bewegung des Blutes in derselben; die Blutmenge, die einmal eine Klappe passirt hat, kann nicht zurück nach den Capillaren strömen. Dies findet bei allen gewöhnlichen Muskelbewegungen statt, bei welchen die Muskeln ja niemals langedauernd, krampfhaft contrahirt sind: bei jeder Contraction werden mehrere Venen zusammengedrückt und ihr Blut nach dem Herzen getrieben.

Diejenigen Venen, welche als Satellitvenen einer Arterie entlang laufen, sind durch die Pulsationen der Arterie einem intermittenten Druck ausgesetzt, welcher seinerseits, wie Ozanam nachgewiesen hat, die Strömung des Blutes in ihnen fördert.[1]

Dagegen können die Klappen nicht dem Hinderniss, welches durch einen ununterbrochenen Druck ausgeübt wird, entgegenwirken; unter solchen Verhältnissen bleibt das Blut in grösserer oder geringerer Menge in den verschiedenen, von Klappen abgegrenzten Abtheilungen der Venen stauen.

Hieraus folgt, dass eine tetanische Muskelcontraction, welche die Venen lange zusammendrückt, der Rückströmung des Blutes nach dem Herzen ungünstig sein muss. Dasselbe gilt von engen Kleidern, z. B. hart zugezogenen Strumpfbändern, welche daher nicht selten Varices bedingen.

Eine andere mitwirkende Ursache zur Rückströmung des venösen Blutes hat Braune in den Lageveränderungen des Körpers nachgewiesen. Die unter dem Lig. Poupartii und in der Fossa ovalis liegende Schenkelvene wird blutleer und fällt zusammen, wenn man den Oberschenkel scharf nach aussen rollt und ihn zugleich nach hinten bewegt und dadurch möglichst streckt. Die Vene bleibt auch dann noch leer, wenn man den Schenkel nun zu heben beginnt. Dagegen füllt sie sich wieder mit Blut und wird strotzend, sobald man den Schenkel wieder in seine frühere Lage zurückbringt und ihn dabei noch mehr nach vorn erhebt und möglichst beugt.

Um zu ermitteln, in welchem Grade bei der erstern Bewegung ein saugende Kraft wirksam wird, wurde in die Schenkelvene eines Leichnams mit möglichster Schonung der Fascia ein Manometer eingebunden. Es zeigte sich dann bei der Rollung des Schenkels nach aussen und der gleichzeitigen Streckung desselben in der Schenkelvene ein negativer Druck, der $^1/_2$—1 ^{cm} Wasser betrug. Dieser

[1] Ozanam, *Comptes rendus de l'acad. des sciences*, 93, S. 92; 1881.

negative Druck verschwand aber wieder und ging in einen positiven über, während man hierauf den Schenkel in die entgegengesetzte Lage zurückführte.

Diese Lageveränderungen finden in grösserem oder kleinerem Umfange bei jedem Schritt statt, den wir machen. Die Knochen, Muskeln, Fascien und Venen nebst ihren Klappen bilden demnach im Schenkel einen Saug- und Druckapparat, dessen Bedeutung für die Rückströmuug des Blutes aus der untern Extremität um so wichtiger erscheint, wenn wir bedenken, dass in die Schenkelvene von allen Seiten her zahlreiche Venen einmünden, welche an ihrer Einmündungsstelle eine Venenklappe haben, die den Eintritt des Blutes in die Schenkelvene ungehindert gestatten, dagegen das Zurücktreten derselben aus der Vena femoralis in jene Venen verhindert.[1]

Durch Versuche an V. saphena oder V. cephalica fand Braune ferner, dass die Venen bei ihrer Verlängerung eine Volumenvergrösserung und also eine Ansaugung darbieten. In der Spannung einer Vene besitzen wir also ein vorübergehend wirkendes Mittel zur Blutbewegung in derselben und können durch wiederholte Spannung und Erschlaffung das Venenblut in der Richtung der vorhandenen Klappen vorwärtstreiben. In Betreff der Frage, welche Stellungen des Rumpfes und der Glieder eine Spannung und welche eine Erschlaffung der Hauptvenen veranlassen, kam Braune zu folgenden Ergebnissen. Für das Venensystem der oberen Extremitäten erhält man eine allgemeine Spannung, wenn mit geballter und im Handgelenk gebeugter Faust die Arme horizontal ausgestreckt und in dieser Haltung in einer Drehungsebene nach hinten bewegt werden; und eine allgemeine Erschlaffung, wenn mit gestreckten Fingern und dorsalflectirter Hand die im Ellenbogengelenk gebeugten Arme an den Thorax angelegt werden. Die Venen der unteren Extremitäten werden im allgemeinen gespannt, wenn man die Oberschenkel möglichst weit spreizt, womit eine Auswärtsrollung im Hüftgelenk, eine Streckung des Knies und des Fusses verbunden ist. Beugung, Adduction und Einwärtsrollung des Oberschenkels, Beugung des Knies und Beugung (Dorsalflexion) des Fusses bewirken eine allgemeine Erschlaffung der Hauptstämme.

Hieraus folgt, dass die Stellung des Körpers bei möglichst erschlafftem Venensystem an die Haltung des Embryo erinnert, und dass die Stellung, bei der das Venensystem im allgemeinen möglichst stark gespannt wird, der Haltung entspricht, welche man unwillkürlich ein-

---

[1] Braune, *Ber. d. sächs. Gesellsch. d. Wiss.*, math.-phys. Cl., 1870, S. 261 bis 263.

nimmt, wenn man nach längerer Arbeit am Schreibtische sich aufrichtet und ausdehnt. Es ist also anzunehmen, dass derartige Streckungen und Dehnungen des Rumpfes und der Extremitäten beschleunigend auf die durch hockendes Sitzen gestörte Venencirculation wirken, und zwar neben der Wirkung der Muskeln und Fascien durch die allgemeine Spannung der grossen Venenstämme.[1]

Die Muskeln der Venenwand haben eine wichtige physiologische Aufgabe, indem sie das Volumen der Venen der Blutmenge des Körpers anpassen. Wird ihr Tonus aufgehoben, so werden die Venen in einem so hohen Grade erweitert, dass fast die gesammte Blutmenge in ihnen stauen bleibt und der Kreislauf sogar aufhören kann (vgl. Vorls. XVIII).

Bei den Fledermäusen beobachtete Wharton Jones[2] in den Venen der Flughaut rhythmische Contractionen, welche von Luchsinger[3] und Schiff[4] näher studirt worden sind. Sie fanden, dass diese Venen auch dann pulsiren, wenn sie vom centralen Nervensystem vollständig abgetrennt worden sind, und ferner, dass ihre Pulsationen in hohem Grade von dem in den Venen stattfindenden innern Druck abhängig sind. Ist dieser genügend gross, so treten sie auf, ist er dagegen gleich Null, so verschwinden sie vollständig. Hieraus scheint hervorzugehen, dass diese Venen eben dann, wenn ihre Pulsationen nothwendig sind und das Blut sonst in ihnen stauen bleiben könnte, durch eigene rhythmische Contractionen der drohenden Störung des Kreislaufes entgegenwirken.

Wir haben bis jetzt nur die Bedingungen für die Rückströmung des Blutes nach dem Herzen betrachtet. Es kann aber auch eintreffen, dass zum rechten Herzen eine von demselben nicht zu bewältigende Blutmenge strömt. Dies ist z. B. bei einer starken Gefässcontraction in einem grossen Gefässgebiete möglich. Hierbei wird eine grosse Blutmenge aus den Arterien in die Venen und von diesen nach dem rechten Herzen getrieben, und gleichzeitig wird wegen des starken Widerstandes in den contrahirten Arterien die Entleerung der linken Herzkammer erschwert, was seinerseits wieder auf die Entleerung der rechten Kammer einwirkt.

Wie oft und in einem wie hohen Grade dies eintreffen mag,

---

[1] Braune, *Beiträge zur Anat. u. Physiol.*, Festgabe für C. Ludwig, S. 3—5; 1874; — vgl. auch ganz besonders Braune, *Das Venensystem des menschlichen Körpers*, erläuternder Text, 1, S. 1—13; 1884.

[2] Wharton Jones, *Philosophical transactions*, 1852, 1, S. 131 folg.

[3] Luchsinger, *Arch. f. d. ges. Physiol.*, 26, S. 451 folg.; 1881.

[4] Schiff, ib., 26, S. 456 folg.

darüber können wir vorläufig nichts Bestimmtes sagen. Jedenfalls findet sich ein Organ im Körper, welches in dieser Beziehung den Kreislauf regulirt. Dieses Organ ist die Leber; ihre Bedeutung in dieser Hinsicht ist von Stolnikow in der folgenden Weise nachgewiesen worden.[1]

Er vereinigte die Pfortader mit der untern Hohlvene in der Weise, dass die ganze, in jener strömende Blutmenge unter Umgehung der Leber in die untere Hohlvene hineinströmte. Dann band er die A. und V. hepatica und exstirpirte die ganze Leber.

Nach beendigter Operation war die Pulsfrequenz 110, und der Blutdruck betrug 160—170 ^{mm} Hg. $1^1/_2$ Stunde später war die Pulsfrequenz auf 70 herabgesunken. 6 Stunden nach der Operation starb das Thier.

Bei der Section fand sich in der Bauchhöhle kein Blut — also war keines der gebundenen Gefässe zerrissen. Das Herz war im höchsten Grade dilatirt — ein klassisches Cor bovinum. Ein so grosses Herz hat der Autor sonst bei Hunden nie angetroffen. Die grossen Venen waren strotzend gefüllt. In der Harnblase fand sich kein Tropfen Harn.

Die Leber nimmt also wie ein Schwamm eine beträchtliche Blutmenge auf und schützt das Herz vor einer zu starken Blutzufuhr. Ohne die Leber würde die rechte Herzkammer, wie im eben beschriebenen Versuche, überanstrengt werden und ihre Leistungsfähigkeit bald einbüssen. — Dass die Leber auch bei einer durch Transfusion bewirkten artificiellen Blutüberfüllung in gleicher Weise zur Entlastung des Herzens beiträgt, habe ich schon oben bemerkt (vgl. S. 346).

In den centralen Venen beobachtet man eine mit dem Herzschlage synchronische und unzweifelhaft von demselben bedingte pulsatorische Bewegung: den Venenpuls. Die Ursache desselben haben wir vor allem in zwei Umständen zu suchen, und zwar einerseits in der durch die Vorhofscontraction bedingten Hemmung der Blutströmung in der Richtung gegen das Herz hin und andererseits in der vom Herzen ausgehenden Ansaugung, welche wir bereits oben studirt haben (vgl. S. 139). Als accessorisches Moment kommt noch die cardio-pneumatische Ansaugung hinzu (vgl. S. 136). Der Vorhof ist durch keine Klappen von den centralen Venen getrennt, und es ist daher fast selbstverständlich, dass bei seiner Contraction eine gewisse Menge Blut in die Venen zurückströmen wird. Dieser Rückstrom zeigt sich aber wegen der

[1] Stolnikow, *Arch. f. d. ges. Physiol.*, 28, S. 267 folg.; 1882.

Venenklappen ausschliesslich in den centralen Venen; bei normal functionirenden Klappen tritt jenseit derselben keine zurückgehende Bewegung des Blutes, sondern nur eine Hemmung der centripetalen Blutströmung auf (François Franck[1]).

Der Venenpuls wird also bei jedem Herzschlage mehrere Druckschwankungen vorzeigen, welche ihrer Stärke nach theils von der Herzthätigkeit, theils von der Entfernung der betreffenden Vene vom Herzen bedingt sind. Friedreich[2], Gottwalt[3], Riegel[4], François-Franck[5], Fredericq[6] u. A. haben den Venenpuls registrirt; ihre Deutungen der Venenpulscurve weichen jedoch sehr erheblich unter einander ab. Da die Frage unzweifelhaft eine sehr verwickelte ist und vorläufig keine Deutung einen grössern Anklang gefunden hat, werde ich die betreffenden Auslegungen hier übergehen.

Vierzehnte Vorlesung.

Der kleine Kreislauf. — Die respiratorischen Schwankungen des Blutdruckes. — Die Dauer eines Kreislaufes.

§ 37. Der kleine Kreislauf.

Die gesammte Blutmenge, welche durch die beiden Hohlvenen nach dem rechten Vorhof strömt, wird von der rechten Kammer durch die Lungen nach dem linken Herzen getrieben. Dieser Abschnitt des Kreislaufes, welcher in der Mitte des sechzehnten Jahrhunderts von Servet und Columbo entdeckt wurde, heisst bekanntlich der kleine Kreislauf.

In Bezug auf diesen gelten natürlich im allgemeinen dieselben Gesetze, die wir beim Studium der Blutbewegung im grossen Kreislauf kennen gelernt haben. Der Blutdruck in der Lungenarterie ist also

[1] François Franck, *Archives de physiol.*, 1890, S. 346—354.

[2] Friedreich, *Deutsches Arch. f. klin. Med.*, 1, S. 241—297; 1866.

[3] Gottwalt, *Arch. f. d. ges. Physiol.*, 25, S. 1—30; 1881.

[4] Riegel, *Deutsches Arch. f. klin. Med.*, 31, S. 1—62; 471—484; 1882; — Daselbst auch eine Übersicht der ältern Literatur.

[5] François-Franck, *Gazette hebd. de méd. et de chir.*, 1882, S. 221 bis 226, 255—258; — *Archives de physiol.*, 1889, S. 85—87.

[6] Fredericq, *Travaux du laborat.*, 3, S. 85—107; 1890.

von der Energie der rechten Kammer, der Blutmenge und dem Widerstande abhängig. Ein näheres Studium des kleinen Kreislaufes wird wesentlich wegen derjenigen Veränderungen nothwendig, welche die Strömung des Blutes durch die Lungencapillaren bei der verschieden grossen Entfaltung der Lungen während der Respirationsphasen erleidet.

Wir haben schon gesehen, dass der Druck in der rechten Kammer viel niedriger ist als in der linken (S. 96); also muss auch der Blutdruck in der Lungenarterie niedriger als in der Aorta sein. Zur Vervollständigung der hierauf bezüglichen Angaben, die ich bereits mitgetheilt habe, werde ich einige Bestimmungen über den Druck in der Lungenarterie zusammenstellen. Diese Bestimmungen sind in der Regel in der Weise ausgeführt, dass nach partieller Resection der Brustwand an der einen Seite und ohne Eröffnung der Pleurahöhle auf der andern Seite eine Canüle in die eine Lungenarterie oder in einen Ast derselben hineingeführt und also der Seitendruck in dem nächsten Hauptstamm bestimmt worden ist. Dass eine derartige Versuchsanordnung eine gewisse, übrigens unvermeidliche Abnormität hinsichtlich des kleinen Kreislaufes bedingen muss, ist selbstverständlich.

Die Werthe des mittlern Druckes in der Lungenarterie, die derart gewonnen sind, sind von der Grösse, die wir in Folge unserer bis jetzt gewonnenen Kenntniss von dem Druck in der rechten Herzkammer zu erwarten haben.[1] So bestimmt Beutner, der unter der Leitung Ludwig's die ersten hierher gehörigen Bestimmungen ausführte, den Druck in der Lungenarterie beim Kaninchen auf 9·3—17·5 ^{mm}, bei der Katze auf 15·0—19·4, beim Hunde auf 28—31 ^{mm} Hg., sowie das Verhältniss zwischen dem Druck in der Lungenarterie und dem in der Aorta für das Kaninchen auf 1 : 4·2, für die Katze auf 1 : 5·3, für den Hund auf 1 : 3·1[2] Bei 15 Hunden, an welchen keine weitere Eingriffe gemacht worden waren, fand Lichtheim den Blutdruck in der Lungenarterie zwischen 10 und 33 ^{mm} Hg. schwankend und das Verhältniss zwischen diesem und dem Aortadruck wie 1 : 2·6 bis 1 : 13·0.[3] Bradford und Dean beobachteten, ebenfalls bei Hunden, in der Lungenarterie einen Druck von 16—20 ^{mm} Hg.[4] Bei dem Kaninchen giebt Knoll als mittlern Werth des Druckes in der Lungenarterie bei nicht geöffneten Pleurahöhlen 12·2 ^{mm} Hg. an.

[1] Die oben (S. 96) mitgetheilten Angaben beziehen sich auf den Maximaldruck in der rechten Kammer.

[2] Beutner, *Zeitschr. f. rat. Med.*, N. F. 2, S. 106—120; 1852.

[3] Lichtheim, *Die Störungen des Lungenkreislaufs.* Berlin 1876, S. 31.

[4] Bradford und Dean, *Proceedings of the Royal society*, 45, S. 370; 1889.

Das Verhältniss desselben zum Aortadruck beträgt nach ihm durchschnittlich 1 : 6·8 (1 : 3·2—1 : 13·4).[1]

Die Blutmenge, welche die rechte Kammer bei jeder Systole heranzutreiben vermag, ist wesentlich von der ihr zur Verfügung stehenden Blutmenge abhängig, denn wir können annehmen, dass innerhalb gewisser Grenzen bei einer vermehrten Zufuhr auch die Ausfuhr vermehrt wird.

Alle die Umstände, welche die Zurückströmung des Blutes nach der Hohlvene fördern, werden also bis zu einer gewissen Grenze die von der rechten Kammer herausgetriebene Blutmenge vermehren. — So nimmt sie z. B. bei der Contraction der Gefässe der Bauchhöhle zu, denn in diesem Falle wird eine grosse Blutmenge in die untere Hohlvene hineingetrieben. Ferner wissen wir, dass die Rückströmung des Blutes zum rechten Herzen bei der natürlichen Einathmung erleichtert, bei der Ausathmung erschwert wird (S. 132). Wir können daraus schliessen, dass in jenem Falle die in die Lungenarterie getriebene Blutmenge grösser als in diesem sein muss.

Ganz umgekehrt ist das Verhalten bei künstlicher Athmung, wenn die Lungen mit einem Blasebalge ausgedehnt werden. Dabei nimmt der Druck in den Pleurahöhlen bei der Aufblasung zu und sinkt beim Zusammenfallen der Lungen. Die Rückströmung des Blutes durch die Hohlvenen wird also bei dem Aufblasen erschwert: das rechte Herz bekommt weniger Blut als bei zusammengefallenen Lungen. Ich will schon jetzt bemerken, dass wir beim Studium des kleinen Kreislaufes fast in jedem Detail einem derartigen diametralen Unterschied zwischen der natürlichen Athmung, wo die Lungen durch Ansaugung erweitert werden, und der künstlichen, wo ihr Inhalt durch Aufblasen vergrössert wird, begegnen werden.

Bei eröffnetem Brustkasten kann die zum Herzen strömende Blutmenge von den verschiedenen Phasen der künstlichen Athmung kaum einen Einfluss erfahren, denn jetzt sind die intrathoracalen Venen von den Volumenveränderungen der Lungen und von der Weise, in welcher sie stattfinden, vollständig unabhängig.

Vielleicht in einem noch höhern Grade als die zum rechten Herzen zurückströmende Blutmenge ist der Widerstand im kleinen Kreislaufe von den Respirationsbewegungen und deren Art beeinflusst.

Obgleich Poiseuille im Jahre 1855 einige hierher gehörige, bei Aufblasung und Zusammenfallen der Lungen gemachte Beobachtungen

---

[1] Knoll, *Sitz.-Ber. d. kais. Akad. d. Wiss.*, math.-naturw. Cl., 97, Abth. 3, S. 212—214; 1888.

mittheilte,[1] wurde diese Frage erst 1871 von Quincke und Pfeiffer[2] näher erörtert. Ihre Arbeit rief eine nicht unbeträchtliche Zahl Untersuchungen von Bowditch und Garland,[3] Kowalewsky,[4] Funke und Latschenberger,[5] de Jager,[6] Mosso,[7] Mislawsky[8] u. a. hervor.

Diese Versuche sind in der Regel in der Weise ausgeführt, dass durch die eine oder beide Lungen ein künstlicher Kreislauf mit defibrinirtem Blut angeordnet und die aus den Lungenvenen bei verschieden grosser Erweiterung der Lungen ausgeströmte Blutmenge bestimmt worden ist. Die Erweiterung der Lungen ist entweder durch Aufblasen von innen oder durch Ansaugung von aussen hervorgebracht worden. Dieser Fall entspricht der Erweiterung der Lungen bei der natürlichen Athmung, jener derjenigen bei künstlicher Respiration.

Bei dem Aufblasen der Lungen werden ihre Gefässe durch den auf sie einwirkenden Luftdruck verengt. Das Blut, das sich augenblicklich in diesen Gefässen befindet, wird sowohl in der Richtung gegen die Lungenarterie wie, und hauptsächlich, gegen die Lungenvenen, wo der Blutdruck niedriger ist, ausgepresst. Ferner machen aber die zusammengedrückten Lungengefässe der Blutströmung durch die Lungen einen grössern Widerstand. Wenn die Blutzufuhr zu der rechten Kammer in keinem zu hohen Grade abnimmt, so muss daher der Blutdruck in der Lungenarterie ansteigen.

Dies geht aus den Beobachtungen, welche nach der eben beschriebenen Methode bei partiell eröffnetem Brustkasten über den Blutdruck in der Lungenarterie gemacht worden sind, unzweideutig hervor. Beutner,[9] Lichtheim,[10] Openchowski[11] und Knoll[12] geben einstimmig an, dass der Druck in der Lungenarterie bei jeder Aufblasung ansteigt und sinkt, wenn die Lungen zusammenfallen.

[1] Poiseuille, *Comptes rendus de l'acad. des sciences*, 41, S. 1072 folg.; 1855.

[2] Quincke und Pfeiffer, *Arch. f. Anat. u. Physiol.*, 1871, S. 90—116.

[3] Bowditch und Garland, *Journal of physiol.*, 2, S. 91—109; 1879.

[4] Kowalewsky, *Arch. f. Anat. u. Physiol.*, physiol. Abth., 1877, S. 423 folg., 431, 432.

[5] Funke und Latschenberger, *Arch. f. d. ges. Physiol.*, 15, S. 416 folg. 1877; — 17, S. 557 folg.; 1878.

[6] de Jager, ib., 20, S. 426—508; 1879. Daselbst auch eine ausführliche geschichtliche Darstellung dieses Gegenstandes. — Ferner ib., 27, S. 160 folg.; 1882.

[7] Mosso, *Über den Kreislauf des Blutes im menschlichen Gehirn.* Leipzig 1881, S. 148—172.

[8] Mislawsky, *Prot. d. Ges. d. Naturforscher in Kazan*, 1878 (russisch); ref. in *Jahresber. d. Anat. u. Physiol.*, 1878, 2, S. 68.

[9] Beutner, a. a. O., S. 109. [10] Lichtheim, a. a. O., S. 29.

[11] Openchowski, *Arch. f. d. ges. Physiol.*, 27, S. 239; 1882.

[12] Knoll, a. a. O., S. 215.

Wenn bei nicht eröffnetem Brustkasten die künstliche Athmung bei einem etwas höhern Luftdruck unterhalten wird, so sinkt der Druck in der Lungenarterie herab, wie dies Talma, gestützt auf Versuche über die Druckverhältnisse in der rechten Kammer, besonders bemerkt hat.

Talma erklärt diese Erscheinung dadurch, dass die Diastole des rechten Herzens wegen des positiven intrathoracalen Druckes erschwert wird; in Folge dessen kann die rechte Kammer nicht so viel Blut wie sonst empfangen.[1] Dies zugegeben, kommt aber noch ein anderer und vielleicht wichtigerer Umstand hinzu: bei einem hohen intrathoracalen Druck wird die Rückströmung des Blutes durch die Hohlvenen in hohem Grade verhindert. Die starke Verminderung der bei jeder Systole von der rechten Kammer herausgetriebenen Blutmenge bewirkt, dass der Druck in der Lungenarterie, trotz der Verengerung der Capillaren, dennoch herabsinkt.

Dagegen stieg auch bei den Versuchen Talma's der Druck an, wenn der Brustkasten geöffnet und die Lungen jetzt unter demselben Druck wie vorher aufgeblasen werden.[2] Ich brauche kaum hervorzuheben, dass auch bei einer weniger energisch ausgeführten künstlichen Athmung eine gewisse Abnahme der Blutzufuhr zum rechten Herzen bei dem Aufblasen der Lungen stattfindet. Diese Abnahme ist aber bei dem eben mitgetheilten Versuch, wo ein Theil der Brustwand entfernt war, durch die Verengerung der Lungengefässe übercompensirt worden.

Da die Lungen nach dem Aufblasen wieder zusammenfallen, werden ihre Capillaren weiter und leisten jetzt der Strömung des Blutes einen geringern Widerstand. Gleichzeitig nimmt aber aus schon angeführten Gründen die Blutzufuhr nach dem Herzen zu. Bei partiell eröffnetem Brustkasten scheint nach der bis jetzt gewonnenen Erfahrung dieser Umstand das druckvermindernde Moment, welches in der Erweiterung der Lungengefässe liegt, dennoch nicht aufwiegen zu können. Wenn dagegen bei unversehrtem Brustkasten die künstliche Respiration einigermassen kräftig ist, so steigt nach Talma der Druck in der rechten Kammer, wenn die Aufblasung authört.

Wenn der Inhalt der Lungen, wie bei der natürlichen Athmung, durch Ansaugung vergrössert wird, so nimmt die Weite ihrer Gefässe zu, und der Widerstand wird geringer. In diesem Falle werden nämlich die Capillaren nach allen Richtungen ausgedehnt, und der von dem

---

[1] Talma, *Arch. f. d. ges. Physiol.*, 29, S. 324 folg.; 1882.

[2] Talma, a. a. O., S. 326, 327.

Innenraum der Lungen aus auf sie wirkende Druck wird nicht grösser als vor der Erweiterung, sondern während der stattfindenden Erweiterung sogar etwas kleiner, weil die Lungen schneller erweitert werden, als die Luft durch die Stimmritze hineinkommen kann.

Heger und Spehl haben die Weite der Lungengefässe bei den verschiedenen Athmungsphasen in der Weise untersucht, dass sie durch eine Öffnung in der Brustwand, ohne die Pleurahöhlen zu eröffnen und ohne die natürliche Athmung zu beeinträchtigen, in die Pericardialhöhle eingedrungen sind, eine Ligatur um die Lungenarterie und die Aorta gelegt haben und diese entweder auf die Höhe der Inspiration oder die der Exspiration zugezogen haben. Danach bestimmten sie die in den Lungen enthaltene Blutmenge und ihr Verhältniss zur totalen Blutmenge des Thieres. Es zeigte sich, dass die Lungen bei der natürlichen Inspiration etwa $^1/_{12}$—$^1/_{13}$ der ganzen Blutmasse, bei der Exspiration aber nur $^1/_{15}$—$^1/_{18}$ davon enthalten. Bei einem Versuch mit aufgeblasenen Lungen betrug die Lungenblutmenge nur $^1/_{60}$ der Gesammtblutmenge des Körpers.[1]

Diesterweg theilt die mit den natürlichen Respirationsphasen wechselnde Blutfüllung der Lungen, in Übereinstimmung mit der gewöhnlichen Eintheilung der in den Lungen aufgenommenen Luftmenge, in 1. Residualblut — die Blutmenge, welche sich bei der tiefsten Exspiration in den Lungen findet; 2. Reservblut — die Differenz der Blutmenge bei der tiefsten und bei der gewöhnlichen Exspiration; 3. Athmungsblut — die Blutmenge, mit welcher der Blutgehalt der Lungengefässe bei der gewöhnlichen Inspiration zunimmt; 4. Complementärblut — der Unterschied des Blutgehaltes bei der gewöhnlichen und der tiefsten Inspiration.[2]

Die Erweiterung der Lungengefässe stellt an und für sich ein Moment dar, welches danach strebt, den Druck in der Lungenarterie herabzusetzen; es wird gewissermassen dadurch unterstützt, dass bei jeder durch Ansaugung bewirkten Lungenerweiterung der negative Druck in der Pleurahöhle zunimmt. Hierdurch wird nämlich die rechte Kammer in einem gewissen Grade bei ihrer Systole gehindert, oder richtiger, die rechte Kammer muss, um sich ebensoviel als bei der Exspirationsstellung des Brustkastens entleeren zu können, die grössere Kraft überwinden, mit welcher ihre Wand durch den grössern negativen Druck ausgedehnt wird.

Da aber der Zuwachs des negativen Druckes bei einer gewöhnlichen Inspiration nur wenige ^{mm} Hg beträgt, und da ferner die

---

[1] Spehl, *De la répartition du sang circulant dans l'économie.* Bruxelles 1883, S. 111—114.

[2] Diesterweg, *Entwurf einer Cellular-Physiologie,* 3, S. 105; cit. nach Schmidtborn, *Die Ursachen der Athembewegungen.* Wiesbaden 1886, S. 39.

Leistungsfähigkeit der rechten Kammer in keinem nennenswerthen Grade wegen der hierdurch bedingten Extraarbeit in Anspruch genommen zu werden braucht, können wir diesem drucksenkenden Moment keine grössere Bedeutung zuerkennen, ausser in den Fällen, wo die Inspiration eine ganz ungewöhnlich tiefe ist.

Dagegen ruft die Ansaugung bei der Inspiration einen vermehrten Blutzufluss zum Herzen hervor: die rechte Kammer füllt sich vollständiger und kann daher eine grössere Blutmenge heraustreiben.

Der Druck in der Lungenarterie bei der Inspiration ist also von dem gegenseitigen Verhältniss zwischen dem drucksenkenden Moment der Erweiterung der Lungengefässe und dem druckerhöhenden der vermehrten Zufuhr abhängig.

Directe Versuche in dieser Richtung hat nur Talma ausgeführt, und zwar beziehen sich diese, wie die eben erwähnten, nicht auf den Druck in der Lungenarterie, sondern auf denjenigen in der rechten Kammer. Diese Versuche ergeben, dass der Druck während der Inspiration thatsächlich herabsinkt, dass also wenigstens in gewissen Fällen die Erweiterung der Lungengefässe die vermehrte Blutzufuhr übercompensirt.

Bei der natürlichen Exspiration sind die Verhältnisse umgekehrt: die Lungengefässe werden verengt, die Blutzufuhr zum rechten Herzen und die Herzdiastole werden erschwert, letztere jedoch in einem verhältnissmässig geringen Grade. Die drucksteigernden Momente scheinen die drucksenkenden zu überwinden, so dass während der Exspiration eine Steigerung des Blutdruckes in der rechten Kammer hervortritt (Talma[1]).

Betreffs des kleinen Kreislaufes beobachtete Lichtheim eine sehr merkwürdige Erscheinung, indem er nämlich fand, dass die Lungengefässe so weit sind, dass die eine Lungenarterie gebunden und noch ein grosser Theil des Verbreitungsgebietes der zweiten Lungenarterie unwegsam gemacht werden kann, ohne dass dadurch die Blutzufuhr nach der linken Kammer abnimmt oder der Druck in der Aorta herabsinkt.

Da diese Versuche aus mehreren Gesichtspunkten von Bedeutung sind, werde ich sie hier etwas näher besprechen.

In einer im Original nachzusehenden Weise machte Lichtheim hauptsächlich an curarisirten Hunden eine Öffnung in die linke Brustwand, so dass er die linke Lungenarterie erreichen konnte. Bei Bindung dieser Arterie wurde der Aortadruck gar nicht verändert.

[1] Talma, *Arch. f. d. ges. Physiol.*, 29, S. 332 folg.; 1882.

Um den Blutstrom durch die Lungen noch weiter zu erschweren, brachte Lichtheim in die V. jugularis kleine Stückchen Paraffin, welche mit dem Blute nach dem rechten Herzen und von dort in die Lungenarterie hineingetrieben wurden und sich in der rechten Lunge festsetzten. Es zeigte sich dann, dass etwa die Hälfte derselben blutleer gemacht werden konnte, bevor der Druck in der Aorta herabsank. Mit anderen Worten, Lichtheim konnte etwa $^3/_4$ des Gefässgebietes der Lungenarterie ausschalten, ohne dass der arterielle Druck dabei im Mindesten herabgedrückt wurde.[1]

Dies liesse sich entweder dadurch erklären, dass die Gefässbahn der Lunge, trotz ihrer grossen Verengerung, dennoch die gleiche Blutmenge wie vorher passiren liesse, oder auch dadurch, dass sich bei einer verminderten Blutzufuhr zum linken Herzen die kleinen Arterien des grossen Kreislaufes contrahirten und also den Druck unverändert beibehielten. Gegen die letztere Möglichkeit sprach jedoch theils der Umstand, dass sich die Curve des Aortadruckes bei der Bindung der linken Lungenarterie gar nicht veränderte, theils auch dass der Blutdruck in der V. jugularis oder femoralis hierbei keine Veränderung zeigte. Hätte eine Abnahme der durch die Lungen strömenden Blutmenge stattgefunden, so wäre natürlich eine Blutstauung und Drucksteigerung in den Venen erschienen.

Es war also bewiesen, dass, trotz der grossen Verengerung der Strombahn, dennoch eine eben so grosse Blutmenge wie früher durch die Lungen strömte. Dass jedoch der Widerstand in den Lungengefässen hierdurch vermehrt werde, kann von vornherein vorausgesetzt werden und geht auch aus directen Versuchen von Lichtheim hervor.

Lichtheim band eine Canüle in den untern Ast der rechten Lungenarterie und bestimmte dadurch den Druck in der A. pulmonalis. Es zeigte sich, dass dieser anstieg, als er die linke Lungenarterie band, ohne dass jedoch der Aortadruck dadurch einen Einfluss erfuhr.[2]

Ob diese Steigerung des Druckes in der Lungenarterie und die davon bedingte grössere Erweiterung der noch offenen Lungengefässe genügen, um die uns jetzt beschäftigende Erscheinung zu erklären, werde ich unentschieden lassen. Man könnte an irgend welchen vasomotorischen Einfluss denken, wenn nicht, wie wir später sehen werden, der Tonus der Gefässnerven der Lungen wahrscheinlich sehr unbedeutend wäre. Eher wäre es möglich, dass die Lungen unter normalen Verhältnissen nicht gleichförmig mit Blut gefüllt würden, sondern dass gewisse Gebiete verhältnissmässig leer wären und sich bei den jetzt besprochenen Gelegenheiten dem durchströmenden Blut eröffneten.

Die Versuche Lichtheim's bieten jedoch eine Schwierigkeit dar,

[1] Lichtheim, a. a. O., S. 20. [2] Lichtheim, a. a. O., S. 58 folg.

wenn wir sie mit den Ergebnissen über den Einfluss der Respirationsbewegungen auf die Blutströmung durch die Lungen zusammenstellen. Bei Versuchen mit künstlicher Athmung wird aber die Luft wohl in der Regel unter einem so hohen Druck in die Lungen hineingetrieben, dass die Blutbahn des kleinen Kreislaufes in einem noch höhern Grade verengt wird, als dies bei der Abklemmung einer Lungenarterie der Fall ist. Bei der natürlichen Athmung liegt die Sache nicht so einfach, denn es ist schwer, sich vorzustellen, dass dabei die Volumen-Schwankungen der Lungengefässe von einem derartigen Umfang sind. Es ist daher schon von vornherein nicht unmöglich, dass sich die Ergebnisse Lichtheim's hauptsächlich auf künstlich respirirte Thiere beziehen, wie er auch seine Versuche nur an solchen Thieren ausgeführt hat. Für diese Möglichkeit spricht ein Versuch von Landgraf. Bei Kaninchen, an welchen nur das Sternum gespalten und also die Pleurahöhlen nicht geöffnet waren, fand er nämlich, dass auf die Abklemmung der einen Lungenarterie eine sehr bedeutende Druckabnahme in dem grossen Kreislauf folgte. Dabei füllte sich der Stamm der Lungenarterie, die rechte Kammer erweiterte sich, das linke Herzohr wurde blasser.[1] Daraus scheint hervorzugehen, dass die Resultate Lichtheim's nur sehr bedingt gültig sind.

Wir haben noch zu untersuchen, wie die von der rechten und der linken Herzkammer zu leistende Arbeit unter verschiedenen Verhältnissen verändert wird. Eine ausgiebige Gefässcontraction scheint in dem grossen Kreislauf leichter hervorzutreten als im kleinen. Die Arbeit, die der linken Kammer obliegt, wird also viel mehr variiren können, als die von der rechten Kammer auszuführende, vorausgesetzt, dass das Schlagvolumen der Kammern hierbei in keinem grössern Grade schwankt.

In Folge dessen ermüdet zuweilen die linke Kammer mehr oder weniger, während die rechte fortwährend vollkommen leistungsfähig ist, wie aus der folgenden Beobachtung an Hunden mit durchschnittenen Vago-sympathici von Hofmokl hervorgeht. Bei Erstickung steigt der Aortadruck an, weil sich die kleinen Gefässe des grossen Kreislaufes contrahiren. Nachdem der Druck sein Maximum überschritten hat, findet man in gewissen Fällen, dass die Contractionen der linken Kammer ihrer Stärke nach unregelmässig werden, indem jede zweite Contraction so schwach wird, dass sie kaum vermag, etwas Blut in

[1] Landgraf, *Centralbl. f. Physiol.*, 4, S. 476—478; 1890; — *Zeitschr. f. klin. Med.*, 20, S. 181—202; 1892.

die Aorta auszutreiben. Die linke Kammer bietet also deutliche Symptome von Ermüdung dar. Gleichzeitig fährt die rechte Kammer mit ihren regelmässigen, gleich starken Contractionen fort.[1]

Noch deutlicher geht dies aus dem folgenden Versuch von Waller hervor. Er reizte das Rückenmark und erzeugte dadurch eine ausgiebige Contraction sämmtlicher Gefässe des grossen Kreislaufes. Hierdurch erwuchs der Blutströmung durch die Aorta und ihre Äste ein so starker Widerstand, dass die linke Herzkammer sich lange nicht ordentlich entleeren konnte. Alles Blut, das durch die Lungen nach dem linken Vorhof strömte, konnte daher nicht von da in die linke Kammer getrieben werden, und endlich wurde der Vorhof vom stauenden Blut vollgefüllt und bot keine sichtbaren oder mit dem Manometer nachweisbaren Contractionen dar. Gleichzeitig contrahirten sich jedoch die rechte Kammer und der rechte Vorhof normal; im letztern betrug der Druck nicht mehr als 5 mm Hg, während er im linken Vorhof bis auf 25—30 mm Hg anstieg.[2]

Wenn die Blutmenge des Körpers durch eine Transfusion bis zu einer gewissen Grenze vermehrt wird, so dass das Herz sie noch zu bewältigen vermag, so steigt während der Transfusion selbst der Druck in der Aorta, bleibt aber, wie wir nach den vorliegenden Beobachtungen voraussetzen können, in der Lungenarterie verhältnissmässig unverändert. Dabei nimmt also die Arbeit der rechten Kammer etwa der vermehrten Blutmenge proportional zu; die Arbeit der linken Kammer muss aber in einer noch stärkern Proportion zunehmen, denn diese Kammer hat jetzt bei Austreibung der vermehrten Blutmenge ausserdem noch einen zuweilen nicht unbeträchtlich gesteigerten Druck zu überwinden (vgl. S. 343 folg.).

Bevor ich den kleinen Kreislauf verlasse, muss ich noch bemerken, dass derselbe nicht allein wegen der Rückströmung des Blutes in die Hohlvenen, sondern auch wegen der Bedingungen der Blutströmung aus dem linken Herzen vom grossen Kreislaufe abhängig ist. Es ist ja selbstverständlich, dass wenn die linke Kammer, wegen eines starken Widerstandes im grossen Kreislauf, die gesammte nach ihr strömende Blutmenge nicht herauszutreiben vermag, sondern eine gewisse Menge Blut in ihr stauen bleibt, endlich der Fall eintreten muss, dass diese Blutstauung auch der Überführung des Blutes aus dem rechten Herzen hinderlich wird. Ein Beispiel davon haben wir in den schon angeführten Versuchen von Waller. Wenn die linke Kammer wegen

[1] Hofmokl, *Medic. Jahrbücher*, 1875, S. 316.
[2] Waller, *Arch. f. Anat. u. Physiol.*, physiol. Abth., 1888, S. 525 folg.

des starken Widerstandes in der Aorta sich nicht mehr ordentlich entleeren kann und in Folge dessen das Blut sich nicht allein dort, sondern auch im linken Vorhof staut, so steigt der Druck in diesem auf 25—30 mm Hg und höher. Dies muss früher oder später auf das rechte Herz einwirken, obgleich diese Einwirkung im allgemeinen sehr gering ist. Man kann jedoch durch Combination der Rückenmarksreizung mit Bindung der Aorta und Compression des Bauches den mittlern Druck im rechten Vorhof auf den hohen Werth von 22 mm Hg bringen.[1]

Jedenfalls geht aus diesem, wie aus den früher citirten Versuchen Lichtheim's hervor, dass das Verbreitungsgebiet der Lungenarterie einen merkwürdig geringen Widerstand gegen die Strömung des Blutes leistet, sowie dass seine Capacität sehr bedeutend ist. Hierdurch werden die Lungen in Bezug auf die Blutzufuhr zum linken Herzen denselben Nutzen thun, wie die Leber in Bezug auf die Blutzufuhr zum rechten Herzen. Waller lenkt speziell die Aufmerksamkeit darauf, dass bei grosser Athemnoth, wo wegen des Blutes Reichthum an Verbrennungsproducten die Gefässe des grossen Kreislaufes stark contrahirt sind und also den von der linken Kammer zu überwindenden Widerstand in hohem Grade vermehren, diese grosse Capacität der Lungengefässe noch den Vortheil hat, dass bei den nun auftretenden starken Athembewegungen eine möglichst grosse Blutmenge in Gasaustausch mit der Alveolarluft kommt und also die Sauerstoffaufnahme möglichst gross wird. Hierdurch wird das Blut von den Verbrennungsproducten befreit und der Einfluss, welchen diese wegen ihrer Reizung der Gefässcentren ausüben, einigermassen vermindert.

§ 38. Die respiratorischen Schwankungen des Blutdruckes.

Wie der kleine Kreislauf in mehreren Beziehungen von dem grossen beeinflusst wird, übt er seinerseits einen nicht geringen Einfluss auf diesen aus. Bei einer Untersuchung, die wegen der dort mitgetheilten Erfindung der graphischen Methode bahnbrechend wurde, zeigte Ludwig im Jahre 1847, dass der Aortadruck bei den Athembewegungen wesentliche Variationen erleidet.[2] In Folge eines Versehens, dessen Ursache nunmehr nicht ermittelt werden kann, gab

[1] Waller, a. a. O., S. 532.; — vgl. hierüber auch Knoll, *Sitz.-Ber. d. kais. Akad. d. Wiss.*, math.-naturw. Cl., 99, Abth. 3, S. 5—30; 1890; — Grossmann, *Zeitschr. f. klin. Med.*, 20, S. 397—435; 1892.

[2] Ludwig, *Arch. f. Anat. u. Physiol.*, 1847, S. 242—257.

er an, dass beim Hunde der Aortadruck bei der natürlichen Exspiration ansteigt und bei der natürlichen Inspiration herabsinkt. Die Sache verhält sich aber im allgemeinen wesentlich anders, und es war Ludwig vorbehalten, bei einer unter seiner Leitung von Einbrodt ausgeführten Untersuchung die Berichtigung selbst zu machen.[1]

Nach Einbrodt haben sich viele Autoren die Lösung dieser Frage zur Aufgabe gemacht. Einige ihrer Ergebnisse habe ich beim Studium des kleinen Kreislaufes bereits besprochen. Es erübrigt, die von den Athembewegungen und ihrer verschiedener Art bedingten Schwankungen des Aortadruckes näher zu erörtern.

Der Einfachheit wegen werden wir zuerst die respiratorischen Schwankungen des Aortadruckes in dem Falle erörtern, da das Herz durch Durchschneidung der Nervi vagi dem Einfluss seiner centrifugalen hemmenden Nerven entzogen worden ist.

Aus dem Studium des kleinen Kreislaufes ist uns schon bekannt, dass die Weite der Lungencapillaren bei der künstlichen Athmung abnimmt, wenn die Lungen aufgeblasen werden, bei ihrem Zusammenfallen aber wieder zunimmt. Während der Aufblasung selbst wird also das Blut aus den Lungen herausgetrieben; das linke Herz erhält plötzlich eine reichlichere Blutzufuhr, und der Druck in der Aorta steigt an.

Werden die Lungen in aufgeblasenem Zustande erhalten, so muss, wegen der hierdurch bewirkten Verengerung der Lungengefässe, weniger Blut als eben vorher nach dem linken Herzen strömen: der Aortadruck sinkt herab.

Ganz umgekehrt, wenn die Lungen zusammenfallen. Dann wird die Weite der Lungengefässe grösser, und das Blut bleibt in ihnen stauen, bis sie in einem genügenden Grade gefüllt sind. Das linke Herz bekommt daher anfangs weniger Blut, und der Aortadruck nimmt ab. Wenn aber die Lungen zusammengefallen bleiben, so gestatten ihre Gefässe, wegen ihrer grössern Weite, eine reichlichere Blutströmung, die linke Kammer erhält mehr Blut, und der Aortadruck steigt an.

Dieser Einfluss der verschiedenen Weite der Lungengefässe während der verschiedenen Phasen der künstlichen Athmung wird von dem in derselben Richtung gehenden Einfluss auf die Rückströmung des Blutes in die Hohlvenen nach dem rechten Herzen unterstützt. Bei nicht

---

[1] Einbrodt, *Sitz.-Ber. d. kais. Akad. d. Wiss.*, math.-naturw. Cl., 40, 1860; — *Untersuchungen zur Naturlehre*, 7, S. 265—324; 1860.

eröffneter Brustwand und aufgeblasenen Lungen strömt weniger Blut dorthin, als es der Fall ist, wenn die Lungen zusammengefallen sind.

Die Richtigkeit dieser Erwägungen wird durch die Versuche, welche hierüber von Kowalewsky,[1] Funke und Latschenberger,[2] de Jager,[3] Fredericq[4] und Talma[5] ausgeführt worden sind, vollständig bestätigt. Unabhängig von jeder Änderung der Pulsfrequenz steigt der Blutdruck beim Aufblasen der Lungen, um dann, wenn die Lungen aufgeblasen erhalten werden, wieder herabzusinken. Beim Zusammenfallen der Lungen sinkt der Druck zuerst herab und steigt darauf an, wenn sie im zusammengefallenen Zustande belassen werden (s. Fig. 122).

Wir haben also keinen vollständigen Parallelismus zwischen den Respirationsbewegungen und den Schwankungen des Aortadruckes, da

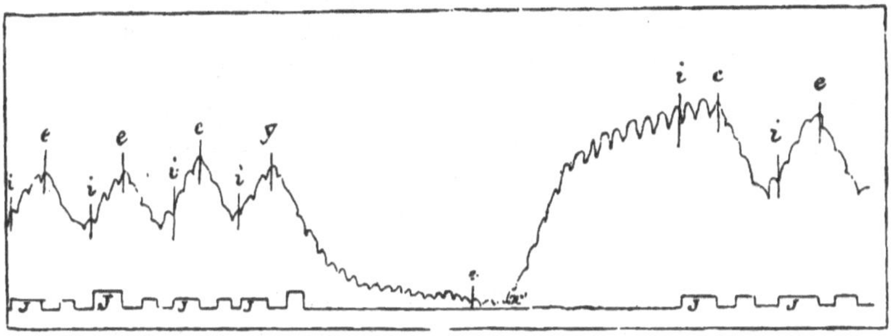

Fig. 122. Der Aortadruck bei künstlicher Athmung; nach Kowalewsky. Von links nach rechts zu lesen. *i* Aufblasen, *e* Zusammenfallen der Lungen; *y* Moment der Zuklemmung der Trachea bei aufgeblasenen Lungen; *e* Moment des Öffnens der Trachea und Anfang des Zusammenfallens der Lungen. Die untere Linie ist die Curve der Athembewegungen, von dem Elektromagnet gezeichnet.

ja jede Respirationsphase in zweierlei Weise auf den Blutdruck einwirkt, das Aufblasen zuerst steigernd, dann vermindernd, das Zusammenfallen zuerst vermindernd und dann steigernd. Von dem Rhythmus der künstlichen Athmung ist dann das Aussehen der Blutdruckscurve in jedem speciellen Falle bedingt. Finden die Respirationsbewegungen in schnellem Rhythmus statt, so hat nur der erste Theil ihrer Einwirkung die Zeit, sich auf die Blutzufuhr nach dem linken Herzen geltend zu machen: beim Aufblasen sehen wir dann nur einen Druck-

[1] Kowalewsky, a. a. O., S. 419 folg.
[2] Funke und Latschenberger, a. a. O., 15, S. 422 folg.
[3] de Jager, *Arch. f. d. ges. Physiol.*, 36, S. 309—347; 1885.
[4] Fredericq, *Archives de biologie*, 3, S. 75 folg.; 1882.
[5] Talma, a. a. O., S. 318.

anstieg, beim Zusammenfallen eine Drucksenkung. Sind die Respirationsbewegungen langsamer, so steigt der Druck bei Beginn des Aufblasens, um während seines weitern Verlaufes wieder herabzusinken, bei Beginn des Zusammenfallens nimmt der Druck noch weiter ab und steigt dann empor. In diesem Falle begegnen wir also dem Druckmaximum zu Anfang des Aufblasens, dem Druckminimum bei Beginn des Zusammenfallens.

Bei der natürlichen Athmung haben wir wegen der oben hervorgehobenen Umstände diametral entgegengesetzte Erscheinungen zu erwarten. Weil die Lungengefässe während der Inspiration weiter sind, müssen sie eine stärkere Blutströmung erlauben, und also muss das linke Herz dabei eine grössere Blutmenge erhalten. Dies gilt aber nur, nachdem sich die Lungengefässe in genügendem Grade gefüllt haben, denn zu Anfang der Inspiration wird eine gewisse Blutmenge von den sich erweiternden Gefässen zurückgehalten und also eine Abnahme der Blutzufuhr zum linken Herzen stattfinden.

Bei der Exspiration nimmt die Weite der Lungengefässe ab. In Folge dessen können wir voraussetzen, dass zu Anfang dieser Respirationsphase eine grössere Blutmenge nach dem linken Herzen, wo der Widerstand am geringsten ist, herausgetrieben wird. Im weitern Verlauf der Exspiration wird aber das linke Herz, wegen der Verengerung der Lungengefässe, eine geringere Blutmenge erhalten.

Bei langsamer natürlicher Respiration, wie sie z. B. nach doppelseitiger Durchschneidung der Nn. vagi stattfindet, wird also der Druck bei Beginn der Inspiration herabsinken und später ansteigen, bei der Exspiration umgekehrt zuerst ansteigen und später herabsinken. Das Druckmaximum würde also bei Beginn der Exspiration erscheinen.

Sind dagegen die Athembewegungen schnell, so kann sich die spätere Einwirkung jeder Respirationsphase natürlich nicht geltend machen; also wird bei der Exspiration nur eine Drucksteigerung, bei der Inspiration nur eine Druckabnahme stattfinden.

Diese Auffassung ist in erster Reihe von Mislawsky[1] und de Jager[2] vertreten worden, obgleich auch andere Autoren, wie Zuntz[3] und Fredericq,[4] ähnliche Ansichten ausgesprochen haben.[5]

[1] Mislawsky, a. a. O., S. 68.

[2] de Jager, *Arch. f. d. ges. Physiol.*, 27, S. 152; 1882; — 33, S. 24; 1883; — 36, S. 309; 1885; — *Journal of physiol.*, 7, S. 192; 1886.

[3] Zuntz, *Arch. f. d. ges. Physiol.*, 17, S. 396; 1878.

[4] Fredericq, a. a. O., S. 96 folg.

[5] Vgl. auch Wertheimer, *Archives de physiol.*, 1889, S. 402 folg.

Diese Umstände sind aber nicht die einzigen, welche ihren Einfluss auf die mit der Respiration synchronischen Schwankungen des Aortadruckes ausüben.

Wir dürfen nämlich ebensowenig hier wie beim Studium der Druckschwankungen im kleinen Kreislaufe die Einwirkung der Veränderungen des intrapleuralen Druckes übersehen. Beim Aufblasen der Lungen wird die Rückströmung des Blutes nach dem rechten Herzen ebenso wie die Diastole des Herzens erschwert. Dies trägt dazu bei, die durch die Lungen nach dem linken Herzen strömende Blutmenge herabzusetzen, unterstützt aber in einem geringen Grade die Systole des Herzens. Wenn die Lungen zusammenfallen, strömt das Blut reichlicher nach dem rechten Herzen, und die Diastole wird erleichtert; die Systole wird dabei nur ganz unbedeutend erschwert sein. Im grossen Ganzen werden also diese Umstände in derselben Richtung wirken, wie die statischen Veränderungen des Widerstandes der Lungengefässe.

Bei der natürlichen Inspiration wird die Blutzufuhr nach dem Herzen und die Herzdiastole erleichtert, die Systole fordert aber eine etwas stärkere Leistung. Bei der Exspiration ist das Verhalten umgekehrt. Hieraus folgt, dass die Variationen des intrapleuralen Druckes auf den Aortadruck in gleicher Weise wie die statische Veränderung in der Weite der Lungengefässe einwirken werden.

In diesen Umständen suchten Einbrodt[1] und seine nächsten Nachfolger, ebenso wie Talma,[2] Kronecker und Heinricius[3] u. a. die wesentliche Ursache der respiratorischen Schwankungen des Blutdruckes. Die gegenseitige Bedeutung der hierbei wirkenden verschiedenen Einflüsse endgültig festzustellen, dürfte vorläufig kaum möglich sein. Meinerseits stimme ich jedoch mit de Jager darin überein, dass die Veränderungen in der Weite der Lungengefässe eine sehr grosse Bedeutung haben müssen.

In diesem Zusammenhange darf ich nicht unerwähnt lassen — was meines Wissens zuerst von Diesterweg und Schmidtborn hervorgehoben worden ist —, dass die Athembewegungen die vom rechten Herzen zu leistende Arbeit wesentlich unterstützen, indem nämlich bei den Volumenschwankungen der Lungen das Blut, unabhängig von der Leistung der rechten Kammer, nach der Richtung, wo der

[1] Einbrodt, *Untersuchungen zur Naturlehre*, 7, S. 320 folg.

[2] Talma, a. a. O., S. 336.

[3] Kronecker und Heinricius, *Abhandl. d. sächs. Gesellsch. d. Wiss.*, math.-phys. Cl., 14, S. 426; 1888.

Widerstand am geringsten ist, nämlich nach dem linken Vorhof hin herausgetrieben wird.[1]

Schon Ludwig bemerkte, dass bei unversehrten Vagi die Pulsfrequenz während der verschiedenen Athmungsphasen variirte,[2] und die späteren Forscher, Einbrodt,[3] Hering,[4] Zuntz,[5] Mosso,[6] Fredericq,[7] Wertheimer und Meyer[8] u. a. haben festgestellt, dass die Pulsfrequenz bei der Inspiration zu-, und bei der Exspiration abnimmt. Dass diese Veränderung der Pulsfrequenz von dem N. vagus bedingt ist, geht ohne weiteres daraus hervor, dass sie nach Durchschneidung der beiden Vagi verschwindet.

Da zu gleicher Zeit die Blutzufuhr nach dem Herzen zunimmt, ist es unter Umständen möglich, dass der Umfang der Herzschläge trotz ihrer Beschleunigung grösser wird. Dies giebt Schreiber von einem Patienten mit einer Thoraxfistel an, bei welchem er Gelegenheit hatte, den Umfang der Herzschläge zu untersuchen. Dabei variirte aber nach der von ihm mitgetheilten Curve die Herzfrequenz nur wenig.[9]

Man könnte sich denken, dass diese Schwankungen des Vagustonus durch die Formveränderung der Lungen reflectorisch ausgelöst würden. Das ist jedoch nicht der Fall. Fredericq hat nämlich gezeigt, dass dieselben Variationen der Pulsfrequenz auch in dem Falle erscheinen, wenn der Brustkasten weit geöffnet ist und die Athembewegungen also keinen Einfluss auf das Volumen der Lungen ausüben können. Hieraus scheint hervorzugehen, dass das Athemcentrum und das Centrum der hemmenden Herznerven in irgend welcher Weise in directem Zusammenhang mit einander stehen, wobei dieses in einem von der Respiration abhängigen Rhythmus die Frequenz der Herzschläge beeinflusst.

Wenn man die Latenzdauer der Vagusreizung berücksichtigt, so findet man nach Donders, dass der betreffende hemmende Einfluss schon während

---

[1] Schmidtborn, *Die Ursachen der Athembewegungen und ihre Bedeutung für den Kreislauf nach den Lehren von A. Diesterweg.* Wiesbaden 1886, S. 32 folg.

[2] Ludwig, *Arch. f. Anat. u. Physiol.*, S. 253; 1847.

[3] Einbrodt, *Unters. zur Naturlehre*, 7, S. 314.

[4] Hering, *Sitz.-Ber. d. kais. Akad. d. Wiss.*, math.-naturw. Cl., 64, Abth. 2, S. 333—352; 1871.

[5] Zuntz, a. a. O., S. 397, 398. [6] Mosso, a. a. O., S. 174.

[7] Fredericq, a. a. O., S. 86 folg.

[8] Wertheimer und Meyer, *Archives de physiol.*, 1889, S. 24 folg.

[9] Schreiber, *Arch. f. exp. Pathol.*, 10, S. 49; 1878.

der Inspiration von dem Vaguscentrum ausgeht.[1] In Übereinstimmung damit hat man auch gefunden, dass wenn der Brustkasten bei geschlossener Stimmritze erweitert wird (Müller's Versuch) und unter gewissen Umständen auch sonst, die Pulsfrequenz nach einer vorübergehenden Zunahme abnimmt. Dass diese Abnahme in der That durch eine Vaguserregung bedingt ist, geht daraus hervor, dass sie nach Atropinisirung verschwindet. Wenn die Athemsuspension länger dauert, so nimmt die Pulsfrequenz wieder zu.[2]

Auch in Bezug auf das Athem- und das Gefässnervencentrum ist eine Wechselwirkung nachgewiesen worden. Nachdem Traube[3] und Hering[4] eine mit den Athembewegungen synchronische Thätigkeit des letztern nachgewiesen hatten, untersuchte Fredericq[5] diese Frage näher. Er betäubte einen Hund mit Morphin, öffnete die Brust- und Bauchhöhle, durchschnitt die Nn. vago-sympathici und phrenici und unterhielt eine künstliche Athmung. Als er diese unterbrach, machte das Thier Respirationsbewegungen, welche, wegen der Eröffnung der Brusthöhle, natürlich ohne Erfolg waren und auch nicht auf die Strömung des Blutes durch die Lungen einwirken konnten. Jedoch zeigten sich mit diesen Athembewegungen synchronische Druckschwankungen in der Aorta; der Druck stieg bei der Exspiration an, um bei der Inspiration wieder herabzusinken. Der Einfluss der periodischen Thätigkeit des Gefässnervencentrums ist also derjenigen des Vaguscentrums gerade entgegengesetzt. Jenes strebt darnach, während der Exspiration den Blutdruck zu erhöhen, dieser dagegen will den Druck vermindern.

Weil diese periodischen Schwankungen in der Thätigkeit des Vagus- und des Gefässnervencentrums erscheinen, ohne dass eine effective Athmung stattfindet, beweisen sie unzweideutig, dass ihre Ursache nicht, wie Schiff glaubte, in einem variirenden Gasgehalt des Blutes liegen kann.[6]

Endlich haben mehrere Forscher, in erster Linie Schweinburg,[7] die

---

[1] Donders, *Onderzoekingen ged. in het physiol. Laborat. d. Utrechtsche Hoogeschool.* Tweede Reeks, 1, S. 220—264; 1868; — vgl. auch Pflüger, *Unters. a. d. physiol. Laborat. zu Bonn*, 1865, S. 50.

[2] Vgl. hierüber Brown-Séquard, *Journal of physiol.*, 1, S. 512; 1858; — Wertheimer und Meyer, *Archives de physiol.*, 1889, S. 49—54; — Capitan, ib., 1889, S. 609; — Brown-Séquard, ib., 1889, S. 610.

[3] Traube, *Allg. med. Centralztg.*, 1863; — *Ges. Beiträge*, 1, S. 321 folg.; — *Centralbl. f. d. med. Wiss.*, 1865; — *Ges. Beiträge*, 1, S. 386 folg.

[4] Hering, *Sitz.-Ber. d. kais. Akad. d. Wiss.*, math.-naturw. Cl., 60, Abth. 2, S. 829—856; 1869.

[5] Fredericq, a. a. O., S. 76 folg.

[6] Schiff, *Centralbl. f. d. med. Wiss.*, 1872, S. 757—759.

[7] Schweinburg, *Arch. f. Anat. u. Physiol.*, physiol. Abth., 1881, S. 475 bis 503; — 1882, S. 540—542.

respiratorischen Schwankungen des Blutdruckes aus dem Gesichtspunkte des mit den Athembewegungen veränderlichen Druckes in der Bauchhöhle erklären wollen. Wenn das Diaphragma bei der Inspiration nach unten geht, nimmt der Druck in der Bauchhöhle zu, bei der Exspiration nimmt er wieder ab. Im ersten Falle würde die Bauchaorta comprimirt werden und die Blutströmung im arteriellen Systeme in Folge dessen verhindert werden; daraus die Steigerung des in der A. carotis gemessenen Aortadruckes. Dass diese Auffassung nicht richtig ist, hat de Jager[1] nachgewiesen, indem er zeigte, dass bei allen Athembewegungen der Druck in der A. carotis mit demjenigen in der A. cruralis vollkommen parallel verläuft. Würde die geringe Zunahme des Druckes in der Bauchhöhle der Blutströmung ein so grosses Hinderniss bereiten können, dass daraus die respiratorischen Blutdruckschwankungen erklärt werden könnten, so müsste der Blutdruck in der A. carotis und in der A. cruralis bei den Athembewegungen in entgegengesetzter Richtung variiren. Da dies nicht der Fall ist, muss der betreffende Umstand nur einen geringen Einfluss ausüben.

Auf der andern Seite hat die Steigerung des abdominalen Druckes bei der Inspiration für die Rückströmung des Blutes aus der untern Hohlvene eine gewisse Bedeutung, denn dieser gesteigerte Druck hilft in einem gewissen Grade mit, das Blut aus der Bauchhöhle in die intrathoracalen Venen hineinzutreiben, und unterstützt also die inspiratorische Ansaugung der Brusthöhle. Dagegen hemmt sie die Rückströmung des Blutes aus den Venen der hinteren Gliedmassen.[2]

Der bessern Übersicht wegen stelle ich die Umstände, welche bei den mit den Athembewegungen synchronischen Variationen des Aortadruckes mitwirken, tabellarisch hier zusammen.

	Natürliche Athmung.		Künstliche Athmung.	
	Inspiration:	Exspiration:	Aufblasen:	Zusammenfallen
1. Die Ansaugung des Blutes nach dem rechten Herzen	zunehmend	abnehmend	abnehmend	zunehmend
2. Die Diastole des Herzens	erleichtert	erschwert	erschwert	erleichtert
3. Die Systole des Herzens	erschwert	erleichtert	erleichtert	erschwert
4. Die Weite der Lungengefässe	zunehmend	abnehmend	abnehmend	zunehmend
5. Beim Übergang zur betreffenden Athemphase bleibt Blut in den Lungengefässen zurück, oder wird aus ihnen herausgetrieben	zurückbleibend	herausgetrieben	herausgetrieben	zurückbleibend

[1] de Jager, *Arch. f. d. ges. Physiol.*, 33, S. 34 folg.; 1883.
[2] Vgl. de Jager, ib., S. 45—49.

	Natürliche Athmung. Inspiration:	Natürliche Athmung. Exspiration:	Künstliche Athmung. Aufblasen:	Künstliche Athmung. Zusammenfallen:
6. Während der betreffenden Athemphase ist die Strömung des Blutes in den Lungengefässen	erleichtert	erschwert	erschwert	erleichtert
7. Resultat von 4—6 in Bezug auf die Blutzufuhr nach dem linken Herzen	zuerst Abnahme, dann Zunahme	zuerst Zunahme, dann Abnahme	zuerst Zunahme, dann Abnahme	zuerst Abnahme, dann Zunahme
8. Die Herzfrequenz bei unversehrten Nervi vagi	zunehmend	abnehmend	—	—
9. Die Gefässe des grossen Kreislaufes werden	weiter	enger	—	—
10. Der Druck in der Bauchhöhle ist	zunehmend	abnehmend	zunehmend	abnehmend.

Von diesen Umständen bewirken, insofern es die natürliche Athmung gilt, Nr. 1, 2, 6, 8 und 10 eine Zunahme, Nr. 3, 5 und 9 eine Abnahme des Aortadruckes während der Inspiration. Bei einer nicht zu schnellen Athmung werden diese von jenen übercompensirt, und der Druck steigt während der Inspiration an, jedoch nicht sogleich, sondern erst nach einer gewissen Zeit, nachdem das wesentlich vom Moment 5 bedingte Herabsinken des Aortadruckes vorüber ist, und nachdem die günstige Wirkung der Inspiration auf die Rückströmung des Blutes in die Venen (Mom. 1) Zeit gehabt hat, sich in Bezug auf die Blutzufuhr nach dem linken Herzen geltend zu machen.

Wenn die Athmung dagegen in einem schnellen Rhythmus erfolgt, so wird sich die Erweiterung der Lungengefässe bei der Inspiration nur durch das in ihnen zurückbleibende Blut erkennen lassen (Mom. 5), und das druckerhöhende Moment, das in ihrer grössern Weite liegt, erscheint erst dann, wenn die Inspiration bereits zu Ende ist. In derselben Weise wird bei der Exspiration nur das erste druckerhöhende Moment hervortreten können, bevor eine neue Inspiration erfolgt.

Wenn ich noch hinzufüge, dass bei einer derartigen schnellen Athmung die Pulsfrequenz während der verschiedenen Athemphasen nicht merkbar variirt, so ist es leicht einzusehen, dass unter diesen Verhältnissen der Druck während der Inspiration herabsinken und während der Exspiration ansteigen wird.[1]

Die Beobachtungen, über welche ich jetzt berichtet habe, beziehen sich hauptsächlich auf den Hund. Bei diesem Thiere erreicht der Aortadruck in

[1] Von der künstlichen Athmung gelten vollkommen ähnliche Erwägungen, ich brauche daher dieselben hier nicht besonders darzustellen.

der Regel sein Maximum zu Anfang der Exspiration und hat sein Minimum bei Anfang der Inspiration (Einbrodt).[1] Dasselbe ist nach Legros und Griffé auch beim Schwein, Truthahn und der Gans der Fall.[2]

Bei anderen Thieren haben dieselben Autoren gefunden, dass der Aortadruck, in Übereinstimmung damit, was die Verhältnisse bei einer schnellen Respiration uns voraussetzen lassen, während der Exspiration ansteigt und während der Inspiration herabsinkt, um auf der Höhe der Exspiration sein Maximum, auf der der Inspiration sein Minimum zu erreichen. Hierher gehören z. B. das Kaninchen, das Meerschweinchen und die Katze, also im allgemeinen kleine Thiere mit schneller Respiration und grosser Pulsfrequenz. Dasselbe wurde merkwürdigerweise auch bei einem Pferde beobachtet; wir dürfen aber nicht übersehen, dass die Athmung dieses Individuums eine viel schnellere war, als dies sonst beim Pferde der Fall ist.

Endlich muss ich noch bemerken, dass die respiratorischen Schwankungen des Blutdruckes bei oberflächlicher Athmung sehr gering werden und zuweilen kaum zu erkennen sind.

Beim Menschen sind die respiratorischen Variationen des Blutdruckes an der Pulscurve oder dem Plethysmogramm von Riegel,[3] Klemensiewicz,[4] Mosso,[5] Knoll,[6] Schreiber,[7] Loewit,[8] v. Basch,[9] Wertheimer und Meyer[10] u. a. studirt worden. Wenn die absolute Höhe der Pulscurve oberhalb der Abscisse verändert wird und man nicht Ursache hat vorauszusetzen, dass dies von einer Veränderung der Bedingungen für den Abfluss des venösen Blutes ausschliesslich abhängig ist, so kann man berechtigt sein, hieraus in Bezug auf die Veränderungen des arteriellen Blutdruckes — wenn auch mit grosser Vorsicht — Schlüsse zu ziehen.

Bei den betreffenden Untersuchungen hat es sich herausgestellt, dass die Pulscurve bei oberflächlicher Athmung ganz gleichmässig verläuft, ohne irgend welche respiratorischen Schwankungen darzubieten. Bei stärkerer und verhältnissmässig schneller Respiration steigt die Pulsreihe während der Exspiration empor und sinkt während der Inspiration herab. Bei tiefer und langsamer Athmung erscheint das

[1] Einbrodt, *Unters. zur Naturlehre*, 7, S. 314.

[2] Legros und Griffé, *Bull. de l'acad. des sciences de Belgique*, 3e ser., 6, S. 153—160; 1883; — vgl. auch de Jager, *Arch. f. d. ges. Physiol.*, 39, 171—191; 1886.

[3] Riegel, *Berl. klin. Wochenschr.*, 1876, S. 369—372.

[4] Klemensiewicz, *Sitz.-Ber. d. kais. Akad. d. Wiss.*, math.-naturw. Cl., 74, Abth. 3, S. 487—562; 1876.

[5] Mosso, a. a. O., S. 177 folg.

[6] Knoll, *Arch. f. exp. Pathol.*, 9, S. 393 folg.; 1878.

[7] Schreiber, ib., 10, S. 30 folg.; 1878.

[8] Loewit, ib., 10, S. 412 folg.; 1879.

[9] v. Basch, *Arch. f. Anat. u. Physiol.*, physiol. Abth., 1881, S. 446—454.

[10] Wertheimer und Meyer, a. a. O., S. 34 folg.

Druckmaximum zu Anfang der Exspiration und das Druckminimum zu Anfang der Inspiration. Im letzten Falle ist auch die Pulsfrequenz während der Inspiration stärker.

Wir finden also eine vollkommene Übereinstimmung zwischen den beim Menschen mit dem Sphygmographen aufgezeichneten respiratorischen Schwankungen des Pulses und denjenigen, die wir bei Thierversuchen direct gefunden haben; die theoretische Deutung, die sich aus diesen herausgestellt hat, dürfte also auch für die respiratorischen Druckvariationen beim Menschen gültig sein.

Die eben genannten Autoren und andere haben den Veränderungen in der Form der Pulscurve bei verschiedener Athmungsweise grosse Aufmerksamkeit geschenkt. Da jedoch die Theorie der normalen Pulscurve vorläufig kaum in ihren Hauptzügen festgestellt ist, werde ich diese Untersuchungen hier nur erwähnen, ohne dieselben zu besprechen.

§ 39. **Die Dauer eines Kreislaufes.**

Wir haben nun das Blut während seines ganzen Kreislaufs verfolgt. Bevor wir zum Studium der Nerven, welche die Contraction der Gefässe beherrschen, übergehen, wollen wir die Dauer eines Kreislaufes untersuchen, d. h. die Zeit, welche ein Tropfen Blut, der in einem gewissen Augenblick die linke Kammer verlässt, braucht, um wieder nach derselben zurückzukommen, nachdem er den grossen Kreislauf, das rechte Herz und den Lungenkreislauf passirt hat.

Eduard Hering hat zuerst hierauf bezügliche Untersuchungen angestellt (1826),[1] und alle seitdem erschienenen Arbeiten in dieser Richtung sind in hauptsächlicher Übereinstimmung mit seiner Methode ausgeführt worden.

Diese Methode besteht darin, dass eine Lösung einer unschädlichen und im Blut durch Reagentien leicht nachweisbaren Substanz in ein Gefäss, gewöhnlich die V. jugularis ext., injicirt wird; darnach werden in kurzen Intervallen Blutproben aus einer andern Vene (Probevene), z. B. der Jugularis der andern Seite, genommen und auf der betreffenden, leicht nachweisbaren Substanz untersucht. Die Zeit, nach welcher diese Substanz in einer Probe nachgewiesen wird, giebt die Dauer eines ganzen Kreislaufes an. Während derselben ist die mit dem Blutstrom fortgerissene Substanz von der V. jugularis in das rechte Herz und von da durch die Lungengefässe, das linke Herz, die Aorta, die Carotis und ein Capillargebiet zurück nach der V. jugularis der andern Seite geströmt.

Zu diesem Zwecke hat sich das Ferrocyankalium am tauglichsten erwiesen.

[1] Eduard Hering, *Zeitschr. f. Physiol.*, 3, S. 85—126; 1829; — 5, S. 58 bis 93; 1833; — *Arch. f. physiol. Heilkunde*, 12, S. 112—149; 1853.

Hering fing bei seinen meisten Versuchen die Blutproben in Intervallen von 5 Secunden auf. Vierordt verbesserte die Methode dadurch, dass er an eine mit constanter Geschwindigkeit rotirende Scheibe 81 kleine Porzellantöpfchen befestigte, in welche das Blut durch viereckige Trichterchen, die zu einem Stück zusammengelöthet waren, aus der Probevene floss. In demselben Augenblick, da die Injection von Ferrocyankalium begann, wurde die Scheibe in Rotation versetzt; die Rotationsgeschwindigkeit war so abgepasst, dass die Scheibe keine ganze Umdrehung zu machen brauchte, bevor das Ferrocyankalium in einer der Blutproben nachgewiesen werden konnte. — Die Dauer einer Umdrehung betrug etwa 50 Sec. Weil die Trichterchen, in welche das Blut in einer ununterbrochenen, durch einen Hahn geregelten Strömung floss, unmittelbar neben einander gestellt waren, entsprach jede einzelne Blutprobe einer Zeit von $\frac{50}{81} = 0 \cdot 6$ Sec. Vierordt konnte also bei seinen Bestimmungen eine sehr grosse Genauigkeit erhalten.[1]

Hermann hat die Methode wesentlich vereinfacht, indem er das Blut aus der Probevene auf ein Filtrirpapier auffängt, das an einer mit constanter Geschwindigkeit rotirenden Trommel befestigt ist. Er lässt das Blut trocknen und schneidet dann das Papier in Streifen, welche bestimmten Zeitintervallen entsprechen, und untersucht, ob diese Streifen Ferrocyannatrium (statt Ferrocyankalium, um Nebenwirkungen zu vermeiden) enthalten. Jedoch hat er keine eigenen Bestimmungen nach dieser Methode veröffentlicht.[2]

Hering's Untersuchungen wurden nur an Pferden ausgeführt. Nach seinen besten Versuchen finden wir für die Bahn Jugularis-Jugularis eine Zeit von durchschnittlich 26·2 Sec.[3]

Diese Bahn von der einen V. jugularis zur andern ist jedoch eine der kürzesten, die ein Bluttheilchen beim Durchlaufen eines ganzen Kreislaufes zurücklegen kann, und es ist selbstverständlich, dass z. B. die Bahn von der einen V. cruralis zur andern eine längere Zeit in Anspruch nehmen muss. Der Einfluss der verschiedenen Bahnlänge wurde eingehend von Vierordt untersucht. Dabei stellte es sich heraus, dass die zeitliche Differenz zwischen diesen beiden Bahnen nur gering ist, weil das Blut in den grossen Arterien und Venen mit einer sehr beträchtlichen Geschwindigkeit strömt und also die grösste Verzögerung in den Capillaren und den kleinen Arterien und Venen stattfindet. Unter solchen Umständen kann es ziemlich gleichgültig sein, welche Bahn die Substanz zu durchlaufen hat.

Die betreffenden Versuche werden entweder so ausgeführt, dass zuerst die Kreislaufsdauer von der einen Jugularis zur andern bestimmt, und dann nach

[1] Vierordt, *Die Erschein. u. Gesetze d. Stromgeschwindigkeiten des Blutes.* Frankfurt a. M. 1858, S. 56 folg.

[2] Hermann, *Arch. f. d. ges. Physiol.*, 33, S. 169—173; 1884.

[3] Von Vierordt (a. a. O., S. 115) nach den 19 Versuchen Hering's berechnet, welche entweder an gesunden oder an solchen kranken Thieren, deren Puls- und Athmungszahlen nicht sehr bedeutend alterirt waren, vorgenommen wurden.

einigen Tagen an demselben Thier die Dauer von einer Cruralvene zur andern ermittelt wurde, oder auch so, dass bei einem und demselben Versuch das Ferrocyankalium in die eine Jugularis injicirt wurde, während das Blut aus der andern Jugularis und gleichzeitig aus einer Cruralvene aufgefangen wurde. In diesem Falle vernachlässigte Vierordt die Zeit, welche das Blut brauchte, um in den grossen Venen der hintern Extremität nach dem Herzen zu gelangen.

Einige seiner Ergebnisse sind in der folgenden Tabelle zusammengestellt:

Bahn	Thierart	Zeit; Sec.	Differenz; Sec.	
Jugularis-Jugularis	Hund	13·18	− 0·13	Mittel + 0·94
Cruralis-Cruralis	„	13·05		
Jugularis-Jugularis	Fuchs	12·69	+ 2·00	
Cruralis-Cruralis	„	14·69		
Jugularis-Jugularis	Hund	16·32	+ 1·76	Mittel aus 4 Doppelversuchen.
Jugularis-Cruralis	„	18·08		

Seine zahlreichsten Versuche machte Vierordt an der Bahn Jugularis-Jugularis. Um aus diesen Bestimmungen einen annehmbaren mittlern Werth zu erhalten, nahm er an, dass $^1/_5$ der ganzen Blutmasse mit einer um $^2/_5$ langsamern Umlaufsgeschwindigkeit flösse.[2] Die jetzt mitzutheilenden Werthe sind sämmtlich mit dieser Correction versehen.

Die mittleren Kreislaufszeiten sind nach Vierordt durch folgende Gesetze characterisirt.

Die mittlere Kreislaufsdauer ist bei verschiedenen Säugethieren verschieden lang, und zwar bei kleinen Thieren kürzer als bei grossen.

Berücksichtigt man die Pulsfrequenz, so ergiebt sich die merkwürdige Thatsache, dass die Zahl der Herzschläge, welche nöthig sind, um die ganze Blutmasse einmal durch den Körper zu treiben, bei allen Thieren, unabhängig von ihrer Körpergrösse, gleich gross ist und nur zwischen 26 und 29 schwankt, wie dies aus folgender Tabelle hervorgeht.[3]

Thierart	Die Dauer eines Kreislaufes Sec.	Pulsfrequenz in 1 Min.	Zahl der Herzschläge während eines Kreislaufes.
Kaninchen	7·46	210	26·1
Ziegenböckchen	14·14	110	26·0
Hund	16·7	96	26·7
Pferd (Hering)[4]	31·5	55	28·8

[1] Vierordt, a. a. O., S. 117 folg. [2] Vierordt, a. a. O., S. 119.

[3] Vierordt, a. a. O., S. 130.

[4] Durchschnittszahl der dritten Versuchsreihe Hering's mit Ausschluss der exträm pathologischen Pulsfrequenzen.

Für den Menschen nimmt Vierordt an, dass die Kreislaufsdauer in der Mitte liegt zwischen derjenigen des Hundes und der des Pferdes,[1] er berechnet sie also zu 23·1 Sec., was, bei einer Pulsfrequenz von 72, 27·7 Schläge entspricht.

Ferner findet Vierordt, dass die mittleren Kreislaufszeiten zweier Säugethierarten sich wie die durchschnittlichen Zeiten einer gesammten Kammerbewegung (Systole + Diastole) verhalten,[2] sowie dass die Blutmenge, die in einer Minute durch 1 kgm der Körpermasse fliesst, um so grösser ist, je kleiner das Thier; z. B:

Kaninchen	592 grm	pro 1 kgm	in 1 Min.	
Ziege	311 „	„	„	
Hund	272 „	„	„	
Mensch	207 „	„	„	
Pferd	152 „	„	„	[3]

Ebenso ist die in einer Minute aus dem Herzen strömende Blutmenge im Verhältniss zum Körpergewicht bei kleineren Thieren grösser als bei grossen. Wir finden nämlich:

Thierart	In 1 Min. aus dem Herzen fliessende Blutmenge		Körpergewicht	
	grm	relat.	kgm	relat.
Kaninchen	812	10	1·37	10
Ziege	1166	14	3·75	27
Hund	2504	31	9·2	67
Mensch	13143	160	63·6	460
Pferd	58800	720	380·0	2770[4]

Da der Blutdruck bei verschieden grossen Thieren nur verhältnissmässig wenig variirt, geht hieraus noch hervor, dass die Arbeit des Herzens im Verhältniss zur Körpergrösse des Thieres bei kleinen Thieren grösser ist als bei grossen.

Diese Gesetze fand Vierordt bei ähnlichen Versuchen an Katzen, Füchsen, Igeln, Eichhörnchen, Meerschweinchen, Hühnern, Gänsen, Enten, Bussarden, Raben und Eulen im grossen Ganzen bestätigt.[5]

So ansprechend diese Ergebnisse auch sind, muss ich jedoch bemerken, dass sie in der That noch nicht bewiesen sind. Die von Vierordt eingeführte Correction ist in Bezug auf die grosse Blutmasse, welche durch die Capillaren der Leber strömt, wohl gar zu gering, und die individuellen Schwankungen der directen Bestimmungen sind zu gross, um den mittleren Werthen irgend welche grössere Bedeutung beizumessen. Überdies aber leidet die Methode an und für sich an einem bedeutenden Principfehler.

---

[1] Vierordt, a. a. O., S. 119. [2] Vierordt, a. a. O., S. 133.
[3] Vierordt, a. a. O., S. 135. [4] Vierordt, a. a. O., S. 137.
[5] Vierordt, *Arch. f. physiol. Heilkunde*, N. F., 2, S. 527—559; 1858.

Ich habe schon bemerkt, dass in Röhren, für welche das Gesetz von Poiseuille gilt, die maximale Geschwindigkeit doppelt so gross als die mittlere Geschwindigkeit ist (S. 309). Die Kreislaufsdauer, welche nach der Methode Hering's bestimmt wird, stellt natürlich keinen mittlern Werth dar, sondern giebt nur die kürzeste Zeit an in welcher eine in den Blutstrom hineingebrachte Substanz einen ganzen Kreislauf passiren kann.

Die mittlere Kreislaufsdauer des Blutes auf das doppelte der nach der vorliegenden Methode bestimmten Maximalen zu schätzen, ist, wie v. Kries hervorhebt, auch nicht richtig, denn die Theorie der Flüssigkeitsströmung in engen Röhren gilt nur unter der Voraussetzung, dass die strömende Flüssigkeit von solchen festen Theilchen frei ist, welche im Verhältniss zum Querschnitt der Röhre nicht verschwindend klein sind. Dies ist aber bei den Capillaren nicht der Fall. Die in der Axe des Strahles sich bewegenden rothen Blutkörperchen haben einen so grossen Querschnitt, dass sie die Lichtung des Gefässes in hohem Grade ausfüllen. Dann wird natürlich die maximale Geschwindigkeit des Blutes, wie oben bemerkt (S. 423), von der der Blutkörperchen bestimmt, und die thatsächliche mittlere Geschwindigkeit wird etwas grösser als die Hälfte der maximalen.

In Bezug auf die Bestimmungen der Kreislaufsdauer ergeben also diese Betrachtungen, dass die mittlere Kreislaufsdauer jedenfalls länger als die nach der Hering'schen Methode bestimmte sein muss.[1]

Die directen Bestimmungen, betreffend die Ausflussmenge des Blutes aus dem linken Herzen des Kaninchens, welche ich ausgeführt habe, zeigen, dass die Zahlen Vierordt's wenigstens für das Kaninchen unrichtig sind, und dasselbe geht auch aus denBeobachtungen Stolnikow's am vereinfachten Kreislauf des Hundes hervor (vgl. S. 150):

	Vierordt	Tigerstedt	
		Normalmittel	Mittel der Maxima
1. Das Pulsvolumen des Herzens . .	3·88	0·43	0·66
2. Das Secundvolumen des Herzens .	13·58	1·35	2·10
3. Blutmenge auf 1 Min. und 1 kg Körpergewicht	593·00	51·0	80·0
4. Die Dauer eines ganzen Kreislaufes	7·46	60·9	37·9
5. Zahl der Herzschläge für einen ganzen Kreislauf	26·1	197	120
6. Das Pulsvol., wenn Körpergew. = 1	0·00283	0·00027	0·00042
7. Das Secundvol., wenn Körpergew. = 1.	0·10905	0·00085	0·00132

[1] v. Kries, *Beiträge zur Physiol.* Festschrift für C. Ludwig, S. 109 folg.; 1887.

	Vierordt	Tigerstedt	
		Normalmittel	Mittel der Maxima
8. Blutmenge in Procenten des Körpergewichts	7·3	5·0	5·0
9. Körpergewicht	1·37	1·59	1·59
10. Pulsfrequenz in 10 Sec.	35·0	32·2	32·3

Von diesen Werthen sind bei Vierordt nur Nr. 4 und 5, sowie 9 und 10, bei mir aber 1, 2, 3, 6, 7, 9 und 10 direct bestimmt. Sogar wenn wir meine maximalen Durchschnittswerthe zum Vergleich benutzen, beträgt meine Zahl für das Pulsvolumen $^1/_6$, für das Secundvolumen $^1/_6$, für die Blutmenge pro 1 Minute und 1 ^{kgm} Körpergewicht $^1/_7$ der entsprechenden Zahl Vierordt's. Ferner ist die Dauer eines ganzen Kreislaufes bei mir 5 mal länger und die Zahl der dazu nothwendigen Herzschläge ebenfalls ungefähr 5 mal grösser als die entsprechenden Vierordt'schen Zahlen. Dasselbe gilt auch von dem Puls-, bezw. Secundvolumen, wenn das Körpergewicht = 1 ist; sie sind nämlich $^1/_7$, bezw. $^1/_8$ der Werthe Vierordt's.[1]

Unter solchen Umständen ist es wenigstens sehr fraglich, ob die von Vierordt behauptete Gesetzmässigkeit des Kreislaufes in quantitativer Hinsicht bei verschiedenen Thierarten in der That stattfindet. Jedenfalls scheint aus meinen Bestimmungen hervorzugehen, dass die Frage ein eingehendes Studium erheischt, bevor sie als entschieden angesehen werden kann.

v. Kries hat noch bemerkt, dass die Hering'sche Methode auch nicht herangezogen werden kann, um über die Veränderungen der Stromstärke bei einem und demselben Individuum etwas zu erfahren, denn es erscheint wohl möglich, dass wenn z. B. unter irgend welchen Umständen die s. g. Kreislaufszeiten plötzlich abnehmen, dies durchaus nicht von einer Zunahme der Gesammtstärke des Blutstromes herrührt. Es kann einfach dadurch bewirkt sein, dass ein oder einige Capillarsysteme sich erweitert haben und demgemäss Maximalgeschwindigkeiten gestatten, welche die mittleren Geschwindigkeiten in einem höhern Grade wie vorher übertreffen.[2]

Daher werde ich die von Hering, Vierordt u. a. ausgeführten Versuche über die Schwankungen der Kreislaufsdauer hier nicht erörtern, sondern verweise in dieser Hinsicht auf die früher angeführten Arbeiten dieser Autoren.[3]

---

[1] Tigerstedt, *Skand. Arch. f. Physiol.*, 3, S. 233, 234; 1891.

[2] v. Kries, a. a. O., S. 112, 113.

[3] Vgl. auch Ainser und Lohe, *Zeitschr. f. rat. Med.*, 3. Reihe, 31, S. 33 bis 37; 1868.

Fünfzehnte Vorlesung.

Die gefässverengenden Nerven.

§ 40. Die Entdeckung der Gefässnerven.

Dass die Arterien unter dem Einfluss einer mechanischen Reizung sich zusammenziehen können, wurde, nach Milne-Edwards, zuerst von Verschuir im Jahre 1766 beobachtet. Er fand nämlich, dass die A. carotis oder cruralis beim Hunde Einschnürungen zeigte, wenn er dieselben mit der Spitze eines Messers kratzte.[1] Ähnliche Erscheinungen wurden später an anderen Arterien und bei anderen Thieren von Thomson, Hastings, Wharton Jones und mehreren anderen beobachtet.[2]

Als die galvanische Elektricität entdeckt wurde, widmete man sich mit grossem Eifer dem Studium ihrer Wirkungen auf die lebenden Gewebe. Freilich gelang es Nysten nicht, mittelst des constanten Stromes eine Contraction der Aorta hervorzurufen.[3] Einige Jahre später zeigte aber Wedemeyer, dass beim Frosche die galvanische Reizung von peripheren Arterien starke Verengerung derselben zur Folge hatte.[4]

Ebenso bemerkten Haller, Thomson, Hastings u. a., dass sich die Arterien bei chemischer Reizung contrahirten.[5]

Im Jahre 1831 hob Ernst Heinrich Weber hervor, dass die Erscheinungen des Erröthens und des Erblassens, welche ohne Zweifel von Schwankungen der Blutzufuhr nach der Haut bedingt sind, durch die Annahme erklärt werden könnten, dass alle oder wenigstens gewisse Blutgefässe, z. B. die kleinen Arterien, enger und weiter werden könnten, d. h. wenn es sich darthun liesse, dass sie der Ausdehnung durch das Blut nicht nur durch ihre Elasticität, sondern durch Muskelcontraction fortwährend Widerstand leisten, und dass der von ihrer Muskelcontraction herrührende Widerstand vermöge eines Einflusses der Nerven grösser und kleiner werden könne.[6]

Diese Anschauung wurde von Henle im Anschluss an seine Entdeckung der Muskeln in der Arterien- und der Venenwand[7] weiter

---

[1] Verschuir, *Diss. med. de arteriarum et venarum vi irritabili*, Groningen 1766; cit. nach Milne-Edwards, *Leçons sur la physiol.*, 4, Paris 1859, S. 207.

[2] Vgl. Milne-Edwards, a. a. O., S. 207.

[3] Nysten, *Recherches de physiologie et de chimie pathologique.* Paris 1811, S. 325.

[4] Wedemeyer, *Unters. über den Kreislauf des Blutes.* Hannover 1828; cit. nach E. H. Weber (s. unten), S. 77.

[5] Milne-Edwards, a. a. O., S. 211, 212.

[6] E. H. Weber, *Hildebrandt's Handbuch der Anatomie.* 4. Aufl., 3, Braunschweig 1831, S. 75, 76; — vgl. auch *Arch. f. Anat. u. Physiol.*, 1847, S. 232 folg.

[7] Man hatte zwar früher Muskeln in der Gefässwand angenommen, jedoch ohne sie nachgewiesen zu haben.

entwickelt.[1] Gleichzeitig sprach Stilling die Ansicht aus, dass die Gefässnerven im Sympathicus verlaufen, und nannte daher diesen Nerven „Vasomotorius".[2] Er charakterisirte denselben als einen Nerven, der „die Bewegungen, den Tonus, die lebendige Zusammenziehung der Capillargefässe und der Gefässe überhaupt, arterieller wie venöser, zu erhalten hat".

Im Anfang der vierziger Jahre hatte man aber nicht nur Muskeln in der Gefässwand nachgewiesen und dabei so deutlich wie möglich betont, dass diese unter dem Einfluss des Nervensystemes ständen: man besass ausserdem Thatsachen, welche, wenn sie genügend beachtet worden wären, unmittelbar zu der endgültigen Entdeckung der Gefässnerven geführt hätten.

So hatte schon im Jahre 1727 Pourfour du Petit[3] bei Durchtrennung des Halssympathicus unter anderm beobachtet, dass die Bindehaut des Auges erröthete. Dupuy[4] fand (1816), dass nach Ausrottung des obersten sympathischen Halsknotens die Bindehaut erröthete, die Stirn und die Basis des Ohres sich erwärmten, und etwas später erwähnte Brachet, dass die Durchtrennung des Halssympathicus eine Blutcongestion im Gehirn hervorrief.[5]

Diese und andere gleichartige Beobachtungen wurden aber zu wenig berücksichtigt, und erst durch die hierher gehörigen Versuche Claude Bernard's erhielt unsere Kenntniss von der Gefässinnervation eine festere Gestaltung.

In einer kurzen Mittheilung über die Einwirkung des Nervus sympathicus auf die Sensibilität und die Wärmebildung lenkte er die Aufmerksamkeit der gelehrten Welt auf die bei der Durchschneidung des Halssympathicus hervortretenden Erscheinungen. In den Körpertheilen, nach welchen dieser Nerv sich verzweigt, nahm die Temperatur nach dieser Operation um mehrere Grade zu, und gleichzeitig wurde die Circulation dort lebhafter (1851).[6]

Kurz darauf kommt Bernard auf diese Frage wieder zurück und ist nun geneigt, den Halssympathicus als einen Nerven aufzufassen, welcher bis zu einem gewissen Grade unabhängig von seiner Ein-

---

[1] Henle, *Wochenschr. f. d. ges. Heilkunde*, 1840, S. 329—336; — *Pathol. Unters.* Berlin 1840, S. 105; — *Allgem. Anatomie.* Leipzig 1841, S. 512—526.

[2] Stilling, *Physiol. Unters. über die Spinalirritation.* Leipzig 1840, S. 164.

[3] Pourfour du Petit, *Histoire de l'acad. des sciences*, 1727; *Mémoires*, S. 1—19.

[4] Dupuy, *Journal de médecine*, 1816; cit. nach Vulpian, *Leçons sur l'appareil nerveux vasomoteur*, 1, Paris 1875, S. 7.

[5] Brachet, *Recherches exp. sur les fonctions du système nerveux ganglionnaire.* Paris 1830, S. 387 folg.

[6] Cl. Bernard, *Comptes rendus de la société de biologie*, 1851, S. 163.

wirkung auf die Weite der Blutgefässe die Wärmebildung der Organe beeinflusst.[1]

Die Entdeckung der Gefässnerven war also noch nicht vollständig; die Versuche Cl. Bernard's hatten sich jedoch eine so grosse Aufmerksamkeit zugezogen, dass die abschliessenden Beobachtungen von einem andern Autor gemacht wurden, ehe Bernard selbst seine Untersuchung zu Ende geführt hatte. Im August 1852 theilte nämlich Brown-Séquard die wichtige Erfahrung mit, dass elektrische Reizung des proximalen Endes des durchschnittenen Halssympathicus eine Contraction derjenigen Gefässe hervorrief, welche sich bei der Durchschneidung dieses Nerven erweitert hatten, und gleichzeitig eine beträchtliche Abkühlung der entsprechenden Körpertheile zuwegebrachte. Hiermit hatte er nachgewiesen, dass die Gefässerweiterung, welche die Durchschneidung des Halssympathicus begleitet, von der Lähmung der Blutgefässe bedingt ist, sowie dass die gleichzeitig damit erscheinende Temperatursteigerung eine unmittelbare Wirkung dieser Gefässerweiterung und der dabei stattfindenden Veränderungen in der Strömung des Blutes darstellt.[2]

Ohne Kenntniss von dieser Arbeit Brown-Séquard's machte auch Bernard Reizungsversuche am Halssympathicus, und auch bei diesen kam dieselbe Gefässverengerung, die ich eben besprochen habe, zum Vorschein.[3] Dennoch hielt er an seiner ersten Auffassung fest, dass der Sympathicus in irgend einer Weise bei der Wärmebildung unmittelbar betheiligt sei.[4] Dass diese Auffassung nicht richtig war, geht aus allen folgenden diesbezüglichen Untersuchungen hervor.[5]

Neben den genannten Autoren muss unter den Entdeckern der Gefässnerven auch Waller erwähnt werden. Er veröffentlichte allerdings seine Ergebnisse hinsichtlich der Reizung des Halssympathicus später (1853)[6], die Versuche aber, auf welche er sich stützte, hatte er selbständig und von Bernard und Brown-Séquard unabhängig ausgeführt.

Bald nachher wurde von Schiff eine merkwürdige Thatsache erwähnt. Er durchschnitt an Kaninchen und Hunden den Halssym-

---

[1] Cl. Bernard, *Comptes rend. de l'acad. des sciences*, 34, S. 472—475; 1852.

[2] Brown-Séquard, *Philadelphia medical examiner*, August 1852, S. 489; cit. nach Brown-Séquard, *Leçons sur les nerfs vaso-moteurs.* Paris 1872, S. 8.

[3] Bernard, *Comptes rend. de la société de biol.*, 1852, S. 169.

[4] Bernard, *Mémoires de la société de biologie*, 1853, S. A., S. 30 folg.

[5] Vgl. besonders Schiff, *Unters. zur Physiol. des Nervensystems.* Frankfurt a. M. 1855; — v. d. Becke-Callenfels, *Zeitschr. f. rat. Med.*, N. F. 7; 1855; — Kussmaul und Tenner, *Unters. zur Naturlehre*, 1, S. 90—132; 1857.

[6] Waller, *Comptes rendus de l'acad. des sciences*, 36, S. 378—382; 1853.

pathicus an der einen, z. B. linken Seite, und liess das Thier am Leben. Wenn nun das Thier in irgend einer Weise, durch körperliche Bewegung, Erwärmung, sensible Eindrücke u. s. w., erregt wurde, so fand er, dass das rechte Ohr stärker als das linke erröthete und auch wärmer als dieses wurde. Nach der Durchschneidung der gefässverengenden Nerven linkerseits sind die Gefässe des linken Ohres gelähmt worden. Die Gefässe des rechten Ohres hätten sich dann in keinem höhern Grade erweitern dürfen, als dass sie dieselbe Weite wie die entsprechenden Gefässe des linken Ohres erhielten. Da aber die Gefässe der rechten Seite noch stärker erweitert wurden, folgt, dass die Erweiterung der Gefässe nicht ausschliesslich als ein passiver Zustand aufgefasst werden darf, und dass also Nerven bei der Erzeugung starker, von venöser Stasis unabhängiger Congestionen mitwirken.[1]

Dieser Gedanke Schiff's wurde durch Cl. Bernard glänzend bestätigt; dieser Autor erhielt nämlich bei directer Reizung des peripheren Stumpfes der Chorda tympani eine Erweiterung der Gefässe in der Gl. submaxillaris; die Vene schwoll, das dort strömende Blut erhielt eine immer hellere Farbe, und bald traten wirkliche Pulsationen dort auf. Wenn man die Vene durchschneidet, bevor der Nerv gereizt wird, so strömt das Blut verhältnissmässig langsam hervor; bei Beginn der Reizung wird der Blutausfluss sofort stärker, und binnen weniger Augenblicke strömt das Blut aus der durchschnittenen Vene rhythmisch wie aus einer Arterie.[2]

Durch diese Arbeiten waren also zwei Arten von Gefässnerven, gefässverengende (vasoconstrictorische) und gefässerweiternde (vasodilatatorische) zur vollen Evidenz nachgewiesen und sind seitdem mit unermüdlichem Eifer von einer grossen Zahl Forscher näher untersucht worden. Der Aufgabe dieser Vorlesungen gemäss werde ich die geschichtliche Entwicklung unserer Kenntniss von den Gefässnerven nicht näher verfolgen, sondern gehe zu der Darstellung unseres jetzigen Wissens über.

§ 41. Die allgemeinen Eigenschaften der gefässverengenden Nerven.

Ich habe schon bemerkt, dass die Durchtrennung eines gefässverengenden Nerven eine Erweiterung der von ihm innervirten Gefässe

[1] Schiff, *Berner Schriften*, 1856, S. 69, abgedruckt in Schiff, *Unters. über die Zuckerbildung in der Leber.* Würzburg 1859, S. 153—156.

[2] Bernard, *Journal de la physiol.*, 1, S. 237 folg.; — 649—658; 1858.

bedingt. Diese Nerven sind also durch einen vom centralen Nervensysteme ausgehenden Impuls tonisch erregt. Dies darf aber nicht in der Weise aufgefasst werden, als ob dieser Tonus sich in jedem Augenblick in einem ebenso hohen Grade auf alle Gefässnerven erstreckte. Im Gegentheil lehrt uns die Erfahrung ganz bestimmt, dass der Grad der tonischen Erregung sehr bedeutend schwankt und von vielerlei Umständen, welche wir später im Zusammenhang mit dem Studium der Blutvertheilung im Körper erörtern werden, abhängig ist. Unter solchen Umständen darf es uns nicht in Erstaunen setzen, wenn wir bei der Durchtrennung eines gefässverengenden Nerven nicht immer eine deutliche Gefässerweiterung beobachten können; denn es kann ja der Fall sein, dass der Tonus des betreffenden Nerven aus irgend einer Ursache gelegentlich herabgesetzt oder gänzlich aufgehoben gewesen ist.

Unter den gefässverengenden Nerven scheinen jedoch gewisse immer so stark tonisch erregt zu sein. dass ihre Durchtrennung stets und ohne Ausnahme eine Gefässerweiterung zur Folge hat. Zu diesen Nerven gehören vor allem die Nn. splanchnici, sowie diejenigen Fasern des Halssympathicus, welche die Gefässe des Ohres innerviren. Unter den gefässverengenden Nerven, deren Tonus oft gering ist und zuweilen gänzlich vermisst wird, seien die möglicherweise im Halssympathicus verlaufenden Gefässnerven des Gehirns genannt.

Die Nervendurchschneidung giebt also nicht immer deutliche Resultate, und dazu kommt noch, dass der bei der Durchschneidung stattfindende mechanische Insult eine Reizung hervorruft, welche vorübergehen muss, bevor das Endresultat, die Erlahmung, deutlich erscheinen kann.[1] Weil es aber vielfach schwer ist zu entscheiden, wann diese Reizung in der That aufgehört hat, und weil die Erlahmung der Gefässnerven übersehen wird, wenn der betreffende Nerv zur Zeit nicht tonisch erregt gewesen ist, ist es nothwendig, dass das Resultat der Durchschneidung durch Reizung des peripheren Stumpfes des durchschnittenen Nerven controlirt, bestätigt und eventuell berichtigt wird.

Wenn der Nerv tonisch erregt ist, so müssen Durchschneidung und Reizung entgegengesetzte Resultate ergeben.

Bei der Durchschneidung[2] werden die Gefässe erweitert, kleine Arterien und Venen, welche früher nicht sichtbar waren, treten nun deutlich hervor. Das Volumen des Organs wächst in gerader Proportion zu der vermehrten Blutzufuhr. Wenn ein Schnitt in den Rand des betreffenden Organs gemacht wird, so strömt nun das Blut

---

[1] Bernard, *Leçons sur la physiologie du système nerveux.* Paris 1858, 2, S. 509.

[2] Vgl. Bernard, *Mémoires de la société de biologie*, 1853, S. A., S. 23.

viel stärker aus der Wunde, als vor der Durchtrennung des Gefässnerven. Dasselbe findet man, wenn man die aus einer Vene hervorströmende Blutmenge misst. Die Temperatur des Organs steigt und kann diejenige im entsprechenden Organ der andern Seite um 5, 10, ja sogar 16° C.[1] übertreffen. Die Grösse der Temperatursteigerung ist, insofern es oberflächliche Gefässgebiete betrifft, wesentlich von der Temperatur der umgebenden Luft abhängig; ist die Luft warm, so sind die Gefässe schon vor der Durchschneidung ziemlich stark erweitert, und der Schnitt ruft keinen grossen Temperaturanstieg hervor. Bei niedriger äusserer Temperatur, wenn die Hautgefässe stark contrahirt sind, erreicht die Temperaturdifferenz ihr Maximum.

Das Blut strömt schneller durch das Organ und hat keine Zeit, sich in dessen Capillaren so viel wie sonst zu verändern. Die Farbe des venösen Blutes ist daher heller, und seine Eigenschaften sind denjenigen des arteriellen Blutes ähnlicher.

Diese arterielle Congestion darf in keiner Weise als eine Entzündung aufgefasst werden, wie diejenigen Forscher, welche die betreffende Erscheinung zuerst beobachteten, Pourfour du Petit, Cruickshank, Reid u. a. annahmen. Die Gefässerweiterung kann wochenlang dauern, ohne dass eine Spur von einer Entzündung auftritt, wenn auch andererseits eine Entzündung bei gelähmten Gefässen sich leichter als sonst zu entwickeln scheint, sofern Umstände eintreffen, welche das Auftreten einer Entzündung begünstigen. Solche Umstände sind z. B. Aufenthalt in dunklen und feuchten Räumen, ungenügende Ernährung, Fieber, oft wiederholter Blutverlust, allgemeine Körperschwäche. Auch dürfen wir nicht die Gefässerweiterung, welche im Verlauf einer Entzündung erscheint, als Zeichen der Durchtrennung eines gefässverengenden Nerven auffassen. Denn wenn eine Gefässerweiterung ein Beweis dafür sein soll, dass wir bei einem gewissen Eingriff einen gefässverengenden Nerven durchschnitten haben, so muss diese sofort nach der Durchschneidung und vor jeglichem Symptom von einer Entzündung erscheinen.[2]

Von der vermehrten Blutzufuhr zum Organe sind möglicherweise die folgenden, hauptsächlich von Cl. Bernard[3] und Brown-Séquard[4] hervorgehobenen Erscheinungen bedingt. Die Erregbarkeit der Nerven und Muskeln währt nach dem Tode an der Seite länger, deren gefässverengende Nerven durchschnitten waren. Bei unvollständiger Curarevergiftung werden Muskelcontractionen leichter an der Seite ausgelöst, deren Gefässe gelähmt sind. Leichenstarre und Fäulniss erscheinen dort später. Die Widerstandskraft gegen Gifte ist hier grösser.

---

[1] Schiff, *Unters. zur Physiol. des Nervensystems.* Frankfurt a. M. 1855, S. 145.

[2] Vgl. Bernard, *Mémoires de la société de biologie,* 1853, S. A., S. 23; — Vulpian, a. a. O., 1, S. 105.

[3] Bernard, a. a. O., S. 23 folg.; — Vgl. Vulpian, a. a. O., 1, S. 97.

[4] Brown-Séquard, *Comptes rendus de l'acad. des sciences,* 38, S. 72—76; 1854; — *Leçons sur les nerfs vaso-moteurs,* S. 4 folg.

Es ist nicht möglich, bestimmt anzugeben, wie sich der Seitendruck des Blutes in derjenigen Arterie verhält, deren periphere Verästelungen durch die Durchschneidung der Gefässnerven erweitert worden sind.

Wenn die Blutzufuhr zu dieser Arterie vor und nach der Durchschneidung gleich gross wäre, so würde selbstverständlich der Seitendruck dort herabsinken. Weil aber das Blut in dieser Arterie auf einen geringern Widerstand als in anderen arteriellen Bahnen stösst, so strömt dort, wie schon bemerkt, mehr Blut als kurz vorher. Von der Beziehung zwischen der Gefässerweiterung und der Blutzufuhr ist dann der Seitendruck abhängig.

Indessen kommt noch ein Umstand hinzu. Wir dürfen uns nämlich nicht vorstellen, dass Durchschneidung eines gefässverengenden Nerven gar keinen Einfluss auf die übrigen Gefässnerven ausübt, — auch wenn wir von dem Reflex absehen, welcher im Augenblick der Durchtrennung durch die mechanische Reizung stattfinden kann. Wir haben schon gesehen, dass die Gefässe bei einer äussern Blutung durch eine starke Contraction gegen den herabsinkenden Blutdruck reagiren. Nun ist aber jede Erweiterung der Gefässhöhle, welche mittelst Durchschneidung eines gefässverengenden Nerven zuwegegebracht wird, einer innern Blutung gleichzustellen. Wir sind daher berechtigt, die Möglichkeit anzunehmen, dass hierbei Gefässe, deren Nerven gar nicht direct beeinflusst worden sind, consecutiv verengt werden. In diesem Fall kann der Druck in der gelähmten Arterie ansteigen, wenn nämlich die Blutzufuhr verhältnissmässig grösser wird als die Widerstandsabnahme in ihren peripheren Zweigen.

Aus diesen Erwägungen folgt, dass wir keine allgemein gültige Regel von dem Verhalten des Seitendruckes in einer gelähmten Arterie aufstellen können, und wir müssen uns daher an die Erfahrung halten. Und diese giebt uns, wie zu erwarten ist, entgegengesetzte Ergebnisse. Während nach Vulpian der Seitendruck in den Zweigen der Art. carotis nach Durchschneidung des Halssympathicus zunimmt,[1] geben Dastre und Morat an, dass sie beim Esel und Pferd als definitive Wirkung dieser Operation eine Abnahme des arteriellen Seitendruckes angetroffen haben[2] (vgl. auch oben S. 415).

Unmittelbar nach der Durchschneidung beobachteten aber auch diese Autoren eine Drucksteigerung. Diese kann theils eine reflectorische sein, theils davon abhängen, dass die gefässverengenden Nerven durch den Schnitt gereizt

[1] Vulpian, *Leçons sur l'appareil vaso-moteur*, 1. Paris 1875; S. 95.

[2] Dastre und Morat, *Rech. sur le système nerveux vaso-moteur*. Paris 1884, S. 25.

worden und also eine schnell vorübergehende Contraction der peripheren Gefässe hervorgerufen haben.

Auf der andern Seite bewirken die Gefässerweiterung und die vermehrte Blutzufuhr, dass der Seitendruck in der abführenden Vene ansteigt, und bedingen also eine Erhöhung des Druckes in den Capillaren. Die Contraction der Gefässe, welche in Folge der Schnittreizung stattfindet, presst etwas Blut in die Vene. Wir erhalten also bei der Durchschneidung eines gefässverengenden Nerven zuerst eine schnell und dann eine langsam stattfindende Steigerung des Druckes in der entsprechenden Vene (vgl. Fig. 119, S. 415).

Auch durch Messung der Stromgeschwindigkeit des Blutes hat man sich von der erhöhten Blutdurchströmung bei Durchschneidung eines tonisch erregten gefässverengenden Nerven überzeugt (vgl. S. 359).

Es ist einleuchtend, dass wenn die Arterien in einem grossen Theil des Körpers in Folge der Durchtrennung ihrer gefässverengenden Nerven erweitert worden sind, dies den Blutdruck in der Aorta beeinflussen muss. So finden wir eine starke Senkung des Aortadruckes bei Durchschneidung des N. splanchnicus, welcher die Gefässe der Baucheingeweide innervirt. Dagegen übt die Durchschneidung des Halssympathicus in der Regel nur eine geringe Wirkung auf den Aortadruck aus.

Bei Reizung der gefässverengenden Nerven treten diametral entgegengesetzte Erscheinungen auf. Die Arterien werden verengt, bei starker Reizung sogar so, dass ihre Lichtung verschwindet. Das Volumen des Organes nimmt ab, das venöse Blut strömt langsam und hat eine dunkle Farbe; beim Schnitt im Organe fliesst nur wenig Blut heraus. Die Temperatur des Organes sinkt herab. Der Seitendruck des Blutes steigt in der zuführenden Arterie, und gleichzeitig wird derselbe in der entsprechenden Vene und in den Capillaren schwächer. Die Stromgeschwindigkeit nimmt sowohl in der Arterie als in der Vene ab. Wenn das Gebiet, dessen gefässverengender Nerv gereizt wird, gross genug ist, so steigt der Druck in der Aorta u. s. w.

Die Methoden, welche man benutzt hat, um das Vorhandensein gefässverengender Nerven in peripheren Nervenstämmen und im centralen Nervensystem nachzuweisen, gründen sich auf die bei der Durchschneidung oder Reizung dieser Nerven auftretenden Veränderungen der Blutströmung und auf die damit zusammenhängenden Erscheinungen. Welche Methode in jedem besondern Fall die beste ist, hängt von der Lage und Beschaffenheit des zu untersuchenden Organes ab.

Die unmittelbare Beobachtung der Blutfülle des Organs ist beim Ohr, Darm und im allgemeinen bei allen Organen, wo die Veränderungen der Blutfülle ohne Schwierigkeit und unzweideutig wahrgenommen werden können, sehr zweckmässig. Dagegen giebt diese Methode unsichere Ergebnisse in Körpertheilen mit starker Pigmentablagerung, wie an gewissen Stellen der Haut, und vor allem in den Skelettmuskeln, deren eigene Farbe in der Regel uns nicht erlaubt, mit Bestimmtheit zu unterscheiden, ob die Blutzufuhr nach ihnen vermehrt oder verringert worden ist.

Auch Temperaturbestimmungen, besonders wenn sie mit dem Thermometer ausgeführt werden, sind nicht immer ganz zweckentsprechend, weil sie, auch wenn alle möglichen Fehlerquellen, wie z. B. Muskelcontractionen, sorgfältig ausgeschlossen sind, uns nicht erlauben, schnell vorübergehende Schwankungen der Blutzufuhr zu verfolgen. Jedoch scheint die thermoelektrische Methode in dieser Hinsicht im allgemeinen ganz befriedigende Ergebnisse zu geben.

Beim Studium derjenigen gefässverengenden Nerven, welche, wie der N. splanchnicus, ein grosses Gefässgebiet beherrschen, liefert die Beobachtung des Blutdruckes in der Aorta sehr befriedigende Resultate, eignet sich aber nicht für Gefässnerven von einer weniger umfassenden Bedeutung. Bei diesen kann man den Seitendruck in der zuführenden Arterie messen, obgleich hierbei bestimmte Ausschläge nicht immer erhalten werden können. Dann ist es besser, gleichzeitig auch den Seitendruck in der Aorta zu bestimmen. Wird der Druck in der peripheren Arterie verändert, während der Aortadruck constant bleibt, oder schwankt der Druck in den beiden Arterien in entgegengesetzter Richtung, so haben wir hierin einen Grund, auf eine Einwirkung auf die Gefässe des betreffenden Gebietes zu schliessen. Auch durch Bestimmung der Druckschwankungen an zwei Punkten der arteriellen Blutbahn eines Körpertheils lassen sich unter Umständen betreffs der Gefässinnervation Schlüsse ziehen.[1]

Ferner kann man durch gleichzeitige Bestimmung des Druckes in der zuführenden Arterie und in der entsprechenden Vene auf Grund der oben erwähnten Erscheinungen eindeutige Resultate erhalten.

Andere Methoden, deren theoretische Begründung ich schon hervorgehoben habe, sind Beobachtung der Stromgeschwindigkeit in der Arterie und in der Vene, Messung derjenigen Blutmenge, die unter verschiedenen Umständen aus der Vene herausfliesst. In letzterem Fall muss aber der Versuch an verhältnissmässig grossen Thieren gemacht werden, damit der stattfindende Blutverlust keine zu grossen Störungen in der Strömung des Blutes bedinge.

In der plethysmographischen Bestimmung des Volumens der Organe besitzen wir eine sehr gute Methode, um die Gefässnerven für die Organe, bei welchen eine derartige Bestimmung ausgeführt werden kann, zu untersuchen.

Endlich kann man in Körpertheilen, welche wie das innere Auge und das Gehirn von starren Wänden umgeben sind, noch in einer andern Weise die Schwankungen der Blutzufuhr untersuchen. Im Auge ist der intraoculäre Druck von der in dessen Gefässe strömenden Blutmenge wesentlich abhängig. Werden die Gefässe verengt, so sinkt der intraoculare Druck; er steigt, wenn die Gefässe sich erweitern. Dasselbe ist bei variirender Blutfüllung des Gehirns mit dem intracranialen Druck der Fall.

Es ist ohne weiteres ersichtlich, dass die in Bezug auf die gefässverengenden Nerven gewonnenen Ergebnisse um so sicherer sind, wenn sie nach mehreren

[1] Vgl. hierüber Hürthle, *Arch. f. d. ges. Physiol.*, 44, S. 561—578; 1889.

verschiedenen Methoden erhalten worden sind. Bei einander widersprechenden Ergebnissen ist es notwendig, die Art und Weise, in welcher die Versuche ausgeführt worden sind, zu berücksichtigen. Diejenige Methode, die in einem bestimmten Falle die zweckmässigste ist, ergiebt natürlich die zuverlässigsten Resultate.

§ 42. Die gefässverengenden Nerven des Kopfes.

Wir haben gesehen, dass der Halssympathicus gefässverengende Nerven für die entsprechende Seite des Gesichts enthält: Ohr, Wange, Lippen, Stirn, Bindehaut und Iris. Ferner finden sich dort, nach Cl. Bernard,[1] Callenfels,[2] Goujon,[3] Nothnagel,[4] Vulpian,[5] v. Schultén,[6] Hürthle,[7] Cavazzani,[8] wenn auch nicht immer, gefässverengende Nerven für die Gefässe des Gehirns, ebenso nach Leber,[9] Schöler,[10] Rieger und Forster,[11] v. Schultén,[12] Morat und Doyon[13] für die Blutgefässe der Netzhaut und nach Wegner,[14] Leber[15] und v. Schultén[16] noch auch für die der Chorioidea. Dass auch die Gefässe der Trommelhöhle ihre gefässverengenden Nerven aus dem Halssympathicus beziehen, hat Prussak[17] nachgewiesen. Auch die Speicheldrüsen, Gl. submaxillaris (sublingualis) und parotis, werden, wie schon Bernard[18] fand, vom Halssympathicus mit gefässverengenden Nerven versehen. Dasselbe gilt, nach Vulpian, auch von der Zunge.[19] Wir können also sagen, dass nach unserer jetzigen

[1] Bernard, *Leçons sur la physiol. du système nerveux.* Paris 1858, 2, S. 493.

[2] v. d. Becke Callenfels, *Zeitschr. f. rat. Med.*, N. F., 7, S. 202 bis 207; 1855.

[3] Goujon, *Journal de l'anat. et de la physiol.*, 1867, S. 106.

[4] Nothnagel, *Arch. f. pathol. Anat.*, 40, S. 204 folg.; 1867.

[5] Vulpian, a. a. O., 1, S. 109; — 2, S. 122.

[6] v. Schultén, *Arch. f. Ophthalmologie*, 30, Abth. 4, S. 89 folg.; 1884.

[7] Hürthle, *Arch. f. d. ges. Physiol.*, 44, S. 582; 1889.

[8] Cavazzani, *Arch. ital. de biol.*, 16, S. 23—26; 1891.

[9] Leber, *Handbuch d. Augenheilk.*, 2, 2. Leipzig 1876, S. 353.

[10] Schöler, *Exp. Beitr. zur Kenntniss der Irisbewegung.* Diss. Dorpat 1869, S. 42.

[11] Rieger und Forster, *Arch. f. Ophthalmologie*, 27, 3, S. 146 folg.; 1881.

[12] v. Schultén, a. a. O., 30, Abth. 3, S. 47.

[13] Morat und Doyon, *Archives de physiol.*, 1892, S. 61.

[14] Wegner, *Arch. f. Ophthalmologie*, 12, 2, S. 10; 1866.

[15] Leber, a. a. O., S. 364. [16] v. Schultén, a. a. O., 30, Abth. 3, S. 47.

[17] Prussak, *Ber. d. sächs. Gesellsch. d. Wiss.*, math.-phys. Cl., 1868, S. 116 folg.

[18] Bernard, *Journal de la physiol.*, 1, S. 652; 1858.

[19] Vulpian, a. a. O., 1, S. 102.

Kenntniss sämmtliche Theile des Kopfes durch den Halssympathicus ihre gefässverengenden Nerven erhalten.

Zu diesen positiven Ergebnissen finden sich allerdings negative Angaben von anderen Autoren, welche bei Durchschneidung oder Reizung des Halssympathicus keine deutliche Einwirkung auf die Gefässe in dem einen oder andern der oben genannten Gebiete gefunden haben. Es scheint mir jedoch, als ob die positiven Ergebnisse im allgemeinen ein grösseres Vertrauen verdienten; hierzu kommt noch, dass in den meisten Fällen, wo widersprechende Angaben vorliegen, die positiven Ergebnisse mit den besten und genauesten Methoden gewonnen sind. Nur in Bezug auf das Gehirn müssen wir etwas vorsichtig sein;[1] es ist möglich, dass der Halssympathicus in der That gefässverengende Nerven nach dem Gehirn führt, jedoch aber nur in gewissen Fällen und nicht immer.

Dass die gefässverengenden Nerven nicht aus den sympathischen Ganglien entstehen, sondern aus dem Rückenmark entspringen, wurde von Budge und Waller nachgewiesen. Bei halbseitiger Exstirpation des Rückenmarkes von dem letzten Halsnerven bis zum dritten Brustnerven erhielt Budge[2] nämlich dasselbe Ergebniss als bei Durchschneidung des Halssympathicus. Durch die Rami communicantes gehen diese Nerven von den vorderen Wurzeln der Rückenmarksnerven auf den Sympathicus über. Gleichzeitig fand Waller, dass die Reizung des Halsmarkes und des obern Theiles des Brustmarkes dieselbe Arteriencontraction wie die Sympathicusreizung hervorrief.[3]

Übrigens gilt von den gefässverengenden Nerven, dass sie durch die vorderen Wurzeln austreten. Dies wurde zuerst von Pflüger[4] am Frosch nachgewiesen.

Claude Bernard hat gezeigt, dass beim Hunde die Durchschneidung der zwei ersten Brustnerven keinen Einfluss auf die Blutzufuhr nach dem Kopf ausübt, während auf der andern Seite alle die die Sympathicusdurchschneidung begleitenden Erscheinungen bei den Blutgefässen des Kopfes auftraten, wenn der sympathische Grenzstrang am obern Rande der dritten Rippe durchschnitten wurde. D. h., die im Halssympathicus verlaufenden gefässverengenden Nerven gehen vom Rückenmark durch die Rami communicantes unterhalb des zweiten Brustnerven auf den Sympathicus über.[5] Dastre und Morat fanden

---

[1] Vgl. Riegel und Jolly, *Arch. f. pathol. Anat.*, 52, S. 218—230; 1871; — Roy und Sherrington, *Journal of physiol.*, 11, S. 103; 1890, sowie die von Hürthle a. a. O., S. 580 folg. citirten Autoren.

[2] Budge, *Comptes rendus de l'acad. des sciences*, 36, S. 378—379; 1853.

[3] Waller, *Comptes rendus de l'acad. des sciences*, 36, S. 381; 1853.

[4] Pflüger, *Allg. med. Centralztg.*, 1855, Stück 68 und 76; cit. nach Nussbaum, *Arch. f. d. ges. Physiol.*, 10, S. 374.

[5] Bernard, *Journal de la physiol.*, 5, S. 413 folg.; 1862.

sie in der That in den 3. bis 5. Brustnerven.[1] Nach Brown-Séquard[2] und Salkowski[3] würden sie dagegen von dem letzten Hals- und den zwei obersten Brustnerven kommen. In der letzten Zeit hat Langley gefunden, dass beim Hunde und bei der Katze die untersten Halsnerven keine gefässverengenden Fasern enthalten, während der 1. bis 5. Brustnerv solche Fasern führen, und zwar kommen sie am reichlichsten in den 2. und 3. Brustnerven vor. Die Brustnerven unterhalb des 5. üben auf die Gefässe des Kopfes keine Wirkung aus. Beim Kaninchen sind die 2. bis 8. Brustnerven die Hauptquelle der Vasomotoren für den Kopf; in den 1. Brustnerven scheinen keine derartigen Fasern zu verlaufen.[4]

Welche Wege die gefässverengenden Nerven einschlagen, um vom Halssympathicus nach ihren Endverzweigungen zu gelangen, darüber lässt sich bei unserem jetzigen noch sehr mangelhaften Wissen nichts Bestimmtes sagen. Wir können allerdings für sehr wahrscheinlich halten, dass sie zum grossen Theil in den sympathischen Plexen verlaufen, welche die Gefässe umspinnen. Es ist aber auch nicht unmöglich, dass sie ausserdem mit den Cerebralnerven anastomosiren und sich von diesen wieder nach den Gefässplexen abtrennen, obgleich wir das nicht immer streng nachweisen können.

Vulpian,[5] v. Anrep und Cybulski,[6] Piotrowski[7] u. a. haben beim Hunde nachgewiesen, dass der N. hypoglossus gefässverengende Nerven nach der Zunge führt. Nach Vulpian enthält auch der N. lingualis derartige Fasern.

Mehrere Forscher haben das Vorhandensein gefässverengender Nerven im N. trigeminus betont, und wir finden daher vielfach die Angabe, dass gefässverengende Fasern vom Halssympathicus auf diesen Nerven übergehen sollen. Es scheint jedoch, dass wir unsere Schlussfolgerungen nur mit grosser Vorsicht aus diesen Beobachtungen ziehen dürfen, denn wenigstens in den Versuchen, welche von Bernard[8] und v. Graefe[9] mitgetheilt worden sind, trat die Gefässerweiterung im Auge (Bindehaut) nach Durchschneidung des N. trigeminus in der Regel nur etwa nach 24 Stunden ein. Auch Schiff[10] giebt an, dass die Erweiterung der Gefässe, welche nach der Durchschneidung

[1] Dastre und Morat, *Rech. sur le système nerv. vaso-moteur.* Paris 1884, S. 325.

[2] Brown-Séquard, a. a. O., S. 13.

[3] Salkowski, *Zeitschr. f. rat. Med.*, 3. R., 29, S. 173—175; 1867.

[4] Langley, *Philosophical transactions*, 183, B, S. 97—104; 1892.

[5] Vulpian, a. a. O., S. 102; — vgl. auch die merkwürdigen Angaben Schiff's, *Arch. f. physiol. Heilk.*, 1853, S. 376—392.

[6] Anrep und Cybulski, *Jahresber. d. Anat. u. Physiol.*, 1884, 2, S. 52.

[7] Piotrowski, *Centralbl. f. Physiol.*, 1887, S. 454.

[8] Bernard, *Mém. de la société de biol.*, 1853, S. A., S. 13.

[9] v. Graefe, *Arch. f. Ophthalmologie*, 1, 1, S. 310; 1854.

[10] Schiff, *Unters. zur Physiol. d. Nervensystems*, 1. Frankfurt a. M. 1855, S. 80; — vgl. auch *Lehrbuch d. Physiol.*, 1. Lahr 1859, S. 384 folg.

des Trigeminus erfolgt, sich erst allmählich nach längerer oder kürzerer Zeit ausbildet. Es ist dann ziemlich wahrscheinlich, dass die Gefässerweiterung die Folge einer von äusseren Schädlichkeiten hervorgerufenen entzündlichen Reizung der wegen der Durchschneidung des N. trigeminus unempfindlichen Organe war, und dass wenigstens nicht alle gefässverengende Nerven für das Ausbreitungsgebiet des Trigeminus im Stamm dieses Nerven verlaufen. Dies wird durch die Erfahrung Büttner's bestätigt, nach welcher die Durchschneidung des Trigeminus an und für sich durchaus keinerlei Hyperämie des Auges bedingt, wenn man das Auge vor jeder Art von Verletzung sorgfältig bewahrt.[1] Dass der Trigeminus nur sehr wenige oder vielleicht gar keine gefässverengenden Fasern für das Ohr und die vorderen Theile des Auges enthält, wird in der letzten Zeit von Morat und Doyon angegeben.[2] Dagegen gehen die gefässverengenden Nerven für die Netzhaut durch eine Anastomose zwischen dem Ggl. cerv. I. und dem Ggl. Gasseri nach dem Trigeminus.[3] Nach Schiff[4] und Wegner[5] vereinigen sich auch die gefässverengenden Nerven der Regenbogenhaut mit dem Trigeminus, denn nach der Durchschneidung des Trigeminus trat sogleich Hyperämie in der Iris auf. v. Schultén konnte sich nicht mit Sicherheit davon überzeugen, dass die Durchtrennung des Trigeminus eine unmittelbare Einwirkung auf die Gefässe des Augenhintergrundes hatte.[6]

Dagegen scheint es, dass der N. facialis eine nicht geringe Zahl gefässverengender Fasern führt. Als Bernard diesen Nerven durchschnitt, zeigte sich nämlich gleich nach der Operation eine Temperatursteigerung in dessen Ausbreitungsgebiet. Diese Fasern entstammen nicht dem Facialis-Centrum, denn bei Zerstörung dieses Centrums fand Bernard im Gesicht nur eine motorische Erlahmung, aber keine Gefässerweiterung. Die betreffenden Nerven müssen also einen andern Ursprung haben und sich später mit dem N. facialis vereinen.[7]

Nach Schiff würden die Gefässnerven des Facialis dem Vagus entstammen. — Aus seinen Beobachtungen über den Verlauf der gefässverengenden Nerven des Ohres (Hund) zieht Morat, jedoch mit einer gewissen Reserve, den Schluss, dass sie dem Plexus cavernosus folgen und durch das mittlere Ohr hindurch das äussere Ohr erreichen.[9]

Durch physiologische Versuche hat man noch nicht nachweisen können, dass sämmtliche gefässverengende Fasern, welche in den genannten Hirnnerven vorkommen, in der That dem Halssympathicus entstammen. Und wir müssen desshalb bei unseren Schlussfolgerungen um so vorsichtiger sein, da wir ganz bestimmt wissen, dass ein und dasselbe Organ seine gefässverengenden Nerven von zwei ganz verschiedenen Quellen beziehen kann.

---

[1] Büttner, *Zeitschr. f. rat. Med.*, 3 R., 15, S. 264—266; 1862.

[2] Morat, *Archives de physiol.*, 1891, S. 92; — Morat und Doyon, ib., 1892, S. 68.

[3] Morat und Doyon, ib., 1892, S. 67. [4] Schiff, a. a. O., S. 80.

[5] Wegner, *Arch. f. Ophthalmologie*, 12, 2, S. 16; 1866.

[6] v. Schultén, a. a. O., 30, Abth. 3, S. 65.

[7] Bernard, a. a. O., S. 15—18. [8] Schiff, a. a. O., S. 163.

[9] Morat, a. a. O., 1891, S. 92; — Vgl. auch die Erfahrungen Langley's, *Proceedings of the physiological society*, 21. Jan. 1893 (*Journal of physiol.*, 14).

Das schlagendste Beispiel davon bietet uns das Kaninchenohr dar. Dieses erhält, wie Schiff,[1] Lovén,[2] Moreau[3] u. a. nachgewiesen haben, seine gefässverengenden Fasern nicht nur aus dem Halssympathicus, sondern auch aus den zweiten und dritten Nerven des Cervicalplexus. Lovén hebt ganz besonders hervor, dass der Einfluss des letztgenannten Nerven sich gewöhnlich nur auf die Spitze und die Seitentheile des Ohres erstreckt.

Bei Durchschneidung des Halssympathicus erweitert sich der Hauptstamm, wodurch das Blut dem Ohre zugeführt wird. Ist der Tonus der vom N. auricularis cerv. innervirten Gefässe gering, so wird sich bei Durchschneidung des Halssympathicus eine starke Gefässinjection des ganzen Ohres zeigen. Wenn dagegen der Tonus der betreffenden Gefässe zur Zeit stark ist, so wird die Durchschneidung des Halssympathicus nur von einer an der Basis des Ohres deutlicher hervortretenden Gefässerweiterung begleitet. Also wird sich das Ergebniss einer Durchschneidung des Halssympathicus unter verschiedenen Umständen sehr verschieden darstellen können. Dasselbe gilt von N. auricularis cerv. Wird dieser durchschnitten und ist dabei der Tonus der vom Halssympathicus innervirten Gefässe stark, so kann keine deutliche Gefässerweiterung im Verbreitungsgebiet des N. auricularis cervicalis zum Vorschein kommen, da ja der zuführende Hauptstamm verengt ist. Ist dagegen der Tonus dieses Hauptstammes gering, so wird die Erlahmung der mehr peripheren Gefässe eine starke Steigerung der Blutfülle des Ohres bewirken.

Über den Verlauf der gefässverengenden Nerven im N. auricularis cerv. hat Morat einige Versuche mitgetheilt, aus welchen hervorzugehen scheint, dass dieser Nerv schon bei seinem Austritt aus dem Rückgrat gefässverengende Fasern enthält. Dieser Nerv würde also in der That eine vom Sympathicus unabhängige Quelle gefässverengender Fasern darstellen.[4]

Dass auch die übrigen Theile des Kopfes eine ähnliche, doppelte Gefässinnervation besitzen, geht ziemlich deutlich aus dem Umstand hervor, dass es lange nicht immer gelungen ist, bei Durchschneidung und Reizung des Halssympathicus deutliche Wirkungen auf diese Theile zu erhalten, und ferner daraus, dass die Gefässe, nach stattgefundener Durchschneidung dieses Nerven allmählich verengt werden und oft, obschon nicht immer, innerhalb einiger Wochen ihren ursprünglichen Tonus wieder bekommen,[5] was auch bei den übrigen Gefässgebieten des Körpers der Fall ist. Nun ist es ja nicht unmöglich, dass die letzterwähnte Thatsache von specifischen Eigenschaften der Gefässwand oder von dem Vorhandensein peripherer Gefässcentren bedingt sein

[1] Schiff, a. a. O., S. 155 folg.
[2] Lovén, *Ber. d. sächs. Gesellsch. d. Wiss.*, math.-phys. Cl., 1866, S. 91—94.
[3] Moreau, *Mémoires de physiol.* Paris 1877, S. 160—172.
[4] Morat, a. a. O., 1891, S. 92—95. [5] Bernard, a. a. O., S. 21.

konnte. Es wäre aber auch möglich, dass es wenigstens zu einem gewissen Theil davon abhinge, dass andere, im Halssympathicus nicht verlaufende gefässverengende Nerven die Function der durchschnittenen übernommen hätten. Ich werde beim Studium der gefässerweiternden Nerven auf diese Frage zurückkommen.

Von welcher Quelle diese im Halssympathicus nicht verlaufenden gefässverengenden Nerven stammen, weiss man noch nicht mit Bestimmtheit.

In einer sehr fleissigen Studie hat Franck[1] unsere anatomische Kenntniss von den Anastomosen der Cerebral- und Cervicalnerven mit den Nervenplexen der Gefässe zusammengestellt. Aus diesen Thatsachen können aber keine bestimmten physiologischen Schlussfolgerungen gezogen werden, denn theils sind einige von diesen Nerven ganz sicher gefässerweiternde und nicht gefässverengende Nerven, theils kann die grobe anatomische Zergliederung nie bestimmt darthun, woher ein anastomosirender Nervenast ursprünglich stammt. Ich muss jedoch hervorheben, dass Franck in den die A. vertebralis begleitenden Fasern eine wichtige Bahn der gefässverengenden Nerven des Gehirns erblickt.[2]

Die hierher gehörigen physiologischen Angaben sind sehr spärlich. Claude Bernard und andere Autoren haben eine weit stärkere Wirkung nach Ausrottung des obersten Halsganglions, als nach der Durchschneidung des Halssympathicus bemerkt.[3] Dies würde darauf hindeuten, dass das genannte Ganglion gefässverengende Nerven für die Organe des Kopfes von einer andern Quelle als dem Halssympathicus bezieht; auch könnte es in Bezug auf die davon ausgehenden Nerven eine centrale Function haben. Diesen Angaben ist aber widersprochen worden,[4] und wir können sie daher für die Frage nach dem Ursprung der gefässverengenden Fasern, welche ausserhalb des Halssympathicus verlaufen, nicht ganz entscheidend finden.

§ 43. Die gefässverengenden Nerven der Extremitäten.

Bevor ich die gefässverengenden Nerven der Extremitäten erörtere, muss ich bemerken, dass sich die vorliegenden Angaben wesentlich auf diejenigen Nerven beziehen, welche die Gefässe der Haut versorgen. Die meisten Forscher, welche sich mit dieser Frage beschäftigten, haben nämlich die Folgen einer Nervendurchtrennung oder -Reizung aus den Veränderungen der Temperatur und Blutfülle

[1] Franck, *Travaux du laborat. de Marey*, S. 165—214, 279—336; 1875.

[2] Franck, a. a. O., S. 306.

[3] Bernard, a. a. O., S. 21 folg.; — Lussana und Ambrosoli, *Gaz. Lomb.*, 1857; cit. nach *Schmidt's Jahrbücher*, 96, S. 290; 1857.

[4] Snellen, *De invloed der zenuwen op de ontsteking*. Diss. Utrecht 1857; cit. nach Meissner's *Jahresbericht*, 1857, S. 371. Auch Callenfels (a. a. O., S. 189 folg., 207) konnte die Angabe Bernard's nur in einem Falle bestätigen.

der Haut beurtheilt. Nur in einzelnen Fällen hat man die Veränderungen der Blutzufuhr nach der ganzen Extremität berücksichtigt.

Nach mehreren Verfassern, z. B. Sadler,[1] Hafiz[2] und Gaskell,[3] scheinen die gefässverengenden Nerven der Muskeln verhältnissmässig schwach ausgebildet zu sein. Jedoch haben Vulpian[4] bei Reizung des N. ischiadicus, sowie Grützner und Heidenhain[5] bei Reizung dieses Nerven oder des Bauchsympathicus eine deutliche Verengerung der Gefässe des M. gastrocnemius erhalten; auch sie heben hervor, dass die Gefässverengerung bei den Muskeln viel geringer als bei anderen Organen ist.

Die gefässverengenden Nerven der vorderen Extremitäten sind verhältnissmässig wenig untersucht worden. Unsere hierauf bezüglichen Resultate verdanken wir Schiff,[6] Bernard,[7] Cyon,[8] Bayliss und Bradford.[9] Der Hauptsache nach mit Bernard übereinstimmend, giebt Cyon an, dass die Wurzeln des Plexus brachialis keine gefässverengenden Nerven erhalten. Im Gegentheil kommen diese Nerven von den mittleren (3.—7.) Brustwurzeln, verlaufen im Sympathicus und gehen vom ersten Brustganglion nach dem Plexus brachialis über. Nach Bayliss und Bradford erhält die vordere Extremität ihre gefässverengenden Nerven von den 4.—9. Brustnerven. Nach Schiff enthalten die Wurzeln der vier unteren Hals- und der drei obersten Brustnerven gefässverengende Fasern für die vordere Extremität. Auf Grund der Versuche Bernard's, Cyon's, Bayliss' und Bradford's ist es jedoch wahrscheinlich, dass die grösste Menge der gefässverengenden Nerven der vordern Extremität aus dem mittlern Theil des Brustmarkes entspringen.

Betreffs des peripheren Verlaufes dieser Nerven giebt Vulpian an, dass sie zum Theil mit den Nerven des Armes verlaufen und von

[1] Sadler, *Ber. d. sächs. Gesellsch. d. Wiss.*, math.-phys. Cl., 1869, S, 195 folg., 208.

[2] Hafiz, ib., 1870, S. 224.

[3] Gaskell, *Arbeiten aus der physiol. Anst. zu Leipzig*, 1876, S. 55 folg., 79 folg.; — vgl. auch Gaskell, *Journal of physiol.*, 1, S. 276—282; 1878.

[4] Vulpian, a. a. O., 2, S. 170.

[5] Grützner und Heidenhain, *Arch. f. d. ges. Physiol.*, 16, S. 1—3.; — Heidenhain, ib., 16, S. 43—46; 1877.

[6] Schiff, a. a. O., S. 176—182.

[7] Bernard, *Journal de la physiol.*, 5, S. 392 folg.; 1862. Bernard fand, dass nur nach Ausrottung des ersten Brustganglions die Gefässe der vordern Extremität sich erweitern.

[8] Cyon, *Ber. d. sächs. Gesellsch. d. Wiss.*, math.-phys. Cl., 1868, S. 73—88.

[9] S. bei Langley, *Journal of physiol.*, 12, S. 377; 1891.

diesen nach den Gefässen übergehen, zum Theil sich direct vom Sympathicus als umspinnende Plexen den Gefässen anschliessen und ihre Verzweigungen begleiten.[1]

Dass diese Nerven auch nach den Blutgefässen der Muskeln gehen, hat Bernard durch Reizung des ersten Brustganglions gefunden. Dabei zeigten sich keine deutlichen Muskelcontractionen.[2]

Die gefässverengenden Nerven der hintern Extremität sind vielfach untersucht worden, hauptsächlich wegen des lebhaften Interesses, mit welchem man dort das Vorhandensein und den Verlauf gefässerweiternder Nerven studirt hat.

Dass die hinteren Extremitäten, wenigstens zum grossen Theil, ihre gefässverengenden Nerven vom Brustmark erhalten, geht aus zahlreichen Beobachtungen hervor. Bernard fand keine gefässverengenden Nerven bei den 4. und 5. letzten Lumbalnerven und bei den Sacralnerven, dagegen kamen solche im Bauchsympathicus vor.[3] Dass dieser Nerv an derartigen Fasern reich ist, beobachtete schon früher Brown-Séquard;[4] später wurde dasselbe von Ostroumoff,[5] Puelma und Luchsinger,[6] Vulpian,[7] Dastre und Morat,[8] u. a. constatirt.

Die letzterwähnten Autoren wiesen derartige Fasern im Brustsympathicus oberhalb des Zwerchfells nach,[9] und Stricker konnte sie bis zum 4. Brustnerven verfolgen. Ferner beobachtete Stricker,[10] dass der Tonus der Gefässe der hintern Extremität nach Abtrennung des Lendenmarkes theilweise zurückkam, aber nach Durchschneidung des Brustmarkes an der 6. Rippe wieder verschwand. Böthling[11] und Stricker[12] fanden, dass sich die Gefässe der hintern Extremität noch erweiterten, wenn sie nach Durchschneidung oder Exstirpation des Lendenmarkes den N. ischiadicus durchschnitten. Nach Bayliss und Bradford kommen die gefässverengenden Nerven der hintern Extremität von den 11., 12. und 13. Brustnerven, sowie von den 1. und

[1] Vulpian, a. a. O., 1, S. 194.

[2] Bernard, *Journal de la physiol.*, 5, S. 396; 1862.

[3] Bernard, *Leçons sur la physiol. du syst. nerveux*, 2. Paris 1858, S. 488 folg.; — *Journal de la physiol.*, 5, S. 389—391; 1862.

[4] Brown-Séquard, *Comptes rendus de l'acad. des sciences*, 38, S. 76; 1854.

[5] Ostroumoff, *Arch. f. d. ges. Physiol.*, 12, S. 263 folg.; 1876.

[6] Puelma und Luchsinger, ib., 18, S. 492; 1878.

[7] Vulpian, a. a. O., 1, S. 194. [8] Dastre und Morat, a. a. O., S. 248.

[9] Dastre und Morat, a. a. O., S. 252.

[10] Stricker, *Med. Jahrbücher*, 1877, S. 421.

[11] Böthling, ib., 1876, S. 90 folg. [12] Stricker, ib., 1877, S. 286.

2. Lendennerven. Der 3. Lendennerv führt nur wenige derartige Fasern.[1]

Gegen Bernard,[2] Ostroumoff[3] u. a., welche beim Hunde keine gefässverengenden Nerven in den letzten Lumbal- und Sacralwurzeln gefunden haben, geben Schiff[4] und Lewaschew[5] an, dass diese Wurzeln, wenn auch in einer verhältnissmässig geringen Menge, derartige Fasern enthalten. Puelma und Luchsinger[6] bemerken als Stütze für die Ansicht, dass die betreffenden Nerven schon bei ihrem Austritt ans dem Rückenmark gefässverengende Fasern führen, dass nach Durchschneidung des Bauchstranges die Trennung des N. ischiadicus eine Gefässerweiterung in der Pfote hervorruft, sowie dass, wenn der linke Bauchstrang und der rechte Ischiadicus durchschnitten waren, in den ersten Tagen wenigstens die rechte Hinterpfote stärker injicirt war als die linke.

Wie es sich damit auch verhalten mag, so erscheint es doch bei dem jetzigen Standpunkt unseres Wissens wahrscheinlich, dass die gefässverengenden Nerven der hintern Extremität zum grössten Theil aus dem Brustmark und dem obersten Abschnitt des Lendenmarkes heraustreten.

Bezüglich des weitern Verlaufes dieser Nerven lehren uns eine Menge nach verschiedenen Methoden ausgeführter Untersuchungen, dass sie sich mit den grossen Nervenstämmen vereinigen und sich von dort aus in den Extremitäten verästeln. Bernard,[7] Eulenburg und Landois,[8] Vulpian,[9] Dastre und Morat,[10] Edgren,[11] Bowditch und Warren,[12] Putzeys und Tarchanoff,[13] Kendall und Luchsinger,[14] Ostroumoff,[15] Lewaschew,[16] Piotrowski[17] u. a. haben sie im N.

---

[1] S. bei Langley, *Journal of physiol.*, 12, S. 377; 1891.

[2] Bernard, *Mémoires de la société de biologie*, 1853, S. A., S. 18—20; — *Journal de la physiol.*, 5, S. 389; 1862.

[3] Ostroumoff, *Arch. f. d. ges. Physiol.*, 12, S. 261 folg.; 1876.

[4] Schiff, a. a. O., S. 172 folg.

[5] Lewaschew, *Botkin's klin. Wochenschr.*, 1884 (russisch); cit. nach *Jahresber. d. Anat. u. Physiol.*, 1884, 2, S. 48.

[6] Puelma und Luchsinger, *Arch. f. d. ges. Physiol.*, 18, S. 492—493; 1878.

[7] Bernard, *Journal de la physiol.*, 5, S. 390; 1862.

[8] Eulenburg und Landois, *Arch. f. pathol. Anat.*, 66, S. 497; 1876.

[9] Vulpian, a. a. O., 1, S. 194.

[10] Dastre und Morat, a. a. O., S. 69, 241.

[11] Edgren, *Nord. med. Ark.*, 1880, S. 45 folg. des S. A.

[12] Bowditch und Warren, *Journal of physiol.*, 7, S. 432 folg.; 1886.

[13] Putzeys und Tarchanoff, *Arch. f. Anat. u. Physiol.*, 1874, S. 371 bis 383.

[14] Kendall und Luchsinger, *Arch. f. d. ges. Physiol.*, 13, S. 201 bis 208; 1876.

[15] Ostroumoff, ib., 12, S. 224 folg.; 1876.

[16] Lewaschew, ib., 28, S. 397—430; 1882.

[17] Piotrowski, *Centralbl. f. Physiol.*, 1892, S. 464.

ischiadicus, Vulpian,[1] Dastre und Morat,[2] Lewaschew[3] im N. cruralis, Lewaschew[4] im N. cutaneus fem. ext. und post., Edgren[5] im N. saphenus major gefunden. Ganz negativ sind die Angaben Dogiel's[6] und Humilewski's.[7]

Lewaschew hat die Frage vom Verlauf der gefässverengenden Nerven für die Haut der hintern Extremität sorgfältig erörtert und gefunden, dass diese im allgemeinen in den Hauptnervenstämmen der Extremität nach den von denselben innervirten Hautgebieten verlaufen. Eine Abweichung von dieser Regel bieten nur die peripheren Theile der Verzweigungsgebiete eines jeden Nerven, da auf ihre Gefässe sich der Einfluss der Nerven der benachbarten Gebiete erstreckt.[8] Ferner hat er, sowie vor ihm bei reflectorischer Reizung Grützner und Heidenhain[9] die interessante Thatsache beobachtet, dass die gefässverengenden Nerven, theils wegen ihrer grössern Anzahl, theils auch wegen der grössern Anzahl der Blutgefässe eine kräftigere Wirkung auf die mehr peripheren Theile der Extremität ausüben. Ihr Einfluss ist also auf die Zehen und die Pfote am grössten, weniger stark auf den Unterschenkel und am schwächsten auf den Oberschenkel. Diese Umstände werden von Lewaschew mit der Wärmeregulation des Körpers in Zusammenhang gebracht.[11]

Inwiefern sämmtliche gefässverengende Nerven der hintern Extremität in deren Hauptnervstämmen verlaufen, oder ob sie auch direct aus dem Sympathicus auf die Gefässplexe übergehen, ist noch nicht entschieden. Unter den wenigen Autoren, die sich in dieser Beziehung ausgesprochen haben, erwähnt Ostroumoff,[10] dass sämmtliche gefässverengende Nerven der Pfote in den Hauptnervenstämmen verlaufen, und Lewaschew scheint dasselbe Ergebniss erhalten zu haben.[11] Dagegen giebt Vulpian an, dass sich derartige Nervenfasern auch mit den Gefässplexen verästeln.[12] Bestimmt kann diese Frage noch nicht beantwortet werden.

Am Frosche fand Riegel, dass ausserhalb des am Oberschenkel abgeschnittenen peripheren Endstückes des N. ischiadicus noch Nervenfasern verlaufen, von welchen aus die Arterien beeinflusst werden.[13] Nach Jegorow verlaufen die Gefässnerven für die Hinterextremitäten des Frosches im Brust-

---

[1] Vulpian, a. a. O., 1, S. 194.
[2] Dastre und Morat, a. a. O., S. 262, 263.
[3] Lewaschew, a. a. O., S. 431—457.
[4] Lewaschew, a. a. O., S. 458—466. [5] Edgren, a. a. O., S. 57.
[6] Dogiel, *Arch. f. d. ges. Physiol.*, 5, S. 130—142; 1892.
[7] Humilewski, *Arch. f. Anat. u. Physiol.*, physiol. Abth., 1886, S. 127 bis 147; — vgl. auch Jegorow, ib., 1892, Suppl.-Bd., S. 69—100.
[8] Lewaschew, a. a. O., S. 426 folg., 468 folg., 475 folg.
[9] Grützner und Heidenhain, a. a. O., S. 28 folg.
[10] Ostroumoff, a. a. O., S. 264.
[11] Lewaschew, *Arch. f. d. ges. Physiol.*, 28, S. 397 folg.; 1882.
[12] Vulpian, a. a. O., 1, S. 194.
[13] Riegel, *Med. Jahrbücher*, 1871, S. 101.

und Bauchtheil der Sympathicusketten. Im Niveau des Sitzbeingeflechtes bilden sie Verbindungsschlingen mit den Nerven dieses Geflechts und gehen hierauf auf die Gefässe der Hinterextremitäten und erreichen so die Schwimmhautgefässe.[1]

§. 44. Die gefässverengenden Nerven der Baucheingeweide.

Bei ihren Untersuchungen über den Einfluss der Rückenmarksreizung auf den arteriellen Blutdruck beobachteten Ludwig und Thiry, dass Compression der Brustaorta oberhalb des Zwerchfells bei durchschnittenem Halsmark einen sehr bedeutenden Einfluss auf den Blutdruck ausübt,[2] während v. Bezold früher unter sonst gleichen Verhältnissen gefunden hatte, dass Compression der Bauchaorta unterhalb des Abganges der Nierenarterien den Aortadruck nur unwesentlich veränderte.[3]

Auf Grund dessen lag es nahe, anzunehmen, dass die gefässverengenden Nerven der Baucheingeweide für den normalen Blutdruck in hohem Grade massgebend sein mussten.

Der Beweis für die Richtigkeit dieser Ansicht wurde gleichzeitig von Ludwig und Cyon, wie von v. Bezold und Bever gegeben.

Die ersteren fanden, dass Durchschneidung des einen Splanchnicus in der Bauchhöhle den Aortadruck um 30—50 mm Hg senkte; wurde der zweite Splanchnicus dann durchschnitten, so sank der Druck noch um 8—10 mm Hg. Bei Reizung des peripheren Endes des durchschnittenen Nerven stieg der Aortadruck und erreichte sogar eine grössere Höhe als vor der Durchschneidung.[4]

Dasselbe Ergebniss erhielten v. Bezold und Bever bei Durchschneidung der beiden Splanchnici in der Brusthöhle. Sie heben speciell hervor, dass der Druck nach diesem Eingriff fast ebenso tief herabsinkt, als wenn bei hoher Durchschneidung des Rückenmarkes sämmtliche gefässverengende Nerven ausser Thätigkeit versetzt werden. Durch Lähmung der Gefässe der Baucheingeweide wird das Pfortadersystem mit Blut strotzend gefüllt, die kleinen Gefässe im Mesen-

---

[1] Jegorow, *Arch. f. Anat. u. Physiol.*, physiol. Abth., 1892, Suppl.-Bd., S. 95.

[2] Ludwig und Thiry, *Sitz.-Ber. d. kais. Akad. d. Wiss.*, math.-naturw. Cl., 49, 2, S. 442 folg.; 1864.

[3] v. Bezold, *Unters. über die Innervation des Herzens*, 2, S. 223—224; 1863; — vgl. auch v. Bezold, *Unters. aus dem physiol. Laborat. in Würzburg*, 2, S. 185; 1867.

[4] Ludwig und Cyon, *Ber. d. sächs. Gesellsch. d. Wiss.*, math.-phys. Cl., 1866, S. 315.

terium und in der Darmwand treten stark injicirt hervor, die Gefässe der Nieren sind erweitert und das Nierenparenchym roth und blutreich.[1]

Durch diese Versuche war also nachgewiesen, dass die Splanchnici die wichtigsten aller gefässverengenden Nerven sind und sehr bedeutungsvolle Regulatoren des Blutdruckes bilden.

Nähere Kenntniss von den Splanchnici erhielt man bald darauf durch Asp. Nach Durchschneidung der beiden Splanchnici sinkt der Aortadruck beim Kaninchen in der Regel tiefer als beim Hunde. Asp bringt dies mit der verschiedenen relativen Länge des Darmes bei diesen Thieren in Zusammenhang. Der Betrag der Druckverminderung hing, wie zu erwarten war, von dem vor der Durchschneidung stattfindenden Tonus sowohl der Splanchnici, wie auch anderer gefässverengender Nerven ab. Wenn der Splanchnicus verhältnissmässig schwach erregt ist, während gleichzeitig andere Gefässnerven stark erregt sind, so wird natürlich die Drucksenkung geringer sein, als wenn bei starkem Tonus des Splanchnicus die übrigen Gefässnerven nur schwach thätig sind.[2]

Ferner untersuchte Asp den Ursprung der im Splanchnicus verlaufenden gefässverengenden Nerven. Er fand, dass sich alle von ihm gereizten Nervenwurzeln (10.—12. Intercostalnerven) wesentlich gleichartig verhielten, und dasselbe war auch mit dem Stamm des Nerven der Fall, gleichviel ob er an der 7. Rippe oder unterhalb des Zwerchfells gereizt wurde. Ohne Ausnahme wurde hierdurch eine Drucksteigerung hervorgerufen; die betreffenden Nerven enthielten also sämmtlich gefässverengende Fasern.[3]

Vom Splanchnicus gehen die gefässverengenden Nerven nach dem Plexus coeliacus und vertheilen sich von da nach den Gefässen des Magens, der Därme und der Nieren.[4] — Nach Arthaud und Butte bekommen der Magen und der Darm auch aus dem Vagus gefässverengende Fasern.[5]

Die Nieren erhalten ihre gefässverengenden Nerven möglicherweise

[1] v. Bezold und Bever, *Unters. aus dem physiol. Laborat. in Würzburg*, 2, S. 314—325; 1867; — vgl. auch v. Bezold und Bensen, *Neue Würzburger Zeitung*, 5. Mai 1866.

[2] Asp, *Ber. d. sächs. Ges. d. Wiss.*, math.-phys. Cl., 1867, S. 136—140.

[3] Asp, a. a. O., S. 148—150.

[4] Vgl. v. Bezold und Bever, a. a. O., S. 320; — Schiff, *Leçons sur la physiol. de la digest.*, 2. Florenz 1867, S. 433—452; — Vulpian, a. a. O., 1, S. 443.

[5] Arthaud und Butte, *Du nerf pneumogastrique.* Paris 1892, S. 55, 64 folg.

auch durch den Splanchnicus minor längs der Nierengefässe.[1] Vulpian fügt hinzu, dass Durchschneidung oder Reizung des Brustsympathicus oberhalb der Stelle, wo der Splanchnicus entspringt, gleichfalls die Nierengefässe beeinflusst.[2] Cohnheim und Roy fanden, dass Reizung des einen Splanchnicus Gefässcontraction in beiden Nieren hervorbringt.[3]

Bradford hat die Gefässinnervation der Niere näher untersucht und gefunden, dass ihre gefässverengenden Nerven in grösserer Anzahl im 6. Brust- bis zum 2. Lendennerven incl. vorkommen, dass sie in den 4. und 5. Brust- und 3. und 4. Lendennerven sehr spärlich sind, sowie dass sie sich in den 11.—13. Brustnerven am reichlichsten vorfinden.[4] Auch im Vagus haben Klemensiewicz,[5] Masius,[6] Arthaud und Butte[7] gefässverengende Nerven für die Niere nachgewiesen.[8]

Pal[9] hat gefunden, dass auch die gefässverengenden Nerven der Leber dem Splanchnicus entstammen; diese Nerven verlaufen nach Vulpian[10] vom Plexus coeliacus längs des Ductus choledocus und der A. hepatica, was von Ikalowicz und Pal bestritten wird.[11]

Die gefässverengenden Nerven der Milz sind von mehreren Autoren untersucht worden. Schiff,[12] Tarchanoff,[13] Bulgak[14] und Roy[15] fanden im linken Splanchnicus derartige Fasern für die Milz. Nach Roy führen beide Splanchnici milzcontrahirende Nerven. Ferner scheint nach Roy, Oehl,[16] Arthaud und Butte[17] auch der Vagus

---

[1] Vgl. Bernard, *Leçons sur les liquides de l'organisme,* 2, S. 169; 1859.

[2] Vulpian, a. a. O., 1, S. 541.

[3] Cohnheim und Roy, *Arch. f. pathol. Anat.*, 92, S. 441—443; 1883.

[4] Bradford, *Journal of physiol.*, 10, S. 363—382; 1889.

[5] Klemensiewicz, *Sitz.-Ber. d. kais. Akad. d. Wiss.*, math.-naturw. Cl., 94, Abth. 3, S. 63—72; 1886.

[6] Masius, *Bull. de l'acad. des sciences de Belgique,* 3. sér., 15, S. 538 bis 539; — 16, S. 67; 1888.

[7] Arthaud und Butte, *Archives de physiol.*, 1890, S. 379—394; — *Du nerf pneumogastrique.* Paris 1892, S. 108—109.

[8] Vgl. auch die S. 334 angeführten Angaben Rossbach's und Boehm's über die gefässverengende Wirkung des Vagus auf die Baucheingeweide sowie Doyon, *Arch. de physiol.*, 1893, S. 93—95.

[9] Pal, *Med. Jahrbücher*, 1888, S. 73 folg.

[10] Vulpian, a. a. O., 1, S. 560. [11] S. bei Pal, a. a. O., S. 71.

[12] Schiff, *Leçons sur la physiol. de la digestion*, 2. Florenz 1867, S. 443 folg.

[13] Tarchanoff, *Arch. f. d. ges. Physiol.*, 8, S. 98; 1874.

[14] Bulgak, *Arch. f. pathol. Anat.*, 69, S. 183—212; 1877.

[15] Roy, *Journal of physiol.*, 3, S. 224—228; 1882.

[16] Oehl, *Gazz. Lomb.*, 1868; cit. nach *Schmidt's Jahrbücher*, 141, S. 275; 1869.

[17] Arthaud und Butte, *Du nerf pneumogastrique,* S. 95—97.

derartige Fasern zu enthalten; durch reflectorische Reizung hat Roy eine Milzcontraction auch dann gefunden, wenn beide Vagi und beide Splanchnici durchschnitten waren. Die Milz muss also noch von anderen Nerven verengende Fasern erhalten. Betreffs des Verlaufs der im Splanchnicus vorkommenden Nerven giebt Bulgak an, dass sie aus dem Rückenmark vom 10. Brust- bis zum 3. Lendennerven austreten.

Dass der Splanchnicus major nicht der einzige gefässverengende Nerv für die Organe der Bauchhöhle ist, geht übrigens aus verschiedenen Beobachtungen hervor. Am deutlichsten ist dies vielleicht von Asp nachgewiesen worden.

Nachdem er den Aortadruck bestimmt hatte, durchschnitt er (an Hunden) die beiden Splanchnici maj. gerade unterhalb des Zwerchfells und liess die Thiere am Leben. Dann bestimmte er nach 1—2 Wochen wieder den Blutdruck; es ergab sich, dass derselbe etwa 11—12 Tage nach der Durchschneidung seinen normalen Werth wieder erlangt hatte, ohne dass die durchschnittenen Nerven zusammengewachsen waren. Dies beweist, dass die Splanchnici nicht, wie v. Bezold und Bever[1] sich vorstellten, für das Leben absolut nothwendig sind, sowie ferner, dass die Eingeweide der Bauchhöhle entweder gefässverengende Nerven in genügender Zahl anderswoher — vom Lendenmark, bezw. vom Vagus (vgl. oben, S. 334) — bekommen, oder auch dass der Tonus der betreffenden Gefässe unter Mitwirkung peripherer Centren allmählich wiederhergestellt worden ist.[2] Dass die erstere Annahme, welche ja an für für sich die zweite Möglichkeit nicht ausschliesst, richtig ist, zeigte Asp durch directe Reizung des Splanchnicus minor (Hund).[3]

Betreffs der gefässverengenden Nerven der Generationsorgane kenne ich keine andere Angabe als die Beobachtung Lovén's, dass der N. pudendus derarartige Nerven für die A. dorsalis penis enthält.[4] Von woher diese Fasern stammen, ist nicht näher bekannt.

§ 45. Die gefässverengenden Nerven der Lungen.

Um zu entscheiden, ob auch die Lungen gefässverengende Nerven haben, hat man in der oben angegebenen Weise den Blutdruck in der Lungenarterie bestimmt und dessen Variationen bei Reizung des

[1] v. Bezold und Bever, a. a. O., S. 323.

[2] Asp, a. a. O., S. 141—142. [3] Asp, a. a. O., S. 160, 161.

[4] Lovén, *Ber. d. sächs. Ges. d. Wiss.*, math.-phys. Cl., 1866, S. 108, 109.

Rückenmarkes, bezw. der Rückenmarkswurzeln oder bei Reflexreizung untersucht.

Bei Beurtheilung der Ergebnisse müssen wir jedoch sehr vorsichtig sein, denn es ist, wie besonders Openchowski durch zahlreiche Beobachtungen nachgewiesen hat, vollkommen sicher, dass der Druck in der Lungenarterie in Folge einer Nervenreizung schwanken kann, ohne dass dies von einer Erregung der postulirten gefässverengenden Nerven der Lunge bedingt ist. Bei Reizung des Splanchnicus steigt der Druck in der Lungenarterie, weil eine grosse Blutmenge in die untere Hohlvene hineingetrieben wird; eine bei Rückenmarksreizung erscheinende Steigerung des Druckes in der Lungenarterie beweist also an und für sich nichts in Bezug auf gefässverengende Nerven für die Lungen. — Ferner kann auch ein behinderter Abfluss aus dem linken Herzen den Druck in der Lungenarterie in die Höhe treiben, wie aus den S. 452 erwähnten Versuchen Waller's hervorgeht.[1]

Durch den folgenden Versuch glaubte Lichtheim das Vorhandensein gefässverengender Nerven für die Lunge nachgewiesen zu haben.[2] Er band die Aorta dicht oberhalb des Zwerchfells, erstickte das Thier und beobachtete dabei einen Druckanstieg in der Lungenarterie, ohne gleichzeitige Steigerung des Blutdruckes in der Aorta. Er hatte also in der That einen vom Aortadruck unabhängigen Druckanstieg in der Lungenarterie bemerkt. Gegen diesen Versuch kann aber eingewendet werden, dass hierbei, trotz der Ligatur der Brustaorta, die Einwirkung der Gefässnerven auf die Gefässe des grossen Kreislaufes nicht ausgeschlossen war. Bei der Erstickung wurde das Gefässcentrum gereizt, unter Einwirkung des N. splanchnicus zogen sich die Gefässe der Bauchhöhle zusammen, und dadurch wurde eine grössere Blutmenge nach dem rechten Herzen getrieben. Dieser Versuch beweist also gar nichts.

Bradford und Dean[3] haben durch Reizung des Rückenmarkes oder der oberen Brustnerven die gefässverengenden Nerven der Lunge beim Hunde untersucht. Sie bestimmten den Druck in der Aorta und in der Lungenarterie und beobachteten die bei Nervenreizung darin stattfindenden Veränderungen, Es ergab sich, dass bei peripherer Reizung des am 7. Brustnerven durchschnittenen Rückenmarkes der Druck sowohl in der Aorta als in der Lungenarterie zunahm. Wurde dann das Kopfmark gereizt, so war der Druckanstieg in der Aorta lange nicht so gross wie vorher, in der Lungenarterie dagegen viel grösser. In einem Versuch betrug bei Reizung des Rückenmarkes am 7. Brustnerven die Drucksteigerung in der Aorta 150 ^{mm}, in der Lungenarterie 2 ^{mm}; bei Reizung des Kopfmarkes war der Druckanstieg in der Aorta nur 55 ^{mm}, in der Lungenarterie aber 6 ^{mm} Hg.

Ferner beobachteten dieselben Autoren, dass bei Reizung des 6. oder 7. Brustnerven der Druck in der Aorta um 30—40 ^{mm} Hg, in der Lungenarterie

[1] Openchowski, *Arch. f. d. ges. Physiol.*, 27, S. 233—266; 1882.

[2] Lichtheim, *Die Störungen des Lungenkreislaufes*. Berlin 1876, S. 48 folg.

[3] Bradford und Dean, *Proceedings of the Royal Society*, 45, S. 369 bis 377; 1889.

um 3—4 ^{mm} Hg anstieg; bei Reizung des 5. Brustnerven nahm bei einem andern Versuch der Aortadruck nur um 10 ^{mm} Hg zu, während der Druck in der Lungenarterie um 3 ^{mm} erhöht wurde. Endlich beobachteten sie bei Reizung des 3. Brustnerven in der Lungenarterie eine Drucksteigerung von 3—4 ^{mm} Hg; der Aortadruck stieg bei dieser Gelegenheit aber gar nicht, sondern sank in einigen Fällen sogar herab.

Durch diese Versuche ist deutlich nachgewiesen, dass die Drucksteigerung in der Lungenarterie durchaus nicht immer als passive Folge einer Drucksteigerung in der Aorta aufgefasst werden kann, denn der Umfang jener steht zu der Druckzunahme in der Aorta in keinem directen Verhältniss. Hierin aber einen entscheidenden Beweis dafür zu sehen, dass für die Lunge gefässverengende Fasern in den oberen Brustnerven enthalten sind, erscheint mir jedoch nicht vollständig berechtigt. Wir könnten uns ja denken, dass die betreffenden Nerven die Blutgefässe der Leber innervirten: wenn diese Gefässe sich contrahiren, müssen sie Blut nach dem rechten Herzen treiben und also den Druck in der Lungenarterie steigern, ohne dass darum der Aortadruck in einem nennenswerthen Grade zuzunehmen braucht. Die Tragweite dieser Einwendung können wir indessen erst dann beurtheilen, wenn wir von der Einwirkung dieser Nerven auf die Leber nähere Kenntniss besitzen werden.

Die Versuche Bradford's und Dean's findet auch Knoll[1] nicht beweisend, weil der Druck in der Pulmonalis von der augenblicklichen Leistungsfähigkeit des Herzens abhängt, so dass einerseits bei leistungsunfähigem Herzen selbst eine geringe Erhöhung der Widerstände im grossen Kreislauf zu einer merkbaren Rückstauung von Blut in den kleinen Kreislauf Anlass geben kann, während anderseits selbst eine sehr grosse Steigerung des Aortadruckes, namentlich wenn sie nicht lange dauert, ohne jede Erhöhung des Druckes in der Pulmonalis ablaufen kann. Seinerseits ist Knoll geneigt, anzunehmen, dass eine Betheiligung der Lungengefässe an der Gefässverengerung im grossen Kreislauf überhaupt nicht stattfindet.[1]

Auf der andern Seite wird behauptet, dass der Vagus gefässverengende Nerven nach der Lunge führe. Beim Frosch beobachtete Couvreur unter dem Mikroskop die Weite der Lungengefässe und fand dabei, dass Reizung des Vagus die Blutströmung in den Lungengefässen aufhob, und zwar auch in dem Falle, wenn die nach dem Herzen verlaufenden Vagusäste vorher durchschnitten waren.[2] Cavazzani stellte eine künstliche Circulation durch die beiden Lungen oder, beim lebenden Thiere, durch einen Lungenlobus her und bestimmte die in der Zeiteinheit durchströmende Blutmenge. Beim Kaninchen nahm diese bei Reizung des Halsvagus ab und bei Reizung des Halssympathicus zu; jener würde also für die Lunge gefässverengende, dieser dagegen gefässerweiternde Fasern enthalten. Beim Hunde sah Cavazzani als Folge der Vago-sympathicus-reizung nur Gefässerweiterung. Da aber nach Erstickung beim Hunde die Ausflussmenge abnahm, müssen sich bei diesem Thier auch gefässverengende Nerven vorfinden, welche nach Cavazzani wesentlich in anderen Nervenbahnen als dem Vagus verlaufen. — Mit diesen Ergebnissen

[1] Knoll, *Sitz.-Ber. d. kais. Akad. d. Wiss.*, math.-naturw. Cl., 99, Abth. 3, S. 11—30; 1890.

[2] Couvreur, *Comptes rendus de la société de biol.*, 1889, S. 731; — vgl. auch Arthaud und Butte, ib., 1890, S. 12.

[3] Cavazzani, *Arch. ital. de biol.*, 16, S. 32—49; 1891.

stimmen diejenigen von Henriques nicht ganz überein. Er registrirte beim lebenden Thiere die Druckschwankungen im linken Vorhof und in der Lungenarterie und fand bei Reizung des Vagus (Kaninchen, Hund), dass der Druck in dem Vorhof anstieg, während er in der Lungenarterie herabsank. Daraus schliesst er, dass bei diesen Thieren die Vagi den Lungen gefässerweiternde Fasern zuführen. Bei einem Versuche an einer Katze war das Resultat der Vagusreizung dagegen eine Contraction der Lungengefässe.[1]

Noch ist zu erwähnen, dass Bokai[2] durch directe Beobachtung der Farbe der Lungen an Kaninchen die Abhängigkeit der Lungengefässe von dem Nerveneinfluss untersucht hat. Er giebt an, dass die Lungen bei Durchschneidung der N. sympathicus erröthen, und bei Reizung dieses Nerven erblassen, und fügt hinzu, dass die hierbei thätigen Fasern aller Wahrscheinlichkeit nach vom Ggl. thorac. I. nach dem Vagus und mit diesem nach der Lunge gehen.

Diese Verschiedenheit der Angaben über die Gefässinnervation der Lungen bezeugt, wie wenig spruchreif diese Frage vorläufig ist. Die vorliegenden Untersuchungen scheinen aber jedenfalls darzuthun, dass die etwaigen gefässverengenden Nerven der Lungen nicht besonders stark entwickelt sind, und gestatten uns anzunehmen, dass die Weite der Lungengefässe in keinem grössern Grade vom centralen Nervensystem direct beeinflusst wird.

Sechzehnte Vorlesung.

Die gefässerweiternden Nerven.

§ 46. Die allgemeinen Eigenschaften der gefässerweiternden Nerven.

Bei der Darstellung der geschichtlichen Entwicklung unserer Kenntniss von der Einwirkung des Nervensystems auf die Gefässe habe ich schon die Beobachtungen Schiff's und Bernard's besprochen, welche zu der Entdeckung der gefässerweiternden Nerven führten. Nachdem Bernard[3] in der Chorda tympani einen typischen gefässerweiternden Nerven, d. h. einen centrifugalen Nerven, der bei peripherer Reizung eine primäre, von keiner Gefässverengerung vorausgegangene Gefässerweiterung bewirkt, nachgewiesen hatte, fand Eckhard in den Nn. erigentes Nerven derselben

[1] Henriques, *Skand. Arch. f. Physiol.*, 4, S. 229—240; 1892.

[2] Bokai, *Orvosi hetilap*, 1880, Nr. 13 (ungarisch); cit. nach *Jahresber. d. Anat. u. Physiol.*, 1880, 2, S. 71.

[3] Bernard, *Journal de la physiol.*, 1, S. 651; 1858.

Art für den Penis.[1] Es dauerte jedoch ziemlich lange, bis man in vollem Ernst daran dachte, dass ähnliche Nerven auf alle oder die meisten Gefässgebiete des Körpers einwirkten. Dieser Gedanke wurde mit voller Bestimmtheit zuerst von Goltz in einer sehr anregenden Abhandlung über die Gefässnerven im Ischiadicus des Hundes ausgesprochen,[2] welche Abhandlung eine bedeutende Anzahl Untersuchungen über diesen Gegenstand veranlasste. Durch diese wurden die den beiden Arten von Gefässnerven charakteristischen Eigenthümlichkeiten festgestellt, und es gelang, für zahlreiche Körpertheile das Vorhandensein gefässerweiternder Fasern nachzuweisen.

Es ist natürlich mit keinerlei Schwierigkeit verbunden, die gefässerweiternden Nerven in Nervenstämmen nachzuweisen, wo sie allein verlaufen, ohne mit anderen Gefässnerven gemischt zu sein. Wo sie aber mit gefässverengenden Fasern für dasselbe Organ gemischt sind, ist es nothwendig, besondere Versuchsanordnungen zu treffen, weil die gefässerweiternden Nerven oft, wenn auch nicht immer, während der Reizung von den gefässverengenden überwunden werden.

Dies wurde zuerst mit voller Bestimmtheit von v. Frey nachgewiesen.[3] Er machte seine Versuche an der Gl. submaxillaris, welche ihre erweiternden Fasern aus der Chorda tympani und ihre verengenden aus dem Halssympathicus bezieht. Um die durch die Nervenreizung bewirkte Veränderung der Gefässweite genau zu ermitteln, bestimmte v. Frey die aus einer der grösseren Venen der Drüse abfliessende Blutmenge. Wenn die Nerven einzeln gereizt wurden, stellte es sich als wesentlichster Unterschied heraus, dass die Nachwirkung der gefässerweiternden Nerven viel länger als die der gefässverengenden dauerte, sowie dass jene viel schneller als diese ermüdeten.

Wurden die beiden Nerven dagegen gleichzeitig gleich stark gereizt, so siegten die verengenden Nerven; die Nachwirkung aber war eine starke Gefässerweiterung, also die den erweiternden Nerven eigenthümliche. Die beiden Arten der Gefässnerven sind also keine reinen Antagonisten, sondern sie müssen die Gefässe in verschiedenen Punkten angreifen, ganz wie die beiden Arten von Herznerven verschiedene Angriffspunkte im Herzen haben (vgl. S. 270).

Dass dagegen eine schwache Reizung der verengenden Nerven von einer stärkern Reizung der erweiternden überwunden wird, geht aus der Thatsache hervor, dass bei unversehrtem Halssympathicus, wo

[1] Eckhard, *Beiträge zur Anat. u. Physiol.*, 3, S. 123—166; 1863.

[2] Goltz, *Arch. f. d. ges. Physiol.*, 9, S. 174—197; 1874.

[3] v. Frey, *Arbeiten aus der physiol. Anstalt zu Leipzig*, 1876, S. 89—107.

also die Gefässe unter dem Einfluss dieses Nerven stehen, eine Reizung der Chorda dennoch eine Gefässerweiterung bewirkt. Versuche mit directer und reflectorischer Reizung dieses Nerven, welche von Bernard ausgeführt worden sind, zeigen jedoch, dass bei undurchschnittenem Halssympathicus die Gefässerweiterung in der Drüse geringer ist, als wenn in Folge der Durchschneidung dieses Nerven der Tonus der verengenden Nerven aufgehoben worden ist.[1]

Nach einer Angabe von Roever scheinen die gefässerweiternden Nerven der Submaxillaris sogar einen Tonus zu besitzen, denn nach Durchschneidung der Chorda verringert sich die Menge des aus der Drüse abfliessenden Venenblutes,[2] was jedoch von Vulpian bestritten wird.[3]

Das von v. Frey nachgewiesene Verhalten scheint jedoch nicht immer stattzufinden. Wenigstens geben v. Anrep und Cybulski[4] an, dass bei der Zunge, deren Blutfülle sie plethysmographisch untersuchten, eine während einer Hypoglossus-Reizung stattfindende Gefässverengerung durch eine eingeschaltete Reizung des N. lingualis aufgehoben werden konnte. Und umgekehrt erschien eine Gefässverengerung, wenn der Hypoglossus während einer durch Lingualis-Reizung bewirkten Gefässerweiterung gereizt wurde. Nach diesen Versuchen würde also eine folgende Reizung die Wirkung einer vorhergehenden aufheben können. — Ich bemerke, dass diese Ergebnisse denen v. Frey's nicht direct widersprechen, denn v. Frey untersuchte gar nicht die Wirkung, welche eintritt, wenn bei stattfindender Reizung des Sympathicus die gefässerweiternden Fasern im Lingualis gereizt werden.

Im Zusammenhang mit diesen Ergebnissen stehen die Erfahrungen Lépine's[5] und Bernstein's[6] hinsichtlich der Wirkung der Gefässnerven bei einer, durch Erwärmung oder Abkühlung (mit warmem oder kaltem Wasser) einer Extremität erzielten Erweiterung oder Verengerung der Blutgefässe. Wenn in demselben Nervenstamm die beiden Arten von Gefässnerven vorhanden sind, so wird bei der gleichen Reizung im ersten Falle eine Verengerung, im zweiten eine Erweiterung der Gefässe hervorgerufen.

Eine andere Eigenthümlichkeit, wodurch sich die verschiedenen

---

[1] Bernard, *Leçons sur les liquides de l'organisme.* Paris 1859, 1, S. 310 311; — 2, S. 275.

[2] Roever, *Krit. und experim. Unters. des Nerveneinflusses auf die Erweiterung und Verengerung der Blutgefässe.* Rostock 1869, S. 101, 110, 112.

[3] Vulpian, *Archives de physiol.*, 1874, S. 175—177; cit. nach *Jahresber. d. Anat. u. Physiol.*, 1874, 2, S. 49.

[4] v. Anrep und Cybulski, s. *Jahresber. d. Anat. u. Physiol.*, 1884, 2, S. 52.

[5] Lépine, *Mémoires de la société de biol.*, 1876, 4 mars, S. 12 des S. A.

[6] Bernstein, *Arch. f. d. ges. Physiol.*, 15, S. 585 folg.; 1877.

Gefässnerven von einander unterscheiden, ist die verschieden lange Zeit, die verstreicht, bevor sie degeneriren, nachdem sie durchschnitten worden sind (vgl. S. 259). Bei seinen Versuchen am Ischiadicus beobachtete Goltz im Widerspruch gegen die Autoren, die vor ihm diesen Nerven untersucht hatten, dass durch eine periphere Reizung eine primäre und unmittelbar hervortretende Gefässerweiterung im Ausbreitungsgebiet dieses Nerven hervorgebracht wurde.[1] Die Ursache dieser höchst auffallenden Differenz wurde in Heidenhain's Laboratorium von Ostroumoff nachgewiesen.[2] Goltz hatte nämlich seine Versuche an Nerven ausgeführt, welche einige Tage vor der Reizung durchschnitten waren, während die früheren Autoren frisch durchschnittene Nerven gereizt hatten. Nun fand Ostroumoff, dass die Reizung des degenerirenden Nerven eine Gefässerweiterung hervorruft, während die Reizung desselben Nerven in frischem Zustande eine deutliche primäre Gefässverengerung erzeugt. Zu demselben Resultat kamen etwa gleichzeitig auch Kendall und Luchsinger,[3] sowie später Bernstein,[4] Edgren[5] u. a.

Die Frage bezüglich der verschieden langen Zeit, welche die Degeneration der beiden Arten von Gefässnerven beansprucht, wurde von Dziedziul[6] näher untersucht. Nach ihm sind die verengenden Fasern im Ischiadicus bis zum 3.—4. Tage nach der Durchschneidung erregbar. Die erweiternden Fasern behalten ihre Erregbarkeit bis zum 6.—7. Tage bei. Später haben alle beide Arten von Gefässnerven ihre Erregbarkeit eingebüsst.

Noch charakteristischer sind die Beobachtungen Dziedziul's an Halssympathicus und Chorda tympani (Gl. submaxillaris), sowie an N. hypoglossus und N. lingualis (Zunge). Die erweiternden Nerven der Unterkieferdrüse waren bis zum 11. Tage und die der Zunge wenigstens bis zum 8. Tage erregbar, während der Halssympathicus schon nach 4 Tagen und der Hypoglossus sogar nach 3 Tagen ihre Erregbarkeit verloren hatten.

Nn. erigentes waren erst am 9. Tage unerregbar.

Die gefässerweiternden Nerven behalten also ihre Erregbarkeit viel länger als die gefässverengenden, nachdem sie vom Zusammenhange mit dem centralen Nervensystem getrennt worden sind.

Bei seinen oben erwähnten Versuchen prüfte Ostroumoff[7] auch den Einfluss, den elektrische Reizung in verschiedenem Rhythmus auf

---

[1] Goltz, ib., 9, S. 184 folg.

[2] Ostroumoff, *Arch. f. d. ges. Physiol.*, 12, S. 228 folg.; 1876.

[3] Kendall und Luchsinger, ib., 13, S. 201—211; 1876.

[4] Bernstein, a. a. O., S. 577 folg.

[5] Edgren, *Nordiskt medicinskt Arkiv*, 1880, S. 60–69 des S. A.

[6] Dziedziul, *Militärärztl. Journal*, 1880 (russisch); cit. nach *Jahresber. d. Anat. u. Physiol.*, 1880, 2, S. 68.

[7] Ostroumoff, a. a. O., S. 231—233.

den frisch durchschnittenen Ischiadicus ausübte. Während eine tetanisirende Reizung, wie schon erwähnt, eine Gefässverengerung hervorbrachte, zeigte es sich, dass die Reizung mit einzelnen Inductionsströmen in Pausen von je 5 Secunden eine primäre Gefässerweiterung erzeugte. Dasselbe Ergebniss erhielt er auch bei sehr schwacher tetanisirender Reizung.

Dass die gefässerweiternden Nerven bei schwacher Reizung empfindlicher als die verengenden sind, ging auch aus der Thatsache hervor, dass

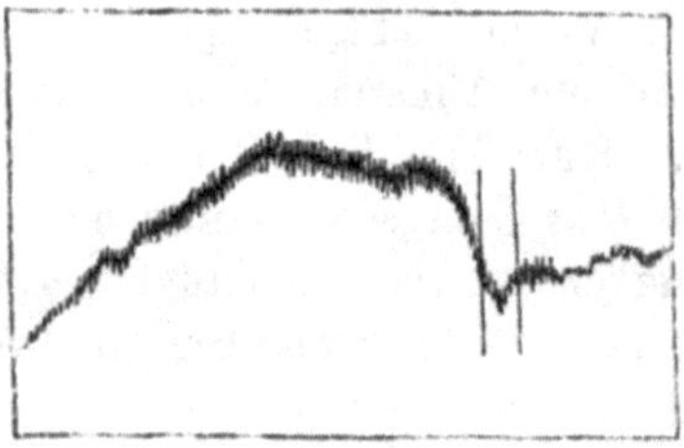

Fig. 123.

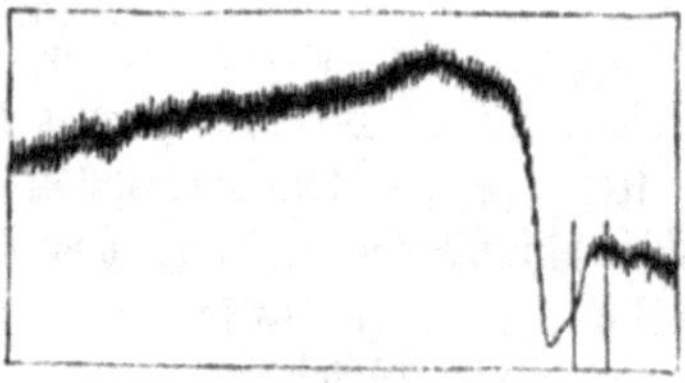

Fig. 124.

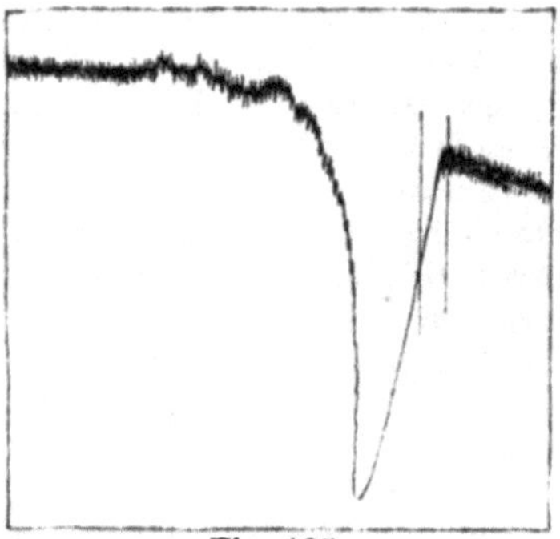

Fig. 125.

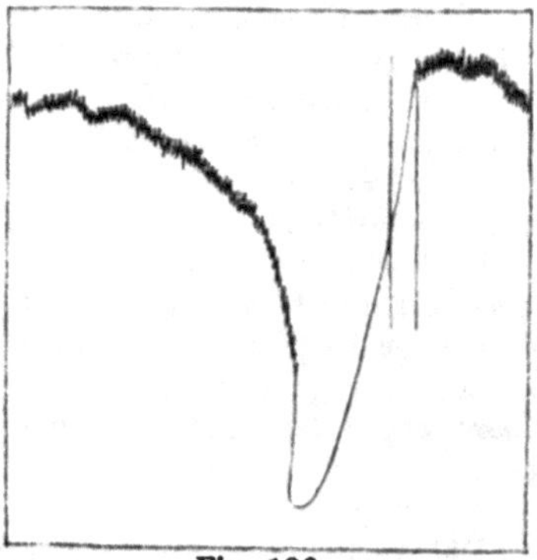

Fig. 126.

Fig. 123—126. Plethysmogramme, hintere Extremität, Katze; nach Bowditch und Warren. Die Reizungsfrequenz bei 123:1 in der Secunde, bei 124:4, bei 125:16 und bei 126:64. Von rechts nach links zu lesen.

Gefässerweiterung bei Reizung des Lingualis mittelst eines schwächern Stromes erhalten wurde als desjenigen, der nöthig war, um unter Vermittelung des Hypoglossus eine Gefässverengerung hervorzurufen (Zunge).

Diese Ergebnisse wurden von Bowditch und Warren[1] vollends bestätigt. Bei der Katze untersuchten sie mittelst plethysmographischer Bestimmung der Volumenschwankungen der hintern Extremität den Einfluss der verschiedenen Frequenz und Stärke der Reizung auf die

[1] Bowditch und Warren, *Journal of physiol.*, 7, S. 432—448; 1886.

Gefässnerven des Ischiadicus. Als Stromunterbrecher benutzten sie einen von Ludwig[1] construirten Apparat, welcher es erlaubt, innerhalb sehr weiter Grenzen die Frequenz der Inductionströme zu variiren, ohne dass dabei ihre Intensität schwankt, wie es bei den gewöhnlichen Inductionsapparaten mit schwingender Feder der Fall ist.

Bei den meisten Fällen trat bei Reizung des frischen Nerven zuerst eine Gefässverengerung und nachher eine Gefässerweiterung hervor. Diese Erweiterung erschien aber um so leichter, je schwächer und je weniger häufig die Reizung war. Unter diesen Umständen beobachteten Bowditch und Warren, wie Ostroumoff sogar eine primäre, von keiner Gefässverengerung vorausgegangene Gefässerweiterung.

Zur Beleuchtung ihrer Ergebnisse weise ich auf Figg. 123—127 hin. In Figg. 123—126 hat die Reizung bei derselben Stärke der Inductionsströme, aber mit verschiedener Frequenz stattgefunden. In Fig. 123 sehen wir bei einer Reizung in der Secunde nur eine geringe Andeutung von einer Gefäss-

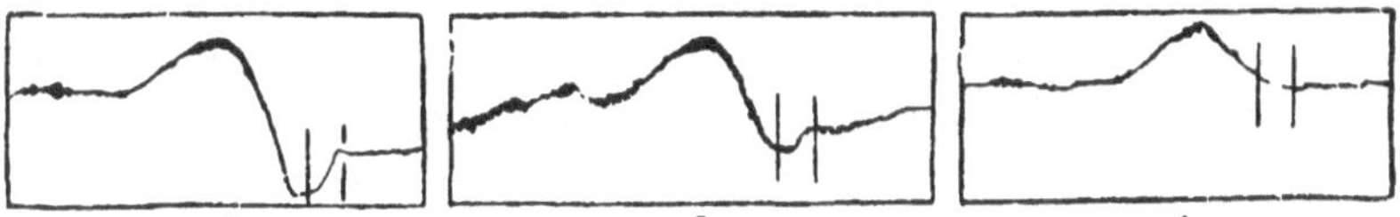

Fig. 127. Plethysmogramme, hintere Extremität, Katze; nach Bowditch und Warren. Bei 1 Reizstärke 100, bei 2: 150, bei 3: 200. Von rechts nach links zu lesen.

verengerung, auf welche eine starke Gefässerweiterung folgt. In Fig. 124 (4 Reizungen in der Secunde) ist die Gefässverengerung grösser, die nachfolgende Erweiterung fortwährend stark. Fig. 125 (16 Reizungen in der Secunde) zeigt dagegen eine Gefässerweiterung, die an und für sich sehr gering und im Verhältniss zu der vorhergehenden Verengerung ganz verschwindend ist. Endlich sehen wir in Fig. 126 (64 Reizungen in der Secunde) gar keine Gefässerweiterung, sondern nur eine Verengerung. In allen Fällen war die Dauer der Reizung gleich gross (15 Secunden).

Ich brauche kaum zu bemerken, dass die Gefässerweiterung in Figg. 123 bis 125 von einer Ermüdung der gefässverengenden Nerven nicht bedingt sein kann, denn in Fig. 126, wo die Reizung am stärksten war, kommt ja gar keine Gefässerweiterung zum Vorschein.

Fig. 127 illustrirt den Zusammenhang zwischen der Stärke der Reizung und deren Wirkung auf die beiden Arten von Gefässnerven. Bei allen drei Fällen hat die Reizung in dem gleichen Rythmus (1 in der Secunde) und gleich lange (20 Secunden) stattgefunden. Bei der geringsten Stromstärke (1) erscheint nur eine primäre Gefässerweiterung, bei den grösseren (2 und 3) ist diese von einer Gefässverengerung vorangegangen, welche um so bedeutender ist, je stärker die Reizung war.

---

[1] Dieser Apparat ist beschrieben bei Bowditch und Warren, a. a. O., S. 425.

Ähnliche Ergebnisse haben Bradford[1] und Johansson[2] bei Reizung des Splanchnicus in verschiedenem Rythmus und mit verschieden starken Inductionsschlägen in Bezug auf den Aortadruck erhalten.

Wir besitzen also auch in der Variation der Frequenz und Stärke der Reizung ein Mittel, die beiden Arten von Gefässnerven zu unterscheiden, wenn sie in demselben Gefässstamme verlaufen. Die gefässerweiternden Nerven sind durch schwache Ströme in langsamem Rhythmus leichter erregbar, die gefässverengenden Nerven beanspruchen eine grössere Stromstärke und eine grössere Reizungsfrequenz.

Auch in anderen Beziehungen unterscheiden sich die gefässerweiternden Nerven von den verengenden. Die Latenzdauer der Reizung scheint bei jenen etwas, wenn auch nicht viel, länger als bei diesen zu sein. Zur Illustration dieses Verhaltens werde ich nur die Untersuchungen berücksichtigen, welche nach der plethysmographischen Methode ausgeführt worden sind, weil diese Methode unter allen zu diesem Zwecke bis jetzt benutzten am deutlichsten und schnellsten die Veränderungen der Blutzufuhr nach dem zu untersuchenden Körpertheil angiebt. Für die hintere Extremität fanden Bowditch und Warren bei der Katze die Latenzdauer der gefässverengenden Nerven gleich 1·5 Sec., die der erweiternden 3·5 Sec.[3] Für Lingualis und Hypoglossus (Zunge, Hund) theilen allerdings v. Anrep und Cybulski etwa gleich grosse Werthe (1·25—1·50 Sec.) mit, aber auch diese Autoren fanden für einen typischen gefässerweiternden Nerven, den N. erigens, eine längere Latenzdauer, nämlich 3·4—4·0 Sec.[4]

Ferner wird das Maximum der Wirkung bei Reizung der verengenden Nerven schnell, bei Reizung der erweiternden dagegen langsam erreicht, wie aus Bowditch's und Warren's[5] oben mitgetheilten Beobachtungen der Volumenschwankungen in der hintern Extremität der Katze hervorgeht.

Auf der andern Seite dauert die Nachwirkung der erweiternden Nerven viel länger als die der verengenden, und zwar in der Weise,

---

[1] Bradford, *Journal of physiol.*, 10, S. 390 folg.; 1889.

[2] Johansson, *Bihang till k. sv. vet.-akad. handl.*, 16, Afd. 4, Nr. 4, S. 37 bis 40; 1890.

[3] Bowditch und Warren, a. a. O., S. 440.

[4] v. Anrep und Cybulski, a. a. O., S. 53. — vgl. die damit wesentlich übereinstimmenden Ergebnisse Piotrowski's, *Centralbl. f. Physiol.*, 1887, S. 454—457; — 1892, S. 464—466 (Kaninchenohr).

[5] Bowditch und Warren, a. a. O., S. 440.

dass z. B. in den Versuchen v. Frey's[1] an der Unterkieferdrüse der Blutausfluss aus der Vene zuerst rascher und dann allmählicher auf seinen Normalwerth herabsank. Die Zeit, bis er denselben erreichte, zählte immer nach Minuten.

In dem Falle, dass die beiden Arten von Gefässnerven in demselben peripheren Nervenstamm verlaufen, ist es indessen nicht gesagt, dass sie dies sofort von ihrem Austritt aus dem Rückenmark an thun. Dastre und Morat[2] haben in der That in Bezug auf die Gefässnerven der hintern Extremität gezeigt, dass bei Reizung des Brustsympathicus gleich oberhalb des Zwerchfells eine Gefässerweiterung in der Pfote constant zum Vorschein kommt, während eine Erweiterung bei Reizung des Bauchsympathicus oder des Ischiadicus zuweilen, aber lange nicht immer hervortritt. Wir können also dadurch, dass wir die nach einem Körpertheil verlaufenden Nerven an verschiedenen Orten reizen, die beiden Arten von Gefässnerven von einander trennen.

§ 47. Der Verlauf der gefässerweiternden Nerven.

Ich werde jetzt die Ergebnisse, welche man über die gefässerweiternden Nerven der verschiedenen Körpertheile und über deren Verlauf gewonnen hat, zu einer übersichtlichen Darstellung zusammenfassen.

Unter den gefässerweiternden Nerven des Kopfes haben wir bereits diejenigen kennen gelernt, welche nach der Unterkieferdrüse und der Zunge gehen. Alle beide entstammen dem N. facialis und gehen von diesem durch die Chorda tympani auf den Lingualis über. Dies bemerkte in Bezug auf die Unterkieferdrüse schon Bernard;[3] für die erweiternden Nerven der vordern $^2/_3$ oder $^3/_4$ der Zunge wurde derselbe Ursprung von Vulpian[4] nachgewiesen. Ferner zeigte der letzterwähnte Autor, dass die erweiternden Fasern für den hintern Theil der Zunge, sowie für die vorderen Gaumenbögen und die Tonsillen im Stamme des Glossopharyngeus verlaufen.[5] Durch Reizung

[1] v. Frey, a. a. O., S. 97.

[2] Dastre und Morat, *Rech. exp. sur le système nerv. vaso-moteur.* Paris 1884, S. 247—259.

[3] Bernard, *Journal de la physiol.*, 1, S. 651; 1858.

[4] Vulpian, *Comptes rend. de l'acad. des sciences*, 76, S. 624—626; 1873; — 101, S. 853; 1885; — *Leçons sur l'appareil vasomoteur*, 1, S. 150, 151; 1875.

[5] Vulpian, a. a. O., 80, S. 330—333; 1875; — 101, S. 853; 1883. Schon früher hatte Lépine beim Frosch im Glossopharyngeus gefässerweiternde Fasern gefunden (*Ber. d. sächs. Gesellsch. d. Wiss.*, math.-phys. Cl., 1870, S. 323).

dieser Nerven, Facialis und Glossopharyngeus, in der Schädelhöhle, überzeugte sich Vulpian davon, dass sie von Anfang an gefässerweiternde Fasern enthalten. Auch die gefässerweiternden Fasern des Gaumensegels kommen, nach Vulpian,[1] vom Facialis.

Wie sehr die Blutzufuhr nach der Unterkieferdrüse bei Reizung der Chorda zunimmt, geht aus der folgenden Beobachtung Bernard's hervor: aus der Drüsenvene strömte vor der Reizung in 65 Sec. 5 ccm Blut hervor, während der Reizung trat dieselbe Blutmenge in 15 Sec. durch die Vene und zu gleicher Zeit schoss es pulsirend wie aus einer wirklichen Arterie hervor.[2]

Die gefässerweiternden Nerven für die übrigen Theile des Kopfes sind hauptsächlich von Jolyet und Laffont, Dastre und Morat untersucht worden. Besonders die letzterwähnten Forscher haben sich ein grosses Verdienst um die Entwicklung unserer hierher gehörigen Kenntnisse erworben.

Prévost,[3] Jolyet und Laffont[4] hatten in Trigeminusästen gefässerweiternde Fasern für die Schleimhaut der Wangen, der Lippen und des Zahnfleisches, sowie für die Nasenöffnungen gefunden, und Prussak hatte gelegentlich erwähnt, dass sich die Gefässe der Trommelhöhle mit Beginn der Reizung des Halssympathicus vorübergehend erweitern,[5] als Dastre und Morat[6] ihre ersten Ergebnisse veröffentlichten. Sie zeigten, dass beim Hunde die Reizung des Kopfendes des vom Vagus isolirten Halssympathicus eine maximale Erweiterung der Schleimhaut der beiden Lippen, der Wangen, des harten Gaumens und der Nasenöffnungen, sowie der entsprechenden Gebiete der Gesichtshaut bewirkte. Sie verfolgten diese Fasern in centraler Richtung und fanden sie in den beiden Ästen der Ansa Vieussenii, in den Rami communicantes vom 2. bis zum 5. Brustnerven, sowie endlich in den entsprechenden vorderen Nervenwurzeln.

Betreffs des peripheren Verlaufes dieser Nerven zeigten Dastre und Morat, dass wenigstens der grösste Theil von ihnen sich mit dem Trigeminus vereinigte. Nach Durchschneidung des N. maxillaris superior

---

[1] Vulpian, a. a. O., 101, S. 1039; 1885.

[2] Bernard, a. a. O., S. 654, 655.

[3] Prévost, *Archives de physiol.*, 1868, S. 231; cit. nach Dastre und Morat, a. a. O., S. 92.

[4] Jolyet, *Comptes rend. de la société de biol.*, 1878, S. 223 folg., 323 folg.; — Jolyet und Laffont, *Comptes rend. de l'acad. des sciences,* 89, S. 1038 bis 1040; 1879.

[5] Prussak, *Ber. d. sächs. Gesellsch. d. Wiss.*, math.-phys. Cl., 1868, S. 117.

[6] Dastre und Morat, a. a. O., S. 100—134. Die Untersuchungen Dastre's und Morat's sind ursprünglich in den *Comptes rend. de l'acad. des sciences* von 1880 an veröffentlicht worden.

in der Fossa pterygomaxillaris ergab nämlich die Reizung des Halssympathicus nur eine verhältnissmässig geringe Gefässerweiterung im Verbreitungsgebiet dieses Nerven.[1] Es ist also möglich, dass einige von den im Halssympathicus enthaltenen gefässerweiternden Fasern sich unterhalb des Ortes der Durchtrennung mit dem N. maxillaris sup. vereinigen, oder auch dass sie sich nach den Nervenplexen der Gefässe direct begeben.

Morat hat diese Frage näher erörtert und gefunden, dass die erweiternden Fasern im Halssympathicus zum allergrössten Theil nach dem Ggl. Gasseri verlaufen, und zwar durch eine Anastomose zwischen diesem und dem obersten Halsganglion.[2]

Der Halssympathicus ist aber nicht die einzige Quelle der gefässerweiternden Fasern, welche sich im Trigeminus nach den betreffenden Theilen des Kopfes verbreiten. Wenn man nämlich den Sympathicus am Halse durchschneidet und das Thier am Leben erhält, so findet man zu einer Zeit, da dieser Nerv vollkommen unerregbar ist, und wo, nach allem, was wir von dem zeitlichen Verlauf der Nervendegeneration wissen, auch dessen Endverzweigungen entartet sein müssen, dass die Reizung des Trigeminus eine Gefässerweiterung im Gesicht hervorruft.[3] Diese Fasern entstammen dem Trigeminus selbst. Vulpian fand nämlich die betreffende Gefässerweiterung bei Reizung des Trigeminus jenseit des Gangl. Gasseri.[4] Die Haut des Gesichtes und die entsprechenden Schleimhäute bekommen also ihre gefässerweiternden Nerven aus zwei verschiedenen Quellen: aus dem Rückenmark durch den Halssympathicus und aus dem Gehirn durch den Trigeminus. Dies gilt auch für die Nasenschleimhaut.[5]

Auch die gefässerweiternden Nerven des Auges verlaufen, nach den Beobachtungen von v. Schultén,[6] Vulpian,[7] Morat und Doyon,[8] im Trigeminus; dass sie zum Theil dem Gehirn entstammen, folgt aus den Versuchen Vulpian's und Doyon's.

Aus der Beobachtung, welche Schiff zur Conception des Vorhandenseins von gefässerweiternden Nerven veranlasste, geht mit grosser

[1] Dastre und Morat, a. a. O., S. 115, 116.
[2] Morat, *Archives de physiol.*, 1889, S. 196—210.
[3] Dastre und Morat, a. a. O., S. 119.
[4] Vulpian, *Comptes rend. de l'acad. des sciences*, 101, S. 982; 1885.
[5] Vgl. Franck, *Archives de physiol.*, 1889, S. 691—701.
[6] v. Schultén, *Arch. f. Ophthalmologie*, 30, Abth. 3, S. 65 folg.; 1884.
[7] Vulpian, a. a. O., 101, S. 983; 1885.
[8] Doyon, *Archives de physiol.*, 1890, S. 778; — 1891, S. 154—159; — Morat und Doyon, ib., 1892, S. 60—68; vgl. daselbst die Gefässinnervation der verschiedenen Theile des Auges.

Wahrscheinlichkeit hervor, dass derartige Nerven für das Ohr wenigstens zum Theil durch den Halssympathicus gehen. Directe Beweise für die Richtigkeit dieser Annahme sind von Dziedziul[1] sowie von Dastre und Morat[2] gegeben.

Dziedziul fand, dass 4 Tage nach der Durchschneidung des Halssympathicus die Reizung dieses Nerven keine Gefässverengerung im Ohre bewirkt, dagegen aber eine Erweiterung der Ohrengefässe veranlasst, welche bis zum 11. Tage nach der Durchschneidung erhalten werden kann.

Dastre und Morat trennten beim Hunde das Rückenmark in der Mitte des Halses durch; Reizung des centralen Endes übte auf die Ohrengefässe keine Wirkung aus; dagegen wurde bei Reizung des peripheren Stumpfes eine maximale Gefässerweiterung im Ohre erzielt. Diejenigen Fasern, welche diese Erweiterung zuwegebringen, fanden sie in den Wurzeln des 8. Hals- und des 1. Brustnerven. Bei Reizung von mehr distalen Brustnerven erhielten sie nur eine Gefässverengerung, wollen jedoch nicht bestimmt behaupten, dass sich nicht auch in diesen gefässerweiternde Fasern vorfinden könnten, obgleich ihre Wirkung von den dort in grösserer Menge befindlichen gefässverengenden Nerven übercompensirt wird.

Auch bei Reizung des obersten Theils des Brustsympathicus beobachteten Dastre und Morat die Erweiterung der Ohrengefässe.[3]

Dagegen gelang es ihnen nicht, bei Reizung des frischen Halssympathicus eine Gefässerweiterung im Ohre zu erhalten, was mit der Erfahrung der früheren Forscher vollständig übereinstimmt. Es ist jedoch zu erwähnen, dass Vulpian bei derartigen Versuchen zwei Mal eine primäre Erweiterung der Ohrengefässe bemerkt hat.[4]

Aus gewissen Gründen halten Dastre und Morat es für wahrscheinlich, dass das Ohr auch vom Gehirn gefässerweiternde Fasern erhält.[5]

Über die gefässerweiternden Nerven des Gehirns wissen wir nur sehr wenig. Roy und Sherrington[6] verneinen sogar ziemlich bestimmt das Vorhandensein derartiger Nerven und deuten die, ihrer Meinung nach active, Gefässerweiterung, welche bei Erstickung und unter anderen Umständen im Gehirn auftritt, als die Folge der directen Einwirkung der beim Stoffwechsel gebildeten Zersetzungsproducte auf die Gehirngefässe. Als Stütze dafür dient ihnen theils Langendorff's Beobachtung, dass die Reaction des Gehirns bei Anämie sauer ist,[7] theils die Thatsache, dass Injection einer freien Säure ins Blut eine Ge-

[1] Dziedziul, a. a. O., S. 69.
[2] Dastre und Morat, a. a. O., S. 206—209.
[3] Dastre und Morat, a. a. O., S. 215.
[4] Vulpian, *Leçons sur l'appareil vasomoteur*, 1, S. 159.
[5] Dastre und Morat, a. a. O., S. 232.
[6] Roy und Sherrington, *Journal of physiol.*, 11, S. 89—108; 1890.
[7] Langendorff, *Biologisches Centralbl.*, 6, S. 189; 1886.

fässerweiterung im Gehirn verursacht, theils endlich, dass die Transfusion vom Extract aus dem Gehirn ebenfalls eine Erweiterung der Gehirngefässe hervorruft, ohne dass dabei der Aortadruck irgend welche Veränderung erleidet. Die Blutzufuhr zum Gehirn würde also durch die Producte des Gehirnstoffwechsels geregelt werden.[1]

Nach Cavazzani finden sich im Sympathicus, bezw. Vago-sympathicus, zweierlei Fasern für den Circ. arteriosus Willisii vor; unter normalen Verhältnissen sind die verengenden erregbarer, als die erweiternden; bei Anämie ist umgekehrt die Erregbarkeit der letzteren grösser als die der ersteren.[2]

In Betreff der gefässerweiternden Nerven der vorderen Extremitäten besitzen wir eine Angabe von Langley,[3] dass dieselben hauptsächlich im 5. bis 8. Brustnerven enthalten sind.

Bei Darstellung der allgemeinen Eigenschaften der gefässerweiternden Nerven habe ich bereits erwähnt, dass der Ischiadicus beide Arten von Gefässnerven enthält. Im Cruralis hat Dziedziul[4] nur äusserst wenige erweiternde Nerven gefunden. Das Hauptinteresse knüpft sich also an den Ischiadicus.

Dass die erweiternden Fasern im Ischiadicus den Sacralwurzeln nicht entstammen, scheint vollkommen sicher zu sein. Ebenso gewiss ist das, was Ostroumoff[5] zuerst angegeben und Puelma und Luchsinger,[6] sowie Dastre und Morat[7] später bestätigt haben, dass nämlich die erweiternden Fasern der hintern Extremität sich zum grossen Theil im Bauchsympathicus vorfinden. Wenigstens einige unter diesen Fasern entstammen, nach denselben Autoren, dem Brustsympathicus, obgleich gefässerweiternde Fasern für die hintere Extremität auch aus dem Lendenmark heraustreten.

Man könnte von vornherein voraussetzen, dass die erweiternden Fasern für die hintere Extremität, ebenso wie es mit denen für das Gesicht der Fall ist, aus den vorderen Rückenmarkswurzeln heraustreten sollten, und Laffont hat in der That solche in den vorderen Wurzeln des 2. bis 4. Lendennerven gefunden.[8] Auf der andern Seite haben Stricker und seine Schüler[9] seit mehreren Jahren das Vorhandensein gefässerweiternder Nerven auch in den hinteren Wurzeln

---

[1] Roy und Sherrington, a. a. O., S. 99, 104—108.

[2] Cavazzani, *Arch. ital. de biol.*, 16, S. 23—26; 1891.

[3] Langley, *Journal of physiol.*, 12, S. 377; 1891.

[4] Dziedziul, a. a. O., S. 68. [5] Ostroumoff, a. a. O., S. 264 folg.

[6] Puelma und Luchsinger, *Arch. f. d. ges. Physiol.*, 18, S. 492; 1878.

[7] Dastre und Morat, a. a. O., S. 247 folg.

[8] Laffont, *Comptes rend. de l'acad. des sciences*, 95, S. 865; 1882.

[9] Stricker, *Medicin. Jahrbücher*, 1877, S. 279; — 1878, S. 409—418; — Bonuzzi, ib., 1885, S. 473—479; — Gärtner, *Wiener klin. Wochenschr.*, 1889, S. 980; cit. nach *Centralbl. f. Physiol.*, 1889, S. 761. — Nach Bornezzi

des 4. und 5. Lendennerven angegeben. Bonuzzi fand derartige Fasern auch in den hinteren Wurzeln des Plexus brachialis. Die gefässerweiternden Fasern würden also, zum Theil wenigstens, eine Ausnahme von dem sonst allgemein gültigen Lehrsatz bilden, dass die vorderen Wurzeln centrifugale und die hinteren centripetale Nerven enthalten.

Nebst dem Interesse, das diese Frage an und für sich hat, ist sie also von einer grossen principiellen Bedeutung für unsere Auffassung von der allgemeinen Anordnung des Nervensystems.

Die Angabe Stricker's wurde von Cossy,[1] Vulpian[2] und Kühlwetter[3] geprüft, ohne dass sich diese Autoren von ihrer Richtigkeit überzeugen konnten. In der letzten Zeit hat aber Morat[4] Ergebnisse erhalten, welche mit den Stricker'schen vollständig übereinstimmen. Der Lehrsatz von der Anordnung der verschiedenen Nervenfasern in den Rückenmarkswurzeln scheint also nicht ganz ausnahmslos gültig zu sein.

Unsere Kenntniss von den gefässerweiternden Fasern der Bauch- und Brusteingeweide ist bis zur letzten Zeit sehr unvollständig gewesen, obgleich wir von vornherein annehmen können, dass auch diese Körpertheile derartige Nerven besitzen.

Latschenberger und Deahna[5] sowie einige andere Autoren geben an, dass der Vagus gefässerweiternde Fasern für den Magen enthält.

Bei seiner schon erwähnten Untersuchung über die Gefässinnervation der Niere fand Bradford[6] durch elektrische Reizung in langsamem Rhythmus, dass wenigstens der 11., 12. und 13. Brustnerv beim Hunde nebst gefässverengenden Nerven auch gefässerweiternde in reichlicher Menge enthält; im 10., 9 u. s. w. Brustnerven kommen sie nur verhältnissmässig spärlich, und in den Lendennerven fast gar nicht vor.

Ferner untersuchte er in derselben Weise den Splanchnicus,[7] den er an der 11. Rippe reizte, und fand, wie gleichzeitig Johansson,[8]

(*Bull. della accad. med. di Roma*, 13, S. 539; cit. nach *Centralbl. f. Physiol.*, 1887, S. 801) sollen in allen hinteren Rückenmarkswurzeln vasodilatatorische Fasern centrifugal verlaufen.

[1] Cossy, *Archives de physiol.*, 1876, S. 835—844.

[2] Vulpian, ib., 1878, S. 336—342.

[3] Kühlwetter, *Eckhard's Beitr. zur Anat. u. Physiol.*, 11, S. 25 folg.; 1885.

[4] Morat, *Archives de physiol.*, 1892, S. 689—698.

[5] Latschenberger und Deahna, *Arch. f. d. ges. Physiol.*, 12, S. 198; 1876.

[6] Bradford, *Journal of physiol.*, 10, S. 382—389; 1889.

[7] Bradford, a. a. O., S. 390 folg.

[8] Johansson, *Bihang till k. sv. vet.-akad. handl.*, 16, Afd. 4, Nr. 4, S. 37—40; 1890.

auch in diesem Nerven gefässerweiternde Fasern, welche sich wahrscheinlich nach den Gefässen der Darmwand verzweigten. Auch in den obersten Brustnerven finden sich nach Laffont[1] gefässerweiternde Nerven für die Organe der Bauchhöhle.

Wir sehen, dass die Nerven, welche bis in die letzte Zeit als Typen der gefässverengenden Nerven aufgefasst worden sind, der Halssympathicus und der Splanchnicus, alle beide vielleicht ebenso reich an gefässerweiternden Fasern sind, obgleich es nicht gelungen ist, sie bei dem gewöhnlich benutzten Reizungsverfahren nachzuweisen.

Martin hat gefunden, dass sich die Kranzarterien des Herzens bei Erstickung erweitern, und zwar vor der dabei eintretenden Blutdrucksteigerung. Diese Erweiterung fasst er daher als eine active auf. Sie trat auch bei peripherer Vagusreizung zum Vorschein.[2]

Eckhard's Entdeckung der N. erigentes habe ich schon erwähnt. Diese Nerven kommen, nach Eckhard,[3] beim Hunde mit 1 oder 2 Stämmen aus dem 1. und 2., zuweilen auch aus dem 3. Sacralnerven, vereinigen sich mit dem Plexus hypogastricus und verlaufen dann nach dem Penis, wo sie sich weiter verästeln. Bei Reizung ihres peripheren Endes entsteht eine vermehrte Blutzufuhr nach dem Penis und dadurch Erection. Dass diese von einer verminderten Abfuhr durch die Venen nicht bedingt ist, wird dadurch nachgewiesen, dass Bindung der Venen keine Erection hervorruft, und ferner dadurch, dass die durch die V. pudend. communis ausströmende Blutmenge bei Reizung der N. erigentes nach Eckhard bis zu 8mal grösser als vor der Reizung werden kann.[4]

Man könnte sich vorstellen, dass die Ursache der betreffenden Erscheinung in etwas anderem als einer Gefässerweiterung liege, z. B. in einem accessorischen Mechanismus, der durch die Reizung der betreffenden Nerven in Thätigkeit versetzt würde. Die Unrichtigkeit dieser Vorstellung geht aber zur Genüge daraus hervor, dass, wie schon Eckhard[5] nachwies, der Blutstrom unter dem Einfluss der N. erigentes

---

[1] Laffont, *Comptes rend. de l'acad. des sciences*, 90, S. 705—708; 1880.

[2] Martin, *Transactions of the medical and chirurgical faculty of the state of Maryland*, 1891, S. 291—294.

[3] Eckhard, *Beitr. zur Anat. u. Physiol.*, 3, S. 140—162; 1863; — 7, S. 71 (die N. erigentes beim Kaninchen); — vgl. auch Nikolsky, *Arch. f. Anat. u. Physiol.*, physiol. Abth., 1879, S. 209 folg. — Über die gefässerweiternde Innervation der Vorhofsschwellkörper beim weiblichen Hunde theilt Kaess (*Eckhard's Beiträge*, 10, S. 1—22; 1883) einige Erfahrungen mit, ohne jedoch die Herkunft der betreffenden Nerven näher zu untersuchen.

[4] Eckhard, a. a. O., 3, S. 153—159.

[5] Eckhard, a. a. O., 3, S. 150 folg.

in derselben Stärke hervorquillt, wenn man den Penis durchschneidet, sowie auch aus der Beobachtung Lovén's,[1] dass der mittelst eines mit der scarificirten Harnröhre verbundenen Manometers gemessene Blutdruck im Penis nur etwa 33 bis 60% des Aortadruckes beträgt.

Beim Kaninchen hat Gaskell[2] und beim Hunde Morat[3] den Zusammenhang zwischen den N. erigentes und dem Rückenmark näher untersucht. Als constantes Ergebniss fanden sie, dass diese Nerven in den vorderen Wurzeln austreten. In keinem einzigen Falle war es ihnen möglich, bei der Reizung einer hintern Wurzel auch nur die geringste Spur einer Erection zu erhalten, während die Reizung der vorderen Wurzeln des 2. und 3. Sacralnerven (Kaninchen) oder des 1. und 2. Sacralnerven (Hund) eine Erection zuwegebrachte, die fast ebenso ausgeprägt war, als wenn die N. erigentes selbst gereizt wurden.

Für die Milchdrüse hat Laffont beim Hunde gefässerweiternde Nerven in den Lendennerven gefunden.[4]

Es erübrigt noch, die gefässerweiternden Nerven der Muskeln zu besprechen. Diese sind hauptsächlich von Sadler, Hafiz und Gaskell untersucht worden.

Sie beobachteten die aus den Muskelvenen oder auch aus einer Muskelwunde hervorströmende Blutmenge und deren Schwankungen. Gaskell studirte ausserdem im Mikroskop die Veränderungen in der Gefässweite.

Bei Ruhe scheint die durch die Muskeln strömende Blutmenge, wie Sadler[5] u. a. bemerken, nicht besonders gross zu sein; sie wird dagegen bei jedem Eingriff, der die Nerven des Muskels trifft, wesentlich vermehrt.

Wenn ein Muskelnerv durchschnitten wird, so nimmt der Ausfluss aus der Vene zu, das Maximum wird nach etwa 20—40 Sec. erreicht, sodann nimmt der Ausfluss wieder ab, und nach 2—4 Minuten ist der Ausfluss von etwa derselben Grösse wie vor der Durchschneidung (Gaskell, Hund).[6]

---

[1] Lovén, *Ber. d. sächs. Gesellsch. d. Wiss.*, math.-phys. Cl., 1866, S. 107, 108.

[2] Gaskell, *Proceedings of the physiol. society*, 15. Jan. 1887 (*Journal of physiol.*, 8).

[3] Morat, *Archives de physiol.*, 1890, S. 479—482.

[4] Laffont, *Comptes rend. de l'acad. des sciences*, 89, S. 650, 651; 1879.

[5] Sadler, *Ber. d. sächs. Gesellsch. d. Wiss.*, math.-phys. Cl., 1869, S. 195.

[6] Gaskell, *Journal of physiol.*, 1, S. 265; 1878; — vgl. auch *Arbeiten aus der physiol. Anstalt zu Leipzig*, 1876, S. 54 folg.

Wird das periphere Ende des Nerven bei einem nicht curarisirten Hunde gereizt, so schiesst, bei der jetzt eintretenden Muskelcontraction, ein kräftiger Blutstrahl hervor, und gleich darnach nimmt die Ausflussmenge ab, zuweilen hört der Ausfluss ganz auf. Wird die Reizung dann unterbrochen, so stürzt sich nach beendigter Contraction ein starker Blutstrom aus der Vene und es dauert verhältnissmässig lange, bis die Blutströmung wieder normal ist.[1]

Dass die erste Zunahme der Ausflussmenge davon bedingt ist, dass der Muskel bei seiner Contraction seine Gefässe zusammenpresst und das Blut aus ihnen heraustreibt, ist selbstverständlich und wird dadurch noch bestätigt, dass die Blutströmung darnach fast ganz aufhört. Die nach der Contraction stattfindende Zunahme könnte möglicherweise davon verursacht sein, dass das Blut, welches sich während der Contraction in den Muskelarterien gestaut hat, nach Aufhören des Krampfes daraus in die Venen fliesse. Diese Beobachtungen würden also das Vorhandensein erweiternder Nerven für die Muskelgefässe gar nicht beweisen.

Diese nahe liegende Einwendung wird jedoch durch die folgenden Thatsachen widerlegt.

Wird die Vene gebunden und dadurch die Blutströmung verhindert, so nimmt allerdings nach Lösung der Ligatur die ausströmende Blutmenge während der ersten Augenblicke zu; diese Zunahme ist aber nicht grösser, als dass sie der Abnahme während der Bindung eben entspricht. Bei Reizung der Muskelnerven ist dagegen der Zuwachs der Ausflussmenge beträchtlich grösser.[2]

Ferner zeigt es sich, dass wenn man eine längere Zeit einen Muskelnerven tetanisirt, die Ausflussmenge sogar während des Krampfes zunimmt, was bezeugt, dass das durch die Contraction bedingte Hinderniss für die Blutströmung im Muskel durch eine stärkere Blutzufuhr übercompensirt wird.[3]

Weiter hat Sadler bei Muskeln, welche in der Weise fixirt worden waren, dass sie sich bei der Tetanisirung nicht zusammenziehen konnten, gefunden, dass während der Reizung das Blut aus der Vene reichlicher als vor der Reizung ausströmte.[4]

Endlich hat besonders Gaskell bei curarisirten Muskeln, wo jede

[1] Gaskell, *Arbeiten aus der physiol. Anstalt zu Leipzig*, 1876, S. 60—77.
[2] Gaskell, *Journal of physiol.*, 1, S. 271 folg.
[3] Gaskell, *Arbeiten aus der physiol. Anstalt zu Leipzig*, 1876, S. 78.
[4] Sadler, a. a. O., S. 206—208.

Contraction und jeder Krampf ausgeschlossen waren, ganz dasselbe Verhalten beobachtet.[1]

Dies alles spricht kräftig dafür, dass die Ursache der vermehrten Ausflussmenge in der Wirkung gefässerweiternder Nerven zu finden ist. Dagegen könnte zwar geltend gemacht werden, dass bei stark curarisirten Thieren mittelst Nervenreizung keine Gefässerweiterung erhalten werden kann. Meiner Meinung nach hat aber Gaskell[2] deutlich bewiesen, dass Curare in starker Dosis auf diese Nerven lähmend wirkt, und entsprechende Erfahrungen haben übrigens Ostroumoff,[3] v. Frey[4] und Eckhard[5] an dem Ischiadicus, bezw. der Chorda tympani und den N. erigentes gewonnen.

Durch directe Beobachtungen an dem M. mylohyoideus beim Frosch hat Gaskell[6] diese Fragen näher beleuchtet und hierbei zur vollen Evidenz die Annahme Pflüger's[7] widerlegt, dass die hier besprochenen Ergebnisse von einer anfangenden Gerinnung des Blutes und einem davon hervorgerufenen Hinderniss für die Strömung des Blutes bei Muskelruhe bedingt seien; bei der Contraction würde, nach Pflüger, das Gerinnsel ausgedrückt werden und auf die Weise der stärkere Ausfluss entstehen.

Gaskell mass mit Mikrometer die Veränderungen der Gefässweite bei Reizung des N. trigeminus. Nach einer Latenzdauer von etwa 5—6 Sec. werden die Gefässe primär, ohne jede vorhergehende Verengerung erweitert. Im Anfang des Krampfes tritt in Folge des Druckes des contrahirten Muskels eine Blutstauung in den Venen hervor. Nach einiger Zeit wird dieser Druck jedoch von der vermehrten Blutzufuhr bewältigt, und durch den ganzen Muskel strömt nun das Blut reichlicher, und zwar so lange, wie die Reizung dauert, sofern sie nicht gar zu lange währt, denn in diesem Falle nehmen die Gefässe trotz der Reizung ihre normale Weite wieder an. Bei zweckmässig gewählter Stärke der Reizung kann man jedoch die Gefässe volle 5 Minuten lang erweitert erhalten.

Diese Gefässerweiterung kommt auch dann zum Vorschein, wenn die Blutströmung durch Exstirpation des Herzens aufgehoben worden ist; dagegen kann sie an vom Körper ausgeschnittenen Muskeln nicht nachgewiesen werden, was bezeugt, dass die Gefässe in einem gewissen, wenn auch geringen Grade

[1] Gaskell, *Journal of physiol.*, 1, S. 274.
[2] Gaskell, ib., S. 273 folg. [3] Ostroumoff, a. a. O., S. 232.
[4] v. Frey, a. a. O., S. 98, 99.
[5] Eckhard, *Beitr. zur Anat. u. Physiol.*, 7, S. 75; 1873.
[6] Gaskell, *Journal of anat. and physiol.*, 11, S. 720—753; 1877.
[7] Pflüger, *Arch. f. d. ges. Physiol.*, 10, S. 356—364; 1875.

blutführend sein müssen, damit sich die Wirkung der gefässerweiternden Nerven geltend machen könne.

Über den weitern Verlauf der gefässerweiternden Nerven der Muskeln wissen wir kaum etwas Sicheres.[1]

§ 48. Hypothesen über die Wirkungsweise der gefässerweiternden Nerven.

Nachdem ich die wichtigsten Beobachtungen, die wir über die gefässerweiternden Nerven zur Zeit besitzen, dargestellt habe, will ich die Hypothesen besprechen, welche zur Deutung ihrer Wirkung aufgestellt worden sind.

Es liegt nahe, anzunehmen, dass die Gefässerweiterung von einer durch die gefässerweiternden Nerven bewirkten Verengerung der Vene und dadurch consecutiv hervorgerufenen Erweiterung der Arterie verursacht wäre. Die Thatsachen, die ich über die Veränderungen der durch die Venen strömenden Blutmenge erwähnt habe, zeigen jedoch so deutlich wie möglich, dass dies nicht der Fall sein kann.

Unter besonderer Berücksichtigung der Submaxillardrüse hat Brown-Séquard vermuthet, dass die Gefässerweiterung nicht das Primäre sei, sondern dass die Thätigkeit der Drüse, welche durch die Reizung der Chorda tympani ausgelöst wird, in irgend einer nicht näher zu bestimmenden Weise eine vermehrte Blutzufuhr nach derselben hervorrufe.[2] Diese Annahme wird vor allem durch die wichtige Beobachtung Heidenhain's widerlegt, dass Reizung der Chorda bei einem atropinisirten Thiere zwar Gefässerweiterung, aber keine Drüsensecretion veranlasst.[3]

Die gefässerweiternden Nerven müssen daher direct oder indirect ihren Einfluss auf die Arterien selbst ausüben.

In welcher Weise dies stattfindet, darüber können wir nur Vermuthungen aussprechen. Da wir keine Muskeln kennen, durch deren Contraction die Gefässweite vergrössert werden könnte, müssen wir voraussetzen, dass die Gefässerweiterung von einer Erlahmung der Ringmuskelfasern der Gefässe bedingt ist, wenn wir nämlich nicht annehmen wollen, dass diese Muskeln unter der Einwirkung der beiden Arten von Gefässnerven entweder kürzer und dicker (Gefässverengerung) oder schmäler und länger (Gefässerweiterung) werden.[4] Wir können dieser Hypothese aber keine grössere Bedeutung zuerkennen, weil sie von einer Annahme ausgeht, welche einer thatsächlichen Unter-

---

[1] Vgl. Gaskell, *Journal of physiol.*, 1, S. 267—282.

[2] Brown-Séquard, *Leçons sur les nerfs vasomoteurs*, S. 24, 25.

[3] Heidenhain, *Arch. f. d. ges. Physiol.*, 5, S. 311; 1872.

[4] Vgl. Grünhagen und Samkowy, *Arch. f. d. ges. Physiol.*, 10, S. 168; 1875; — Grünhagen, *Lehrbuch d. Physiol*, 3. Hamburg 1886, S. 309.

lage ermangelt und auch nicht von den Erfahrungen gestützt wird, die wir bis jetzt über die physiologischen Eigenschaften der glatten Muskeln besitzen.

Auf dem Wege der Ausschliessung gelangen wir also zu der Auffassung der gefässerweiternden Nerven als einer Art von hemmenden Nerven.

Hier stossen wir aber auf die Schwierigkeit, dass die Gefässerweiterung, welche bei Reizung eines erweiternden Nerven erhalten wird, grösser ist als diejenige, die erscheint, wenn sämmtliche nach dem betreffenden Körpertheil verlaufenden gefässverengenden Nerven wenn thunlich durchschnitten worden sind.

Würden die gefässerweiternden Nerven nur durch Aufheben eines von dem centralen Nervensystem unterhaltenen Tonus der arteriellen Ringmuskelfasern ihre Wirkung entfalten, so wäre die eben erwähnte Erscheinung nicht möglich. Angesichts des nicht selten doppelten und vielfachen Ursprunges der gefässverengenden Nerven könnte man sich allerdings vorstellen, dass es in einem gegebenen Falle nicht gelungen ist, alle diese Nerven zu durchschneiden, und dass die stärkere Gefässerweiterung in diesem Falle von einer Erlahmung eben dieser noch unversehrten gefässverengenden Nerven verursacht sei. Diese Möglichkeit, die ja in vielen Fällen nicht bestimmt ausgeschlossen werden kann, ist aber, wie besonders Goltz[1] bemerkt hat, etwas gekünstelt, und fast alle Autoren, die sich in der letztern Zeit über diese Frage ausgesprochen haben, stimmen in der folgenden Auffassung überein: Der Gefässtonus wird theils vom centralen Nervensystem unter Vermittelung der gefässverengenden Nerven, theils von peripheren, in der Nähe der Gefässe liegenden Centren unterhalten.[2] Wenn ein gefässverengender Nerv durchschnitten wird, werden die Gefässe nicht vollständig gelähmt, sondern behalten ihren Tonus unter dem Einfluss der betreffenden peripheren Centren noch zu einem gewissen Grade bei. Auf diese Centren üben die gefässerweiternden Nerven eine hemmende Wirkung aus: die peripheren Gefässcentren verlieren dann ihren Einfluss auf die Gefässe, und diese werden ad maximum erweitert.

Als Stütze dieser Hypothese von peripheren Gefässcentren kann in erster Linie hervorgehoben werden, dass die Gefässe nach Durch-

[1] Goltz, *Arch. f. d. ges. Physiol.*, 11, S. 74; 1875.

[2] Goltz, a. a. O., 9, S. 181 folg.; — 11, S. 88 folg.; — vgl. auch Bidder, *Arch. f. Anat. u. Physiol.*, 1866, S. 348 folg.; — Masius und Vanlair, *Compte rendu du congres intern. des sciences médicales.* Bruxelles 1875, S. 15 bis 37 des S. A.

schneidung der verengenden Nerven und ohne dass diese wieder zusammenwachsen, doch ihren Tonus nach einigen Wochen wieder erhalten.[1] Diese Thatsache wird in der Weise erklärt, dass die peripheren Centren allmälich einen so starken Einfluss auf die Gefässe gewonnen haben, dass sie, trotz der Trennung vom centralen Nervensystem, die Gefässmuskeln ebenso stark als vor der Durchschneidung der gefässverengenden Nerven contrahirt halten können. Aber auch hier ist die Möglichkeit nicht ausgeschlossen, dass einige gefässverengende Nerven unversehrt zurückgeblieben seien, und dass die Wiederherstellung des Gefässtonus von deren immer kräftiger werdendem Einfluss verursacht sei.

Nach der gewöhnlichen Auffassung von den nervösen Centren im Allgemeinen müssen wir diese postulirten peripheren Gefässcentren in den Ganglienzellen suchen. Und in der That sind auch solche im Verlauf der Gefässnerven nachgewiesen. Die Erscheinungen, welche bei der Reizung der gefässerweiternden Nerven auftreten, unterstützen nicht unwesentlich diese Auffassung, indem sie nämlich damit übereinstimmen, was wir von der Wirkungsweise der Ganglienzellen überhaupt wissen.

So ist die Latenzdauer der gefässerweiternden Nerven lang und in der Regel länger als die der gefässverengenden; die Nachwirkung der Reizung währt bei jenen beträchtlich länger als bei diesen.

Auch der Umstand, dass die gefässerweiternden Nerven nach Durchschneidung ihre Erregbarkeit sehr langsam einbüssen, spricht dafür, dass sie in Verbindung mit peripheren Ganglienzellen stehen, welche sie eine Zeit lang erhalten, nachdem sie vom centralen Nervensystem abgetrennt worden sind.

Als weitere Gründe für das Vorhandensein peripherer Ganglien sei erwähnt, dass, nach Goltz,[2] eine chemische Reizung der Haut, auch in dem Falle, dass die betreffende Extremität nur durch ihre Blutgefässe mit dem übrigen Körper zusammenhängt, eine locale Gefässerweiterung hervorruft; dass nach Gergens und Werber[3] der Gefässtonus beim Frosch nach vollständiger Zerstörung des Rücken-

[1] Vgl. besonders Goltz, a. a. O., 9, S. 175 folg.; — 11, S. 53 folg. Die meisten Autoren der neuern Zeit sind zu demselben Ergebniss gekommen. Nur Pye-Smith giebt an, dass nach Excision eines Stückes des Halssympathicus die Ohrengefässe (Kaninchen) dauernd erweitert sind; er hat seine Thiere fast zwei Jahre lang beobachtet (*Journal of physiol.*, 8, S. 25—49; 1887).

[2] Goltz, *Versamml. der deutschen Naturforscher in Königsberg*, 1860; cit. nach Gergens und Werber (s. unten), S. 52.

[3] Gergens und Werber, *Arch. f. d. ges. Physiol.*, 13, S. 44—61; 1876.

markes in einem gewissen Grade zurückkommt, und dass dabei sogar selbständige Gefässcontractionen möglich sind; dass nach Ustimowitsch[1] der Blutdruck beim Hunde $1^1/_2$ Stunde nach Zerstörung des Rückenmarkes unter günstigen Umständen den Werth von 30—50^{mm} Hg zeigen kann, sowie dass, nach Goltz und Ewald,[2] der Gefässtonus der hinteren Extremitäten (beim Hunde) wieder zurückkommt, auch wenn ein 14^{cm} langes, die 9 letzten Wurzelpaare enthaltendes Stück aus dem Rückenmark exstirpirt wird.

Wenn wir also annehmen, dass die gefässerweiternden Nerven in Ganglienzellen endigen und unter ihrer Vermittelung auf die Gefässe einwirken, so fragt sich, ob nicht auch die gefässverengenden Nerven sich mit Ganglienzellen vereinigen. Liegt es ja nahe, sich vorzustellen, dass diese durch die gefässverengenden Nerven in stärkere Thätigkeit versetzt werden, und dass dadurch die Gefässverengerung, zum Theil wenigstens, entstehe.

Bei ihren Untersuchungen über die Gefässnerven beobachteten Dastre und Morat mehrere Erscheinungen, welche für die Einschaltung von Nervenzellen im Verlauf dieser Nerven sprachen. Sie fanden unter anderem, dass die Durchschneidung des Halssympathicus unterhalb des obersten Halsganglions kaum eine Gefässerweiterung in der Wange, den Lippen, dem Zahnfleisch verursachte, während auf die Ausrottung des genannten Ganglions eine deutliche Erweiterung folgte.[3] Entsprechende Ergebnisse erhielten sie in Bezug auf das Ohr bei Durchschneidung des Grenzstranges vor und nach dem Ganglion stellat. und dem untersten Halsganglion.[4] Sie folgern daraus, dass von diesen Ganglien nach den genannten Körpertheilen gefässverengende Fasern ausgehen, deren Tonus von denselben unterhalten wird; wenn die Ganglien zerstört werden, erscheint die Erweiterung. Die Wirkung dieser peripheren Centren wird durch die aus dem Rückenmark stammenden gefässverengenden Fasern unterstützt. Aus der Thatsache, dass die Reizung des Grenzstranges unterhalb des Ggl. stellatum eine Gefässerweiterung im Ohr hervorbringt, während die Reizung des Halssympathicus in der Regel eine Gefässverengerung erzeugt, ziehen sie den Schluss, dass die erweiternden Nerven, zum Theil wenigstens, in eben diesem Ganglion endigen.[5] Ähnliche Resultate gehen aus

[1] Ustimowitsch, *Arch. f. Anat. u. Physiol.*, physiol. Abth., 1887, S. 190 folg.

[2] Goltz und Ewald, *Wiener klin. Wochenschr.*, 1891, Nr. 27.

[3] Dastre und Morat, a. a. O., S. 326.

[4] Dastre und Morat, a. a. O., S. 326.

[5] Dastre und Morat, a. a. O., S. 215 folg.

ihren Versuchen über die Gefässinnervation der hintern Extremität in Bezug auf das 2. und 3. Lumbalganglion hervor.[1]

Auch eine von Langley und Dickinson ermittelte Thatsache spricht dafür, dass die beiden Arten von Gefässnerven in periphere Ganglien einmünden. Wenn ein Nervenstamm mit Nikotinlösung (1 ‰) gepinselt wird, so wird dadurch seine Erregbarkeit nicht aufgehoben, was dagegen der Fall ist, wenn das Gift den Ganglien direct zugeführt wird. Hierdurch wird es möglich zu entscheiden, inwiefern die Gefässnerven bei ihrem Verlauf durch periphere Ganglien in Ganglienzellen eintreten oder nicht.

Bei nach dieser Methode angestellten Versuchen zeigte es sich nun, dass die gefässverengenden Nerven des Ohres und vermuthlich des ganzen Kopfes sich mit Nervenzellen in Ggl. cerv. sup. oder thor. I, nicht aber mit solchen in Ggl. cerv. inf. vereinigen;[2] dass die im Splanchnicus verlaufenden gefässverengenden Nerven für den Verdauungscanal in Nervenzellen in Pl. coeliaeus und mesent. sup. einmünden, sowie dass die gefässverengenden Nerven der Niere zum grössten Theil mit den Nervenzellen im Pl. renalis in Verbindung stehen.[3]

In Betreff der gefässerweiternden Nerven fand Langley in derselben Weise, dass die in der Chorda verlaufenden sich mit Nervenzellen in der Nähe der Unterkieferdrüse vereinigen,[4] dass die gefässerweiternden Fasern des Gesichtes u. s. w. in Ganglienzellen des obersten Halsganglion endigen,[5] sowie dass die im Splanchnicus enthaltenen zu Ganglienzellen in den Pl. coeliacus und mesent. sup. gehen.[6]

Später fand Langley, dass sowohl die verengenden als die erweiternden Gefässnerven der vorderen Extremität mit Nervenzellen im Ganglion stellatum verbunden sind, sowie dass die entsprechenden Nerven für die hintere Extremität in Nervenzellen in dem 6. und 7. Lumbal- und in dem 1. Sacralganglion einmünden.[7]

Ich will mich indessen auf diese theoretischen Erörterungen nicht

[1] Dastre und Morat, a. a. O., S. 257 folg.

[2] Langley und Dickinson, *Proceedings of the Royal Society*, 46, S. 424 bis 429; 1889; — Langley, *Journal of physiol.*, 11, S. 153; 1890.

[3] Langley und Dickinson, a. a. O., S. 427—429.

[4] Langley, a. a. O., S. 143.

[5] Langley, a. a. O., S. 146; — Langley und Dickinson, *Proceedings of the Royal Society*, 47, S. 388; 1890.

[6] Langley und Dickinson, a. a. O., 46, S. 429.

[7] Langley, *Journal of physiol.*, 12, S. 375—377; 1891.

näher einlassen. Die zu deutenden Erscheinungen sind ihrem innern Zusammenhang nach noch zu wenig erforscht, als dass zur Zeit eine Theorie von wirklicher Bedeutung aufgestellt werden kann.

Siebzehnte Vorlesung.

Gefässreflexe. Die Centren der Gefässnerven.

§ 49. Gefässreflexe.

Wie die Herznerven, so werden auch die Gefässnerven von allen Theilen des Körpers durch centripetale Nerven reflectorisch erregt; und dadurch wieder wird sowohl die Blutzufuhr nach den verschiedenen Organen, als auch der arterielle Blutdruck in vielfacher Weise beeinflusst.

Um sagen zu können, dass wir einen Gefässreflex vollständig klargelegt haben, müssen wir die centripetalen Nerven, welche die sensible Reizung nach dem centralen Nervensystem leiten, und die centrifugalen Nerven, welche die reflectorische Gefässcontraction vermitteln, sowie die Centren, in welchen die centripetale Erregung auf die centrifugale übertragen wird, kennen. Unser Wissen ist jedoch in dieser Hinsicht noch sehr mangelhaft, und besonders in Bezug auf diejenigen Reflexe, welche eine Veränderung des Blutdruckes in der Aorta bewirken, sind wir oft gezwungen, die nackte Thatsache, die Druckschwankung, zu erwähnen, ohne bestimmt sagen zu können, welches oder welche Gefässgebiete dabei mitbetheiligt sind.

In derselben Weise, wie Reflexe vom Herzen selbst ausgelöst werden und unter Vermittlung des centralen Nervensystems Veränderungen in der Herzthätigkeit zuwegebringen, scheinen auch Gefässreflexe von den Gefässen selbst erregt werden zu können, obgleich diese viel weniger bekannt sind als die Herzreflexe.

Latschenberger und Deahna beobachteten, als sie die rechte oder die linke A. cruralis bei einem Hunde, dessen Nn. ischiadicus und cruralis rechterseits durchschnitten waren, abwechselnd abklemmten, dass der Blutdruck unter günstigen Umständen bei Absperrung der linken A. cruralis anstieg und herabsank, wenn diese freigelassen und gleichzeitig die erlähmte rechte A. cruralis zugebunden wurde. Von rein hydrodynamischem Gesichtspunkte aus hätte man das Umgekehrte erwartet: wenn die erlähmte A. cruralis dextra geöffnet und die normal innervirte A. cruralis sinistra gebunden wurde, ward ja die Strombahn weiter, und es hätte eine Drucksenkung erscheinen müssen. Da dies jedoch nicht der Fall war, ist diese Beobachtung kaum anders zu deuten als so, dass die Absperrung der noch im unversehrten Zusammenhange mit dem centralen Nervensystem stehenden A. cruralis sin. reflectorisch eine Gefässverengerung in irgend einem andern Gefässgebiet hervorrief.

Latschenberger und Deahna fanden die hierbei thätige Ursache in der durch die Absperrung entstandenen Blutleere in der Arterie und ihren Verästelungen und nahmen daher an, dass von den Arterien aus, je nachdem sie mehr oder weniger gefüllt sind, drucksenkende (gefässerweiternde) und druckerhöhende (gefässverengende) Reflexe ausgehen.[1]

Auch Zuntz deutete die betreffende Erscheinung als einen Reflex, jedoch glaubte er, dass derselbe durch eine asphyctische Reizung der durch die Bindung der Arterie blutleeren Gewebe vermittelt war. Er beobachtete nämlich, dass der Aortadruck bei Absperrung der V. cava inf. unterhalb der Nierenvenen nach einer vorübergehenden Senkung eine ähnliche Steigerung, wie die von Latschenberger und Deahna beschriebene, darbot, und bei diesem Versuche konnte ja keine Abnahme der Blutfüllung in den Gefässen der hinteren Extremitäten stattgefunden haben.[2]

An und für sich beweisen diese Versuche also nichts Sicheres in Bezug auf Gefässreflexe, welche von den Gefässen selbst ausgehen. Dass aber derartige Reflexe in der That vorkommen, scheint aus folgenden Beobachtungen von Heger hervorzugehen. Bei curarisirten Hunden oder Kaninchen injicirte er in die A. cruralis in peripherer Richtung Nikotin oder salpetersaures Silber und registrirte gleichzeitig den Blutdruck; die V. cruralis war bei dieser Gelegenheit gebunden. Sofort nach der Injection zeigte sich entweder eine Drucksteigerung mit nachfolgender Drucksenkung oder auch eine primäre Drucksenkung. Die injicirte Flüssigkeitsmenge war so gering, dass sie nicht gut weiter als in die Capillaren gelangen konnte. Aus diesem Grunde und ferner auch darum, weil sich keine Einwirkung auf den Druck bemerklich machte, wenn der injicirte Stoff in der Arterie oder in der Vene zurückblieb, nimmt Heger an, dass der betreffende Reflex gerade von der Capillarwand ausgelöst worden ist. Einen etwaigen Einfluss des umgebenden Gewebes glaubt er darum in Abrede stellen zu dürfen, weil das injicirte Silbersalz nicht durch die Capillarwand hindurch heraustreten könne. Dasselbe Ergebniss erhielt Heger übrigens auch in dem Falle, wenn die hintere Extremität nur durch den Ischiadicus mit dem übrigen Körper in Verbindung stand.[3]

Es ist also möglich, dass Gefässreflexe von den Gefässen selbst ausgelöst werden können, und dass also die Gefässe ihrerseits bei der

---

[1] Latschenberger und Deahna, *Arch. f. d. ges. Physiol.*, 12, S. 178 bis 182; 1876.

[2] Zuntz, ib., 17, S. 404 folg.; 1878.

[3] Heger, *Beitr. zur Physiol.*, C. Ludwig gewidmet. Leipzig 1887, S. 193 bis 199.

Regulation des Blutdruckes betheiligt sind. Bevor wir aus diesen Umständen umfassendere Schlussfolgerungen ziehen können, sind jedoch neue Beobachtungen nöthig.

Übrigens werden die Gefässe von allen möglichen centripetalen Nerven reflectorisch beeinflusst.

Diese Wirkung erstreckt sich in erster Linie auf das Gefässgebiet, welches dem zur Zeit erregten centripetalen Nerven entspricht, wie aus der folgenden, zuerst von Marey beschriebenen Erscheinung hervorzugehen scheint.

Wenn man mit einem stumpfen Instrument einen Strich auf die Haut zieht, so wird das Blut mechanisch aus den Gefässen herausgetrieben, und in Folge dessen erscheint der Strich als eine blasse Linie. Nach etwa einer Secunde ist diese Linie verschwunden, und die Haut hat ihre normale Farbe wieder bekommen. 20 bis 30 Secunden später tritt aber die blasse Linie wieder auf und bleibt nun oft mehr als eine Minute lang sichtbar.

Findet die mechanische Reizung energischer statt, so nimmt die Erscheinung eine andere Form an. Die bei der Reizung zuerst hervortretende Linie weicht binnen kurzem einer rothen, die sich allmählich immer schärfer ausprägt. Gleichzeitig zeigt sich an jeder Seite dieser rothen Linie ein blasser, weisslicher, viel breiterer Streifen. Diese Farbenveränderungen dauern eine Zeit lang, oft mehr als eine Minute, und verschwinden allmählich. Die rothe Linie bleibt länger, nicht selten mehr als eine Stunde zurück.[1]

Dass diese Erscheinungen von einer durch die mechanische Reizung bewirkten Erweiterung bezw. Verengerung der Gefässe bedingt sind, ist unzweifelhaft. Dadurch ist aber keineswegs erwiesen, dass sie als Reflexe aufgefasst werden müssen. Für diese Deutung spricht jedoch theils der Umstand, dass bei schwacher Reizung die blasse Linie nicht unmittelbar nach der durch die Compression hervorgerufenen Blutleere erscheint, theils auch, dass bei einer stärkern Reizung die Wirkung sich über eine Strecke von mehreren mm Breite auf beiden Seiten verbreitet. Endlich deutet auch der Umstand, dass diese Erscheinungen bei gewissen Krankheiten besonders im Nervensystem leichter hervorzutreten scheinen,[2] darauf, dass sie eine centrale Ursache haben dürften und also als streng localisirte Reflexe aufgefasst werden müssen.

Zu derartigen Reflexen gehören möglicherweise auch die längst bekannte Congestion, die bei Berührung oder Erwärmung der Haut auftritt, die Gefässinjection, die sich beim Öffnen der Bauchhöhle im Darme zeigt, die Gefässerweiterung der Pialgefässe beim Blosslegen des Gehirns u. s. w.[3]

Im Allgemeinen tritt bei den localisirten Reflexen eine Gefässerweiterung ein, unter Umständen ist jedoch eine Gefässverengerung

---

[1] Marey, *Annales des sciences nat.*, 4e série, Zoologie, 9, S. 68 folg.; 1858; — Vulpian, *Leçons sur l'appareil vaso-moteur*, 1, S. 46 folg.

[2] Vgl. Vulpian, a. a. O., 1, S. 49 folg.

[3] Vgl. Vulpian, a. a. O., 1, S. 243.

das Resultat. Als Beispiele von örtlichen Reflexen seien folgende erwähnt. Bei Reizung der Zunge sah Bernard eine Gefässerweiterung in der Unterkieferdrüse.[1] Snellen[2] und Lovén[3] fanden bei Reizung des N. auricularis post. im Kaninchenohr entweder eine Gefässverengerung, welche aber nur kurze Zeit anhielt und dann einer Erweiterung Platz machte, oder auch eine primäre Gefässerweiterung, auf welche meistentheils eine Verengerung folgte. Ferner beobachtete Lovén[4] bei Reizung des N. dorsalis pedis Erweiterung der A. saphena, bei Reizung des N. infraorbitalis, supraorbitalis und mentalis Erweiterung der A. maxillaris ext. Über ähnliche Erscheinungen berichteten z. B. Huizinga[5] und Gaskell[6] beim Frosch und Edgren[7] beim Kaninchen. Bei Reizung des Ischiadicus, des Vagus und der hinteren Wurzeln sah Bradford in der Regel eine reflectorische Gefässverengerung in den Nieren; wenn er dagegen den 11. bis 13. Brustnerven reizte, dessen vordere Wurzeln, wie wir gesehen haben, die Hauptmasse der nach den Nieren verlaufenden Gefässnerven enthalten, trat bei den Nieren eine Gefässerweiterung zum Vorschein.[8]

Der Reflex kann sich auch auf den entsprechenden Körpertheil der andern Seite erstrecken. So finden wir z. B. in einigen von den Versuchen Lovén's[9] angegeben, dass bei Reizung des N. auricularis post. die Gefässe in beiden Ohren erweitert wurden, obgleich die Röthung auf der nicht-operirten Seite um ein sehr merkliches schwächer war; Masius und Vanlair[10] beobachteten, dass bei centraler Reizung des Ischiadicus die Hinterpfote an der entgegengesetzten Seite wärmer wurde. Bei Reizung der Schleimhaut der Nase bemerkte Franck[11] eine Gefässerweiterung im ganzen Kopf, welche jedoch auf der entsprechenden Seite am grössten war. Andererseits fand Vulpian[12]

[1] Bernard, *Journal de la physiol.*, 1, S. 656; 1858.
[2] Snellen, *Arch. f. d. holländ. Beitr.*, 1, S. 213; 1858.
[3] Lovén, *Ber. d. sächs. Ges. d. Wiss.*, math.-phys. Cl., 1866, S. 92—96.
[4] Lovén, ib., S. 96—99.
[5] Huizinga, *Arch. f. d. ges. Physiol.*, 11, S. 216; 1875.
[6] Gaskell, *Journal of anat. and physiol.*, 11, S. 742 folg.; 1877.
[7] Edgren, *Nord. med. ark.*, 1880, S. 37 folg. des S. A.
[8] Bradford, *Journal of physiol.*, 10, S. 396—404; 1889; — vgl. auch Klemensiewicz, *Sitz.-Ber. d. kais. Akad. d. Wiss.*, math.-naturw. Cl., 94, Abth. 3, S. 78—82; 1886.
[9] Lovén, a. a. O., S. 95.
[10] Masius und Vanlair, *Compte rendu du congr. per. intern. des sciences med.*, Bruxelles 1875. S. A., S. 27—29; — vgl. auch Teissier und Kauffmann, *Comptes rend. de l'acad. des sciences*, 92, S. 1301—1304; 1881.
[11] Franck, *Archives de physiol.*, 1889, S. 550 folg.
[12] Vulpian, a. a. O., 1, S. 237.

bei centraler Reizung des Ischiadicus eine Gefässverengerung in der entgegengesetzten Extremität, und Edgren[1] sah bei centraler Reizung des N. dorsalis pedis und bei verschiedenen anderen sensiblen Eindrücken eine vom Ischiadicus vermittelte Abkühlung, d. h. eine Gefässverengerung in der entgegengesetzten Hinterpfote.

Beim Menschen hat man entsprechende Erscheinungen beobachtet. Brown-Séquard und Tholozan fanden, dass sich die Gefässe der einen Hand contrahirten, wenn die andere Hand in kaltes Wasser getaucht wurde.[2] Bei elektrischer Reizung des einen Unterarmes beobachteten Maragliano und Lussona eine Gefässcontraction im andern Unterarm. Diese Contraction zeigte sich jedoch nicht bei allen Individuen, hatte dann aber gewöhnlich eine Gefässerweiterung im Gefolge. Bei einigen Individuen trat unter denselben Verhältnissen eine primäre Gefässerweiterung des Unterarmes an der entgegengesetzten Seite ein. Die Latenzdauer betrug 3·1—6·8 Sec.; das Maximum der Wirkung wurde nach 2—14 Sec. erreicht.[3]

Nicht selten ereignet es sich, dass Körpertheile, welche vom Verbreitungsgebiet des zur Zeit gereizten centripetalen Nerven weit entfernt liegen, bei sensibler Reizung eine reflectorische Verengerung oder Erweiterung ihrer Gefässe zeigen.

So wird das vom Splanchnicus innervirte Gefässgebiet von allen möglichen sensiblen Nerven her äusserst leicht verengt, es kann aber auch in Folge einer sensiblen Reizung erweitert werden.

Bei Reizung des Ischiadicus sah Vulpian die Zungengefässe sich contrahiren.[4] Nothnagel[5] beobachtete bei Reizung verschiedener Hautstellen, z. B. des Oberschenkels oder des Gesichts, eine Verengerung der Pialgefässe. Diese Erscheinung ist aber keineswegs constant: nach Knoll,[6] Gärtner und Wagner,[7] Roy und Sherrington[8] werden die Gehirngefässe bei Reizung centripetaler Nerven oder des Kopfmarkes, sowie bei Muskelbewegungen im

---

[1] Edgren, a. a. O., S. 29—36.

[2] Brown-Séquard und Tholozan, *Journal de la physiol.*, 1, S. 500; 1858; die Abhandlung wurde schon im Jahre 1851 der *Société de biologie* vorgetragen; — vgl. Franck, *Travaux du laborat. de Marey*, 2, S. 39—47; 1876; — *Archives de physiol.*, 1890, S. 129.

[3] Maragliano und Lussona, *Arch. ital. de biol.*, 11, S. 246—251; 1889.

[4] Vulpian, a. a. O., 1, S. 238.

[5] Nothnagel, *Arch. f. pathol. Anat.*, 40, S. 210, 211; 1867; — vgl. auch Krauspe, ib., 59, S. 487; 1874.

[6] Knoll, *Sitz.-Ber. d. kais. Akad. d. Wiss.*, math.-naturw. Cl., 93, Abth. 3, S. 245; 1886.

[7] Gärtner und Wagner, *Wiener med. Wochenschr.*, 1887, S. 603.

[8] Roy und Sherrington, *Journal of physiol.*, 11, S. 89 folg.; 1890.

Gegentheil erweitert. Sie fassen diese Erweiterung als eine wesentlich oder vollständig passive auf, und zwar wäre sie die Folge des erhöhten Aortadruckes und ganz unabhängig von irgend welchen nach dem Gehirn verlaufenden gefässerweiternden Nerven. Auch Hürthle[1] schliesst aus seinen Versuchen, dass durch Reizung sensibler Nerven die Innervation der Gehirngefässe nicht geändert wird.

Pick[2] fand, dass die Gefässe in der Schwimmhaut des Frosches sich bei Reizung sensibler Nerven in der Regel verengerten, und Huizinga[3] beobachtete daselbst Gefässerweiterung nur dann, wenn sensible Nerven, welche nahe derselben verliefen, gereizt wurden.

Bei Reizung des N. brachialis sah Lovén[4] einmal eine Gefässerweiterung im Ohr. Eckhard[5] erwähnt als eine gewöhnliche Wirkung von Reflexen durch alle mögliche centripetale Nerven — Vagus, Trigeminus, Pl. brachialis, Pl. ischiadicus — zuerst eine Verengerung und dann eine Erweiterung der Ohrgefässe (Kaninchen). Ostroumoff[6] beobachtete bei centraler Vagusreizung Gefässerweiterung in den hinteren Extremitäten. Owsjannikow und Tschirjew[7] bemerkten bei centraler Reizung des Ischiadicus Gefässerweiterung im Ohr. Nach Franck[8] wird die Reizung der Nasenschleimhaut von einer Contraction aller Gefässgebiete mit Ausnahme derjenigen des Kopfes begleitet.

Als eine Folge der Ischiadicusreizung erwähnen Dastre und Morat Gefässerweiterung in den Theilen des Kopfes, welche vom Halssympathicus gefässerweiternde Nerven erhalten.[9] Dieselben Nerven werden auch durch Reizung des N. laryngens sup. und des Lungenvagus in Thätigkeit versetzt, und in diesem Verhalten finden die genannten Autoren die Ursache der Gesichtsröthe, welche Lungenkrankheiten zu begleiten pflegt.[10] Goltz beobachtete bei mechanischer Reizung des Darmes eine allgemeine reflectorische Gefässerweiterung beim Frosch.[11]

Die Gefässe der Skeletmuskeln scheinen sich bei einer sensiblen Reizung in der Regel zu erweitern. Wird ein centripetaler Nerv gereizt, so erscheint eine Gefässerweiterung zunächst in den Muskeln, welche mit diesem Nerven in einem nähern functionellen Zusammenhang stehen. Gaskell fand, dass sich die Gefässe im M. mylohyoideus des Frosches reflectorisch erweiterten, nur wenn er den Eingang

---

[1] Hürthle, *Arch. f. d. ges. Physiol.*, 44, S. 595; 1889.

[2] Pick, *Arch. f. Anat. u. Physiol.*, 1872, S. 574 folg.

[3] Huizinga, a. a. O., S. 216. [4] Lovén, a. a. O., S. 100.

[5] Eckhard, *Beiträge zur Anat. u. Physiol.*, 7, S. 86, 87; 1873.

[6] Ostroumoff, *Arch. f. d. ges. Physiol.*, 12, S. 252—257; 1876.

[7] Owsjannikow und Tschirjew, *Mélanges biol. de l'acad. des sciences de St. Pétersbourg*, 8, S. 652 folg.; 1872; — vgl. auch Kowalewsky, *Arch. slaves de biol.*, 2, S. 229—230; 1886.

[8] Franck, a. a. O., 1889, S. 551—555.

[9] Dastre und Morat, *Rech. exp. sur le syst. nerv. vaso-moteur*, S. 171.

[10] Dastre und Morat, a. a. O., S. 146—170.

[11] Goltz, *Centralbl. f. d. med. Wiss.*, 1864, S. 625, 626.

zum Glottis reizte.[1] Bei warmblütigen Thieren bemerkten sowohl er[2] als Heidenhain und Grützner[3] eine reflectorische Erweiterung der Muskelgefässe auch bei Reizung entfernt verlaufender centripetaler Nerven. So wurden z. B. die Gefässe der Oberschenkelmuskeln bei Reizung des N. radialis erweitert, diese Erweiterung trat aber bei Reizung des N. saphenus leichter ein. Dagegen erhielt Gaskell[4] bei centraler Vagusreizung keine Gefässerweiterung, sondern eher eine Verengerung der Gefässe in den Oberschenkelmuskeln, während Heidenhain und Grützner auch in diesem Falle eine Gefässerweiterung beobachteten.

Wenn diese reflectorischen Wirkungen sich nicht auf ein zu kleines Gefässgebiet erstrecken, so machen sie sich auch auf den allgemeinen Blutdruck geltend.

Weil bei fast jeder centripetalen Reizung einige Gefässe verengt und andere erweitert werden, ist es einleuchtend, dass die Druckschwankung sowohl in positiver als in negativer Richtung stattfinden kann. Dies wird auch von der Erfahrung vollkommen bestätigt, obgleich eine Drucksteigerung in der Regel leichter hervortritt.

Mit Ausnahme des N. depressor ruft nämlich jeder centripetale Nerv in der Regel eine reflectorische Drucksteigerung hervor. Obgleich dies schon Magendie[5] bekannt war, studirte doch erst v. Bezold[6] die Frage zum ersten Male näher, und nach ihm haben sich dann viele Forscher mit dem Studium der hiermit zusammenhängenden Verhältnisse befasst.

Unter den centripetalen Nerven, die in dieser Hinsicht geprüft worden sind, erwähne ich z. B. die hinteren Nervenwurzeln, Vagus Trigeminus, Ischiadicus, Auricularis post. (Lovén),[7] Splanchnicus major und minor (Asp).[8] Ebenso wird eine Drucksteigerung erhalten bei centraler Reizung von Muskelnerven (Asp),[9] bei Reizung der höheren

---

[1] Gaskell, *Journal of anat. and physiol.*, 11, S. 742; 1877.
[2] Gaskell, *Journal of physiol.*, 1, S. 282—290; 1878.
[3] Heidenhain und Grützner, *Arch. f. d. ges. Physiol.*, 16, S. 20—25; 1877.
[4] Gaskell, *Journal of physiol.*, 1, S. 284.
[5] Vulpian, a. a. O., 1, S. 349.
[6] v. Bezold, *Unters. über die Innervation des Herzens*, 2. Leipzig 1863, S. 276.
[7] Lovén, a. a. O., S. 89.
[8] Asp, *Ber. d. sächs. Ges. d. Wiss.*, math.-phys. Cl., 1867, S. 153, 154.
[9] Asp, a. a. O., S. 183 folg.

Sinnesnerven (Couty und Charpentier,[1] Dogiel[2]), und des Magens (Berkowitsch,[3] Mayer und Přibram,[4] Ganz[5]).

Die hierbei erscheinende Drucksteigerung ist unter verschiedenen Umständen verschieden gross. Nach Dittmar[6] scheint sie im allgemeinen von der Stärke der Reizung abhängig zu sein, und zwar in der Weise, dass sie bei Reizung eines und desselben centripetalen Nerven um so grösser ist, je stärker die Reizung war. Gewisse centripetale Nerven üben auf den Blutdruck einen stärkern Einfluss als andere aus, und auch die Art und Weise der Reizung ist von keiner geringen Bedeutung. So giebt Bradford[7] an, dass die Drucksteigerung bei Reizung der hinteren Rückenmarkswurzeln grösser ist, als bei centraler Reizung peripherer Nervenstämme, sowie dass sie ebenfalls grösser ist, wenn die distalen Brustwurzeln gereizt werden, als wenn der Reflex durch die proximalen Brustwurzeln ausgelöst wird. Die Drucksteigerung, welche Dogiel[8] durch akustische Reizung erzielte, war nur bei den Versuchen an unvergifteten Thieren erheblich, bei den Versuchen an curarisirten Thieren stieg der Blutdruck in weit geringerem Masse an; ihre Stärke war von der Höhe, Stärke und Klangfarbe des einwirkenden Tones abhängig.

Der Einfluss der Art der Reizung geht aus Versuchen, welche Heidenhain und Grützner[9] an nicht zu stark curarisirten Kaninchen ausführten, vielleicht am deutlichsten hervor. Während eine starke, durch concentrirte Schwefel- oder Salpetersäure, Senfspiritus, kochendes Wasser, ferrum candens u. dgl. bewirkte Hautreizung entweder gar keinen oder nur einen sehr geringen Einfluss auf den Blutdruck ausübte, rief eine äusserst leichte Reizung eines grössern Hautgebietes oft eine maximale Steigerung des Blutdruckes hervor. Es genügte, die Haut ganz leicht zu streichen oder anzublasen, um den Druck bis auf seinen doppelten Werth zu erhöhen. Überhaupt giebt es kein einfacheres Mittel als dieses, um bei einem curarisirten Thiere eine starke reflectorische Drucksteigerung hervorzurufen, weshalb man bei allen

---

[1] Couty und Charpentier, *Comptes rend. de l'acad. des sciences*, 85, S. 161—163; 1877.

[2] Dogiel, *Arch. f. Anat. u. Physiol.*, physiol. Abth., 1880, S. 420 folg.

[3] Berkowitsch, *Arb. d. Laborat. d. med. Fak. in Warschau*, 1875; cit. nach *Jahresber. d. Anat. u. Physiol.*, 1875, 2, S. 52.

[4] Mayer und Přibram, *Sitz.-Ber. d. kais. Akad. d. Wiss.*, math.-naturw. Cl., 66, Abth. 3, S. 102—115; 1872.

[5] Ganz, *Arch. f. d. ges. Physiol.*, 3, S. 8—13; 1870.

[6] Dittmar, *Ber. d. sächs. Gesellsch. d. Wiss.*, 1870, S. 19.

[7] Bradford, a. a. O., S. 400. [8] Dogiel, a. a. O., S. 422.

[9] Heidenhain und Grützner, a. a. O., 16, S. 54—56.

Blutdruckversuchen an curarisirten Kaninchen vor Täuschungen auf der Hut sein muss.

Unter gewissen, zur Zeit lange nicht vollkommen klargelegten Umständen veranlassen, mit Ausnahme des N. splanchnicus (Knoll),[1] die hier besprochenen centripetalen Nerven, ja sogar die hinteren Wurzeln (Bradford),[2] statt einer Drucksteigerung eine primäre oder von einem Druckanstieg vorangegangene Druckabnahme.

Dies scheint, soweit unsere Erfahrung bis jetzt reicht, besonders von allem, was die Leistungsfähigkeit des Körpers und die des centralen Nervensystems herabsetzt, hervorgerufen zu werden. Das deutlichste Beispiel davon besitzen wir in den Versuchen Latschenberger's und Deahna's[3] am Ischiadicus und Vagus: nachdem sie nämlich eine Zeit lang den Versuch fortgesetzt oder wenn sie eingreifende Operationen, z. B. Abtrennung des Grosshirns, vorgenommen hatten, ergab derselbe Nerv, der eben vorher eine reflectorische Drucksteigerung ausgelöst hatte, eine reflectorische Druckabnahme. Ebenso entsteht, nach Cyon[4] sowie Heidenhain und Grützner[5] bei chloralisirten Kaninchen sehr leicht eine reflectorische Druckabnahme. Ferner wirkt auch die Stärke der Reizung auf das Ergebniss ein: im allgemeinen scheint, nach Knoll,[6] Drucksteigerung bei starker, Drucksenkung bei schwacher Reizung aufzutreten.

So viel bis jetzt bekannt ist, giebt es nur einen einzigen centripetalen Nerven, der immer und ohne Ausnahme eine reflectorische Druckabnahme hervorruft. Dieser Nerv ist der N. depressor, dessen eigenthümliche physiologische Aufgabe von Ludwig und Cyon entdeckt wurde.[7] Die Bedeutung dieses Nerven habe ich bereits beim Studium der Herzinnervation besprochen.

Heidenhain und Grützner[8] haben eine sehr grosse Zahl centripetaler Nervenstämme untersucht in der Hoffnung, unter diesen isolirt verlaufende Depressorfasern aufzufinden, aber vergeblich. Sie fanden keinen zweiten centripetalen Nerven, der in derselben Richtung wie der Depressor auf den Blutdruck eingewirkt hätte. Hierdurch und durch andere gleichartige Erfahrungen wird die Annahme Latschen-

[1] Knoll, *Sitz.-Ber. d. kais. Akad. d. Wiss.*, math.-naturw. Cl., 92, Abth. 3, S. 448 folg.; 1885.

[2] Bradford, a. a. O., S. 400, 403.

[3] Latschenberger und Deahna, *Arch. f. d. ges. Physiol.*, 12, S. 165 bis 171; 1876.

[4] Cyon, *Mélanges biologiques de l'acad. des sciences de St. Petersbourg*, 7, S. 762; 1870; — *Arch. f. d. ges. Physiol.*, 8, S. 334 folg.; 1874.

[5] Heidenhain und Grützner, a. a. O., 16, S. 51, 52.

[6] Knoll, a. a. O., S. 451.

[7] Ludwig und Cyon, *Ber. d. sächs. Gesellsch. d. Wiss.*, math.-phys. Cl., 1866, S. 307—328.

[8] Heidenhain und Grützner, a. a. O., S. 53.

berger's und Deahna's[1] von zweierlei centripetal verlaufenden Fasern, pressorischen und depressorischen, ziemlich bestimmt widerlegt. Nach Knoll[2] würde jedoch der Glossopharyngeus in der Regel, wenn auch nicht immer, eine Drucksenkung hervorrufen.

Dagegen beobachtete Belfield[3] bei mechanischer Reizung der Rectal- und Vaginalschleimhaut bei curarisirten Hunden eine primäre Abnahme des Aortadruckes, welche bei Berührung des Anus oder des Orificium vaginae am leichtesten hervortrat. Dieser depressorische Reflex war weniger ausgeprägt und konnte in eine Drucksteigerung übergehen, wenn die tieferen Schleimhautpartien gereizt wurden.

Mechanische Reizung der Skeletmuskeln — sei es leichte Berührung oder starke Knetung — ruft ebenfalls, wie Kleen[4] nachgewiesen hat, eine reflectorische Druckabnahme hervor. Im Gegensatz zu dem eben Erwähnten scheint dieser Reflex vollkommen constant zu sein.

Die Erfahrungen bezüglich der centrifugalen Gefässnerven, mit unserer Kenntniss von der Herzinnervation und von den Umständen, von welchen der Blutdruck abhängig ist, zusammengestellt, lehren uns, dass die betreffenden, reflectorisch ausgelösten Druckschwankungen in der Aorta von einer Reflexwirkung auf die Gefässnerven wesentlich bedingt sein müssen. Dennoch will ich keineswegs behaupten, dass reflectorische Einwirkungen auf das Herz hierbei nicht mitbetheiligt sein können, was schon aus den oben (S. 276 folg.) mitgetheilten Erfahrungen hinsichtlich der Herzreflexe hervorgeht. In der letzten Zeit haben Roy und Adami[5] hierauf bezügliche Erfahrungen veröffentlicht, welche u. a. zeigen, dass wenn sämmtliche Herznerven unversehrt sind, eine centrale Reizung des Ischiadicus und besonders des Splanchnicus sowohl das Vagus- als das Accelerans-Centrum beeinflusst; letzteres wird aber stärker erregt, in Folge dessen die verstärkenden Wirkungen allein in der Regel zum Vorschein kommen. Im weitern Verlauf der Reizung oder nach derselben macht sich der Einfluss des Vaguscentrums geltend. In seltenen Fällen kann die Vaguswirkung von Anfang an eintreten.

Aus dem vorher Gesagten folgt, dass bei einer reflectorischen

[1] Latschenberger und Deahna, a. a. O., S. 180.
[2] Knoll, a. a. O., S. 449.
[3] Belfield, *Arch. f. Anat. u. Physiol.*, physiol. Abth., 1882, S. 298—312.
[4] Kleen, *Skand. Arch. f. Physiol.*, 1, S. 247—263; 1889.
[5] Roy und Adami, *Philosophical transactions*, 183, B, S. 254—262; 1892; — vgl. oben S. 288.

Druckschwankung nicht sämmtliche Gefässgebiete gleichzeitig verengt oder erweitert werden, und dass das Endergebniss, in Bezug auf die Veränderung des Widerstandes in den Gefässen, von dem gegenseitigen Verhältniss zwischen den verengten und den erweiterten Gefässgebieten abhängig ist.

Dass die reflectorische Drucksteigerung in erster Linie von einer Contraction des von den Splanchnici innervirten Gefässgebietes erzeugt wird, können wir angesichts der grossen Bedeutung dieser Nerven von vornherein annehmen, und dies wird auch von der Erfahrung bestätigt.

Dabei sind aber auch andere Gefässgebiete mitbetheiligt. Dies geht z. B. daraus hervor, dass nach Asp [1] eine centrale Reizung des Splanchnicus auch in dem Falle eine Drucksteigerung hervorruft, wenn die beiden Splanchnici durchschnitten sind. Ferner bezeugt dies die Erfahrung Heidenhain's und Grützner's,[2] wonach eine reflectorische Drucksteigerung erscheint, wenn durch Bindung der Aorta und der Vena cava inf. oberhalb des Zwerchfells die Gefässe der Bauchhöhle und der hinteren Extremitäten zum grössten Theil vom Kreislauf ausgeschlossen worden sind.[3]

Wir können es uns nicht gut anders vorstellen, als dass im letzterwähnten Falle die Gefässe der Muskeln und der Haut durch ihre Verengerung bei dem Druckanstieg mitbetheiligt gewesen sind. Auf der andern Seite scheinen aber unter normalen Verhältnissen gerade diese Gefässe bei reflectorischen Drucksteigerungen mehr oder weniger erweitert zu werden.

Besonders auf Grund von Messungen der Temperatur im Innern des Körpers und in der Haut bei einer durch sensible Reizung hervorgebrachten Veränderung der Blutvertheilung im Körper hob Heidenhain[4] hervor, dass sich die Hautgefässe bei reflectorischer Reizung in der Regel erweitern, während sich die inneren Gefässe verengern. Wir hätten uns also einen gewissen Antagonismus zwischen den oberflächlichen und den tieferen Gefässen vorzustellen. Dasselbe ergiebt sich auch aus ähnlichen Versuchen von Wertheimer bei centraler Reizung des Ischiadicus: bei der dabei entstandenen Drucksteigerung erweiterten sich die Gefässe der obern Lippe.[5] — An curarisirten, künstlich

---

[1] Asp, a. a. O., S. 155.

[2] Heidenhain und Grützner, a. a. O., 16, S. 47—51.

[3] Beim Frosch beobachtete Joseph, dass eine sensible Reizung eine Steigerung des Blutdruckes hervorrief, auch wenn er den Verdauungscanal, die Leber und die Milz ausgeschnitten hatte. Dasselbe traf ein, wenn er die Lungen oder alle vier Extremitäten abgebunden hatte (*Arch. f. Anat. u. Physiol.*, physiol. Abth., 1879, Suppl.-Bd., S. 57).

[4] Heidenhain, *Arch. f. d. ges. Physiol.*, 3, S. 504—565; 1870; — 5, S. 113; 1872.

[5] Wertheimer, *Archives de physiol.*, 1891, S. 548 folg.

athmenden Kaninchen beobachtete Pawlow,[1] dass das Herausziehen einer Darmschlinge aus der Bauchhöhle, wodurch die Darmgefässe erweitert werden, jedesmal eine Verengerung der Ohrgefässe erzeugte. Wenn der eine Halssympathicus durchschnitten war, konnte am Ohr auch nicht die geringste Veränderung im Gefässvolumen wahrgenommen werden.

Dieser Antagonismus tritt bei der durch Erstickung ausgelösten Thätigkeit der Gefässnervencentren vielleicht am deutlichsten hervor: dabei werden, wie Heidenhain[2] und besonders Dastre und Morat[3] betont haben, die Gefässe der Haut (der Ohren, des Gesichtes, der Extremitäten) erweitert, während die Gefässe des Darmes, der Milz, der Nieren und der Gebärmutter verengt werden.

Ob diese Gefässerweiterung in jedem Falle als eine active, durch Nerveneinfluss zuwegegebrachte, zu betrachten ist, oder ob sie möglicherweise nur eine durch den gesteigerten Druck bewirkte, passive Ausdehnung der Gefässe sein mag, darüber sind die Acten noch nicht geschlossen. So viel ist jedenfalls entschieden, dass gewisse Gebiete thatsächlich activ erweitert werden, was z. B. aus den Beobachtungen Lovén's[4] am Kaninchenohr, Ostroumoff's,[5] sowie Grützner's und Heidenhain's[6] an der hintern Extremität (Hund), Wertheimer's[7] an den Lippen u. s. w., Hürthle's,[8] de Boeck's und Verhoogen's[9] am Gehirn hervorgeht.

Unter den Reflexen, welche eine Abnahme des Blutdruckes bewirken, ist eigentlich nur derjenige, welcher durch den Depressor ausgelöst wird, näher analysirt worden. Wir haben bereits gesehen, dass dieser Reflex hauptsächlich vom N. splanchnicus vermittelt wird, sowie dass er auch bei durchschnittenen Splanchnici erscheint. Bei Depressorreizung müssen sich also auch andere Gefässgebiete erweitern, was ausserdem noch dadurch bestätigt wird, dass, nach Heidenhain und Grützner,[10] die Wirkung dieses Nerven nach Verschluss der

---

[1] Pawlow, *Arch. f. d. ges. Physiol.*, 16, S. 268, 269; 1878.
[2] Heidenhain, a. a. O., 5, S. 100; 1872; — vgl. auch ib., 3, S. 512 folg.
[3] Dastre und Morat, a. a. O., S. 287—300.
[4] Lovén, a. a. O., S. 88. [5] Ostroumoff, a. a. O., S. 256.
[6] Grützner und Heidenhain, a. a. O., S. 23.
[7] Wertheimer, a. a. O., S. 549.
[8] Hürthle, *Arch. f. d. ges. Physiol.*, 44, S. 594; 1889 (Erstickung).
[9] Boeck und Verhoogen, *Contribution a l'étude de la circulation cérébrale*. Bruxelles 1890, S. 21—23 (Erstickung).
[10] Heidenhain und Grützner a. a. O., S. 51.

Aorta, Vena cava inf. und Vena portae nicht aufgehoben wird, sowie dass, nach Smirnow,[1] dieser Reflex noch erscheint, wenn das Rückenmark bei dem 3. Brustwirbel durchschnitten wird.

Dennoch übt der Depressor nicht auf alle Gefässgebiete seine erweiternde Thätigkeit aus. Dastre und Morat[2] haben nämlich gefunden, dass die Gefässe des Ohres, des Gesichtes und der benachbarten Schleimhäute bei Depressorreizung verengt werden; sie glauben deshalb zu der Annahme berechtigt zu sein, dass dies von der gesammten Haut gilt.

Auch der von Belfield[3] bei Reizung der Vagina und des Rectums beobachtete Reflex wird durch die Splanchnici vermittelt; er verschwindet fast vollständig, wenn diese durchschnitten werden.

Die bis jetzt vorliegenden Beobachtungen erlauben uns nur, Vermuthungen über die Frage auszusprechen, ob die durch Reflex entstehende Gefässerweiterung durch Reizung der gefässerweiternden Nerven oder durch Abnahme des Tonus der gefässverengenden zu Stande kommt. Für die Hautgefässe ist die erste Annahme sehr wahrscheinlich. Betreffs der Muskeln ist Gaskell[4] geneigt, die reflectorische Gefässerweiterung, zum Theil wenigstens, als die Folge einer Abnahme des Tonus der gefässverengenden Nerven aufzufassen, weil nämlich diese Erscheinung auch bei curarisirten Thieren hervortritt, bei welchen die gefässerweiternden Nerven der Muskeln, wie schon erwähnt, ihre Leistungsfähigkeit zum grössten Theil verlieren.

Die reflectorische Erweiterung der Gefässe der Bauchhöhle wurde ziemlich allgemein in derselben Weise aufgefasst, was natürlich war, da man erst in der letzten Zeit das Vorhandensein gefässerweiternder Fasern im Splanchnicus nachgewiesen hat. Beim Nachweis dieser Nerven hoben Laffont[5] und Bradford[6] die nahe Übereinstimmung hervor, welche die Drucksenkung ihrem ganzen Charakter nach bei Reizung des Splanchnicus und des Depressors darbietet. Es ist daher gar nicht unmöglich, dass dieser Nerv, wie Ostroumoff[7] bemerkt, durch die in jenen enthaltenen gefässerweiternden Fasern ihre Wirkung entfaltet.

---

[1] Smirnow, *Centralbl. f. d. med. Wiss.*, 1886, S. 146.
[2] Dastre und Morat, a. a. O., S. 302—307.
[3] Belfield, a. a. O., S. 302.
[4] Gaskell, *Journal of physiol.*, 1, S. 289, 290; 1878.
[5] Laffont, *Comptes rendus de l'acad. des sciences*, 90, S. 705—708; 1880.
[6] Bradford, a. a. O., S. 391.
[7] Ostroumoff, *Arch. f. d. ges. Physiol.*, 12, S. 276, 277; 1876.

Die Thatsachen, die wir in Bezug auf die Wirkungen einer sensiblen Reizung auf die Gefässnerven und den Blutdruck kennen gelernt haben, können also etwa folgendermassen zusammengefasst werden: Sowohl die gefässerweiternden, als die gefässverengenden Nerven und also auch der Blutdruck können von centripetalen Nerven aus reflectorisch beeinflusst werden. Die meisten unter diesen rufen — soweit unsere Kenntniss bis jetzt reicht — in der Regel, obgleich nicht immer, eine Drucksteigerung hervor. Nur ein einziger Nerv, der Depressor, giebt immer und ohne Ausnahme eine Drucksenkung; durch mechanische Reizung gewisser Schleimhäute und besonders der Skeletmuskeln wird ebenfalls eine Drucksenkung constant hervorgerufen.

Wie das Ergebniss auch sein mag — Steigerung oder Abnahme des Blutdruckes —, so werden nicht alle Gefässe des Körpers gleichzeitig verengt oder erweitert. Im allgemeinen scheinen bei drucksteigernden Reflexen die Gefässe der inneren Organe meistens verengt zu werden, während zu gleicher Zeit die Gefässe der Haut und der Skeletmuskeln mehr oder weniger erweitert werden. Und umgekehrt, bei drucksenkenden Reflexen werden die Gefässe der inneren Organe erweitert und die Gefässe in grösseren oder kleineren Gebieten der Haut verengt. Dieser Antagonismus zwischen den inneren Organen einerseits und der Haut und den Muskeln andererseits ist aber kein absoluter; vielmehr kann es eintreffen, dass bei drucksteigernden Reflexen auch die Haut- und die Muskelgefässe bei der Verengerung der Strombahn mitbetheiligt sind.

Jedenfalls scheint eine Verengerung oder Erweiterung sämmtlicher Gefässgebiete des grossen Kreislaufes bei einem durch centrale Reizung sensibler Nerven ausgelösten Reflex nie aufzutreten.

Dagegen werden, nach Heidenhain,[1] sowohl die inneren Gefässe als die der Haut bei starker elektrischer Reizung des Kopfmarkes contrahirt. Die Drucksteigerung ist hierbei grösser als die, welche durch Erstickung oder Reflexreizung erhalten werden kann.

§ 50. Die Centren der Gefässnerven.

Dass die gefässerweiternden Nerven weit in das centrale Nervensystem hinein verfolgt werden können, geht u. a. daraus hervor,

[1] Heidenhain, *Arch. f. d. ges. Physiol.*, 5, S. 80, 97—106; 1872.

dass bei Reizung des Halsmarkes der Aortadruck herabsinken kann (Johansson[1]), die Gefässe im Ohr, in den Wangen und den entsprechenden Schleimhäuten (Dastre und Morat[2]), im Mesenterium und Darm (Vulpian[3]) und im Penis (Eckhard[4]) erweitert werden, sowie dass bei am 3. Halswirbel durchschnittenem Rückenmark eine centrale Reizung des Pl. brachialis eine Drucksenkung hervorruft (Smirnow[5]). Laffont bemerkte bei Reizung des Rückenmarkes am 1. bis 2. Brustnerven eine Gefässerweiterung in der Leber und glaubt, das Centrum dieser Nerven nach den beiden Hälften des Kopfmarkes verlegen zu können.[6] Beim Stich in den Boden der vierten Hirnkammer fand er nämlich in der Leber eine Gefässerweiterung, welche, seinem Dafürhalten nach, in einer Reizung dieses Centrums ihre Ursache hatte. Am folgenden Tage konnte er an demselben Thiere den drucksenkenden Reflex bei Depressorreizung nicht erhalten. Dies könnte dadurch bedingt sein, dass das betreffende Centrum durch die Nachwirkung des Stiches zerstört oder erlahmt worden sei.

Auch im Rückenmark scheinen sich gefässerweiternde Centren vorzufinden. Nach Durchschneidung des Rückenmarkes am untersten Brustwirbel beobachtete nämlich Goltz[7] bei mechanischer Reizung des Glans penis einen Reflex auf den N. erigentes, welcher bei Zerstörung des Lendenmarkes verschwand. Ferner fand er unter denselben Umständen, dass eine centrale Reizung des N. ischiadicus eine Gefässerweiterung in der Hinterpfote der andern Seite hervorrief.[8] Dies Ergebniss wurde von Masius und Vanlair,[9] Ustimowitsch,[10] sowie von Thayer und Pal[11] bestätigt.

Die letzterwähnten Forscher erhielten bei curarisirten Hunden mit durchschnittenem Halsmark auch bei centraler Reizung des Pl. brachialis eine Drucksenkung, auf welche eine Drucksteigerung folgte. Dieser depressorische, unter Mitwirkung des Rückenmarkes ausgelöste Reflex wird wahrscheinlich von Nerven vermittelt, welche vom Lendenmark nach den Organen der Bauchhöhle verlaufen.

---

[1] Johansson, *Arch. f. Anat. u. Physiol.*, physiol. Abth., 1891, S. 134—139.
[2] Dastre und Morat, *Rech. exp. sur le syst. nerv. vaso-moteur*, S. 144.
[3] Vulpian, *Leçons sur l'appareil vaso-moteur*, 1, S. 219; 1875.
[4] Eckhard, *Beiträge zur Anat. u. Physiol.*, 7, S. 75; 1873.
[5] Smirnow, *Centralbl. f. d. med. Wiss.*, 1886, S. 147.
[6] Laffont, *Comptes rendus de l'acad. des sciences*, 90, S. 705—708; 1880.
[7] Goltz, *Arch. f. d. ges. Physiol.*, 8, S. 463 folg.; 1874.
[8] Goltz, ib., 9, S. 189; 1874.
[9] Masius und Vanlair, *Compte-rendu du congr. per. internat. des sciences médicales.* Bruxelles 1875, S. 28 des S. A.
[10] Ustimowitsch, *Arch. f. Anat. u. Physiol.*, physiol. Abth., 1887, S. 188.
[11] Thayer und Pal, *Medicin. Jahrbücher*, 1888, S. 33 folg.

Schon kurz nach der Entdeckung der gefässverengenden Nerven hob Schiff[1] auf Grund von Rückenmarksdurchschneidungen in verschiedenen Niveaus als wahrscheinlich hervor, dass sie ihr Centrum im Kopfmark hätten. Der Beweis für diese Ansicht wurde indessen viel später geliefert, besonders durch Untersuchungen in Ludwig's Laboratorium von Dittmar[2] und Owsjannikow,[3] deren Hauptresultate von Heidenhain,[4] Berkowitsch,[5] Latschenberger und Deahna[6] u. a. bestätigt worden sind.

Im Gegensatz zu v. Bezold[7] und Cyon[8] fand Dittmar,[9] dass eine centrale Reizung des Ischiadicus eine reflectorische Drucksteigerung hervorrief, auch wenn das Gehirn oberhalb des Kopfmarkes durchschnitten worden war. — Owsjannikow[10] untersuchte die Frage näher, indem er, von oben nach unten fortgehend, das Kopfmark in verschiedener Höhe durchtrennte und die Einwirkung des Schnittes auf den Aortadruck prüfte. Der Schnitt, durch welchen der Blutdruck oder die Stärke der Gefässreflexe zuerst verringert wurde, sollte die obere Grenze des Gefässcentrums angeben. Schritt er nun weiter nach hinten, so sank der Blutdruck immer mehr herab, die Gefässreflexe wurden immer schwächer, bis endlich eine Stelle erreicht wurde, bei deren Durchschneidung die Gefässreflexe ganz und gar aufhörten und der Druck auf ein Minimum herabsank, welches nicht kleiner wurde, wenn ein weiterer Schnitt noch tiefer angelegt wurde. Diese Stelle war dann die untere Grenze des Gefässcentrums. Beim Kaninchen fand Owsjannikow, dass dieses so bestimmte Gefässcentrum von oben nach unten eine Länge von 4 ^{mm} hatte, 1—2 ^{mm} unterhalb der Vierhügel begann und 4 ^{mm} oberhalb der Spitze des Calamus scriptorius endigte; es lag nicht in der Mittellinie, sondern bestand aus zwei in den Seitentheilen des Kopfmarkes liegenden Abtheilungen.

Kurz nachher suchte Dittmar die Lage dieses paarigen Centrums noch genauer festzustellen; durch systematisch angelegte und mittelst

[1] Schiff, *Unters. zur Physiol. des Nervensystems*, 1. Frankfurt a. M. 1855, S. 197, 198.

[2] Dittmar, *Ber. d. sächs. Gesellsch. d. Wiss.*, math.-phys. Cl., 1870, S. 18—48; — 1873, S. 449—469.

[3] Owsjannikow, ib., 1871, S. 135—147.

[4] Heidenhain, *Arch. f. d. ges. Physiol.*, 3, S. 510—518; 1870.

[5] Berkowitsch, *Jahresber. d. Anat. u. Physiol.*, 1875, 2, S. 53.

[6] Latschenberger und Deahna, *Arch. f. d. ges. Physiol.*, 12, S. 189, 190; 1876.

[7] v. Bezold, *Unters. über die Innervation des Herzens*, 2, S. 276; 1863.

[8] Cyon, *Mélanges biologiques de l'acad. de St. Petersbourg*, 7, S. 762; 1871.

[9] Dittmar, a. a. O., 1870, S. 28. [10] Owsjannikow, a. a. O., S. 142, 144.

mechanischer Messerführung ausgeführte Schnitte in das Kopfmark kam er zu dem Resultat, dass beim Kaninchen die untere Grenze desselben etwa 3 mm über der Spitze des Calamus scriptorius, 1—1½ mm unterhalb des untern Randes vom Tuberculum laterale liegt, während die obere Grenze in der Gegend der Fovea ant., ungefähr am Rande des Corp. trapezoides belegen ist. Nachdem so die Grenzen des Centrums in der Höhendimension bestimmt waren, begrenzte Dittmar dasselbe auch nach den beiden anderen Dimensionen. Dabei stellte es sich heraus, dass sich im Kopfmark auf beiden Seiten ein kleiner prismatischer Raum befindet, durch dessen Verletzung die gefässverengenden Reflexe aufgehoben oder gestört werden.[1]

Dieser Raum bildet den vordern Theil des Seitenstranges und wurde von Dittmar mikroskopisch untersucht. Er war stets mehr oder minder von einem grossen Kerne ausgefüllt, der von Dean und Kölliker als unterer, diffuser Theil der obern Olive, von Clarke beim Kaninchen als Antero-lateral nucleus beschrieben worden ist. Der Kern erstreckt sich beim Kaninchen von der untern Grenze des vasomotorischen Bezirks 3 mm weit nach oben, ist 1—1½ mm breit und mit seinem innern Rande 2—2½ mm von der Raphe entfernt. Beim Menschen erscheint er auf einem Durchschnitte in der Gegend des Facialis-Austritts als eine oder mehrere Anhäufungen von grauer Substanz an der medialen Seite des Facialisstammes.[2]

Ausser diesem Centrum im Kopfmark besitzen die gefässverengenden Nerven Centren auch im Rückenmark.

Dies wurde zuerst von Goltz nachgewiesen;[3] er fand, dass beim Frosch der Gefässtonus bei Exstirpation des ganzen Gehirns, incl. des Kopfmarkes nicht vollständig aufgehoben wurde, dagegen bei Zerstörung des Rückenmarkes verschwand.

Bei warmblütigen Thieren beobachtete Goltz[4] dieselbe Erscheinung. An jungen Hunden durchschnitt er das Rückenmark an der Grenze zwischen dem Brust- und dem Lendentheil. Die Thiere blieben am Leben, die durch die Operation in den hinteren Extremitäten hervorgebrachte Gefässerweiterung verschwand allmählich, und die Gefässe erlangten ihren Tonus wieder. Bei dann vorgenommener Zerstörung des Lendenmarkes erschien in den hinteren Extremitäten eine neue Gefässerweiterung. Hieraus geht ziemlich deutlich hervor, dass die

[1] Dittmar, a. a. O., 1873, S. 454, 460.
[2] Dittmar, ib., S. 461, 462.
[3] Goltz, *Arch. f. path. Anat.*, 29, S. 403—404; 1864.
[4] Goltz, *Arch. f. d. ges. Physiol.*, 8, S. 485—490; 1874.

Ursache des wiederhergestellten Gefässtonus, im wesentlichen Grade wenigstens, in der Thätigkeit der Gefässcentren des Lendenmarkes zu finden ist.

Ferner bemerkte Ustimowitsch[1] bei Hunden, dass es nach Durchschneidung des Halsmarkes verhältnissmässig lange dauert, bis der Blutdruck auf sein Minimum herabsinkt. So betrug der Blutdruck bei einem Versuch vor der Durchschneidung des Halsmarkes 129—140 ^{mm} Hg; 2 Stunden nach der Durchschneidung hatte er noch den nicht unbeträchtlichen Werth von 36—41 ^{mm} Hg.

Auch gefässverengende Reflexe können durch das Rückenmark vermittelt werden. Dies wurde zuerst von Schlesinger[2] an Hunden und Kaninchen nachgewiesen, deren Reflexreizbarkeit mittelst Strychnin gesteigert war. An curarisirten Fröschen beobachtete Nussbaum[3] nach Zerstörung des Gehirns und des Kopfmarkes eine reflectorische Gefässcontraction in der Schwimmhaut. Bochefontaine,[4] Smirnow[5] und Ustimowitsch[6] gelang es, auch ohne die Mitwirkung des Strychnins bei durchschnittenem Rückenmark reflectorische Drucksteigerungen an Säugethieren hervorzurufen.

Nach Goltz[7] und Kabierski[8] scheinen diese Reflexe von dem isolirten Lendenmark allein nicht vermittelt werden zu können. Dagegen zeigte Vulpian,[9] dass eine sensible Reizung der einen hintern Extremität eine reflectorische Verengerung in der andern hervorruft, auch wenn das Rückenmark in der Mitte der Brustregion durchschnitten ist; Kabierski[10] erhielt an strychnisirten Kaninchen dasselbe Resultat nach Durchschneidung des Rückenmarkes am 5. Brustwirbel.

Endlich ist es auch durch asphyctische Reizung möglich, die gefässverengenden Nerven bei durchschnittenem Rückenmarke zu beeinflussen. Dies zeigten zuerst Kowalewsky und Adamük;[11] ihre Er-

---

[1] Ustimowitsch, *Arch. f. Anat. u. Physiol.*, physiol. Abth., 1887, S. 186.
[2] Schlesinger, *Medicin. Jahrbücher*, 1874, S. 20—24.
[3] Nussbaum, *Arch. f. d. ges. Physiol.*, 10, S. 377; 1875.
[4] Bochefontaine, *Archives de physiol.*, 1876, S. 156 folg.
[5] Smirnow, a. a. O., S. 147.
[6] Ustimowitsch, a. a. O., S. 188 folg. Bei Kaninchen sah Ustimowitsch reflectorische Drucksteigerung, bei Hunden dagegen in der Regel reflectorische Druckabnahme.
[7] Goltz, *Arch. f. d. ges. Physiol.*, 9, S. 189—191; 1874; — 11, S. 97, 98; 1875.
[8] Kabierski, ib., 14, S. 527; 1877.
[9] Vulpian, a. a. O., 1, S. 290 folg. [10] Kabierski, a. a. O., S. 527.
[11] Kowalewsky und Adamük, *Centralbl. f. d. med. Wiss.*, 1868, S. 582 folg.

gebnisse sind später von Schlesinger,[1] Luchsinger,[2] Konow und Stenbeck[3] u. a. bestätigt worden. Dass der Erstickungsreiz unter Vermittelung des Rückenmarkes diese Drucksteigerung erzeugt, geht auch daraus hervor, dass, nach den letzterwähnten Verfassern, die Erstickung bei vollständig zerstörtem Rückenmark keinen Druckanstieg hervorbringt.

Über die Localisation dieser Centren in den verschiedenen Theilen des Rückenmarkes lehren uns die oben citirten Erfahrungen Goltz', dass solche Centren sich im Lendenmarke vorfinden, sowie die Beobachtungen Vulpian's und Kabierski's, dass sie auch im untern Theil des Brustmarkes vorkommen müssen. Weil es für den Blutdruck gleichgültig ist, in welcher Höhe das Halsmark durchschnitten wird, hielt sich Stricker[4] für berechtigt, anzunehmen, dass dieser Theil des Rückenmarkes keine gefässverengenden Centren besitze. Dagegen bewirkte eine nach Durchschneidung des Halsmarkes ausgeführte Durchtrennung der Splanchnici oder des Brustmarkes am ersten Brustwirbel eine neue Druckabnahme, — was zu beweisen scheint, dass sich gefässverengende Centren auch im obern Theile des Brustmarkes vorfinden.

Kurz, das Rückenmark enthält wahrscheinlich in seiner ganzen Ausdehnung, möglicherweise mit Ausnahme des Halsmarkes und des untersten Theiles des Lendenmarkes, eine Anzahl Centren für die gefässverengenden Nerven.

Betreffend die gegenseitigen Beziehungen zwischen den Gefässcentren im Rückenmark und denjenigen im Kopfmarke beschränkt sich unser Wissen auf die Erfahrungen, welche Kowalewsky und Adamük,[5] Luchsinger,[6] sowie Konow und Stenbeck[7] über den Blutdruck bei Erstickung gewonnen haben, wenn das eine oder das andere Centrum durch passend gelegte Schnitte ausgeschaltet worden ist. Nach diesen erscheint die Drucksteigerung, welche durch die asphyctische Reizung ausgelöst wird, bei durchschnittenem Rückenmark viel später, als wenn das centrale Nervensytsem in seiner Gesammtheit seine Wirkung auf die Gefässe ausübt. In diesem Falle tritt die Drucksteigerung in der Regel innerhalb 5—10—20 Sec. ein und erreicht ihr Maximum nach 35—50 Sec., vom Anfang der Erstickung an gerechnet. Bei durchschnittenem Rückenmark fängt die Steigerung erst 80—130 Sec. nach dem Aufhören der Athmung an und braucht dann, um das Maximum zu erreichen, noch 100—110 Sec.

Die spinalen Gefässcentren sind also weniger erregbar, und ihre Thätigkeit hat einen mehr ausgezogenen Verlauf, als es mit den Gefässcentren im

[1] Schlesinger, a. a. O., S. 15—20.
[2] Luchsinger, *Arch. f. d. ges. Physiol.*, 16, S. 518—530; 1878.
[3] Konow und Stenbeck, *Skand. Arch. f. Physiol.*, 1, S. 407 folg.; 1889.
[4] Stricker, *Medicin. Jahrbücher*, 1878, S. 21; — 1886, S. 6.
[5] Kowalewsky und Adamük, a. a. O., S. 582.
[6] Luchsinger, a. a. O., S. 524 folg.
[7] Konow und Stenbeck, a. a. O., S. 407 folg.

Kopfmarke der Fall ist. Sie unterstützen dieses und können vielleicht, vermöge der grössern Ausdauer, die sie bei der asphyctischen Reizung wenigstens zu besitzen scheinen,[1] von keiner geringen Bedeutung für den Gefässtonus sein; dagegen finden die plötzlichen Schwankungen der Gefässweite, die von allen möglichen centripetalen Nerven aus reflectorisch hervorgerufen werden, wahrscheinlich der Hauptsache nach unter Vermittlung des prompt wirkenden Gefässnervencentrums im Kopfmark statt.

Im Rückenmark verlaufen die gefässverengenden Nerven, wie schon Brown-Séquard[2] und Schiff[3] durch Hemisectionen des Rückenmarkes zeigten, hauptsächlich in directen, und nicht in gekreuzten Bahnen. Dass aber auch eine Kreuzung dieser Nerven im Rückenmarke vorkommt, geht aus den Versuchen Nicolaides'[4] über die gefässverengenden Nerven der Nieren beim Hunde hervor.

Nicolaides durchschnitt innerhalb des 2. Halswirbels das Rückenmark, machte eine Hemisection im untern Theil des Brustmarkes und reizte das Halsmark mit tetanisirenden Inductionsströmen. Es ergab sich, dass hierbei die beiden Nieren erblassten, dass dies aber später und anfangs nur fleckenweise bei der Niere der verletzten Seite stattfand. Wir hätten also für die Gefässnerven der Nieren eine directe und eine gekreuzte Bahn, von welcher jedoch jene die wichtigere ist.

Ob eine partielle Kreuzung auch für die übrigen gefässverengenden Nerven gilt, wissen wir noch nicht. Für eine derartige Auffassung spricht jedoch die ebenfalls von Nicolaides mitgetheilte Erfahrung, dass der Aortadruck und also die Stärke des Gefässtonus durch eine Hemisection des Rückenmarkes nur sehr wenig abnimmt, und dass dabei die reflectorischen Drucksteigerungen nur wenig schwächer als bei vollkommen unversehrtem centralem Nervensystem sind.[5]

Bei Versuchen, wo Dittmar[6] die vorderen und hinteren Stränge sowie die graue Substanz des Rückenmarkes am 3. Halswirbel durchschnitt, aber die Seitenstränge unversehrt liess, zeigte es sich, dass die drucksteigernde Wirkung einer centralen Ischiadicusreizung fortwährend stattfand. Dies beweist, dass die gefässverengenden Nerven, zum grössten Theil wenigstens, in den Seitensträngen des Rückenmarkes verlaufen.

---

[1] Vgl. Konow und Stenbeck, a. a. O., S. 421, 426.

[2] Brown-Séquard, *Exper. researches applied to physiology.* New-York 1853, S. 73—77; cit. nach *Journal de la physiol.*, 1, S. 213.

[3] Schiff, a. a. O., S. 195—228. Bei Hemisection im Niveau des ersten Halsnerven fand Schiff, dass der Kopf, der Vorderarm, der Unterschenkel, die Vorder- und Hinterfüsse der verletzten Seite eine Temperaturerhöhung zeigten, während der Rumpf, die Schulter, der Oberarm und der Oberschenkel auf der andern Seite wärmer waren; — vgl. die Kritik Vulpian's, a. a. O., 1, S. 201.

[4] Nicolaides, *Arch. f. Anat. u. Physiol.*, physiol. Abth., 1882, S. 28—36.

[5] Nicolaides, a a. O., S. 34 folg. [6] Dittmar, a. a. O., 1873, S. 455.

Zu etwa demselben Resultat ist Helweg[1] durch Untersuchung des menschlichen Rückenmarkes unter gewissen pathologischen Umständen gekommen.

Wenn auch die Durchschneidung des Gehirns oberhalb des bulbären Gefässcentrums den Gefässtonus und die drucksteigernden Gefässreflexe nicht aufhebt, so üben jedoch die oberhalb des Kopfmarkes liegenden Theile des Gehirns auf den Blutdruck und die Gefässcontraction einen wesentlichen Einfluss aus.

Dass eine Drucksteigerung durch Reizung der Grosshirnschenkel erzielt werden kann, wurde zuerst von Budge[2] nachgewiesen. Beim Einstich in einen der vorderen oder der hinteren Vierhügel beobachtete Eckhard[3] in den beiden Ohren eine Gefässverengerung, auf welche eine Gefässerweiterung folgte. Danilewsky[4] und Stricker[5] erhielten eine Steigerung des Blutdruckes bei Reizung des Streifenhügels und Bechterew und Mislawsky[6] auch bei Reizung der innern Capsel.

Von der Grosshirnrinde aus haben mehrere Forscher, wie Danilewsky,[7] Bochefontaine,[8] Richet,[9] Franck,[10] Bechterew und Mislawsky,[11] Stricker,[12] bei elektrischer Reizung eine mehr oder weniger bedeutende Drucksteigerung und Gefässcontraction erhalten, welche, auch wenn die Reizung keinen epileptischen Anfall hervorgerufen hat, typisch auftreten (vgl. S. 291). Der Theil der Grosshirnrinde, von welchem aus die betreffende Erscheinung ausgelöst werden kann, scheint wesentlich und, wenn die mit Epilepsie complicirten Fälle ausgeschlossen werden, vielleicht ausschliesslich aus der

---

[1] Helweg, *Studier over de vasomotoriske nervebaners centrale forlob.* Kopenhagen 1886.

[2] Budge, *Centralbl. f. d. med. Wiss.*, 1864, S. 545—547; — *Arch. f. d. ges. Physiol.*, 6, S. 303—305; 1872.

[3] Eckhard, *Beiträge zur Anat. u. Physiol.*, 7, S. 91, 92; 1873.

[4] Danilewsky, *Arch. f. d. ges. Physiol.*, 11, S. 129, 130; 1875.

[5] Stricker, *Medicin. Jahrbücher*, 1886, S. 11.

[6] Bechterew und Mislawsky, *Neurol. Centralbl.*, 1886, S. 416.

[7] Danilewsky, a. a. O., S. 131.

[8] Bochefontaine, *Archives de physiol.*, 1876, S. 142—159; — 1883, 1, S. 34—41.

[9] Richet, *Structure des circonvolutions cérébrales*, Thèse. Paris 1878, S. 120 folg.

[10] Franck, *Leçons sur les fonctions motrices du cerveau.* Paris 1887, S. 162—212.

[11] Bechterew und Mislawsky, a. a. O., S. 193—195.

[12] Stricker, *Medicin. Jahrbücher,* 1886, S. 10.

motorischen Sphäre und den unmittelbar daran grenzenden Theilen zu bestehen.

Auf Grund dessen könnte man sich denken, dass die betreffende Gefässcontraction sich auf verschiedene Theile des Körpers localisirte, je nachdem verschiedene Punkte der motorischen Sphäre gereizt wurden, und dass sie also mit den Muskelbewegungen, die von verschiedenen Stellen der motorischen Sphäre ausgelöst werden, in einem gewissen functionellen Zusammenhang stände. Dies scheint jedoch nicht der Fall zu sein. Vielmehr giebt Franck[1] an, dass die Gefässcontraction eine allgemeine ist, dass sie sich auf alle Theile des Körpers erstreckt. Dadurch ist es jedoch keineswegs dargethan, dass in der That sämmtliche Gefässgebiete ohne Ausnahme verengt würden. Im Gegentheil ist es gar nicht unwahrscheinlich, dass auch bei der Reizung der Grosshirnrinde dieselben Eigenthümlichkeiten sich darbieten könnten, die wir bei der asphyctischen Reizung des Gefässcentrums früher kennen gelernt haben, dass einige Gefässe sich erweiterten, während andere sich verengerten. Die Frage ist also noch lange nicht entschieden.

Dass die Rindenreizung unter Umständen auch eine primäre Senkung des Blutdruckes verursachen kann, wird von Bochefontaine,[2] Stricker,[3] Bechterew und Mislawsky[4] angegeben.

Die letzterwähnten Forscher bemerkten diese Drucksenkung, als sie beim Hunde den äussern und mittlern Theil der vordern Portion des Gyr. sigmoideus und die daran grenzenden Theile der 2. primären Windung reizten, wonach jedoch in der Regel eine Drucksteigerung folgte. Dagegen war eine zuweilen höchst bedeutende Druckabnahme das gewöhnliche und alleinige Ergebniss bei Reizung gewisser Theile des Scheitellappens. Inwiefern dies mit einer verlangsamten Herzthätigkeit zusammenhängt oder nicht, geht aus der vorliegenden Mittheilung nicht deutlich hervor.

In Bezug auf die Lage der Gefässcentren glaube ich, dass diese Ergebnisse in derselben Weise wie die entsprechenden über die Herznerven aufzufassen sind (vgl. S. 293), dass also die Grosshirnrinde und die übrigen vor dem Kopfmark liegenden Gehirntheile dem Gefässcentrum im Kopfmark gegenüber periphere Organe darstellen; das bulbäre Gefässnervencentrum würde von diesen Gehirntheilen aus reflectorisch in Thätigkeit versetzt werden, ganz in derselben Weise, als es durch centripetale Nerven von den übrigen Theilen des Körpers reflectorisch erregt wird.[5] Diese Anschauung wird übrigens dadurch wesentlich unterstützt, dass der Blutdruck nicht herabsinkt, der Gefässtonus nicht verringert wird, der Charakter der Gefässreflexe sich nicht verändert, wenn das gesammte Gehirn vor dem Gefässcentrum zerstört wird, wenn nur dieses unversehrt und leistungsfähig bleibt.

---

[1] Franck, a. a. O., S. 207, 208.
[2] Bochefontaine, a. a. O., 1876, S. 149 folg.
[3] Stricker, a. a. O., 1886, S. 10.
[4] Bechterew und Mislawsky, a. a. O., S. 194, 195.
[5] Vgl. Bochefontaine, a. a. O., 1876, S. 159; — Franck, a. a. O., S. 210.

Die Bedeutung der peripheren Gefässcentren bei Reflexen ist um so schwerer zu entscheiden, als ja ihr Vorhandensein noch nicht als ausser allem Zweifel festgestellt angesehen werden kann. Es ist möglich, dass sie bei gewissen, scharf localisirten Gefässreflexen, wie z. B. den zuerst von Marey studirten (vgl. S. 518), mitwirken; dieses ist aber noch lange nicht bewiesen.

Wahrscheinlicher ist es, dass folgende, zuerst von Schiff[1] beschriebene Erscheinungen von den peripheren Centren wesentlich bedingt sind. Im Kaninchenohr ist die grosse, in der Mitte des Ohrlöffels verlaufende Arterie einmal stark contrahirt, einmal beträchtlich erweitert; diese Veränderungen in der Weite der Arterie treten 2 bis 8 Mal in der Minute oder in längeren Intervallen auf. Sie sind von dem Herzschlage, dem Blutdrucke, der Respiration und den Muskelcontractionen unabhängig und stellen also vollkommen örtliche Schwankungen des Gefässtonus dar.

Diese Schwankungen, welche lange nicht immer irgend welche bestimmte Periodicität darbieten und also keineswegs der gewöhnlich benutzten Bezeichnung rhythmische Contractionen entsprechen, sind von van der Becke Callenfels,[2] Vulpian,[3] Gunning,[4] Roever,[5] Saviotti,[6] Riegel,[7] Pick,[8] Huizinga,[9] Mosso,[10] Klemensiewicz[11] u. a. näher untersucht worden. Durch diese Untersuchungen sind diese örtlichen Tonusschwankungen auch in anderen Arterien nachgewiesen worden, beim Kaninchen z. B. in der Art. saphena, beim Frosch in der Schwimmhaut und im Mesenterium (Riegel), nicht aber in der Zunge (Riegel,[12] Pick[13]).

---

[1] Schiff, *Arch. f. physiol. Heilkunde*, 13, S. 525—527; 1854.
[2] v. d. Becke Callenfels, *Zeitschr. f. rat. Med.*, N. F., 7, S. 172 folg.
[3] Vulpian, a. a. O., 1, S. 78 folg.
[4] Gunning, *Arch. f. d. holländ. Beitr. zur Natur- u. Heilkunde*, 1, S. 334; 1858.
[5] Roever, *Krit. u. exp. Unters. des Nerveneinflusses auf die Erweit. u. Vereng. der Blutgefässe.* Rostock 1869, S. 18.
[6] Saviotti, *Arch. f. pathol. Anat.*, 50, S. 608 folg.; 1870.
[7] Riegel, *Arch. f. d. ges. Physiol.*, 4, S. 350—360; 1871.
[8] Pick, *Arch. f. Anat. u. Physiol.*, 1872, S. 572 folg.
[9] Huizinga, *Arch. f. d. ges. Physiol.*, 11, S. 211 folg.; 1875.
[10] Mosso, *Ber. d. sächs. Gesellsch. d. Wiss.*, math.-phys. Cl., 1874, S. 317 (ausgeschnittene Niere); — *Der Kreislauf des Blutes im menschlichen Gehirn.* Leipzig 1881, S. 118—121 (Kaninchenohr).
[11] Klemensiewicz, *Sitz.-Ber. d. kais. Akad. d. Wiss.*, math.-naturw. Cl., 96, Abth. 3, S. 71, 72; 1887.
[12] Riegel, a. a. O., S. 356, 357. [13] Pick, a. a. O., S. 572.

Mehrere unter den genannten Autoren haben beobachtet, dass die betreffenden Tonusschwankungen nach der Durchschneidung des entsprechenden Nerven nicht definitiv verschwinden, sondern früher oder später wiederkehren. Dies kann natürlich davon bedingt sein, dass nicht sämmtliche Gefässnerven des betreffenden Gefässgebietes durchschnitten worden sind. Auf der andern Seite erwähnt aber Huizinga,[1] dass beim Frosch die Arterien der Schwimmhaut nach Durchtrennung des Pl. ischiadicus Tonusschwankungen darbieten, ohne dass sie von den Vorderbeinen aus reflectorisch beeinflusst werden können. Dieses, sowie der Umstand, dass, wie besonders Riegel[2] bemerkt hat, dieselbe Arterie nicht immer in ihrer ganzen Länge contrahirt oder erweitert wird, sondern abwechselnd Einschnürungen und Erweiterungen darbietet, scheinen für den localen Ursprung derselben ziemlich deutlich zu sprechen. Damit ist natürlich die Möglichkeit nicht ausgeschlossen, dass sie unter normalen Verhältnissen durch Impulse vom centralen Nervensystem aus beeinflusst werden könnten, was auch dadurch angedeutet wird, dass sie nach Durchschneidung des zugehörigen Nerven in der Regel für eine längere oder kürzere Zeit verschwinden, sowie dass die im Kaninchenohr erscheinenden Schwankungen der Gefässweite sich nur dann zeigen, wenn das Thier in irgend einer Weise excitirt wird (Mosso[3]).

Durch Erstickung scheinen die peripheren Gefässcentren nicht erregt werden zu können. Wenigstens gelang es Luchsinger nicht, irgend welche dyspnoische Steigerung des Blutdruckes zu beobachten, wenn er durch eine lange anhaltende Anämie das Rückenmark ausser Thätigkeit gebracht hatte;[4] weder er noch Konow und Stenbeck[5] konnten bei Erstickung eine Drucksteigerung auslösen, wenn sie das Rückenmark zerstört und die Nn. vagi durchschnitten, also die Gefässe und das Herz vom centralen Nervensystem vollständig isolirt hatten.

Bernard[6] und Roschansky[7] haben je einen von peripheren Ganglien vermittelten Gefässreflex beschrieben.

Ersterer durchnitt den N. lingualis central vom Gangl. submaxillare und reizte das periphere Ende dieses Nerven. Dabei erhielt er sowohl eine Secretion der Unterkieferdrüse, als auch eine Gefässerweiterung in derselben, welche

[1] Huizinga, a. a. O., S. 212, 213. [2] Riegel, a. a. O., S. 354.
[3] Mosso, *Der Kreislauf* u. s. w., S. 120, 121.
[4] Luchsinger, a. a. O., S. 529.
[5] Konow und Stenbeck, a. a. O., S. 405—407.
[6] Bernard, *Comptes rend. de l'acad. des sciences*, 55, S. 345, 346; 1862.
[7] Roschansky, *Centralbl. f. Physiol.*, 1889, S. 111.

beide Bernard als Reflexe auffasst, die durch das betreffende Ganglion auf die absondernden und gefässerweiternden Fasern der Chorda vermittelt worden sind.

Bei curarisirten Katzen zerstörte Roschansky das Rückenmark unterhalb des Halsmarkes und reizte das centrale Ende des Splanchnicus: dabei stieg der Druck um einige ^{mm} Hg an. Diese Drucksteigerung wurde beträchtlich geringer, wenn der Grenzstrang und der N. splanchnicus minor unterhalb des Abganges des N. splanchnicus major durchschnitten wurden, und zeigte sich nicht mehr, wenn der Grenzstrang zwischen dem 9. und 10. sympathischen Ganglion durchschnitten wurde.

Bei Beurtheilung der beweisenden Kraft derartiger Versuche dürfen wir jedoch den Fehler nicht unberücksichtigt lassen, der durch Stromschleifen auf benachbarten Nerven entstehen kann.

Schon beim Studium der respiratorischen Schwankungen des Blutdruckes haben wir eine mit der Respiration synchronische Thätigkeit beim Gefässcentrum kennen gelernt; bei durchschnittenen Nn. vagi und phrenici und weit geöffneten Brust- und Bauchhöhlen sinkt der Blutdruck bei jeder Inspirationsbewegung und steigt bei jeder Exspirationsbewegung.

Ausser diesen, zuerst von Traube[1] erwähnten und später von Hering,[2] Fredericq[3] u. a. näher studirten, mit den Athembewegungen synchronischen Variationen des Gefässtonus, bemerken wir unter gewissen Umständen andere rhythmische Variationen des Blutdruckes, welche ihrerseits auch vom Gefässcentrum abhängig sind. Diese wurden zuerst von Traube[4] erwähnt und später von Sigmund Mayer[5] und Knoll[6] näher studirt. Diese Variationen umfassen mehrere Athmungsperioden; sie können sowohl bei natürlicher als bei künstlicher Athmung, bei durchschnittenen, wie bei unversehrten Vagi beobachtet werden.

Ihre Ursache ist noch ziemlich dunkel. Knoll's Versuche, bei welchen die Athmungsbewegungen und der Blutdruck gleichzeitig registrirt wurden, zeigen, dass sie in vielen Fällen, aber nicht immer, mit rhythmischen, über mehrere einzelne Respirationen sich erstreckenden Schwankungen der Tiefe der Athmungsbewegungen zusammen-

---

[1] Traube, *Centralbl. f. d. med. Wiss.*, 1865, S. 881 folg.

[2] Hering, *Sitz.-Ber. d. kais. Akad. d. Wiss.*, math.-naturw. Cl., 60, Abth. 2, S. 829—856; 1869.

[3] Fredericq, *Archives de biol.*, 3, S. 76 folg.; 1882.

[4] Traube, a. a. O., S. 882.

[5] Sigmund Mayer, *Sitz.-Ber. d. kais. Akad. d. Wiss.*, math.-naturw. Cl., 74, Abth. 3, S. 281—307; 1876; — vgl. Fredericq, *Arch. f. Anat. u. Physiol.*, physiol. Abth., 1887, S. 351—354.

[6] Knoll, *Sitz.-Ber. d. kais. Akad. d. Wiss.*, math.-naturw. Cl., 92, Abth. 3, S. 443—447; 1885.

fallen. Hieraus und aus verschiedenen anderen Umständen, welche früher von S. Mayer[1] u. a. hervorgehoben worden sind, haben wir eine gewisse Berechtigung, dieselben in Zusammenhang mit periodischen Thätigkeitsschwankungen im Athmungscentrum zu stellen. Wie die einzelnen Impulse vom Athmungscentrum auf das Gefässnervencentrum einwirken, können also — wenn diese Auffassung das richtige getroffen hat — auch die mehr ausgezogenen Schwankungen in der Thätigkeit des Athmungscentrums das Gefässnervencentrum beeinflussen. In diesem Verhalten finden wir einen neuen Beweis für den nahen functionellen Zusammenhang zwischen den verschiedenen Centren im Kopfmarke.

Plethysmographische Untersuchungen über die Volumenschwankungen der Niere (Cohnheim und Roy)[2] und der Milz (Roy)[3] haben in diesen Organen Schwankungen der Blutfülle nachgewiesen, welche mit den eben erwähnten Schwankungen des Blutdruckes vollständig übereinstimmen. Die Gefässe dieser Organe sind also bei den betreffenden Druckvariationen mitbetheiligt. Dazu haben die genannten Autoren in der Niere und besonders in der Milz Volumenschwankungen gefunden, welche von denjenigen des Blutdruckes ganz unabhängig verlaufen.

Endlich können rhythmische und arhythmische Blutdruckschwankungen unter der Einwirkung aller möglicher sensibler Nerven und in Folge verschiedener Zustände im centralen Nervensystem auftreten. Hierdurch werden zahlreiche verschiedenartige Blutdruckschwankungen erzeugt, deren nähere Analyse wir jedoch übergehen müssen. Ich habe hier nur die Aufmerksamkeit auf dieselben lenken wollen, weil es bei Versuchen über den Blutdruck nothwendig ist, sich an diesen Umstand zu erinnern, damit man nicht in einer zufälligen „spontanen“ Druckschwankung das Resultat eines bestimmten experimentellen Eingriffs sehen mag. Hieraus folgt auch die Nothwendigkeit, die graphische Methode bei Blutdruckversuchen zu benutzen, denn dann entgehen derartige Schwankungen der Aufmerksamkeit nicht so leicht, wie wenn man sich damit begnügt, das Manometer von Zeit zu Zeit abzulesen.

[1] S. Mayer, a. a. O., S. 296 folg.

[2] Cohnheim und Roy, *Arch. f. pathol. Anat.*, 92, S. 436; 1883; — Roy, *Journal of physiol.*, 3, S. 219; 1882.

[3] Roy, ib., S. 217—221.

Achtzehnte Vorlesung.

Allgemeine Betrachtungen über die physiologische Bedeutung der Gefässnerven und über die Blutvertheilung im Körper.

§ 51. Die Bedeutung der Gefässnerven für den Gefässtonus.

Es dauerte ziemlich lange, bevor man nach der Entdeckung der Gefässnerven ihre Bedeutung für den Gefässtonus und die Blutvertheilung im Körper näher ins Auge fasste.

Bernard[1] bemerkte, dass der Blutdruck nach Durchschneidung des Halsmarkes erheblich herabsank, jedoch ohne nähere Untersuchungen über diese Frage anzustellen. Erst v. Bezold[2] studirte eingehend das Verhalten des Blutdruckes bei Reizung des Halsmarkes. Er fand, dass der Blutdruck dabei sehr beträchtlich anstieg und Werthe erreichte, die den nach der Durchschneidung des Halsmarkes stattfindenden bis zu 7 Mal überschritten. Weil zu gleicher Zeit die Frequenz der Herzschläge bedeutend zunahm, stellte sich v. Bezold vor, dass die Drucksteigerung nur von einer erhöhten Herzthätigkeit bedingt wäre, und erkannte den Gefässen und ihren Nerven dabei keinen Antheil zu.

Schon im folgenden Jahre wiesen jedoch Goltz,[3] sowie Ludwig und Thiry[4] in verschiedener Art nach, dass diese Auffassung ganz unrichtig war.

Ludwig und Thiry lenkten die Aufmerksamkeit auf eine Erscheinung, die merkwürdiger Weise v. Bezold ganz entgangen war, nämlich dass bei Reizung des Halsmarkes die kleinen Arterien sich im ganzen Körper contrahirten. Dass diese Gefässcontraction die wirkliche Ursache der gleichzeitig auftretenden Drucksteigerung war, bewiesen sie dadurch, dass nach Zerstörung sämmtlicher Herznerven die Reizung des Halsmarkes dennoch eine maximale Steigerung des Aortadruckes hervorbrachte.

Diese Beobachtungen warfen ein ganz neues Licht auf die Versuche v. Bezold's. Die Ursache der Drucksenkung bei Durchschneidung

---

[1] Bernard, *Leçons sur les propriétés des liquides de l'organisme*, 1. Paris 1859, S. 200.

[2] v. Bezold, *Unters. über die Innervation des Herzens*, 2, S. 219 folg.; 1863.

[3] Goltz, *Arch. f. pathol. Anat.*, 29, S. 394—432; 1864.

[4] Ludwig und Thiry, *Sitz.-Ber. d. kais. Akad. d. Wiss.*, math.-naturw. Cl., 49, Abth. 2, S. 421—454; 1864.

des Halsmarkes lag nicht in der damit verbundenen Verlangsamung der Herzschläge, sondern darin, dass die Gefässe dem Einfluss des tonisch erregten Centrums im Kopfmark entzogen worden waren. Die Drucksteigerung, die sich bei Reizung des durchschnittenen Halsmarkes zeigte, war nicht von einer durch Nervenwirkung hervorgerufenen, beschleunigten Herzthätigkeit bedingt, sondern hatte ihren Grund in der durch die Gefässnerven vermittelten starken Verengerung der Strombahn. Die von v. Bezold beobachtete Beschleunigung der Herzschläge war zum Theil eine indirecte Folge des erhöhten Blutdruckes und nicht dessen Ursache (vgl. S. 260).

Endlich wiesen Ludwig und Thiry nach, dass, während die Drucksteigerung, welche bei Bindung der Aorta unterhalb der Nierenarterien erscheint, nur sehr unbedeutend ist, Abklemmung der Aorta unmittelbar über dem Zwerchfell einen sehr beträchtlichen Druckanstieg hervorruft.

Hierdurch war die Bedeutung der Gefässnerven für den Tonus der Gefässe so deutlich wie möglich nachgewiesen.

In der gleichzeitig veröffentlichten Arbeit Goltz' wurde die Bedeutung des Gefässtonus für die Blutströmung im Körper zum ersten Mal näher erörtert. Auf die von Legallois[1] im Anfang dieses Jahrhunderts gemachte Beobachtung, dass die Herzthätigkeit nach Zerstörung des Rückenmarkes bald aufhört, hinweisend, theilt Goltz mehrere Versuche am Frosch mit, um die betreffende Frage aufzuklären.

Bei dem sog. Klopfversuch steht das Herz in der Diastole still, und zu gleicher Zeit werden die Gefässe der Baucheingeweide, besonders die Venen, zum Maximum erweitert, sie enthalten eine reichliche Blutmenge, während die übrigen Gefässgebiete des Körpers äusserst blutarm sind. Diese Erweiterung der Bauchgefässe ist nicht vom centralen Nervensystem bedingt, denn sie zeigt sich beim Klopfen auf die Baucheingeweide auch dann, wenn das centrale Nervensystem vollständig zerstört ist.

Die Erweiterung der genannten Gefässe bedingt, dass die Blutmasse zum allergrössten Theil dort stauen bleibt; während seiner Diastole erhält das Herz nur wenig Blut und hat bei seiner Systole wenig Blut auszutreiben.

Allmählich gewinnen die Gefässe ihren Tonus wieder; das Blut strömt wieder in reichlicher Menge nach dem Herzen, dieses kann wieder eine genügende Blutmenge heraustreiben, und der Kreislauf stellt sich aufs Neue normal dar. Dies findet aber nur in dem Falle statt, dass vom centralen Nervensystem das Rückenmark wenigstens beibehalten ist. Ist auch das Rückenmark zer-

[1] Legallois, *Oeuvres.* Paris 1830. Tome premier.

stört, so gewinnen die Gefässe ihren Tonus nicht wieder, die Herzschläge werden allmählich immer schwächer, bis sie endlich früher oder später ganz aufhören.[1]

Um diese Erscheinung zu beobachten, braucht man nicht den Klopfversuch zu machen: es genügt, das Thier in senkrechter Stellung aufzuhängen. Ist das Rückenmark zerstört, so tritt allmählich eine Stauung in den Venen ein, und das Herz stirbt; bei unversehrtem Rückenmark bleibt der Kreislauf normal (Goltz).

Auf Grund dieser und anderer gleichartiger Versuche bewies Goltz, theils dass der Gefässtonus eine nothwendige Bedingung für den Kreislauf ist, theils dass auch die Venen einen vom centralen Nervensystem abhängigen Tonus besitzen, und dass dieser Venentonus ebenso wichtig wie der arterielle Tonus ist. Bei total erschlafftem Gefässsystem ist kein Kreislauf möglich, weil die Gefässe in diesem Falle, ohne dass ihre Wände in nennenswerthem Grade gespannt werden, die gesammte oder fast ganze Blutmenge fassen können; das Blut bleibt also in den Gefässen stauen und wird nicht mehr um den Körper herumgetrieben.

Ähnliche Erscheinungen können auch an den warmblütigen Thieren beobachtet werden. Wenn man einem Kaninchen die beiden Nn. vagi und das Rückenmark durchschneidet und dann das Rückenmark zerstört, so geschieht es nicht selten, dass das Herz unmittelbar danach aufhört, genügend kräftige Systolen zu machen, und das Thier stirbt. Da wir keine vom Rückenmark nach dem Herzen gehenden hemmenden Nerven kennen, welche diese Erscheinung verursachen könnten, liegt es am nächsten, ihre Ursache in dem plötzlichen Verlust des Gefässtonus zu suchen (Goltz[2]).

Dies wird durch folgende Beobachtung bestätigt. Wie oben bemerkt (S. 193), kann man bei einem Kaninchen mittelst einer um die Vorhöfe angebrachten, fest schliessenden Pincette während etwa 5 Minuten den Kreislauf aufheben, ohne dass das Thier stirbt. Dehnt man die Abklemmung etwas länger aus, so stirbt das Thier. Dabei findet man aber, dass das Herz auch in diesem Falle nach Lösung der Ligatur ganz normale Contractionen ausführt, welche sich jedoch am Manometer kaum bemerkbar machen. Wird nun auf den Bauch ein Druck ausgeübt und also eine grössere Blutmenge nach dem Herzen getrieben, so zeigt die Blutdruckcurve deutlich ausgeprägte Herzschläge, welche klar darthun, dass das Herz, trotz der gemachten Eingriffe, seine Leistungsfähigkeit noch nicht verloren hat. Die Ursache der Herzschwäche und des

---

[1] Vgl. jedoch die S. 513 angeführte Beobachtung von Gergens und Werber.

[2] Legallois, a. a. O.; — Goltz, a. a. O., S. 422; — *Arch. f. d. ges. Physiol.*, 8, S. 485 folg.; 1874.

Todes liegt hier also zunächst darin, dass die Gefässe wegen der langandauernden Aufhebung des Kreislaufes ihren Tonus verloren haben.[1]

Über den Einfluss des Nervensystems auf den venösen Tonus liegen nähere Untersuchungen von Mall und Thompson vor. Mall zeigte, dass das System der Pfortader vom Splanchnicus innervirt wird. Beim Verschluss der Aorta unmittelbar unter dem Ursprunge der A. subclavia sin. trieben die gereizten Splanchnici regelmässig den Druck sehr hoch. Hierbei wurde ein Blutvolumen umlagert, das zwischen 3—27 % der gesammten vom Thier beherbergten Blutmenge betrug, letztere zu 7 % des Körpergewichtes angenommen. Die betreffenden Nerven fanden sich sowohl im Splanchnicus major, als im Splanchnicus minor und Splanchnicus tertius.[2]

An Hunden untersuchte Thompson die Einwirkung des Ischiadicus auf die Hautvenen der hintern Extremität. Öfter als die des linken verengten sich die des rechten Beines, auch versagten nicht selten die Venenstämme um das Fussgelenk, während sich ihre Fortsetzungen über die Haut des Unter- und Oberschenkels kräftig zusammenzogen. Niemals jedoch verengten sich weite Strecken. Ober- und unterhalb der ringförmigen Einschnürung blieb die Vene gefüllt. Nach beendeter Reizung verschwand die erzeugte Einschnürung nicht sogleich wieder. An den Stellen, die sich einmal vom Nerven aus hatten verkürzen lassen, zeigte sich auch die wiederholte Reizung wirksam, doch war die zweite und dritte meist schwächer als die erste. Einmal beobachtete Thompson auch vom N. cruralis aus eine Verengerung der grossen Hautvene.

Ähnlich wie die des Hundes verhielten sich die Venen des Kaninchens. Bei Reizung des Halsmarkes unter dem zweiten Wirbel contrahirten sich auch die oberflächlichen Venen der Bauchdecken.[3]

Wir haben bereits gesehen, dass der Gefässtonus vom centralen Nervensystem und möglicherweise auch von peripheren Centren unterhalten wird. Die Frage, ob dieser Tonus automatisch oder reflectorisch ist, ist ebenso schwer zu beantworten wie die Frage von der Natur des Herznerventonus (vgl. S. 295). Dass die reflectorischen Einwirkungen jedenfalls eine sehr hervorragende Rolle spielen, ist nach den vorliegenden Erfahrungen unzweifelhaft. Ausserdem wird, wie schon bemerkt (vgl. S. 540), das Gefässcentrum von einem andern Centrum im Kopfmarke, dem Athmungscentrum, beeinflusst.

[1] Tigerstedt, *Skand. Arch. f. Physiol.*, 2, S. 405—407; 1890.

[2] Mall, *Arch. f. Anat. u. Physiol.*, physiol. Abth., 1892, S. 409—453.

[3] Thompson, *Arch. f. Anat. u. Physiol.*, physiol. Abth., 1893, S. 102—108.

§ 52. Der Einfluss mechanischer Bedingungen auf die Blutvertheilung im Körper.

Die Blutvertheilung im Körper ist theils von rein mechanischen Bedingungen, theils und in erster Linie von den Gefässnerven abhängig.

Erstere spielen besonders bei der Strömung in den Venen eine hervorragende Rolle. Früher habe ich schon bemerkt, dass der Umstand, dass das venöse Blut in der hintern Extremität in der Richtung nach oben steigen muss, um nach dem Herzen zu gelangen, an und für sich der Blutströmung kein Hinderniss bereitet, sondern dass diese, wegen der unter dem Einfluss des hydrostatischen Druckes der Blutsäule stattfindenden Gefässerweiterung, dadurch vielmehr begünstigt wird (vgl. S. 436). Gleichzeitig wird natürlich die Blutmenge in den Gefässen der hinteren Extremitäten grösser. Beim Übergang des Körpers von verticaler zu horizontaler Lage muss daher der Blutreichthum der unteren Extremitäten abnehmen.

Mosso hat diese Frage nach folgender Methode näher untersucht. Eine Person wird horizontal auf ein Brett gelagert und mit diesem auf einer transversalen Schneide balancirt. Das Brett hat unten ein verschiebbares Gewicht zur Erleichterung des Balancirens. Die Oscillationen des Brettes werden auf einem Cylinder registrirt. — Wenn die Versuchsperson so placirt wurde, dass das Brett bei Beginn des Versuches im Gleichgewicht war, so wurde dies Gleichgewicht im Verlauf des Versuches bald aufgehoben, indem das Kopfende schwerer wurde. Dieses war ohne Zweifel dadurch bedingt, dass die während der aufrechten Stellung in den hinteren Extremitäten gesammelte Blutmenge jetzt, bei horizontaler Lagerung der Person, von diesen allmählich hinwegströmte. Um das Brett fortwährend im Gleichgewicht zu halten, musste Mosso durch zugesetzte Gewichte die Schwere des Fussendes allmählich vermehren. Auf diese Weise fand er, dass die Differenz der Blutfülle des Hinterkörpers bei verticaler und horizontaler Lage nicht weniger als 100 ccm betrug. Bei einer durch ein warmes Fussbad bewirkten Gefässerweiterung in den hinteren Extremitäten betrug die Differenz sogar 260 ccm.

Ferner üben auch die Athembewegungen wegen der von ihnen hervorgerufenen Variationen der Zurückströmung des Blutes in die Brusthöhle ihre Einwirkung auf die Blutfülle der Organe aus. Die Ansaugung, welche bei der Inspiration stattfindet, ruft, wenn die Inspiration genügend tief ist, eine Abnahme der Blutfülle des Armes hervor. Dagegen erscheint, wie Mosso zeigt, gleichzeitig eine Volumenzunahme in den unteren Extremitäten, welche ohne Zweifel davon bedingt ist, dass die Strömung des Blutes in den Venen des Schenkels durch die Senkung des Zwerchfells behindert wird. Wenn das Brett vollständig equilibrirt ist, macht es mit den Athembewegungen synchronische Oscillationen, welche nachweisen, dass das Fussende bei der Inspiration schwerer wird. Man könnte sich denken, dies sei davon bedingt, dass die Baucheingeweide nach unten gedrängt werden; dieselben Oscillationen erscheinen aber auch in dem Falle, wenn die Versuchsperson auf dem Brette sitzt, wobei also die Baucheingeweide nur in verticaler Richtung verschoben werden. Diese Oscillationen müssen daher von Variationen in der Strömung des Venenblutes bedingt sein.[1]

Bei positivem Druck in der Brusthöhle, z. B. bei einer starken körperlichen Anstrengung mit stark gefüllten Lungen und geschlossener Stimmritze (vgl. S. 134), wird die Zurückströmung des Blutes nach dem Herzen verhindert, und die Blutfüllung der Extremitäten nimmt zu.

Ohne lange Erörterungen ist es aus rein mechanischen Gründen selbstverständlich, dass die bei verschiedener Lagerung auftretende Zunahme oder Abnahme der Blutfülle in einem gewissen Körpertheil in anderen Körpertheilen entgegengesetzte Veränderungen hervorrufen muss. Hierher gehören z. B. folgende Erscheinungen. Das Volumen des einen Armes wird grösser, wenn der andere Arm passiv erhoben wird; das Volumen der Hand nimmt bei Compression der beiden Art. femorales zu; es nimmt ab, wenn durch eine starke Hautreizung viel Blut nach den unteren Extremitäten gezogen wird u. s. w.

Nachdem das Moment, welches die Veränderung der Blutzufuhr nach einem bestimmten Körpertheil hervorgerufen hat, aufhört zu wirken, treten natürlich Veränderungen in entgegengesetzter Richtung auf. So hört z. B. die Volumenzunahme der Hand, welche bei Compression der Art. femorales erscheint, mit der Compression auf, und statt dessen zeigt sich eine Abnahme unter dem Normalen. In Folge der Compression sind die Gefässe der hinteren Extremitäten erschlafft, und nach diesen strömt nun, nach Wiedereröffnung der Strombahn, mehr Blut als bisher. Ähnliche Erscheinungen können in grosser Menge angeführt werden.[2]

Wie diese Erweiterung eigentlich aufzufassen ist, darüber wissen wir noch nichts Sicheres; es ist möglich, dass sie von einer Anhäufung von Zersetzungsproducten während der Compression bedingt ist, sie könnte aber auch unter Mitwirkung der Gefässnerven stattfinden.

Dass diese in der That bei der Blutvertheilung bei verschiedenen Körperstellungen wesentlich mitwirken, geht mit einer gewissen Wahrscheinlichkeit aus den Untersuchungen hervor, welche über die dabei stattfindenden Veränderungen des Blutdruckes ausgeführt worden sind.

Es ist selbstverständlich, dass der hydrostatische Druck der Blutsäule hierbei einen gewissen Einfluss ausüben muss, dessen Richtung ohne weiteres klarliegt. Wird die A. carotis mit einem Manometer verbunden und das Thier um eine durch die Canüle gelegte, zur Länge des Thieres senkrechte horizontale Axe gedreht, so muss der Druck ansteigen, wenn der Hintertheil des Körpers gehoben wird, und herabsinken, wenn er gesenkt wird. In jenem Falle wird nämlich der hydrostatische Druck der Blutsäule dem dynamischen, durch die Herzthätigkeit hervorgebrachten Blutdruck zuaddirt, und umgekehrt.

---

[1] Mosso, *Arch. ital. de biol.*, 5, S. 1—16; 1884.

[2] Vgl. hierüber Franck, *Travaux du laborat. de Marey*, 2, S. 24—37; 1876.

Cybulski hat aber gefunden, dass der Blutdruck, wenn der Hinterkörper gehoben wird, nicht allein in der Carotis, sondern auch in der Femoralis ansteigt, und dass er in diesen beiden Gefässen herabsinkt, wenn das Thier mit dem Vorderkörper gehoben wird.[1] Die Ursache dieser Erscheinung liegt zum wesentlichen Grade wenigstens in den Bedingungen für die Zurückströmung des Blutes nach dem Herzen. Hält man den Kopf nach unten, so wird das Blut aus den hinteren Extremitäten nach dem Herzen strömen, und die dem Herzen zur Verfügung stehende Blutmenge nimmt also zu; daher die nicht allein in der Carotis, sondern auch in der Femoralis erscheinende Drucksteigerung. Das umgekehrte Verhältniss findet natürlich bei der Stellung mit dem Kopf nach oben statt.

Ähnliche Versuche sind von Friedmann[2] mit dem Sphygmomanometer v. Basch's am Menschen ausgeführt worden. Als Durchschnitt einer verhältnissmässig grossen Zahl von Bestimmungen giebt er an, dass der Druck in der A. radialis beim Liegen und Sitzen sich wie 1·06 : 1·0, sowie beim Liegen und Stehen wie 1·1 : 1·0 verhält. Beim Stehen würde also der Blutdruck etwa 10% geringer sein als beim Liegen.

Gewisse Einzelheiten in den von demselben Autor an Hunden ausgeführten Versuchen deuten an, dass bei Lageveränderungen auch nervöse Einflüsse auf den Blutdruck einwirken. Noch deutlicher geht dies aus den Beobachtungen von Klemensiewicz an Fröschen hervor, bei welchen er das Verhalten der Gefässe bei verschiedener Lagerung des Körpers unter dem Mikroskop untersuchte.[3] Es zeigte sich an unverletzten Thieren nämlich, dass bei jeder Lageveränderung, gleichgültig ob der Kopf nach oben oder nach unten gestellt wurde, eine primäre Gefässcontraction in der Schwimmhaut zum Vorschein kam. Nach einer kurzen Zeit ging diese in eine rhythmische Bewegung der Gefässwand über, welche letztere nach einiger Zeit einer bleibenden Erweiterung der Gefässe Platz machte. Diese Erweiterung war bei der Stellung des Kopfes nach unten stets eine grössere als in der Beinstellung (Bein unten). Diese Erscheinungen sind ohne Zweifel von den Gefässnerven bedingt. Die primäre Gefässcontraction scheint in erster Linie ihren Grund in der Lageveränderung selbst zu haben, denn sie zeigte sich auch dann, wenn das Thier in der Horizontalebene bewegt wurde. Dagegen ist es wahrscheinlich, dass die starke Gefässerweiterung in den hinteren Extremitäten bei der Lage auf dem Kopf von einem gerade durch diese Stellung ausgelösten nervösen Einfluss auf die Gefässe bedingt war.

Um den Einfluss, welchen der Blutdruck bei Lageveränderungen vom hydrostatischen Druck des Blutes an und für sich erleidet, zu vermeiden, bestimmte Hermann[4] an todten Thieren, deren Gefässsystem mit alkalischem Wasser gefüllt war, diejenige transverselle Axe, um welche der Körper gedreht werden kann, ohne dass ein in die A. carotis eingesetztes Manometer

[1] Cybulski, *Militärärztl. Journal*, 1879 (russisch); cit. nach *Jahresber. d. Anat. u. Physiol.*, 1879, 2, S. 43.

[2] Friedmann, *Medicin. Jahrbücher*, 1882, S. 197 folg.

[3] Klemensiewicz, *Sitz.-Ber. d. kais. Akad. d. Wiss.*, math.-naturw. Cl., 96, Abth. 3, S. 74—90; 1887.

[4] Hermann, *Arch. f. d. ges. Physiol.*, 37, S. 470 folg.; 1885; — 39, S. 372—378; 1886.

dabei einen nennenswerthen Einfluss erleidet. Er fand, dass dies eintrifft, wenn die Drehungsaxe etwa durch die Herzspitze geht.

Nach dieser Methode wiesen Blumberg[1] und E. Wagner[2] nach, dass bei nicht-curarisirten Thieren der Druck beim Übergang von der horizontalen Lage in eine verticale immer herabsinkt, gleichgültig, ob das Thier mit dem Kopf nach oben oder nach unten gebracht wird. Bei curarisirten Thieren trat nur im ersten Falle eine Druckabnahme hervor. Wurde das Thier mit dem Kopf nach unten gestellt, so stieg der Druck an.

Die Ursache, warum der Druck bei der Stellung mit dem Kopf nach oben auch in diesen Versuchen herabsinkt, ist natürlich dieselbe, als bei den früher erwähnten Versuchen, nämlich eine Blutstauung im hintern Theil des Körpers. Dagegen ist die Erklärung davon, dass der Druck bei nicht-curarisirten Thieren auch dann, wenn der Kopf nach unten gehalten wird, herabsinkt, wahrscheinlich in irgend einem nervösen Einfluss auf die Gefässe zu finden. Es ist freilich wahr, dass hierbei die Pulsfrequenz abnimmt, dies kann jedoch nicht entscheidend sein, denn theils zeigt sich diese Pulsverlangsamung auch bei curarisirten Thieren, ohne dass der Blutdruck herabsinkt, theils tritt die betreffende Druckabnahme auch in dem Falle hervor, wenn die Vagi durchschnitten sind und also jegliche Veränderung der Pulsfrequenz ausgeschlossen ist.

§ 53. Die Bedeutung der Gefässnerven für die Blutvertheilung im Körper.

Der wichtigste Einfluss auf die Blutvertheilung im Körper wird jedoch von den Gefässnerven ausgeübt. Im allgemeinen kann man sagen, dass jeder Körpertheil unter normalen Verhältnissen gerade die Blutmenge erhält, die er nöthig hat, und dass ein Körpertheil durch Erweiterung seiner Gefässe um so mehr Blut erhält, je kräftiger die in ihm augenblicklich stattfindende Thätigkeit ist. Gleichzeitig werden die Blutgefässe in anderen Körpertheilen verengt, und solcher Art wird — wie wir schon gesehen haben — der für das Leben des Körpers nothwendige, normale Blutdruck durch eine ununterbrochene Wechselwirkung zwischen den verschiedenen Gefässgebieten unterhalten.

Zu den hierher gehörigen Angaben, die ich bereits mitgetheilt habe, werde ich hier nur eine Übersicht der vorliegenden Bestimmungen über den Blutgehalt der Organe bei Thätigkeit und Ruhe, sowie einiges über die Blutzufuhr nach dem Gehirn hinzufügen.

Die Organe der Brust- und Bauchhöhle enthalten bei körperlicher Ruhe einen verhältnissmässig grossen Theil der gesammten Blut-

---

[1] Blumberg, ib., 37, S. 467—478; 1885.
[2] E. Wagner, ib., 39, S. 371—386; 1886.

menge des Körpers. Gscheidlen[1] fand beim Kaninchen allein in den Baucheingeweiden 20·5—41·5%, sowie in der Bauch- und Brusthöhle zusammen 36·0—61·1% der ganzen Blutmenge des Körpers. Ranke,[2] der ähnliche Bestimmungen an mehreren verschiedenen Thierarten ausführte, giebt, mit seinem Vorgänger wesentlich übereinstimmend, als Mittelwerthe der Blutmenge der Brust- und Bauchorgane beim Kaninchen 63·4, beim Hunde 59·0, bei der Katze 71·4% der ganzen Blutmenge an. Im Procent des Gewichtes der Organe beträgt ihr Blutgehalt bezw. 18·0, 24·0, 17·8, während der Blutgehalt des „Bewegungsapparates" nur bezw. 2·7, 3·4 und 1·6% ihres Gewichtes beträgt.

Gscheidlen machte seine Versuche in der Weise, dass er nach Öffnung der Bauchhöhle zuerst die Arterien und Venen dicht unterhalb des Zwerchfells und dann die untere Hohlvene, sowie die Aorta abdominalis an ihrer Verzweigung in die Aa. und Vv. iliacae band. Darauf wurde das Thier durch einen Stich beiderseits ins Zwerchfell getödtet, die Därme auf einer Glasplatte ausgebreitet und die Leiche zum Gefrieren gebracht. An der gefrorenen Leiche wurde dann die Dissection gemacht und die Blutmenge in den verschiedenen Körpertheilen bestimmt.

Ranke bestimmte die Blutmenge in den hinteren Extremitäten, nachdem er dieselben vom übrigen Körper durch einen scharfen Schnitt getrennt hatte, sowie die gesammte Blutmenge des Thieres. Ferner wog er die verschiedenen Organe des Körpers und berechnete auf Grund der für die hinteren Extremitäten direct ermittelten Werthe den Blutgehalt der Haut, des knöchernen Skeletts, der Muskeln und der Nervensubstanz (= der „Bewegungsapparat"); das Übrige gehörte zu den Eingeweiden.

Wenn auch diese nach keineswegs einwurfsfreien Methoden gemachten Bestimmungen keinen Anspruch auf eine grössere Genauigkeit machen können, so bestätigen sie doch die Schlussfolgerung, die wir aus anderen hierher gehörigen Thatsachen ziehen können, dass nämlich die inneren Organe bei körperlicher Ruhe einen grossen Theil der Blutmasse enthalten, und dass ihr Blutgehalt im Verhältniss zu ihrem Gewicht im Vergleich mit dem der „Bewegungsorgane" sehr erheblich ist. Das in ihnen aufgespeicherte Blut wird dann je nach Umständen denjenigen Organen zur Verfügung gestellt, welche wegen stärkerer Thätigkeit eine grössere Blutzufuhr nöthig haben.

Quantitative Bestimmungen sind in dieser Richtung nur an den Muskeln und an der Niere ausgeführt worden.

---

[1] Gscheidlen, *Unters. aus dem physiol. Laborat. in Würzburg*, 3, S. 154 bis 158; 1868.

[2] Ranke, *Die Blutvertheilung und der Thätigkeitswechsel der Organe.* Leipzig 1871, S. 69.

Ranke[1] fand, dass der „Bewegungsapparat“ beim Kaninchen in der Ruhe nur etwa 28·7—42·9 (im Durchschnitt 36·6)% der ganzen Blutmenge des Körpers enthielt; bei Thieren, an welchen die hinteren Extremitäten während eines durch Reizung des Rückenmarkes hervorgerufenen allgemeinen Krampfes abgebunden waren, berechnete er die Blutmenge des „Bewegungsapparates“ auf 57·0—72·7 (durchschnittlich 66·0)% der ganzen Blutmasse.

Ähnliche Ergebnisse theilt Spehl[2] mit. Um den Blutgehalt und seine Schwankungen in einem Organ näher anzugeben, berechnet er, einen wie grossen Theil des blutleeren Körpers das blutleere Organ beträgt, ferner einen wie grossen Theil der gesammten Blutmenge des Körpers sich im Organ vorfindet, und dividirt die letztere Zahl durch die erstere (Blutcapacität). Wenn das Blut gleichmässig auf alle Theile des Körpers im Verhältniss zu ihrem Gewicht vertheilt wäre, so würde natürlich die Blutcapacität bei allen gleich 1 sein. Ist die Blutcapacität grösser oder geringer als 1, so enthält das betreffende Organ mehr, bezw. weniger Blut, als es bei gleichmässiger Vertheilung der Blutmasse enthalten würde.[3]

Unter den Organen mit hoher Blutcapacität stehen, wie zu erwarten ist, die Lungen obenan; ihre Blutcapacität beträgt bei der Inspiration 11—13, bei der Exspiration 9—12 (vgl. S. 448).[4]

Die Blutcapacität der Muskeln ist bei vollständiger Ruhe gering, nur 0·327—0·343 (Kaninchen), sie nimmt aber bei körperlicher Arbeit wesentlich zu, und zwar fast in directer Proportion zur Kraftentwickelung bei der Muskelcontraction. Sie beträgt nämlich, nach Spehl, bei einem schwach zusammengezogenen Muskel 0.394, bei einem stark contrahirten 0·494—0·500, bei einem maximal contrahirten Muskel 0·520—0·664.[5]

Bei dieser vermehrten Blutfüllung der Muskeln werden auch die Hautgefässe erweitert, gleichzeitig aber die Gefässe in anderen Körpertheilen, in erster Linie wahrscheinlich in den vom N. splanchnicus innervirten, verengt, und dies, wie es scheint, im allgemeinen in einem höhern Grade, als dies der Gefässerweiterung in der Haut und in den Muskeln entspricht; in Folge dessen steigt der Blutdruck in der Regel, wenn auch nicht immer, an. Die näheren Ursachen dieser Blutdrucksteigerung sind uns aber zur Zeit ebenso wenig bekannt, wie diejenigen,

[1] Ranke, a. a. O., S. 87 folg.
[2] Spehl, *De la répartition du sang circulant dans l'économie.* Thèse. Bruxelles 1883.
[3] Spehl, a. a. O., S. 82—84.
[4] Spehl, a. a. O., S. 111.
[5] Spehl, a. a. O., S. 206.

welche die gleichzeitig erscheinende Steigerung der Pulsfrequenz bewirken (vgl. S. 36).

Von noch grösserem Interesse als die Bestimmung des Blutgehalts der Organe ist die Bestimmung der in der Zeiteinheit durch dieselben strömenden Blutmenge. Chauveau und Kauffmann[1] haben derartige Bestimmungen am M. levator labii sup. propr. des Pferdes ausgeführt. Während bei Ruhe die in der Minute durch den Muskel strömende Blutmenge durchschnittlich 17·5% seines Gewichtes betrug, erreichte sie bei der Muskelthätigkeit den Werth von 85%. Die durchströmende Blutmenge war um so grösser, je kräftiger die Muskelcontractionen waren.

Nach Bohr und Henriques[2] beträgt die in der Minute durch die Kranzgefässe des Hundeherzens strömende Blutmenge durchschnittlich 30% seines Gewichtes. Hierbei muss aber in Betracht gezogen werden, dass die Systole bei den betreffenden Versuchen nur etwa 1/3 der ganzen Dauer eines Herzschlages ausmachte.

Die Blutzufuhr zu der Niere haben Landergren[3] und ich an Hunden untersucht. Man kann von vornherein voraussetzen, dass die Nieren, angesichts ihrer Aufgabe die stickstoffhaltigen Producte des Stoffwechsels aus dem Körper zu entfernen, eine verhältnissmässig grosse Blutmenge erhalten. Dies zeigte sich auch bei den betreffenden Versuchen. Besonders wenn durch Transfusion harntreibender Mittel ($NaNO_3$ in 2 oder 3 proc. Lösung, Na Cl in 0·6 proc. Lösung, Coffein) grosse Anforderungen an die Nieren gestellt werden, ist ihre Durchblutung auffallend gross, es fliesst nämlich dann in einer Minute durch die Niere eine Blutmenge, welche 52—140% (durchschnittlich 96%) des Nierengewichtes beträgt, d. h. unter dem Einfluss harntreibender Mittel erhält die Niere in einer Minute etwa ihr gleiches Gewicht Blut. Nach meinen Bestimmungen an Kaninchen beträgt die in der Minute vom linken Herzen ausgetriebene Blutmenge nur 5·1% des Körpergewichtes.[4] Wenn diese Zahl auch für den Hund gültig wäre — was ich aber nicht behaupten will —, so würden die Nieren verhältnissmässig etwa 19 mal so viel Blut als die übrigen Organe des Körpers

---

[1] Kauffmann, *Archives de physiol.*, 1892, S. 283; — vgl. auch daselbst die Bemerkungen Kauffmann's über den Einfluss der Muskelcontraction auf den Druck in den Muskelvenen.

[2] Bohr und Henriques, *Sur l'irrigation sanguine du muscle cardiaque.* S. A. aus dem *Bulletin de l'acad. des sciences de Danemark*, 1893.

[3] Landergren und Tigerstedt, *Skand. Arch. f. Physiol.*, 4, S. 241 bis 280; 1892.

[4] Tigerstedt, ib., 3, S. 233; 1891.

erhalten. Nach den Messungen Stolnikow's[1] am vereinfachten Kreislauf (vgl. S. 150) beträgt der Mittelwerth sämmtlicher an den verschiedenen Versuchsthieren (Hunden) beobachteten Maxima des Minutenvolumens des linken Herzens 9·6°/$_0$ des Körpergewichtes. Bei kräftiger Diurese wäre also die Blutzufuhr zu der Niere ungefähr 10 mal grösser als die zu den übrigen Organen.

Übrigens bietet die Blutfüllung der verschiedenen Körpertheile unaufhörliche, von den Gefässnerven bedingte Schwankungen dar, welche theils mit der in den verschiedenen Organen stattfindenden Thätigkeit, theils mit der Wärmeregulation des Körpers zusammenhängen. Denn der Wärmeverlust des Körpers wird hauptsächlich von den Gefässnerven geregelt, und ihre Bedeutung in dieser Hinsicht muss vollauf gleich hoch wie ihre Thätigkeit bei der Regulation des Blutdruckes und der Blutzufuhr nach den verschiedenen Organen geschätzt werden. Eine nähere Erörterung der Betheiligung der Gefässnerven bei der Wärmeregulation gehört jedoch nicht zu der vorliegenden Darstellung, sondern muss bis zum Studium der gesammten Wärmeökonomie des Körpers aufgeschoben werden.

Zum Schluss muss ich noch die Blutströmung zum Gehirn kurz besprechen.[2]

Bei dem noch nicht vollständig verknöcherten Schädel des Kindes macht die grosse Fontanelle Bewegungen, welche mit den Herzschlägen und den Athembewegungen unzweifelhaft zusammenhängen. Dies wussten schon die Alten, und die betreffenden Bewegungen sind im Laufe der Jahre vielfach studirt worden. Mit besonderm Interesse ist man denselben näher getreten, seitdem Salathé[3] und Mosso[4] in den siebziger Jahren unter Anwendung der graphischen Methode diese Bewegungen genauer untersuchten, und zwar theils bei Kindern, theils bei erwachsenen, mit erworbenem Substanzverlust am Schädel behafteten Menschen, theils auch bei trepanirten Thieren.[5]

[1] Stolnikow, *Arch. f. Anat. u. Physiol.*, physiol. Abth., 1886, S. 58.

[2] Über den geschichtlichen Entwickelungsgang dieser Frage vgl. die eingehende Darstellung von Althann, *Beiträge zur Physiol. u. Pathol d. Circulation*, 1. Dorpat 1871.

[3] Salathé, *Travaux du laborat. de Marey*, 2, S. 345—401; 1876.

[4] Giacomini und Mosso, *Archivio per le scienze mediche*, 1, S. 245 bis 278; 1876; — Mosso, *Über den Kreislauf des Blutes im menschlichen Gehirn.* Leipzig 1881.

[5] Leyden war der erste, der am Thierschädel einen Registrirapparat benutzte; *Arch. f. pathol. Anat.*, 37, S. 527; 1866.

Ihre Arbeiten wurden von Brissaud und Franck,[1] Mays,[2] Ragosin und Mendelsohn,[3] Fredericq,[4] Knoll,[5] Roy und Sherrington,[6] Rummo und Ferrannini[7] und mehreren Anderen weiter fortgeführt.

Bei ruhiger, nicht zu tiefer Athmung verlaufen nach Salathé und Mosso[8] die Pulsationen des Gehirns sowohl beim Kind als bei Erwachsenen vollkommen regelmässig und entsprechen ohne jeden Zweifel den Herzschlägen; von den Athembewegungen werden sie gar nicht oder sehr wenig beeinflusst (vgl. Fig. 128).

Bei tieferer Athmung zeigen die Gehirnpulsationen Wellen, welche mit den Respirationsbewegungen synchronisch sind, und zwar in der Weise, dass die Curve bei der Inspiration herabsinkt, um bei der Exspiration wieder anzusteigen[9] (vgl. Fig. 129).

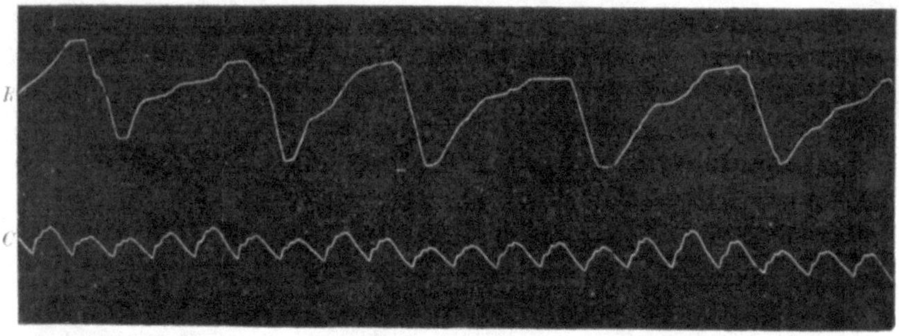

Fig. 128. Einfluss der normalen Athmung (*R*) auf den Hirnpuls (*C*); nach Mosso. Inspiration nach unten, Exspiration nach oben; von links nach rechts zu lesen.

Es ist selbstverständlich, dass die in diesen Curven erscheinenden Schwankungen von Volumenveränderungen des Gehirns in ganz derselben Weise bedingt sind, als die plethysmographische Curve einer Extremität von deren Volumenschwankungen verursacht wird. Und

---

[1] Brissaud und Franck, *Travaux du laborat. de Marey*, 3, S. 137—153; 1877; — Franck, *Journal de l'anat. et de la physiol.*, 1877, S. 267—307.

[2] Mays, *Arch. f. pathol. Anat.*, 88, S. 125—164; 1882.

[3] Ragosin und Mendelsohn, *Petersburger med. Wochenschr.*, 1880, S. 303—304.

[4] Fredericq, *Travaux du laboratoire*, 1, S. 9—54; 1886.

[5] Knoll, *Sitz.-Ber. d. kais. Akad. d. Wiss.*, math.-naturw. Cl., 93, Abth. 3, S. 227—258; 1886.

[6] Roy und Sherrington, *Journal of physiol.*, 11, S. 85—108; 1890.

[7] Rummo und Ferrannini, *Arch. ital. de biol.*, 11, S. 272—291; 1889.

[8] Salathé, a. a. O., S. 351, 359; — Mosso, *Kreislauf* u. s. w., S. 126.

[9] Salathé, a. a. O., S. 360; — Mosso, a. a. O., S. 127.

der Schädel kann in der That als ein natürlicher Plethysmograph für das Gehirn aufgefasst werden. Die von den Schwankungen der Blutzufuhr abhängigen Volumenvariationen des Gehirns geben sich bei kleinen Kindern durch die Pulsationen der Fontanelle, bei älteren Personen mit Schädeldefecten durch die analogen Pulsationen der den Defect bedeckenden Haut und bei trepanirten Thieren durch die Pulsationen der Dura zu erkennen.

Alles, was ich früher von dem mechanischen Einfluss gesagt habe, welchen die Lageveränderungen des Körpers und die verschiedenen Athemphasen auf die Blutfülle der Organe ausüben, ist auch im grossen ganzen für das Gehirn gültig. Sein Volumen wird durch alle Umstände vergrössert, welche die Blutzufuhr zum Gehirn verstärken oder seinen Rückfluss vom Gehirn erschweren. Das Volumen

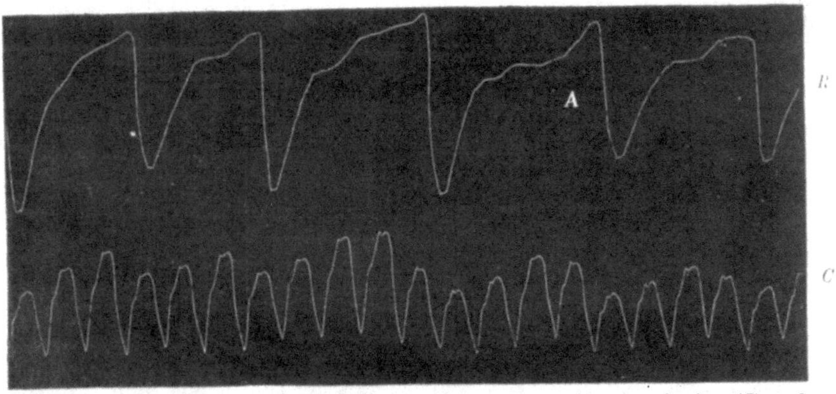

Fig. 129. Einfluss der im Verhältniss zur Norm etwas tiefern Respiration (*R*) auf den Hirnpuls (*C*); nach Mosso. Inspiration nach unten, Exspiration nach oben; von links nach rechts zu lesen.

des Gehirns nimmt bei der Exspiration zu und bei der Inspiration ab, weil die Einströmung des Blutes in die Brusthöhle während jener erschwert und während dieser erleichtert ist.[1]

Auch die Contractionen der Vorhöfe, bei welchen ja die Rückströmung des Blutes in das Herz gehemmt wird, machen ihren Einfluss auf das Volumen des Gehirns geltend, wenn die Pulsfrequenz genügend klein ist. Bei stillstehenden Herzkammern nimmt das Volumen des Gehirns bei jeder Vorhofscontraction zu (Fredericq[2]). Dass dasselbe auch bei vollständig leistungsfähigen Kammern stattfinden kann, ist selbstverständlich. Durch gleichzeitige Registrirung der Volumenschwankungen des Gehirns und des Carotispulses hat Fredericq bei

[1] Fredericq, a. a. O., S. 38 folg.; — Knoll, a. a. O., S. 237; — vgl. auch Salathé, a. a. O., S. 352 folg., 369 folg.

[2] Fredericq, a. a. O., S. 24—31.

Hunden gefunden, dass bei der Gehirncurve, vor Beginn des Carotispulses, eine kleine, mit der Vorhofscontraction synchronische Erhebung bemerkbar wird, auf welche unmittelbar die Erhebung folgt, die der bei der Kammercontraction in die Schädelhöhle eingetriebenen Blutmenge entspricht.

Aus rein mechanischen Ursachen kann also der Abfluss des Blutes in die Venen des Gehirns nicht mit derselben, von den Herzschlägen unabhängigen Gleichmässigkeit stattfinden, die wir bei den Extremitäten kennen gelernt haben.

Wie verhält sich aber der Kreislauf innerhalb des unversehrten Schädels, nachdem die Fontanellen verknöchert sind?

Al. Monro, der jüngere, stellte Ende des letzten Jahrhunderts die Ansicht auf, dass die Blutmenge im Schädel sich nur sehr langsam verändern könne, sonst aber constant und keinem raschen Wechsel unterworfen sei; die Schädelhöhle sei nämlich starr und allseitig geschlossen, und die Substanz des Gehirns lasse sich fast gar nicht zusammendrücken. Darum müsse zu jeder Zeit im Kopf immer eine gleiche Menge von Blut enthalten sein, bloss diejenigen Fälle ausgenommen, wo Wasser oder eine andere Materie ausgetreten oder von den Blutgefässen abgesondert worden sei; denn in diesen Fällen werde ein Quantum Blut, das der ergossenen Materie gleich sei, aus der Schädelhöhle herausgepresst. Sonst mache das aus den Venen abströmende Blut dem durch die Arterien zuströmenden Platz. Abercrombie schloss sich dieser Ansicht an und stützte sich auf die Kellie'schen Versuche, wonach der Schädelinhalt bei verbluteten Thieren nicht weniger Blut als sonst, zuweilen sogar eine venöse Congestion zeigen sollte, während er das Umgekehrte beobachtet haben wollte, sobald er den Schädel vor der Blutung trepanirt hatte.

Burrows bewies jedoch nach Aufzählung einiger Versuche von Kellie, dass sich bei ihnen keineswegs das zeigte, was Abercrombie u. a. angegeben hatten. Kellie fand die Gehirngefässe nach der Verblutung allerdings nicht entsprechend blutleer wie die anderen Körpergefässe, wohl aber blutärmer. Burrows selbst stellte ähnliche Versuche an, aus welchen es sich ergiebt, dass die Blutmenge wohl wechselt. Er tödtete zwei ausgewachsene Kaninchen, das eine durch Verblutung, das andere durch Strangulation. Als beide gestorben waren, wurde um den Hals des verbluteten Thieres eine feste Ligatur gelegt, um jedes fernere Austreten von Blut aus den Gefässen der Schädelhöhle zu verhindern. Beide Kaninchen blieben darauf 24 Stunden lang bis zur Section in seitlicher Lage auf einem Tische liegen. Der Schädelinhalt des ersten Thieres war äusserst blutleer, der des zweiten sehr blutreich.[1]

Die Thatsache, dass die Blutmenge des Gehirns zu- und abnehmen kann, wurde ferner durch den folgenden Versuch von Donders nachgewiesen. Er trepanirte den Schädel und schloss die Lücke mittelst eines Uhrglases luftdicht zu. Hier war also die Schädelhöhle ganz wie unter normalen Verhältnissen von starren Wänden umgeben. Dessen

[1] Althann, a. a. O., S. 5—11.

ungeachtet konnte Donders bei Erstickung des Thieres eine deutliche Zunahme der Röthung an der Pia bemerken; unter dem Mikroskop wurden dabei immer feinere Gefässe sichtbar.[1]

Durch diese und andere Versuche, welche ich hier nicht erwähnen kann, war die Veränderlichkeit der Blutmenge im vollkommen verknöcherten und geschlossenen Schädel sowohl während des Lebens, als auch nach dem Tode festgestellt.

Dieser Wechsel der Blutmenge im festen Schädel wird dadurch ermöglicht, dass die Schädelhöhle nicht allerseits von festen knöchernen Wänden umgeben ist. Vielmehr communicirt sie durch das foramen magnum mit dem Rückgratscanal; die in dem Subarachnoidalraum und den Gehirnventrikeln enthaltene Cerebrospinalflüssigkeit kann also aus der einen Höhle in die andere hinübertreten. Zwischen der Innenfläche des Rückgratcanals und der Aussenfläche des Duralsackes liegen zahlreiche Venengeflechte, welche durch zahlreiche Äste mit den äusseren Venen und durch diese mit dem gesammten venösen Gefässsystem des Körpers communiciren. Diese Venengeflechte können daher durch ihre Verengerung oder Erweiterung die Ortsveränderungen der Cerebrospinalflüssigkeit möglich machen.

Dies ist aber noch nicht alles. Die foramina intervertebralia des Rückgrates sind von einem lockern Gewebe ausgefüllt, welches je nach den obwaltenden Umständen von der Cerebrospinalflüssigkeit nach aussen gedrängt werden kann. An der blossgelegten membrana alanto-occipitalis hat man bei der Exspiration Hebung, bei der Inspiration Senkung gesehen.[2] Der Subduralraum communicirt beim Kaninchen (Schwalbe) und beim Hunde (Key und Retzius) mit den tiefen Lymphgefässen und Lymphdrüsen des Halses. (Beim Menschen fanden Key und Retzius, dass die Injectionsmasse viel leichter den Weg um die Arachnoidalzotten herum in die Venen einschlägt.) Bei subduralen Injectionen gelingt leicht eine Füllung der subduralen Räume der Nervenwurzeln und damit der Lymphbahnen der peripheren Nerven (Key und Retzius). Die Subarachnoidalräume stehen in continuirlichem Zusammenhange mit Saftbahnen der peripheren Nerven. Wie die Dura mater, so entsendet auch die Arachnoides eine scheidenartige Fortsetzung über die Nervenwurzeln. Die feinen Spalträume unter dieser Arachnoidalscheide communiciren einerseits frei mit den Subarachnoidalräumen des Gehirns bezw. des Rückenmarks, andererseits setzen sie sich in das Saftbahnensystem der peripheren Nerven fort (Key und Retzius). Besonders hervorzuheben ist, dass sich von den Subarachnoidalräumen aus ebenfalls die Lymphgefässe der Nasenschleimhaut, ferner den Raum um den Sehnerven herum und den perilymphatischen Raum des Ohrlabyrinths füllen lassen.

Endlich steht es zufolge der Untersuchungen von Key und Retzius fest, dass beim Menschen Injectionsmasse aus den Subarachnoidalräumen in das Ventrikelsystem eindringt. Es finden sich die den Eintritt der Flüssigkeit er-

---

[1] Donders, *Onderzoekingen ged. in het physiol. Laborat. des Utrechtsche Hoogeschool*, 2e Jaar, S. 126 folg.; 1850.

[2] Ecker, *Physiol. Unters. über die Bewegungen des Gehirns und Rückenmarks.* Stuttgart 1843, S. 88, 97, 108; — Donders, a. a. O., S. 101.

möglichenden Öffnungen im Bereich des vierten Ventrikels. Diese Öffnungen sind eine mediale, das Foramen Magendii, und zwei laterale.[1]

In welchem Umfange die Bewegungen der Cerebrospinalflüssigkeit unter normalen Verhältnissen stattfinden, ist noch nicht entschieden. Während unter den neueren Autoren Salathé[2] ausdrücklich hervorhebt, dass bei jeder Herzsystole eine gewisse Menge der Cerebrospinalflüssigkeit nach dem Rückgratskanal hinübergedrängt wird, stellt Mosso[3] diese Bewegung ganz in Abrede und betont, dass bei den Pulsationen des Gehirns kein Übergang der Cerebrospinalflüssigkeit in den Rückgratskanal stattfindet. Nach ihm erfolgt bei jeder Arteriendiastole eine Verengerung der Venen, welche dem in das Gehirn vordringenden Blutvolumen den Raum überlassen.

Grashey hat diese Frage durch physikalische Versuche näher aufzuklären versucht. Ohne die Nervenscheiden näher zu berücksichtigen, bemerkt er,[4] dass wenn eine positive Welle in die Arterien des Gehirns und des Rückenmarks eintritt und dieselben ausdehnt, ein Theil der hierdurch bedingten Druckerhöhung durch die Cerebrospinalflüssigkeit auf die Wandungen der Schädel-Rückgratshöhle übertragen wird, ein anderer Theil aber auch auf die Hirn- und Rückenmarksvenen. Da nun letztere besonders in ihren peripheren Theilen der Compression einen viel geringern Widerstand als die elastischen Verschlüsse der Schädel-Rückgratshöhle einer Dehnung entgegenstellen, so wird der weitaus grössere Theil des für die positive Welle erforderlichen Raumes durch Compression der periphersten Theile der Hirn- und Rückenmarksvenen beschafft werden und der kleinere Rest durch Dehnung der elastischen Verschlüsse, d. h. mit jedem Pulsschlag findet eine Dehnung der elastischen Verschlüsse der Schädel-Rückgratshöhle statt, aber auch eine Compression der Hirn- und Rückenmarksvenen.

Wenn der Druck der Cerebrospinalflüssigkeit höher als der Druck in den Hirnsinus wird, so müssen erhebliche Circulationsstörungen im Gehirn eintreten. Und da der intracranielle Druck nach dem schon bemerkten eine Function der Dehnung der Hirnarterien ist, so wird unter Umständen bei einem hohen Druck in diesen die durch das Gehirn strömende Blutmenge abnehmen müssen.[5]

---

[1] Vgl. Schwalbe, *Lehrbuch d. Neurologie.* Erlangen 1881, S. 775—792.

[2] Salathé, a. a. O., S. 396.

[3] Mosso, *Der Kreislauf des Blutes*, S. 212—216.

[4] Grashey, *Experimentelle Beiträge zur Lehre von der Blutcirculation in der Schädel-Rückgratshöhle.* Festschr. für L. A. Buchner. München 1892, S. 61.

[5] Vgl. Grashey, ib., S. 70 folg.

Geigel[1] behauptet sogar, dass jede Erweiterung der Hirnarterien eine Abnahme, jede Verengerung derselben eine Zunahme der durch das Gehirn strömenden Blutmenge verursacht.

Dieser Satz ist jedoch in seiner Allgemeinheit nicht richtig. Aus seinen physikalischen Versuchen folgert Grashey, dass die durch das Gehirn strömende Blutmenge unter sonst gleichen Umständen mit dem Aortadruck bis zu einer gewissen Grenze zunimmt.[2] — Gärtner und Wagner bestimmten auf der einen Seite des Halses die Blutmenge, welche aus dem bedeutendsten Abzugskanal des Hirnvenenblutes herausfliesst, und fanden, bei reflectorischer, sowie bei einer durch dyspnoisches Blut oder Strychnin hervorgerufenen toxischen Erregung des Gefässnervencentrums, wobei sich die Hirnarterien erweitern (vgl. S. 504), eine Steigerung des Blutstromes.[3]

Unter der Annahme, dass die Gehirnmasse incompressibel und in einer starrwandigen, unnachgiebigen Höhle eingeschlossen sei, hat Lewy[4] die Frage mathematisch untersucht, wie die durch das Gehirn fliessende Blutmenge durch Erweiterung, bezw. Verengerung einer Arterie des Gehirns verändert wird. Seine Rechnung hat ihn zu folgender Theorie geführt, welche natürlich auch für andere, von mehr oder weniger starren Wänden umgebenen Körperhöhlen gültig ist. Die Regelung der Blutzufuhr zum Gehirn erfolgt unter physiologischen Verhältnissen ganz in derselben Weise wie bei den übrigen Organen, d. h. Erweiterung der Arterien bewirkt Vermehrung, Verengerung dagegen Verminderung der Blutströmung. Jede venöse Stauung bewirkt arterielle Anämie. Jede acute Compression des Gehirns, z. B. durch einen in die Schädelhöhle eingedrungenen Fremdkörper, bewirkt arterielle Anämie. Eine gewisse Grenzen überschreitende Erweiterung der Arterien, welche z. B. durch einen Entzündungsreiz hervorgerufen ist, bewirkt arterielle Anämie. Verödung von Capillaren in ausgedehntem Masse bewirkt eine Umkehrung in der Art und Weise der Blutregulirung, indem jetzt die Erweiterung der Arterien Anämie, ihre Verengerung Hyperämie zur Folge hat. Kurz, so lange es sich nur um physiologische Verhältnisse handelt, um die Änderungen im Arterienvolumen, welche den physiologischen Schwankungen des Blutbedarfs entsprechen, ist der Umstand, dass das Gehirn von einer festen,

---

[1] Geigel, *Die Mechanik der Blutversorgung des Gehirns.* Stuttgart 1890; — *Arch. f. pathol. Anat.*, 119, S. 93—105; — 121, S. 432—443; 1890; — 123, S. 27—32; — 125, S. 92—101; 1891.

[2] Grashey, a. a. O., S. 73.

[3] Gärtner und Wagner, *Wiener med. Wochenschr.*, 1887, S. 603.

[4] Lewy, *Arch. f. pathol. Anat.*, 122, S. 146—200; 1890.

unnachgiebigen Capsel umschlossen ist, von unwesentlicher Bedeutung; sein Einfluss wird durch die Menge der Capillaren eliminirt. In Bezug auf die physiologischen Verhältnisse ist es daher ziemlich gleichgültig, welche Vorstellung wir uns von den Druckschwankungen im Gehirn, von der Bewegung der Cerebrospinalflüssigkeit u. s. w. machen; die Regulirung der Blutströmung erfolgt durchaus nach denselben Gesetzen, welche Vorstellung wir auch zu Grunde legen.[1])

Während der letzten 15—20 Jahre hat man mit besonderem Interesse den Zusammenhang zwischen der Blutzufuhr nach dem Gehirn und der geistigen Arbeit, Gemüthsbewegungen u. s. w. untersucht. Mosso hat hierüber eine bedeutende Zahl Beobachtungen an Personen mit Schädeldefecten gemacht, und mehrere andere Forscher sind ihm auf diesem Wege gefolgt.

Das Ergebniss dieser Untersuchungen ist, kurz zusammengefasst, folgendes: das Volumen des Gehirns, d. h. seine Blutmenge, nimmt zu, sobald die Aufmerksamkeit in irgend einer Weise in Anspruch genommen wird. Dass diese Volumenzunahme nicht von einer veränderten Athmung bedingt ist, geht aus mehreren Beobachtungen hervor. Die geistige Arbeit scheint also an und für sich eine vermehrte Blutzufuhr zu ihrem materiellen Substrat zu bedingen.

Den Zusammenhang zwischen der Blutfülle des Gehirns und unseren geistigen Verrichtungen, Gemüthsbewegungen u. dgl. will ich hier nicht näher erörtern, da diese Frage am besten beim Studium der Verrichtungen des Gehirns und besonders der Grosshirnrinde zu behandeln sein dürfte. Hier genügte es, hervorzuheben, dass das Gehirn in Bezug auf die Relation, die zwischen der Arbeit eines Organes und der dorthin strömenden Blutmenge stattfindet, keine principielle Ausnahmestellung einnimmt.

---

[1] Lewy, a. a. O., S. 199, 200.

Namenregister.

Abeles 363.
Abercrombie 556.
Adami 73, 79, 85f., 93, 99, 114f., 119, 127, 150, 246f., 255, 266f., 272, 275, 280, 282, 284, 288, 302, 333, 339, 349, 525.
Adams 60.
Admük 278, 283, 284, 533f.
Aducco 283.
Aeby 80, 414.
Ainser 468.
Albert 329.
Albertoni 264.
Alderson 111.
Althann 553, 556.
Ambrosoli 483.
v. Anrep 257, 294, 480, 496, 500.
Aptekmann 220.
Arendt 284.
Aristow 169.
Arloing 241, 246, 265.
Arthaud 489f., 493.
Ascherson 418.
Asp 286f., 294, 300, 489, 491, 522, 526.
Aubert 157f., 160, 167, 278, 282f., 301.
Auerbach 414.
Aufrecht 112.

Baas 4.
Babajew-Babajan 330.
Bahr 112.
Baker 380.
Balogh 292.
Bamberger 75, 109, 136.
Bardeleben 429, 438.
Barrett 58.
v. Basch 161f., 168, 198, 329f., 336, 362, 381, 462.
Bastgen 302.
Baumgarten 40f.
Bayard 134.
Bayer 43, 58.
Bayliss 81, 178, 183, 185, 223, 227, 246f., 268f., 275, 484f.
Baxt 128, 130f., 266f., 269f.
Bechterew 291, 536f.
v. d. Becke-Callenfels 471, 478, 483, 538.
Béhier 381.
Bekésy 279.
Belfield 525, 528.
Bensen 489.
Berkowitsch 523, 531.
Bernard 235, 287, 341, 470f., 478f., 490, 494, 496, 501f., 519, 539f., 542.
Bernhardt 278.
Bernstein 157f., 222, 235, 285f., 293, 301, 382, 392, 496f.
Bertolus 357, 359.
Bettelheim 191.
Beutner 99, 444, 446.
Bever 260f., 263f., 268, 489, 491.
v. Bezold 190f., 207, 222, 240, 260f., 264f., 268, 282, 286, 298, 301, 337, 488f., 491, 522, 531, 542f.
Bichat 433.
Bidder 195, 205, 225, 258, 512.
Biedermann 158, 164, 172, 236, 252f.
Bischoff 22f., 344.
Blasius 338.
Bleuler 26f.
Bloch 330.
Blumberg 549.
Boas 11f.
Bochefontaine 191, 259, 277, 291, 294, 533, 536f.
Boeck 527.
Boehm 263, 265f., 334, 490.
Boethling 485.
Bohr 354, 552.
Bokai 494.
Bonuzzi 505f.
Borisowicz 205.
Bornezzi 505.
Botkin 290.

Bourceret 277.
Bowditch 155, 157f., 161, 168, 266, 269, 446, 486, 498f.
Brachet 470.
Bradford 444, 490, 492f., 500, 506, 519, 523f., 528.
Braune 428, 439f.
Breymann 191.
Brissaud 554.
Brondel 381.
Brondgeest 383.
Brown 425, 427f.
Brown-Séquard 234f., 252, 258, 459, 471, 474, 480, 485, 511, 520, 535.
Brücke 18f., 51f., 54, 72, 145, 379.
Brunton 165, 199, 227.
Bryan-Robinson 28f.
Bryant 438.
Bubnoff 208.
Budge 168, 231, 233f., 252, 281, 479, 536.
Büttner 481.
Bufalini 264.
Buisson 83, 136, 381f., 391.
Bulgak 490f.
Burdach 46f.
Burdon-Sanderson 79f., 178f., 380.
Burrows 556.
Butte 489f., 493.
Buxton 136.
Byrom-Bramwell 112, 125.

Capitan 459.
Cardarelli 237.
Carlile 55, 60, 109.
Carswell 60.
Cash 165, 199.
Cavazzani 478, 493, 505.
Ceradini 47f., 52, 54, 59, 139.
Charpentier 289, 523.
Chauveau 43, 53, 69f., 74f., 78, 83f., 89f., 93f., 98f., 107, 109, 111f., 115, 119, 127, 145, 149, 184, 192, 325, 357, 359, 552.
Chelius 390f.
Cheyne 134.
Clarke 532.
Clendinning 57.
Coats 155, 243.
Cohnheim 191f., 490, 541.
Cohnstein 328, 347, 430.
Colin 45, 64, 75, 99, 227.
Collier 48, 61, 64, 126.
Colombo 3, 443.
Consiglio 280f.
Cooper 303.
Cossy 506.
Coste 28.
Couty 289, 432, 523.
Couvreur 493.
Cowl 121.
Cowper 416.
Cruickshank 474.
Cruveilhier 59, 75.
Cybulski 283, 359, 480, 496, 500, 548.
Cyon, E., 155, 170, 261, 277f., 280, 430, 484, 488, 524, 531.
Cyon, M., 261.
Czermak 237f., 382, 385, 387.

Danilewsky 291, 292, 536.
Daremberg 2.
Darwin, F., 172.
Dastre 165f., 346, 348, 415, 475, 480, 485f., 501f., 514f., 521, 527f., 530.
Deahna 506, 516f., 524f., 531.
Dean 444, 492f.
Delaroche 26.
Dew-Smith 161, 172, 185, 198, 208, 222, 236.
Dickinson 515.
Diesterweg 448, 457.
Dittmar 523, 531f., 535.
Dixon-Mann 220f.
Dogiel 56f., 148f., 154f., 172f., 195f., 201, 210, 213, 236, 253, 288, 354f., 487, 523.
Donaldson 140, 214f., 297, 300, 339.
Donders 54, 64, 86, 128f., 132, 239f., 314, 418f., 458f., 556f.
Doyon 478, 481, 490, 503.
Dreschfeld 282.
Dreser 189, 338f.
Drogoul 192.
du Bois-Reymond 164.
Duncan 421.
Dupuy 470.
Durdufi 300.
Dziedziul 497, 504.

Eberth 414.
Ecker 17, 557.
Eckhard 161, 163, 201f., 205f., 225, 242, 244, 253f., 289, 291f., 495, 507, 510, 521, 530, 536.
Edgren 105f., 119f., 123f., 129, 384f., 387, 390, 392f., 407, 486f., 497, 519f.
Edie 139.
Ehrmann 162.
Eichhorst 257.
Einbrodt 218, 235, 254, 258, 454, 457f.
Eisenlohr 213.
Endemann 51.
Engelmann 79f., 155, 164f., 175, 178, 184.
Engström 294.
Ernst 136.

Eschricht 35.
d'Espine 101.
Eulenburg 284, 486.
Ewald, C. A., 421.
Ewald, J. R., 514.

Fabrizio 3, 437.
Faivre 43, 69f., 74f., 109, 145, 149, 329.
Falconer 28, 35.
Fano 173, 175, 185, 249, 256, 326.
Fantino 257.
Faraday 233.
Fayod 249.
Fayrer 227.
Fenoglio 192.
Fenwick 82.
Ferannini 554.
Feuerbach 111.
Fick, A., 87, 89, 91, 93f., 98, 152, 188, 305, 308, 312, 323, 325, 342, 351, 361f., 375, 397, 426.
Fick, L., 140.
Filehne 75, 105.
Finkelstein 278, 279.
v. Fleischl 162.
Flourens 4.
Fodera 296.
Fordyce 35.
Forster 478.
Foster 158, 161, 172, 185, 198, 208, 222, 236, 380.
Franck 75, 78, 89f., 100, 245f., 260, 264f., 282f., 287f., 302f., 335, 362, 443, 483, 503, 510, 519f., 536f., 547, 554.
Fredericq 85f., 91, 99, 101, 107, 124, 126, 145, 178, 183f., 443, 455f., 458f., 540, 554 f.
v. Frey 73, 85f., 92f., 99, 102f., 106f. 115f., 128, 130f., 141f., 144f., 164, 376, 381, 383, 385, 387f., 393, 396, 399, 404f., 409f, 495f., 501.
Friedmann 548.
Friedreich 443.
Fritsch 19f.
Fröhlich 27f.
Funke 446, 455.

Gad 88, 121, 426.
Gadow 262, 279.
Gärtner 505, 520, 559.
Gaglio 197, 270, 300.
Galenos 1f., 228, 232.
Galvani 232.
Gamgee 242, 421.
Ganz 523.
Garland 446.
Garrod 130, 380.
Gaskell 155, 157f., 163, 167, 174, 207, 217, 222f., 225f., 241, 243f., 249f., 253, 255f., 262, 266, 268f., 279, 484, 508f., 519, 522, 528.
Gaule 85, 90, 96f., 139f., 143f., 186, 188.
Geigel 559.
Gergens 513, 544.
Gianuzzi 258, 260.
Giese 58.
Giraud-Teulon 75.
Gley 30, 165f., 219.
Goltz 85, 90, 96f., 99, 139f., 143, 167, 198, 202f., 205, 230, 235, 281, 286, 336, 495, 497, 512f., 521, 530, 532f., 542f.
Golubew 427.
Gompertz 18 f.
Gottwalt 443.
Goujon 478.
v. Gräfe 480.
Grashey 372f., 383, 385, 391, 393f., 397, 399f., 402f., 558f.
Greene 60.
Gregory 205.
Gréhant 151, 320, 430.
Griffé 462.
Grosglik 347.
Grossman 453.
Groux 83.
Grünhagen 511.
Grützner 275, 484, 487, 522f., 526f.
Grunmach 106, 370, 383, 385f.
Gscheidlen 337, 343f., 550.
Gunning 418, 538.
Gurboki 281.
Gussenbauer 39.
Gutbrod 111.
Guttmann 58, 74, 111.
Guy 28f.

Hafiz 484.
Hales 316, 320f., 327, 422.
Haller 41, 45, 469.
Hamel 317.
Hamernjk 149.
Hamilton 418f.
Handler 190.
Hann 28.
Harlan 22.
Hart 60.
Harteneck 188.
Harvey 3f., 55, 69, 109, 281.
Hastings 469.
Hauer 433.
Haycraft 59, 72, 139, 326.
Heberden 35.
Heffter 189.

Heger 448, 517.
Heidenhain 197f., 201f., 208, 240, 243, 260, 262, 266f., 269, 304, 343, 484f., 511, 522f., 526f., 529, 531.
Heinemann 207.
Heinricius 294, 457.
v. Helmholtz 164, 417.
Helweg 536.
Henle 37f., 46, 237, 469f.
Henriques 494, 552.
Hentz 22.
Herbst 218, 220f.
Hering, Eduard, 463f., 467f.
Hering, Ewald, 284, 458f., 540.
Hérisson 390.
Hermann 426, 464, 548.
Herroun 57.
Hesse 43f., 48, 73, 75f., 149.
Heubel 190.
Hiffelsheim 111.
Hildebrand 165.
Hilger 121, 125.
His jun. 213.
Hochstetter 438.
Hoffa 155, 163, 201, 218, 220, 222, 231, 256.
Hoffmann 209.
Hofmeister 243, 262, 275.
Hofmokl 451f.
Holmgren 288, 417.
Hoorweg 152, 330, 352, 363, 371f., 383, 385, 391f., 399f.
Hope 55.
Horsley 301f.
Howell 214f., 296f., 339.
Hoyer 414.
Hüfler 242.
Hürthle 85f., 91, 94f., 99f., 102f., 106f., 119, 127f., 326, 342, 352, 391, 393f., 406, 477f., 521, 527.
Hüter 416.
Hüttenhain 353.
Hufschmid 234.
Huizinga 519, 521, 538f.
v. Humboldt 207.
Humilewski 487.
Huxley 152.
Hyrtl 51f., 187.

Ikalowicz 490.

Jacobson, H., 148, 312, 314f., 431f.
Jacobson, L., 24.
de Jager 96f., 133, 141f., 305, 314, 433f., 446, 455f., 459, 462.
Jahn 74, 75.
Jaquet 380.
Jegorow 487f.
Johansson 150, 246f., 298, 339f., 346f., 500, 506, 530.
Jolly 479.
Jolyet 344, 502.
Joseph 526.
Joy 60.
Jürgensen 433.
Jung 72.

Kabierski 533.
Kaefer 318.
Kaess 507.
Kauders 288.
Kauffmann 519, 552.
Kazem-Beck 58, 173, 210, 213, 278f.
Kehrer 294.
Kellie 556.
Kendall 486, 497.
Kennedy 60.
Kergaradec 34.
Key 557.
Keyt 106, 384f., 387.
Kiwisch 109.
Kleefeld 52.
Kleen 525.
Klemensiewicz 139, 350, 384, 433f., 462, 490, 519, 538, 548.
Klug 54, 79, 130, 203, 257f., 262, 289.
Knoll 78, 298, 300, 304, 384, 444f., 453, 462, 493, 520, 524f., 540, 554f.
v. Kölliker 177f., 532.
Koeppe 438.
Kohts 232.
Konow 204, 258, 280, 534f., 539.
Kornfeld 434.
Kornitzer 112.
Korteweg 370.
Kowalewsky 278, 283f., 446, 455, 521, 533f.
Kratschmer 288.
Krauspe 520.
Krehl 37f., 40f., 43, 48, 55, 58, 65f., 68, 76f., 85f., 92f., 99, 108, 130, 141f., 145, 149, 393, 396.
Kreidmann 278, 279.
v. Kries, J., 309, 324f., 352, 363f., 370f., 375f., 392f., 395f., 401, 404f., 467f.
v. Kries, N., 424f.
Kronecker 155f., 162f., 168f., 186f., 189, 219, 279, 435, 457.
Kühlwetter 506.
Kürschner 39, 42, 44, 55, 149.
Kussmaul 471.

Laborde 290, 433.
Laënnec 55.
Laffont 258, 344, 502, 505, 507f., 528, 530.

Landergren 552.
Landgraf 451.
Landois 32, 106, 121 f., 129, 136, 138 f., 302 f., 372, 375, 379 f., 382, 385 f., 390 f., 486.
Langenbacher 278.
Langendorff 155, 157 f., 167 f., 172 f., 202, 204, 241, 294, 504.
Langerhans 10.
Langley 350, 480 f., 505, 515.
Laroyenne 357, 359.
Latschenberger 446, 455, 506, 516 f., 524 f., 531.
Laulanié 165, 242.
Law 60.
Leber 478.
Lee 212.
Leeuwenhoek 416.
Legallois 543 f.
Legros, Ch., 240, 241.
Legros, E., 462.
Lehmann, C. G., 344, 345.
Lehmann, K., 26 f.
Lemoine 262.
Lépine 496, 501.
Lesser 349.
Lewaschew 486 f.
Lewy 559 f.
Leyden 302, 553.
Lichtenfels 27 f.
Lichtheim 444, 446, 449 f., 492.
v. Liebig 372.
Loewit 161, 202, 205, 206, 225, 462.
Lohe 468.
Longuet 380.
Lortet 357 f., 363 f.
Lovén 136 f., 199, 205, 287, 482, 491, 508, 519, 521 f., 527.
Lower 45, 232.
Loye 346, 348.
Luchsinger 158 f., 168, 173, 296, 300, 441, 485 f., 497, 505, 534, 539.
Luciani 143, 155, 186, 197, 204 f.
Luck 318.
v. Lucowicz 159.
Ludwig, C., 40, 42, 56 f., 59, 65, 68 f., 109 f., 148, 150, 155, 158, 161, 163, 186, 195, 201, 218, 220, 222, 231, 233, 256, 260, 265, 276 f., 280, 297 f., 305, 322, 326, 353 f., 381, 424, 431, 453, 458, 488, 499, 524, 531, 542 f.
Ludwig, J. M., 158 f., 168, 173, 296, 300.
Lussana 483.
Lussona 520.

Macartney 60.
Mach 380 f.
Magendie 55 f., 143, 308, 345.
Magini 85, 90, 96, 98.
Malerba 237.
Mall 336 f., 545.
Malpighi 9, 416.
Maragliano 520.
Marchand 79 f., 178, 198, 225.
Marey 70, 78, 83 f., 89 f., 93 f., 98 f., 106 f., 109, 112 f., 117 f., 123 f., 127, 155, 164 f., 167, 178, 180, 184, 296, 301, 317 f., 322, 325 f., 329, 338, 341, 357, 360 f., 370, 372, 379 f., 389, 391, 406, 408 f., 518, 538.
Mariannini 108.
Martin 54, 140, 192, 213 f., 297, 299, 507.
Martini 387 f.
Martius 120, 122 f., 126, 136, 139, 184, 186 f.
Masius 490, 512, 519, 530.
Masoin 241.
Mathieu 383.
Mayer, S., 218, 259, 286 f., 336, 523, 540 f.
Mays 554.
Mc Guire 190.
Mc William 161 f., 165, 173, 175, 209 f., 218 f., 226 f., 241 f., 245 f., 254 f., 259, 301.
Meckel 45.
Meissner 379, 417.
Meltzer 270.
Mendelsohn 554.
Merunowicz 158 f., 174, 186.
Metchnikow 269.
Meurisse 383.
Meyer, A. B., 235, 237, 241.
Meyer, E., 458 f., 462.
Mierswa 52.
Mills 173, 209 f., 212, 222, 241, 244 f., 254, 256, 262, 268, 279.
Mink 144.
Mislawsky 291, 446, 456, 536 f.
Moens 50, 141, 370, 372, 385 f., 389.
Mogk 431.
Moleschott 234, 240, 252, 265.
Monoyer 146.
Monro 556.
Morat 415, 475, 478, 480 f., 485 f., 501 f., 508, 514 f., 521, 527 f., 530.
Moreau 482.
Morgagni 290.
Morin 322.
Mosso 30, 136 f., 143, 330, 356, 362, 446, 458, 462, 538 f., 546 f., 555 f., 558, 560.
Müller, H., 177 f.
Müller, J., 417.
Munk 198, 222.

Münzel 334 f.
Muron 433.
Murray 122, 125.

Nägele 34.
Namias 108.
Nathanson 426.
Nauwerk 265.
Nawrocki 202, 298, 301.
Neumann 218.
Nick 30.
Nicolaides 356, 358, 535.
Nikolsky 507.
Nitsch 31.
Nolan 60.
Nothnagel 281, 478, 520.
Nuël 240, 244, 246, 262.
Nussbaum 533.
Nysten 432 f., 469.

Oehl 39, 490.
Oertel 349.
Onimus 240 f.
d'Ons-en-Bray 322.
Openchowsky 446, 492.
Ostroumoff 485 f., 497, 499, 505, 510, 521, 527 f.
Ott 213.
Owerend 82.
Owsjannikow 521, 531.
Ozanam 439.

Page 79 f., 178 f.
Pagliani 143, 202, 226.
Pal 490, 530.
Paladino 39 f., 223.
Panizza 22 f.
Panum 258, 344.
Parchappe 46.
Passet 433.
Pawlow 252, 272 f., 333 f., 345 f., 350, 354, 527.
Pease 291.
Pentzoldt 75, 109.
Perls 52.
de Petit 470, 474.
Pfeiffer 446.
Pflüger 239 f., 459, 479, 510.
Pick 521, 538.
Piégu 361.
Piotrowski 480, 486, 500.
Plateau 236, 262, 275.
Poiseuille 311, 321 f., 326, 345, 351, 417 f., 420, 445 f.
Potain 330.
Prévost, 502.
Přibram 286 f., 523.
Priestley 242.
Prussak 478, 502.
Pruszynski 289.
Puelma 242, 485 f.
Purkinje 42, 417.
Putzeys 486.
Pye-Smith 513.

Quetelet 30.
Quincke 57, 446.
Quinquaud 151, 320, 430.

Ragosin 554.
Rameaux 32.
Ranke 344, 550 f.
Ransom 168, 172, 253, 261, 275.
Ransome 108.
Ranvier 161, 163, 185, 195, 201 f.
Rawitz 215.
Rebatel, 53, 192.
v. Regeczy 347.
Reid, J., 55 f., 474.
Reid, E. W., 81 f., 178, 181 f., 185, 215.
Remak 195, 212.
Réné 155.
Résal 370.
Retzius 537.
Rey 283.
Richet 4, 536.
Riegel 443, 462, 479, 487, 538 f.
Rieger 478.
Ringer 186, 189.
Rive 106, 393.
Robin 111.
Roever 278, 282 f., 301, 496, 538.
Rolleston 85 f., 89, 93, 98, 106, 141, 144 f.
Rollet 69, 305, 378, 409.
Romberg 213.
Rood 417.
Roschansky 539 f.
Rosen 330.
Rosenbach 61.
Rosenberger 195.
Rosenstein 111.
Rosenthal 133.
Rossbach 186, 204, 334, 490.
Rouanet 58, 60.
Rouget 428.
Roussy 191, 259.
Roy 73, 79, 85 f., 93, 99, 114 f., 119, 127, 150, 167, 246 f., 255, 266 f., 272, 275, 280, 282, 284, 288, 302, 318 f., 333, 339, 349, 425, 427 f., 479, 490 f., 504 f., 520, 525, 541, 554.
Rüdinger 43, 45, 51 f.
Rufus 232.
Rummo 554.
Rutherford 265.

Sabatier 18 f.
Sabbatani 286.

Sadler, 484, 508.
Salathé 553 f., 558.
Salkowski 480.
Samkowy 511.
Samuelsohn 192.
Sandborg 43 f., 48, 50, 56, 59, 76 f., 149.
Santesson 338.
Saviotti 538.
Schäfer 65, 67, 437.
Scheiber 74.
Schelske 168, 262.
Schenk 173.
Scherhey 161.
Schiff 162, 187, 231, 234 f., 239 f., 252, 254, 258 f., 264, 271, 300, 304, 441, 459, 471 f., 474, 480 f., 484, 486, 489 f., 494, 503, 531, 535, 538.
Schklarewski 213, 418 f.
Schlesinger 533 f.
Schliep 380.
Schmey 219.
Schmidt 284.
Schmidtborn 457 f.
Schmiedeberg 261 f., 266 f.
Schöler 478.
Schreiber 458, 462.
Schtschepotjew 161.
v. Schultén 351, 478, 481, 503.
v. Schulthess-Rechberg 191.
Schwalbe 228, 557 f.
Schweinburg 459.
Sedgwick 54, 192.
See, G., 191, 219, 259.
See, M., 37 f., 45 f.
Segner 74.
Sénac 112.
Servet 2 f., 443.
Setchenow 270, 325.
Sewall 280, 300, 326, 348.
Sherrington 479, 504 f., 520, 554.
Simanowsky 286 f.
Skoda 63, 111.
Skrine 134.
Slavjansky 337.
Smirnow 528, 530, 533.
Snellen 483, 519.
Soltmann 294.
Sommerbrodt 284, 331.
Spalitta 280 f.
Spehl 448, 551.
Spencer 301 f.
Spengler 327.
Spring 45 f., 143.
Stannius 196 f.
Starling 81, 178, 183, 185, 223, 227, 246 f., 268 f., 275, 484 f.
Stefani 101, 142 f., 249.
Stein 382.
Steinberg 344.
Steiner 280, 348.
Steinmann 430.
Stelling 278.
Stenbeck 204, 258, 280, 534 f., 539.
Stewart 169, 270, 300.
Stezinsky 298.
Stiénon 186, 188 f.
Stilling 470.
Stockmann 129.
Stöhr 11.
Stolnikow 150, 346, 354, 442, 467, 553.
Stricker 264, 270, 295, 427 f., 485, 505, 534, 536 f.
Strömberg 164 f., 167, 199, 201, 207 f.
Surmay 45.
Sustschinsky 295, 300.
Szentkinályi 213.

Taljanzeff 251.
Talma 59 f., 447, 449, 455, 457.
Tappeiner 345, 435.
Tarchanoff 239 f., 291, 294, 427, 486, 490.
Teissier 519.
Tenner 471.
Ter Gregorianz 75, 90.
Terné van der Heul 139.
Testut 65.
Thanhoffer 237 f., 380.
Thayer 530.
Thebesius 51.
Thiry 260, 297 f., 488, 542 f.
Tholozan 520.
Thoma 318, 319.
Thompson, 545.
Thomson 469.
Thurston 129, 130.
Tiegel 232.
Tigerstedt 150 f., 164 f., 167, 193, 199, 201, 207 f., 215, 246 f., 326, 339 f., 346 f., 354, 467 f., 545, 552.
Timofeew 257 f., 295.
Todd 57.
Tollin 3.
Toricelli 306.
Townsend 134.
Traube 258, 459, 540.
Tripier 241, 246, 265.
Tscherepin 242.
Tschirjew 295 f., 298 f., 521.
Tumänzow 154, 195 f.
Turner 55.

Upham 83.
Ustimowitsch 514, 530, 533.

Valentin 343, 422.
Vanlair 512, 519, 530.

Vaughan 381.
Verhoogen 527.
Verschuir 469.
Vesalius 2 f., 63.
Vierordt, H. 62.,
v. Vierordt, K., 33, 148, 150 f., 357, 379, 417, 422 f., 464 f.
Vignal 202, 210, 213.
Voit, C., 136 f.
Voit, E., 266.
Volkmann 31 f., 128, 148, 152, 196, 209, 233, 313 f., 327 f., 351, 353, 422.
Vulpian 215, 220, 259, 475, 478, 480, 484 f., 489 f., 496, 501 f., 506, 518 f., 522, 530, 533 f., 538.

Wagner, E., 549.
Wagner, J., 264, 270, 295, 520, 559.
Wagner, R., 235, 265.
Waldenburg 330.
Waller sen. 259, 471, 479.
Waller jun. 81 f., 178, 181 f., 185, 215, 452 f.
Warfield 296.
Warren 486, 498 f.
Wartanow 283.
Wasilewsky 287.
Wasilieff 257.
Watt 322.
Weber, E. F., 134 f., 164, 168, 229 f., 237, 289, 344.
Weber, E. H., 41, 47, 49, 65, 72, 229 f., 237, 289, 316 f., 364 f., 379, 384 f., 410 f., 418, 422, 469.
Weber, W., 322, 370.
Webster 61.
Wedemeyer 469.
Wedenskii 208, 251.
Wegner 478, 481.
Weitbrecht 384.
Welcker 343 f.
Werber 513, 544.
Wertheim 318.
Wertheimer 456, 458 f., 462, 526 f.
Wharton Jones 441, 469.
Whest 35.
Wiedersheim 10.
Wilkens 75.
Williams 55, 57 f., 60.
Williams jun. 189.
Willis sen. 232.
Willis jun. 3.
Wintrich 59.
Wintringham 429.
v. Wittich 51 f., 202.
Wollaston 56.
Wooldridge 215 f., 274, 276 f.
Worm-Müller 43 f., 48, 50, 76 f., 149, 345 f., 428.
Wundt 45 f., 262.

Yeo 57.
Young 152, 322.

Zadek 330, 350 f.
Zander 257.
v. Ziemssen 75, 90, 220, 281.
Zuntz 151 f., 328, 347, 430, 456, 458, 517.
Zwaardemaker 319.

Berichtigungen.

Seite 9, Zeile 1 v. unten, lies 327—331 statt 227—231.
„ 92 ist nach der Erklärung der Fig. 30 einzuschalten: Vergrösserung 9:2.
„ 95 ist nach der Erklärung der Fig. 32 einzuschalten: Vergrösserung 4:1.
„ 127, Zeile 2 v. oben, lies Anspannungszeit statt Verschlusszeit.
„ 163, „ 8 v. unten, lies Ranvier statt Rouvier.
„ 166, „ 20 v. oben, lies stattfindende statt stattfindenden.
„ 235, „ 11 v. unten, lies dieser statt dieses.
„ 259, „ 12 v. unten, lies S. 978 statt S. 978, 1092; 1887.
„ 271, „ 10 v. unten, lies nicht statt nichts.
„ 322, „ 21 v. oben, lies Untersuchungen statt Unternehmungen.
„ 322, „ 24 v. oben, lies der statt des.
„ 327, „ 7 v. oben, lies demjenigen Arterienstamm statt denjenigen Arterienstämme.
„ 333, Zeile 25 v. oben, ist nach „frequenter Schlagfolge“ einzuschalten: zwischen je zwei Systolen.
„ 378, Zeile 9 v. unten, lies nun statt nur.

du Bois-Reymond, Dr. Emil, Geh. Ober-Medicinalrath u. Professor der Physiologie zu Berlin, **Dr. Carl Sachs' Untersuchungen am Zitteraal** (Gymnotus electricus). Nach seinem Tode bearbeitet. Mit 2 Abhandlungen von Gust. Fritsch. Mit 49 Abbild. im Text und 8 Tafeln. Lex.-8. 1881. geh. ℳ 26. —

——— **Culturgeschichte und Naturwissenschaft.** Vortrag, gehalten am 24. März 1877 im Verein für wissenschaftliche Vorlesungen zu Köln. Erster u. zweiter unveränderter Abdruck. gr. 8. 1878. geh. ℳ 1.60

——— **Über die Grenzen des Naturerkennens. Die sieben Welträthsel.** Zwei Vorträge. Des ersten Vortrags *siebente,* des zweiten Vortrags *dritte* Auflage. gr. 8. 1891. geh. ℳ 2. —

——— **Reden.** Erste Folge: Litteratur, Philosophie, Zeitgeschichte. gr. 8. 1886. geh. ℳ 8.—; eleg. geb. ℳ 10.—
Zweite Folge: Biographie, Wissenschaft, Ansprachen. gr. 8. 1887. geh. ℳ 9. —; eleg. geb. ℳ 11. —

Inhalt der ersten Folge: Voltaire als Naturforscher. — Leibnizische Gedanken in der neueren Naturwissenschaft. — Aus den Tagen des norddeutschen Bundes. — Der deutsche Krieg. — Das Kaiserreich und der Friede. — Über die Grenzen des Naturerkennens. — Über eine kaiserliche Akademie der deutschen Sprache. — La Mettrie. — Darwin versus Galiani. — Culturgeschichte und Naturwissenschaft. — Über das Nationalgefühl. — Friedrich II. und Rousseau. — Die sieben Welträtsel. — Friedrich II. in englischen Urteilen. — Die Humboldtdenkmäler vor der Berliner Universität. — Diderot.

Inhalt der zweiten Folge: Über die Lebenskraft. — Über thierische Bewegung. — Gedächtnissrede auf Erman. — Eduard Hallmann's Leben. — Über lebend nach Berlin gebrachte Zitterwelse aus Westafrika. — Gedächtnissrede auf Johannes Müller — Über Universitätseinrichtungen. — Über Geschichte der Wissenschaft. — Der physiologische Unterricht sonst und jetzt. — 'Aus den Llanos'. — Über die Übung. — Über die wissenschaftlichen Zustände der Gegenwart. — Die Britische Naturforscherversammlung zu Southampton im Jahre 1882. — Darwin und Kopernicus. — Die Berliner Französische Colonie in der Akademie der Wissenschaften. — Akademische Ansprachen.

Die Reden von Emil du Bois-Reymond eignen sich auch in hervorragender Weise zu Fest- und Gelegenheitsgeschenken.

Eichhorst, Dr. Hermann, Professor der Medicin zu Zürich, **Die progressive perniciöse Anämie.** Eine klinische und kritische Untersuchung. Mit 3 lithograph. Tafeln und mehreren Holzschnitten. gr. 8. 1878. geh. ℳ 10. —

Erhard, Dr. Julius, Vorträge über die Krankheiten des Ohres. Gehalten an der Friedrich-Wilhelms-Universität zu Berlin. Mit in den Text gedruckten Holzschn. gr. 8. 1875. geh. ℳ 4. 80

---

d'Espine, A., u. C. Picot, Grundriss der Kinderkrankheiten für praktische Aerzte u. Studirende. Deutsche, v. d. Verfassern durchgesehene Ausgabe von Dr. S. Ehrenhaus. gr. 8. 1878. geh. ℳ 9. —

Falckenberg, Dr. R., o. ö. Professor zu Erlangen, **Geschichte der neueren Philosophie** von Nikolaus von Kues bis zur Gegenwart. Im Grundriß dargestellt. Zweite, verbesserte und vermehrte Auflage. gr. 8. 1892. geh. ℳ 7. —; geb. ℳ 8. —

Dieser Grundriß bietet ein vorzügliches Orientierungsmittel über die neuere Philosophie des In- und Auslandes und wird durch seine knappe Form und geschmackvolle Darstellung nicht nur Studierenden willkommen sein, sondern auch allen denen, die sich die für jeden Gebildeten unentbehrliche Kenntnis der verschiedenen philosophischen Systeme aneignen wollen.

Falk, Dr. Friedr., Galen's Lehre vom gesunden und kranken Nervensysteme. gr. 8. 1871. geh. M 1. 20

——— **Die sanitätspolizeiliche Ueberwachung höherer u. niederer Schulen u. ihre Aufgaben.** Zweite, vermehrte Ausg. gr. 8. 1871. geh. M 2. 40

Fischer, Dr. R., Ueber die Embolie der Arteria centralis retinae. gr. 8. 1891. geh. M 6. 40

Flechsig, Prof. Dr. Paul, Die körperlichen Grundlagen der Geistesstörungen. Vortrag, gehalten beim Antritt des Lehramtes an der Universität Leipzig am 4. März 1882. gr. 8. 1882. geh. M 1. 20

——— **Plan des menschlichen Gehirns.** Auf Grund eigener Untersuchungen entworfen. Zweite, gänzl. umgearb. Aufl. 3 Tafeln. Mit erläuterndem Texte. (Erscheint demnächst.)

——— **Die Irrenklinik der Universität Leipzig** und ihre Wirksamkeit in den Jahren 1882—1886. Mit 2 Plänen. gr. 8. 1888. geh. M 2. 40

Flügge, Prof. Dr. C., Director des hygienischen Instituts der Universität Breslau, **Beiträge zur Hygiene.** Inhalt: I. Das Wohnungsklima zur Zeit des Hochsommers. II. Die Porosität des Bodens. III. Die Verunreinigung des städtischen Bodens. IV. Zur Kenntniss der Kost in öffentlichen Anstalten. Mit 2 Holzschnitten im Text und 5 Tafeln. gr. 8. 1879. geh. M 5. —

——— **Grundriss der Hygiene.** Für Studirende und praktische Ärzte, Medicinal- und Verwaltungsbeamte. Zweite, verbesserte Auflage. Mit zahlreichen Abbildungen im Text. gr. 8. 1891.
geh. M 11.—; geb. in Ganzl. M 12.—

„Zur Herausgabe des vorliegenden Buches haben mich die wiederholten und dringenden Bitten mehrerer Kollegen veranlaßt, denen gleich mir der Unterricht und die Prüfung in der Hygiene dadurch erschwert wurde, daß bisher kein für Studierende brauchbares kurzes Lehrbuch der Hygiene existirte." (Aus der Vorrede.)

——— **Lehrbuch der hygienischen Untersuchungsmethoden.** Eine Anleitung zur Anstellung hygienischer Untersuchungen und Begutachtung hygienischer Fragen. Für Aerzte und Chemiker, Sanitäts- und Verwaltungsbeamte, sowie Studirende. Mit 88 Abbild. im Text, 17 Tabellen u. 4 lithogr. Tafeln. gr. 8. 1881. geh. M 16. —

——— **Die Verbreitungsweise und Abwehr der Cholera.** gr. 8. 1893. geh. M 1. 80.

Francotte, Dr. X., Die Diphtherie. Ihre Ursachen, ihre Natur und Behandlung. *Gekrönte Preisschrift.* Mit 10 Abbildungen im Text u. 3 Tafeln. Deutsch von Dr. M. Spengler. gr. 8. 1886. geh. M 6.—

Franke, Ad., Die Reptilien und Amphibien Deutschlands. Nach eigenen Beobachtungen geschildert. Mit einem Vorwort von Geh. Hofrath Dr. Rud. Leuckart. 8. 1881. geh. M 2. —

Fritsch, Dr. Gustav, Professor a. d. Univers. Berlin, **Die elektrischen Fische.** Zwei Abtheilungen. I. Malopterurus electricus. II. Die Torpedineen. Mit zahlreichen Holzstichen im Text und 32 lithogr. Tafeln. gr. Folio. 1887—1890. kart. M 60. —

Fuchs, Prof. Dr. Chr. J., Pathologische Anatomie der Haussäugethiere. gr. 8. 1859. geh. ℳ 7. 20

——— **Die schädlichen Einflüsse der Bleibergwerke auf die Gesundheit der Hausthiere,** insbesondere des Rindviehes. gr. 8. 1842. geh. ℳ 1. —

——— **Handbuch der allgemeinen Pathologie der Haussäugethiere.** gr. 8. 1843. geh. ℳ 8. 25.

——— **Der Kampf mit der Lungenseuche des Rindviehes.** Ein Wort zur Beachtung für die Regierungen u. s. w. gr. 8. 1861. geh. ℳ —. 60

——— **Allgemeine Lehre der Seuchen und ansteckenden Krankheiten der Haussäugethiere.** Vorlesungen mit ergänzenden und rechtfertigenden Beilagen. gr. 8. 1862. geh. ℳ 4. 50

——— **Das Pferdefleischessen.** Eine historische, diätetische, volkswirthschaftliche und ethische Untersuchung in einer Vorlesung. gr. 8. 1859. geh. ℳ —. 80

——— **Wegweiser in die Thierheilkunde.** Vorlesungen. gr. 8. 1850. geh. ℳ 1. —

Fürst, Dozent Dr. L., Die Maass- und Neigungs-Verhältnisse des Beckens. Nach Profil-Durchschnitten gefrorener Leichen. Mit 7 lithograph. Tafeln. 4. 1875. cart. ℳ 10. —

Gaule, Prof. Dr. Justus, Die Stellung des Forschers gegenüber dem Problem des Lebens. Rede zum Antritt des Lehramts der Physiologie an der Hochschule zu Zürich. 8. 1887. geh. ℳ —. 60

Hagen, Prof. Dr. Richard, Anleitung zur klinischen Untersuchung und Diagnose. Ein Leitfaden für angehende Kliniker. Sechste, verbesserte und vermehrte Auflage. Mit 25 Abbildungen im Text und 1 Tafel. 8. 1891. geb. in Ganzleinw. ℳ 3. 50

Der Zweck dieses Büchleins ist, den angehenden Mediziner bei dem Besuch der inneren Klinik in knapper Form über das Verhalten am Krankenbett und die technischen Manipulationen, welche daselbst von ihm verlangt werden, zu unterrichten und ihn auf die hauptsächlichsten Erscheinungen, auf welche es bei Konstatierung einer Krankheit ankommt, aufmerksam zu machen. Auch praktischen Aerzten wird das Büchlein willkommen sein.

——— **Praktische Beiträge zur Ohrenheilkunde.** Sechs Hefte. gr. 8. 1866—1869. geh. ℳ 6. —

Hartmann, Dr. Arthur, Experimentelle Studien über die Funktion der Eustachischen Röhre. gr. 8. 1879. geh. ℳ 2. —

Hartmann, Prof. Dr. Rob., Der Gorilla. Zoologisch-zootomische Untersuchungen. Mit 13 in den Text gedruckten Holzschnitten und 21 Tafeln. gr. 4. 1880. geh. ℳ 30. —

Heinze, Dr. Osc., Die Kehlkopfschwindsucht. Nach Untersuchungen im pathologischen Institute der Universität Leipzig. Mit 4 Tafeln, nach den mikroskopischen Präparaten gezeichn. von Dr. Sänger. gr. 8. 1879. geh. ℳ 8. —

Heubner, Prof. Dr. med. O., Die experimentelle Diphtherie. Mit einer Tafel in Farbendruck. Gekrönte Preisschrift. gr. 8. 1883. geh. ℳ 2. 40

Hirschberg, Dr. J., Professor der Augenheilkunde zu Berlin, **Beiträge zur praktischen Augenheilkunde.** Zweites u. drittes Heft. Mit Holzschnitten. gr. 8. 1877—1878. geh. *M* 4. 40

——— **Die mathematischen Grundlagen der medicinischen Statistik** elementar dargestellt. gr. 8. 1874. geh. *M* 2. 40

——— **Der Electromagnet in der Augenheilkunde.** Eine Monographie. Mit 17 Abbildungen im Text. gr. 8. 1885. geh. *M* 4. —

——— **Von New York nach San Francisco.** Tagebuchblätter. gr. 8. 1888. geh. *M* 4. —

——— **Eine Woche in Tunis.** Tagebuchblätter. gr. 8. 1885. geh. *M* 2. —

——— **Wörterbuch der Augenheilkunde.** gr. 8. 1887. geh. *M* 5. —

Huenefeld, Prof. Dr. F. L., Die Blutproben vor Gericht und das Kohlenoxyd-Blut in Bezug auf die Asphyxie durch Kohlendunst. gr. 8. 1875. geh. *M* 1. 20

——— **Diaetetik.** gr. 8. 1875. geh. *M* 4. —

Jürgensen, Dr. Th. von, Professor der Medizin an der Universität Tübingen, **Lehrbuch der speziellen Pathologie und Therapie mit besonderer Berücksichtigung der Therapie.** Für Studierende und praktische Ärzte. Zweite, verbesserte und vermehrte Auflage. gr. 8. 1889. geh. *M* 15. —; geb. *M* 17. —

— — — „Ich schließe, indem ich meiner Überzeugung Ausdruck gebe, daß wir um ein vorzügliches Lehrbuch reicher geworden sind, jeder Arzt wird es gern in die Hand nehmen, die jungen Mediziner aber sind von Jürgensen zu ganz besonderem Dank verpflichtet.“

Prof. *F. A. Hoffmann* (C. f. k. M.).

— — — „Aber der Schüler und der Arzt, welche über irgend einen Gegenstand der inneren Medizin sich belehren wollen, finden in diesem Buche die präzis formulierte Meinung eines unsrer hervorragendsten Kliniker und Forscher, und das ist hundertmal mehr wert, als die weitläufige, sterile Objektivität so mancher dickleibiger Kompilationen. Bei aller Knappheit und Kürze, die sich der Autor auferlegte, hat er die Grenzen seines Buches sehr weit gesteckt. Wir finden außer allem Dem, was man unbestritten dem Gebiet der inneren Medizin zurechnet, noch die Syphilis und die Hautkrankheiten abgehandelt.“ — — — —

H. Curschmann (Ziemssen's Archiv).

Kalisch, Dr. M., Medicinisch-gerichtliche Gutachten der königlichen Preussischen wissenschaftlichen Deputation für das Medicinalwesen aus d. Jahren 1840—1850. gr. 8. 1859. geh. *M* 9. —

——— **Die Kunstfehler der Aerzte.** gr. 8. 1860. geh. *M* 6. —

Köhler, Prof. Dr. Hermann, Grundriss der Materia medica für prakt. Aerzte u. Studirende. Mit besonderer Rücksichtnahme auf die Pharmacopoea Germanica bearbeitet. gr. 8. 1878. geh. *M* 10. —

Kollmann, Dr. J., Professor der Anatomie zu Basel, **Plastische Anatomie des menschlichen Körpers.** Ein Handbuch für Künstler und Kunstfreunde. Mit zahlreichen Abbildungen im Text. Roy. 8. 1886. geh. *M* 14. —; eleg. geb. *M* 17. —

Der Verfasser hatte während seiner langjährigen Lehrthätigkeit an der Königl. Akademie der bildenden Künste zu München Gelegenheit, die Bedürfnisse der Künstler kennen zu lernen, und bietet in der plastischen Anatomie ein Werk, wie es lange gewünscht, aber bis jetzt noch nicht in unserer Litteratur vorhanden war.

Kries, Dr. Johannes v., Professor der Physiologie zu Freiburg, **Die Gesichtsempfindungen und ihre Analyse.** Mit 22 Abbildungen im Text. gr. 8. 1882. geh. *M* 5. —

Kühne, Prof. Dr. Willie, Myologische Untersuchungen. Mit in den Text gedruckt. Holzschn. u. 1 Kupfertaf. gr. 8. 1860. geh. *M* 4. —

Kunze, Dr. C. F., Grundriss der praktischen Medicin. Dritte, gänzlich umgearbeitete u. vermehrte Aufl. gr. 8. 1886. geb. *M* 6. —

Infolge des Todes des Verfassers konnte dieser „Grundriss" keine zeitgemässe Neubearbeitung erfahren; an seine Stelle ist „Dornblüth's Kompendium der inneren Medicin" (s. d.) getreten.

——— **Der Kindermord.** Historisch und kritisch dargestellt. gr. 8. 1860. geh. *M* 5. —

——— **Lehrbuch der praktischen Medicin** mit besonderer Rücksicht auf pathologische Anatomie u. Histologie. Dritte, mehrfach veränderte u. vermehrte Auflage. Zwei Bände. gr. 8. 1878. geh. *M* 25. —

Landerer, Prof. Dr. A., Richtungen und Ziele der neueren Chirurgie. Antrittsvorlesung. gr. 8. 1891. *M* —. 80

Langendorff, Prof. Dr. Osc., Studien über Rhythmik und Automatie des Froschherzens. Mit 22 Abbildungen im Text und 2 Tafeln. gr. 8. 1884. geh. *M* 5. 60

Laube, Dr. Gust. C., Prof. d. Geologie zu Prag, **Geologische Excursionen im Thermalgebiet des nordwestlichen Böhmens,** Teplitz, Carlsbad, Eger-Franzensbad, Marienbad. Mit 2 Taf. in Farbendruck, geolog. Profile darstellend. gr. 8. 1884. geh. *M* 3. 60; geb. *M* 4. 20

Die berühmten Thermen des nordwestlichen Böhmens sind in Bezug auf ihre Verbreitung und Lage durch den geologischen Aufbau dieses Landstriches bestimmt. Das Laubesche Büchlein schildert die allgemeinen geologischen Verhältnisse Nordwestböhmens mit besonderer Rücksicht auf seine Heilquellen und hat dadurch auch für die Ärzte großes Interesse.

Lebert, Prof. Dr. Hermann, Abhandlungen aus dem Gebiete der praktischen Chirurgie und der pathologischen Physiologie nach eigenen Untersuchungen u. Erfahrungen u. mit besond. Rücksicht auf die Dieffenbach'sche Klinik in Berlin. gr. 8. 1848. geh. *M* 10. —

Lender, Dr. Constantin, Die points douloureux Valleix's und ihre Ursachen. gr. 8. 1869. geh. *M* 1. 60

Der Lister'sche Verband. Mit Bewilligung des Verfassers aus dem Englischen übertragen von Dr. O. Thamhayn. gr. 8. 1875. geh. *M* 4. 80

Lorent, Dr. E., Die Aufgabe der Gesundheitspflege in Bezug auf die atmosphärische Luft. gr. 8. 1873. geh. *M* 1. 20

Ludwig, Dr. Carl, Professor der Physiologie zu Leipzig, **Rede zum Gedächtniss an Ernst Heinrich Weber.** Gehalten im Namen der medicinischen Facultät am 24. Februar 1878 in der akademischen Aula zu Leipzig. gr. 8. 1878. geh. *M* 1. —

Lukjanow, Dr. S., Prof. der allgem. Pathologie a. d. Univ. Warschau, **Grundzüge einer allgemeinen Pathologie der Zelle.** Vorlesungen, gehalten an der Univ. Warschau. gr. 8. 1891. geh. *M* 7. 50

Magnus, Prof. Dr. Hugo, Die Anatomie des Auges bei den Griechen und Römern. gr. 8. 1878. geh. ℳ 2. 40

—— **Die geschichtliche Entwickelung des Farbensinnes.** gr. 8. 1877. geh. ℳ 1. 40

—— **Geschichte des grauen Staares.** Mit 1 lithographirten Tafel. gr. 8. 1876. geh. ℳ 8. —

Marmé, Prof. Dr. Wilh., Lehrbuch der Pharmacognosie des Pflanzen- und Thierreichs. Für Studierende der Pharmacie, Apotheker und Medicinalbeamte. gr. 8. 1886. geh. ℳ 14. —

Meyer, Dr. E. von, Professor an der Univ. Leipzig, **Geschichte der Chemie von den ältesten Zeiten bis zur Gegenwart.** *Zugleich Einführung in das Studium der Chemie.* gr. 8. 1889. geh. ℳ 9. —

Moser, Prof. Dr. Ludwig, Die Gesetze der Lebensdauer. Nebst Untersuchungen über Dauer, Fruchtbarkeit der Ehen u. s. w. Mit einem Anhang, enthaltend die Berechnung der Leibrenten, Lebensversicherungen, Wittwenpensionen und Tontinen. Ein Lehrbuch. gr. 8. 1839. geh. ℳ 7. —. Herabges. Preis ℳ 4. —

Mosso, Dr. A., Professor der Physiologie zu Turin, **Die Diagnostik des Pulses in Bezug auf die localen Veränderungen desselben.** Mit 15 Holzschn. im Text u. 8 Tafeln. gr. 8. 1879. geh. ℳ 6. —

—— **Ueber den Kreislauf des Blutes im menschlichen Gehirn.** Untersuchungen. Mit 87 Abbildungen im Text und 9 Tafeln. gr. 8. 1881. geh. ℳ 10. —

Müller, Dr. G. Elias, Professor an der Univ. Göttingen, **Theorie der Muskelcontraktion.** In zwei Theilen. = Erster = Theil. gr. 8. 1891. geh. ℳ 9. —

Müller, Dr. Friedr. Wilh., Grundriss der Pathologie und Therapie der venerischen Krankheiten für praktische Aerzte und Studirende. Mit 3 lith. Tafeln. gr. 8. 1884. geh. ℳ 4. 60

Munk, Prof. Dr. Hermann, Die elektrischen und Bewegungs-Erscheinungen am Blatte der Dionaea muscipula. Mit der anatomischen Untersuchung des Dionaea-Blattes von F. Kurtz. Mit 3 Tafeln. gr. 8. 1876. geh. ℳ 6. —

Naundorff, Dr. A. J., Unter dem rothen Kreuz. Fremde und eigene Erfahrungen auf Böhmischer Erde und den Schlachtfeldern der Neuzeit gesammelt. gr. 8. 1867. geh. ℳ 4. 50

Otis, Walter J., Anatomische Untersuchungen am menschlichen Rectum und eine neue Methode der Mastdarminspection. Erster Theil. Die Sacculi des Rectum. Mit einem Holzschnitt im Text und 8 Tafeln. Imp.-4. 1887. geh. ℳ 10. —

Pfeiffer, Dr. R., Zur Behandlung der Kehlkopf- und Lungentuberculose mittelst parenchymatöser Injectionen. Nebst einer neuen Hypothese über die tuberculöse Lungenspitzenerkrankung. gr. 8. 1890. geh. ℳ 1. 80

Verhandlungen der medicinischen Gesellschaft zu Leipzig. Erster Band. 1863—1864. Lex.-8. 1864. geh. ℳ 8. —

Vierteljahrschrift für Klimatologie mit besonderer Rücksicht auf klimatische Kurorte. In Verbindung mit Prof. Dr. Carl von Sigmund in Wien herausgegeben von Dr. Hermann Reimer. Erster Jahrg. Mit 1 Tafel u. 6 meteorol. Tab. gr. 8. 1876. geh. ℳ 12. —

Voigt, Dr. Wold., o. ö. Professor der Physik an der Univ. Göttingen, **Elementare Mechanik als Einleitung in das Studium der theoretischen Physik.** gr. 8. 1889. geh. ℳ 12. —

Das Werk ist zunächst dazu bestimmt, die Studierenden der Mathematik und Physik in die Grundlehren und Methoden der allgemeinen Mechanik einzuführen. Aber auch dem *Mediziner*, den *Physiologen* u. s. w. wird ein Buch willkommen sein, welches die analytische Mechanik nicht nach ihren mathematischen, sondern nach ihren physikalischen Beziehungen behandelt und nur geringe mathematische Kenntnisse voraussetzt.

Wagner, Prof. Dr. E. L., Die Fettmetamorphose des Herzfleisches in Beziehung zu deren ursächlichen Krankheiten. Lex.-8. 1864. geh. ℳ 3.—

Winckel, Dr. F., Geh. Medicinalrat u. o. ö. Professor an der Universität München, **Lehrbuch der Geburtshülfe einschliesslich der Pathologie und Therapie des Wochenbettes.** Für praktische Ärzte und Studirende. Zweite, verbesserte Auflage. Mit 206 Holzschnitten im Text. gr. 8. 1893. geh. ℳ 22. —; geb. in Halbfr. ℳ 24. —

Wenn schon seither die Winckel'sche Geburtshülfe, wie dies nicht anders zu erwarten war, von Ärzten und Studierenden bei der Wahl unter den zahlreichen Werken gleicher Tendenz *bevorzugt* wurde, so wird dies bei der verbesserten zweiten Auflage *noch viel mehr der Fall sein.* Es ist ein seltener Fall, dass ein ausgezeichneter Kliniker und Lehrer noch Musse findet, in einem Lehrbuch den reichen Schatz seiner Erfahrungen niederzulegen. Daneben giebt der Verfasser auch die Meinungen anderer Forscher und gestaltet durch vollständige Litteraturangaben und Excurse über die geschichtliche Entwickelung der Geburtshülfe sein Werk zu einem *erschöpfenden Lehr-* und *Nachschlagebuch.*

Wooldridge, C. L., Die Gerinnung des Blutes. Nach dem Tode des Verfassers herausgegeben von Dr. M. von Frey. gr. 8. 1891. geh. ℳ 2. —

Zopf, Prof. Dr. W., Zur Morphologie der Spaltpflanzen (Spaltpilze und Spaltalgen). Mit 7 lithogr. Tafeln. gr. 4. 1882. geh. ℳ 10. —

——— **Zur Morphologie und Biologie der niederen Pilzthiere** (Monadinen), zugleich ein Beitrag zur Phytopathologie. Mit 5 lithogr. Tafeln in Farbendruck. gr. 4. 1885. geh. ℳ 9. —

Zeitschriften.

Centralblatt für praktische Augenheilkunde.

Herausgegeben von **Prof. Dr. J. Hirschberg** in **Berlin.**

Preis des Jahrganges (12 Hefte) 12 ℳ; bei Zusendung unter Streifband direkt von der Verlagsbuchhandlung 12 ℳ 80.

Das „*Centralblatt für praktische Augenheilkunde*" vertritt auf das nachdrücklichste alle Interessen des Augenarztes in Wissenschaft, Lehre und Praxis, vermittelt den Zusammenhang mit der allgemeinen Medizin und deren Hilfswissenschaften und giebt jedem praktischen Arzte Gelegenheit, stets auf der Höhe der rüstig fortschreitenden Disziplin sich zu erhalten.

MIX
Papier | Fördert
gute Waldnutzung
FSC® C083411

Kolibri 360 GmbH
Ferdinand-Jühlke-Straße 7
99095 Erfurt, Deutschland
produktsicherheit@kolibri360.de